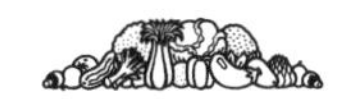

做自己的
营养医生

张明 编著

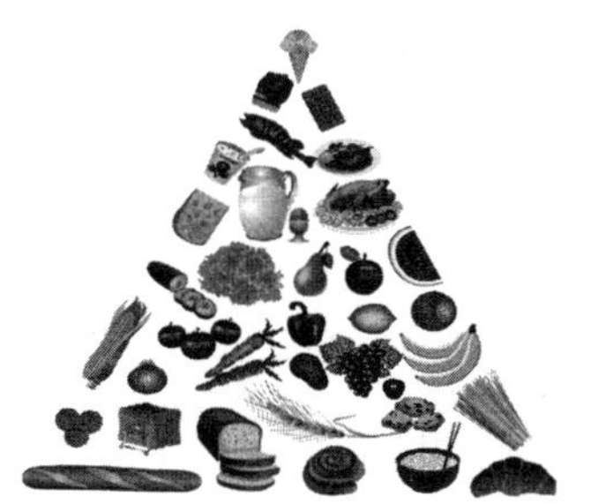

天津出版传媒集团
天津科学技术出版社

图书在版编目（CIP）数据

做自己的营养医生 / 张明编著 . —天津：天津科学技术出版社，2014.1（2021.1 重印）

ISBN 978-7-5308-8734-9

Ⅰ . ①做… Ⅱ . ①张… Ⅲ . ①食物疗法－食谱 Ⅳ . ① R247.1 ② TS972.161

中国版本图书馆 CIP 数据核字（2014）第 068531 号

做自己的营养医生

ZUO ZIJI DE YINGYANG YISHENG

策划编辑：杨　譞

责任编辑：孟祥刚

责任印制：兰　毅

出　　版：天津出版传媒集团 / 天津科学技术出版社

地　　址：天津市西康路 35 号

邮　　编：300051

电　　话：（022）23332490

网　　址：www.tjkjcbs.com.cn

发　　行：新华书店经销

印　　刷：北京市松源印刷有限公司

开本 889 × 1 230　1/32　印张 35　字数 1 066 000

2021 年 1 月第 1 版第 2 次印刷

定价：88.00 元

前言

近年来随着人们生活水平的提高，人们的健康状况却不乐观，许多慢性疾病如高血压、高血糖、肥胖和高血脂患病等逐渐呈高发趋势，并越来越威胁人们的健康。科学发展了，医疗改善了，生活提高了，这类“富贵病”却有增无减，也许你不禁会问，这到底是怎么了？值得注意的是，这些慢性病全部都与人们的生活方式密切相关。在人们的生活方式中，饮食方式则是最重要的一方面。

时至今日，我们饮食种类越来越丰富，所含的营养价值也越来越高，但是却没有越吃越健康。实际上，这主要是饮食出现了不合理、不平衡的现象。所谓的营养不平衡，既可能是营养不良也可能是营养过剩。而出现这一现状的原因，正是人们营养知识的缺乏导致了不合理的饮食结构，造成了各种疾病的快速增长。

人的一生都离不开食物，对于人们而言，食物不仅仅是一个简单填饱肚子和单纯享受美味的问题。食物是营养的来源，营养对健康起到了决定性的作用，各种食物的营养成分能对人体本身起到一定的调理作用。它保证了人体各项功能的正常，提高人体的免疫力，降低或规避了本身产生突然病变的可能性。平衡的营养是健康的基本保障，而合理饮食又是平衡营养的根本之道。若一个人的饮食出了问题，即便吃再多的食物，可能仍无法满足人体需要的营养素，那么健康自然也就没有了保障。错误的饮食方法，往往是人体致病的原因。良好的饮食习惯是健康的基础，只有清清楚楚地知道不同食物的营养价值，做到合理安排日常的饮食，方能摄取均衡而丰富的营养。

适当地学习和了解一些营养学知识，学会做自己的营养医生，不要将自己的健康全权托付于医生，更不应该只依靠药物来包治百病。这需要人们在日常生活中要合理膳食，正确挑选和搭配食物，改变日常饮食观念，增强体质，懂得如何减少病毒和毒素对人体的侵害，降低各类疾病发生的风险，才能给健康打下一个坚实的基础。要自己掌握健康的金钥匙，把掌握的营养知识变成可实际应用的、能有效提高自己健康水平的技巧，通过营养膳食来调理身体。只要每个人关注饮食、关注营养，坚持科学营养的饮食，完全就可以拥有一个健康体魄。

为了让人们对营养知识有全面系统的了解，为人们日常生活提供全面而实用的帮助，我们特推出此书。本书以现代营养学理论为基础，结合我国传统中医及民间关于健康饮食一些经验，力求在科学的基础之上给大家提供最简洁、最实用、最有效的营养方案。从基本的营养知识，到最新营养观点；从日常营养细节，到如何吃补品补充营养；从不同季节的营养方案，到不同人群的营养方案，再到不同体质的营养方案；从营养美容、营养瘦身、营养增强体质，到营养保持性健康，再到各种疾病的营养调整；最后，还制订了一周健康营养食谱。可以说，凡是与营养有关的保健知识，这本书中全部都容纳进来，以求让读者全面、正确地认识营养，科学、合理地运用营养，学会利用所学知识，来为自己和家人列出专属的营养饮食清单，有效解决人们的健康问题，成为真正的营养医生。

目录

第一章 营养其实很简单

第二章 身体必需的营养元素

第三章 日常饮食的营养观念

第四章 是非分明的营养细节

第五章 营养在左，安全在右

第七章 十大滋补营养品，吃出强健好身体

第八章 不同季节的营养补充方案

第九章 不同人群的营养保健方法

第十章 不同体质，吃不同的食物

第十一章 营养固护五脏：构筑体内健康长城

第十二章 营养强体质：打造不生病的体魄

第十三章 营养美容：保持年轻漂亮有妙招

第十四章 营养瘦身：轻松拥有苗条身材

第十六章 营养是最好的医生

第十七章 打造健康的营养宝塔

第十八章 一周健康营养食谱

第一章

营养其实很简单

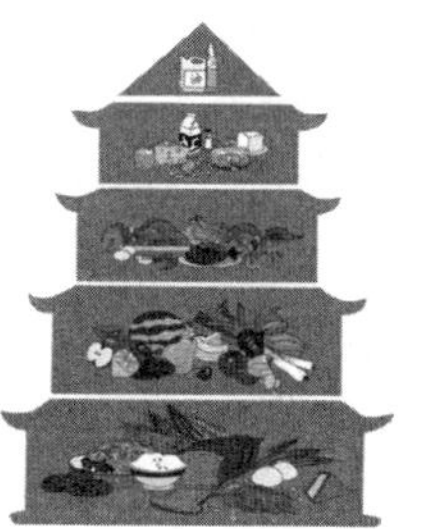

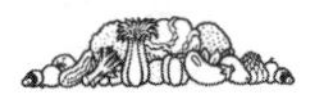

人体健康靠营养

什么是营养

在大多数人眼里，营养是一个很理论化的概念。比如，我们可以说“鸡汤有营养，身子弱的要多喝一点”，“方便面没营养，吃多了不健康”。但是，如果问我们营养究竟是什么？相信大多数人都说不出来。实际上，从营养学专业角度来说，营养并不是某种物质，而是一个过程，即人体从外界摄取食物，经过消化吸收，利用食物中身体需要的物质，来维持生命活动的整个过程。

一个人的整个生命过程都离不开营养，营养摄入不合理，人体就会生病；而没有营养摄入，生命就会停止。美国著名营养学专家卡尔·普菲弗告诫世人：“我坚信如果我们摄入适量的营养物质，也就是维持生命所必需的基本物质，大多数慢性疾病就会消失。未来的药物将是良好的营养疗法，为此我们等待了太久。”

营养对健康的影响的确不容忽视。研究表明，营养状况良好的母亲，她们所生的婴儿94%健康状况良好；而营养状况不良的母亲所生的婴儿，有92%健康状况不佳。在各类人群中，注意营养可使许多疾病的发病率与死亡率下降，如心脏病可下降20%，肿瘤下降30%，糖尿病下降50%。事实上，合理营养的确能有效防治各种营养缺乏症和营养过剩症，以及诸多的常见病、多发病。同时，不断改变自己的饮食习惯，还可有效预防一些癌症的发生。

除此之外，营养对于我们的寿命也有直接影响。一般认为，人到60岁左右将进入老年期，这属于正常的自然现象。如果在45岁左右就出现两鬓斑白、耳聋眼花、眼角出现鱼尾纹、眉毛外1/3变得粗长、记忆力减退、工作效率降低等老年性变化，称为“早衰”。研究发现，如果做到合理营养的平衡膳食，推迟衰老完全可能。有关科学家对不同群体期望寿命调查的结果表明，在当今世界上从事营养工作者平均寿命为最高。

当然，一个人的健康状况取决于许多因素，包括先天的遗传因素，后天的食物营养、生活方式、卫生状况、气候环境、体育锻炼、精神状态、嗜好习惯等。但在这些因素中最基础、最主要、最根本，对生命质量、寿命长短起作用的仍是膳食营养。所以说，营养为健康之本。

什么是营养元素

什么是营养元素呢？从专业角度讲，它是指能提供生物生长发育、维持生命和进行生产的各种正常生理活动所需要的化合物。换句话说，凡是能维持人体健康以及提供生长、发育和劳动所需要的各种物质都可以叫作营养元素，简称营养素。

现代营养学研究表明，人体所需的营养素不下百种，其中一些可由自身合成、制造，但人体无法自身合成、制造，必须通过外界摄取的有四十余种，精细分后，可概括为七大营养素，即蛋白质、脂类、碳水化合物、矿物质、维生素、水和膳食纤维。

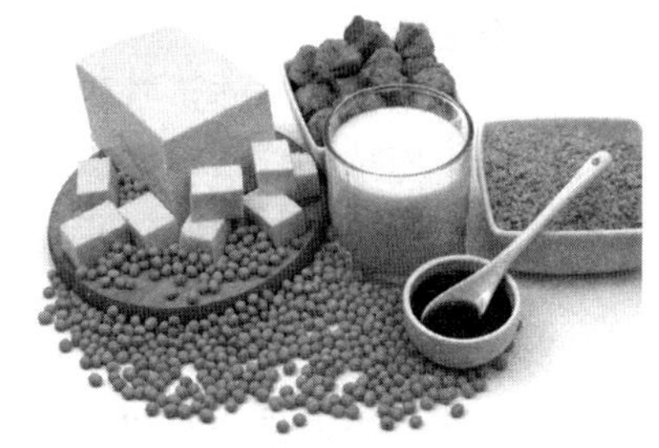

黄豆是富含蛋白质的食品

1. 蛋白质

蛋白质是由氨基酸组成的具有一定构架的高分子含氮化合物，是构成、更新、修补组织和细胞的重要成分，并参与物质代谢及生理功能的调控，保证机体的生长、发育、繁殖、遗传，并供给能量，人体每天所需热能有 10%~15% 来自蛋白质。肉、蛋、奶、鱼、豆类等是富含蛋白质的食品。

2. 脂类

脂类是脂肪和类脂的总称。其中，脂肪指甘油和脂肪酸组成的甘油三酯，又称为中性脂肪，水解后产生一分子甘油和三分子脂肪酸。食物中的脂肪酸又分为饱和脂肪酸与不饱和脂肪酸，含不饱和脂肪酸高的脂肪多呈液态，如植物油；而大部分动物脂肪含饱和脂肪酸较高。类脂包括磷脂、糖脂、固醇类、脂蛋白等。正常人一般每日每人从食物中消化的脂类，甘油三酯占到 90% 以上，除此以外还有少量的磷脂、胆固醇及一些游离脂肪酸。

3. 维生素

维生素是维持机体正常生理功能及细胞内特异代谢反应所必需的一大类微量低分子有机化合物，在人体生长、代谢、发育过程中发挥着重要的作用。维生素的种类很多，化学结构和功能也不同，一般按其溶解性分为脂溶性与水溶性两大类。脂溶性维生素主要有维生素 A、维生素 D、维生素 E、维生素 K 等，主要存在于植物油、坚果类和动物性食品中；水溶性维生素主要有 B 族维生素、维生素 C 等，存在于动物和植物性食品中。

4. 碳水化合物

碳水化合物亦称糖类化合物，是由碳、氢和氧三种元素组成，由于它所含的氢氧的比例为二比一，和水一样，故称为碳水化合物。碳水化合物是为人体提供热能的三种主要营养素中最常见的一种。食物中的碳水化合物分成两类：一类是人可以吸收利用的有效碳水化合物如单糖、双糖、多糖，另一类是人不能消化的无效碳水化合物，如纤维素。

5. 矿物质

矿物质，又称无机盐，是地壳中自然存在的化合物或天然元素。矿物质和维生素一样，是人体必需的元素，人体每天的矿物质摄取量是基本确定的，但随年龄、性别、身体状况、环境、工作状况等因素有所不同。人体必需的矿物质有钙、磷、钾、钠、氯等需要量较多的宏量元素，以及铁、锌、铜、锰、钴、钼、硒、碘、铬等需要量少的微量元素。但无论哪种矿物质，和人体所需蛋白质相比，都是非常少量的。

6. 水

水是人体维持生命活动的最基本物质。在没有食物摄入时，机体可消耗自身的组织来维持生命一周甚至更长时间，但如果没有水，生物的生存时间将更短。水占人体体重的 50%~70%，它具有调节体温、运输物质、促进体内化学反应和润滑的作用。水的来源主要是我们每天所饮用的水。

7. 膳食纤维

膳食纤维是一般不易被消化的食物营养素，主要来自植物的细胞壁，包含纤维素、半纤维素、树脂、果胶及木质素等。纤维在保持消化系统健康上扮演着重要

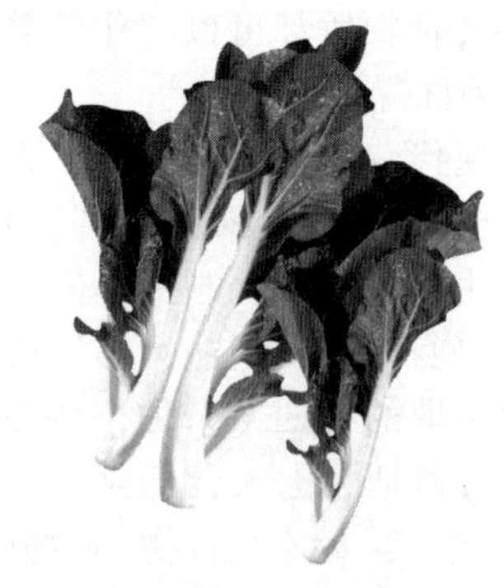

小白菜中含有丰富的膳食纤维

的角色，它不仅可以清洁消化壁和增强消化功能，同时还可稀释和加速食物中的致癌物质和有毒物质的移除，保护脆弱的消化道和预防结肠癌，并能减缓消化速度和最快速排泄胆固醇，让血液中的血糖和胆固醇控制在最理想的水平。

人体能量源自营养

在人体生命活动过程中，不论是生理活动（如维持心脏跳动、血液循环、肺部呼吸、腺体分泌、物质运转等）、体育活动还是劳动，都需要能量。那么,能量是什么呢?

人体能量是维持生命活动所必需的热能，是人类赖以生存的物质基础，没有能量就没有生命活动，也就没有人类。研究发现，人体所需要的能量都来自产热的营养素，即蛋白质、脂肪和碳水化合物，一般称之为三大营养素。三大营养素经消化转变成可吸收的小分子物质被吸收入血，这些小分子物质一方面经过合成代谢构成机体组成成分或更新衰老的组织；另一方面经过分解代谢释放出所蕴藏的化学能。因此，这三大营养素又被称为三大产能营养素或能源物质，对生命活动起着至关重要的作用。

碳水化合物和脂肪都是人体能量的重要来源，人体所需 50% 以上的能量都由碳水化合物提供，而脂肪可以占到 40%~50%。当然，正常情况下，脂肪释放的能量也是由碳水化合物转化而来；人体如果长期饥饿，碳水化合物不足，就会动用储备脂肪产能，而这又会造成体内草酰乙酸不足，产生酮体，酮体过多则导致酮尿症或酮血症。虽然蛋白质提供给人体的能量较少，但在碳水化合物不足时，蛋白质通过糖异生作用，转变为葡萄糖或糖原，提供机体能量。它的意义在于，能够保持饥饿时血糖相对稳定，促进肌乳酸的充分利用；有利于肾脏排氢保钠。

国际上通常以焦耳（J）为热能的计量单位，同时也仍然使用卡为计量单位。1 焦耳 =0.239 卡，1 卡 =4.184 焦耳。在实际应用中，通常使用千焦和千卡，即焦耳和卡的 1000 倍。1 卡就是我们所吃的食物燃烧之后，使 1 克水的温度上升 1 摄氏度时所需的热量。千卡就是使 1 升水的温度上升 1 摄氏度所需的热量，又叫作千卡。

每人每天所需的热能，因个人活动及自身基本热能的消耗量而不同。在休息状态下，成年女性每天平均需要约 1300 千卡，男子则需要约 1600 千卡。任何运动都需要额外的热能，因而你所需的总热能也随之增加。值得注意的是，热量高的食物不代表营养价值高，例如我们常说巧克力的热量高，并不代表巧克力中有很多的蛋白质、碳水化合物、维生素、矿物质，千万不要混淆了。

人体每天能量的摄入与消耗恰好一致才是一种能量的平衡，才能保持良好的健康状况。如果人体摄入的能量不足，机体会动用自身的能量储备甚至消耗自身组织以满足生命活动的能量需要。人体若长期处于饥饿状态，就会出现生长发育迟缓、消瘦、活力消失，生命活动停止乃至死亡。相反，若能量摄入过多，除少量以肝、肌糖原的形式储藏外，几乎完全转化为脂肪，发生异常的脂肪堆积，人就会肥胖。

营养素在人体内部的运行

人体中的营养主要从食物中获得，而天然食物中的营养素除水之外，都以大分子或结合的形式存在，大部分并不能被人体直接吸收利用。因此，食物进入人体之后，首先要进行一个消化的过程。在这个过程中，人体的消化道会分泌大量的消化液，对大分子的物质进行分解，最终变成可同化的营养形式，被人体吸收之后转化成能量，以完成人体的生命活动。在这个过程中，还有一些不能被消化吸收的物质通过尿液、粪便、汗液等形式被排出体外。因此，人体完整的新陈代谢过程就是营养素在人体内部被消化、吸收、排泄的运行过程。当然，不同的营养素在人体中的运行轨迹也是不同的，下面为大家详细介绍。

首先被消化的营养素就是碳水化合物，它经口腔咀嚼成小块与唾液混合，开始为唾液中淀粉酶分解成多糖（这时口中会嚼出甜味），并送入胃中。多糖经过胃的蠕动揉搓和胃液中淀粉酶第二次分解成为双糖，并向十二指肠输送，在十二指肠与胰淀粉酶混合进入小肠并开始分解，在小肠中又与肠液淀粉酶混合第三次分解为单糖。在小肠中段肠壁绒毛分泌葡萄糖苷酶，将单糖第四次分解为葡萄糖，经肠壁静脉毛细血管吸收入血，汇入肝脏门静脉入肝，完成消化吸收。

葡萄糖进入血管和肝脏之后，在胰岛素的作用下，一部分直接送入体内各细胞供现时消耗，一部分转为肌糖原存在肌肉里，以备肌肉在不吃饭时消耗，还有一部分转为肝糖原存在肝里，以供机体在不吃饭时消耗，再有多余的就会在肝脏内转为甘油三酯长期储存，也就是我们平时所说的脂肪。由此可见，人体内的脂肪堆积与摄入的碳水化合物过量直接相关。

当人体不吃饭时，血管内葡萄糖逐渐减少到一定程度，胰岛就会分泌胰高血糖素，使存在肝里的肝糖原异生分解为葡萄糖进入血管，以供细胞使用。细胞吸收葡萄糖作为能源，被红细胞带来的氧气氧化，释放出能量，转化为水和二氧化碳，经血管到肾和经红细胞带到肺，排出体外，完成糖的代谢。

食物中的蛋白质在口腔和食道中都不会被消化，而是直接输送到胃里，通过胃蛋白酶、胰蛋白酶分解为氨基酸，氨基酸在小肠被吸收进入血管，然后再进入肝脏。而食物中的脂肪则是经胆汁、胰脂肪酶，被分解为脂肪酸，在小肠被淋巴系统吸收进入血管，然后进入肝脏。微量元素在小肠被吸收进入血管，入肝。其他未被吸收的食物成分成为粪便排出体外。

就营养的吸收来说，在消化道的不同部位，吸收的情况不同，一般在口腔和食道中，营养基本上不被吸收，在胃里被吸收的也很少，只有酒精和少量水分被吸收。而大肠则主要吸收水分和盐类（实际上，小肠内容物进入大肠后，已经不含有多少可以被吸收的物质）。因此，小肠是人体营养吸收的主要部位。

小肠是整个肠道中最长的一段，大约有 6 米长，上面有皱褶，皱褶的表面又长着很多绒毛，从而使吸收面积增大 30 倍，可达 10 平方米，并且已被消化的食糜在小肠内停留时间较长（一般为 3~8 小时），这些对小肠的吸收都很有利。可以说，食物中各种营养成分的吸收是一个相当复杂的过程，各种营养物质在小肠内的吸收位置不同，一般糖类、蛋白质及脂肪的消化产物大部分在十二指肠和空肠内吸收，到达回肠时基本上吸收完毕，只有胆盐和维生素 B_{12} 在回肠部分吸收。除由口腔摄入的经过消化的物质之外，人体分泌入消化道的各种消化液本身所含的水分、无机盐和某些有机成分也会被小肠重新吸收。研究发现，人体每日分泌到消化道的各种消化液可达 6~7 升之多，每日还从口腔摄入 1 升多的水分，而每日从粪便中只排出约 150 毫升水分，所以每日重吸收至体内的液体量可达 8 升左右。

值得注意的是，食物中的纤维素在胃肠内不被消化吸收，它只能作为食物废料被输送至大肠，所以，进食富含纤维素的食物可以增加粪便量，这对于产生便意、正常排便十分有利。

营养与人体免疫力的关系

免疫系统是人体最重要的保卫系统，这是因为我们的身体每时每刻都面临着细菌、病毒的侵袭，而身体内的免疫系统就像一支军队一样，帮助我们抵抗着外来物的侵袭，使机体处于一个相对稳定和动态平衡的状态，保障身体的自愈力得以发挥，从而使我们的身体免受疾病之苦。

关于免疫系统的工作，我们可以发热为例加以说明。发热其实是人体免疫功能在努力工作的信号。一些可引起感冒的病毒入侵人体时，需要较凉的环境滋生繁殖。在感染期间，免疫系统会分泌特殊物质使人体体温升高。这样能减缓入侵者繁殖的速度和能力。当你出现轻微发热时，就是身体免疫细胞正在竭尽全力消灭入侵者。如果我们的免疫力很强壮，就能把病菌消灭掉，感冒就会不治而愈。相反，如果免疫力较弱，免疫细胞抵抗不过病菌，病情就进一步加重，不得不求助于药物等其他外力来治疗。

那么，营养对于人体免疫系统来说，究竟起到什么作用呢?科学家已经发现，营养失调会使免疫系统失去效率，而人体也容易受病毒等感染。健康人对疾病的免疫反应快速有效，但是如果有的人已经营养不良或有慢性病时，其防御系统即会变弱，以至于让疾病有机可乘，导致并发症。

与此同时，现代医学研究发现，使用化学药物会刺激免疫系统中的某种成分，但它无法替代免疫系统的成分和功能，并且还会产生副作用。相反，有益健康的草本植物能够促进免疫系统的功能，进而增强身体防卫系统的能力。天然的植物可以支持身体自然的平衡而不是干扰身体活动。因此，适当的营养摄取可以增强人体免疫功能，抵抗疾病的产生，却不会带来任何不良作用。

因此，当人们对免疫系统的功能有了更深入的了解，同时意识到化学药品会带来刺激免疫系统的恶果时，便开始寻求用天然植物增强身体的抵抗力，而不是去取代免疫系统的某一种功能。许多植物，像椎茸、舞茸、巴西蘑菇（姬松茸）和灵芝都有非常好的用处，这些天然菇类已被证明能有效治疗癌症，因为它们不但能祛除身体内的毒素，还能增强免疫系统功能。食用这些植物以及其他有益健康的食品，身体的自然均衡状态得以保存，并且能帮助免疫系统不受各种疾病侵扰。

总之，由于人体免疫力的强度及功能绝大部分取决于营养，因此，一旦营养失调，影响最直接的也是免疫系统。而免疫系统一旦受损，人体也容易感染，特别值得留意的是，此种损害通常难以弥补。因此，在日常生活中摄取适当的营养对人体的健康非常重要，而一旦身患疾病才开始注意营养，则未免太迟了。

警惕营养缺乏的伤害

营养缺乏，又称营养不良，是指机体从食物中获得的能量、营养素不能满足身体需要，从而影响生长、发育或生理功能的现象。

在现实生活中，造成营养缺乏的因素主要有以下三种：

（1）食物供应不足，包括社会、政治和经济因素以及人口增长、资金缺乏。

（2）食物中营养素缺乏，包括天然食物中的营养物质缺乏和不科学的饮食方法。

（3）营养素吸收不良，包括饮食因素、药物影响、胃肠道功能和食品卫生。

随着经济的发展，我国食物供应不足的情况已经有所缓解，所以造成当下人们营养缺乏的主要是后两种情况。因此，我们在进行营养调理时也主要从后两个方面来着手。当然，在进行营养调整之前，还是要先确定自己是否营养缺乏。目前，营养缺乏可以通过膳食调查、体格测量及相关的生理、生化指标的检测来发现。除此之外，我们还可以根据一些身体的异常反应进行自我初步诊断。

异常反应 1：头发干燥、变细、易断、脱发。

可能缺乏的营养：蛋白质、能量、脂肪酸、锌。

异常反应 2：夜晚视力降低。

可能缺乏的营养：维生素 A。如果不及时纠正，可能进一步发展为夜盲症，并出现角膜干燥、溃疡等。

异常反应 3：舌炎、舌裂、舌水肿。

可能缺乏的营养：B 族维生素。

异常反应 4：牙龈出血。

可能缺乏的营养：维生素 C。

异常反应 5：味觉减退。

可能缺乏的营养：锌。

异常反应 6：嘴角干裂。

可能缺乏的营养：核黄素（维生素 B_1）和烟酸。

异常反应 7：身体疲劳，注意力不集中，食欲不振、面色苍白、黑眼圈等。

可能缺乏的营养：铁。

异常反应 8：皮肤瘙痒，伤口愈合慢，指甲出现白点。

可能缺乏的营养：锌。

异常反应 9：舌头痛，口鼻皮肤干燥开裂。

可能缺乏的营养：缺维生素 B_{12}。

异常反应 10：背痛腿痛，胯部疼，骨头脆。

可能缺乏的营养：缺维生素 D。

异常反应 11：频繁感染，经常生病。

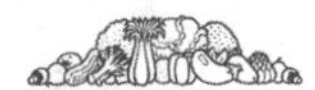

食物是最好的营养仓库

营养来自每天的饮食

人从出生起，就开始消耗能量，所以我们要不断地为自己补充营养，为生命提供必需的营养元素,使身体维持正常运转。然而，在现代生活中，我们关注“营养”，但未见得真正懂得“营养”。许多人的营养观念常局限在某些特殊食品上，其实人类所需的营养，最佳来源还是我们每天的饮食。

食物供给我们维持身体活动需要的能量，就像汽车要汽油才可以跑，人体也一样需要食物的营养来维持运转。一个人一生中摄入的食物是自己体重的1000~1500倍，这些食物中的营养素大部分转化成人体的组织和能量，以满足生命运动的需要。

目前，为人们所知的营养素不过几十种，但天然食物中所含的各类成分数以千计，其中有许多成分在人体所扮演的角色尚未被发现或明确，若是忽略了这些成分，或许短期内并不会对身体造成影响，但长久下来，可能会使健康发生问题。

因此，千万不要以为所谓的营养补充品就可以提供身体所需的全部营养。对此，我们必须要有一个清醒的认识，即这些营养补充品是将已知的营养素调配加入，以满足人体最基本的需求。若经医生和营养师评估后，确实有需要补充，可以按情况适度使用，以帮助身体复原。而如果身体本就健康，靠正常的一日三餐就足够补充营养了，就没有必要再额外补充营养。

除此之外，还有一点需要注意。即摄入营养的同时,也要消耗，否则就会使营养过剩,导致“八高”：高血脂、高血压、高体重、高血糖、高血黏稠度、高尿酸盐、高抗胰岛素血症、高脂肪肝，引发一系列代谢综合征。怎么办呢？除工作之外，每天保持一定的运动量是必需的。

食物的种类和营养价值分类

我们知道，食物是人类获取热量和各种营养素的基本来源，是人类赖以生存、繁衍的物质基础。在现实生活中，食物的种类繁多，组成复杂，性质各异。

在《中国居民膳食指南》中，专家将食物分为五大类，第一类为谷类及薯类；第二类为动物性食物，包括肉、禽、鱼、奶、蛋等；第三类为豆类和坚果，包括大豆、其他豆类及花生、核桃、杏仁等坚果类；第四类为蔬菜、水果和菌藻类；第五类为纯能量食物，包括动植物油、淀粉、食用糖和酒类。

现代营养学告诉我们，人体需要多种多样的食物，各种食物都有不同的营养优势，食物没有好坏之分，关键看选择的食物种类和数量在搭配膳食时是否合理。下面，我们针对日常生活中几类主要的食物进行具体的营养价值分析。

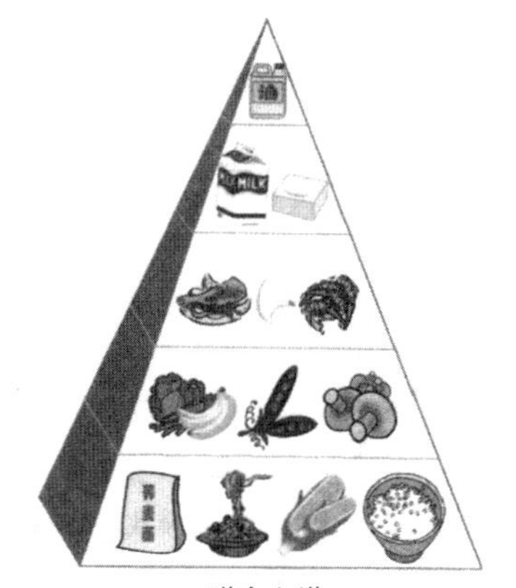

膳食宝塔

1. 谷类食物

在我国，主要有稻米、面粉、玉米、小米、高粱等。谷类食物主要是淀粉，含70%~80%的碳水化合物，消化率很高；含6%~10%的蛋白质，但生物利用率较低；还含一定量的膳食纤维。含维生素B_1和烟酸较多，但必须经处理才能被人体利用。玉米、小米中含少量胡萝卜素。

2. 豆类食物

日常生活中接触比较多的主要是大豆，大豆含蛋白质35%~40%，含油脂17%~20%，其中含人体必需脂肪酸亚油酸约50%，是任何其他油脂所不能比拟的。大豆约含30%的碳水化合物，其中人体可利用的占一半。大豆中还含钙、铁、锌、维生素B_1、维生素B_2和烟酸。其他豆类如红小豆、绿豆、黑豆等也与大豆相似，但其蛋白质营养价值稍低。

3. 蔬菜、水果

蔬菜和水果是人体胡萝卜素、维生素C和钙、铁、钾、钠等元素的重要来源。含维生素C较多的蔬菜主要是叶菜类，如花椰菜、甘蓝等，水果中则以柑橘、山楂、鲜枣及猕猴桃等含量最多。深绿和黄红颜色的蔬菜、水果含胡萝卜素较多，如苋菜、韭菜、胡萝卜、甘薯和杧果、杏等。有些野菜、野果常含丰富的维生素和无机盐类，是大有开发利用前途的食物资源。

4. 畜禽肉类食物

畜禽肉类可供给人体优质蛋白质和部分脂肪，同时也是维生素 A 和维生素 B_2 的重要来源，无机盐含量不多但易于吸收利用。

5. 鱼类等水产食物

鱼类与畜禽肉类相比，含蛋白质相当，而所含脂肪 70%~80% 为多不饱和脂肪酸，胆固醇含量也较低，远比畜禽肉类脂肪质量好。另外，鱼类含铁、钙等无机盐和微量元素比畜禽肉类高几倍至十几倍，含丰富的碘和较多的维生素 B_2 和烟酸。

6. 蛋类食品

鲜蛋含蛋白质为 13%~15%，其营养价值最高，为营养学实验研究中的理想蛋白质。含维生素 A、维生素 D 和维生素 B_2 较多。

7. 奶类食品

目前中国食用以牛奶为主，牛奶含蛋白质和钙较多，也是维生素 A、维生素 B_2 的良好来源，但含铁少，若不补铁，容易引起缺铁性贫血。

食物成分与我们的健康

如果人体是一台机器，食物就是保证这台精密机器正常运转的动力。食物的数量和质量得不到保证，导致营养供给不足，势必影响身体健康，影响情绪和精力。

同时，医学专家研究发现，食物营养成分与许多疾病的发生都有直接或间接的关系，缺铁会患贫血，缺碘会患甲状腺肿，缺维生素 D 和钙质会患佝偻病等。营养不良，机体免疫力降低，就会增加传染病的患病率。营养不平衡则往往成为肥胖、心血管疾病及某些肿瘤的诱因，严重影响人体健康，甚至危及生命。

下面，我们就为选择一些食物中的常见成分，介绍一些它们与人体健康的关系：

成分一：蛋白质

蛋白质可增强对疾病的抵抗力，因为人体用以抵抗疾病中有害物质的抗体都是由蛋白质组成的。如果蛋白质供应不足就会引起消化及吸收不良，导致下泻，严重的可导致水肿、肌肉萎缩和贫血，使儿童少年生长发育迟缓，消瘦，体重过轻，甚至使智力发育障碍。

成分二：维生素 A

维生素 A 是对抗自由基最有效的抗氧化剂之一，它可以强化免疫系统，增强抵抗力，对微血管组织较多的部位，如眼部和肺部具有保护功效，参与人体视感细胞的合成，保持角膜润滑及透明度，促进眼部组织健康，同时对生殖系统有保护作用。

成分三：维生素 B_1

维生素 B_1 参与糖类代谢、产生能量。如果维生素 B_1 缺乏，则易患脚气病、神经炎、手脚麻木等病。

成分四：维生素 B_5（泛酸）

它参与食物释放能量和脂肪的新陈代谢，应付压力，促进消化功能正常。如果维生素 B_5 缺乏，会导致消化道功能障碍、肠胃炎症、十二指肠溃疡、忧郁、焦虑等病症。

成分五：维生素 B_9（叶酸）

维生素 B_9 参与三大营养素的新陈代谢，维持细胞的遗传基因（DNA），调节细胞分裂。如果叶酸缺乏，则会导致贫血、胃肠功能紊乱、生长发育不良、胎儿神经管畸形、心脑血管等疾病。

成分六：生物素

生物素参与糖类新陈代谢及脂肪、蛋白质的合成，协助细胞生长，营养头发和皮肤健康。缺乏生物素会导致脱发、皮炎、脸部和身体湿疹。

成分七：钙

钙与调整心脏功能以及收缩、松弛肌肉等功能有关，并且担任神经的传导功能和抑制兴奋等的角色，有抑制焦躁的作用。对中国人来说，钙是一种呈现慢性摄取不足的营养素，原因在于日常饮食摄取的钙，在人体内难以被吸收。

成分八：镁

镁帮助血液循环及舒缓神经，维持正常的肌肉、心肌和神经活动；有助于人体对钙的吸收和利用，有效预防及改善骨质疏松，有利于蛋白质、脂肪代谢，以及 DNA 的组成；防止钙在软组织中沉淀，减少肝、胆、肾结石。

成分九：钾

钾与钠合作，可维持细胞的渗透压，有助于稳定体内的状态。由于人体将钠排出之后，有降低血压的作用，所以钾是能有效预防高血压的营养素，而且还有消除手脚浮肿的功效。

大量流汗时，钾会随着汗水一起流出，这就是造成夏日倦怠症的原因。因为钾能溶于水，所以用清汤或炖煮的方式烹调，都会流失相当多的钾。

成分十：磷

约有 80% 的磷与钙结合，形成骨骼和牙齿的主要成分。其余的 15% 则存在于脑、神经和肌肉等各种组织中。

磷和钙的理想比例为 1 ∶ 1，

东方人的钙摄取量不足，而加工食品和清凉饮料中含有丰富的磷，因此磷的摄取量比钠多了约2倍。磷和钙的平衡一旦被打破，会对骨骼的形成带来不好的影响。

成分十一：锰

锰和钙、磷同为骨骼钙化所需的元素，与使骨骼和关节强健的结合组织的合成有关，是发育期不可缺少的元素。

锰是使碳水化合物（糖类）、蛋白质、脂质进行代谢的酵素成分，有助于能量的制造和蛋白质的合成。此外，锰还是分解活性氧的酵素构成成分，也与胰岛素的生成和性功能有关。

成分十二：铜

人体内含有100~150毫克的铜，是利用铁来制造红细胞中的血红素时所需的营养素。只有铁质而缺铜时，人体无法正常制造血红素，会产生贫血。铜对于骨骼的形成，以及强化血管壁的胶原蛋白和弹力蛋白的生成，都能产生作用。

此外，制造发色和肤色的黑色素生成时需要酪胺酸酶，而铜也是活化酪胺酸酶这种酵素不可缺乏的元素。

值得注意的是，食物中并非所有成分都是营养，也有很多毒素，在日常饮食过程中一定要多加注意。

充分发挥食物中的营养

现如今，人们在饮食方面的要求越来越高，不仅追求口感的鲜美，还讲究营养搭配和健康。但是，人们的一些生活习惯却在不知不觉中造成食物营养的流失。日常生活中，学会科学地储藏和烹饪食物，才能充分发挥食物中的营养作用。

这里，为大家推荐几个小窍门：

窍门一：蔬菜储存的时间不要太长

一般来说，新鲜蔬菜如西红柿、圆白菜、大白菜等都含有大量维生素C，如果贮存时间太长，维生素C就会被破坏，如圆白菜在室温内存放两天，70%的维生素都会流失。因此，蔬菜最好是现吃现买，这样才能减少维生素的损耗。

窍门二：蔬菜避免“精加工”

大白菜、圆白菜的外层绿叶，维生素C含量比里面高出几倍至十几倍，芹菜叶中的维生素C含量比茎部高出7~15倍。有些人在加工大白菜和圆白菜时偏爱将外层的绿叶扔掉，加工芹菜时将根和叶全部扔掉，只吃茎部，这就大大减少了机体摄入的维生素。

窍门三：淘米两遍就可以

很多人蒸饭时喜欢把米淘上三五遍，感觉这样才干净，其实淘米的次数越多，营养素损失越多，很多水溶性的维生素就会溶解在水里，维生素 B_1 很容易流失。所以，米一般用清水淘洗两遍即可，而且不要使劲揉搓。

窍门四：煮粥千万别放碱

有人认为熬粥时放碱，既省时又黏稠，口感好，其实不对，尤其是大米或小米，煮粥时放碱，其中的 B 族维生素会被加速破坏。在煮玉米粥时可加少量碱，因为玉米中所含有的结合型烟酸不易被人体吸收，加碱能使结合型烟酸变成游离型烟酸，为人体所吸收利用。

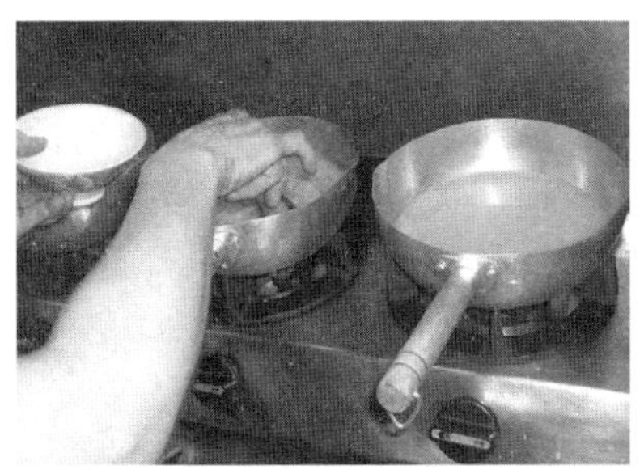

煮粥放碱

窍门五：加热时间不宜过长

维生素 C、B 族维生素、氨基酸等极有营养的成分有一个共同的弱点就是“怕热”，在 80℃以上就会损失掉，食物蒸煮过度会使许多维生素遭到破坏；而煎炸食物会破坏食品中的维生素 A、维生素 C 和维生素 E，还会产生有毒物质丙烯酰胺。

窍门六：努力保留菜汁

有的菜菜汁较多，可利用它来做汤。烧菜所出的汤，应该与菜一同吃进去，不能丢弃。因为汤里溶解了许多营养成分，要是光吃菜不吃汤，就等于丢掉部分营养。另外，人们在做饺子、馄饨馅时喜欢挤掉菜汁，其实这样营养就随着菜汁流走了。正确的方法是：将洗净的菜直接剁碎，再放入已调好味的肉馅中拌匀，剁菜时可能出现的少量菜汁很快渗入肉馅中，拌好馅后马上就用。

窍门七：炒菜时尽量少加水

炒菜时应尽量少加水，而且要急火快炒，避免长时间炖煮，否则溶于水的维生素就会随蒸气跑掉。炖菜时适当加点醋，既可调味，又可使维生素 C 少受损失。做肉菜时适当加一点淀粉，既可减少营养素的流失，又可改善口感。

烹饪方式对营养素的影响

中国是烹饪的王国，有着几千年悠久的历史，名扬海内外。近年来，人们的生活水平提高了，对营养的要求也越来越高，因为只有营养合理，各种营养经过合理的搭配和烹调，才能做出色、香、味俱全的美味佳肴，人们才会食之健康。但在传统习惯中，由于营养观念淡薄，人们往往采取不当的烹饪方法，结果造成营养素的大量流失。在炒、炖、煮、蒸、焖、炸中，到底哪一种方法对营养的损耗最大，哪一种方法能让你轻轻松松地吃到营养呢？一起来学几招吧，让你操起锅碗瓢勺就能享受到做家庭营养师的成就感。

1. 煮

煮是将食物置于水或高汤中，锅加盖与否均可，温度至 100℃。它对糖类及蛋白质起部分水解作用，对脂肪则无显著影响，对消化有帮助。但水煮往往会使水溶性维生素（B 族维生素、维生素 C 等）及矿物质（钙、磷等）流失，一般来说，蔬菜如果用煮的方法会破坏掉其中的大量维生素。

2. 蒸

蒸是将食物放进蒸锅内（锅内加一些水），在一定的温度下进行烹调。它对食物营养素的影响同煮相似，部分 B 族维生素、维生素 C 受破坏，但矿物质和无机盐等不因蒸汽而损失。

3. 炸

炸是将食物放进 180~200℃的油锅中，加热至食物成熟所要达到的温度。炸使营养素均有不同程度的损失，如蛋白质可因高温炸焦而严重变性，营养价值下降；脂肪也因炸而破坏其营养成分，甚至妨碍维生素 A 的吸收。因此可在食物表层加上保护层，如裹上面粉、蘸蛋液、拍面包糠等，

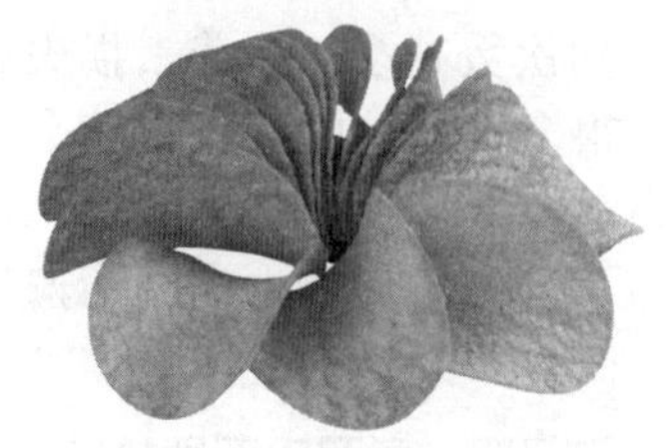

炸制食品

这样可减少营养素的破坏。

4. 炒

炒有多种方法，如在肉类中加上保护层，营养成分不会损失太多。但若蔬菜类用炒的方法，维生素 C 损失较大，蛋白质受热严重变性，影响消化吸收率。我国传统的旺火急炒可以减少营养素的流失。

5. 炖

炖是食物在水或汤汁中进行一定时间的烹制，使食物变得质软、可口。在炖的过程中，可溶性维生素和矿物质能溶于汤内，仅有部分维生素受到破坏。

6. 煎

煎用油量大，温度也高，对维生素不利，但其他营养素损失不大。要很好地掌握火候和时间，以免食物被煎煳而导致营养素流失。

7. 焖

焖的时间长短与营养素损失大小有很大的关系。若时间长，则 B 族维生素、维生素 C 损失大；时间短，B 族维生素损失较少。食物焖后消化吸收率有所提高。

8. 烤

烤分明火、暗火。明火是用火直接烤原料，如烤鸭，它使维生素受到相当大的损失，脂肪也损失严重。

9. 爆

在这个烹调方法中，动作快速，旺火热油，原料一般经鸡蛋液或淀粉上浆拌匀，下油锅划散成熟，然后沥去油再加调料，快速翻炒。因为有保护层，营养素损失较少。

10. 卤

卤可使食物中的维生素 C 和矿物质部分溶于卤汁中，营养成分部分遭受损失，水溶性蛋白质也跑到卤汁中，脂肪也会减少一部分。

食物中的各类营养素含量之最

食物中某种营养素的含量高，不一定其营养价值就高，要看它的整体营养素组成及其比例才能确定其营养价值高低。尽管如此，了解一下各种营养素含量较高的食物，对我们还是很有益的，有助于合理搭配各种食物和重点补充某种特定的营养元素。

动物性食物的蛋白质含量都较高，一般在 20% 左右；植物性食物中，蛋白质含量最高的要数大豆，每百克含 36 克。

脂肪含量最高的动物性食品是猪肉，含 60% 左右；植物性食物是各种油料作物，其中又以芝麻含油最多，达 61%。

糖类含量最高的是各种谷物，其中又以稻米为最高，达 77%；动物性食物中含糖量最高的是羊肝，达 4%。

维生素 A 含量最高的食物是各种动物肝脏和鸡蛋黄，如每百克鸡肝含 50900 国际单位，羊肝含 29900 国际单位，鸡蛋黄 3500 国际单位。

维生素 B_1 含量最高的食物是花生仁和豌豆，每百克分别含 1.07 毫克和 1.02 毫克。维生素 B_2 含量最高的是羊肝、猪肝和紫菜，每百克分别含 3.57 毫克、2.11 毫克和 2.07 毫克。

维生素 C 含量最高的食物是鲜枣和辣椒，每百克分别含 540 毫克和 185 毫克。

维生素 D 含量最高的食物是鱼肝油，每百克含 8500 国际单位。

维生素 E 含量最高的是麦胚芽油，每百克达 149 毫克。

含钙元素最多的食物是虾皮，每百克含 991 毫克。含磷元素最多的食物是虾皮和全脂牛奶粉，每百克分别含有 1805 毫克和 883 毫克。

含铁元素最多的食物是黑木耳和海带，每百克分别含 185 毫克和 150 毫克。此外，猪肝、牛肾和羊肾中含铁量也很高。

含碘最多的食物是海带，每百克含2400毫克。含锌最多的食物是生蚝和海蛎，每百克含量达到71毫克和47毫克。

食物好看不代表高营养

中国人吃菜讲究色、香、味俱全，其中“色”所说的就是食物外观要漂亮、好看，可以在外观上引起人的食欲，让人有想吃的欲望。然而，并不是所有好看的食物都有营养，同样，很多价格昂贵的食物，也并不见得就富含营养。

日常生活中，当我们在超市中挑选食品时，总是会被一些外表漂亮的食物所吸引，而这些食物的价格都很昂贵，因此，很多人就盲目地认为，这些漂亮、昂贵的食物一定富含营养。但事实并非如此，这些所谓的“有丰富营养的好食物”其实被高度加工过、过度烹调过或者被大规模地商业化种植过，它们的营养已经被严重破坏了，长期食用这些食物对我们的健康不利。

以肉类熟食为例。为了吸引消费者，一些厂商就在制造熟食过程中加入各种人工合成色素；还有的可能已经变质了，销售者为了掩盖其颜色才加入大量人工合成色素，食用后可能发生细菌性食物中毒，出现呕吐、恶心及视力障碍。

卡尔·法伊弗医学博士在《精神的和自然力的营养》一书中报道了这样一则实验内容：给健康的老鼠喂食一般的美国人在超市中所购买的东西，如白面包、糖、鸡蛋、牛奶、圆白菜、土豆、橙子、苹果、香蕉和咖啡等，那些老鼠得了各种各样的疾病。

由此，法伊弗医生得出结论：如果这些食物的不良营养（更不用说那些含有添加剂的食物了）连这些动物的健康都不能够维持，那么，它们对人类健康也不会有什么好处。

所以说，好食物并不代表好营养，那些高档食品、外表漂亮的食物并没有人们想象的那样营养丰富，只要吃得科学，廉价的食物同样能为我们的健康提供足够的营养。如没怎么经过加工的五谷杂粮、蔬菜水果才是真正有营养的食物，它们含有最原始、最全面的营养素，营养素没有被破坏，所以我们在饮食中要注重好营养而非“好食物”。

食物相克会让营养受损

有许多食物，如果共同进食，就会在人体内引起一系列不良反应，使人体内必需的微量元素和维生素吸收大大减少。为此，特为大家列举了彼此之间相克的几种食物，在日常饮食中，我们要避免同时食用这些食物，以免阻碍营养的吸收，对身体造成危害。

1. 有碍铜吸收的食物

铜是制造红细胞的重要物质之一，它参与体内多种金属酶的组成。人体缺铜可引起铁代谢紊乱、贫血、缺氧、骨骼病变、发育迟缓，锌、铜比值的增大，可干扰胆固醇的正常代谢，导致冠心病的发生。缺铜又可引起心肌细胞氧化代谢紊乱，造成各种各样的心肌病变。铜多存在于动物肝脏、菠菜、鱼类等食物中，如果把它们和含锌量较高的食物（瘦肉等）混合食用，则该类食物析出的铜会大量减少。食糖过多也会降低含铜食物的营养价值。另外，与番茄、大豆、柑类混食后，食物中的维生素 C 也会对铜的释放产生抑制作用。

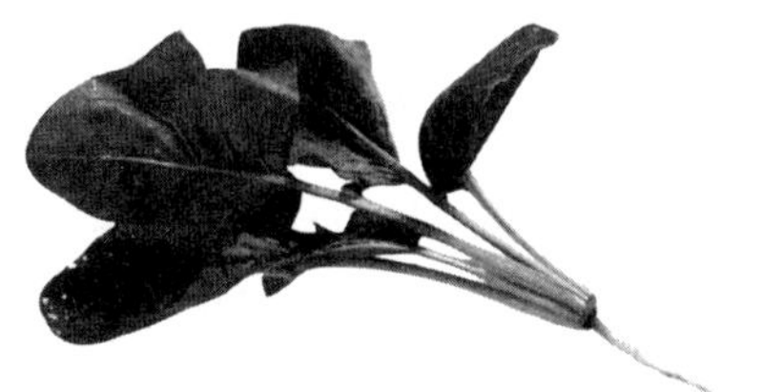
铜元素存在于菠菜等食物中

2. 有碍铁吸收的食物

铁是细胞的组成部分，构成血红蛋白携氧的血红素，它可帮助身体将氧运送到细胞内，严重缺铁会引起贫血。铁在黑木耳、海藻类、动物肝脏中含量比较多，进食这类食物的同时饮用含有单宁酸的咖啡、茶、红酒等，就会降低人体对铁的吸收。

3. 有碍钙吸收的食物

钙是构成骨骼和牙齿的主要成分。多含于牛奶、虾皮与含丰富维生素的食物中。如菠菜、苋菜、韭菜混合食用，就会影响钙的吸收。

4. 有碍锌吸收的食物

锌是多种蛋白质和酶的重要组成部分，对身体生长和创口愈合很重要。锌多含于瘦肉、鱼、牡蛎、谷类食物中，与高纤维质的食物同时进食，就会降低人体对锌的吸收能力。

5. 酒有碍维生素的吸收

酒精具有干扰身体多种维生素吸收的特点，故饮酒时，食物中维生素 D、维生素 B_1、维生素 B_{12} 等的吸收就会受到影响。

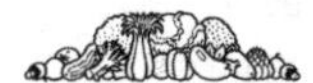

现代人缺的不是营养，而是均衡

什么是均衡营养

均衡营养也称均衡膳食，即指膳食多样化，所含营养素种类齐全、数量充足，营养素之间比例适当，膳食所提供的热能和营养素与机体需要量保持平衡，从而提高各种营养素的吸收和利用，达到合理营养的目的。

简单地说，均衡营养就是保证饮食的全面、平衡、适当。

所谓“全面”，是指各种营养素摄入要全面，食不厌杂，这是构成均衡营养的基础。人体所需的营养素有七大类，四十多个小类，单靠一种或少量几种食物不能提供人体所需的全部营养素。例如鸡蛋是一种营养比较全面的食品，含有丰富的优质蛋白质、卵磷脂、胆固醇、B族维生素等，但是含维生素C和膳食纤维极少，单纯吃鸡蛋就不能获得充足的营养。但如果吃西红柿炒鸡蛋就能够补充这些不足，达到全面的营养，这就是平衡膳食的一个简单例子。因此要求人们的食谱尽可能广泛，每日摄取食物的种类应尽可能地多，要注意荤素、粗细、主副食物搭配，花、果、根、茎兼顾，这样才有利于全面营养。

所谓“平衡”，是指各种营养素摄入与人体需要之间相对平衡。儿童肌肉骨骼生长需要大量的蛋白质、钙；运动员需要大量的高能量食物；孕妇需要摄入较多卵磷脂等脂类以满足胎儿脑神经系

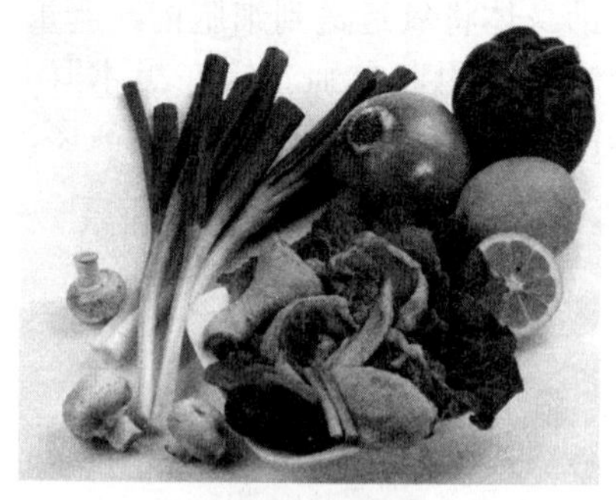

均衡营养很重要

统的发育；一些病人补入大量维生素C能减轻病情，促进康复；女性由于月经关系比男性对铁的需要量大；一日不同时辰、一年不同季节、不同生活工作节奏和对不同环境的适应需要，所致饮食营养需要也有差异等。对每个人来说，营养摄入过少，不能满足需要，可发生营养不良性疾病；摄入过多，既是浪费又使机体产生负担，产生营养过剩性疾病。家中配置一个体重秤，经常观察自己体重变化，作为调节摄入量的参考，是很有意义的。

所谓“适当”，是指摄入各种营养之间的配比要适当，在全面和平衡的基础上制订合理膳食搭配。人体元素组成及人体不同状况下对各种营养素需要量是有一定配比的，只有符合人体需要的搭配才有利于更好地吸收和利用，过多或过少都会影响人体的健康。比如老年人饮食适宜低盐、低糖、低脂，高优蛋白、高纤维素、高维生素。另外，适当服用调节性保健食品是必要的。

总之，只有保证合理膳食，均衡营养，才能更好地促进身体健康。

营养过剩同样是营养不良

有些人一谈起营养，就强调多吃鱼肉蛋奶等动物性食品，认为这类食品吃得越多营养就越好，这是不符合均衡营养的观点的。人体对营养素的需要是多方面的，而且有一定量的要求，经常食用过多的动物性食品，对人体健康不利，往往会成为某种肿瘤和心血管疾病的诱因。还有人认为，食物越贵，营养就越好，这观点也是错误的。因为，从营养角度来看，食物的营养价值与价格并没有直接关系，有的价钱便宜的食物，其营养价值也较高，如胡萝卜与冬笋等。

在现代社会中，很多营养不良实际上并不是营养不足造成的，而是源于营养过剩。以孕妇为例，大家都觉得孕妇是一个人吃两个人的饭，营养一定要充足，结果过犹不及，营养过剩，为自己以及孩子的健康埋下隐患。孕妇营养过剩的一个直接后果就是导致肥胖，不仅增加妊娠糖尿病、妊娠高血压综合征的发生概率，还可能导致巨大儿出生，增加难产的可能性，容易出现产伤。因此，要想让孩子生下来就健健康康的，孕妈妈一定要均衡营养，注意饮食，以控制胎儿的体重。膳食品种要多样化，尽可能食用天然的食品，少食高盐、高糖及刺激性食物，特别是一些高糖水果也不要多吃，最好不要增加饭量，可以多吃些辅食。在孕妇怀孕期间要注意铁、钙、锌的吸收，以确保孕妇和胎儿的健康。

事实上，现在的很多疑难杂症都和营养过剩、不注意锻炼有关。平时，高营养食物吃得过多，而我们的身体并不具备完全消化和吸收它们的能力，所以即使天天吃海参、鲍鱼，这些东西也只会成为身体内一堆没用的垃圾。如果再不积极锻炼身体，垃圾便堆积成有害物质。假如吃饱了不运动，就算营养到了肌肉也没有用，反而无形中增加了脾的工作量。如果始终不能消化这些营养，慢慢地就会在身体内凝滞成湿气，但人体内并不需要这种湿气，最终使得人体要多调用一份元气把湿气化掉。

据研究，目前引发我国居民死亡的前几种疾病，都与营养过剩有明显关系。通过选择适宜的、多样化的和营养平衡的膳食，再加上适度体力活动和维持适宜的体重，并持之以恒，可以使当前的人类癌症患者减少30%~40%，就全世界而言，每年可减少300万~400万癌症病人的出现。

总之，延长你的寿命，就从改变你的饮食开始，改变你的饮食，就从均衡营养、平衡摄取各类营养素开始。

均衡营养，要遵循中国人的特点

一方水土养育一方人，反过来，“一方人”要想获得健康就要遵循“一方水土”的规律，遵循自身的特点。依均衡营养而论，中国人和西方人就不能一概而论，这既取决于双方饮食习惯的差异，同时也取决于各自体质的特色。

根据我国传统膳食的优缺点和平衡营养的需求，我们补充营养时应该遵循以下膳食结构。

1. 多吃蔬菜、水果和薯类

蔬菜、水果和薯类都含有丰富的维生素、矿物质、膳食纤维和其他生物活性物质。红、黄、绿等深色蔬菜中维生素含量超过浅色蔬菜和水果，而水果中的糖、有机酸及果胶等又比蔬菜丰富。由丰富的蔬菜、水果和薯类组成的膳食，对保护心血健康、增强抗病能力、预防某些癌症等有重要作用。

2. 吃适量的鱼、禽、蛋、瘦肉，少吃肥肉和荤油

鱼、禽、蛋及瘦肉是优质蛋白质、脂溶性维生素和某些矿物质的重要来源，应适量摄入，但不要多吃，否则对健康不利。特别要控制肥肉、荤油的摄入量。

3. 吃清淡、少盐的膳食

膳食不应太油腻、太咸或含过多的动物性食物及油炸、烟熏食物，每人每日食盐量以不超过6克为宜。吃盐过多会增加患高血压病的危险。

4. 常吃奶类、豆类或其制品

奶类含钙量高，是天然钙质

最好的来源，也是优质蛋白质的重要来源。豆类含丰富的优质蛋白质、不饱和脂肪酸、钙及B族维生素，经常吃豆类食物，既可以改善膳食的营养素供给，又可以防止吃肉类过多带来的不利影响。

5. 谷类为主好处多多

谷类食物是我国传统膳食的主体，是人体能量的主要来源，它能提供人体碳水化合物、蛋白质、膳食纤维及B族维生素等。在各类食物中应当以谷类为主，并需注意粗细搭配。

6. 饮酒应限量

白酒除能量外，不含其他营养素。无节制地饮酒，会使食欲下降，食物摄入减少，以致发生多种营养素缺乏，严重时还会造成酒精性肝硬化。

测一下，你的饮食是否营养均衡

下面自测一下，看看你每天的营养是否均衡，并根据给出的答案制定适合自己的饮食策略。

在下列16个问题中，每个问题有3种答案。

A. 经常吃，即几乎每天都吃，分数2分。

B. 吃，即一般一周或两周吃一次，1分。

C. 很少吃或不吃，即一个月内偶尔只吃一次或基本不吃，0分。

为了得到准确数据，请如实作答。

（1）你在餐后是否吃水果？

A. 经常吃 B. 吃 C. 很少吃或不吃

（2）你在副食中吃绿叶或十字花科蔬菜，如菠菜、洋白菜、甘蓝、菜花或绿菜花吗？

A. 经常吃 B. 吃 C. 很少吃或不吃

（3）在副食中你吃莴苣、西红柿吗？

A. 经常吃 B. 吃 C. 很少吃或不吃

（4）你在一天中是否喜欢将新鲜水果、干果和罐装水果作为零食？

A. 经常吃 B. 吃 C. 很少吃或不吃

（5）你喜欢吃全麦面包或杂粮吗？

A. 经常吃 B. 吃 C. 很少吃或不吃

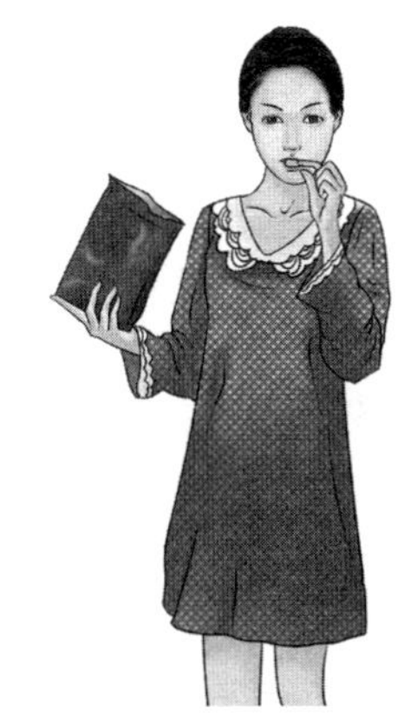

饮食习惯很重要

（6）你喜欢吃黄红色的蔬菜，如胡萝卜或辣椒吗？

A. 经常吃　B. 吃　C. 很少吃或不吃

（7）你常吃豆类食物，如大豆、豌豆或扁豆吗？

A. 经常吃　B. 吃　C. 很少吃或不吃

（8）你常用洋葱、大蒜或草药作为调味品并替代一部分食盐吗？

A. 经常用　B. 用　C. 很少用或不用

（9）你吃深海中的鱼类，如金枪鱼、三文鱼与沙丁鱼吗？

A. 经常吃　B. 吃　C. 很少吃或不吃

（10）你吃柑橘类水果，如柚子、橙子或橘子吗？

A. 经常吃　B. 吃　C. 很少吃或不吃

（11）你将瓜子、花生或其他干果作为零食或放在午餐或晚餐中吃吗？

A. 经常吃　B. 吃　C. 很少吃或不吃

（12）你吃割去肥肉的红肉或用大豆制品、豆类食物或豌豆作为补充铁的来源吗？

A. 经常吃　B. 吃　C. 很少吃或不吃

（13）你吃低脂奶类食品，如低脂酸奶或低脂牛奶吗？

A. 经常吃　B. 吃　C. 很少吃或不吃

（14）你在饭馆用餐时，也点蔬菜吗？

A. 经常吃　B. 吃　C. 很少吃或不吃

（15）你在烹调时，用葵花子油、橄榄油或豆油替代猪油或牛油吗？

A. 经常用　B. 用　C. 很少用或不用

（16）你饮用水果汁或蔬菜汁吗？

A. 经常饮用　B. 饮用　C. 很少饮用或不饮用

分数在0~10分，那表明你选择的食物有问题。因此你必须仔细检查你的饮食习惯，选择所提问题中分数高的食物来食用。这一措施不必急于求成，要逐渐改变。

分数在11~21分，那表明你所选择的食物基本是对的，但还可以做得更好。建议你每天都选择或大部分选择吃分数最高类的食物。

分数在22~32分，那表明你所吃膳食中的营养素已经相当好了，一般不必再补充维生素或保健食品，但希望你能够保持下去。

第二章

身体必需的营养元素

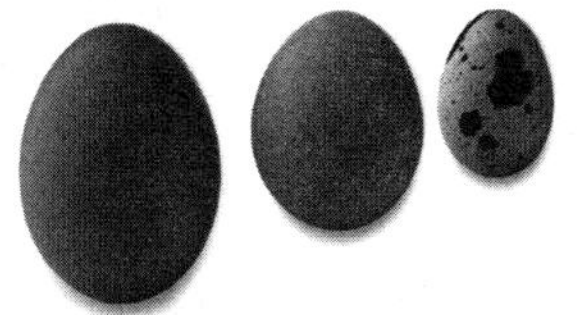

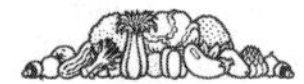

三大营养素，给生命“供热”

给生命提供热量的三大营养素

热量是维持生命活动和从事劳动不可缺少的动力，人体所需要的营养素有几十种，但能提供热量的营养素只有碳水化合物、脂肪和蛋白质。在所有的营养元素当中，这三种摄入量最多的营养元素就像三根支柱，支撑着我们的身体，因此被称为三大营养素。

蛋白质、脂肪和碳水化合物三大营养素虽各自有其独特的生理功能，但都是产生能量的营养素，在能量代谢中既互相配合又互相制约。在正常生理状态下，人体所需热量的60%~80%由碳水化合物提供，20%~40%来自脂肪。蛋白质在通常情况下不参与供能，只有当碳水化合物和脂肪所提供的热能不能满足人体需要时才动用蛋白质分解供能。

除此之外，脂肪必须有碳水化合物的存在才能彻底氧化而不致因产生酮体而导致酸中毒；当能量摄入超过消耗，不论这些多余的能量是来自脂肪，还是来自蛋白质或碳水化合物，一律会转化成脂肪积存在体内造成肥胖；碳水化合物和脂肪在体内可以互相转化、互相替代，而蛋白质是不能由脂肪或碳水化合物替代的，但充裕的脂肪和碳水化合物供给可避免蛋白质被当作能量的来源。由此可见，在膳食中必须合理搭配这三种营养素，保持三者平衡，才能使能量供给处于最佳状态。

当然，除了“供热”之外，三大营养素对人体来说还有许多其他功用，下面一一解读。

蛋白质——生命的基础

蛋白质不仅是一种产能的营养素，而且是构成人体组织的基本材料，是机体合成多种具有特殊功能物质的原料。

蛋白质占人体体重的16%~19%，在体内参与组成各种组织和器官，如皮肤、肌肉、骨骼、血液、内脏器官、毛发和指甲等。蛋白质还参与构成多种重要的生理活性物质，如催化生物化学反应的酶、调节代谢平衡的激素和抵御外来微生物的抗体等。另外，由于蛋白质中含碳、氢、氧元素，当机体需要时，可以被代谢分解，释放出能量。1克食物蛋白质在体内约产生16.7千焦（4.0千卡）的热能。

人体内的蛋白质不是固定不变的，而是处于不断更新的状态中。例如，一个成年人每天经由皮肤、毛发、黏膜脱落、月经失调和肠道菌体死亡等排出20多克蛋白质，因此人体每天必须摄入一定量的蛋白质，以弥补每天损失的量。

人体内的各种蛋白质因氨基酸组成的数量和排列顺序不同而不同，它们的结构、功能也因此千差万别，形成了生命的多样性和复杂性。尽管如此，所有蛋白质都由20种氨基酸组成，其中成人有8种氨基酸、婴儿有9种氨基酸不能自己合成，必须从食物中摄取。因此，这9种氨基酸（异亮氨酸、苯丙氨酸、蛋氨酸、赖氨酸、苏氨酸、色氨酸、亮氨酸、缬氨酸、组氨酸）被称为人类的必需氨基酸。

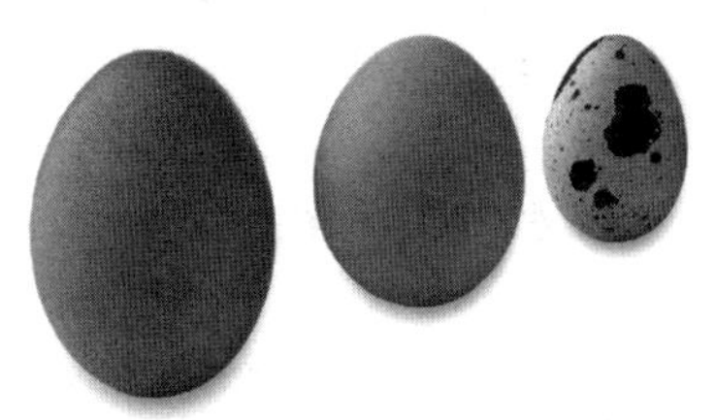

蛋类是蛋白质的主要来源

蛋白质的摄入量要因人而异，普通健康成年男性或女性每千克体重大约需要0.8克蛋白质。婴幼儿、青少年、怀孕期间的妇女、伤员和运动员通常每日可能需要摄入更多蛋白质。

当然，每个人的食量都有限，为了在有限摄入范围内达到生命需要的量，食用多种食物，互相搭配，取长补短，来使其接近人体需要，提高其营养价值非常必要。这种通过食物搭配，来达到氨基酸平衡的效果，叫作蛋白质的互补作用。

食物混合食用时，为使蛋白质的互补作用得到更好的发挥，一般应遵循两个原则：一是搭配的食物种类越多越好；二是食物的生物学属性越远越好。如：动物性食物与植物性食物混食时，蛋白质的生物价值超过单纯植物性食物之间的混合。

日常生活中富含蛋白质的食物主要有：

（1）蛋白质牲畜的奶，如牛奶、

羊奶、马奶等；

（2）畜肉，如牛、羊、猪、狗肉等；

（3）禽肉，如鸡、鸭、鹅、鹌鹑、鸵鸟等；

（4）蛋类，如鸡蛋、鸭蛋、鹌鹑蛋等，及鱼、虾、蟹等；

（5）大豆类，包括黄豆、大青豆和黑豆等，其中以黄豆的营养价值最高，它是婴幼儿食品中优质的蛋白质来源。

此外，像芝麻、瓜子、核桃、杏仁、松子等干果类的蛋白质含量也都比较高。

脂类——“能量高手”

由脂肪酸和醇作用生成的酯及其衍生物统称为脂类，这是一类一般不溶于水而溶于脂溶性溶剂的化合物。脂类包括油脂、类脂，其中油脂也就是我们平时所说的脂肪，包括脂和油，常温下呈固态者称脂，呈液态者称油。脂肪是由一个甘油分子和三个脂肪酸化合物而成，故又称甘油三酯。类脂包括磷脂、脂蛋白、类固醇、糖脂等几大类。不过，一般人们提到脂类，主要还是指脂肪。

脂肪酸是构成脂肪的基本元素，根据碳链上是否有双键及双键数目，脂肪酸分为饱和脂肪酸、单不饱和脂肪酸及多不饱和脂肪酸；根据脂肪酸分子结构中从甲基端数第一个不饱和键出现的位置，将脂肪酸分为Ω-3、Ω-6系列不饱和脂肪酸。

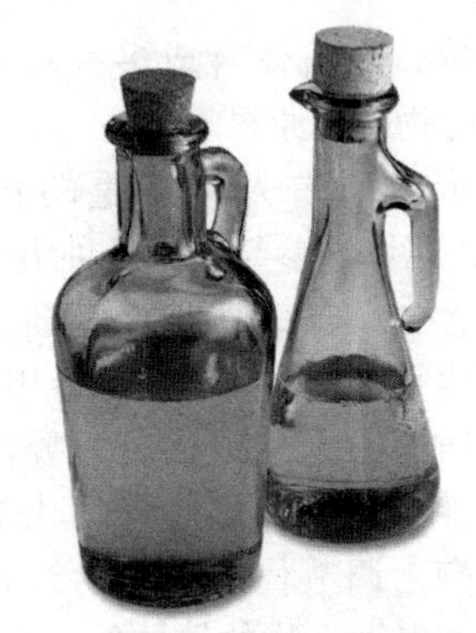

植物油中含有丰富的不饱和脂肪酸

脂肪是构成人体器官和组织的重要部分，也是产生热量的主要来源，1克脂肪在体内氧化可产生9千卡能量，比蛋白质和碳水化合物所产生的能量总和还多。作为热的不良导体，皮下脂肪能够防止体热散失，还能阻止外热传入体内，有助于维持体温的恒定，并且能保护和固定内脏器官，使其不受损伤。脂肪还是脂溶性维生素的良好溶剂，可促进它们的吸收。脂肪摄取不足可能导致脂溶性维生素的缺乏。

除此之外，脂肪还是人类食物中的基本构成部分，如各种动物油和植物油、坚果和油炸食品等。

植物性油脂指花生油、豆油、芝麻油、葵花子油等以及谷类的油类，包括玉米油。这些油类含有丰富的不饱和脂肪酸，亚油酸、亚麻酸在豆油和紫苏籽油中较多。

动物脂肪包括陆地与海洋动物的体脂、奶脂和禽肉类的脂肪，含饱和脂肪酸和单不饱和脂肪酸相对较多，而多不饱和脂肪酸含量较少。

含磷脂较多的食物有蛋黄、肝脏、大豆、麦胚和花生等；含胆固醇丰富的食物有动物脑、肝、肾等内脏和蛋类，肉类和奶类也含有一定量的胆固醇。

碳水化合物——能量的来源

碳水化合物亦称糖类化合物，是自然界存在最多、分布最广的一类重要的有机化合物。

对人体来说，碳水化合物主要有以下生理功能：

1. 提供热能

人体摄入的碳水化合物在体内经消化变成葡萄糖或其他单糖参加机体代谢。人们膳食中碳水化合物的比例没有规定具体数量，我国营养专家认为碳水化合物产热量应以占总热量的 60%~65% 为宜。

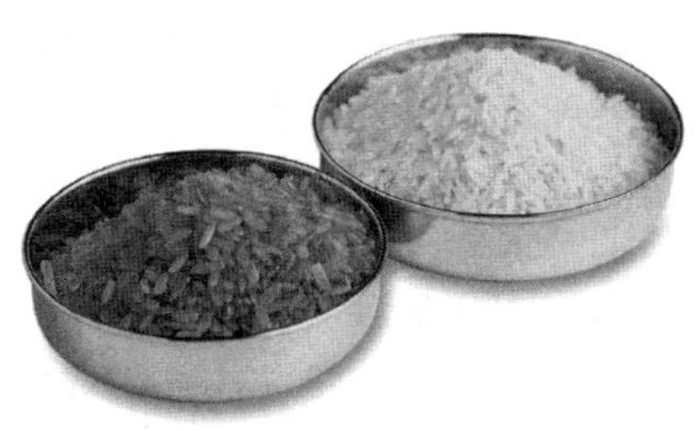

大米是碳水化合物的主要来源

2. 构成细胞和组织

每个细胞都有碳水化合物，其含量为 2%~10%，主要以糖脂、糖蛋白和蛋白多糖的形式存在，分布在细胞膜、细胞器膜、细胞质以及细胞间质中。

3. 维持脑细胞的正常功能

葡萄糖是维持大脑正常功能的必需营养素，当血糖浓度下降时，脑组织可因缺乏能源而使脑细胞功能受损，造成功能障碍，并出现头晕、心悸、出冷汗，甚至昏迷等现象。

4. 其他

碳水化合物中的糖蛋白和蛋白多糖有润滑作用。另外，它可控制细脑膜的通透性，并且是一些合成生物大分子物质的前体，如嘌呤、嘧啶、胆固醇等。

膳食中缺乏碳水化合物将导致全身无力、疲乏、血糖含量降低，产生头晕、心悸、脑功能障碍等。严重者会导致低血糖昏迷。

当膳食中碳水化合物过多时，它们就会转化成脂肪贮存于体内，使人过度肥胖而导致各类疾病如高血脂、糖尿病等。

在日常生活中，碳水化合物的来源主要有：糖类、谷物（如水稻、小麦、玉米、大麦、燕麦、高粱等）、水果（如甘蔗、甜瓜、西瓜、香蕉、葡萄等）、干果类、干豆类、根茎蔬菜类（如胡萝卜、番薯等）等。

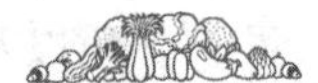

维生素大家族

个性鲜明的维生素

维生素虽然在人体内的含量很小，但生理作用很大。它不像蛋白质、脂肪、糖类那样为人体提供生命的能量，而只是默默地参与人体内的各种代谢，促进蛋白质、脂肪、糖的合成，也就是说，维生素是促进能量产生的幕后帮手。

具体来说，维生素有以下五方面特征：

第一，尽管维生素是维持人体生命活动所必需的营养元素之一，但我们自身仅能合成少数几种维生素，如维生素 D 等。所以，我们身体所需的大部分维生素都需要依靠日常的食物来获取。

第二，人体对维生素的需要量非常微小，通常用毫克，甚至微克这样小的单位来计算。但人体自身却不能合成，或合成量不足，因此必须经常由食物或维生素制剂作为外源性补充。例如，人体通常需要的维生素 A 的量尚不足 1 毫克，若体内维生素量无法达到需要时，夜盲症等疾患就会侵害我们的身体。

第三，维生素并不是人体能量的重要来源，但我们体内的新陈代谢和能量之间的相互转化都需要它来调节。换句话说，维生素在人体各方面生理活动中都具有不可替代的调节作用。无论是运动，还是睡觉，或是呼吸、排汗等，我们的一切生命活动都离不开维生素的调节。

第四，维生素进入体内不需要经过代谢就能发挥作用。在我们所吃的食物里，蛋白质、脂类、糖类和维生素等营养素都是身体所必需的，但与维生素相比，其他的营养素普遍需要经过消化等代谢作用才能被人体吸收。正是由于维生素是直接被人体吸收的营养素，我们一定要根据自身的需求量进行科学适量补充，过多过少都不好。这就像人吃饭，吃得过多会感觉撑、很难受，吃得过少会感觉饿、没气力，只有适量时才能既满足生命活动的能量需求，同时又不会给身体造成不良影响。

第五，多数维生素都是非常敏感的物质。即很多维生素都比较“脆弱”，遇到光、热、湿气、空气就会立刻被破坏。不少专家提倡“维生素保鲜”的理念，其原因就在于此。我们在加工、保存和食用维生素时，都需要特别注意这一点。

维生素成员如何命名与分类

维生素因参与人体的新陈代谢而成为人体健康不可或缺的一类物质。在维生素的发现和研究中，人们先后按照维生素的功能、英文大写字母、维生素的分布、维生素的化学结构这四种方法来命名维生素。随着新生维生素相继增加，人们不得不统一命名维生素，以避免后发现的元素与之前发现的元素重复等相关错误出现，于是国际生化学会和国际营养科学联合会建议以化学命名法来统一维生素的名称。后来，人们又在其基础上以拉丁字母（A、B、C）、化学结构特点和生理功能（硫胺素、抗皮炎）和阿拉伯数字下标（B_1、B_2）加以区分，真正结束了维生素命名混乱的局面。

维生素名	化学结构	生理功能
维生素 A	视黄醇	抗眼干燥症
维生素 B_1	硫胺素	抗神经炎、脚气病
维生素 B_2	核黄素	抗口角炎
维生素 B_5	泛酸	抗皮炎
维生素 B_6	吡哆醇（醛、胺）	抗慢性病
维生素 B_9	叶酸	促进骨髓中幼细胞成熟
维生素 B_{12}	钴胺素	抗贫血
维生素 PP	烟酸	抗癞皮病
维生素 C	抗坏血酸	抗坏血病
维生素 D	钙化醇	抗佝偻病
维生素 E	生育酚	抗衰老
维生素 K	叶绿醌	凝血
维生素 H	生物素	合成维生素 C

伴随着新生维生素的诞生，人们对维生素的研究已不再是孤立地研究它们的特性，而是把它们放在一起，寻找共同点和特别之处，来挖掘其深藏其中的功效。这样做还有一个好处，那就是将杂乱无章的维生素进行了科学的归类。

化学家们通过一些研究发现，

一些维生素极易溶于水，于是将这样的维生素统称为水溶性维生素；而另外一些不溶于水，但极易溶于脂肪和大部分有机溶剂的维生素，统称他们为脂溶性维生素。

（1）水溶性维生素包括B族维生素中的B_1，B_2、B_6、B_{12}以及维生素C、生物素、烟酸、叶酸、泛酸、胆碱等。

水溶性维生素的共同特点是：

①易溶于水。

②主要作为辅酶，参与碳水化合物、脂肪和蛋白质代谢。

③一般无毒性，但摄入超过生理剂量时，会干扰其他营养素的代谢。

④除维生素B_{12}在体内可以存留外，其他水溶性维生素均不能在体内存留，因此需要每天补充。

⑤当食物供给充足，机体达到饱和时，摄入的维生素就要从尿中排出。

（2）脂溶性维生素包括维生素A、维生素D、维生素E和维生素K四种。因为它们都能溶于脂肪、乙醇、氯仿等脂溶剂，故称为脂溶性维生素。

脂溶性维生素的共同特点是：

①仅由碳、氢、氧三种化学元素组成。

②不溶于水，易溶于大部分有机溶剂，如乙醚、丙酮等。

③在食物中与脂肪共存亡，且与脂肪吸收情况相同。

④在体内肝脏和脂肪组织中储藏，不易排出体外。

⑤长期大量摄入易引起中毒。

可以说，维生素是一个大家族，除了上述各类成员，在维生素世界中还有许多非主流维生素（微量维生素和再生维生素等），人们对于它们还知之甚少。但相信随着研究的不断深入，人类对维生素的认识和利用会越来越成熟，从而将其在保健养生领域的功效最大化。下面，我们为大家详细介绍一些常用的，具有代表性的维生素。

维生素A：夜视力和角膜的保护神

维生素A又称视黄醇，是一种必须从外界摄取的脂溶性维生素。维生素A有两种：一种是已形成的维生素A，即视黄醇、视黄醛、视黄酸等，它存在于哺乳动物性和咸水鱼类的肝脏中；另一种是维生素A原，存在于淡水鱼类的肝脏中。

维生素A主要有维持正常的视觉功能、促进牙齿及骨骼生长、维持上皮组织的正常生长、分化、增强免疫力、保护口腔黏膜，防御细菌和空气污染等功能。其中最主要的功效就是对眼睛的保护，所以维生素A素有眼睛滋润剂的美名。

人体要维持在暗光线下的视力需要视紫红质这种特殊的物质，它在强光漂白下可还原成维生素A醛和暗视蛋白质；在暗光线下，眼睛又需要新的维生素A变成维生素A醛，与暗视蛋白结合而形成视紫红质，才能看清物体。而维生素A正是视紫红质这种特殊物质的重要原料。所以，当人体维生素A含量充足时，可以保护眼睛和其他上皮组织，增加眼睛角膜的光洁度，使眼睛明亮；相反，当人体缺乏维生素A时，就会影响眼睛暗视能力，从而引发夜盲症、眼干燥症等眼疾。

一般来讲，经常在电脑前工作的人或经常开车的人应适量多吃富含维生素A的食物，如动物肝脏、鱼肝油、奶制品、蛋、鱼卵、胡萝卜、菠菜、豌豆苗、青椒、红薯等。而服用长效避孕药的女性则应减少摄入维生素A。另外，维生素A在体内不易排出，过量服用容易造成积聚，引起维生素A中毒，所以不宜过量服用。

维生素B_1：精神振奋剂

维生素B曾经被认为是像维生素C那样，具有单一结构的有机化合物，但是后来的研究证明，它其实是一组有着不同结构的化合物，于是它的成员有了独立的名称，如维生素B_1，而维生素B成为一个总称，有的时候也被称为B族维生素或维生素B复合群。

B族维生素有十二种以上，被世界一致公认的有九种，它们在体内滞留的时间只有数小时，必须每天补充。B族维生素都是水溶性维生素，它们是协同作用，调节新陈代谢，维持皮肤和肌肉的健康，增进免疫系统和神经系统的功能，促进细胞生长和分裂（包括促进红细胞的产生，预防贫血发生）。

在100多年前，脚气病是一种难以治愈的顽疾。直到荷兰医学家艾伊克曼在实验中发现：鸡饲料一经由原来的精白米代替为糙米，鸡的多发性神经炎（类似人类的脚气病）就痊愈了。于是，他断定在米糠中一定有一些物质可以治愈脚气病。后来，他将米糠浸泡出来的汁给病人喝，果然有所见效。1911年，他的同事从米糠中提取出抗脚气病的浓缩液

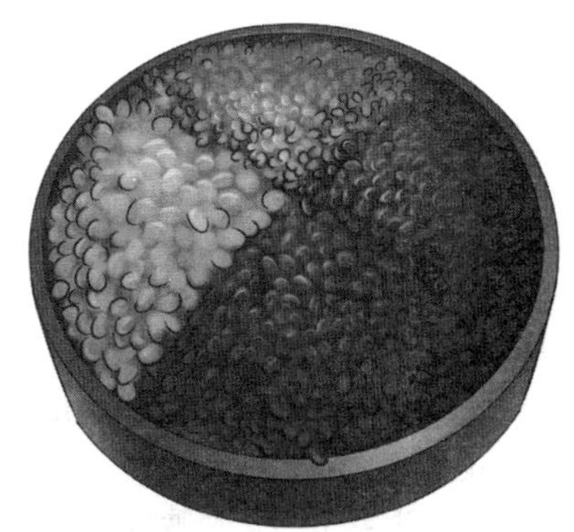

粗粮中富含维生素B_1

体，从而发现了维生素 B_1。

维生素 B_1 又称硫胺素或抗神经炎素，主要在小肠被吸收，和其他 B 族维生素一样，多余的维生素 B_1 不会贮藏在体内，而是由肝内代谢，经肾排出，所以需要每天补充。一旦缺乏，就中断了食物转换成能量的过程，从而使大脑和神经细胞失去能量，产生倦怠感、健忘、烦躁、焦虑不安等症状。若长期缺乏，轻者扰乱肌肉、心脏功能正常运转，重者死亡。

研究发现，维生素 B_1 的作用有很多，其中最显著的功效就是缓解疲劳，所以维生素 B_1 有精神振奋剂的美誉。

除此之外维生素 B_1 还有以下功效：

（1）在碳水化合物和葡萄糖转化为能量的过程中，扮演辅酶的角色，帮助碳水化合物代谢。

（2）能增加消化液分泌，维护胃肠道的正常蠕动，促进食欲、帮助消化的功能。

（3）可随时制造出肌肉所需的能量，加快分解疲劳分子，尤其是当情绪不稳定、身体疲劳、肌肉酸疼、做事提不起精神时，其效果更加明显。

（4）对脑部神经等的刺激传导功能起着很重要的作用，为此人们称维生素 B_1 为“补脑维生素”。它对保护人的记忆、减轻脑部疲劳非常有好处。

（5）缓解肌肉疼痛。

（6）治疗脚气病。

（7）减轻晕机、晕船。

富含维生素 B_1 的食物：粗粮、杂粮、谷物、坚果和豆类以及瘦肉和动物内脏。

维生素 B_2（核黄素）：身体修复工程师

1879 年英国著名化学家布鲁斯首先在牛奶的上层乳清中发现一种黄绿色的荧光色素，他用各种方法提取，试图发现其化学本质，但都没有成功。同一时期的其他科学家也在不同来源的动植物中发现了这种黄绿色物质，但均无法识别。直到 1933 年，美国科学家哥尔倍格等从牛奶中提取到这种物质。后来，因为其分子式上有一个核糖醇，所以被人们命名为核黄素。

核黄素就是维生素 B_2，又称维生素 G。一般植物能合成维生素 B_2，动物则不能，但在哺乳动物肠

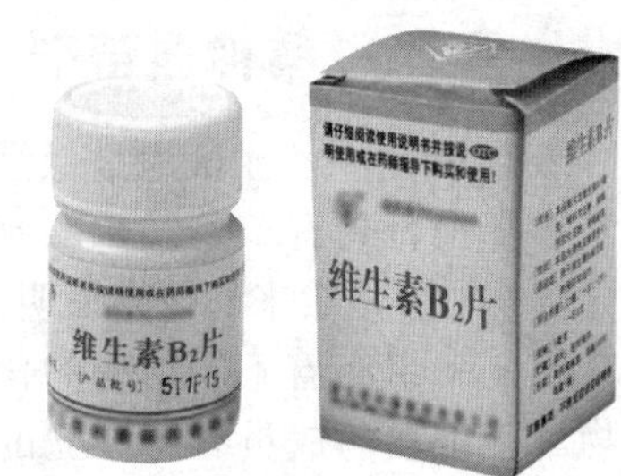

维生素B2

道中的微生物可以合成并为动物吸收，但其生成量太小，不能满足需要，所以需要食物来补充维生素 B_2。维生素 B_2 进入人体后被磷酸化，与蛋白质结合成一种调节氧化还原过程的脱氢酶。这种物质的主要是维持组织细胞的呼吸，缺少它，就会引起体内物质代谢紊乱，出现口角炎、皮炎等疾病。

维生素 B_2 在人体的代谢过程中起着控制作用，是人体成长所必需的营养元素，所以不能忽略对维生素 B_2 的补充。尤其是一些平日消耗维生素 B_2 较多的人，比如孕妇、常年服用避孕药的女性、皮肤炎患者等要及时补充维生素 B_2。

另外，虽然维生素 B_2 是水溶性维生素，但溶解度较低，只有在碱性溶液或阳光下容易溶解。因此在食用富含维生素 B_2 的食物前，应避免食物受阳光直射，使用塑料瓶或纸盒包装，最好将其储存于不透光的瓶罐中。不过，维生素 B_2 虽然极容易被阳光破坏，但具有很强的耐热、耐酸性，这样在烹调过程中就不容易被破坏。

富含维生素 B_2 的食物：肉、蛋、奶、鱼类等。

维生素 B_3（烟酸）：癞皮病的克星

1867 年，德国化学家胡伯在尼古丁中制得烟酸，但其作用在以后的 70 年间一直不为人所知。1913 年前后，癞皮病席卷美国，学者戈德伯格留意到这种病多发生在以玉米为主食的地区，于是他认为是一种色氨酸的缺乏病。因为色氨酸正是玉米中缺乏的。1937 年美国化学家埃尔维耶姆发现从肝脏中分离出来的烟酸可治疗狗的黑舌病，不久后还证实它可以防治人的癞皮病，从此烟酸的作用才得以被人们发现，并且被确定为维生素 B_3。

维生素 B_3 是一种无色针状晶体，溶于水和酒精，广泛存在于各种食物中。但又因为它对治疗癞皮病有很好的疗效，所以它也被称为抗癞皮病维生素、维生素 PP 等。除此之外，维生素 B_3 还具有以下作用：

（1）可以保持皮肤健康及维持血液循环，并具有美白和活化皮肤细胞的作用，是细胞活化专家。

（2）能促进血液循环、降低血压、降低胆固醇和甘油三酯，保护心血管。

（3）促进消化系统的健康，减轻胃肠负担，使人体能充分利用食物来增加能量。

（4）治疗口腔、嘴唇炎症，防止口臭，减轻腹泻症状。

（5）预防和缓解严重的偏头痛，减轻梅尼埃病。

（6）能促进那些对病原体有

抵抗力的抗体合成，且能缓解人体疲劳和精神压力。

富含烟酸的食物有：肝、肾、牛肉、羊肉、猪肉、鱼、花生、黄豆、麦麸、米糠、小米等，含量中等的有豆类、坚果类、大米、小麦等，而玉米、蔬菜、水果、蛋、奶中含量较低。

维生素 B_5（泛酸）：抗压力的维生素

在20世纪初，科学家便发现了一种广泛存在于各种动、植物组织中的物质，它对于动、植物的生长有着极强的促进作用。之后，科学家从肝脏中分离出此种物质。1940年初，此种维生素被首次成功合成并命名为泛酸，即维生素 B_5。

除泛酸之外，维生素 B_5 又称泛酸钙、遍多酸或万有酸。它是一种淡黄色油状物质，可溶于水和醋酸，在酸、碱环境中和长时间加热的情况下易分解。

维生素 B_5 参与抗体的合成，可帮助制造抗体抵抗传染病，可用来辅助治疗褥疮、静脉曲张性溃疡、膀胱炎、手术后肠梗阻，预防消化不良、低血糖、蛀牙等症，还可预防链霉素过敏。另外，它还能维持肾上腺的正常功能，防止、消除疲劳，应付各种压力，因此，泛酸又被称为“抗压力的维生素”。

当人体中的维生素 B_5 不足时，会出现手足刺痛的感觉，此时应增加对泛酸的摄取，同时与B族维生素合用，可改善不良症状。由于维生素 B_5 非常容易受到破坏，食品加工、食品添加物、咖啡因、热、安眠药、酒精和冷冻等都是导致泛酸流失的原因，所以尽量少食冷冻或精加工食品。

维生素 B_6：万能“吸油纸”

维生素 B_6 是制造抗体和红细胞的必要物质，能适当地消化、吸收蛋白质和脂肪，故被称为“吸油纸”。除此之外，它还可帮助必需的氨基酸中的色氨酸转换成烟酸，防止各种神经、皮肤的疾病、缓解呕吐（为防止早晨起床时的呕吐感，医生的处方中都开有维生素 B_6），可促进核酸的合成，防止组织器官的老化；减缓夜间肌肉的痉挛、脚的抽筋、手的麻痹等各种手足神经炎的病症；它还是一种天然的利尿剂。

维生素 B_6 消化后8小时以内就会排出体外，所以需要食物或者营养补品来补充。服用抗结核药物、雌激素避孕药的人，长期在高温环境工作的人应该增加维生素 B_6 的摄入量。

富含维生素 B_6 的食物：动物类食物如牛肉、鸡肉、鱼肉和动物内脏等，全谷物食物如燕麦、小麦麸、麦芽等，豆类如豌豆、大豆等，坚果类如花生、核桃等。

维生素 B_9（叶酸）：胎儿守护神

维生素 B_9 又称叶酸、碟仙谷氨酸，是一种亮黄色粉末状结晶，微溶于热水，不溶于酒精、乙醚和其他有机溶剂。叶酸参与人体新陈代谢的全过程，是 DNA 的必需维生素。所以如果孕妇叶酸摄入不足可导致胎儿神经管畸形，还可能使胎儿出现眼、口唇、胃肠道、心血管、肾、骨骼等畸形。正因为此，叶酸又被称为“胎儿的守护神”。

由于人类肠道细菌能合成叶酸，所以一般不会发生叶酸缺乏症。不过如果人体缺乏肠道消化酶、人体生理代谢失常、人体组织需要过多，或者长期使用肠道抑菌药、叶酸拮抗药等，就会发生叶酸缺乏症。也就是说，叶酸的缺乏通常与吸收状况有关。需要补充叶酸的人群包括老年人、早产儿、抗氧化维生素缺乏者（维生素 C、维生素 E 等）、贫血者、常吃大鱼大肉者、常服用避孕药的女性、计划怀孕的女性等。

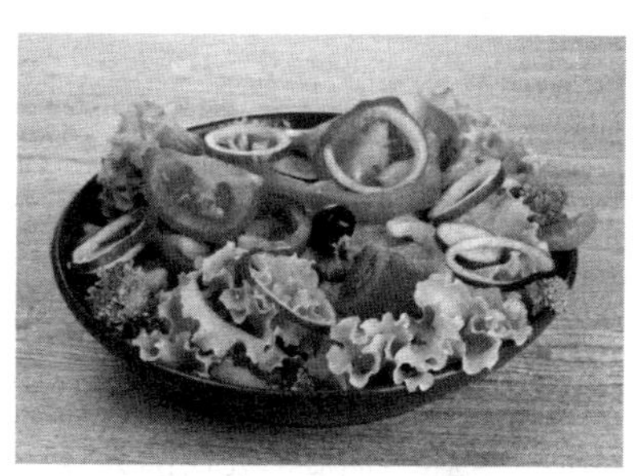
绿叶蔬菜是叶酸的主要来源

叶酸天然广泛存在于动植物类食品中，尤以酵母、肝及绿叶蔬菜中含量比较多。

维生素 B_{12}（钴胺素）：天然的补血方

维生素 B_{12} 又称钴胺素，红色结晶，俗称“红色维生素”“血液之母”。微溶于水，在常温或轻度酸、碱的环境中稳定，在强酸或强碱性溶液中分解。遇热也能遭受一定程度的破坏，但快速高温消毒造成的破坏程度较小。

维生素 B_{12} 能促进红细胞的形成和再生，及红细胞的发育和成熟，使机体处于正常状态，从而预防恶性贫血。维生素 B_{12} 还能使脂肪、碳水化合物、蛋白质适宜被机体所利用，消除烦躁不安，促使注意力集中，增强记忆力与平衡感。和叶酸搭配服用，能促进核酸的合成，保护脊髓、胃肠敷膜。

人体内的维生素 B_{12} 的储存量很少，只有 2~3 毫克，主要贮存于肝脏，消化后主要由尿液排出，部分从胆汁排出，每天的流失量大约为储存量的 0.1%，但是维生

素 B_{12} 由肝脏通过胆汁排入小肠，有一半可以被重新被吸收，因此，即使膳食不含维生素 B_{12}，人体内的维生素 B_{12} 储存量仍可坚持大约 6 年的需要，而不出现维生素 B_{12} 缺乏症。但是老年人、失眠患者、恶性贫血者、胃切除者要特别注意对维生素 B_{12} 的摄取，在贮藏和烹制富含维生素 B_{12} 的食物时，要留意高温、光线和酸对食物的破坏。

维生素 C：维生素家族中的明星成员

维生素 C 又称抗坏血酸，一直是所有维生素中知名度最高的营养素。维生素 C 的发现是从柑橘和柠檬能防治坏血病——维生素 C 缺乏症开始的。1740 年，一位英国海军上将带领 6 艘船和近 2000 名海员环球航行。航行期间，他们每天吃高压、高温烹制的罐头食品，偶尔做一些可煮的东西。在出海第 4 个月，船员们开始陆陆续续出现牙龈出血，皮肤干燥，并出现皮肤瘀斑，伤口愈合迟缓，不断感冒等症状。就这样当 4 年后返航时，他们只剩下了一半的船员，其他人都病死在船上了。

当时的人们并不知道这是什么病，以为是一种传染性瘟疫，并根据症状起名为坏血病。后来，在大雪封山的地区和长期吃不到新鲜蔬菜的地区，人们也得了同样的疾病。7 年后，在一个偶然的机会，英国军医林德发现柑橘和柠檬能很好地预防和治疗这种病。之后，瑞士科学家将柠檬和柑橘中的有效成分合成了维生素 C。

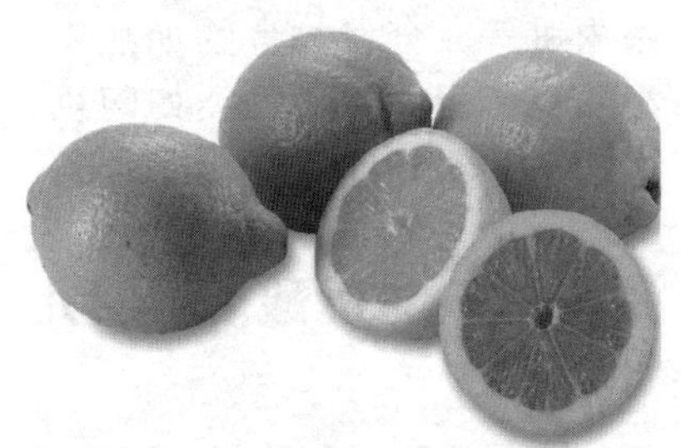

柠檬中含有丰富的维生素C

研究发现，维生素 C 的主要功能包括以下几种：

（1）提高人体的免疫力。人体内的白细胞含有丰富的维生素 C，当白细胞内的维生素 C 急剧减少的时候，机体就很容易受细菌感染。所以保持充足的维生素 C 可以增强中性粒细胞的趋化性和变形能力，提高杀菌能力，促进淋巴母细胞的生成，提高机体对外来和恶变细胞的识别和杀灭，抑制病毒的增生。

（2）使蛋白质细胞聚集在一起，促进氨基酸中酪氨酸和色氨酸的代谢，有助于制造胶原蛋白，防止衰老，从而能延长寿命。

（3）促进骨胶原的生物合成，从而加速伤口愈合，有助于治疗外伤、灼伤，加速手术后的恢复。

（4）改善铁、钙和叶酸的利用，治疗贫血。维生素C能使难吸收的三价铁还原为易于吸收的二价铁，在促进了铁吸收的同时，提高肝脏对铁的利用率，治疗缺铁性贫血。

（5）可以解毒。某些重金属离子，如铅、汞、镉、砷等有毒害物质，可以通过补充大量维生素C缓解其毒性。

（6）改善脂肪和类脂特别是胆固醇的代谢，帮助降低血液中的胆固醇含量，减少静脉中血栓的发生，预防心血管病。

（7）可以促进有机物或毒物羟化解毒，能使酶的活性升高，增强治疗尿道感染的药物之疗效。

（8）预防癌症。维生素C能抵御自由基对细胞的伤害，防止细胞变异和强致癌物亚硝胺的形成，有助于防止癌细胞扩散。

（9）增强皮肤弹性,预防色斑。维生素C是一种强抗氧化剂，其本身被氧化使氧化型谷胱甘肽还原为还原型谷胱甘肽，从而发挥抗氧化作用，保证细胞的完整性和代谢的正常进行，增强皮肤的弹性。

维生素C在所有维生素中最不稳定，极易在水中流失，被外在环境氧化和分解。同时，人体内无法自行合成，只能从食物或药物中摄取。所以，人们经常会补维生素C。由于维生素C对光、热、氧气十分敏感，再加上是水溶性维生素，所以最好的补充方式就是在购买蔬果后立即食用，若需要储存，最好用多孔的塑胶袋或纸袋装好，置于阴凉处或冰箱下层。新鲜蔬菜如青菜、韭菜、菠菜、辣椒等，新鲜水果如橙子、红枣、山楂、猕猴桃等，这些食物都含有丰富的维生素C。

维生素D：强身壮骨有功效

维生素D又称抗佝偻病维生素，或钙化醇，属于脂溶性维生素。它的种类很多，以维生素D_2（麦角钙化醇）和维生素D_3（胆钙化醇）两种较为重要。

维生素D的发现与佝偻病紧密相关。17世纪的英国工业革命不但带来了高楼大厦，也带来了浓烟滚滚的天空。然而就在那些所谓的大工业区，经常看见脑袋大大的胸部瘦小但鼓起来像公鸡的畸形儿童，当时称这种病为佝偻病。之后，佝偻病像魔鬼一样在世界各地横行。

据统计，1870年伦敦有1/3的儿童患有严重的佝偻病，英国的另一个工业重镇曼彻斯特有40%的儿童患佝偻病。直到20世纪30年代初，人们确认缺乏维生素D是引起佝偻病的真正原因，才结束人们与佝偻病的抗争。

研究进一步发现，维生素D

主要有以下作用：

（1）促进小肠对钙的吸收，维持和调节血浆钙、磷的浓度，使钙和磷有效地被利用，从而促进骨骼、牙齿的正常发育，预防和治疗营养性佝偻病。

（2）防治癌症。减少癌细胞肿瘤发生和恶化的机会，抑制前列腺癌，降低发生结肠癌的风险。

（3）保护新生儿的健康。与维生素A、维生素C同时服用，可促进维生素A和维生素C的吸收，预防感冒，并有助于结膜炎的治疗，保护新生儿的健康。

人体摄取的维生素D由小肠壁与脂肪一起吸收，维生素D_3比维生素D_2更容易吸收，主要储存于肝和脂肪中。人类和动物每天必须从食物中摄取适量的维生素D才能维持正常的发育和健康。

维生素D的主要来源有：鱼肝油，含油脂的鱼类如三文鱼、沙丁鱼等，以及全脂牛奶、人造奶油、蛋等。日光浴是促进维生素D在体内合成的重要途径，在日常膳食条件下，只要经常接触阳光，一般不会产生维生素D缺乏症。

维生素E：抗衰老明星

维生素E又称生育酚，是淡黄色油状物质，属于脂溶性维生素，人体不能合成。它不耐热，忌高温、低温、氧气、矿物油等。

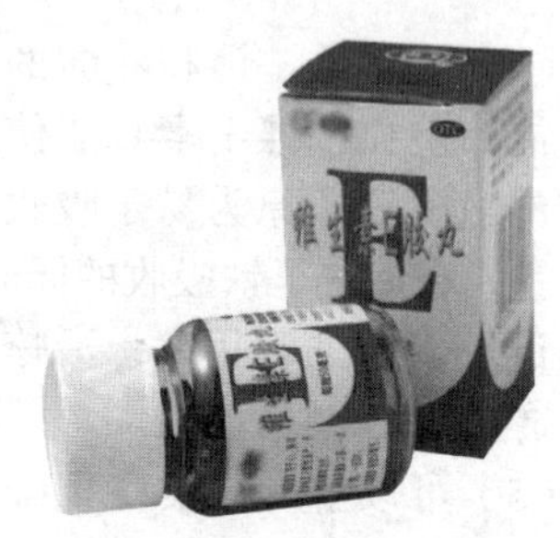

维生素E

维生素E摄入不足，易引发四肢乏力、出汗、皮肤干燥、头发分叉、痛经等症状。

研究发现，维生素E具有很强的抗氧化作用，是一种强抗氧化剂，可防止脂肪化合物、维生素A和维生素C的氧化，还能促进DNA和蛋白质的合成，延长红细胞寿命，延缓血管和组织的衰老。另外，还可以保护细胞免受损伤，减缓疾病的进程，帮助细胞生存更久，延缓衰老进程。

除此之外，维生素E还有以下几大作用：

（1）抑制色素斑、老年斑的形成，减少面部皱纹及洁白皮肤，防治痤疮；还能促进皮肤微血管循环，让肤色看起来红润有活力。

（2）维持生殖器官的正常功能，使卵巢重量增加，促进卵泡的成熟，抑制黄体酮在体内氧化，防止流产。同时对女性月经过多、外阴瘙痒、夜间性小腿痉挛都有治疗作用。

（3）提高机体免疫力，对维

持正常的免疫功能，特别是对T淋巴细胞的功能很重要。

（4）维生素E是局部性外伤的外用药和内服药，可防止留下瘢痕，加速灼伤的康复。

（5）维生素E是一种强大的反凝结物质，能有效防止动脉阻塞，帮助血液畅通地流过动脉血管壁内有脂肪物质沉积的血管。

（6）有助于减轻腿抽筋和手足僵硬的状况。

（7）与维生素A一起作用，抵御大气污染，保护肺脏组织免受空气污染。

富含维生素E的食物包括食用油如麦胚油、玉米油、花生油、芝麻油以及豆类、粗粮等。服用避孕药的妇女和怀孕、哺乳、更年期的妇女应适当增加维生素E的摄取。

维生素K：止血护肝就找它

维生素K又叫凝血维生素，是一种合成的化合物。维生素K有三种，即维生素K_1、维生素K_2、维生素K_3。维生素K_1是由植物合成的，维生素K_2是由微生物合成的，两者都可由肠内菌制造，而维生素K_3则是人工合成的。

维生素K能止血、维持正常的凝血功能。如人体摄入不足，会使凝血功能不正常，导致鼻出血、尿血、皮肤黏膜瘀血、胃出血等。除此之外，维生素K对骨钙代谢有着重要作用，可防治骨质疏松症；维生素K溶于线粒体膜的类脂中，起着电子转移的作用，可防止血栓的形成，增加肠道蠕动和分泌功能。还适于预防各种类型的偏头痛。

尽管维生素K有帮助凝血的功能，是医生的优良助手，但天然维生素K是脂溶性物质，不溶于水，临床注射应用并不方便。于是人们合成了许多种人造维生素K，有的可溶于水，便于使用，既可口服，又可静脉注射。

一般人体内并不缺乏维生素K，一方面是因为它在食物中广泛分布，另一方面是因为人体肠道内可以合成维生素K。只有在一些特殊情况下才会出现维生素K缺乏的情况，比如消化吸收方面的疾病引起吸收不良；长期服用抗生素，从而减少维生素K在体内的合成；刚出生的婴儿因为肠道内没有细菌无法自行生成维生素K等。

富含维生素K的食物有：绿色蔬菜、动物肝脏和谷类。由于维生素K不易受热影响，但很容易被酸、碱、氧化剂、放射线、冷冻加工、抗生素、X光、放射线和空气污染等因素破坏，所以在使用时应选择天然、未经精制的食品，烹调过程也尽量简单化。另外，维生素K对光呈现不安定性，所以在保存时要避免阳光直射。

维生素H：呵护你的秀发

维生素H又称生物素，是与糖类、蛋白质和脂质代谢有关的一种辅酶，也叫辅酶R。它是一种流动性白色粉末，受热时稳定，遇强碱、强酸及紫外线时易被破坏。

维生素H是维持人体正常发育，保持皮肤和骨骼健康不可或缺的一种营养素。成人缺乏生物素，会导致毛发及肤质退化，常表现为皮屑增多、头发脱落、少白头或秃顶、肤色暗沉、面色发青等症状。除此之外，还会导致神经疾病。比如肌肉紧张、疲倦、懒散无力、抑郁、失眠、容易打瞌睡等症状；儿童缺乏生物素会导致营养不良；婴儿缺乏生物素最严重的会导致躁狂、嗜睡、发育迟缓，甚至猝死。

维生素H的主要作用是：

（1）维生素H不但是脱发族的救星，对预防白发也颇具功效。为了避免头发日渐稀疏，不妨多注意补充维生素H。

（2）可促进汗腺、神经组织、骨髓、男性性腺的生长和维持其正常运作。

（3）帮助脂肪代谢，有减肥功效。

（4）维持皮肤组织结构的完整和健全，减轻湿疹、皮肤发炎症状，维护皮肤健康，有“皮肤的忠实卫士”之称。

（5）可加速氨基酸、碳水化合物及脂肪代谢，缓解肌肉疼痛，增强机体免疫力和抵抗力。

（6）促进汗腺、神经组织、骨髓、男性性腺的正常运作和生长。

（7）缓和肌肉疼痛。

（8）是合成维生素C的必要物质，可改善胰岛素和血糖的调节功能。

（9）有助于各种免疫细胞的功能正常。

（10）对于细胞生长、葡萄糖的代谢平衡、DNA的生物合成有重要作用。

食物中的维生素H主要以游离形态和与蛋白质结合形态存在。人体内生物素主要经尿液排出，乳液中也有生物素排出，但量很少。在日常生活中，一定要注意及时补充维生素H，尤其是经常服用抗生素或磺胺药剂的人、孕妇、头发稀疏者、指甲易碎者、少年白头倾向者、皮肤炎或湿疹患者等。

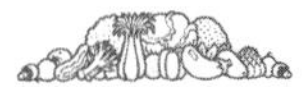

正确认识矿物质

矿物质：人体不可或缺的营养素

人是大自然进化的产物，在漫长的进化过程中，人体不断地与环境进行物质交换，因此，人体几乎含有自然界存在的所有元素，而且在种类和数量上与地球表层的组成基本一致。其中,除碳、氢、氧、氮4种元素主要以蛋白质、脂肪和碳水化合物等有机物形式存在外，其他各种元素常以无机物形式存在，统称矿物质，又叫无机盐。

虽然矿物质在人体内的总量不及体重的5%，也不能提供能量，可是它们在人体组织的生理活动中发挥着重要功能。人体内的矿物质大致可分为常量元素和微量元素两大类。医学界将其中占人体重量0.01%以上、每人每日需要量在100毫克以上的元素称为常量元素或宏量元素，有钙、磷、镁、钾、钠、氯、硫等7种。将人体中含量占体重万分之一以下（小于0.01%）的元素称微量元素，含量小于体重十亿分之一的元素又称为超微量元素，统称微量元素。微量元素含量虽微,但与生长、发育、营养、健康、疾病、衰老等生理过程关系密切，是重要的营养素。

微量元素与常量元素对人体的作用同等重要。常量元素是组成人体组织的重要成分，多以矿物盐的形式存在，如骨骼、牙齿中的钙和磷,蛋白质中的硫、磷等；也有存在于体液中的，如钾和钠等。它们在机体中的主要生理作用是维持细胞内、外液渗透压的平衡，调节体液的酸碱度，形成骨骼支撑组织，维持神经和肌肉细胞膜的生物兴奋性，传递信息使肌肉收缩等。而微量元素在体内含量虽然微乎其微，却能起到重要的生理作用。微量元素与常量元素是人体组成和维持生命的必需元素，缺一不可，二者在生命过程中同样重要。

在微量元素中，有一部分必须通过食物摄入，称之为必需微量元素。所谓不可缺少，并非指缺少将危及生命，而是指缺少会引起机体生理功能及结构异常，导致疾病发生。即使同一种微量元素，在适宜浓度范围内是有益的，而在过低浓度或过高浓度时则可能有害，即不意味着以任何浓度使用该元素都安全。

矿物质对身体血液中的酸碱度（pH 值）和渗透压有一定的保持作用，并可维持其他身体组织器官与脏器的代谢，确保健康。如身体缺铁，身体活动受到威胁；缺乏钾和钠，会令身体水肿，导致高血压、动脉硬化症；缺镁、磷、铜、锰、铁更会导致严重的贫血症。蔬菜含矿物质颇丰富，可从日常饮食中加以选择和搭配。

在人体的新陈代谢过程中，每天都有一定数量的矿物质通过粪便、尿液、汗液、头发等途径排出体外，因此必须通过饮食予以补充。但是由于某些微量元素在体内，其生理作用剂量与中毒剂量极其接近，因此过量摄入不但无益反而有害。

世界卫生组织和联合国粮农组织对必需微量元素进行分析，归类如下：

（1）已确认为人体的必需微量元素 8 种：铁、碘、锌、硒、铜、钼、铬、钴。

（2）人体可能必需的微量元素 5 种：锰、硅、镍、硼、钒。

（3）具有潜在毒性、但低剂量可能必需的微量元素：氟、铅、镉、汞、砷、铝、锂、锡等。

钙：给你健康的骨骼

钙是人们熟知的元素，同时也是人体含量最丰富的无机元素，总量超过1千克，有人体“生命元素”的美誉。人体中的钙有 99% 沉积在骨骼和牙齿之中，促进其生长和发育，维持它们的形态与硬度；另外的 1% 则存在血液和软组织细胞中，发挥调节生理功能的作用。

钙对骨骼的生长发育起着重要作用。孕妇缺钙，可使胎儿骨骼发育畸形；婴儿缺钙，易患佝偻病；儿童缺钙，影响骨骼的发育等。中年女性由于对钙的吸收能力差，再加上钙的排出量增加，

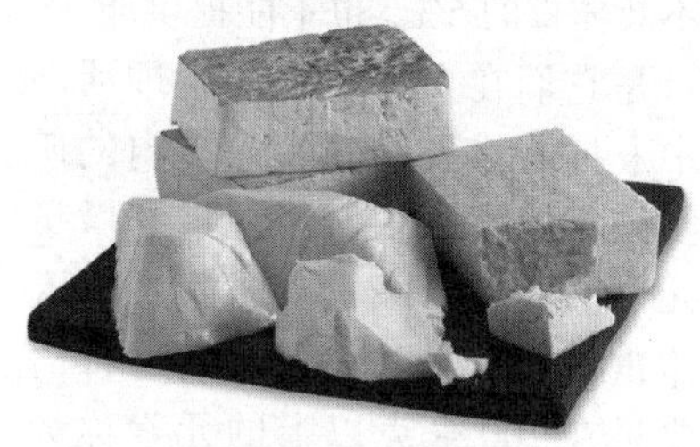

豆腐中含有丰富的钙

就容易缺乏钙质，进而容易发生骨质疏松，出现腰、背、腿痛或肌肉抽搐等症状。

存在于骨骼和牙齿中的钙，使机体具有坚硬的结构支架；钙还是多种酶的激活剂，调节人体的激素水平；钙对保持细胞膜的完整性、肌肉的兴奋及细胞的多种功能均有极为重要的作用；钙和磷一起作为构成牙齿的主要原料，牙齿会因缺钙变得疏松，容易被口腔中的细菌腐蚀而生成龋齿。

长期缺钙会造成人体钙代谢紊乱，引发甲状旁腺功能亢进。中年女性的许多不适症，诸如骨质疏松、食欲不振、情感淡漠、心律不齐、记忆衰退、手足麻木、肌肉痉挛、多汗多尿、易疲劳、抽搐、瘙痒等，大多与长期钙摄入不足有关。

了解了钙的重要性后，我们来看看在日常生活中怎样来补充钙。乳制品是钙的丰富来源，牛奶、酸奶和奶酪都是良好的含钙食物，不过也有一些人不喜欢奶酪的气味，有人喝牛奶会引起腹泻，这时不妨多尝试一下酸奶。低脂或脱脂类乳制品含钙量比全脂的要高，而且更有益健康，适合每天食用。如果不喜欢乳制品的味道，可以在植物性食物中获取，如大豆、坚果类和蔬菜中含钙量较丰富，豆类中以大豆及其制品如豆腐、豆腐干等含钙量最多，蔬菜以白菜、菠菜、芹菜等含钙量为多。

在补充钙的时候，要慢慢补充，不要一次性大量服用钙制剂。钙质容易和草酸结合成草酸钙，不但会生成结石，而且还会降低人体对钙质的吸收率，因此摄取钙的同时，应避免摄取富含草酸或植酸的食物，如绿叶蔬菜、甜菜、甘蓝类蔬菜、草莓、花生、核桃、巧克力、浓茶、可乐等。

铁：注入新鲜的血液

铁以两种不同的形式存在于我们的机体中，一种是“血红素”铁，它是血红蛋白的基本组成成分，而血红蛋白又是人体中红细胞的组成成分；另外一种是所谓的“非血红素”铁，储存于体内，主要在肝部。铁与蛋白质结合构成血红蛋白和肌红蛋白，维持机体的正常生长发育；参与体内氧气和二氧化碳的转运、交换和组织呼吸过程，是体内许多重要酶系的组成成分。

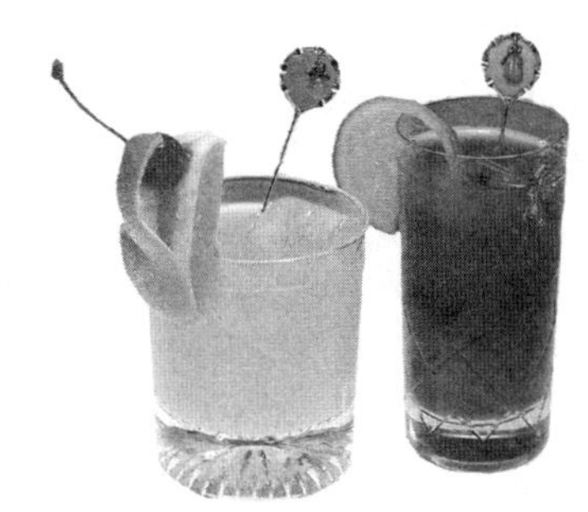

果汁

人体缺乏铁可引起缺铁性贫血，使人体质虚弱，皮肤苍白、易疲劳、头晕、对寒冷过敏、气促、甲状腺功能减退等。人体每天从食物中吸收的铁量极少，同时人体又极容易流失铁，人体流失铁的途径主要有肠道分泌，皮肤、消化道、尿道上皮脱落，每天亏损大约接近1毫克，所以人体也必须从每日的膳食中补充相应的铁，才能满足机体的需求。尤其是月经期间的、哺乳期及分娩时的女人，老年人，断奶的儿童。这类人群最需要补充铁元素。

想要补铁，可以经常喝些水果蔬菜汁。很多蔬菜和水果都含有大量的铁，特别是樱桃、猕猴桃、柑橘、辣椒等蔬果汁，不但含铁量高，还含有丰富的维生素C，能促进身体对铁的利用和吸收。

动物性食物中的铁的吸收率要远远大于植物性食物。动物内脏中的铁为血红蛋白铁，这种在体内可直接被吸收利用，不受同餐食物的影响，吸收率可达12%~20%，尤其是肝脏、血液中含铁最丰富，吸收率也高；另一种存在于植物性食品如粮食、蔬菜、豆类中的铁为血红蛋白铁，它们的吸收利用受多方面因素的影响，其吸收率平均不到10%。

但补充铁也要因人而异，一旦体内的铁过量会造成慢性或急性铁中毒。所以，最好在医生的指导下进行。

锌：永葆青春的良药

锌是人体的重要营养素之一，参与体内数十种酶的合成，调节能量、蛋白质、核酸和激素等合成代谢，促进细胞分裂、生长和再生，保护皮肤和骨骼的正常功能，促进智力发育，改善味觉敏感性。

具体来说，锌元素主要有下面几种功能：

1. 增强智力和记忆力

在脑细胞生长的关键时期缺锌会影响脑的功能，在妊娠后期，锌摄入不足会影响胎儿大脑的发育，使脑细胞减少。对于智力差的儿童，补充含有微量元素锌的食物，大多数儿童的智力都能得到提高。锌还是使人体健美的功臣，对青少年的生长发育及性功能的活跃，起着特殊作用。青少年时期如果体内缺乏微量元素锌，就将有可能发生身材矮小、胸部干瘪、第二性征发育不良的“性幼病”。

2. 维持皮肤细腻白嫩，富有弹性

锌在人体皮肤中的含量大约占人体锌总量的20%，它之所以能保持皮肤的健美，是因为它具有调节皮肤和黏膜的分泌、排泄及产生抵抗皮肤病菌的抗体等多

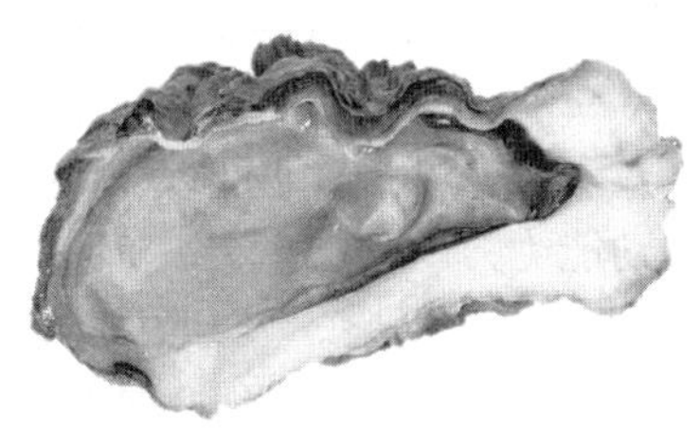

牡蛎含锌丰富

种功能。一旦体内含量不足，易发生皮脂腺失调，皮脂外溢，面部就会发生皮疹，甚至形成囊肿。

3. 锌与维生素

锌与多种维生素代谢有关。锌可促进维生素 A 的合成和构型转化，从而维持正常的适应能力。锌与维生素 C 有密切关系，补锌可减少维生素 C 的排泄量。锌与维生素 E 有协同作用，人体缺锌必然同时缺乏维生素 E。

4. 锌维护免疫功能

锌是参与人体免疫功能的重要元素，对免疫器官具有营养和调节作用。胸腺作为中枢性免疫器官，对机体的免疫功能有极其重要的作用。缺锌则胸腺发育不良，胸腺激素分泌减少，影响淋巴细胞的成熟，导致机体的免疫功能缺陷。脾脏是体内最大的免疫器官，参与细胞免疫和体液免疫，是产生抗体的主要器官。缺锌时脾脏萎缩抗体减少，免疫功能明显降低。

成人每天只需要 13~15 毫克的锌，但缺少了它，人体就会出现各种不良状况。比如，缺锌可使儿童、青少年患缺锌性侏儒症，表现为生长发育停滞，骨骼发育障碍，智力及性功能低下，肝脾肿大，皮肤粗糙，伴有贫血、厌食症。另外，还会导致伤口或溃疡面难以愈合；引起或加剧某些疾病，如癌症、心血管系统疾病、肝病、各种复发性感染、视觉减退等。另外，口腔炎、类风湿性关节炎也与体内缺锌有关。

缺锌的人群一般集中在儿童、前列腺患者和素食人群。儿童缺锌的危害极其明显。缺锌使体内各种含锌酶和含锌生长激素的合成减少，这直接影响儿童生长发育，尤其是身高增长缓慢，缺锌还会导致儿童厌食症和异食癖。

研究发现，生活中导致缺锌的主要原因有三：第一，摄入量不足，挑食偏食是主要原因；第二，需要量增加，生长迅速的儿童极易出现锌缺乏；第三，吸收利用障碍，慢性消化道疾病可影响锌的吸收利用，如脂肪泻使锌与脂肪、碳酸盐结合形成不溶解的复合物，从而影响锌的吸收。

通常来讲，若每天随食物进入人体的锌能达到 10~20 毫克，就能保证体内锌的动态平衡。如果锌还是缺乏，高等动物中都含有锌，牛肉是饮食中锌的主要来源。一般是动物性食物含锌量大于豆类与谷物，而它们又多于水果与蔬菜，在贝壳类水产品，牡蛎内含锌最多，瘦肉、鸡蛋、肝、肾、虾皮与鱼中含锌量较高。大豆、绿豆、花生、核桃、栗子、芝麻、小麦、小米、薯干、松蘑、紫菜、南瓜、丝瓜、芹菜、胡萝卜等食物都含有一定量的锌。

钾：保护你的心脏

钾在人体中的含量仅次于钙、磷，居第三位，浓度为钠的两倍。与钠一样可以调节体内渗透压，维持酸碱平衡等。而钾大部分生理功能的发挥与钠的协同是分不开的。

钾和细胞外液钠合作，维持神经肌肉的应激性和正常功能，并维持细胞与体液间水分的平衡，使体内保持适当的酸碱度。

钾可以营养肌肉组织，尤其是心肌，它协同钙和镁维持心脏正常功能。钾能对抗食盐引起的高血压，临床应用证明，低钠高钾的食品具有治疗和预防高血压的作用。

钾是细胞内糖、蛋白质代谢必不可少的成分，并参与了多种酶的功能活动。钾可有效利用蛋白质修复破坏的组织，还能刺激中枢神经发出肌肉收缩所需的神经冲动，通过肾脏清除潜在的有害废物，帮助细胞代谢。

钾对身体的作用十分重要，如果钾摄入不足就会造成机体病变。如容易疲倦、嗜睡、肌肉无力，严重者甚至出现四肢麻痹，失去运动能力，缺钾严重者还可出现呼吸困难、气喘、发绀、腹胀、恶心、呕吐等，甚至出现心律失常、心力衰竭、进而昏迷及至死亡。

日常生活中需要补充钾的人群主要有以下几类：服利尿剂者；从事体力劳动的人及运动员；长期吃含盐量高的食品的人；经常喝酒的人；容易疲倦的人；喜欢吃甜食的人；长期服用抗生素的人。

要想补钾，最好还是从食物中摄取。钾元素在食物中的分布比较广，几乎所有动植物性食物中均含钾，尤以豆类、蔬菜、水果的含量最高。含钾量高的豆类主要有黄豆、青豆、绿豆、蚕豆等。蔬菜中含钾多的是菠菜、山药、土豆、芹菜、大葱、莴笋等。除此以外，玉米面、红薯以及牛奶、鸡肉、黄鱼等，也有一定含量的钾。

需指出的是，钾缺乏病很少因为膳食钾的缺乏引起，而多是由于碱中毒、腹泻、糖尿病酸中毒、呕吐以及服用利尿药（亦称水丸剂）而使尿钾大量流失所致。

铜：铁的最佳搭档

铜是人体内30余种酶的活性成分，如抗坏血酸氧化酶、细胞色素氧化酶等都含有铜。铜还是血浆铜蓝蛋白的重要组成部分，在保持循环完整性中，微量的铜也是必不可少的，如果缺铜，也会引起贫血。铜和铁一起参与造血过程，促进铁由“铁库”进入造血“机器”——骨髓之中，以加速血红蛋白和卟啉的合成。

铜还影响铁的代谢，缺铜使肠道减少对铁的吸收，使肝、脾内的“铁库”储存的铁量减少，血清铁降低。含铜的超氧化物歧化酶存在于红细胞、肝脏及脑组织中。机体内的超氧化物具有毒性，而超氧化物歧化酶可使此物迅速分解，故铜对机体有解毒作用，而且对人体抗衰老、防止皮肤老化等也有重要作用。

人体缺乏铜的临床表现首先是贫血，预计随着长时间、高营养静脉输液技术的应用，在成人中因铜缺乏引起贫血的比例可能增加。此外，铜缺乏也可发生腹泻和卷发综合征，表现为：进行性智力活动低下，毛发角化障碍、出现卷曲，长骨干髓端异常，体温过低等。缺铜还会引起胶原与弹性蛋白的合成障碍，导致骨质疏松。对青少年则表现为骨骼发育不良，影响身高。

如果要补铜，可以从软体动物、硬壳果与动物肝肾中摄取。尤以鹅中含铜量最高。其他如猪血、羊血、花生、大豆、糙米、芝麻、菠菜、南瓜、蘑菇、大料、柿子、桃子、杏子、葡萄等中都含有一定量的铜，而乳类中含铜量较少。

应当注意，补铜并非越多越好，体内铜过多反而有害。高血铜可影响脂类的代谢过程，如加强对不饱和脂肪酸的氧化，增加体内自由基的水平，从而引发一系列的病理改变，如加速衰老、增加动脉硬化的概率等。

碘：甲状腺的守护神

在人体正常的新陈代谢中，虽然碘的需要量很少，人体内含碘总量为20~50毫克，但它对身体和智力发育的发展至关重要。碘主要存在于甲状腺中，占机体内碘的总含量的70%~80%；一部分存在于骨骼肌中，其碘含量在体内占第二位；还有少部分碘以无机碘和有机碘的形式存在于血浆中。

碘是维持人体代谢功能的甲状腺素的重要组成成分，碘缺乏的典型特征是甲状腺肿大、头发

紫菜中含有丰富的碘

变脆、肥胖和血胆固醇增高、甲状腺功能减退。缺碘的孕妇所生的孩子可能会患有称为侏儒的呆小症，这是一种以甲状腺功能低下、甲状腺肿、智力迟钝和生长迟缓为特征的疾病。成人轻度缺碘将出现疲劳、肌无力、黏液分泌过多等症状。

补碘的最好方法是要从食物中摄取，碘的主要来源是加碘后的食盐。此外，日常饮食中含碘高的食物为海产品，如海带、紫菜、鲜带鱼、蚶干、干贝、淡菜、海参、海蜇、龙虾等；海带含碘量最高，干海带中达到每千克24毫克以上。

需要注意的是，大量摄取碘可能中毒，造成甲状腺肿大，甚至引发癌症。孕妇应避免过量摄取，而有痔疮的人过量摄取碘则会导致症状恶化。若要摄取合理的每日建议量，务必询问医生。

硒：防癌自有高招

人体中有一种非常重要的抗氧化剂，即谷胱甘肽过氧化物酶，硒是这种酶的催化中心。该酶能抗细胞膜上脂质的过氧化作用，防止自由基和过氧化物的过量生成和积累，因为自由基会促使机体老化，形成不能被细胞代谢的物质脂褐素。

随着年龄增长，或机体缺硒，机体抗氧化能力逐渐降低，细胞内的脂褐素可在心脏、肝脏，特别是脑组织中积累，导致心脏病、神经功能不全、记忆力障碍和肝功能易受损害等疾患，所以硒有抗衰老的作用。自由基是癌症的主要致病因素之一，因此适量的硒可抑制多种化学致癌物引起肝癌、皮肤癌和淋巴肉瘤等的发生和发展。

硒的生理功能还表现在以下几个方面：参与免疫功能的维持，保护细胞膜和细胞；促进机体的生长和繁殖；保护心血管和心肌的健康；能降低心血管病的发病率，还可使心绞痛减轻或消失；提高精力和工作效率。

成人每天约需摄入硒100微克。高于120微克时会中毒，低于50微克会生病。硒广泛存在于贝壳类水产品与动物肾、肝中，蔬菜与水果中含硒量较低。硒的丰富来源有芝麻、动物内脏、大蒜、蘑菇、海米、鲜贝、淡菜、金针菇、海参、鱿鱼、苋菜、鱼粉、黄油、啤酒酵母、小麦胚和龙虾。良好来源有海蟹、干贝、带鱼、松花鱼、黄鱼、龙虾、羊油、豆油、猪肾脏、全小麦粒（粉）、螃蟹、猪肉和羊肉。一般来源有小茴香、冬菇、桃酥、胡萝卜、全燕麦粉、啤酒、大米、橘汁和全脂牛奶。微量来源有玉米、小米、核桃、奶油蛋糕、水果和糖。

磷：细胞构成的重要元素

磷在人体矿物质含量排行第二，占人体重量的1%。磷在人体的地位稍次于钙，大部分存在于骨骼和牙齿中，对骨质发育功不可没，还可保护牙齿不受腐蚀；小部分分布于神经组织等软组织中。

磷是人体遗传物质核酸的重要组分，也是人类能量转换的关键物质三磷腺苷（ATP）的重要成分，还是多种酶的组分、生物膜磷脂的组分，是构成骨骼、牙齿的重要成分，可以说是运转人体生命活动的齿轮。

磷是所有细胞中的核糖核酸、脱氧核糖核酸的构成元素之一，对生物体的遗传代谢、生长发育、能量供应等方面都是不可缺少的。磷也是生物体所有细胞的必需元素，是维持细胞膜的完整性、发挥细胞功能所必需的。磷脂是细胞膜上的主要脂类组成成分，与细胞膜的通透性有关，它可促进脂肪和脂肪酸的分解，预防血中聚集太多的酸或碱。磷也影响血浆及细胞中的酸碱平衡，促进物质吸收，刺激激素的分泌，有益于神经和精神活动。磷能刺激神经肌肉，使心脏和肌肉有规律地收缩。磷帮助细胞分裂、增殖及蛋白的合成，将遗传特征从上一代传至下一代。

如果磷的摄入和吸收不足，还会出现低磷血症，引起红细胞、白细胞、血小板的异常，软骨病，胃口不好，虚弱，关节疼痛，精神不济以及免疫力下降。日常生活中缺磷的人群主要集中在因胃病而长期服用氢氧化铝（一种制酸剂）的人；关节炎患者；正在骨骼康复中的患者。

如果想要补充磷，从日常食物中摄取是个捷径。食物中含磷最多的是淡菜、紫菜，较多的是蛋黄、牛奶、虾、鸡、瘦肉等。其他如海带、南瓜子、葵花籽、杏仁、芝麻、红小豆、绿豆、小麦、大米、玉米、红薯、土豆等都含有很高的磷。

钠：维持血压平衡的帮手

钠是人体必不可少的常量元素，在人体内以离子形式存在。正常成人体内钠的总量一般为每千克体重含1克左右，其中44%在细胞外液，9%在细胞内液，47%存在于骨骼之中。从细胞分裂开始，钠就参与细胞的生理过程，氯化钠（盐）是人体内最基本的电解质。

钠对人体的作用主要表现在以下几方面：

1. 维持血压平衡

钠调节细胞外液容量，构成细胞外液渗透压，细胞外液钠浓度的持续变化对血压有很大影响，如果膳食中钠过多，钾过少，钠钾比值偏高，血压就会升高，出现血压升高的年龄越小，寿命就越短。

2. 预防脱水

钠在人体体液平衡和控制、预防脱水方面作用不可忽视。钠可调节人体内液体酸碱性，调节水分交换，保持渗透压平衡，有助于防止热衰竭和中暑。参与神经和肌肉的活动，协助神经和肌肉的正常运作，帮助细胞吸收营养物质。

3. 促进肌肉的兴奋性

对一般的神经肌肉来说，钠离子能其兴奋性增高。当细胞外液中钠离子浓度降低时，神经肌肉的兴奋性会随之降低，出现肌肉无力、反应缓慢、食欲减退、嗜睡等症状。而且，钠盐和钙盐一起构成了骨骼的主要成分，若长期不摄入盐分，则会出现全身乏软无力，头发会变白。

钠属于易吸收的矿物质元素，而且人体的需求量也比较低。一般人的体内不会缺乏钠，但是在禁食、高温、胃肠疾病时会使钠大量排出，可能引起钠缺乏。人体神经肌肉的兴奋性会随之降低，出现肌肉无力、反应缓慢、食欲减退、嗜睡等症状。

可见，保证一定量食盐的摄取，是人体进行正常生理活动的必要保证。在某些炎热、多风的环境中，人体会大量排汗，对水分和盐分的需求会增大。因为在这种环境中，经由体表排出的汗液增多，汗液带走了相当多的盐分。这个时候我们就需要补充一些钠。钠广泛存在于食物和饮水中，体内的钠主要来自食盐，动物性食品和一些蔬菜如芹菜、榨菜、紫菜、胡萝卜等也能为体内提供少量的钠离子，发面用的小苏打，即碳酸氢钠也是体内钠离子的来源，牛奶中氯化钠的含量比人奶多 4~5 倍，海产品含钠量则更多。

还要注意，钠摄入过多可致口渴，肾功能不全者可引起水肿。目前我国饮食中不缺钠，而且远远超过了生理需要量，因此对大多数人来说，应限制钠的摄取量。

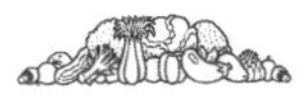

水是生命之源

水也是一种营养素

水分是机体中含量最大的成分，同样也是维持人体正常生理活动的重要物质。成人体液总量占体重的60%左右，也就是说，人体体重中的60%是由水分和溶解在水分中的电解质、低分子化合物和蛋白质组成的。当机体丢失水分达到20%的时候，生命就会出现危险。

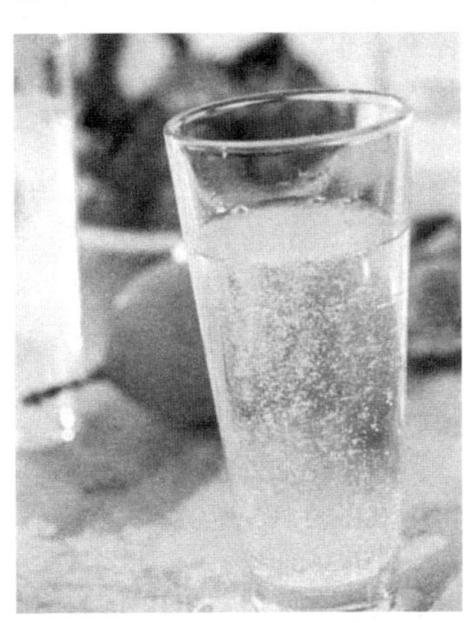

水

对于水算不算营养素的问题，曾经有学者提出看法，他们认为水中仅含有极微量的矿物质，而且含量与人体每天需要量相比是微不足道的，因此水不算营养素。但大多数学者认为，水的营养价值不能从其含有多少营养物质来计算，水在维持机体生命过程中起着非常重要的作用，而这种作用是任何其他物质都不可替代的，因此目前把水列为人体必需的七种营养素之一。

人体中的体液广泛分布在细胞内外，构成机体的内环境。其中细胞内液约占体重的40%，细胞外液约占20%（其中血浆占5%，组织内液占15%）。细胞外液在营养物质的消化、吸收、运输和代谢、废物的排泄过程中均起着非常重要的作用。人体血液中90%的成分是水，水的流动性很大，因此水可随着血循环流动到全身各个部位，起着调节体温的作用。水在体内还起着良好的润滑（如关节腔中的浆液）和清洁（如泪液）作用。

正常成人每天需要 2500~4000 毫升水的供应量，其主要来源是每天我们饮入的水分，摄入食物中所含有的水分，以及在机体代谢过程中氧化产生的内生水。

培养科学的饮水方式

多喝水对身体十分必要，可是喝得太多也会适得其反。营养专家告诉我们，喝水过多会引起水中毒。这是因为：血液中的盐丢失过多，吸水能力就降低，水分就会通过细胞膜进入细胞内，使细胞水肿，人就会出现头晕、眼花等水中毒的症状。

大量喝水后冲淡血液，全身细胞的氧交换受到影响，脑细胞一旦缺氧，人还会变得迟钝。脑组织固定在坚硬的颅骨内，一旦脑细胞水肿，颅内压力就会增高，出现头痛、呕吐、嗜睡、呼吸及心跳减慢等一系列的神经刺激症状，严重者还会出现昏迷、抽搐甚至危及生命。

因为，我们不仅要多喝水，更重要的要会喝水，培养科学的饮水方式。首先，不妨从以下几点做起：

1. 少量多饮

喝水过多、过少都不利健康。每人排尿情况不同，一般人每天喝 8 杯水较为适合,且要分几次喝。一下子饮水过多，即使没有水中毒，大量的水积聚在胃肠中，也会使人胸腹感到胀满，不利健康。饮水过多，还会冲淡胃液，导致胃肠的吸收能力减弱。

2. 未渴先饮

如果发现口渴，实际上你的体内已出现脱水状况。

3. 喝水不要喝得太快太急

喝水太快太急，无形中会带着很多空气一起吞咽，容易引起打嗝或是腹部胀气。如果是肠胃虚弱的人，喝水更应该一口一口慢慢喝。特别是剧烈运动后科学的喝水方法是，先用水漱漱口，润湿口腔和咽喉，然后喝少量水，停一会儿，再喝一些，让机体慢慢吸收。

4. 水温 30℃以下最好

一般建议以 30℃以下的温开水最好，比较符合胃肠道的生理功能，不会过于刺激胃肠道，以致造成血管收缩或刺激蠕动。

5. 最理想的饮水是凉开水、淡茶水

开水在自然凉到 20~25℃时，溶于其中的氯气等减少一半，而对人体有益的微量元素并不减少，其张力、密度等理化特性与生物细胞内水的化学特征极相似，易被机体吸收。凉开水特有的生物活性，易透过细胞膜，增加血红蛋白量，改善免疫功能，常饮凉开水的人肌肉中乳酸积存减少，不易感疲劳。大量出汗后，宜补充含盐的水，一般以每500毫升水放1克盐为宜。

这几种水不能喝

水是生命之源，人类离不开水，但并不是说什么水都可以无所顾忌地喝下去。研究表明，喝下面这六种水则会影响人体健康，甚至引发疾病。

一是生水，生水中含有各种各样对人体有害的细菌、病毒和人畜共患的寄生虫。喝了受污染、带病菌的生水，很容易引起急性胃肠炎、病毒性肝炎、伤寒、痢疾及寄生虫感染。

二是老化水，即死水，也就是长时间贮存不动的水。其中的有毒物质会随着贮存时间的增加而增加，常饮这种水，会使未成年人细胞新陈代谢明显减慢，影响身体生长发育，加速中老年人衰老，导致食道癌和胃癌的发生。

三是千滚水，即在炉上沸腾了很长时间的水及电热水器中反复煮沸的水。这种水中不发挥性物质，如钙、镁等重金属成分和亚硝酸盐含量很高。常饮这种水，会干扰人的胃肠功能，出现暂时腹泻、腹胀；有毒的亚硝酸盐还会造成机体缺氧，严重者会昏迷惊厥，甚至死亡。

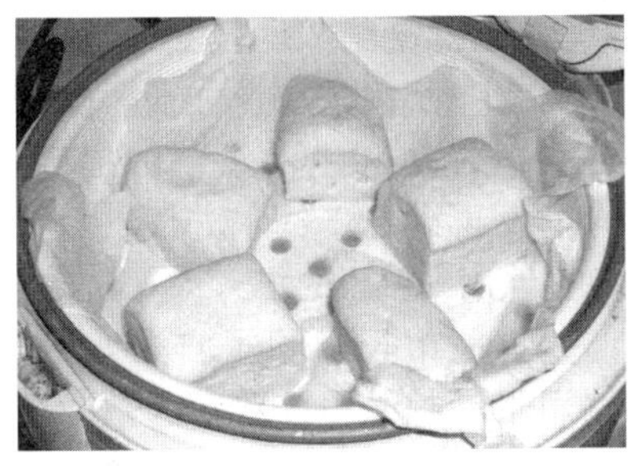

蒸锅水

四是蒸锅水，即蒸馒头等蒸锅水，特别是经过多次反复使用的蒸锅水，亚硝酸盐浓度很高。常饮这种水，或用这种水熬稀饭，会引起亚硝酸盐中毒；水垢经常随水进入人体，还会引起消化、神经、泌尿和造血系统病变，甚至引起早衰。

五是不开的水，人们饮用的自来水，都是经氯化消毒灭菌处理过的。氯处理过的水中分离出的有害物质如卤代烃、氯仿具有致癌、致畸作用。饮未煮沸的水，会增加患膀胱癌、直肠癌的可能性。当水温达到100℃，这两种有害物质会随蒸气蒸发而大大减少，如继续沸腾3分钟，则饮用安全。

喝什么水更健康

俗话说："民以食为天。"说到饮食，人们往往会忽略饮水。

其实，饮食包含双重意思，一为饮，二为食，而饮是在食之前。随着社会的发展和生活水平的提高，人们不再满足于饮水方便，而是希望饮用到健康的水。

目前市场上除了自来水外，饮用水品牌繁多，数不胜数。面对品种和品牌增多的饮用水，可谓是眼花缭乱，如何选择似乎成了问题。下面一起来了解各种水的特点，轻轻松松健康饮用。

1. 纯净水

纯净水是以自来水或深井水为水源，经过粗滤、超滤、杀菌、反渗透等特殊加工后灌装制成的优质净化水。其生产原理是去除原水中水分子之外的一切成分，不添加任何物质，水质清澈、甘甜、爽口，易被人体吸收。

2. 矿泉水

矿泉水是来自地下深处的地下水，经过漫长的地质年代，在高温高压下，自然净化，溶解纯天然富含人体所必需的微量元素，水质符合饮用天然矿泉水国家标准。

3. 矿物质水

矿物质水是人工合成的，在饮用纯水中加入适量的人工合成矿物质盐或试剂，制成人工矿化水。目前国家尚未制定矿物质饮品标准，只有企业自定的企业标准，作为质量控制标准。而人工合成矿物质盐添加剂尚未得到卫计委批准，未列入食品添加剂。且人工合成矿物质饮品水的微量元素含量不稳定，受人为因素影响较大。

4. 蒸馏水

蒸馏水采用高温蒸馏冷却凝结的办法制成。它可以得到较纯净的水，但不能去除水中挥发物质，是一种“死水”，比反渗透制水成本较高，蒸馏水制水方法复杂，成本较高，不适宜商业应用。并且蒸馏水纯度过高，不适合人饮用，多用于医疗及电子行业。经蒸馏后水中含氧量大大降低，故又称为死水。

5. 活性水

活性水就是将普通饮用水经过砂滤、炭滤、膜滤等多层过滤后，再经过离子交换设备，将水中对人体有害的酸性物质分离出去，而保留水中的矿物质离子，具有弱碱性、小分子团特征的新一代饮用水。

这种水运动速度快、渗透性好、溶解力强，喝下后能够快速被人体吸收，比大分子团水（如矿泉水、山泉水、自来水、纯净水等）更好地溶解代谢产物，可起到有效清除体内垃圾的作用。体内垃圾少了，疾病自然就少了。

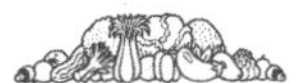

膳食纤维：人体的“清道夫”

膳食纤维对健康的贡献

膳食纤维是人体的消化酶在消化食物时，其中难以消化部分的总体。简单地说，就是植物的细胞壁，其中包括纤维素、木质素、戊糖、果胶等。谷皮、麸皮、蔬菜和水果的根、茎、叶主要就是由纤维素组成的，因此这些食物为膳食纤维的主要来源。

膳食纤维虽然不能被人体吸收，但具有良好的清理肠道的作用，被人们称为“肠道清道夫”，并成为营养学家推荐的七大营养素之一。

膳食纤维对人体的作用主要有以下几种：

（1）有助于肠内大肠杆菌合成多种维生素。

（2）膳食纤维比重小、体积大，在胃肠中占据空间较大，使人有饱食感，有利于减肥。

（3）膳食纤维体积大，进食后可刺激胃肠道，使消化液分泌增多和胃肠道蠕动增强，可防治糖尿病和便秘。

（4）高纤维饮食可通过延缓胃排空、改变肠转运时间、可溶性纤维在肠内形成凝胶等作用而使糖的吸收减慢，亦可通过减少肠激素如抑胃肽或胰升糖素分泌，减少对胰岛 β 细胞的刺激，减少胰岛素释放与增高周围胰岛素受体敏感性，使葡萄糖代谢加强。

（5）糖尿病患者进食高纤维素饮食，不仅可改善高血糖，减少胰岛素和口服降糖药物的应用剂量，并且有利于减肥，还可防

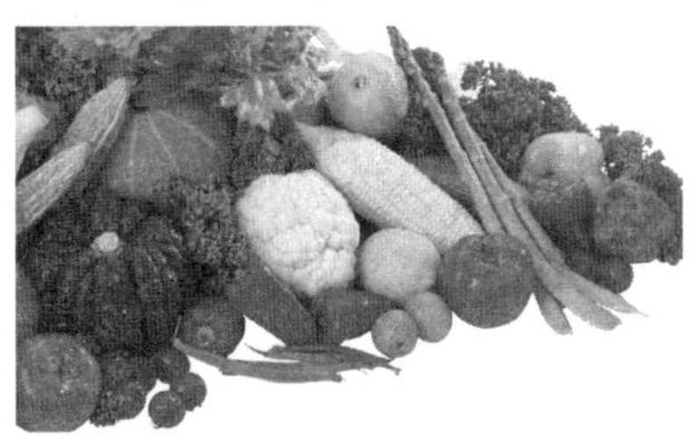

蔬菜中含有丰富的膳食纤维

治便秘、痔疮等疾病。

膳食纤维的主要生理作用是吸附大量水分，增加粪便量，促进肠蠕动，加快粪便的排泄，使致癌物质在肠道内的停留时间缩短，对肠道的不良刺激减少，从而可以预防肠癌发生。

食用膳食纤维的三大误区

膳食纤维近年来非常受欢迎，因它可以清洁肠胃、防止脂肪堆积、缓解便秘，受到了不少爱美人士和中老年人的喜爱。芹菜中可以看见的细丝就是最直观的膳食纤维。其实,膳食纤维多种多样，它对肠胃的保健功效也因人而异。总结起来，以下三个误区几乎人人都有。

误区一：口感粗糙的食物中才有纤维。

根据物理性质的不同，膳食纤维分为可溶性和不可溶性两类。不可溶性纤维主要存在于麦麸、坚果、蔬菜中，因为无法溶解，所以口感粗糙。主要功能为改善大肠功能，包括缩短消化残渣的通过时间、增加排便次数，起到预防便秘和肠癌的作用，芹菜中所含的就是这种纤维。大麦、豆类、胡萝卜、柑橘、燕麦等都含有丰富的可溶性纤维，能够减缓食物的消化速度，使餐后血糖平稳，还可以降低血中胆固醇水平，这些食物的口感较为细腻，但也有丰富的膳食纤维。

误区二：纤维可以排出废物、留住营养。

膳食纤维在阻止人体对有害物质吸收的同时，也会影响人体对食物中蛋白质、无机盐和某些微量元素的吸收，特别是生长发育阶段的青少年儿童，摄入过多的膳食纤维很可能把人体必需的一些营养物质带出体外，因而造成营养不良。所以，吃高纤维食物要适可而止，儿童尤其不能多吃。

误区三：肠胃不好的人要多补充膳食纤维。

膳食纤维的确可以缓解便秘，但它也会引起胀气和腹痛，胃肠功能差者多食膳食纤维反而会对胃肠道造成刺激。对成人来说，每天摄入 25~35 克纤维就足够了。

第三章
日常饮食的营养观念

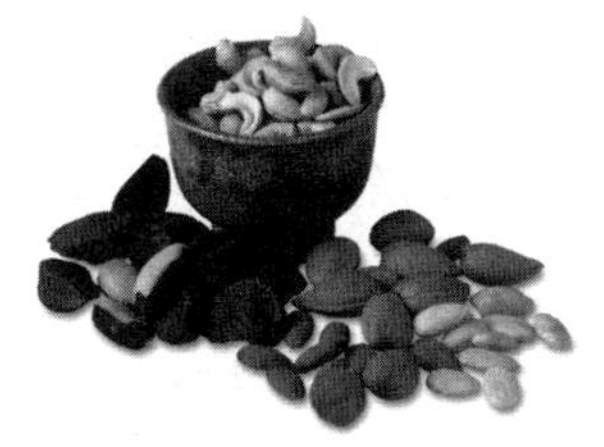

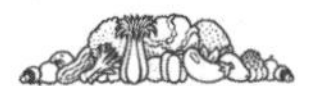

进食有序——你做得对吗

进食顺序颠倒害处多

生活中，有很多人对营养学了如指掌，非常讲究吃什么，不健康的食品一点不吃，甚至能随口说出一些常用食物的营养成分。然而，这样就健康了吗？也不尽然，因为健康饮食不仅要知道吃什么，还要知道怎么吃；不仅要知道怎么吃，还要知道吃东西的顺序。

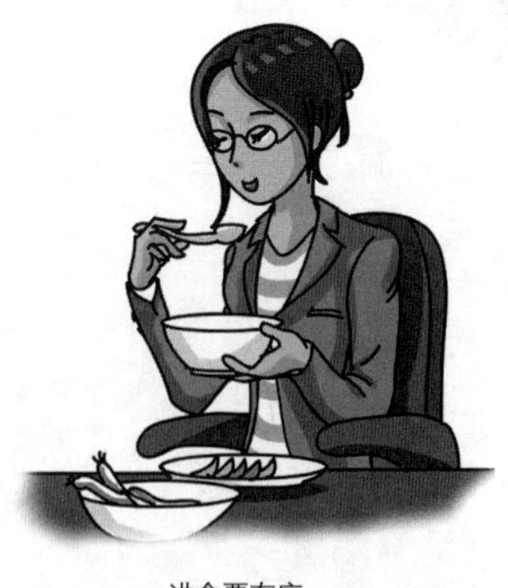

进食要有序

近年来，营养学家们研究发现，进食顺序对健康的影响不亚于食物本身，进食顺序正确，营养欠佳的食物也能被身体利用；反之，错误的进食顺序，也可能把公认的健康食品变成垃圾食品，不仅营养无法被人体吸收，还会对身体造成伤害。

以我们平时的用餐顺序为例。一般来讲，平进用餐，无论是在家还是外出聚会，都是先吃饭菜，再喝汤润喉，最后用些水果或甜点。其实，从营养学的角度来讲，这种进餐顺序是不利于人体健康的。

我们先说饭后吃水果。我们知道，饭菜中的淀粉、蛋白质消化起来相对比较慢，而水果消化得则很快，如果先吃饭菜再吃水果，那么消化较慢的饭菜就会堵塞在胃里，影响水果的消化，而水果在体内三十六七摄氏度的温度下很容易腐烂并产生毒素，导致人体产生多种疾病。因此，放下碗筷就吃水果的做法是错误的。

再说饭后吃甜点。我国人的饮食习惯一般以米、面为主食，也就是说膳食中以碳水化合物为主。所以,人体各组织器官的活动，主要依靠糖类食物氧化后产生的热量。人体需要的能量大约70%来自糖，没有糖，人的生存就会发生困难。正常情况下，人的血液中血糖含量相对稳定，维持细胞正常的生理活动。一般在餐后1小时内，血糖浓度达到最高值，超出了平时血糖的正常值，血糖除供应各组织器官的热量之外，多余的血糖由肝脏转化为糖原而储存起来，再剩余下来的糖就在细胞内转化为脂肪而贮存，使人发胖。餐后2小时后，血糖才逐渐降至正常。吃饱饭后又吃甜零食、甜点或甜羹，例如，很多宴席上最后一道菜是甜羹，如银耳粟米羹、蜜汁百合羹等，这些糖类食物被摄入后，因多为葡萄糖、果糖及蔗糖，会迅速吸收入血，使机体本来较高的血糖水平更加升高，从而使更多的糖转化为脂肪，使人发胖。现实生活中，很多小儿肥胖症就是这个习惯造成的。

另外，饭后喝汤也是一种有损健康的吃法。一方面，饭已经吃饱了，再喝汤容易导致营养过剩，造成肥胖；另外，最后喝下的汤会把原来已被消化液混合得很好的食糜稀释，影响食物的消化吸收。

总之，进食顺序影响着人体健康，我们在平时一定要科学进食。

水果——什么时候吃最好

水果含有许多人体需要的营养和保健成分，其保健功效已被越来越多的人所认识，所以水果已成为许多人每天必吃的食品之一。但什么时候吃水果最科学呢？有些水果适合餐前食用，可以刺激食欲；有些水果最好在餐后食用，可以帮助食物的消化和吸收……不同的时间吃水果有不同的功效，下面我们就一起来看看什么时候吃水果最好。

1. 饭前？饭后？

在吃水果的时间上，很多人存在一个极大的误区——把所有水果当成饭后甜品。殊不知有些水果中的有机酸会与其他食物中的矿物质结合，影响身体的消化吸收。有些水果中的果胶有吸收

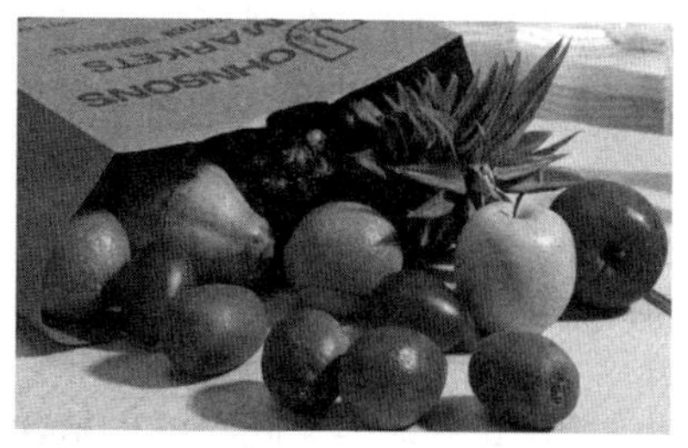

不同的水果不同时间吃

水分、增加胃肠内食物湿润程度的作用，因此饭后吃水果还会加重胃的负担。

营养学家认为，吃水果的最佳时间既不是饭前，也不是饭后，而是两餐之间。首先，水果中许多成分均是水溶性的，两餐之间吃有利于身体必需营养素的吸收。其次，水果是低热量食物，其平均热量仅为同等重量面食的 1/4，同等猪肉等肉食的 1/10。在两餐之间吃，既可以补充营养，又不会增加过多热量。再次，许多水果本身容易被氧化、腐败，在胃空的时候吃可缩短它在胃中的停留时间，降低其氧化、腐败程度，减少可能对身体造成的不利影响。

2. 上午？下午？

有这么一种说法，即“上午的水果是金，中午到下午 3 点是银，3 点到 6 点是铜，6 点之后的则是铅”。由于人体经一夜的睡眠之后，肠胃的功能尚在激活中，消化功能不强，却又需补充足够的各种营养素，所以上午吃水果可以应付上午工作或学习活动所需，可帮助消化吸收，有利通便。而且水果的酸甜滋味，可让人感觉神清气爽，有助于一天都有好心情。

前面说的是一般水果进食时间，还有比较特殊的水果，需要特殊对待：

山楂不宜早上吃——山楂无论是鲜果还是加工制品，均有散瘀消积、化痰解毒、防暑降温、增进食欲等功效。但是，空腹食用或者是脾胃虚弱者，不可以在清早进食，胃炎和胃酸过多者要少食。

餐前吃香蕉、红枣——香蕉含有很高的钾，对心脏和肌肉的功能有益，同时香蕉可以辅助治疗便秘、小儿腹泻等，适合餐前食用。红枣含有大量维生素 C，故有“天然维生素 C 丸”之美称，餐前食用为好。但是胃痛腹胀、消化不良的人要忌食。

饭后吃菠萝助消化——新鲜菠萝含蛋白酶，如果空腹吃，菠萝的蛋白分解酶会伤害胃壁，有少数人还会引起过敏反应。因此宜在餐后食用，还能帮助消化。

柿子最好晚上吃——柿子中含有大量的柿胶和鞣质，早上空腹食用，胃酸会与之作用，形成凝块，即“胃柿石”，严重影响消化功能，宜饭后或晚上食用。

空腹不宜吃西红柿——西红柿含有大量的果胶、柿胶酚、可溶性收敛剂等成分，容易与胃酸

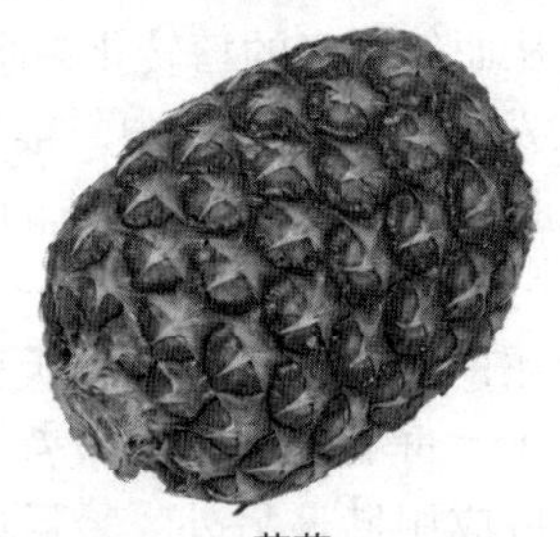

菠萝

发生化学作用，凝结成不易溶解的块状物。这些硬块可将胃的出口——幽门堵塞，使胃里的压力升高，造成胃扩张而使人感到胃胀痛。

总之，无论什么时候吃水果，吃什么水果，都离不开以下几个规律：

第一，不要空腹吃酸涩味太浓的水果，避免对胃部产生刺激，还可能与胃中的蛋白质形成不易溶解的物质。

第二，不要吃饱后立即吃水果。这样会被先期到达的食物阻滞在胃内，致使水果不能正常地在胃内消化，而是在胃内发酵，从而引起腹胀、腹泻或便秘等症状。长此以往还会导致消化功能紊乱，另外还会带来额外的负担。

第三，吃水果应以常温为宜，不要贪吃刚从冰箱里拿出来的水果。如果吃了大量的油腻食物，再吃大量冷凉的水果，胃里血管受冷收缩，对肠胃虚弱的人来说，会影响消化吸收，甚至造成胃部不适。

第四，选择水果品种应当考虑体质。糖尿病人应当选择糖分低、果胶高的水果，如草莓、桃等；贫血病人则应选择维生素C含量较高的水果，如桂圆、枣、草莓等；腹部容易冷痛腹泻者应当避免香蕉和梨等。这方面可以咨询相关专家。

另外，吃水果并非多多益善，适时而食才对身体有益，如果过食或暴食或与季节不符，亦会致病。

粥汤——什么时候喝最好

有人喜欢饭后喝汤，并美其名曰“灌缝”；有人习惯饭前喝汤，称之为“垫底”。从健康角度考虑，一前一后，大有讲究。

中国人的用餐习惯一般是先吃主食，然后喝些菜汤；西方人的用餐习惯是先喝点汤，再吃主食。在西方国家就餐，餐桌上最先上的是汤，其道理就在这里。

两种不同的用餐习惯，究竟哪一种更科学更合理呢？

健康谚语“饭前喝汤，胜过药方”，是有科学道理的。这是因为：从人的口腔、咽喉、食道到胃，就像一条长长的管道，是食物必经之路，在吃饭之前，如果先喝几口汤，就好像给这条必经之道加了点“润滑剂”，食物就能顺利下咽，防止干硬的食物刺激消化

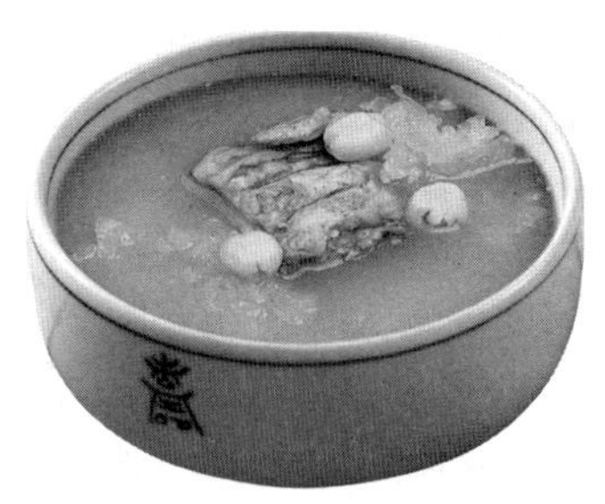

粥汤

道黏膜。

在吃饭时，不时喝点汤水也十分有益，汤水可以稀释和搅拌食物，从而有助于胃肠对食物的消化、吸收。如果饭前不喝汤，吃饭时也不进点汤水，在饭后就会因胃液大量分泌使体液丧失过多而口渴。感到口渴才喝水，就会冲淡胃液，影响食物的消化、吸收。

研究发现，养成饭前或吃饭时不断喝点汤水的习惯，可以有效地减少食道炎、胃炎等疾病的发生。资料表明，常喝各种汤、牛奶、豆浆的人，消化道也最容易保持健康状态。

“饭前喝汤，苗条健康”，其道理就在这里。饭前喝汤，汤流到胃里去了，通过迷走神经反射到脑干的食欲中枢，食欲中枢神经的兴奋度就会下降，饭量可以减少1/3。如果没有汤，洗点绿叶菜用开水冲一冲，先喝掉，食欲也会下降。喝汤之后，吃饭的速度就会降下来，细嚼慢咽，就能少吃不少东西。

饭后喝汤，越喝越胖。因为吃饱饭再喝汤，胃被撑得很大，加上汤里有很多脂肪，热量高，所以饭后喝汤就会越喝越胖。

喝汤对人体有很多好处，现代饮食似乎进入了一个“汤补”的阶段。但是，汤喝得不对“路”，也会导致疾病。

1. 不要喝60℃以上的汤

喝温度太高的汤，有百害而无一利。人的口腔、食道、胃黏膜最高能忍受60℃的食品，超过此温度，会烫伤黏膜。虽然喝汤烫伤后，人体有一定的自行修复功能，但反复损伤极易导致上消化道黏膜恶变，甚至诱发食道癌。因此，喝50℃以下的汤更为宜。

2. 汤不能与饭混在一起吃

很多人喜欢用汤泡饭一起吃，这种习惯非常不好。在吃饭咀嚼的时候，口腔会分泌大量唾液，润滑食物，同时唾液有帮助肠胃消化食物的功能。如果长期泡汤吃饭，日久天长，会减退人体的消化功能，导致胃病。因此，汤不能与饭混在一起吃。

茶水——什么时候饮最好

饮茶是中国人传统的养生之道，医学研究表明，饮茶可止渴、消食、除痰、明目、利尿、除烦、

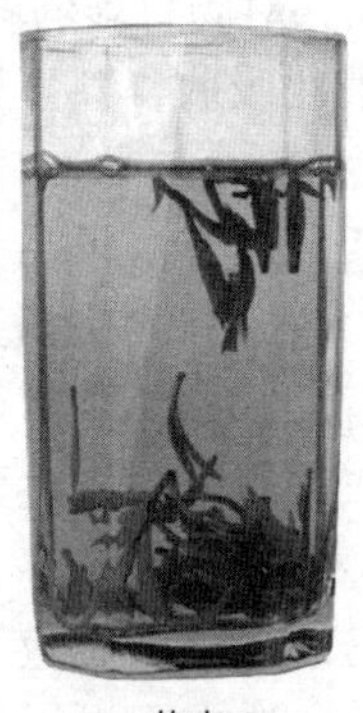

茶水

去腻、防癌、提神益思、延年益寿。如今，茶文化已经传遍世界，为各地人民所欢迎。然而，很多人却不知道，饮茶实际上是一门大学问，方法不对不仅起不到好作用，反而于身体不利。

有人认为，酒后饮茶能解酒，殊不知，这是一个误区，酒后饮茶不仅解酒无效，而且还会伤及脏腑。现代医学认为，饮酒后，酒中的乙醇通过胃肠道进入血液，在肝脏中转化为乙醛，乙醛再转化为乙酸，乙酸再分解成二氧化碳和水排出。酒后饮茶，茶中的茶碱可迅速对肾起利尿作用，从而促进尚未分解的乙醛过早地进入肾脏。乙醛对肾有较大刺激作用，所以会影响肾功能，经常酒后喝浓茶的人易患肾病。不仅如此，酒中的乙醇对心血管的刺激性很大，而茶同样具有兴奋心脏的作用，两者合二为一，更加强了对心脏的刺激，所以心脏病患者酒后喝茶危害更大。

那么，究竟什么时候是饮茶的最佳时间呢？从营养学的角度来看,应该是在饭后1小时。首先，饭前不宜饮茶。因为这样会冲淡唾液，使饮食无味，还能暂时使消化器官吸收蛋白质的功能下降。其次，饭后也不能立即饮茶，因为茶中含有鞣酸，能与食物中的蛋白质、铁质发生凝固作用，影响人体对蛋白质和铁质的消化吸收。等到饭后1小时，食物中的铁质已经基本吸收完，这时候喝茶就不会影响铁的吸收了。

不仅喝茶时间有讲究，什么时间喝什么茶也有讲究。营养专家建议，上午喝绿茶，下午喝乌龙茶，晚上喝普洱茶。绿茶又称不发酵茶，较多地保留了鲜叶内的天然物质，属于茶中之阳，上午喝绿茶可使阳气上升，心神俱旺，并助脾胃运化水谷精微，使心脑得到滋养。午后阴气渐升，脾胃功能有所减弱，而中午的食物一般多油腻，而乌龙茶属于半发酵茶，具有刺激胰脏脂肪分解酵素的活性，减少糖类和脂肪类食物被吸收，促进脂肪燃烧，降低血中的胆固醇含量等功能。因此，下午喝乌龙茶可健脾消食，促进消化，对于健运脾胃，防病养生很有好处。而在夜间阳气趋于里，气机下降，人体在一天的劳作之后，需要调养心神、脾胃，为第二天的工作养精蓄锐，中医认为“胃不和则卧不安”，经过发酵后再加工的普洱茶进入人体肠胃，会形成一层膜附着在胃表层，对胃产生保护作用，长期饮用普洱茶可护胃、养胃。

酒水——什么时候喝最好

酒，古人称为“天之美禄”，意思是上天赐给人们最美好的东

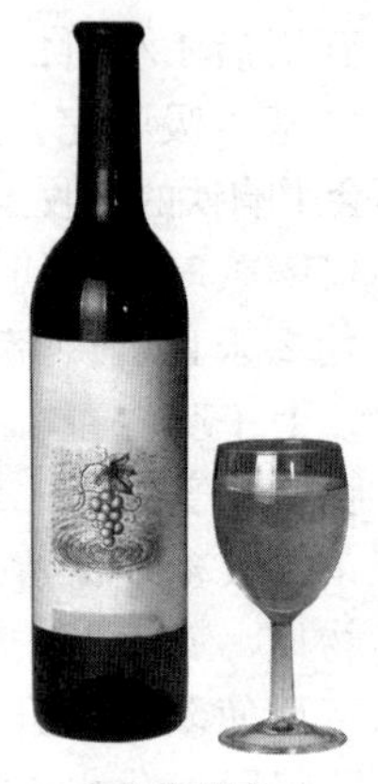

白葡萄酒

西，对于一个健康的人来说，少量饮酒尤其是一些低浓度的酒对健康起着重要的作用。从现代营养学来看，这个观点也说得过去。白酒由于自身含醇量的影响，营养价值有限，但黄酒、葡萄酒、啤酒却含有丰富的营养物质。其中黄酒就含有21种氨基酸，所含氨基酸量是啤酒的5~10倍，是葡萄酒的1.3倍。啤酒含有少量酒精外，其他为碳水化合物、蛋白质、多种氨基酸、维生素、钙、磷、铁等微量元素。所以被人们称之为“液体面包”。

当然，任何事情都要有个章法，饮酒也不例外，饮得科学自然于健康有益，饮得不对则会伤身。而饮酒的时间就是这个章法中最重要的一环。首先，我们要明白几个禁忌，也就是不宜饮酒的时间：

禁忌一：空腹不宜喝酒

空腹喝酒易醉，空腹虽然不会影响肝脏两种酶的含量水平，但由于空腹时饮酒，酒精吸收过快，肝脏内的两种酶便相对不足，即来不及充分发挥其“解酒”作用，所以容易醉酒。

禁忌二：睡前不宜饮酒

不少人认为，睡前饮酒可以助眠，尤其是失眠者，不少人常用饮酒来帮助入睡，其实这种做法非常有害。饮酒虽可暂时抑制大脑中枢神经系统的活动，使人加快入睡，但酒后的睡眠节律与生理性睡眠完全不同。酒后大睡时，大脑活动并未停止，甚至比不睡时还活跃得多，因而在酒后醒来的人常会感到头昏脑涨、头痛等不适。经常夜间饮酒成习者，还可能导致酒精中毒性精神病、神经炎及肝脏疾病等。

禁忌三：酒后不宜喝咖啡

在饮酒后，酒精很快会被消化系统吸收，接着进入血液循环系统，影响胃肠、心脏、肝肾、大脑和内分泌系统，并导致体内糖代谢、蛋白代谢、脂肪代谢紊乱，其中受害最直接、最严重的就是大脑。而咖啡的主要成分咖啡因，有刺激中枢神经和肌肉的作用，还会加快新陈代谢。如果酒后再喝咖啡，会使大脑从极度抑制转入极度兴奋，并刺激血管扩张，加快血液循环，极大增加心血管的负担，对人体造成的损害会超过单纯喝酒许多倍，甚至可能诱发高血压，如果再加上情绪激动、紧张，危险性会更大。

禁忌四：酒后不宜过性生活

现代医学研究证明，酒是刺激性很强的物质，易引起性器官充血兴奋，使人失去自制能力，而导致房事过度，必欲竭其精而后快，致使恣欲无度，肾精耗散过多。现代免疫学家认为，长期的“醉以入房”会使人体免疫系统的调节功能减退；因为性交频繁，能引起高度的全身性兴奋，从而促使人体能量的高度消耗，器官功能的适应性减弱。“醉以入房”不仅影响到自身，还会严重损害下一代的健康与智力发育，有人调查发现，因“醉以入房”怀孕的胎儿，出生后易发生精神失常、高血压、溃疡病等多种疾患。

禁忌五：酒后不宜马上洗澡

酒精对肝脏在糖代谢方面的作用，能阻碍肝脏对葡萄糖储存的恢复。因此，酒后洗澡会使肝脏来不及补充血液中消耗的葡萄糖。洗澡时皮肤血管扩张和酒精对血管的扩张作用，极易导致血压下降，容易使人发生虚脱或休克。另外，酒后洗澡还会因眼部充血而发生眼疾。因此酒后不要马上洗澡。

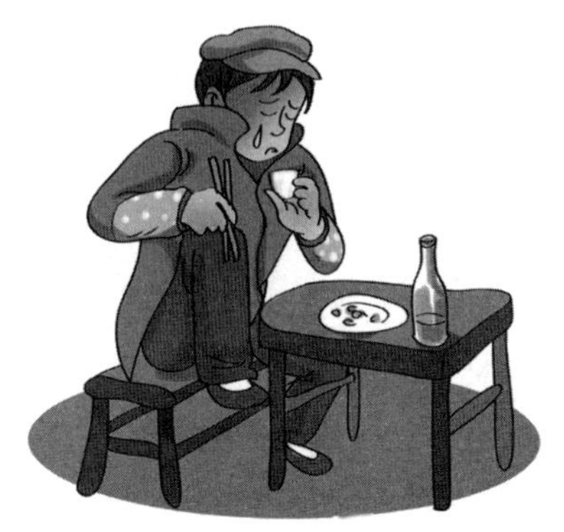

饮酒要注意情绪平衡

那么，什么时候饮酒比较合适呢？营养专家认为，每天下午两点以后饮酒较安全。一天中的早晨和上午不宜饮酒，尤其是早晨最不宜饮酒。因为在上午这段时间，胃分泌的分解酒精的酶——酒精脱氢酶浓度最低，在饮用同等量的酒精时，更多地被人体吸收，导致血液中的酒精浓度较高，对人的肝脏、脑等器官造成较大伤害。下午两点之后，尤其是在下午3点~5点，不仅人的感觉敏锐，而且由于人在午餐时进食了大量的食物，使血液中所含的糖分增加，对酒精的耐受力也较强。同时，人体肝脏中乙醇脱氨酶的活性升高，酒精更容易被代谢掉。不过，饮酒也不能太晚，因为晚上9点半之后，越往深夜，肝脏的解酒能力就越低，对身体不利。

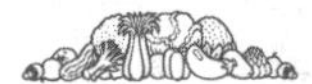

零食——怎样健康食用

吃零食都不健康吗

在讨论零食是否健康之前，我们要先弄清一个概念，即什么是零食？一般情况下，人们习惯将生活中除了一日三餐中被称为正餐之外的食物，一律称为零食。实际上，用营养学比较严谨一点说法应该是：非正餐食用的少量食物或饮料，不包括饮水。

在日常生活中，很多人都喜欢吃零食，有些人特别是孩子，一天到晚零食不离口。但值得注意的是，大部分人在吃零食这一问题上往往持否定态度，尤其是孩子的家长，总认为吃零食就如同成年人吸烟、饮酒一样，对身体健康有百害而无一利。实际上，这种观点并不正确。

当然，零食吃得过多一定会损害健康。首先，经常吃零食，胃肠就要随时分泌消化液，每次又分泌不多，这样到吃正餐的时候，消化液就分泌不充足，不能使食物得到很好的消化，影响正常营养的吸收，容易造成营养不良和胃口不好的现象。其次，由于零食中酸、甜、咸各种味道的强烈刺激，常可导致我们的味觉迟钝，以至于一般的饮食根本不足以引起食欲，长期食欲不好；再次，吃零食能加重胃肠的负担，使胃肠经常处于紧张状态中，得不到休息，因而会减弱消化器官的工作能力，引起消化不良症。另外，有些零食只是味道鲜美，而营养成分单调，长此下去则会导致营养不良。

不过，这并不意味着一切零食对不利于健康，应该一律拒绝。以儿童为例，营养专家指出：少年儿童正处在生长发育阶段，加上胃肠发育不完善，运动消耗较大，一日三餐有时很难满足其营养需求，零食不失为三餐外摄取营养的一种方式。研究发现，儿童从零食中获得的热量达到总热量的20%，获得的维生素、矿物质、铁质分别占总摄食量的15%、20%、15%。同时，吃零食时由于细嚼慢咽，可以促进唾液分泌，有利于帮助消化。有的儿童正餐吃得太少，饥饿时吃些糖果、饼干或饮料，可避免诱发低血糖、胃炎、胃溃疡等疾病。另外，适当吃些零食，特别是咀嚼果类食品对牙齿是一种锻炼，并能使牙齿自洁，可减少牙周病、蛀牙、牙菌斑等疾病的发生率。

除儿童之外，怀孕女性也需要适当吃些零食。孕妇由于特殊情况，营养需要量高于一般人，但由于怀孕后期胎儿压迫消化系统，食后饱胀感重，以致影响食量，营养不足会直接危害胎儿和孕妇。此时可以采用吃零食的办法，即常说的采用“少量多餐”的办法来解决这一问题。

老年人适当吃些零食对身体健康有益处。因为老年人的消化系统功能减退，如胃液分泌减少及消化道各种消化酶分泌减少，导致消化和吸收功能在一定程度上降低。在这种情况下，如果仍然是一日三餐，就不能满足老年人对营养素的需要。因为消化功能减退，每餐吃得太饱一时难以消化吸收，给胃肠道带来较多负担，常常会出现消化不良的症状。如果每餐吃七八成饱，在两餐之间感到饿了，吃一点易消化、富于营养的零食，既保证老年人的正常营养需要，又不会给胃肠造成过重负担。

某些病人，首先是糖尿病患者，也适于用零食补充营养。糖尿病人一顿吃得多会造成血糖迅速持续升高，对病情不利，故应将一日三餐的食量分为六餐或七餐来吃。再就是胃肠系统疾病，如胃炎等疾病患者的消化能力较弱，一次食入大量食物会加重胃肠负担，不仅消化吸收不理想，有时甚至会加重病情。因此也应该正餐不宜吃得过饱，餐间吃些零食。

当然，吃零食也很讲究，不是想吃什么就吃什么，在下面的内容中我们为大家一一详解。

合理吃零食的三大原则

饮食一定要有规律、讲原则，否则过犹不及，就会对身体产生伤害，零食自然也不例外。一般来说，在吃零食这个问题上，一定要遵循以下三个原则，这样才能在品尝美味的同时给身体补充营养、增加健康。

原则一：不要让零食喧宾夺主

在现实生活中，许多儿童零食不离口，走路时吃、做作业时吃、看电视时吃、聊天时还吃。这样吃零食不仅影响了正餐，甚至代替了正餐。有的时候这种情况甚至会延续到成年。无论如何，请一定要谨记：人体所需要的营养主要通过一日三餐获得，零食只是一种补充，因此零食不能无节制地吃，否则健康堪忧。

我们知道，人体消化系统工作是有规律的，当进食食物达到一定数量后，胃部就会出现饱足感。此时，我们对食物就不会再有欲望。过一段时间之后（一般2~4小时），胃里的食物基本排空，胃肠就要加快蠕动，胃液、肠液和胆汁就要加快分泌，这就给大脑发出了信号——我饿了。此时，人就会出现饥饿感，我们就需要进餐。但对那些零食不离口的人来说，他们的胃里不断有食物进入，总不能被排空。这样，在吃正餐时，他们就会缺乏食欲，吃得很少甚至根本就不吃。由于正餐进食太少，很快又会出现饥饿，他们就要再吃零食。久而久之，人体消化系统正常的工作节律被破坏，消化功能紊乱，必然会影响他们的身体健康。

原则二：合理安排吃零食的时间

一般来说，零食的最佳食用时间在两餐之间，即上午九十点钟和下午三四点钟，离正餐时间已有2个多小时。由于儿童代谢较成人快，此时，他们可能会出现轻微的饥饿感。如果能够让他们适量地吃些零食，就会起到防止饥饿和增加营养的作用，也不会出现影响正餐进食的情况。

不少人在晚餐之后边看电视边吃零食，或者边听音乐边吃零食，更有甚者躺在床上吃零食，这非常不利于人体健康。一是睡前吃零食会增加胃肠负担，影响睡眠，二是睡前吃零食如果不注意刷牙，残留在牙缝中的食物残渣会不利于牙齿健康，长期下去会产生龋齿；看电视时尤其注意控制吃零食的量，如果不加控制，容易不知不觉地吃进太多的食品，长此以往会导致体重超标，身体素质下降。

原则三：注意零食的营养搭配

零食五花八门，主食类有饼干、面包、蛋糕、汉堡和方便面等。水果类就更多了，不同季节可以有不同选择。此外，还有各类奶制品、饮料、肉脯、坚果类零食等。可以说，零食各有特点，但要注意搭配，不要只吃一种食品。

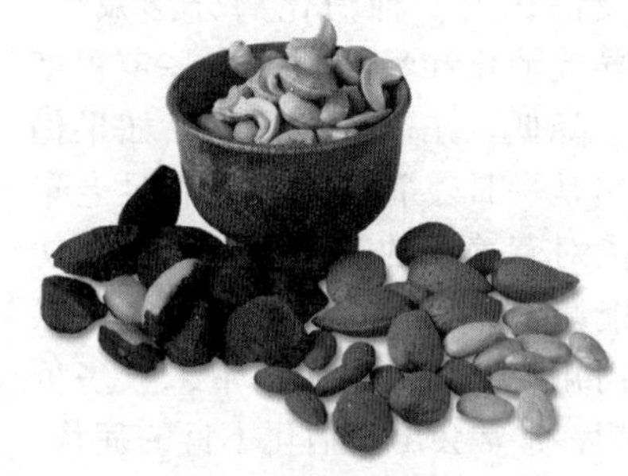

坚果是很好的零食选择

因为零食提供的能量和营养远不如正餐食物均衡、全面，而且所含的糖及热量又明显高于正餐。所以，选择零食也要讲科学，根据自身的情况，挑选有益的食品。比如，饼干、面包和蛋糕是用面粉、糖和少量的油制作的，含有丰富的碳水化合物和B族维生素，如果清晨匆匆上班，没顾上吃早餐，就应该选择这类食品，因为它们能为大脑细胞提供能量，提高工作效率；水果含有丰富的维生素、矿物质和膳食纤维，但含蛋白质、脂肪很少。经常吃不同种类的水果可增进食欲，帮助消化，防治便秘，对人体健康非常有益。如果三顿正餐已吃了足量主食，休息时不妨吃个水果，它们含有丰富的维生素C，可以增强人体免疫力；奶类含有丰富的优质蛋白质、钙、比例合适的氨基酸等。酸奶不但营养丰富，还易于消化吸收，尤其适合乳糖不耐受者。每天喝一些牛奶或酸奶，可以获得丰富的蛋白质和钙。

总之，从零食本身来说，应该是无害的。之所以说吃零食有害，是因为我们自身贪食或过于偏食，或者零食的脂肪、糖分含量过高，影响了正常的三餐进食，影响了消化和吸收。因此，对零食应该采取科学的态度，既不大力提倡又不能禁止，要适时、适度、适量。

选择零食的三个等级

那么，怎样选择零食才能趋利避害呢？人们根据零食类别与是否有利于健康，划分为“可经常食用”“适当食用”“限制食用”三个推荐级别。

第一级：“可经常食用”的零食

营养素含量丰富，同时是低脂肪、低盐和低糖的食品或饮料。这些零食既可提供一定的能量、膳食纤维、钙、铁、锌、维生素C、维生素E、维生素A等人体必需的营养素，又避免孩子摄取过量的脂肪、糖和盐分，属于有益健康的零食。主要包括以下几种：

蔬菜水果类零食：新鲜蔬菜、新鲜水果。如西红柿、黄瓜、香蕉、梨、桃、苹果、柑橘、西瓜、葡萄等。

奶及奶制品：纯鲜牛奶、酸奶等优质的奶类零食，可以作为正餐中奶类食物摄入不足的重要补充。

坚果类零食：在制作时不添加油脂、糖、盐的花生米、核桃仁、瓜子、大杏仁及松子、榛子等。

豆及豆制品零食：不添加油脂、糖、盐的豆浆、烤黄豆等。

谷类零食：加油脂、糖、盐较少的煮玉米、无糖或低糖燕麦片、全麦饼干等零食是纤维素的极佳来源。这类食物不仅脂肪少、能量低，而且含有大量的营养素如B族维生素、维生素E、钾、硒和铁等。

肉类、海产品、蛋类零食：在制作时没有添加油脂、糖、盐的零食。

薯类零食：在蒸、煮、烤薯类零食时，不添加油脂、糖、盐就可以经常食用。

饮料类零食：新鲜蔬菜瓜果榨出的汁，例如鲜榨橙汁、西瓜汁、芹菜汁、胡萝卜汁等。

第二级："适当食用"的零食

这些零食营养素含量相对丰富，但在加工制作过程中，使用了一些食用油、盐、糖、酱油、味精等调味料，是含有一定的脂肪、添加糖或盐等的食品或饮料。主要包括以下几种：

蔬菜水果类零食：海苔片、苹果干、葡萄干、香蕉干等用糖或盐加工的果蔬干。

奶及奶制品：奶酪、奶片等奶制品。

坚果类零食：一旦上面所说的坚果穿上油脂、糖、盐的"外衣"，就属于"适当食用"的零食了，例如琥珀核桃仁、鱼皮花生、盐焗腰果等。

豆及豆制品零食：经过加工的豆腐卷、怪味蚕豆、卤豆干等。

谷类零食：蛋糕、饼干等，因其添加了脂肪、盐、糖。

肉类、海产品、蛋类零食：牛肉干、松花蛋、火腿肠、肉脯、卤蛋、鱼片等。因为这些零食含有大量的食用油、盐、糖、酱油、味精等调味品，过量或长期食用会对人体造成伤害。

薯类零食：甘薯球、甜地瓜干等，因为在制作时添加了较多的油脂、糖、盐。

饮料类零食：果汁，在制作过程中加了糖，并且果汁含量超过30%果（蔬）饮料，如山楂饮料，以及杏仁露、乳酸饮料等。

冷饮类：甜度低并以鲜奶和水果为主的冷饮，例如品质较好的鲜奶冰激凌、水果冰激凌等。

糖果类零食：巧克力含有较高脂肪和能量，但是也具有丰富的营养，能预防心血管疾病、增强免疫力、降低血液中的胆固醇水平等作用，尤其是黑巧克力的脂肪含量较其他巧克力少，建议可以适当食用。

第三级："限量食用"的零食

从营养学角度，这些零食含有或添加较多量油、糖、盐的食品和饮料，提供能量较多，但几乎不含其他营养素。经常食用这样的零食会增加患超重、肥胖、高血压以及其他慢性病的风险。主要包括以下几种：

蔬菜水果类零食：罐头、蜜饯。例如水果罐头、果脯等零食含有较多糖而且制作中损失了大部分营养素，要限量食用。

奶及奶制品：炼乳等通常含

糖较多的食品。此处该强调的是乳饮料、乳酸饮料不属于奶类，不可以替代纯牛奶。

谷类零食：膨化食品、奶油夹心饼干、方便面、奶油蛋糕等。含有较高脂肪，而且高盐、高糖。

肉类、海产品、蛋类零食：炸鸡块、炸鸡翅等。

薯类零食：炸薯片、炸薯条等。因为在烹调过程中大大增加了能量，不仅损失了部分营养素，有些还含有毒性物质丙烯酰胺。

饮料类零食：甜度高或加了鲜艳色素的高糖分汽水等碳酸饮料。

冷饮类：甜度非常高、色彩鲜艳的冷饮。

糖果类零食：含糖量很高的糖果例如奶糖、水果糖等，提供能量较多，并且容易引起龋齿，不利于口腔健康，属于限量食用级别，建议尽量少吃。

有关零食的几个误区

关于零食，有一个最大的误区，就是误认为吃零食是一种不健康的习惯，我们在前面已经讲过了。除此之外，日常生活中其实还有许多有关零食的误区。下面，我们选一些常见的介绍给大家，希望能够引起大家的注意。

误区一：果冻是一种富含营养的零食

果冻中没有脂肪，并含有一些“水溶性膳食纤维”，少量吃些并没有坏处，也不会让你发胖，但你千万不要指望用它来增加营养。

营养专家认为，多吃果冻不仅不能补充营养，甚至会妨碍某些营养素的吸收。

误区二：黑巧克力防心脏病，可放心多吃

营养专家认为，巧克力一般都含有牛奶和糖分，而且成分相当高，是高热量、高脂肪、高糖分的食物，对人体产生的负面影响是相当严重的，需要引起注意。而黑巧克力之所以对身体有益，主要是来自可可豆中的有益成分类黄酮。我们吃的大多数巧克力，可可豆都经过加工，去掉了其中的类黄酮，以去掉苦的味道（类黄酮稍带苦味），因此，不要以为大量吃巧克力就可预防疾病。

因此，吃巧克力应抱着浅尝即止的态度，不贪吃、不多吃，偶尔随兴吃吃。或是在过年过节时，当作一种生活情趣，应景吃吃。

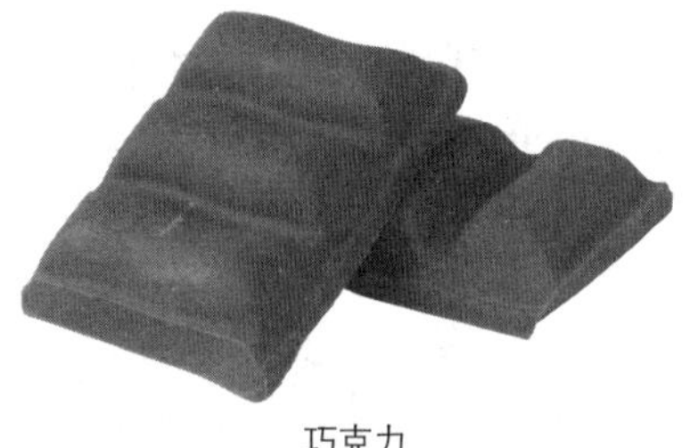

巧克力

误区三：坚果营养丰富，可多吃

杏仁、核桃、开心果、腰豆、花生等坚果类零食，一般被认为属于营养丰富的零食，所含纤维素及蛋白质都很丰富，B族维生素及维生素E含量也都高，于是人们就认为，多吃坚果对身体有益，可以放心吃。实际上，虽然坚果类零食营养高，但其脂肪含量也很高，多食易发胖。

误区四：常喝果汁可替代新鲜水果

很多人都喜欢用果汁来代替水果，觉得吃水果很麻烦，而且喝果汁在人们观念中也很有营养，所以人们都喜欢用果汁来代替水果，殊不知这种观念是错误的。

专家认为，果汁会减少人们对水果中富含的纤维素的摄取。而这些纤维素具有预防和减轻糖尿病、心血管疾病等保健功效，还能有效刺激肠胃蠕动，促进排便。而且，吃新鲜水果比较有饱腹感，喝果汁则不知不觉中让你摄入过高热量。

误区五：蜜饯、果脯有营养，可代替水果

有人认为，桃脯、杏脯、杧果干、黄梨干、话梅等蜜饯、果脯是从由天然水果制作的，自然也含有水果中的营养素，可以像水果一样多吃。实际上，蜜饯、果脯在加工过程中，往往加入了太多的糖或是盐，也有些果脯等食品中可能还含有防腐剂、色素、香精，经常食用会影响健康，如话梅等零食的含盐量就很高，多吃无益，长期摄入大量的盐分会诱发高血压。另外，一些蜜饯、果脯虽然营养丰富，但是含糖量也高，一些慢性病患者如糖尿病病人就不宜多吃。

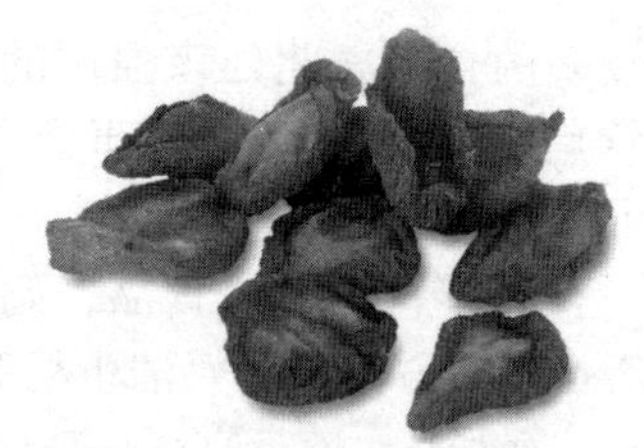

果脯的营养不如鲜水果丰富

误区六：鱼干和肉干中脂肪含量比鲜肉低，多吃无妨

肉干和鱼干，就是肉或鱼经过调味和干燥制成的产品。随着水分含量的降低，其中的营养物质得到浓缩，蛋白质含量高达45%以上。所以，它们是补充蛋白质的好食物。不过，如果以为吃肉干和鱼干越多越好，那可就想错了。

营养学家认为，鱼干和肉干虽是补充蛋白质的好食品，但同时也是一种高热量的食物，大量食用肉干鱼干和吃肉吃鱼没什么区别。大量食用肉干鱼干，其所含的蛋白质一旦超过了人体的利用能力，还可能导致形成致癌物质，威胁你的健康。

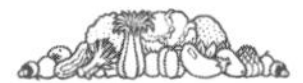

甜食——怎样吃为宜

甜食到底该不该吃

自古以来，在我们“甜”绝对是一个美好的字眼，比如“甜美”“甜蜜”“香甜可口”等，凡是与“甜”字相关的词，都是那么美好。然而，自从“甜”与“肥”联系起来之后，各种健康问题都归到了甜食的头上。

那么，甜食究竟该不该吃呢？我们就以下两个问题来探讨一下：

1. 什么是甜食

从字面理解，甜食自然就是甜味的食品，而甜味则是人们生下来就有的一种味觉上的感受。你给婴儿喝甜水，他的脸上会露出很甜蜜的笑容，你给他苦味的食物他马上就会很不愉快，也就是说人生下来就喜欢甜味。

事实上，人们对甜食的恐惧并非源来甜味，而是因为甜味很大程度上来自糖。我们通常所说的糖指的是蔗糖、玉米糖，它是一种纯热量的物质，吃了以后可以提供能量，但是它没有蛋白质没有脂肪，没有维生素，也没有矿物质，所以我们称之为一个空的能量食物，没有其他营养作用。除了糖之外，还有一些甜味剂，如木糖醇、糖精等，所以甜食并不能和糖完全画等号，如果担心糖分摄入过多，完全可以吃一些不含糖的甜食。

2. 粮食和糖之间的关系

单纯就糖而言，它其实也是人体必需的一种能量物质。我们

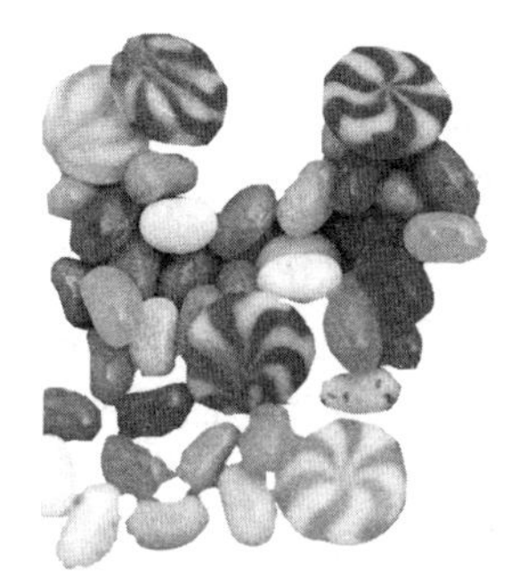

糖果

知道，粮食里面的主要成分是碳水化合物，而碳水化合物又叫糖类化合物，它到了身体里会变成葡萄糖。而我们一般称为糖的是蔗糖，蔗糖到了身体里也会变成葡萄糖。葡萄糖从维持人的生命来讲能够产生能量，是身体内不可缺少的。从这个角度来说，如果吃糖对人体有害，那么吃粮食同样对人体有害。人之所以会发胖，是因为吃进去的能量大于消耗的能量，而并非是因为吃糖。只要保持能量的收支平衡，你就会是健康的。

总而言之，糖和甜食不是不可以吃，而是要适量。那么，怎样吃才算适量呢？按世界卫生组织的标准，一个人每天摄入的总能量，由外部糖提供的应该不超过 10%，假如人体所需热量为 2000 千卡，那么糖的食用量不要超过 50 克。

应该吃甜食的五种情况

我们都知道，糖是一种营养成分，能够为人体提供能量。因此，当人体需要能量补充的时候，吃一些甜食可以快速解决这个问题。

在日常生活中，遇到以下五种情况，是需要吃甜食的：

情况一：运动前

人体在运动过程中，需要付出大量体能，而运动前又不宜饱餐，这时，适量吃些甜食可满足人体运动时所需一定量的能量供应。

情况二：过于疲劳与饥饿时

这时体内热能失去过多，人体虚弱，吃些甜食，其中糖可比一般食物更快地被血液吸收，迅速补充体能。

情况三：头晕恶心时

这时饮糖分较高的水，可提高血糖增强抗病能力。

情况四：糖尿病低血糖时

由于过分控制糖分摄取而出现低血糖导致的休克症状时，饮糖水或其他甜性饮料，可使患者度过危机。

情况五：呕吐或腹泻时

这时病人肠胃功能紊乱，有脱水症状，如喝一些盐糖水，有利于肠胃功能的恢复。

不过，值得注意的是，有些情况也是需要禁食甜食的，如饱餐以后吃甜食最易使体重增加，且过多的糖会刺激胰岛素分泌，易诱发糖尿病。睡前、饭前，将甜食当作每日的常规食品，都可导致牙病、食欲下降和发胖。

甜食这么吃不发胖

减肥者最难过的就是不能随便吃甜食，想想告别那香香甜甜的巧克力蛋糕、慕斯、提拉米苏、奶油饼干，真是心有不甘。其实，只要吃得有方法，吃得聪明，享

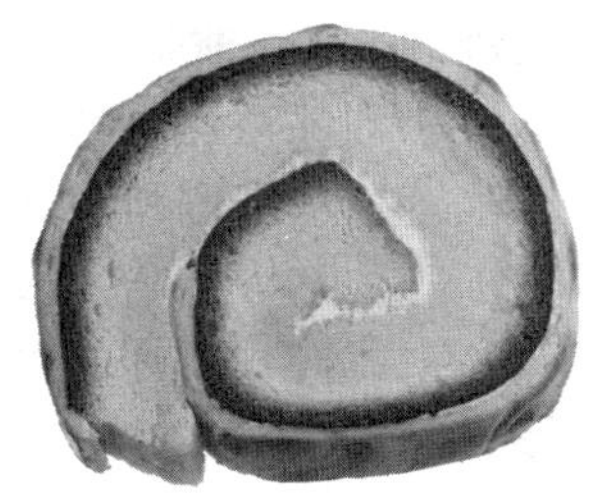

蛋糕

受美味与维持身材是绝对可以兼得的。下面就来介绍尽享甜食也不会发胖的秘诀。

1. 甜食要留到早上吃

晚上睡觉前吃甜食，这很危险，因为我们所吃甜食中的糖必须通过运动来代谢，所以晚上吃甜食让你非常轻易地被肥胖纠缠。甜食爱好者们完全可以尝试在早晨和上午吃自己所喜欢的甜食，在上班前吃点甜食，不但心情美丽，甜食提供的热量还能抵御上班路上的饥饿。

通常，吃甜食绝对不能狼吞虎咽，点心、零食吃得越快，血糖上升得就越快，热量就越无法消耗，就会停留在体内转变成脂肪。因此，慢慢享受甜点可有助于热量的消耗，而且对稳定情绪有帮助。

早晨或者上午吃的甜食，你会用一天的工作和运动来代谢分解它，在这样的条件下，吃100~200克水果，50~100克蛋糕或者饼干，一小块巧克力不会发胖。

如果上午的甜食吃多了，那么在中午和晚上最好多吃一些蔬菜，帮助消化的同时也分担了糖摄入量高的压力。

2. 果糖代替蔗糖

虽然说果糖和蔗糖都能引起肥胖，但是果糖更甜，果糖的甜度值通常接近200，而蔗糖只有100左右，相差大约一倍。这也就意味着你的用量可以更少，还可以达到更好的效果。果糖和蔗糖的热量不相上下，但是果糖转换成脂肪的速度比蔗糖慢，意味着你有更多的时间去代谢它。

蜂蜜和苹果糖就是很常见的果糖，当你烤蛋糕或者是曲奇的时候，干脆就不要再放砂糖了，改放一些蜂蜜或者苹果糖，别有一番风味。

3. 高热量甜点饭后吃

除了早晨和上午的时间，尽量避免空腹吃甜点，因为空肚子的时候，热量吸收的效果最好，而且很容易在不知不觉中就吃多。高热量点心如芝士蛋糕，则放在饭后吃比较好，因为与用餐中的食物纤维一起消化，热量吸收会比较少，且不容易吃太多。但是晚餐以后吃甜点一定要杜绝，过了晚餐之后，身体对热量的吸收有神奇的力量，如果吃了甜点或油炸零食当夜宵，又马上上床睡觉，那么糖就很容易转化成脂肪留在你的体内，危害比任何时候都要大。

糖尿病患者可以吃哪些糖

由于单糖、双糖及含糖量高的饮食血糖指数较高，不利于血糖的控制，糖尿病患者需控制进食此类糖，作为日常调味品，可以选用以下几种甜味剂：

1. 菊糖

菊糖又名甜叶菊，主要含甜菊糖苷，它的甜度比蔗糖高300倍，但是不提供热量，还有防龋齿的功能，适用于糖尿病、冠心病、肥胖症和高血压患者服用。但是菊糖略带有少许苦味，一些人可能会不习惯食用。

2. 木糖醇

木糖醇可用作糖尿病人专用食品的糖代品，因为它吸收率极低，在体内代谢过程中不需要胰岛素的参与。木糖醇的甜度是蔗糖的一半，在国外，它当作白砂糖的代用品已经很久。过去曾有人说它有降糖作用，但这缺乏科学依据。木糖醇同样也可以提供热量，不宜多用，一天不要超过50克，食用过多还会引起腹泻。

3. 高纯度果糖

果糖是一种营养性甜味剂，在参与人体中代谢时，比葡萄糖较少消耗胰岛素，可直接被小肠所吸收，随血液到肝脏储存，亦不会引起血脂、血糖升高。高纯度的果糖较为适合糖尿病人食用，其用量小，甜味浓、口感好，又不至于引起血糖的剧烈波动。但是不宜长期吃和大量吃，每天仅限10~20克为量，否则也会对血糖造成影响。

4. 罗汉果

罗汉果产是一味中药，有清肺止咳、润肠通便之功，其主要成分为罗汉果苷，甜度约是蔗糖的300倍，甜味类似菊糖，浓郁芬芳可口，也是糖尿病患者的优良天然糖代品。

5.A–K 糖

A–K 糖即乙酸磺酸钾，是一种新的人工合成甜味剂，甜度为蔗糖的200倍，在体内不被分解代谢，不产热量，不影响血糖及胰腺功能，以原形排出体外，无毒性。据称，A–K 糖将有可能成为糖尿病患者使用最为广泛的一种甜味剂。但在食用前应咨询糖尿病专科医生。

6. 糖精

糖精是人们最为熟悉的化学合成甜味剂，甜度强于蔗糖300倍。糖精进入人体后，不被组织代谢，仍保持原形从肾脏排出。动物毒理试验表明，糖精有弱的致癌性，故已被美国食品与药物管理局禁用，但是国内外还没有发现其真正致人患癌的相关报道。

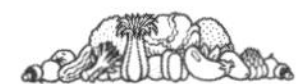

清淡——就是不吃鸡鸭鱼肉吗

清淡并非只吃水果蔬菜

目前，随着人们健康意识的增强，清淡饮食越来越被广泛认可。然而，关于如何清淡饮食，却有很多错误的认识。有些人认为，“清淡饮食”就是缺油少盐的饮食；还有些人认为，所谓清淡，就是最好别吃肉，只吃蔬菜和水果。于是，人们开始刻意追求这样的“清淡饮食”：放弃所有动物性食品，放弃油脂，放弃盐和酱油、咸菜等，每天用蔬菜和水果代替所有的食品，直到精神不振、全身无力，影响了正常的工作和学习。

营养学家指出，如果每天只吃水果和蔬菜，食物中所含的铁、维生素 B_{12}、蛋白质、脂肪等营养成分，不能满足机体新陈代谢的需要，会对人体造成不同程度的伤害。

（1）缺乏维生素 B_{12}：它是人体红细胞核酸和核蛋白合成代谢过程所必需的物质，因而有促进红细胞成熟和血红蛋白合成的作用，缺乏它就会发生恶性贫血；另外，它也是正常脂肪酸合成的辅酶，缺少它会引起神经胶质正常，脂肪酸合成减少，从而引起骨髓髓质完整性受损，胆胺、磷脂及鞘磷脂减少，导致出现类似脑蛋白质营养不良的神经症状。

（2）蛋白质的质量比较低。蛋白质是生命的基础，是人体一切细胞的主要成分。而蛋白质的摄入主要从食物中来。现在营养学家告诉我们，动物蛋白食物内含有人体必需的氨基酸比较丰富、全面，容易为人体吸收合成为人体蛋白质，这是植物蛋白食物远远不及的。长期素食者，其机体得不到充分的动物蛋白质，会使体内营养素比例发生紊乱，蛋白质入不敷出，会造成人体消瘦、贫血、消化不良、精神不振、记

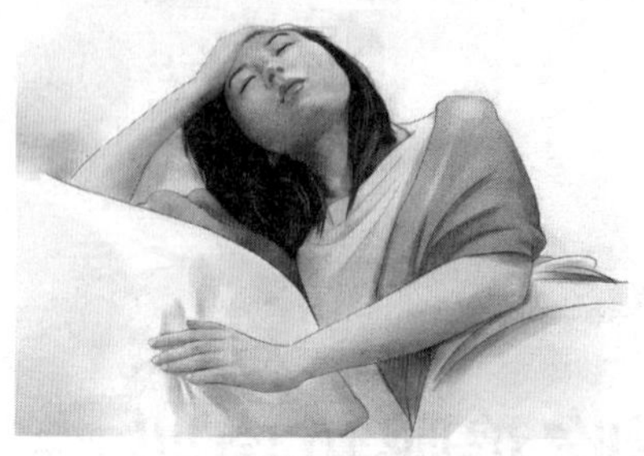

精神不振

忆力下降等症状。

（3）热量低：长期素食者由于蛋白质与脂肪不足，容易引发营养不良。

（4）微量元素缺乏：人体必需的元素，如锌、钙、铁等主要来自荤食。素食中锌、钙、铁含量少，且含有较多的植酸和草酸，会阻碍锌、钙和铁等元素的吸收。人体如果缺铁容易形成贫血，缺钙不利于骨骼健康，缺锌影响免疫功能和性欲等。

的确，清淡饮食确实对健康有益，但营养医生所说的清淡饮食是有条件的：食物应该多样化，主食以谷类为主；多吃蔬菜水果；经常吃奶类、豆类和适量的鱼、禽、蛋、瘦肉。只有这样，才能保证饮食中的蛋白质、脂肪等营养素满足人体基本的需要。在这个基础之上，再提倡清淡少盐，对脂肪和食盐的摄入量加以控制，才能真正地促进健康。如果没有这个前提，“清淡”就失去了意义。

清淡是口味的清淡

在很多健康节目中，都主张清淡饮食益于健康。那么，怎么才算是清淡饮食呢？实际上，所谓的清淡，在传统养生学看来，就是口味的清淡。提到口味，无非是“酸甜苦辣咸”这五味，而口味清淡自然就是对五味的控制了。

中医自古就有过度五味易伤身的说法，而营养学则从现代医学的角度阐述了五味过度对身体的伤害。

1. 酸味

如乌梅、山楂、山萸肉、石榴等，有敛汗、止汗、止泻、涩精、收缩小便等作用。但“多食酸，则肉服皱而唇揭。”酸的吃多了，就会抑制血的生发，嘴唇也会变厚，嘴上更会老起皮。

现代营养学认为，醋是一种对身体有益的食物，适当吃醋能够起到保护肝脏的作用，而且醋可以杀菌。但是醋吃多了却会伤牙，也会刺激胃，妨碍身体对钙质的吸收。

2. 甜味（甘味）

如红糖、桂圆、蜂蜜、米面食品等，有补益和缓解痉挛等作用。但“多食甘，则骨痛而发落”。甘类的东西是缓的，是散的。肾是主收敛的，头发跟收敛的气息有关。头发是否滋润，跟血有关，头发黑不黑，长得好不好与骨头有关。甜的东西吃多了，会造成头发脱落，因为收敛的气息减弱了。

营养学认为，糖是维持身体生存的基本能源，如果没有糖，我们就无法活下去。可是，糖吃多了不但对我们的牙齿有害，还会发生吐酸水、胃灼热等情况，这是脾胃受到伤害的结果。

3. 苦味

如橘皮、苦杏仁、苦瓜、百合等，具有清热泻火、燥湿、降气、解毒等作用。但“多食苦，则皮镐而毛拔”。肺主皮毛，苦的东西吃多了，由于苦主降，肺气不容易宣发，肺气调不上来，皮肤不能得到滋润，就会出现干枯萎缩之象。

现代营养学家认为，苦味食品可以促进胃酸的分泌，增加胃酸浓度，从而增加食欲。但是，苦味食物之所以苦是因为其含有化学成分。有些化学成分对人体健康有益，但也有的苦味化学成分含有毒素，食苦过多，会引起胃部不适，恶心、呕吐或泄泻等副作用。

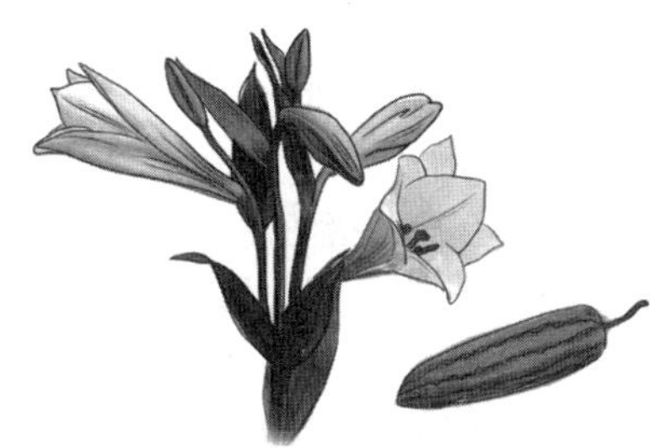

百合也属于苦味食品

4. 辣味（辛味）

如姜、葱、蒜、辣椒、胡椒等，有发散、行气、活血等作用。但“多食辛，则筋急而爪枯。”辛的东西吃多了，就会使筋失去弹性。肝在变动为握，如果经脉的弹性差，便会导致肝病的发生，因此，要少吃辣。

营养学认为，少量辣椒能够刺激味觉，促进食欲，还能祛除寒气和湿气。我国很多地区的人，例如湖南、四川、湖北、安徽，这些地区气候潮湿，就是依靠辣椒来祛除身体当中的湿气。但是辣椒吃多了会让人上火，容易发怒。

5. 咸味

如盐、海带、紫菜等，有泻下、软坚、散结和补益阴血等作用。但“多食咸，则脉凝泣而变色。”脉指血，咸的食物吃多了，不仅会抑制血的生发，还会使血脉慢慢凝聚，面色变黑。

营养学认为，如果我们吃不到足够的盐，嘴里就会没味道，失去食欲；严重缺盐还会导致全身无力，非常疲惫，头发也会变白。但是吃得太咸，会使心脏和肾脏的负担加大，有可能患上高血压等多种疾病。

由此可见，饮食一定要清淡，在选择食物时，酸甜苦辣咸，样样都要吃，样样不多吃。各种味道的东西为我们的味觉带来各种美妙的感觉，不要偏食某一种，任何一种吃得多了，对身体都不健康。

清淡饮食不是不吃盐

在我们的汉语词汇当中淡与咸相对，一提到清淡饮食自然而然地就会想到盐。于是，有人就抱持“矫枉必先过正”的念头，认定既然清淡有益于健康，那么不吃盐应该是最健康的了。

诚然，食盐过量肯定会给健康带来不利的影响。然而，盐却是必不可少的食材，人体失盐同样会造成伤害。盐是维持人体生理功能不可缺少的物质成分之一。一个正常人的体内，需要保持100克左右的钠。人通过出汗、排尿，会不断排泄掉一定量的钠，因此，人体每天还必须补充定量的盐。一旦补充不足，人体含钠量下降，就会引起失水、晕厥、虚脱，甚至昏迷不醒等系列症状。江苏启东地方的谚语“三天不吃盐基汤，脚下水汪汪”。盐基就是一种咸菜汤，不吃则走起路来脚下便没有力气。因此,清淡饮食不是不吃盐，而是要适量吃盐。

其实，除了食用之外，盐的用途还很多。小小盐利用得当就能让身体健健康康，现在告诉你盐的妙用。

（1）吸烟不易成瘾：吸烟前先在舌尖上舔少量盐，吸烟不易

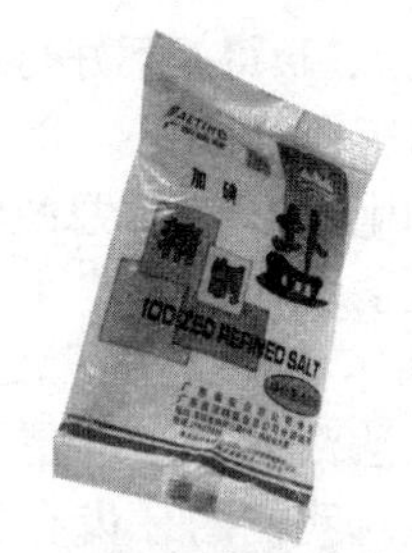

盐有很多妙用

成瘾；如果有烟瘾者，舔盐后再吸可渐渐减少烟量，有助戒烟。

（2）漱口水：取1/2茶匙的盐加入240毫升的温水，可当喉咙的漱口药水。

（3）清洁牙齿：将1 ：2的盐和苏打粉混合后，用来刷牙可去除牙垢，洁白牙齿。

（4）保护手：做家务或洗锅碗而致双手泛红且皱纹满布，可取精盐3茶匙溶入一盆温水中，浸泡双手约5分钟，有助双手恢复细白柔润。

（5）消除脚部疲劳：将脚泡在温盐水中数分钟，再用冷水冲净即可。

（6）减少蜇痛：如遭蜂蜇，将蜇处弄湿并沾盐，再用冷水冲净即可。

（7）治蚊虫咬伤：被蚊子、虫子咬伤的患部，先浸泡盐水，再敷上加有盐的猪油。

（8）消除眼部肿胀：拿一茶匙盐加入600毫升温热水中，待其完全溶解后，取棉花浸泡一会

儿，再取出敷在眼部肿胀处，可消肿。

最营养的“一至七”饮食模式

健康饮食自然是没有一定之规，需要根据每个人的体质来进行搭配。不过，有专家根据营养学原理，制订了一个适用于中国人的“一至七”饮食模式，这里介绍给大家：

1. 一个水果

最好每天吃一个富含维生素的新鲜水果，如苹果，长年坚持会收到明显的美肤效果。

2. 二盘蔬菜

一个人每天应进食两盘蔬菜，而且品种尽量多一些，不要总吃一种蔬菜。这两盘蔬菜中，还必须有一盘是时令新鲜的、深绿颜色的。最好食用凉拌芹菜、萝卜、嫩莴笋叶等，以免于加热烹调对维生素的破坏。每人每天蔬菜的实际摄入量应保持在400克左右。

3. 三勺素油

每人每天的用油限量为3勺，而且最好食用植物油，这种不饱和脂肪对光洁皮肤、塑造苗条体型、维护心血管健康大有裨益。

4. 四碗粗饭

现代人喜欢吃精加工的主食，这其实于健康不利。每天4碗杂粮粗饭能壮体、养颜、美身段。

5. 五种蛋白质食物

营养专家建议，每人每天吃任何动物的肉（最好是瘦肉）50克，任何种类的鱼50克（除骨净重）；豆腐或豆制品200克；蛋1个；牛奶或奶粉1杯。

6. 六种少量调味品

每天的饮食烹饪作料，酸甜苦辣咸等主要调味品都不可缺少，它们分别具有使菜肴增加美味、提高食欲、减少油腻、解毒杀菌、舒筋活血、保护维生素C、减少水溶性维生素的损失，维持体内渗透压和血液酸碱平衡，保持神经和肌肉对外界刺激和迅速反应能力，以及调节生理和美容健身等不同功能。

7. 七杯开水、茶水和汤水

营养专家建议，每天喝水不少于7杯，以补充体液、促进代谢、增进健康。也可用其他饮品代替，但要尽量少喝加糖或带有色素的饮料。

这套“一至七”饮食模式在清淡饮食的基础上，做到了营养的均衡搭配，感兴趣的朋友不妨一试。

素食者最需警惕的五大误区

素食者是清淡饮食观念的忠实拥护者，但目前有些素食者由于营养理论的缺失，经常陷入一些饮食误区，以下五点希望能够引起大家的注意。

误区一:油（油食品）脂、糖、盐过量

由于素食较为清淡，有些人会添加大量的油脂、糖、盐和其他调味品（调味品食品）来烹调。殊不知，这些做法会带来过多的热量（能量食品），精制糖和动物脂肪一样容易升高血脂，并诱发脂肪肝，而钠盐会升高血压（血压食品）。很多人还忽视了一个重要的事实：植物油和动物油含有同样多的能量，食用过多一样可引起肥胖。

误区二：吃过多水果（水果食品）并未相应减少主食

很多素食爱好者每天三餐之外，还要吃不少水果，但依然没有给他们带来苗条。这是因为水果中含有 8% 以上的糖分，能量不可忽视。如果吃 250 克以上的水果，就应当相应减少正餐或主食的数量，以保证一天当中的能量平衡。除了水果之外，每日饮奶或喝酸奶的时候，也要注意同样的问题。

误区三：蔬菜（蔬菜食品）生吃才有健康价值

一些素食者热衷于以凉拌或沙拉的形式生吃蔬菜，认为这样才能充分发挥其营养价值。实际上，很多蔬菜中的营养成分需要添加油脂才能很好地吸收，如维生素（维生素食品）K、胡萝卜素、番茄红素都属于烹调后更易吸收的营养物质。同时还要注意，沙拉酱的脂肪含量高达 60% 以上，用它进行凉拌，并不比用油烹调热量更低。

误区四：只认几种“减肥（减肥食品）蔬菜”

蔬菜不仅要为素食者供应维生素 C 和胡萝卜素，还要在铁（铁食品）、钙（钙食品）、叶酸（叶酸食品）、维生素 B_2 等方面有所贡献。所以，应尽量选择绿叶蔬菜，如芥蓝、西蓝花、苋菜、菠菜、小油菜、茼蒿等。为了增加蛋白质（蛋白质食品）的供应，菇类蔬菜和鲜豆类蔬菜都是上佳选择，如各种蘑菇、毛豆、鲜豌豆等。如果只喜欢黄瓜、番茄、冬瓜、苦瓜等少数几种所谓的“减肥蔬菜”，就很难获得足够的营养物质。

误区五：该补充复合营养素时没有补

在一些发达国家，食物中普遍进行了营养强化，专门为素食者配置的营养食品品种繁多，素食者罹患微量营养素缺乏的风险较小。然而在我国，食品工业为素食者考虑很少，营养强化不普遍，因此素食者最好适量补充复合营养素，特别是含铁、锌、维生素 B_{12} 和维生素 D 的营养素，以预防可能发生的营养缺乏问题。

“粗茶淡饭”，你吃对了吗

事实上，清淡饮食并非现代人的发明。早在几千前，传统中医养生学就主张“粗茶淡饭延年益寿”，提倡饮食清淡，多食素，少食肥甘厚味。不过，现代人对这一观点也有所误解，认为粗茶淡饭就是吃素，就是每天馒头咸菜，这样的饮食身体得不到充足的营养，自然不利于养生。目前，有一些营养专家对这一观点进行了深入研究，给出了科学合理的解读，回归来古人的本意。

“粗茶”是指较粗老的茶叶，和新茶相对。粗茶中的茶多酚、茶单宁等物质，对身体很有益处。茶多酚是一种天然抗氧化剂，能抑制自由基在人体内造成伤害，有抗衰老作用，还能阻止香肠、火腿中的亚硝胺等致癌物对身体的侵害；茶单宁则能降低血脂，防止血管硬化，保持血流畅通，维护心、脑血管的正常功能。茶多糖能缓解和减轻糖尿病症状，有降低血脂、血压等作用。所以，从健康角度看，粗茶的营养价值比新鲜茶叶更高。

“淡饭”是指富含充足蛋白质的天然食物，是相对于精致加工的食物而言的，既包含丰富的谷类食物和蔬菜，也包括脂肪含量低的鸡肉、鸭肉、鱼肉、牛肉等。蔬菜中含有人体需要的纤维素、维生素、矿物质等，能防止便秘和消化道疾病，帮助吸收蛋白质、脂肪和糖类，促使体内排出多余胆固醇，防止高血脂，保护心脑血管的正常功能。蛋白质则是构成细胞和组织的重要成分，是生命中的重要能量。

“淡饭”还有另外一层含义，就是饮食不能太咸。饮食过咸容易引发骨质疏松，甚至导致骨折，还使人易患高血压，长时间可导致中风和心脏病。

由此可见，粗茶淡饭养生是以蔬菜等植物性食物为主，注意粮豆混食、米面混食，适当辅以包括肉类在内的各种动物性食品，这样既能为身体提供充足的营养，又不至于增加肠胃的负担，对养生有益无害。

别轻视肥肉中的营养

长期以来，许多人总把吃肥肉与得高血压、冠心病、肥胖症等联系在一起，好像吃肥肉就是人们得这些疾病的罪魁祸首，以至于有些老年高血脂患者连稍肥一点的肉都不吃，其实，这是对肥肉的一种误解。健康专家经科学研究发现，只要烹调得法，肥肉也可以成为一种长寿食品，同时也是防癌的食品，无论男女老少，适当吃些肥肉对身体很有益处。

营养学认为，动物脂肪中含有一种能延长寿命的物质——脂蛋白，这种物质非但不会促进血管硬化，反而可以预防高血压等血管疾病。人体缺少这类营养素可能导致贫血、癌症与营养不良等疾病。另外，肥肉里含有丰富的脂肪，它不仅可以帮助人体储存热能，还可以保护脏器，构成细胞，补充蛋白质，提供人体必需的脂肪酸。如果身体缺乏脂肪，就会出现体力不足、身体免疫功能下降等不良症状。因此，我们在平时需要适量进食一些肥肉，保持脂肪在体内的进出平衡，既不可积累过多，也不应入不敷出。只有在摄入过多或人体代谢紊乱时，肥肉才是导致动脉硬化的“危险因素”。

当然，把肥肉做得既营养又不危害健康,还是需要一些技巧的。

首先是肥肉的选择。肥肉一般说的是猪肥肉，比如五花肉（猪腹部）、肘子肉（猪后腿）上的一些部分。我们在市场上买猪肉时，一定要挑颜色明亮且呈鲜红色的，摸起来感觉肉质紧密，表面微干或略显湿润且不黏手的，按一下后凹印可迅速恢复，闻起来没有腥臭味的猪肉。

其次，在做这类稍肥的猪肉时，最好使用密封的高压锅，炖起来可以更熟、更烂。在做法上，可以把肥猪肉做成各种菜式，比如氽白肉、酸菜白肉、炖五花肉、红烧肉、蒜泥白肉等。

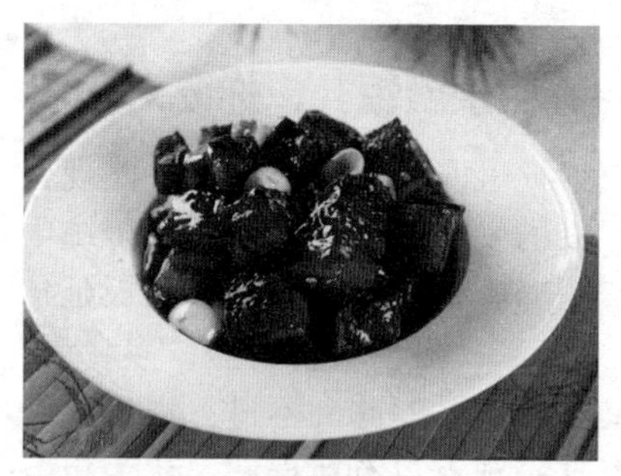

红烧肉

再次，也是最重要的一点，要把握炖肉的时间与火候。研究发现，随着肥肉炖的时间的增长，猪肉中的饱和脂肪酸含量大幅度下降，炖了两个小时以上的肥肉可下降 46.5%，达到最低点。而单不饱和脂肪酸和多不饱和脂肪酸随烹饪时间的增长而不断增加，在 2 小时时，达到最高值。这样，相当于让肥肉中对人体不利的因素（饱和脂肪酸和胆固醇）转化为对人体有利的因素（单、多不饱和脂肪酸），同时，炖烂的肥肉保留了猪肉原本的营养成分（丰富的维生素 B_1、蛋白质和必需的脂肪酸），而且胶质部分更容易被人体消化吸收，因此一般人都可以食用。

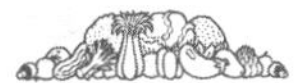

蔬菜水果——榨汁喝更有营养吗

榨汁让维生素 C 大量流失

随着科学技术不断发展，我们的生活也在不断改变，而饮食就是其中很重要的一部分。近年来，随着榨汁机的普及，自制蔬果汁似乎成了一种时尚。对于这一现象，营养学界有两种观点，一种观点认为，与直接食用相比，蔬果榨汁会让营养成分大量流失，不值得提供；而另一种观点则认为，蔬果榨汁与其他传统烹饪方法相比，不仅能更好地留住营养，而且便于营养的吸收。究竟哪种观点正确呢?

研究发现，蔬果榨汁确实会导致营养流失，并且主要是损失维生素和抗氧化成分，即使是榨完之后立即喝也是如此。这是因为，水果蔬菜的细胞当中，都有复杂的超微结构。就好比一个单位，会有很多部门，各个部门各司其职，所放的东西也不一样，不能混在一起。比如，维生素 C 一定不能和各种氧化酶相遇，否则就会互相作用。可是，在打汁时，高速旋转的刀片把细胞全部破坏，其中的所有东西都混在了一起。如此，维生素 C 遇到了多种氧化酶，就会损失惨重。梨、黄瓜、西瓜、胡萝卜榨汁后，维生素 C 含量流失 23%~93%。

而且，为了饮用方便，有的家庭一次会多榨一点，喝不完地放冰箱慢慢喝，实际上这也会让营养大量流失。有人专门做了一个实验：取两份现榨西瓜汁，一

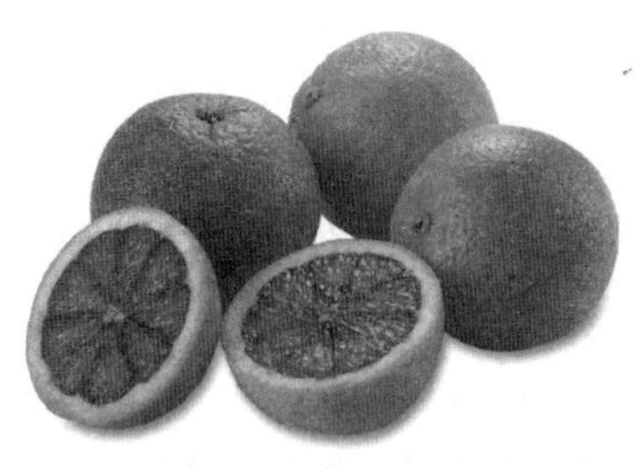

橙子是榨汁的好选择

份放入冰箱冷藏（4℃），另一份放在常温下（27℃）保存。3小时后，实验人员对这两份西瓜汁的维生素C含量进行了测量。结果发现，与刚榨出来时相比，常温果汁维生素C含量下降了27%，冷藏果汁维生素C含量下降了21%。这表明，放入冰箱虽能延缓西瓜汁维生素C的流失，但保鲜效果不明显。

因此，单纯从补维生素C的角度来说，蔬果榨汁确实不是一个好的选择。但需要指出的是，蔬果榨汁后还是可以得到不少矿物质，尤其是蔬菜，相比其他的烹饪方法，其营养保留更全面。

营养专家建议大家，千万不要谈“汁”色变，适量喝果汁还是可以的，尤其是在宴会上、旅游中、病榻上，饮用鲜榨蔬果汁可能更方便一些。

自制蔬果汁，留住营养的七大诀窍

虽然蔬果榨汁会让一些营养素流失，但如果掌握一些技巧，则能让营养最大限度地保留下来。下面我们就把这些技巧告诉大家。

技巧一：像胡萝卜、南瓜、小黄瓜以及哈密瓜，这些蔬果当中含有一种会破坏维生素C的酵素，如果与其他蔬果相搭配，会使其他蔬果中的维生素C受到破坏。不过，由于此种酵素容易受热及酸的破坏，所以在自制新鲜蔬果汁时，可以加入像柠檬这类较酸的水果，来预防其他的维生素C受到破坏。

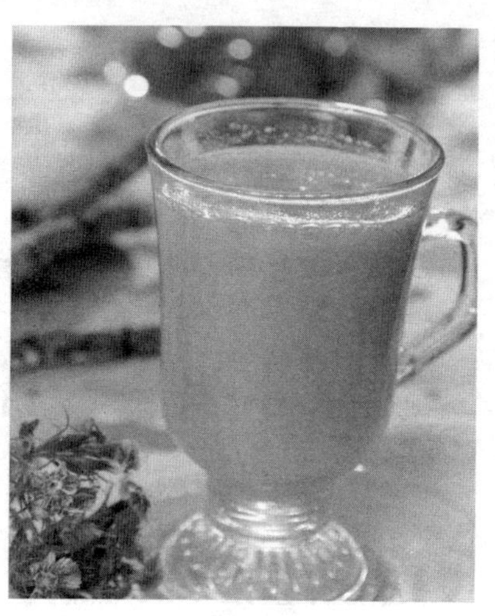
蔬果汁

技巧二：蔬果的表皮中也含有营养成分，像苹果皮中含有纤维素，能够帮助肠蠕动，促进排便，葡萄皮则具有多酚类物质，可抗氧化，所以像苹果、葡萄可以保留外皮使用。当然，蔬果一定要清洗干净，以免喝到残留的虫卵和农药。

技巧三：新鲜蔬果汁当中含有丰富的维生素，如果放置时间过久会由于光线以及温度的破坏，造成维生素效力和营养价值变低。因此蔬果汁要“现打现喝”，才能发挥最大的效用，最久也要在20分钟内喝完。如果不马上喝的话，要将其放入冰箱内冷藏。

技巧四：想要让蔬果汁不伤身体又能增强体质，在饮用的时候就要注意了。一是可加根茎类的蔬菜或者是加五谷、糙米一起打成汁，这样就能令蔬果汁不那么凉；二是各种蔬果的营养不同，所以各色蔬果都要吃，而不要偏食某几种，否则仍会造成营养的不均衡。

技巧五：在制作蔬果汁的时候，材料要选择新鲜的当令蔬果。冷冻蔬果由于放置时间过久，维生素的含量逐渐减少，对身体的益处也相对减少。此外，挑选有机产品或自己栽种的更好，这样可以避免农药污染。

技巧六：在喝蔬果汁的时候，一定要注意一口一口慢慢喝。新鲜的蔬果汁切忌大口痛饮，要以品尝的心情逐口喝下，这样才容易令其完全在体内吸收，如果大口痛饮，蔬果汁的糖分便会很快进入到血液当中，使血糖迅速上升。

饭后 2 小时后喝果汁，和吃水果的原理一样，因为水果比其他食物容易消化，所以为了不干扰正餐食物在肠胃中的消化，饭后 2 小时饮用较合适。

避免夜间睡前喝果汁，因夜间摄取水分过多会增加肾脏的负担，身体容易出现水肿。

有些人喜欢加糖来增加蔬果汁口感，但是糖分解时，会增加 B 族维生素的损耗及钙、镁的流失，降低营养。如果打出来的蔬果汁口感不佳，可以多利用香甜味较重的水果如哈密瓜、菠萝作为搭配，或是酌量加以蜂蜜，增加维生素 B_6 的摄取。

技巧七：新鲜蔬果汁不宜加糖，否则会增加热量。不宜加热，加热后的蔬果汁不仅会使水果的香气跑掉，更会使各类维生素遭到破坏。果汁不宜与牛奶同饮，牛奶含有丰富的蛋白质，而蔬果汁多为酸性，会使蛋白质在胃中凝结成块，吸收不了，从而降低了牛奶和蔬果汁的营养价值。不宜用蔬果汁送服药物。否则蔬果汁中的果酸容易导致各种药物提前分解和溶化，不利于药物在小肠内吸收，影响药效。溃疡、急慢性胃肠炎患者以及肾功能欠佳的人不宜喝蔬果汁。

了解了这七个技巧，制作蔬果汁和饮用蔬果汁的时候便可以更加科学、更加营养了。

蔬果榨汁，互补营养的搭配原则

蔬菜和水果中都含有大量的水分和丰富的酶类，且蛋白质和脂肪含量很低。此外还含有一定量的碳水化合物、某些维生素（如维生素 C、胡萝卜素等）、无机盐

（钙、钾、钠、镁）和膳食纤维等。不仅如此，蔬菜和水果中还常含有各种有机酸、芳香物质等成分。因此，蔬果汁的搭配至关重要，因为只有搭配合理才能让营养均衡，喝完之后才会获得健康。

蔬菜水果的互补原则：

1. 不可相互代替

总体来说，水果和蔬菜中都含有丰富的维生素，也都含有丰富的钙、钾、镁、铜、钠等矿物质和微量元素。但人们对水果和蔬菜是各有偏爱，有人爱吃水果，有人偏爱蔬菜，有人以为两者可以互相代替，实际并非如此。因为它们的营养成分和含量各有特点，其特殊的生理作用和功能也各不相同。

2. 经常变换种类

每种蔬菜和水果中所含的营养物质都各有偏重，如绿色蔬菜中含叶绿素多，而土豆等薯类中则含淀粉多；红色的水果含番茄红素多，而黄色的水果含维生素 C 较丰富，因此选择吃蔬菜和水果时，一定要经常变换品种，搭配食用，并且适当配合脂肪、蛋白质等一同进食，这样才能补充身体所需的大部分营养物质。

3. 与主食搭配

尽管蔬菜和水果的营养比较丰富，但不能因此就用它来代替主食，否则会导致身体出现贫血或营养不足，造成免疫力低下，影响身体健康。营养专家建议：主食的摄入是必需的，蛋白质含量高的鱼、肉及蛋类等也要适当补充，蔬菜的摄入量应多于水果。这些食物相互搭配，才能带给我们充足、全面的营养，保证身体健康。

从总体上讲，水果的营养低于蔬菜。尽管水果和蔬菜中都含有维生素 C 和矿物质，但在含量上有一定差别。水果中只有鲜枣、山楂、柑橘、猕猴桃等含维生素 C 较多，其他水果中的维生素 C 和矿物质都比不上蔬菜。蔬菜不仅膳食纤维含量远高于水果，而且它所含的是不可溶性纤维，能促进肠道蠕动、清除肠道内积蓄的有毒物质，但水果就无法达到这个功效。因为水果中所含的主要是可溶性纤维——果胶，它不易被消化和吸收，而且还会让胃的排空速度减慢。

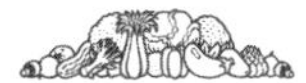

三餐——怎样吃才科学健康

不吃早餐“六宗罪”

现在的大都市生活节奏很快，很多白领因为早上贪睡而耽误了吃早餐，还有些人甚至为了减肥而故意把早餐省掉。殊不知，不吃早餐对人的身体健康有很大的影响。

具体来说，不吃早餐会给人体造成以下几大危害：

1. 不吃早餐容易发胖

一些人，尤其是女性怕发胖，为了减肥就刻意不吃早餐，不吃早餐工作、学习一个上午之后，午餐时必定很饿，食欲大开，容易摄入更多的食物。因此总体能量摄入不但没有减少，反而会增加，根本无助于减肥。其实吃早饭不容易发胖，为什么这么说呢？因为上午是阳气最足的时候，也是人体阳气气机最旺盛的时候，这个时候吃饭最容易消化。而且到九点以后就是脾经当令了，脾经能够通过运化把食物变成精血，然后输送到人的五脏去，所以早饭吃得再多也不会发胖。

2. 不吃早餐容易使人变老

因为早餐提供的能量和营养素在全天能量和营养素的摄取中占有重要的地位，不吃早餐或早餐质量不好，人体只得动用体内贮存的糖原和蛋白质，久而久之则会导致皮肤干燥、起皱和贫血等，加速人体衰老，严重时还会造成营养缺乏症。

3. 不吃早餐容易便秘

在三餐定时的情况下，人体

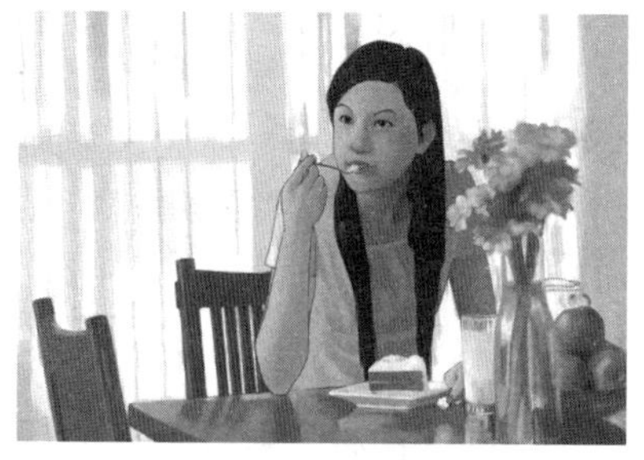

不吃早餐坏处多

内会自然产生胃结肠反射现象，有利于身体排毒；反之若不吃早餐成习惯，就可能造成胃结肠反射作用失调，产生便秘。身体排毒不畅，毒素在体内积累到一定程度就容易化作痘痘等，通过这种激进的方式排毒。

4. 易患胆结石

空腹时人体胆汁中胆固醇的浓度特别高，早餐引起胆囊收缩，促使胆固醇随胆汁排出。如果不吃早餐，胆汁和胆固醇在胆囊里停留的时间过长，容易沉淀，长此以往容易形成结石。

5. 易患消化道疾病

不吃早餐，空腹时间过长，胃酸分泌紊乱，容易对胃黏膜造成伤害，引起消化道疾病，如胃炎、消化不良、胃溃疡等。对已经患有这些疾病的人来说，不吃早餐会使病情加重。

6. 易患心脑血管疾病

长期不吃早餐还会使血液胆固醇增高，易患心肌梗死和中风等。中医学认为，早晨七点到九点是胃经当令之时，经脉气血是从子时一阳初生，到卯时的时候阳气就全升起来了，那么这个时候人体需要补充一些阴的东西了，而食物就属于阴，所以此时吃早饭就像贵如油的春雨，它可以有效补充人体所需之阴。

所以，我们一定要养成吃早饭的习惯。

理想早餐应注意

既然早餐一定要吃，那么如何吃才是科学理想的呢？主要有两点：

1. 就餐时间

早饭一定要吃，但什么时候吃呢？有些人说，既然是早饭，当然吃得越早越好，这些人吃早饭的时间一般都在五六点钟。也有些人说，一起床就吃早饭难受，而且也吃不下，所以往往是先买了早饭等到十点来钟再吃。其实以上两种做法都不正确，七点到九点是胃经当令之时，这个时候吃早饭最好，既能保证营养吸收，又不会使人发胖。

2. 食物选择

中医讲究“早吃咸，晚吃甜”，因为咸入肾，早吃咸会调动人的肾精和元气，提高人的精气神，精神一整天。所以我们早饭尽量吃些咸味的东西，或者可以就喝上一杯淡盐水。

此外，要想让早上吃的食物迅速转变成血液津精，源源不断地供给全身的每一个器官，就避免饼干、面包之类的干食，因为经历了一夜的消耗，人体的各种消化液已经分泌不足，此时如果再食入饼干、面包等干食，就会伤及胃肠的消化功能，降低血液津精的生成与运输。

西方营养学里有一种叫“要素饮食”的方法，就是将各种营养食物打成粉状，进入消化道后，即使在人体没有消化液的情况下，也能直接吸收。所以我们早饭要吃粥、豆浆之类的“流食”。

需要大家特别注意的是，早饭尽量不要吃油炸食物。因为油炸类食品脂肪含量高，肠胃难以承受，容易出现消化不良，还易诱发胆、胰疾患，或使这类疾病复发、加重。此外，多次使用的油里往往会有较多的致癌物质，如果常吃油炸食品，可增加患癌症的危险。

每日饮食午餐为主

经过一个上午紧张的工作或学习，从早餐获得的能量和营养不断被消耗，需要及时补充，为下午的工作或学习提供能量。因此，午餐在一天三餐中起着承上启下的作用。午餐提供的能量应占全天所需总能量的30%~40%。

俗话说，“早吃好，午吃饱，晚吃少”，这强调了午餐的重要性。当然，“吃饱”不是目的，而是为身体提供充足的营养，那么，怎样才能做到呢？根据营养专家分析，一份健康的午餐应具备以下元素：

（1）选择不同种类、不同颜色的蔬菜类。

（2）食物应以新鲜为主，因为新鲜食物的营养价值最高。

（3）多进食全麦食品，避免吸收过高热量和脂肪。

（4）应尽量少食盐。

如果长时间坚持上述健康的饮食方式，不仅患疾病的概率降低，而且还有可能比预期寿命延长15年。

有关专家根据以上基本原则，结合上班族的客观状况，提出了工作午餐的“五不主义”，更具有切实的指导意义。具体如下：

1. 不能只吃水果

有些女性上班族为了让自己苗条一些，中午会用水果代替正餐。殊不知大部分水果的铁、钙含量都较少，如果长期拿水果当正餐吃，营养就会不均衡，还易患贫血等疾病。所以，奉劝拿水果当午餐的上班族，一定要改变这个不良习惯，以免影响自己的健康。

2. 不能吃得过快、过饱

午饭吃得过快，不但不利于机体对食物营养的消化吸收，还会影响胃肠道的“加工”工作。如果吃饭求速度，还将减缓胃肠道对食物营养的消化吸收过程，从而影响下午脑力或体力工作能力的正常发挥。同样，如果吃得过饱，也会增加胃肠的负担，不利于工作，也不利于健康。

3. 不能吃得太辣

适量吃辣椒能开胃，有利于消化吸收，但不能吃过量。太辣的食品对于患胃溃疡的人就不合适，对口腔和食管也会造成刺激。吃得太多，容易令食道发热，破坏味蕾细胞，导致味觉丧失。

4. 不要喝酒

酒对大脑有强烈的麻痹作用，中午饮酒会降低下午的工作效率。完成不了工作，必须靠加班，这势必会造成身体的疲劳，对第二天的工作效率又会产生影响，久而久之就会形成恶性循环。所以，上班族中午最好不要喝酒。

5. 不能只吃面食

有些上班族习惯中午只吃面，方便面也好，牛肉面也罢，如果中午仅吃一碗面，其中蛋白质、脂肪、碳水化合物等三大营养素的摄入量是不够的，至于矿物质、维生素等营养素更是缺乏。再说，由于面食会很快被身体吸收利用，饱得快饿得也快，对于下午工作强度大的人来说，它们所提供的热量绝对不够。所以，午餐爱吃面食的上班族一定要适当地再吃点蔬菜、水果等，以均衡营养。

理想的六种午餐食物

对于一般人来说，由于工作等客观条件的限制，午餐很难吃得更健康，但也并非绝对办不到。吃午餐时有意识地选择食物的种类，可以起到营养平衡的效果。

营养专家认为，理想的午餐食物有以下六种：

1. 抗衰老抗痛食品——西蓝花

推荐理由：西蓝花富含抗氧化物维生素 C 及胡萝卜素。科学研究证明，十字花科的蔬菜是最好的抗衰老和抗癌食物。

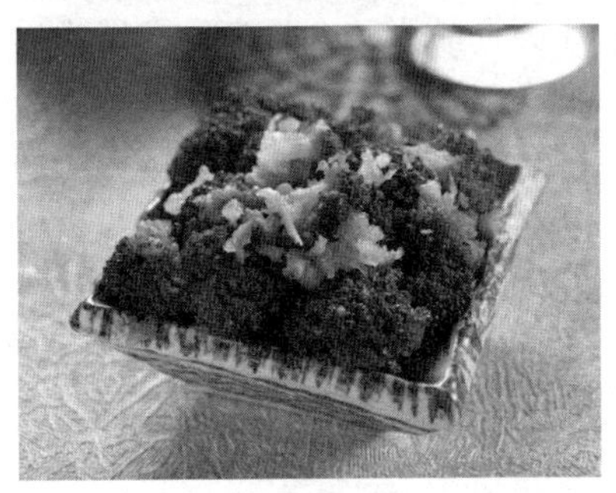

西蓝花

2. 最佳的蛋白来源——鱼肉

推荐理由：鱼肉可提供大量的优质蛋白质，并且消化吸收率极高，是补充优质蛋白的最佳选择。同时，鱼肉中的胆固醇含量比较低，在摄入优质蛋白的同时不会带入更多的胆固醇。有研究表明，多吃鲜鱼还有助于预防心血管疾病。

3. 降脂食品——洋葱

推荐理由：洋葱可清血，有助于降低胆固醇。

4. 抗氧化食品——豆腐

推荐理由：除了瘦肉和鱼虾类食物外，豆腐也是良好的蛋白质来源。同时，豆类食品含有一种被称为异黄酮的化学物质，是一种有效的抗氧化剂。请大家记住，“氧化”意味着“衰老”。

5. 保持活力食物——圆白菜

推荐理由：圆白菜也是十字花科蔬菜，维生素 C 含量很丰富，同时富含纤维，能促进肠胃蠕动，让消化系统保持年轻活力。

6. 养颜食物——新鲜果蔬

推荐理由：新鲜果蔬中含有丰富的胡萝卜素、维生素 C 和维生素 E。胡萝卜素是抗衰老的最佳元素。胡萝卜素能保持人体组织或器官外层组织的健康，而维生素 C 和维生素 E 则可延缓细胞因氧化所产生的老化。此外，这些富含膳食纤维的新鲜蔬果还能促进肠道健康，帮助排毒。

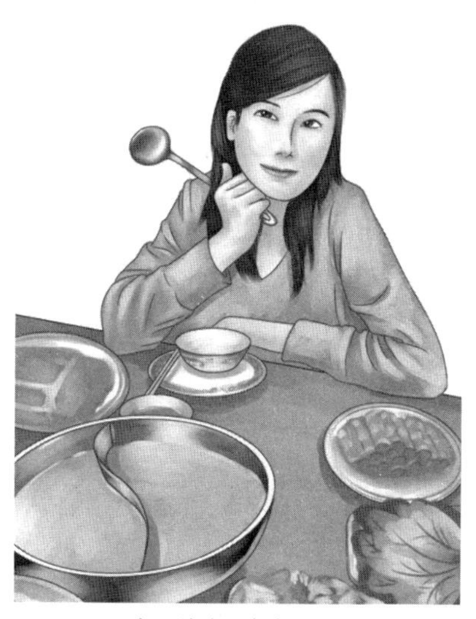

每日饮食以午餐为主

当然，除此之外，午餐主食一定不能缺少，尤其是下午要进行体力活动的人，最好多吃点米、面，其中的碳水化合物释放能量较为缓慢，能够长时间地维持体力。坐在办公室里的人则应多吃粗粮，粗粮中的膳食纤维虽然不能被人体消化利用，但能通肠化气、清理废物，促进食物残渣尽早排出体外。

晚餐应清淡至上

在日常生活中，常见一些人由于白天忙于工作，晚餐时全家团聚，菜肴丰盛，吃得很饱。殊不知，长期如此进食会带来严重后果。

营养专家认为，晚餐不能不吃，但要以清淡食物为主。如果晚餐比较油腻,多余的油（油食品）脂摄入可引起血脂升高，进而导致动脉粥样硬化和冠心病。多余的蛋白质（蛋白质食品）摄入可增加胃肠、肝脏和肾脏的代谢负担，对于有肝肾疾病的患者非常有害，时间长了还会导致许多消化系统、心血管系统疾病。

除了清淡之外，营养专家建议大家晚餐还应注意以下几点：

1. 晚餐不能吃得过晚

午餐吃的食物，在胃内停留 3 小时 ~5 小时就可消化完，如果 12 点吃午饭，那么到下午 6 点就应该吃晚饭，否则会有饥饿感。如果晚餐吃得过晚，不久就上床睡觉，不但会因胃肠的紧张蠕动难以入睡，睡着后还容易多梦，影响大脑休息。

2. 晚餐不宜吃得过饱

有的人认为晚餐是补充早餐和午餐的不足，而且距第二天早餐时间较长，往往会多吃点。可是，人吃了晚餐后一般没有大的活动，稍休息一下就睡觉。当人体处于休息状态，而支配消化活动的迷走神经却比较兴奋，消化功能旺盛，吸收的多余糖分可转化为脂肪堆积于体内，使人发胖；晚餐吃得过饱，胃肠充盈，会压迫胰胆管开口，甚至使胆汁流入胰脏，胆汁激活胰蛋白酶原，会产生自体消化，从而导致胰腺炎；入睡后血流缓慢，血脂容易沉积到血管壁上，这是导致动脉硬化、冠心病的重要原因；晚餐吃得过饱，摄入大量热能，可使人的葡萄糖耐力降低，久而久之，易患糖尿病。

3. 晚餐不宜只吃干食

有的老年人怕夜间多尿，晚餐就只吃干食，不敢多喝稀饭，这对健康很不利。因为人在睡觉时血流慢，体内血液中水分少会加速脑血栓的形成。

4. 晚餐不宜食用含咖啡因的饮料或食物

不少人睡不好的原因是咖啡喝得太多了。咖啡因会刺激神经系统，使呼吸及心跳加快、血压上升，它也会减少具有催眠作用的褪黑激素分泌，早晨喝杯咖啡或茶，或是午后喝罐可乐，也许能让你从睡意中振奋精神。但是一些对咖啡因敏感的人，即使只是在下午喝杯热可可，也足以使他们在午夜时分辗转难眠。此外，咖啡因的利尿作用也会使你在半夜频频跑厕所，如此一来，想睡个好觉的希望恐怕会落空。

那么，晚餐应该如何吃才科学呢？营养专家给出了五个建议：

建议一：每周七天晚餐必须保证多种花色品种，每顿晚餐需要 2 份素菜、1 份荤菜、1 份汤和 1 碗米饭；

建议二：每天摄入的油一般不要超过 25 克；

建议三：健康餐饮提倡喝汤，但不宜喝茶，因为浓茶中含有大量咖啡因；

建议四：不提倡吃得太辣，但青椒可以吃，因为其中有丰富的维生素 C 和各种营养成分；

建议五：餐饮中使用的调味品要少，提倡多吃自然食物，不追求口感，同时，餐饮中盐分也不宜太多。

晚餐不科学，易得八种病

午餐作为正餐的习惯早已被打破，晚餐成了中国现代家庭中最重要的一顿饭。一些家庭在晚上八九点钟，甚至十点才吃晚餐。有的人加班熬夜后把晚餐和夜宵放在一起，吃完后马上睡觉。这些不好的习惯是引起多种疾病的“罪魁祸首”，其危害不容忽视。

晚餐摄入不当，很容易导致多种疾病，最常见的疾病有以下 8 种。

1. 肥胖症

晚餐过饱，血液中糖、氨基酸、脂肪酸浓度就会增高，再加之晚上人们活动量小，热量消耗少，多余的热量在胰岛素的作用下合成脂肪，逐渐使人发胖。

2. 高血脂、高血压症

大量的临床医学和研究资料证实，晚餐经常进食荤食的人比经常进食素食的人血脂要高 3~4 倍。而患高血脂、高血压的人，如果晚餐经常进食荤食，等于火上浇油，很容易使病情加重或恶化。

3. 糖尿病

中老年人如果长期晚餐过饱，反复刺激胰岛素大量分泌，往往造成胰岛素细胞负担加重，进而衰竭，诱发糖尿病。

4. 冠心病

晚餐经常摄入过多热量，可引起血胆固醇增高，过多的胆固醇堆积在血管壁上，久而久之就会诱发动脉硬化和冠心病。

5. 急性胰腺炎

如果晚餐暴饮暴食，容易诱发急性胰腺炎，使人在睡眠中休克，若抢救不及时，往往危及生命。如果胆道有结石嵌顿、蛔虫梗阻、慢性感染等，则更容易诱发急性胰腺炎而猝死。

6. 肠癌

晚餐过饱，必然有部分蛋白质不能被人体消化吸收，这些物质在肠道细菌的作用下，产生一种有毒有害的物质，再加之睡眠时肠壁蠕动减慢，相对延长了这些物质在肠道的停留时间，导致大肠癌的发生。

7. 尿道结石

研究认为，尿道结石与晚餐太晚有关。这是因为尿道结石的主要成分是钙，而食物中含的钙除一部分被肠壁吸收外，大部分排出体外。据测定，人体排尿高峰一般在饭后 4~5 小时，如果晚餐过晚，排尿高峰期人处于睡眠状态，尿液全部潴留在尿道中，久而久之就会形成尿道结石。

8. 神经衰弱

晚餐过饱，必然造成胃肠负担加重，紧张工作的信息不断传向大脑，使人失眠、多梦等，久之易引起神经衰弱等疾病。

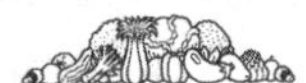

反式脂肪酸——藏在美味里的杀手

反式脂肪酸究竟是什么

近年来，在营养健康领域，“反式脂肪酸”这个词使用的频率非常高。不过，作为一个外来词，我国目前真正了解“反式脂肪酸”的人却并不是很多。那么，反式脂肪酸究竟是什么呢?

反式脂肪酸，又称为反式脂肪、逆态脂肪酸或转脂肪酸，是一种不饱和脂肪酸。动物制品或乳制品中所含的天然反式脂肪相当少；如果用天然脂肪反复煎炸，也会生成小量的反式脂肪。事实上，我们现在所食用的反式脂肪主要来自经过部分氢化的植物油。

20 世纪初，西方出现了让液态植物油变成固态油脂的“油脂氢化技术”。由于这一技术便利了植物油的运输和保存，并且可以用来制造各种口感美味的食品原料，欧美油脂工业界迅速采用这一技术并大力进行市场推广。当然，这一技术也受到了广大消费者的欢迎，这是因为一方面是氢化植物油价格便宜，做出来的食品口感好且保质期较长；另一方面人们对胆固醇深恶痛绝，认为植物奶油和植物起酥油不含胆固醇，对健康更有好处。

然而，一些营养学家逐渐对油脂氢化过程中产生的大量反式脂肪酸产生了质疑。他们发现，心脏病患者的体脂当中，反式脂肪酸的含量显著高于健康人。1990 年荷兰的一项研究表明，反式脂肪酸会增加人体血液中的“坏胆固醇”即低密度脂蛋白含量、降低“好胆固醇”即高密度脂蛋白含量，从而显著增加心血管疾病风险。这引起了全球科学界的高度重视。此后的研究又进一步证实反式脂肪酸会引发其他众多疾病。

在认识到反式脂肪酸的危害之后，世界卫生组织和联合国粮农组织在《膳食营养与慢性疾病》（2003 年版）中建议“为了增进心血管健康，应该尽量控制膳食中的反式脂肪酸，最大摄取量不超过总能量的 1%”。各国政府都积极行动起来控制食物中的反式脂肪酸。2003 年，丹麦发布政府规定，从 2007 年 6 月 1 日起，凡是反式脂肪酸含量超过 2% 的油脂不能用于食品加工。美国、加拿大和韩国要求食品标签上必须标注反式脂肪酸的含量，加拿大还同时出台了食品中反式脂肪酸的限量。日本和欧洲大多数国家提醒消费者要减少反式脂肪酸的摄入。

反式脂肪酸对人体的危害

对于心血管疾病的发生发展，反式脂肪酸负有极大的责任，它导致心血管疾病的概率是饱和脂肪酸的 3 倍 ~5 倍，甚至还会损害人们的认知功能。此外，反式脂肪酸还会诱发肿瘤（乳腺癌等）、哮喘、2 型糖尿病、过敏等疾病，对胎儿体重、青少年发育也有不利影响。有专家进行过这样一个比喻：如果在一份看上去“大油大肉”的浓汁肉排和一盘用人造脂肪做出来的炸薯条之间进行取舍，那么选择前者更有利于健康。

时至今日，人们对反式脂肪酸危害的认识主要集中在以下几个方面：

1. 降低记忆力

研究认为，反式脂肪酸对可以促进人类记忆力的某种胆固醇具有抵制作用。

2. 导致血栓形成

反式脂肪酸有增加血液黏稠度和凝聚力的作用。实验证明，摄食占热量 6% 反式脂肪酸的人群全血凝集程度比摄食占热能 2% 的反式脂肪酸人群增加，因而使人容易产生血栓。

3. 影响生长发育

由于受膳食和母体中反式脂肪酸含量的影响，母乳中反式脂肪酸占总脂肪酸的 1%~8%，反式脂肪酸对生长发育的影响包括：使胎儿和新生儿比成人更容易患上必须脂肪缺乏症，影响生长发育；对中枢神经系统的发育产生不良影响，抑制前列腺素的合成，干扰婴儿的生长发育。反式脂肪酸还会对青少年中枢神经系统的生长发育造成不良影响。

4. 容易发胖

反式脂肪酸不容易被人体消化，容易在腹部积累，导致肥胖。喜欢吃薯条等零食的人应提高警惕，油炸食品中的反式脂肪酸会造成明显的脂肪堆积。

5. 易引发冠心病

根据法国国家健康与医学研究所的研究成果表明，反式脂肪酸能使有效防止心脏病及其他心血管疾病的胆固醇（HDL）的含量下降。

6. 影响男性生育能力

反式脂肪酸会减少男性激素的分泌，对精子的活跃性产生负面影响，中断精子在身体内的反应过程。

哪些食品中含有反式脂肪酸

很多人虽然认识到反式脂肪酸对人体健康的危害，但却不能确切地说出反式脂肪酸的来源，大多数人认为，反式脂肪酸主要存在于风行街头的“洋快餐”中。果真是这样吗？

事实上，生活中一些常见的食物都含有反式脂肪。首先，油炸食品，如方便面、薯片、薯条等，都含有反式脂肪；其次，一些含有油脂特别是人造油脂的加工食品，如方便汤、冷冻食品（如汤圆）、烘焙食物（如饼干等）、各种即冲型糊粉状食品（如粉状麦片、椰子粉、芝麻糊粉等），以及各种奶糖、花生酱、巧克力酱中都有反式脂肪的身影。

除此之外，起酥面包里含“起酥油”，低档巧克力含“代可可脂”，一些面包和酥点中含“麦琪淋”，微波炉爆米花和一些膨化食品中都含有氢化植物油，总之，各种高度加工食品和煎炸食品，几乎都藏有反式脂肪。饮料中，珍珠奶茶、咖啡伴侣主料之一就是植脂末，其主要成分是含反式脂肪的氢化油。

当然，这并不意味着所有加工过的食品都有反式脂肪酸。那么，我们应该怎么看呢？

最好的方法是看食品组分，如果一种食品标示使用转化脂肪、氢化棕榈油、人造植物黄油等，那么这种产品含反式脂肪酸。食品包装成分种类标示一般是依按含量高低顺序排列，如果以上名称出现在产品前面，可推测反式脂肪含量高。

一般来说，口感很香、脆、滑的多油食物就可能使用了部分氢化植物油，富含氢化植物油的食品就可能有反式脂肪酸。如饼干、巧克力派、蛋黄派、布丁蛋糕、糖果、冰激凌等。还有速食店和西式快餐店的食物也常常使用氢化油脂。现制现售的奶茶尤其要注意，因为它“乳化”“滑润”的状态特性需要氢化植物油。

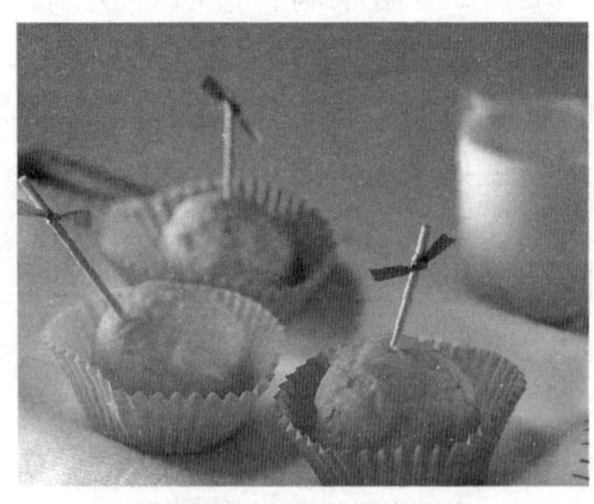

蛋糕可能含有反式脂肪酸

第四章

是非分明的营养细节

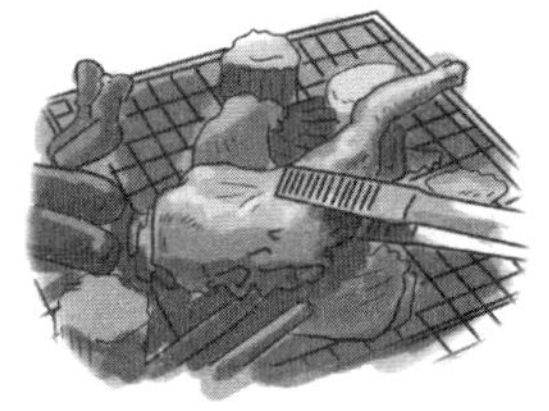

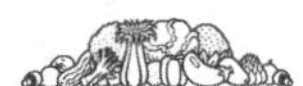

健康饮食的黄金法则

从《中国居民膳食指南》说健康饮食

1968年，瑞典提出名为《斯堪的那维亚国家人民膳食的医学观点》的膳食指导原则，对人们的健康产生了积极的效果，于是世界卫生组织和联合国粮农组织建议各国仿效，随后相继有20多个国家公布了各自的《膳食指南》。

我国政府于1989年首次发布了《中国居民膳食指南》，在1997年4月，再次发布了修改后的新的膳食指南。2007年国家卫生部委托中国营养学会制定了《中国居民膳食指南》(2007)，体现了国家对提高国民的健康素质极大关注。

新版《中国居民膳食指南》以先进的科学证据为基础，密切联系我国居民膳食营养的实际情况，建议居民选择平衡膳食、注意食品卫生、进行适当的身体活动、保持健康体重，对各年龄段的居民摄取合理营养，避免由不合理的膳食带来疾病，具有普遍的指导意义。

其基本内容包括：

（1）食物多样，谷类为主，粗细搭配。

（2）多吃蔬菜水果和薯类。

（3）每天吃奶类、大豆或其制品。

（4）常吃适量的鱼、禽、蛋和瘦肉。

（5）减少烹调油用量，吃清

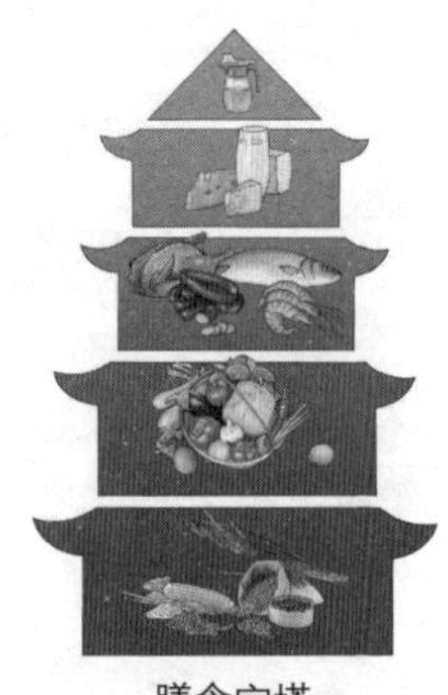

膳食宝塔

淡少盐膳食。

（6）食不过量，天天运动，保持健康体重。

（7）三餐分配要合理，零食要适当。

（8）每天足量饮水，合理选择饮料。

（9）如饮酒应限量。

（10）吃新鲜卫生的食物。

下面，我们针对这十大中国居民膳食基本原则，为大家细细解读。

食物多样，谷类为主，粗细搭配

任何一种天然食物都不可能提供人体所需的全部营养素，想要做到平衡膳食，日常饮食就必须由多种食物组成，否则就不能满足人体各种营养需求，达到合理营养、促进健康的目的。

对于中国居民来说，在食物多样的基础上，还须以谷物为主。这是因为谷类食物是我们热量的主要来源。谷类食物中碳水化合物一般占重量的75%~80%，蛋白质含量是8%~10%，脂肪含量1%左右，另外，还含有矿物质、B族维生素和膳食纤维。选择五谷类食物如饭、粉、面时，要以白饭、汤粉、汤面为主，减少进食炒饭、炒粉、炒面或方便面等含高脂肪的食物，这有助避免因

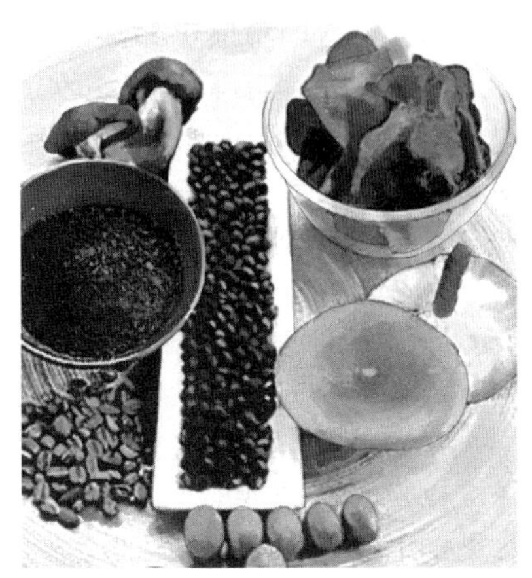

谷类为主，粗细搭配

摄取过多脂肪而引致体重上升。全谷麦类如糙米、杂粮馒头等比精加工的精米、白面包含更多纤维素和营养。

粗细搭配在这里有两层意思：一是要适当多吃一些传统上的粗粮，即相对于大米、白面这些细粮以外的谷类及杂豆，包括小米、高粱、玉米、荞麦、燕麦、薏米、红小豆、绿豆、芸豆等；二是针对目前谷类消费的主体是加工精度高的精米白面，要适当增加一些加工精度低的米面。《中国居民膳食指南》建议一个成年人每天最好能吃50克以上的粗粮。

多吃蔬菜水果和薯类

蔬菜和水果含丰富的纤维素、维生素和矿物质，如维生素A、维生素C和钾。一些深色蔬菜和水果如菜心、菠菜、番茄和

木瓜等，可帮助摄取更多维生素和矿物质。蔬菜不宜烹饪太久，这样容易造成营养流失。咀嚼困难者可以把蔬菜切碎一些，以帮助咀嚼。《中国居民膳食指南》建议我国成年人每天吃蔬菜300~500克，最好深色蔬菜约占一半，水果200~400克。

薯类含有丰富的淀粉、膳食纤维以及多种维生素和矿物质。常见的薯类有甘薯（又称红薯、白薯、山芋、地瓜等）、马铃薯（又称土豆、洋芋）、木薯（又称树薯、木番薯）和芋薯（芋头、山药）等。薯类干品中淀粉含量可达80%左右，而蛋白质含量仅约5%，脂肪含量约0.5%。故具有控制体重、预防便秘的作用。因此，我们在平时要注意增加薯类的摄入。不过，《中国居民膳食指南》也指出，由于薯类蛋白质含量偏低，儿童长期过多食用对其生长发育不利。

每天吃奶类、大豆或其制品

奶类不仅钙含量高，而且钙、磷比例比较合适，还含有维生素D、乳糖、氨基酸等促进钙吸收的因子，吸收利用率高，是膳食优质钙的主要来源。研究表明，青少年饮奶有利于生长发育，并推迟其成年后发生骨质疏松的年龄；中老年人饮奶可以减少其骨质丢失，有利于骨健康。《中国居民膳食指南》建议每人每天饮300克奶或相当量的奶制品，如果平时饮奶量更多或有高血脂和超重肥胖倾向者，则建议选择减脂、低脂、脱脂奶及其制品。

大豆，中国古称菽，是一种种子含有丰富蛋白质的豆科植物，含有必需脂肪酸、B族维生素、维生素E和膳食纤维等营养素，且含有磷脂、低聚糖，以及异黄酮、植物固醇等多种植物化学物质。大豆最常用来做豆腐、豆皮等各种豆制品，榨豆油、炼酱油和提炼蛋白质，大豆加工之后，也可以成为酱油或腐乳。为提高我国农村居民的蛋白质摄入量及防止城市居民过多消费肉类带来的不利影响，《中国居民膳食指南》建议适当多吃大豆及其制品，最好每人每天摄入30~50克大豆或相当量的豆制品。

常吃适量的鱼、禽、蛋和瘦肉

鱼、禽、蛋和瘦肉都属于动物性食物，是人类优质蛋白、脂类、脂溶性维生素、B族维生素和矿物质的良好来源。从营养学角度来看，动物性食物中蛋白质不仅含量高，而且氨基酸组成更适合人体需要，尤其富含赖氨酸和蛋氨酸，如与谷类或豆类食物搭配食用，可明显发挥蛋白质互补作用。

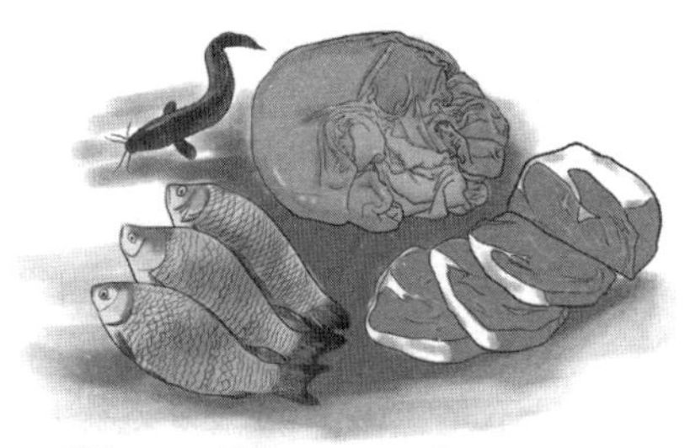

适量的鱼肉、禽肉、蛋类

不过值得注意的是，动物性食物一般都含有一定量的饱和脂肪和胆固醇，摄入过多可能增加患心血管病的危险性。

《中国居民膳食指南》指出，目前我国部分城市居民食用动物性食物较多，尤其是食入猪肉过多,应调整肉食结构,适当多吃鱼、禽肉，减少猪肉摄入。相当一部分城市和多数农村居民平均吃动物性食物的量还不够，应适当增加。《膳食指南》建议，成人每日摄入量分别为：鱼虾类 50~100 克，畜禽肉类 50~75 克，蛋类 25~50 克。

减少烹调油用量，吃清淡少盐膳食

植物油在常温常压下一般为液态，称为油，而动物脂肪在常温常压下为固态，称为脂，二者合称为油脂。在我国的饮食习惯中，油脂是必不可少的元素之一，是人体能量的最主要来源。

不过，脂肪摄入过多对身体的危害也很大。一是会引起肥胖，二是用油比例不合适，不仅仅会使肥胖增多，血胆固醇也会增高。猪油等动物油脂及黄油都属于饱和脂肪酸，食用过多不仅易导致血液总胆固醇升高，更重要的是能使“坏胆固醇”即低密度脂蛋白胆固醇增高，直接导致动脉粥样斑块形成。所以人们应尽量少食含饱和脂肪酸的油脂。因此,《中国居民膳食指南》建议减少烹调油的用量，最好每人每天烹调油用量最好为 20~30 克。

除了油脂之外，盐的摄入对健康也很重要。食盐不仅是人们膳食中不可缺少的调味品，而且是人体中不可缺少的物质成分。它的主要成分是氯化钠，是一种中性无机盐显示的味道。但是，摄入食盐过多也会引发多种疾病，如高血压、水肿、感冒等。研究发现，摄入食盐过多还会使小动脉收缩,有害心脏健康。因此,《膳食指南》建议大家平时吃菜不要吃得太咸，尤其是老年人与婴幼儿的食物不能过咸，每天食盐摄入量最好不超过 6 克，包括酱油、酱菜、酱中的食盐量。

食不过量，天天运动，保持健康体重

我国历代养生家都十分重视节食，主张“食少”。从营养学的角度来看，食多的害处的确很多，除增加肠胃负担引起消化系统疾病外，营养过剩，体肥超重，还可导致多种疾病。一个人如果摄入的能量超过消耗的能量时，便会造成体内能量过剩，多余的能量就会转变为脂肪，堆积在腹部、心脏等脏器和血管壁上，使身体肥胖，气血流通瘀滞，减弱心脏功能，诱发高血压、冠心病、动脉粥样硬化等心血管疾病。还可使胰岛素分泌减少，产生糖尿病。暴饮暴食可引起胰腺分泌大量胰液，造成胰管内压力增高，如同时饮酒，会使胃及十二指肠黏膜充血，十二指肠乳头水肿，胆道口痉挛，发生急性坏死性胰腺炎，出现腹痛、恶心、呕吐等症状，甚至猝死。因此，适当节制饮食，对健康十分必要。

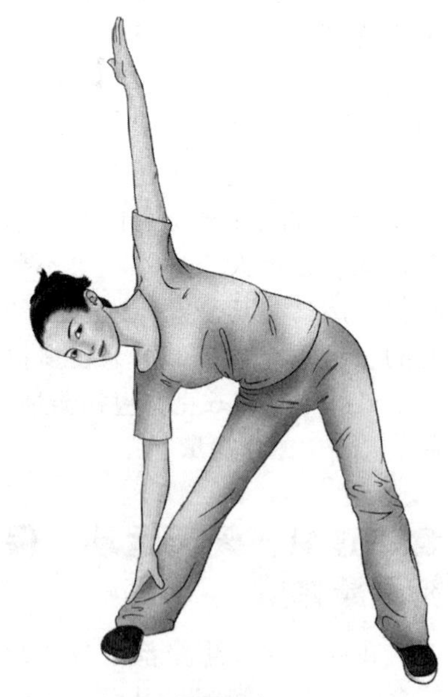

天天运动

当然，要保持健康体重，除了控制食量之外，每天还要保持一定的运动量，最好是两者之间有一个平衡。如果进食量过大而运动量不足，多余的能量就会在体内以脂肪的形式积存下来，增加体重，造成超重或肥胖；相反若食量不足，可由于能量不足使得体重过低或消瘦。体重过高和过低都是不健康的表现，易患多种疾病，缩短寿命。所以，应保持进食量和运动量的平衡，使摄入的各种食物所提供的能量能满足机体需要，而又不造成体内能量过剩，使体重维持在适宜范围。

《中国居民膳食指南》建议，正常生理状态下，每日进食要达到不过饱的标准，成年人每天进行累计相当于步行 6000 步以上的身体活动，如果身体条件允许，最好进行 30 分钟中等强度的运动。

三餐分配要合理，零食要适当

人的一生，如果按照平均寿命 70 岁计算，要吃进 60~70 吨的食物，除大量的饮用水以外，其余多数为植物食品和动物食品。人们通过一日三餐将食物吃进去，经过口腔的咀嚼、胃肠的消化与吸收，从而摄入食物中的各种营养素用来维持人体的生命活动。

可以这样说，一个人的身体就是由他所摄取的营养素组成的，他所表现出来的健康或非健康状态都与他日常的饮食行为有着密不可分的关系，食物对于人体成长和健康有十分重要的作用。营养学家指出：未来的你是否健康，就是从你现在所吃的食物开始的，也就是说通过你的一日三餐一口一口地吃出来的，你在进食中塑造自己的身体和健康。因此，管好自己的嘴，合理安排一日三餐。具体原则如下：

（1）早餐提供的能量应占全天总能量的25%~30%，午餐应占30%~40%，晚餐应占30%~40%，可根据职业、劳动强度和生活习惯进行适当调整。

（2）一般情况下，早餐安排在6：30~8：30，午餐在11：30~13：30，晚餐在18：00~20：00进行为宜。

（3）要天天吃早餐并保证其营养充足，午餐要吃好，晚餐要适量。不暴饮暴食，不经常在外就餐，尽可能与家人共同进餐，并营造轻松愉快的就餐氛围。

（4）零食作为一日三餐之外的营养补充，可以合理选用，但来自零食的能量应计入全天能量摄入之中。

每天足量饮水，合理选择饮料

水作为膳食的重要组成部分，不仅参与人体的构成，而且发挥着许多重要的生理作用。如果把体内的水看成是一条河，生命的各种新陈代谢活动就在其中航行。如果没有水，新陈代谢活动就不能进行，各种营养素就像散落在干涸河床上的沙砾。

家中的白开水其实是最好的饮料，科学家研究发现，白开水进入人体后可以立即发挥新陈代谢功能，调节体温，输送养分，增进免疫功能。习惯喝白开水的人，体内脱氧酶活性高，肌肉内乳酸堆积少，不容易产生疲劳。饮水还应达到一定的量，一般来说，健康成人每天需要水2500毫升左右。在温和气候条件下生活的轻体力活动的成年人每日最少饮水1200毫升（约6杯）。但这

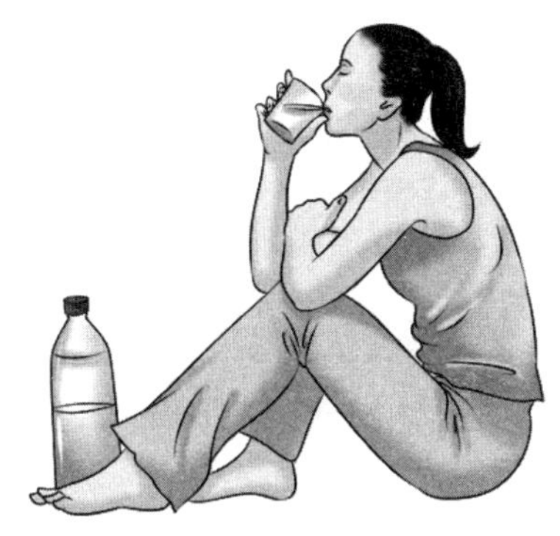

饮水

并不是绝对的，可根据具体情况调整饮水量。如在发热、服药时需要多喝一些水。如果因运动量大而出汗过多，可在白开水中适量加些盐。

专家认为喝水“适时”也很重要。一般人都是渴了才想起来去喝水，其实当我们感觉到渴时，细胞已经处于不同程度的脱水状态了，此时新陈代谢会变得紊乱，血液中的毒素也会增多，免疫力自然也会减退，所以我们应随时注意为身体补充必要的水分，不要等渴了再喝。

在现代社会，我们会接触到很多饮料，作为水的补充。与白开水相比，饮料确实具有口感的优势。不过，在喝的时候还是需要合理的选择，如乳饮料和纯果汁饮料含有一定量的营养素和有益膳食成分，适量饮用可以作为膳食的补充。有些饮料添加了一定的矿物质和维生素，适合热天户外活动和运动后饮用。有些饮料只含糖和香精香料，营养价值不高。而多数饮料都含有一定量的糖，大量饮用含糖量高的饮料，会在不经意间摄入过多能量，造成体内能量过剩，所以喝饮料要有所节制。

如饮酒应限量

酒不仅以其特有的醇香美味吸引着人们，饮酒还会令人心情舒畅、忘却烦恼、全身放松、减轻疲劳、振奋精神。因此，酒成为世界各国人们喜爱的饮料之一。大量科学研究结果表明，偶尔或少量饮酒对身体能起到活血化瘀的作用，对人的健康有益无害。但是如果长期过量饮酒，嗜酒成瘾成为酒滥用者或酒依赖者，则对个人和社会就有害无益了。因为，过度饮酒对人的危害非常大。

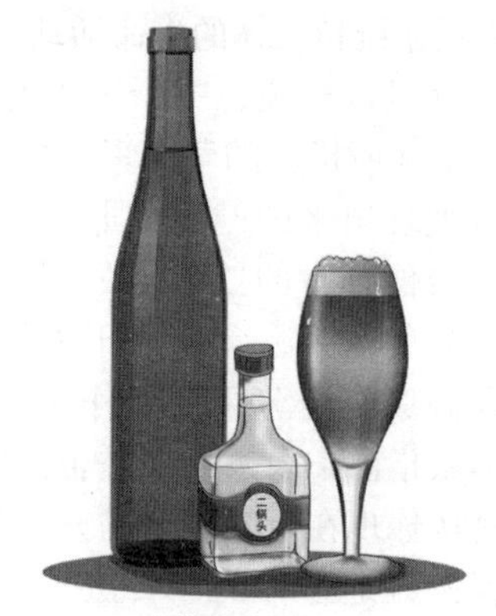

饮酒应限量

酒里面含有大量的酒精，这些酒精进入人体之后，会对胃有明显的刺激作用，容易引起胃炎和胃出血。而且酒精摄入过多，会慢慢地酒精中毒，导致肝脏发生病变，还对人的心脏有很大的坏处。酗酒可损伤大脑，使记忆力下降，智商和判断力明显减退。经常酗酒会损伤生殖功能，医学研究证实：大量的酒精对精子和胎儿都有致命“打击”和损伤。

因此，《膳食指南》建议，若饮酒尽可能饮用低度酒，并控制在适当的限量以下，建议成年男性一天饮用酒的酒精量不超过25克，成年女性一天饮用酒的酒精量不超过15克，孕妇和儿童青少年应忌酒。

吃新鲜卫生的食物

一个健康人，正常情况下一生需要从自然界摄取大约60吨食物、水和饮料。人体一方面从这些饮食中吸收本身必需的各种营养素，以满足生长发育和生理功能的需要；另一方面又必须防止其中的有害因素诱发食源性疾病。吃新鲜卫生的食物是防止食源性疾病、实现食品安全的根本措施。

正确采购食物是保证食物新鲜卫生的第一关。一般来说，正规的商场和超市、有名的食品企业比较注重产品的质量，也更多地接受政府和消费者的监督，在食品卫生方面具有较大的安全性。购买预包装食品还应当留心查看包装标识，特别应关注生产日期、保质期和生产单位；也要注意食品颜色是否正常，有无酸臭异味，形态是否异常，以便判断食物是否腐败变质。

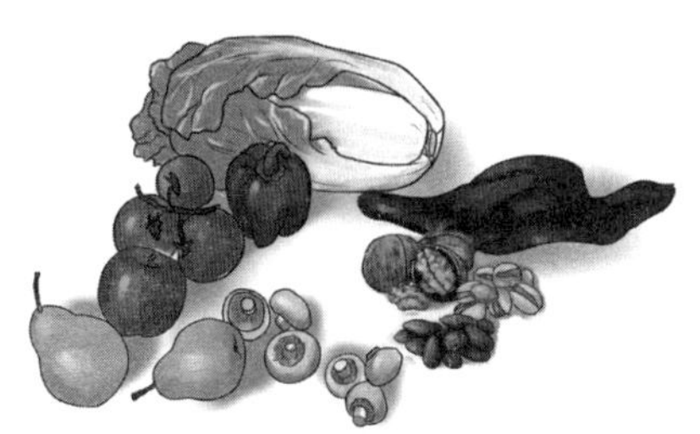

应吃新鲜的食物

新鲜食物是指存放时间短的食物，例如收获不久的粮食、蔬菜和水果，新近宰杀的畜、禽肉或刚烹调的饭菜等。采购食物之后，合理的储藏也非常关键。高温加热能杀灭食物中的大部分微生物，延长保存时间；冷藏温度常为4~8℃，一般不能杀灭微生物，只适于短期贮藏；而冻藏温度低达-12~-23℃，可抑止微生物生长，保持食物新鲜，适于长期贮藏。

烹调加工过程是保证食物卫生安全的另一个重要环节。需要注意保持良好的个人卫生以及食物加工环境和用具的洁净，避免食物烹调时的交叉污染，对动物性食物应当注意加热熟透，煎、炸、烧烤等烹调方式如使用不当容易产生有害物质，应尽量少用，腌制食物要注意加足食盐，避免高温环境。

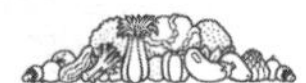

七大伤“心”损“脑”食品

油炸食品

油炸食品是我国传统的食品之一，无论是逢年过节的炸麻花、炸春卷、炸丸子，还是每天早餐所食用的油条、油饼、麻团；近年来儿童喜欢食用的洋快餐中的炸薯条、炸面包以及零食里的炸薯片、油炸饼干等，无一不是油炸食品。由于油炸食品酥脆可口、香气扑鼻，能增进食欲，无论是成人还是儿童都非常喜爱。然而，美味与营养不可兼得，经常食用油炸食品对身体健康极为不利。

在油炸食品中，对人体危害最大的是丙烯酰胺。丙烯酰胺是一种结构简单的小分子有机化合物，属中等毒类，对眼睛和皮肤有一定的刺激作用，可经皮肤、呼吸道和消化道吸收，并有部分在体内蓄积，主要影响神经系统。一次性大剂量摄入会影响中枢神经系统的功能，对脑部影响尤为明显，表现为脑出血症状。临床营养学研究表明，长期小剂量摄入丙烯酰胺的人会出现嗜睡、情绪波动、记忆衰退、幻觉和震颤等症状，中毒状况表现为伴随末梢神经病（如出汗、肌肉无力等）。神经末梢病有一定的潜伏期，取决于剂量。小剂量接触数周就可以发病；长时间低剂量接触可数年后发病。有关动物实验证实，食物中丙烯酰胺含量高能使动物患生殖系统癌症。

除此之外，油炸食品还通过以下几种方式对人体造成伤害：

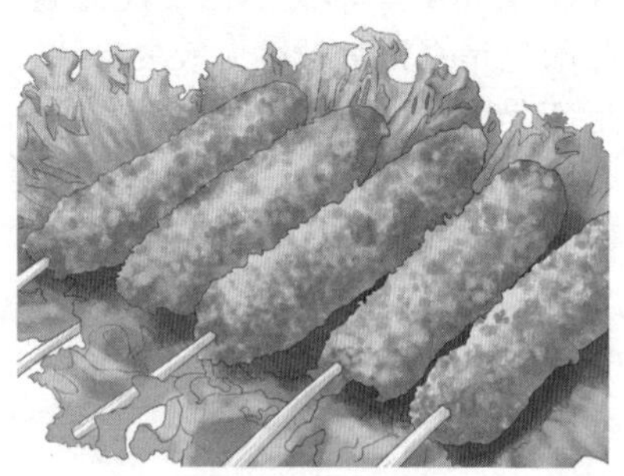

油炸食品莫贪食

（1）油炸食品不容易消化，多吃容易得胃病。多吃油炸食物的人会感到胸口发闷发胀，甚至恶心、呕吐，或者消化不良，个别人吃了油炸食物后还会连续几顿吃不下饭。

（2）食物油炸之前外表常常要裹上一层面粉浆，在高温下，面粉中的维生素 B_1 全被破坏掉了，所以长期吃油炸食品会发生维生素 B_1 缺乏症。

（3）油在高温下反复使用会产生一种致癌物质。一般饭店，尤其是路边小摊，习惯把炸过食品的油存放起来，反复使用，这种做法对身体非常有害。

（4）容易导致肥胖。按照规定，一天膳食中由脂肪提供的热能应该占全天热能总量的25%~30%。但是经常吃油炸食品的人，每天由脂肪提供的热能明显超过上述指标，因此很容易出现肥胖。

目前，营养学界还有一种观点，认为油炸食品越薄危害越大。因为食物越薄，它在油炸时接受的温度就越高；温度越高，产生的有害物质如丙烯酰胺等就越多。薯片的丙烯酰胺含量就比薯条高10倍。

总之，油炸食品是一种不健康的食品，大家一定要引起注意。在家做饭时，也最好采用炒、炖、煮等烹调方式，尽量少用油炸。想吃美食的时候，不妨用水果和新鲜蔬菜来代替油炸食物，对健康更有好处。

熏烤食物

随着人们生活水平的提高，人们的饮食方式、饮食习惯也在不断变化，各种美味食品已悄然进入百姓人家。以北京烤鸭为代表的熏烤类食品，如烤全羊、烤乳猪、烤羊肉串、烤鱼、烤鸡翅、烤香肠……因其味道鲜美，风味独特，备受消费者的青睐。然而，与油炸食品一样，熏烤食品虽然美味，但吃起来却不健康。

熏烤食品，一般都是将木材或者其他燃料点燃后，用烟气直接熏烤，当肉中的脂肪滴入燃料时所形成的烟雾时会产生苯并芘，它是一种强力的致癌剂。此外，蛋白质食品在烹调时要经历一个“热解”过程，许多热解物实际上是诱变剂，人体食入同样可诱发癌变。美国一家研究中心的报告

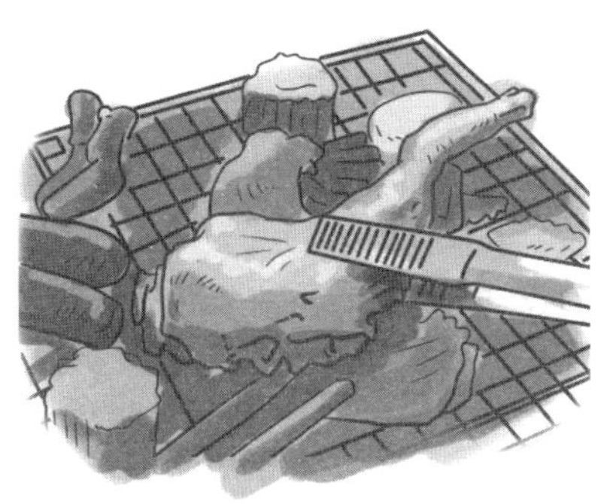

烧烤食品

说，吃一个烤鸡腿就等同于吸 60 支烟的毒性，而常吃烧烤的儿童，成年后患癌症的危险性比不爱吃烧烤食品的人高出两倍。

除了苯并芘之外，熏烤烧烤食物还会受到放射性物质的污染。燃料中常常存在着放射性元素，它们燃烧后所含的放射性，以数倍甚至数十倍富集于燃料中，使在火上烤制的食物受到放射性污染。此后，放射性物质就会随食物进入人体，额外增加了放射性对人体的危害。据科学检验,用电、煤气烤制相对卫生安全些。

事实上，在商场中购买的熏烤食品也并不安全。因为烟熏食品加工起来费工费时，有些制造商为了加快生产，大量使用烟熏香精。这里面存在很大隐患，很多成分处理不好都会产生致癌物质。

总之，应尽量少吃或不吃熏烤类食品。如果实在抵挡不住烧烤食品的诱惑，应选择科学熏烤方法烧制的食品，避免食用直接用炭、煤烧烤的食品。

方便面

方便面因为它“方便”，所以成为广大消费者的理想快餐食品，尤其是深受学生、出差人员以及熬夜者喜爱，经常用方便面作正餐。然而，营养专家却明确指出：最好少吃方便面，因为它威胁着你的健康。

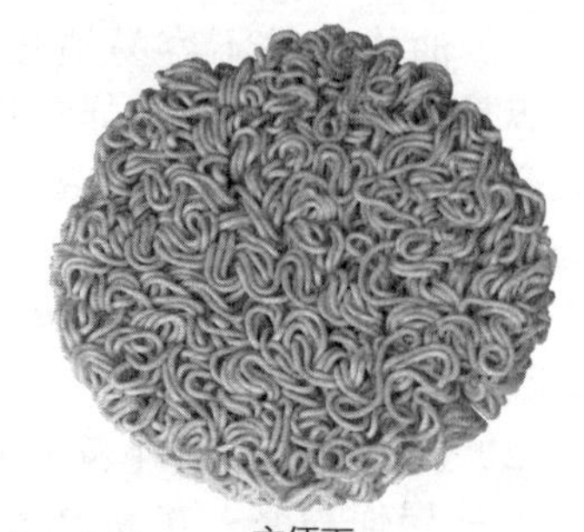

方便面

首先，方便面的主要成分是面粉和油脂，它经过油炸，面粉中原本富含的维生素 B_1 被彻底破坏了，方便面基本上只能够提供人体活动所需要的热量。同时，由于方便面只有主食没有菜肴，要想吃饱往往需要增加进食的数量，结果是碳水化合物和脂肪摄入过多。因此，经常以方便面为食，结果必然造成脂肪量、热量的长期过多摄入，从而导致肥胖，并促使心脏病、糖尿病、高血脂、高血压等与肥胖相关的疾病的发生。

其次，由于方便面缺乏其他营养物质，长期食用又会造成人体营养不良，从而又会导致另外一系列的疾病的发生如头晕、乏力、消瘦、心悸、精神不振等，严重者可出现体重下降、肌肉萎缩等营养缺乏的表现，其后果十分严重。据有关营养学家调查证实，在长期食用方便面的人当中，有 60% 的人营养不良，54% 的人患有缺铁性贫血，

23% 的人有核黄素缺乏症，16% 的人缺锌，2% 的人因缺乏维生素 A 而患各种眼病。

再次，方便面中的油质一般都加入了抗氧化剂，但它只能减慢氧化速度，推迟酸败时间，并不能完全有效地防止酸败。含油质的食品酸败后会破坏营养成分，产生过氧脂质，并有哈喇味。长期过量的过氧脂质进入人体后，对身体的重要酶系统有破坏作用，还会促使人早衰。

总之，方便面作为一种方便食品，偶尔吃一些对身体危害不大，但经常吃就会有损健康了。因此，在吃方便面的时候要注意以下几点：一是方便面只适于救急，如临时就餐不便或受到条件限制吃不到东西的时候食用。一天最多吃一次，也不能天天吃。二是喜欢方便面或确实由于条件限制、需要较长时间吃方便面时，应该酌情增加一些副食，以补充营养的不足。如吃些香肠、牛肉干、肉脯、肉松、熟鸡蛋（约 100 克）、熟肉等。还可以在方便面中加一些香油或猪油（约 25 克）。或者配餐用一些生吃的瓜果、蔬菜，如黄瓜、西红柿、萝卜、地瓜、荸荠、藕、香蕉、梨、橘子等，数量应该保持在 250~300 克。三是患有肠胃疾病和胃口不佳、吸收不良的人，最好不要吃方便面。

罐头类食品

在我国罐头食品颇受欢迎，包括肉类罐头、鱼类罐头、水果罐头都非常流行。尤其是对于青少年，其吸引力不亚于“洋快餐”。不仅因为罐头食品方便美味，更主要的是人们误以为它是一种营养品。

事实上，罐头食品不仅不是营养品，而且还被世界卫生组织归为“垃圾食品”之列，是什么原因让罐头食品成为“垃圾食品”呢？归结起来主要有以下几点：

1. 破坏维生素

营养学研究发现，加工罐头时，肉中的维生素包括维生素 B_1、维生素 B_2、维生素 B_5、维生素 B_6、叶酸等，会受到一定的损失。特别是维生素 B_1，遇热很容易受到破坏，可损失 15%~25%，维生素 B_2 可损失 10%，维生素 B_5 可损失 20%~30%。水果罐头中的维生素 C 几乎全被破坏。

2. 破坏氨基酸，使蛋白质变性

通常情况下，对肉制食品进行高温加热，特别是在 121℃下长时间加热时，肉中含有的人体必需氨基酸会遭到严重破坏。而肉类罐头大都采用 121℃的高温高压加热方式来杀菌。另外，罐头制品中的蛋白质常常出现变性，大大降低了人体的消化吸收率，营养价值大幅度“缩水”。

3. 高糖分使胰腺负荷加重

为了增加口感，很多水果类罐头都添加了大量的糖，人体摄入这些糖分后，由于能量太高，不仅在短时间内导致血糖大幅度升高，胰腺负荷加重，长期食用还会导致肥胖。研究还发现，糖可以改变蛋白质的分子结构，从而影响免疫力。

4. 添加剂影响健康

同样为了美味，罐头中还加入了一些其他添加剂，如香料、色素、人工调味剂等，这不仅会影响身体的健康，甚至还可因某些化学物质的逐渐积累而引起慢性中毒。

罐头食品危害多多，所以专家建议家长一定要少让孩子吃。除了儿童之外，孕妇也要引起注意，偶尔吃吃还可以，千万不要为了图方便经常吃，否则对于孕妇、胎儿的发育非常不利。因为在胎儿器官的形成阶段，对有毒物质的解毒功能还未健全，很容易受到伤害。同时，母体摄入较多防腐剂后，体内各种代谢过程和酶的活性都会受到影响，从而波及胎儿。

肥肉和动物内脏

虽然目前国人食用肥肉和动物内脏的人越来越多，其中有一部分人确实是“好这口”，还有一部分人，虽然并不觉得好吃，但认为它们营养价值高，能够滋补身体，于是为了补充全面营养，也会定期吃一些。然而，营养学家却建议我们，虽然肥肉和动物内脏中确实含有一定量的优质蛋白、维生素和矿物质，但并不适宜多吃，甚至有些人不适宜吃。这是为什么呢？

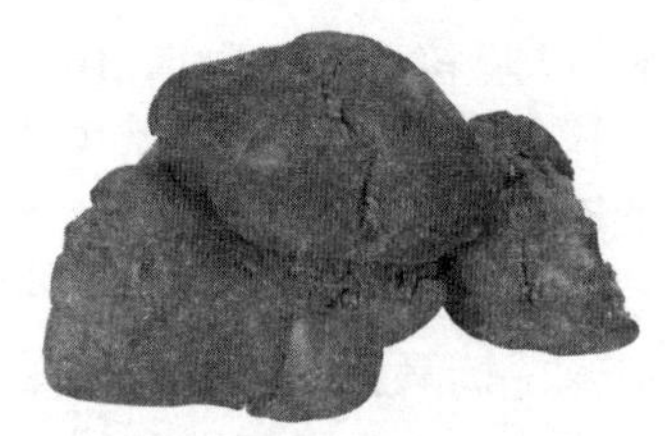

动物肝脏

第一，胆固醇含量过高。相信“三高”患者（高血压、高血脂、高血糖），都得到过医生类似的警告——“少吃动物内脏”“少吃肥肉”。从营养学角度来讲，就是因为它们含有大量的脂肪和胆固醇。以猪肉为例，猪肉的肥肉胆固醇和脂肪含量比里脊肉要高得多，而内脏器官的胆固醇和脂肪含量又比肥肉高。如果经常食用动物内脏和肥肉，很可能引起高脂血症。

第二，毒素影响肝脏。这主要是针对动物内脏来说的，尤其是肝脏、肾脏、肠道，毒性很大。这是因为，动物肝脏是重要的解毒器官，如果动物摄入过多的饲料添加剂、抗生素和其他有害物质，有可能残留在肝脏里；肾脏是排泄器官，一些有害有毒物质经肝脏代谢后可以经肾脏排泄，可能会有一部分残留在肾脏；大肠是贮存食物残渣的器官，一些肠道细菌所产生的有毒有害物质（一些农药、重金属等）也可能残留于大肠中，从而影响人的健康。

第三，富含微量元素和维生素，过量食用会造成维生素中毒。营养学家告诉我们，虽然这些肥肉和动物内脏富含丰富的铁、锌等微量元素和多种维生素，食用它们能够有效补充人体对这些微量元素和营养素的需求，但过犹不及，过量食用，也很容易造成维生素A和维生素D中毒。

第四，常被病原微生物污染。研究发现，猪、牛、鸡、鸭等牲畜常常是乙肝病毒的感染者、携带者和传播者。乙肝病毒一般在煮沸10分钟后才能被杀灭。但是有些肥肉和动物内脏，尤其是内脏的烹饪方法只是追求口感，而忽视了食用卫生。因为动物内脏本身就不易炒熟炒透，难以杀死病菌和寄生虫。如果吃了未炒熟的动物内脏，感染疾病的机会就会大大增加。

总之，与动物身体的其他部分相比，肥肉和内脏是不健康的，即便有必要食用，也要注意摄取量，每周吃上一两次即可，而且每次每人的食用量不要超过50克。同时，不同人群还应该采取不同的摄入方法。对痛风病人来讲，肥肉和动物内脏要忌吃；高胆固醇、代谢综合征人群应该有所控制，慎吃少吃；对胆囊切除或是胆汁分泌不足的人来讲，也要忌吃；而健康人群或者亚健康人群在煮食动物内脏的时候，可以只吃内脏制品，汤还是少喝为好。正在长身体的儿童容易缺锌，动物内脏可适当吃一些。此外，一些用眼过度的人，可适量吃一些动物内脏也能有效改善视力。

腌制食品

腌制食品我国民间非常普遍，其中北方以蔬菜为主，特别是北方寒冷、少雨的地区，过去新鲜绿菜不多，相当长的时间靠吃腌酸菜、咸菜度日；而南方咸鱼、咸肉、腊肉等则比较常见，这自然也与南方湿热、肉类不宜长期保存有关。虽然目前科学技术发展、交通便利，无论是南方还是北方，一年四季都可以随时吃到鲜菜、鲜肉，但人们食用腌制食品的习惯已经形成，因此腌制食品长期以来一直占据着老百姓的餐桌。

目前，关于腌制食品有两种说法，一种认为经过腌制，食物

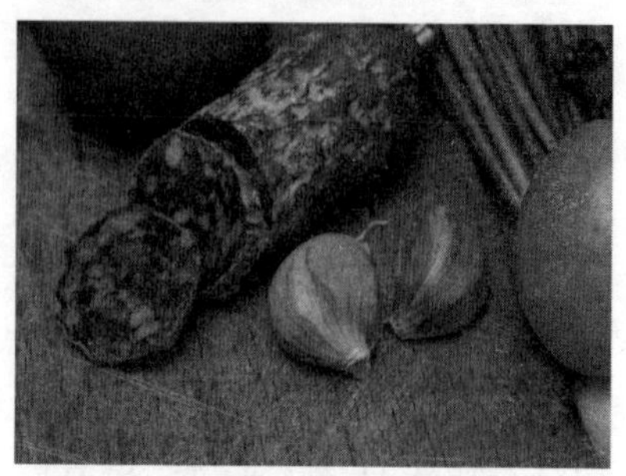

不吃或少吃腌制食品

原有的营养流失大，不宜食用；一种认为不仅可以留住营养，还能增加人体所需要的一些微量元素，是健康食品。那么，情况究竟如何呢？根据营养学分析，食物在腌制过程中，维生素损失大，营养价值偏低。不仅如此，腌制食品还有以下危害：

（1）腌制会使食物中亚硝酸盐增加，它不仅本身有毒性，而且可能和蛋白质食品中的胺类物质合成致癌性较强的亚硝胺。尤其是短期腌制蔬菜，也就是所谓的“暴腌菜”，亚硝酸盐含量最高。

（2）盐分或糖分过高，长期食用对身体不利，尤其是对慢性病患者有严重影响。一般糖渍不会产生有毒物质，但要想达到长期保存的效果，糖分含量要达到65%以上，这样就会带来高糖高热量的麻烦。盐渍要想达到好的长期保存效果，也要加15%左右的盐，口味太重，对健康不利。

（3）在市售的腌制类商品中，为了防腐和增加色泽，还会增添一些防腐剂等，如果在国家允许的剂量范围内，一般情况下不会影响健康，但是如果添加超量或食用过多，对健康也不利。

因此，营养专家建议：吃腌制食品要适量，不要长期大量食用，尤其是未腌透、已变味或霉变的腌制食品，更不能吃。在吃的过程中，还可以采取一些措施，降低危害。如将腌菜水煮一下，虽然会对味道有所影响，但却可以降低亚硝酸盐的含量；咸肉、香肠千万不油煎，因为在高温下可促进亚硝基化合物的合成，使其中的致癌物含量增高，食用前可蒸一下，然后把汤汁倒掉，这样可以减少亚硝酸盐的量；咸鱼中含亚硝基化合物也较多，因此食用前最好也用水煮一下，或者蒸一下，汤汁也要去掉，同时，食用时还应配合一些生鲜蔬果。

奶油制品

在日常生活中，奶油制品随处可见，如生日蛋糕、奶油面包、威化饼干、巧克力、冰激凌、蛋黄派、曲奇饼、汉堡、蛋挞和乳酪，等等。很多人喜欢吃奶油制品，因为那份香浓的美味；但也有很多人拒绝吃奶油制品，因为据说它会让人发胖。但无论爱还是拒绝，似乎都缺乏根据，下面我们还是从营养学的角度来认识一下奶油制品吧。

奶油是从牛奶、羊奶中提取的黄色或白色脂肪性半固体食品。它是由未均质化的生牛乳顶层的牛奶脂肪含量较高的一层制得的乳制品。在类型上，奶油可分为动物奶油和植脂奶油，动物奶油是由牛奶中的脂肪分离获得的，而植物奶油是以大豆等植物油和水、盐、奶粉等加工而成的。

研究发现，奶油制品能量密度很高，但营养素含量并不丰富，主要为脂肪和糖。常吃奶油类制品可导致体重增加，甚至出现血糖和血脂升高，导致心脑血管疾病发病风险增加。饭前食用奶油蛋糕等，还会使食欲下降。高脂肪和高糖成分常常影响胃肠排空，甚至导致胃食管反流。很多人在空腹进食奶油制品后出现反酸、胃灼热等症状。

相对于动物奶油来说，植物奶油的危害似乎更大，它的主要成分是反式脂肪酸，故很难被身体分解，更难被身体代谢而排泄出去，最后只能滞留在体内，囤积在细胞或血管壁上。若摄入过多，则可增加血液黏稠度和凝聚力，促进血栓形成，提高低密度脂蛋白胆固醇（坏胆固醇），降低高密度脂蛋白胆固醇（好胆固醇），加快动脉硬化，增加心脑血管疾病、血液病、冠心病、糖尿病、乳腺癌、不育症和肥胖症的发病率。

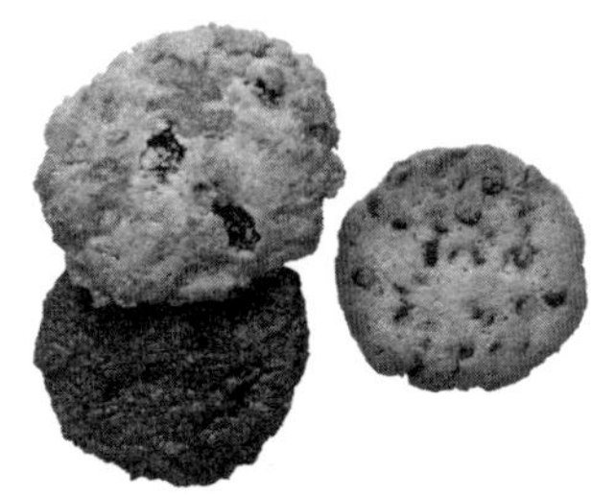

奶油饼干

由于零食中大都添加了植物奶油，儿童摄入过多会引起小儿肥胖，影响婴幼儿、青少年正常的生长发育和智力发育，严重者可能对中枢神经系统发育造成伤害。

营养专家还指出，偶尔少量地摄入植物奶油对人体伤害不大，但可以肯定的是，长时间大量摄入植物奶油则对人体有百害而无一利。专家建议可经常食用营养素含量丰富、低脂肪、低糖、低盐的食品，适当食用营养相对丰富、含中等量脂肪、糖、盐的食品，而对于提供能量较多、含有或添加较多量脂肪、糖、盐的食品，最好不要食用。

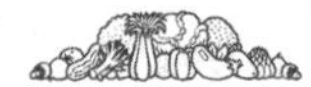

七种不健康的饮食习惯

暴饮暴食

一般人都知道，暴饮暴食对身体有百害而无一利，但大多人只停留在认识的层面，究竟什么情况属于暴饮暴饮，为什么暴饮暴食会伤害我们的身体，怎样才能避免暴饮暴食的伤害，很多人都不太清楚。正如所有人都知道吸烟严重危害健康，成功戒烟的人却少之又少，暴饮暴食这个坏习惯改起来也非常不容易。

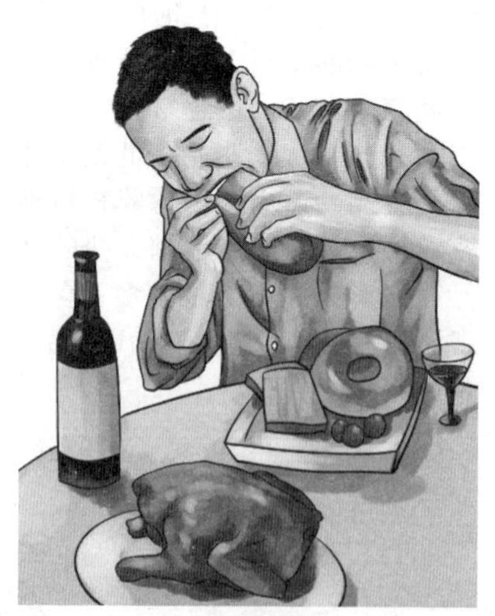

暴饮暴食

暴饮暴食，专业一点讲是指在短时间内进食大量食物，超过胃肠功能的负荷。在现实生活中，这个标准难以衡量，于是有人又将日常饮食分为四个阶段：半饱、吃饱、吃撑、撑得难受，其中“吃撑”便已经到了暴饮暴食的临界点了，等到“撑得难受”的时候，就已经是暴饮暴食这种坏习惯在伤害我们的身体了。

暴饮暴食现象通常在节日的时候比较多见，亲朋好友欢聚一堂，其乐融融，桌上又都是美味佳肴，大家一边聊天一边吃饭，不自觉地就会吃下去很多东西，当时并不觉得怎样，但是吃完一会儿就会觉得很难受。当然，也有一些人应酬比较多，暴饮暴食是经常性的，这样的人大多身材臃肿，各种慢性病缠身。

那么，暴饮暴食究竟会对身体千万造成哪些伤害呢？具体来说，有以下几点：

（1）造成酸性体质：暴食会摄入过量的高脂肪、高蛋白、高糖分“三高”食物，这些都是酸性食物，使人的血液和体液偏向于酸性，身体免疫力就会下降。

（2）加快衰老：过量饮食后，大量血液集中胃肠系统时间过长，使大脑等重要器官缺血而不能正常代谢，患老年痴呆的时间会提前。

（3）蛋白过剩中毒：过量进食动物蛋白会引起“蛋白过剩综合征”，造成蛋白质中毒，影响食物的吸收消化，形体会消瘦乏力，抗病能力下降，严重时可导致死亡。

（4）肥胖多病心烦：暴食“三高”食物使营养过剩，极容易患上肥胖症。同时，暴饮暴食之后，胃的体积增大，腹腔压力增高，膈肌上升，胸腔负压下降，心脏回流的血液减少，从而致使心肌缺血、缺氧加重，而心肌缺血、缺氧，又易发生心律失常，心律失常又会使心肌缺血、缺氧加重，形成恶性循环，并最终诱发诸如糖尿病、高血压、心脏病等多种疾病。

暴饮暴食危害如此之大，我们应该何根除这个坏习惯呢？

（1）定时进餐，并且最好在不太饿的时候吃东西，不要等很饿了再进食。

（2）对美味佳肴应该以品尝为主，不宜一次吃得过多、过饱。

（3）在烹调菜肴时，最好不加或少加味精，多吃富含纤维素、维生素的新鲜蔬菜、水果，以促进胃肠蠕动。

（4）暴饮暴食很多时候属于情绪性饮食，因此一定不要用食物来使自己平静。有一些小的动作，也能让你感到轻松和舒服，吃东西并不是唯一的方法。只要每天计划性地做一两件事，就可以缓解由压力导致的暴饮暴食了。

“口重”

在我国的饮食文化中，食盐一直占据着非常重要的地位，如“咸则鲜”“好厨师一把盐”“菜咸好下饭”等观念在老百姓心中根深蒂固。诚然，盐是一种不可或缺的调味品，它的主要成分是钠，人体缺钠则会感到头晕、乏力，出现食欲不振、心率加速、脉搏细弱、肌肉痉挛、头痛等症状；长期缺钠易患心脏病，并可以导致低钠综合征。但是，过犹不及，食盐太多，也就是我们平常所说的“口重”，对人体危害也非常大。

世界卫生组织推荐，正常成人每日每人摄入食盐应小于6克，超过这个量就属于“口重”。在临

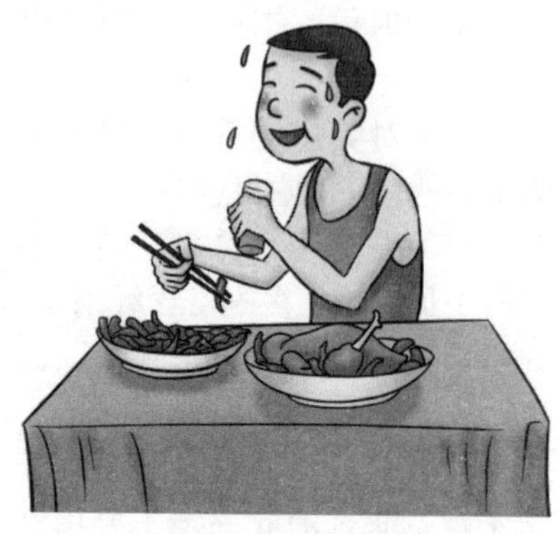
喜欢吃味道重的东西

床上，“口重”对健康最大的影响就是诱发高血压，这种现象在中老年人群中体现得最为明显。人到中年以后，味觉开始下降，口味吃得重一点才觉得香。殊不知，高血压正在无形中滋生。研究发现，人体过多摄入氯化钠后，钠离子会使细胞储存过多水分而不能及时排出体外，造成血容量大幅增加，使血液对外周血管的压力加大，血压升高。此外，氯化钠摄入过多，还会使机体发生一系列复杂的生理生化改变，造成血管收缩、痉挛，这也会直接导致血压升高。临床上常用的利尿剂就是通过增加体内钠的排除而发挥降压作用的。一般来说，人均摄盐量高的地区，高血压的发病率比较高。人均摄盐量低的地区，相对发病率较低。

人体长期摄入大量食盐，除诱发高血压之外，还是导致骨质疏松的罪魁祸首。因为肾脏每天会将过多的钠随尿液排到体外，每排泄 1000 毫克的钠，同时损耗大约 26 毫克的钙。所以人体需要排掉的钠越多，钙的消耗也就越大，最终必然会影响骨骼的正常生长。

专家还提醒大家，少吃盐，不仅平时做菜用盐量要减少一半，还应该少吃含盐较多的腌制品，如咸菜、咸肉、酱菜等。饮食尽量清淡，少吃含盐量高的加工食品，少饮含盐量高的饮料；可多吃水果来补充钾含量。

针对目前国内人们食盐过量的现状，营养学家提出了一种无盐餐的方案，该方案认为没有食盐的食物有利于平衡细胞内外渗透的压力，从而释放了部分对细胞不利的因素。建议那些摄取大量食盐的人，应当定期吃一些清淡或者没有食盐的食物。尤其是那些经常在外就餐的人，平时并没有办法控制食物中盐的含量，因此建议每周吃一次无盐餐，让肠胃和血管得到充分净化。当然，无盐餐也不能吃得太频繁，一周最多两次，因为盐摄入得太少同样会破坏体内的离子平衡，对身体不利。

睡前吃东西

睡前吃东西是现代人尤其是年轻人常见的一个坏习惯。有时候加班晚了，回到家已经十点多了，肚子已经饿得不行了，赶紧找点吃的，吃完睡意袭来，倒头便睡。久而久之形成了习惯，即使不加班、不饿，睡前也想找点吃的填填肚子。

睡前吃东西的害处颇多，首当其冲的便是我们的胃。一般来说，胃黏膜上皮细胞的寿命很短，2~3 天就要新生一次，而这一再生修复过程一般是在夜间胃肠道休息时进行的。如果经常在夜间进餐，胃肠道在这段时间内也就不能很好地休息和调整，胃黏膜的再生和修复就不能顺利进行。吃过夜宵再睡觉，食物会较长时间在胃内停留，这可促进胃液的刺激。久而久之，就会出现胃黏膜糜烂、溃疡，抵抗力减弱，从而增加患胃癌的风险。

其次，如果睡前进食的是高脂肪、高蛋白的食物，很容易使人体内血脂突然升高。人体的血液在夜间经常保持高脂肪含量，夜间进食太多，或频繁、屡次进食，会导致肝脏合成的血胆固醇明显增多，并且刺激肝脏制造更多的低密度脂蛋白。运载过多的胆固醇到动脉壁堆积起来（包括阴茎动脉），也成为动脉粥样硬化和冠心病、阳痿的诱因之一。同时，因为长期夜宵过饱，会反复刺激胰岛，使胰岛素分泌增加，久而久之，便造成分泌胰岛素的 β 细胞功能减退，甚至提前衰退，发生糖尿病。这些病症均能影响性功能，导致性衰退。

再次，睡前饮食还有可能诱发失眠。夜宵过饱可使胃鼓胀，对周围器官造成压迫，胃、肠、肝、胆、胰等器官在餐后的紧张工作会传送信息给大脑，引起大脑活跃，并扩散到大脑皮层其他部位。

睡前吃东西的危害很多，但睡前饥饿也不健康，肚子咕咕叫着的胃像其他身体不适一样，会整夜妨碍你安静下来。那么应该怎么办呢？自然是建议大家定时吃晚餐，如果由于工作的原因，这一天确实吃得比较晚,那么宁可晚睡一会儿，也要将胃里的食物消化掉。通常，吃完东西 2 小时之后方可睡觉。

猪肉吃得多，鱼类吃得少

目前，我国居民的主要动物性食品仍然是猪肉。据美国农业部统计，我国不仅是生产猪肉最多的国家，占全世界猪肉肉品 46% 以上（美国第二，占 7%），同时也是猪肉总消耗量最多的国家。那么，猪肉真的比其他肉更加营养、健康吗？

对于红肉、白肉的分类有多种，但最后归结起来，红肉是指牛肉、猪肉、羊肉等，白肉包括鱼肉、鸡肉、鸭肉等。吃哪种肉更健康？有人说，“宁吃天上飞禽四两，不吃地上走兽半斤”，还是白肉比红肉好；更有人认为，常吃鱼会聪明，吃哪个肉都不如鱼肉好；也有人说，红肉富含矿物质，对身体健康更有好处。营养学家则告诉我们，吃肉时应遵循的一条重要原则是：吃畜肉不如吃禽肉，吃禽肉不如吃鱼肉。总的来讲，吃浅色的肉要比吃颜色深的肉有营养。专家建议，最好多吃鱼肉、鸡肉、鸭肉等白肉，少吃红肉。

单纯就猪肉来说，它蛋白质含量非常低，所含的饱和脂肪、总脂肪量和胆固醇都相对较高，并含有较高的热量，长期大量食用，特别是进食大量肥猪肉，对健康不利。而且，即使是“瘦肉”，其中肉眼看不见的隐性脂肪也占28%。因此，某些需要限制脂肪酸摄入量的心血管、高血脂病患者，千万不要以为吃“瘦肉”就安全。

相对来说，鱼肉是肉食中最好的一种。虽然鱼肉也属于白肉，但鱼肉比鸭肉、鸡肉等白肉营养要好，鱼类的蛋白质含量15%~24%，而且这些蛋白质吸收率很高。此外，它的肉质细嫩，比畜肉、禽肉更易消化吸收，对儿童和老人尤为适宜。同时，鱼肉的脂肪含量低，不饱和脂肪酸占总脂肪量的80%，对防治心血管疾病大有裨益。鱼肉脂肪中还含有一种22碳6烯脂肪酸，对活化大脑神经细胞，改善大脑功能，增强记忆力、判断力都极其重要。因此，人们常说吃鱼有健脑的功效。

当然，鱼肉虽好，也并不意味着猪肉就没有营养价值。它富含矿物质，尤其是铁元素，也是鱼肉等白肉不能替代的，我国女性普遍缺铁严重，因此，缺铁性贫血患者可以适当多吃一些猪肉，以达到补充铁元素的目的。

吃饭速度过快

有些人是急性子，和大家一起吃饭，别人刚端起碗来，他已经吃了大半了；别人刚吃过两三口，他已经吃完了。对这样的人，大家总赞叹地说：“吃得真是太快了！”但是，这样种狼吞虎咽地吃法对健康的危害非常大。

首先，吃饭太快可能会导致肥胖。营养学研究发现，人的血糖值从开始吃饭15分钟后上升，30分钟后达到峰值。由于血糖值达到峰值给人以饱腹感约需30分

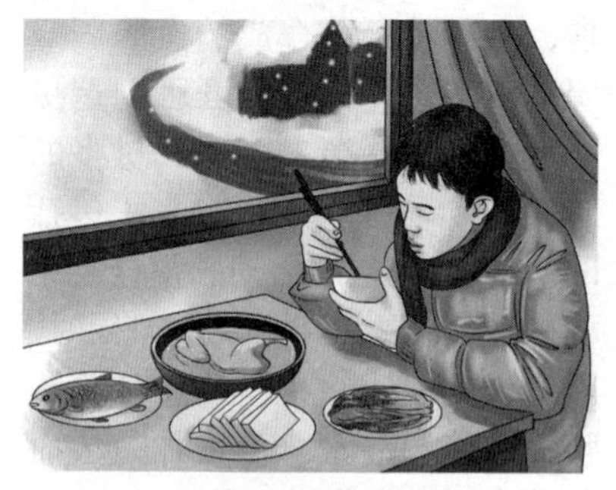

吃饭要细嚼慢咽

钟，所以通过仔细咀嚼延长就餐时间，就能使少量食物让人获得饱腹感。相反，在狼吞虎咽时，我们的身体还来不及反应，这就导致过度进食，最终造成肥胖。

其次，吃饭速度过快，很容易使胃肠内的食物倒流，也就是胃里面的食物反流到食道里，导致胃酸腐蚀食道。另外，在我们的唾液中有一种淀粉酶，它能对食物进行初步消化，而吃饭时狼吞虎咽，食物得不到充分咀嚼，就导致大块食物和唾液进入胃里，胃还没来得及分泌出足够的胃液来消化食物，可是食物既然来了，只有硬着头皮接受了，这样就会造成胃疲劳，发生疼痛的现象，时间久了就会得胃病。

再次，吃饭过快会给精神带来较大负担。日本有位营养学家进行了一项实验，他让7位女学生在温度、湿度恒定的人工气候室内，分为两组，分别给5分钟和10分钟就餐时间。结果，5分钟组餐后心率比食前有所增加，而10分钟组餐前餐后几乎没有变化。他又进行试验，将咀嚼次数从通常的325次减少到快食时的214次。结果发现，通常吃饭时心率比饭前增加20%，快食时心率比饭前增加49%。通常饭后收缩期血压比饭前增加8%，快食后收缩期血压比饭前增加13%。

除此之外，有些人吃完饭后不停打嗝，这也是因吃太快导致的。而细嚼慢咽时，大脑皮层的血液循环量会增加，从而激发脑神经的活动，可有效提高脑力，尤其对预防老年痴呆很有帮助。

总之，为了健康着想，还是养成细嚼慢咽的饮食习惯吧。

剩饭剩菜接着吃

在家庭生活中，年轻人和老年人之间常为剩饭剩菜发生分歧。家里做饭，不可能顿顿都做得刚好，难免有剩菜剩饭，年轻人认为剩饭剩菜营养流失多、易变质，吃了对身体不好，不如倒掉，因吃剩饭而生病，更不划算。但老年人一般节俭惯了，剩饭剩菜总是热了又热，吃了好几顿也不舍得扔。那么，剩饭剩菜到底能不能留呢？

营养学家认为，剩饭剩菜要吃要扔得有所区分。一般来说，绿叶蔬菜一顿吃不完，就不要怕浪费，心疼也得扔掉。这是因为，绿叶蔬菜对人体的贡献主要是维生素，而蔬菜中的维生素经过反复加热，很容易被破坏掉，所以剩的绿叶菜营养价值的确不高，而且蔬菜中都含有不同量的硝酸盐，在其采摘、运输、存放过程中，硝酸盐会被细菌还原成对人体有害的亚硝酸盐，过夜的剩菜，经过一夜的盐浸，绿叶中的亚硝酸盐含量会更高，人食用这些食品后容易中毒。

相对于蔬菜来说，鱼类肉类的剩菜是可以第二顿接着吃的。这是因为鱼类肉类等荤菜中的营养素大多不太怕热，比如钙、铁等矿物质，热一回营养损失不会非常严重。当然，剩的荤菜在吃法上还是有要求的，首先最好是等食物冷却后装入密封的容器里再放进冰箱，因为冰箱没有杀菌作用，敞开式存放容易滋生细菌和串味，食用后可能导致腹泻和肠胃不适。其次，在吃的时候，不能直接食用或者只是用微波炉转转，一定要像第一次做菜那样再次放入锅里烧开，煮几分钟让食物充分加热，这样可以杀灭剩菜储存过程中产生的一些有害物质。贝类、海鲜类的食品在加热时最好加一些酒、葱、姜等作料，这样不仅可以提鲜，还可以杀灭隐藏其中的副溶血性弧菌，具有一定的杀菌作用，避免肠胃不适。值得注意的是，拿出冰箱加热的剩菜最多只可以再食用一次，如果加热后还是吃不完，一定要丢弃，不能再吃。

当然，最好将每顿的食物都吃完，中午吃不完的晚上一定想办法解决，尤其是主食类，因为淀粉类的食物 4 个小时后就会产生大量的葡萄球菌，这一类的细菌就算再次加热也不会被杀灭。

盲目迷信保健品

如今的都市人在优越的生活条件下，仍有很多人每天都感觉疲惫不堪、情绪不稳定，甚至长期失眠、腹泻，到医院却查不出任何疾病。于是有人花大价钱购买各种保健品服用，有人一天吃一支海参。可是“进补一族”中的绝大多数并不知道：不科学的食补对人体无益，而盲目服用各种保健品不但可能不吸收，严重时更等同于“服毒”。

营养专家认为，服用保健品的原则应该是“缺啥才补啥”，进行相关检测后在医生指导下进补。营养专家还指出，身体在补充营养的时候，应注意避免以下问题。

1. 忌无病乱补

无病乱补，既增加开支，又害自身。如服用鱼肝油过量可导致中毒，长期服用葡萄糖会引起发胖，血中胆固醇增多，易诱发心血管疾病。

2. 忌多多益善

任何补药服用过量都有害。认为“多吃补药，有病治病，无病强身”不科学。如过量服用参茸类补品可引起腹胀，不思饮食；过服维生素 C 可致恶心、呕吐和腹泻。

3. 忌凡补必肉

动物性食物无疑是补品中的良剂，它不仅有较高的营养，而且味美可口。但肉类不易消化吸收，若久吃多吃，对胃肠功能已减退的老年人来说，常常不堪重负，而肉类消化过程中的某些“副产品”，如过多的脂类、糖类等物质又往往是心脑血管病、癌症等老年常见病、多发病的病因。饮食清淡也不是不补，尤其是蔬菜类更不容忽视。现代营养学观点认为，新鲜的水果和蔬菜含有多种维生素和微量元素，是人体必不可少的营养物质。

4. 忌以药代食

药补不如食补，重药物轻食物不科学，因为许多食物也是有治疗作用的药物。如多吃荠菜可治疗高血压；多吃萝卜可健胃消食，顺气宽胸，化痰止咳；多吃山药能补脾胃。日常食用的核桃、花生、红枣、扁豆、莲藕等也都是进补的佳品。

5. 忌重“进”轻“出”

随着生活水平的提高，不少家庭天天有荤腥，餐餐油腻，这些食物代谢后产生的酸性有毒物质需及时排出，而生活节奏的加快，又使不少人排便无规律甚至便秘。养生专家近年来提出一种关注“负营养”的保健新观念，即重视人体废物的排出，减少“肠毒”的滞留与吸收，提倡在进补的同时，也应重视排便的及时和通畅。

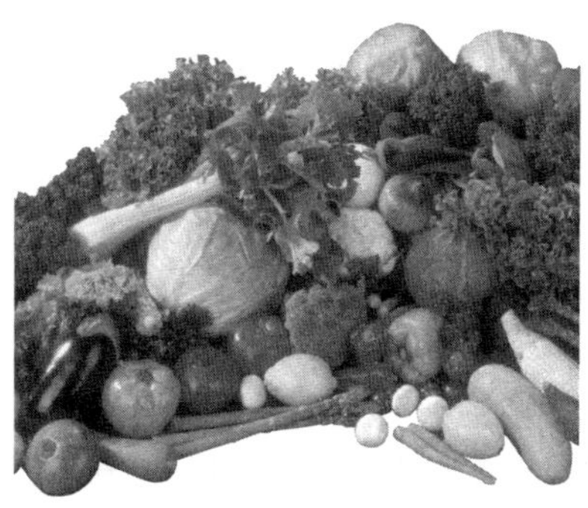

食物是最好的保健品

6. 忌恒“补”不变

有些人喜欢按自己口味，专服某一种补品，继而又从多年不变发展成“偏食”“嗜食”，这对健康十分不利。因为药物和食物既有保健治疗作用，也有一定的副作用，久服多服会影响体内的营养平衡。尤其是老年人，不但各脏器功能均有不同程度的减退，需要全面系统地加以调理，而且不同的季节，对保健药物和食物也有不同的需求。因此，根据不同情况予以调整十分必要，不能恒补不变，一补到底。

7. 忌越贵越补

“物以稀为贵”，那些高贵的传统食品如燕窝、鱼翅之类可能并无奇特的食疗作用，而十分平常的甘薯和洋葱之类的食品，却有值得重视的食疗价值。另外，凡食疗均有一定的对象和适应证，应根据需要来确定药膳，“缺什么，补什么”，不要凭贵贱来分高低，尤其是老年群体，更应以实用和价格低廉为滋补原则。

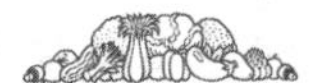

“好色”有益于健康

红色食物——养心、强体质的营养库

食物的颜色不同，所含的营养成分和具有的功效也会不同。比如红色富含不饱和脂肪酸、维生素A、番茄红素、胡萝卜素等，是优质蛋白质、碳水化合物、膳食纤维、B族维生素和多种无机盐的主要来源，可以补充粳米、白面中的营养缺失。常食红色食物，可以进一步提高对主食中营养的应用率，山楂等红色食品还有医治癌症的功效，被称为“红色新力量。”

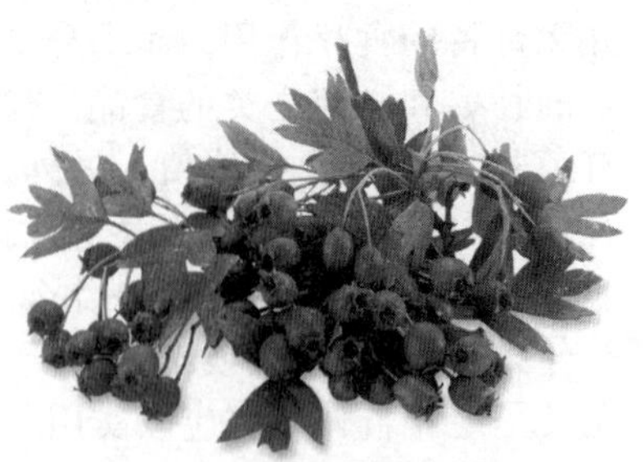

山楂是红色食物的代表

营养学家认为，红色食物最重要的在于它们都是富含自然铁质的食品，例如人们常吃的樱桃、大枣等都是贫血患者的天然良药，也适合女性经期失血后的滋补。所以，女性尽可释怀多吃红色食物。另外，红色食物进入人体后可入心、入血，大多具有益气补血和促进血液、淋巴液生成的作用，可大大增强人的心脏和气血功能。

红色食物有助于减轻疲劳，预防癌症、增强记忆力、减轻疲劳和稳定情绪，可以令人精神抖擞，增强自信及意志力，使人充满力量。假如你生来体质较弱，易受感冒病毒的感染，或者已经被感冒缠上了，红色食物会助你一臂之力。至于颜色较辣椒稍浅一些的胡萝卜，所含的胡萝卜素可在体内转化为维生素A，发挥护卫人体上皮组织如呼吸道黏膜的作用，常食同样可以增强人体抗御感冒的能力。

“红色食物”还可增强人体抗寒力，最适宜在寒冷的冬季食用。红色水果包括红枣、山楂、石榴等,都可提高身体御寒能力。此外,牛肉、羊肉等红肉也是冬季节适宜吃的抗寒食物。从中医角度来说,牛羊肉性温而不燥,具有补肾、驱寒、温补气血的功效，冬季适当吃些牛羊肉，既可御寒，又能滋补。

红色代表食物有：胡萝卜、红辣椒、番茄、西瓜、山楂、红枣、草莓、红薯、红豆、红苹果、枸杞子等。

白色食物——减肥、降火的法宝

白色食物营养也非常丰富，营养元素可多达十余种。白色食品如豆腐、奶酪等是含钙质丰富的食物，经常吃一些白色食物能让我们的骨骼更健康。同时各种蛋类和牛奶制品还是富含蛋白质的优质食品，而我们常吃的白米，则富含碳水化合物，它是饮食金字塔坚实根基的一部分，更是身体不可或缺的能量之一。

有专家认为，白色食物能帮助减肥。这是因为，橙色、橘色、红色、金黄色等亮丽色彩的食物可以刺激人的食欲，如果你的餐桌上有这类颜色的食物，你就会不知不觉地多吃几口，这样很容易为肥胖埋下隐患。就拿吃水煮鱼来说，只看一看就非常有食欲了，虽然吃鱼不会增肥，但是吃了辣椒就会开胃，胃口好了，别的食物也会多吃，脂肪则在不知不觉中累积。而乳白色、白色的食物，例如豆腐、茭白等对食欲有一定的抑制作用。除此之外，白色食物大多为低热量食品，甚至是超低热量食品，而且食物纤维含量丰富，帮助肠道排泄废物，对减肥大有帮助。

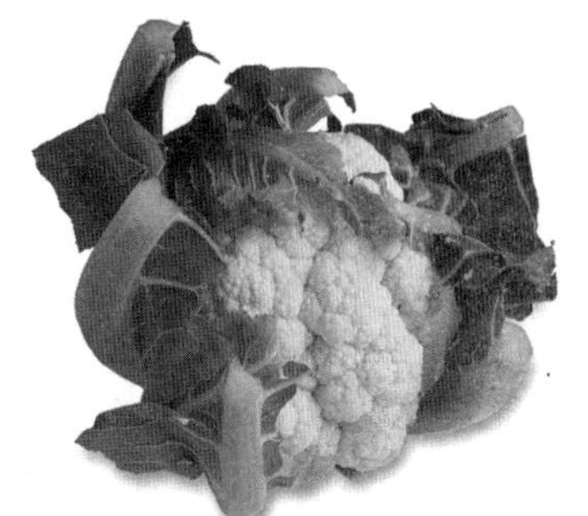

花菜是很好的白色食物

白色食物还能防燥降火。中医认为，解除燥热多用润法，而根据五行五色的原理，不妨多吃一些“白色食物”。做菜时，可以选择白萝卜、白菜、冬瓜、百合、银耳、莲藕、莲子等。其中，白菜、萝卜这两种大众化蔬菜功效最好，可谓是最经济实惠的滋补品了。白萝卜含有多种维生素和矿物质，其中维生素C的含量比梨和苹果高出8~10倍；而白菜中含有丰富的维生素C和维生素E，可预防因燥热导致的皮肤干燥，其中的纤维素还可促使肠蠕动，预防便秘。吃水果时，梨则是“补水之王”，不但能够增加水分的摄入，还有利于补充维生素，但要注意的是，肠胃寒凉的人应少吃一些白色食物。

白色代表食物有：大米、面粉、豆腐、奶酪、冬瓜、白萝卜、花菜等。

黄色食物——维生素的天然源泉

黄色食物富含维生素C，而维生素C是最好的抗氧化剂，具有延缓皮肤衰老的功能，黄色食物如玉米和香蕉等是很好的体内垃圾清理剂，因为玉米和香蕉有强化消化系统与肝脏的功能，同时还能清除血液中的毒素。而且，黄色食物能让人精神集中，所以，建议在精神涣散的夜晚，喝一杯甘菊茶可以让思维重新进入状态。

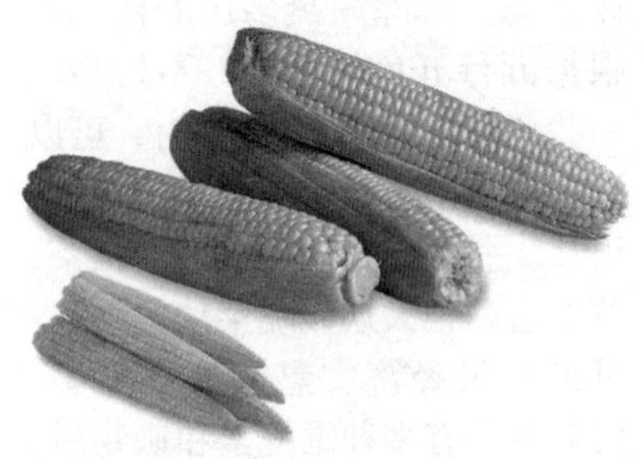

玉米是黄色食物的代表

除了维生素C之外，黄色食物还富含维生素A和维生素D。维生素A能保护胃肠黏膜，预防胃炎、胃溃疡等疾病的发生。维生素D有促进钙、磷两种矿物元素吸收的作用，进而收到壮骨强筋之功效，对儿童佝偻病、青少年近视、中老年骨质疏松症等常见病有防治作用。

有研究称，多食黄色食物还可促进女性激素分泌。人体会分泌75种以上的激素，它们在人体中扮演着各自的角色，体内激素浓度高的女性比激素浓度低的同龄女性看起来年轻很多。研究发现，平时的一日三餐中，经常吃一些黄色的食物，可以增强脾胃功能，改变寒性体质，利于代谢功能的增强，保持女性激素的分泌能力。

黄色代表食物：玉米、黄豆、橘子、橙子、南瓜、黄椒、肉桂、菠萝、柠檬、香蕉、柚子。

绿色食物——天然的肠胃“清道夫”

绿色的食物多见于蔬菜，例如各种绿叶菜（菠菜、西洋菜、空心菜、莜麦菜等）、苜蓿、西蓝花、青椒、青豆、丝瓜、青瓜等。而在水果中，时而也能见到绿色的影子，例如绿色的猕猴桃、番石榴、橄榄、青苹果、青梅、绿葡萄等。

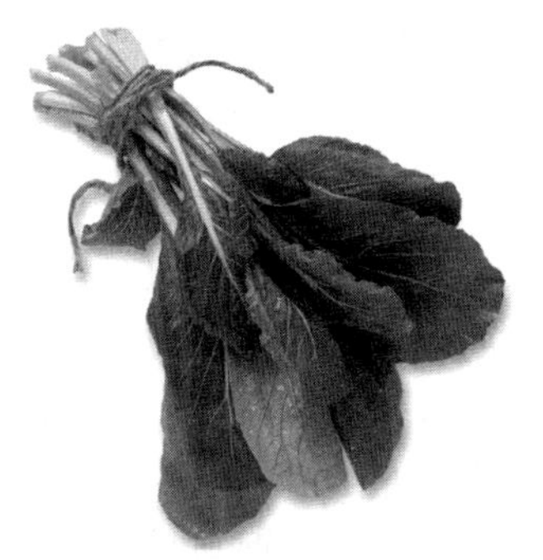

小白菜是典型的绿叶菜

此外，众多草本植物更是自然呈现盎然绿色，如绿茶、薄荷、芦荟等。

绿色食物中蕴含了大量人体必需的矿物质以及膳食纤维，并有利于肝脏健康的叶绿素和多种维生素，被誉为“生命元素大本营”。另外，还能保持体内的酸碱平衡，强化体质。常吃绿色食品还可以舒缓精神压力，并能预防偏头疼等疾病。除此之外，绿色食物还为人体提供多种健康保护。例如：

（1）含有大量叶绿素，可有效地清体排毒，改善血液质量，减少身体异味。

（2）所含的大量纤维素，能清理肠胃，防止便秘，减少直肠癌的发生。

（3）含有丰富的叶酸，可有效地消除血液中过多的同型半胱氨酸，从而保护心脏健康。

（4）富含钙质，某些绿色食物含钙量比牛奶还多，常食有利于强健骨骼。

（5）含大量的植物营养素，具有强大的抗氧化功能。如丰富的叶黄素和玉米黄质，保护眼睛免受紫外线的损害。而存在于十字花科蔬菜（西蓝花、卷心菜等）中的异硫氰酸酯，可刺激肝脏加快对体内致癌物的降解。

绿色代表食物有：菠菜、茼蒿、油菜、韭菜、西蓝花等。

黑色食物——抗癌、抗衰老的先锋

黑色食物是指含有天然黑色素的动植物食品，无论是动物还是植物，由于含有天然黑色素，其色泽均呈乌黑或深褐色。如黑米、黑芝麻、黑木耳、香菇以及乌鸡等。

现代营养学认为，黑色食物的营养与保健功效十分明显。据测定，黑米中含有人体需要的18种氨基酸，还有含量很高的铁、钙、锰、锌等微量元素与天然色素，经常食用可显著提高人体血色素和血红蛋白的含量，对心血管系统有很好的保健作用，且有利于儿童发育、健脑与产妇病后体质衰弱者的康复。

黑色食品的保健功效除与其所含的三大营养素、维生素、微量元素有关外，其所含的黑色素类物质也发挥了特殊的积极作用。如黑色素具有清除体内自由基、

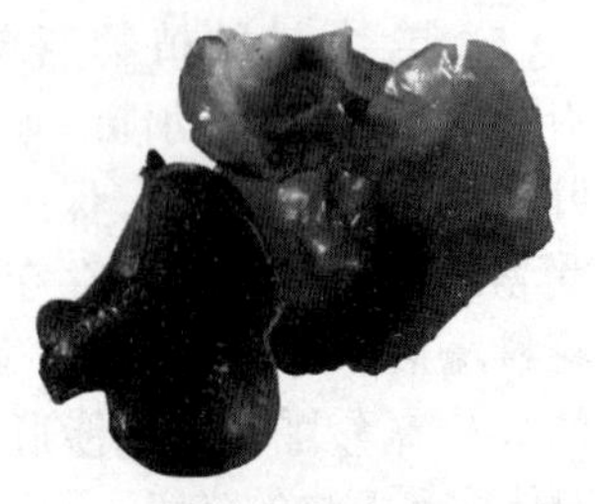

黑木耳

抗氧化、抗衰老、降血脂、抗肿瘤、美容等作用。营养专家认为，黑色食品不仅给人以质朴、味浓、壮实的食欲感，而且经临床实践证明：经常食用这些食物，可调节人体生理功能，刺激内分泌系统，促进唾液分泌，有促胃肠消化与增强造血功能，提高血红蛋白含量，并有滋肤美容、乌发作用，对延缓衰老也有一定功效。

科学研究证实，有多种黑色食物具有抗癌作用，其中尤以甲鱼、海参、黑枣、黑木耳、酱油等为佳。据分析，甲鱼体内存在着大量的酶，在其血液中的白细胞更是含量很高，研究人员还发现，甲鱼壳也有抗癌的效果，很适合肿瘤患者食用。海参是一种滋补强壮剂，从海参中提取的刺参黏多糖对多种癌症均有一定疗效，特别是对腺癌疗效更佳。除此之外，黑枣含有丰富的维生素，有极强的增强体内免疫力的作用，并对贲门癌、肺癌、吐血有明显的疗效。

黑色代表食物有：香菇、黑米、黑芝麻、黑木耳、黑豆等。

蓝色食物——控制食欲就找它

蓝色的食物并不常见，除了蓝莓及一些浆果类以外，一些白肉的淡水鱼原来也属于蓝色的食物。营养专家指出，蓝色对于神经系统具有放松的作用，人们在看到蓝色食物时血压和食欲都会降低。所以，蓝色食物绝对有助于减肥。它能使大脑分泌拒食的激素，不仅让食欲大减，同时也会让进食的速度变慢，容易产生饱腹感。

除此之外，蓝色食物还具有抗衰老的作用。研究发现，纯粹的蓝色食物（很少，一般指海藻食品）抗氧化能力最强，可以延缓甚至转化部分衰老症状。

值得注意的是，虽说蓝色的食物有镇定作用，但吃得太多也会适得其反，因为冷静过度会令人情绪低落。为避免失控，进食蓝色食物时，可以放点橙色的食物，如用香橙之类，便不会有问题了。

蓝色代表食物：海藻类的海洋食品。

紫色食物——不可或缺的营养食品

紫薯、紫土豆、紫玉米、紫扁豆——家庭主妇到超市和菜市场逛逛就会发现，越来越多的紫色食物来到了我们身边。这些“红得发紫”的食物可不是徒有漂亮的外表，在营养专家眼里，紫色正是我们中国人餐桌上最缺的一道色彩。营养专家建议大家，为了保持营养平衡，一定要想办法补充紫色食物。

紫色从来都是高贵的象征。紫色的食物，像李子、紫甘蓝、黑加仑、茄子、紫葡萄等，则会给你带来健康。美国某杂志援引美国营养健康中心的一项调查显示，经常食用紫色蔬菜的成年人，很少有高血压以及胆固醇超标，同时也很少体重超重。

紫色蔬菜中含有最特别的一种物质花青素。花青素除了具备很强的抗氧化能力、预防高血压、减缓肝功能障碍等作用之外，其改善视力、预防眼部疲劳等功效也被很多人所认同，长期使用电脑或者看书的人群应多摄取。

此外，紫色食物还富含人体必需的微量元素硒，硒与人体的健康密切相关，不仅具有较强的抗氧化作用，还能有效提高人体的免疫力，而且硒在防癌抗癌方面的功效更是显著。

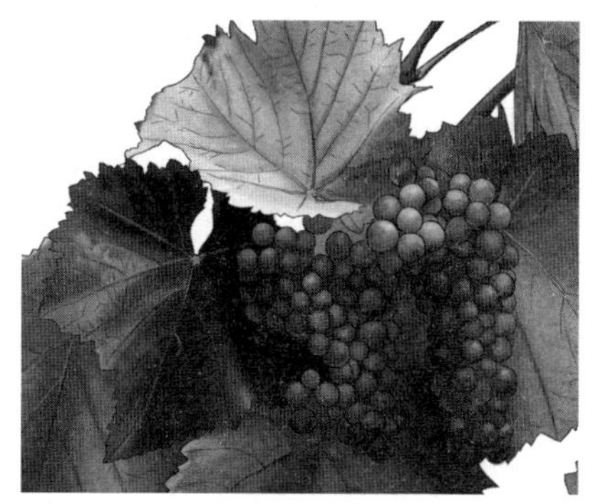

葡萄是紫色食物的代表

蔬菜水果的营养高低，尤其是维生素和抗氧化成分含量的高低，一般随着食物颜色的加深而升高。同一品种的食物,颜色越深，营养成分越高。食物多样化，优先选择深色食物，且最好多吃当季的时令食材。所以要多多摄入紫色食物。

对于想减肥的人来说，要适当多吃紫色食物，这是由于紫色食物也能适当抑制食欲。除此之外，紫色食品还是男人的最佳食物，例如洋葱就是著名的壮阳食品。紫色的葡萄更是为皮肤的养护和心脏的健康立下了汗马功劳，因为葡萄中富含维生素 B_1、维生素 B_2，能加速身体的血液循环。

紫色代表食物：葡萄、紫菜、茄子、甘蓝、洋葱等。

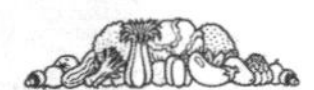

喝牛奶三宜四忌

适宜一：牛奶最好晚上喝

大多数人都喜欢在早上喝牛奶。实际上，晚上睡前喝牛奶更有益于健康。

牛奶有催眠镇静作用，早晨正是人们精力旺盛地学习和工作的最佳时间，而喝牛奶使人有昏昏欲睡的感觉，反而对学习和工作不利。同时，早晨饮奶也不利于消化和吸收，这是因为牛奶的蛋白质要经过胃和肠的分解形成氨基酸后才能被人体吸收，而在早晨空腹状态下，胃肠蠕动很快，空腹时牛奶中的营养物质往往来不及被吸收就“匆忙”进入大肠。再有，食物当中被吸收的蛋白质只有在热量充足的基础上才能构成人体组织的一部分。倘若热量不足，吸收的蛋白质就会很快变成热量而被消耗掉了，这无疑是一种大材小用的浪费。所以，最好不要在早晨喝牛奶，尤其不要空腹喝。

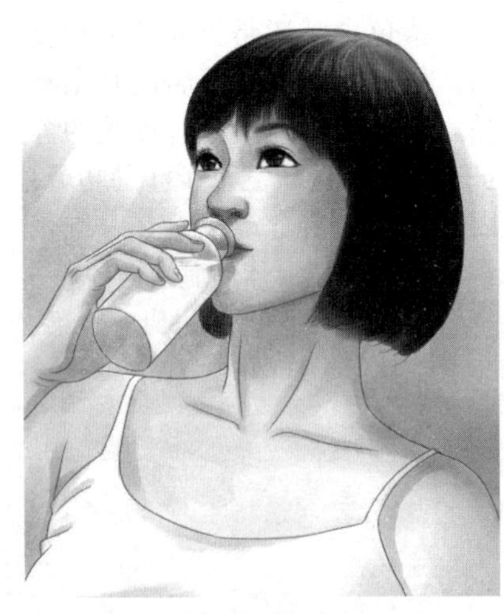

喝牛奶

研究发现，人体中的钙代谢有一个特殊的规律，即晚间尤其是午夜之际，血浆钙含量会出现一个“低谷”，迫使机体通过调节机制调运一部分骨骼中的钙来补充。这样，血液中的钙虽然暂时得到维持，但骨骼中钙却有所减少。牛奶中钙含量丰富，如在临睡前喝杯牛奶，就可以补偿人体夜间对钙的需要。

所以，牛奶最好在晚上临睡之前半小时饮用。

适宜二：喝全脂奶更营养

全脂牛奶的脂肪含量是 30%，半脱脂奶的脂肪含量大约是 15%，全脱脂奶的脂肪含量低到 0.5%。国外有一种“浓厚奶”，脂肪含量可高达 40% 以上。那些害怕脂肪的消费者总觉得应当选择脱脂奶。事实上，从营养学的角度来讲，喝全脂奶更有益于健康。

首先，维生素 A、维生素 D、维生素 E、维生素 K 藏在牛奶脂肪中。

牛奶中含有多种维生素，其中脂溶性维生素 A、维生素 D、维生素 E、维生素 K 都藏在牛奶的脂肪当中。如果把牛奶中的脂肪除去，这些维生素也就跟着失去，对孩子的生长发育不利。

其次，多喝全脂奶不易得癌症。

牛奶脂肪中富含抗癌物质 CLA，因此多喝全脂奶的人不容易得癌症。CLA 能抑制多种癌细胞，还能阻碍致癌物在体内发挥作用，对预防乳腺癌特别有效。

再次，牛奶的香气全部来自脂肪。

营养专家指出，牛奶之所以有特殊的香气，全靠脂肪中的挥发性成分。如果没有了脂肪，香味就会不足，牛奶喝起来也会没有味道。

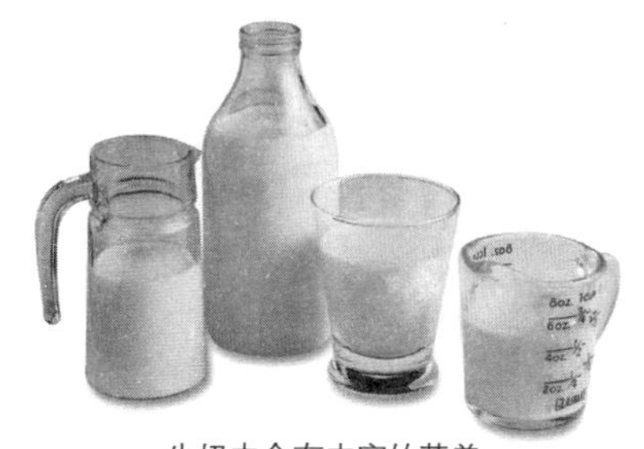

牛奶中含有丰富的营养

因此，如果给老人选牛奶，不妨选半脱脂奶；如果给孩子选牛奶，就一定要选全脂奶。

适宜三：喝酸奶要分人群

酸奶是以新鲜的牛奶为原料，经过巴氏杀菌后再向牛奶中添加有益菌（发酵剂），经发酵后，再冷却灌装的一种牛奶制品。酸奶不但保留了牛奶的所有养分，而且某些方面经加工过程还扬长避短，成为更加适合于人类的营养保健品。

酸奶对人体健康大有裨益，尤其是对一些特殊人群更是好上加好，具体包括以下几种：

1. 动脉硬化和高血压病患者

一些营养学专家发现，酸奶中含有一种“牛奶因子”，有降低人体中血清胆固醇的作用。酸奶中的乳酸钙极易被人体吸收。有人做过实验，每天饮 720 克酸奶，

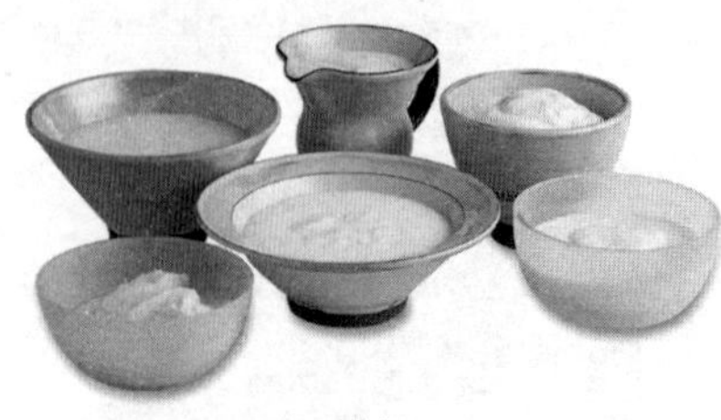

酸奶

一周后能使血清胆固醇明显下降。

2. 肿瘤病患者

酸奶中的双歧乳杆菌在发酵过程中，产生醋酸、乳酸和甲酸，能抑制硝酸盐还原菌，阻断致癌物质亚硝胺的形成，起到防癌的作用。欧洲乳业发达的一些国家，认为“一天一杯酸牛奶，妇女远离乳腺癌”。

3. 年老体弱病人

酸奶中的乳酸菌能分解牛奶中的乳糖形成乳酸，使肠道趋于酸性，抑制在中性或碱性环境中生长繁殖的腐败菌，还能合成人体必需的 B 族维生素、叶酸和维生素 E 等营养物质，其本身又富含蛋白质和维生素 A，对年老体弱十分有益。

4. 使用抗生素者

抗生素在控制致病菌的同时非致病菌也受到了抑制，这样轻则出现食欲不振、恶心呕吐、头晕目眩等，重则会导致另一种感染性疾病。而酸奶中含有活性的长分歧杆菌，可以使胃肠菌群失调重新获得平衡。

5. 骨质疏松患者

酸奶中含有极易被人体所吸收的乳酸钙。这就增加患者的钙元素，对防治骨质疏松有一定的益处。

值得注意的是，3 岁以下儿童最好不要喝酸奶，经脱脂后的酸奶会影响儿童神经系统的生长发育；在早上喝酸奶前最好先喝一杯白开水；服用抗生素类药物时，应间隔 2~3 小时后再喝酸奶。

禁忌一：空腹喝牛奶

日常生活中，有些人喜欢早晨空着肚子喝下一大杯牛奶，以为这样是滋补身体，然后匆匆忙忙赶去上班。其实在营养学家看来，这样做非常不利于健康。

由于是空腹，喝进去的牛奶不能充分酶解，很快会将营养成分中的蛋白质转化为能量消耗，营养成分不能得到很好的消化吸收。有的人空腹喝完奶 2~3 小时后，肚子又疼又泻，腹泻 1~2 次之后，一切恢复正常。这是因为他们体内生成的乳糖酶少或极少，空腹喝大量的牛奶，奶中的乳糖不能被及时消化，被肠道内的细菌分解而产生大量的气体、酸液，刺激肠道收缩，出现腹痛、腹泻，这种现象叫作乳糖不耐症。克服办法就是避免空腹时饮大量牛奶，而是先进食一定量的其他食物或者将牛奶与其他食物同吃，以降低乳糖在肠道中的相对浓度，使细菌分解缓慢进行，分解产物逐渐被吸收。

其实，不仅是纯牛奶，酸奶也不能空腹喝。这是因为通常人的胃液 pH 值在 1~3 之间，空腹时的 pH 值在 2 以下，而酸奶中活性乳酸菌生长的 pH 值在 5.4 以上，如果在空腹时喝酸奶，乳酸菌就会很容易被胃酸杀死，其营养价值和保健作用就会大大降低。如果在饭后喝酸奶，这时胃液就被稀释，pH 值上升到 3~5，这种环境很适合乳酸菌的生长，特别是在饭后 2 小时内饮用酸奶，效果最佳。

禁忌二：用牛奶送服药物

有的人为图一时方便，随意用牛奶送服药物，应该说这样做非常不健康。

首先，用牛奶送服药物可能会影响某些药物的治疗效果。例如在服用四环素、土霉素等抗生素时，用牛奶送服或二者相隔时间不长，可促使药物疗效降低，甚至完全失效，因为牛奶中的钙可与它们结合成不溶性螯合物而影响吸收。精神病患者在服抗精神病药物，或佝偻病患儿在服钙粉或钙片时，同时喝牛奶或者吃母奶、酸奶、奶酪，都会使药物疗效降低。

其次，用牛奶送服药物还可能会导致中毒。比如，心衰病人服用洋地黄、地高辛等药物治疗时，用牛奶送服或服药后又喝大量牛奶，很容易产生中毒反应，因为牛奶中所含的钙能增强心苷（洋地黄、地高辛）的毒性。严重高血压病人在使用帕吉林等降压药时，同时喝牛奶或奶制品，可能引起血压骤升，重者会使血压持续升高，甚至发生高血压危象。

在日常生活中，有些人特别是老年人，喜欢牛奶与滋补药同服，认为都是对身体有益的营养品，在一起喝可以增强滋补功效。事实上，牛奶富含钙、磷、铁以及大量的蛋白质、氨基酸、脂肪和多种维生素，而滋补药的有效成分是糖、多糖及其衍生物；还有蛋白质、多肽与氨基酸类；以及一些有机成分如人参皂苷、甘草酸以及各种维生素、挥发油、有机酸等。牛奶中的钙、磷、铁容易和滋补药中的有机物质发生化学反应，生成难以溶解并稳定的化合物，使牛奶和药物的有效成分受到破坏。如补血药当归含有二价铁离子，与牛奶同服后铁离子将会失去活性。有的补药中的生物碱也易与牛奶发生反应而失去疗效，甚至产生刺激或过敏反应。

所以，最好不要用牛奶送服药物，也不要牛奶与药物同服，婴儿在服药后也应隔一段时间再吃母乳。

禁忌三：加糖、巧克力煮牛奶

生活中，有些人煮牛奶的时候喜欢加糖，其实这对健康不利。因为牛奶中的赖氨酸与糖在高温下会发生一种叫梅拉德的化学反应，生成果糖基赖氨酸，不仅使赖氨酸这种营养物质白白浪费，而且果糖基赖氨酸本身即是一种有毒物质，危害人体健康，而且对儿童危害更大。因此，想饮甜牛奶，应在煮后待牛奶稍凉再加糖。

有些人喝牛奶喜欢加些红糖，说这样既可使牛奶好喝，又能增加营养，因为红糖含有很多人体需要的营养物质。但是，他们不知道红糖中含有一定的草酸，加入牛奶中，牛奶丰富的蛋白质会在草酸作用下发生凝胶或沉淀，使营养成分受到损失。变了性的蛋白质还会引起婴儿及老年人腹胀，使消化功能失调，致使对铁、铜等微量元素的吸收相对减少，从而发生“牛奶性贫血”。这种贫血常见的症状有面目苍白，嘴唇色淡，精神萎靡及肌肉张力减退等。因此，喝牛奶时不要加红糖，或少加些白糖或冰糖为宜。

除了加糖之外，人们还喜欢加巧克力煮牛奶，认为既然牛奶属高蛋白食品，巧克力又是能源食品，二者同吃一定大有益处。事实并非如此，因为液体的牛奶加上巧克力会使牛奶中的钙与巧克力中的草酸产生化学反应，生成草酸钙。于是，本来具有营养价值的钙，变成了对人体有害的物质，从而导致缺钙、腹泻、少年儿童发育推迟、毛发干枯、易骨折以及增加尿路结石的发病率等。

禁忌四：用沸水冲奶粉

在民间有一种观点，认为在喂养宝宝时，奶粉要用滚烫的开水冲，这样不仅可以达到消毒的目的，还可以将营养充分溶解，便于吸收。事实上，用开水冲牛奶一点也不利于宝宝健康，因为水温过高，一会使奶粉结块，无法充分溶解；二会使奶粉中的乳清蛋白产生凝块，影响消化吸收。另外，某些对热不稳定的维生素、免疫活性物质（如双歧杆菌）等很容易因此遭到破坏，营养价值“大打折扣”。

当然，这并不意味着冲奶粉的水温越低越好，因为水温偏低则不易泡化，直接影响奶粉的溶解和宝宝的消化吸收。一般来说，冲泡奶粉用40~60摄氏度的温水冲较好。这个温度不仅有利于加快化学反应的速度，促使糖、奶粉等在液体里的溶解，调出比较均匀的溶液，且能保证奶粉里的营养物质不被破坏。

冲调奶粉时，可用手腕内侧皮肤测温，以感觉温热而不烫手为宜。或者也可先将 1/3 的凉开水和 2/3 的热开水混合，然后放入适量奶粉摇匀。注意，摇动时不要太用力，否则可能产生气泡，引起胀气。如果牛奶没有喝完，切忌反复煮沸，以免营养物质损失，可用温水或温奶器温热。

除此之外，冲奶粉最好选用烧开过的自来水，不要用矿泉水。因为矿泉水含矿物质较多且成分复杂，婴儿肠胃消化功能及肾脏功能发育还不健全，容易增加肾脏负担。另外，也不能用米汤冲奶粉，因为米汤中有一种脂肪氧化酶，会破坏奶粉中的脂溶性维生素 A，不但不能使二者的营养加倍，还会影响孩子的生长发育。

人们都知道喝一杯牛奶可以有效舒缓紧张，解除腹痛，增强抵抗力。此外，牛奶也是失眠者的良药，睡前喝上一杯加糖的牛奶，能起到良好的镇静效果。原因是牛奶可以诱生脑中的多巴胺和去甲肾上腺素，这些化学物质对缓解失眠有益。

奶品是钙的良好来源，几乎对所有的缺钙都适用。如果你能定时喝牛奶，则可以有效防治骨质疏松症。研究表明，在儿童或青春期开始饮牛奶的女性，当到了绝经期时，此时是骨质疏松发展最快的阶段，不喝或很少喝牛奶的女性出现的骨质疏松症明显要少。

此外我们日常在喝牛奶时，需要掌握下面几条原则：

（1）手指甲小太阳较多，平时吃鱼、虾等食物较多的人，或者抽烟、喝酒的人，以及平时吃蔬菜、水果不多的人，都可以经常喝牛奶，能起到滋阴，润燥、止渴的功效。

（2）身体寒湿较重，手指甲上月牙比较小的，而且脾胃虚寒，容易腹胀，大便稀不成形，以及经常腰酸背痛的，舌苔经常发白的人，不管是大人还是孩子，都要少喝牛奶，特别是稀的鲜奶。

（3）孩子如何喝奶。质量好的配方奶要比稀的鲜奶在营养搭配上更加丰富、均衡。

而且家长在给孩子喝奶的时候要注意孩子舌苔的变化。如果其他饮食没变，孩子喝奶后舌苔变白，就该试着换其他牌子，再注意观察；后者在饮食中多增加一些温热性质的食物，以中和牛奶的属性。

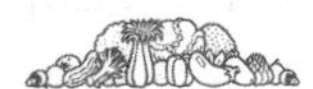

吃鸡蛋的诀窍

鸡蛋：人类理想的营养库

鸡蛋是大自然赐予人类的礼物，它富含营养，天然健康，是人类“理想的营养库”。在民间，女性生产之后往往采用吃鸡蛋的方式来补充营养，足见其营养的丰富与全面。

营养学家称鸡蛋为“完全蛋白质模式”，这是因为它含丰富的优质蛋白，每100克鸡蛋含12.7克蛋白质，两只鸡蛋所含的蛋白质大致相当于150克鱼或瘦肉的蛋白质。鸡蛋的蛋白质主要为卵蛋白和卵球蛋白，包括有人体所必需的8种氨基酸，与人体蛋白质的组成极为相近，人体对鸡蛋蛋白质的吸收率高达98%。

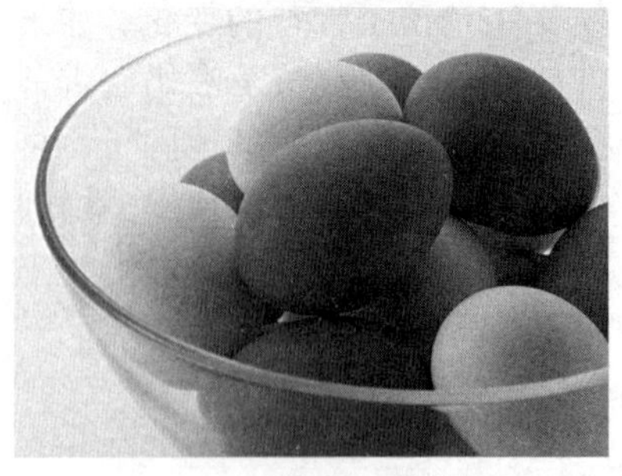

鸡蛋

除了蛋白质之外，蛋鸡还富含其他营养物质：

脂肪：每100克鸡蛋中含脂肪11.6克，大多集中在蛋黄中，以不饱和脂肪酸为多，脂肪呈乳融状，易被人体吸收。

氨基酸：鸡蛋中蛋氨酸含量特别丰富，而谷类和豆类都缺乏这种人体必需的氨基酸，所以，将鸡蛋与谷类或豆类食品混合食用，能提高后两者的生物利用率。

其他微营养素：如钾、钠、镁，特别是蛋黄中的铁达7毫克/100克；鸡蛋中维生素A、B族维生素、维生素D都很丰富。

鸡蛋的营养如此全面，其保健功效自然不能低估。近年来，国内外营养学家对鸡蛋的营养价值和保健功能有一些新的认识，具体来说包括以下几点：

1. 延缓衰老

鸡蛋含有人体几乎所有需要的营养物质，吃鸡蛋是许多长寿老人的延年益寿经验之一。中国民间流传的许多养生药膳也都离不开鸡蛋。例如，何首乌煮鸡蛋、鸡蛋煮猪脑、鸡蛋粥等等。如将鸡蛋加工成咸蛋后，含钙量会明显增加，可由每百克含 55 毫克增加到 512 毫克，约为鲜鸡蛋的 10 倍，特别适宜于补钙的人群。

2. 改善皮肤

鸡蛋中还含有较丰富的铁。100 克鸡蛋黄含铁 150 毫克。铁元素在人体起造血和在血中运输氧和营养物质的作用。人的颜面泛出红润之色，离不开铁元素。如果铁质不足，可导致缺铁性贫血，使人的脸色萎黄，皮肤也失去了亮丽光泽。由此可见，鸡蛋确是维护皮肤美的重要食品之一。

3. 健脑益智

鸡蛋黄中的卵磷脂、甘油三酯、胆固醇和卵黄素，对神经系统和身体发育有很大的作用。卵磷脂被人体消化后，可释放出胆碱，胆碱可改善记忆力，缓解脑疲劳。

4. 保护肝脏

鸡蛋中的蛋白质对肝脏组织损伤有修复作用。蛋黄中的卵磷脂可促进肝细胞的再生。还可提高人体血浆蛋白量，增强机体的代谢功能和免疫功能。

关于吃鸡蛋的五个营养误区

鸡蛋是大家公认的营养食物，但是在日常生活中人们都存在着很多吃鸡蛋的营养误区，下面我们来简单认识一下：

误区一：蛋壳颜色越深，营养价值越高

日常生活中，人们买鸡蛋喜欢挑红壳的，认为蛋壳颜色深营养价值高。实际上，从营养角度来看，蛋壳的颜色是由一种叫“卵壳卟啉”的物质决定的，而“卵壳卟啉”并没有任何营养价值。研究表明，鸡蛋的营养价值高低实际上取决于鸡的饮食结构。

误区二：鸡蛋生吃营养高

实际上，鸡蛋生吃不但营养难以吸收，还会损害健康。因为生鸡蛋内不仅存在很多病原体，蛋清中还含有抗生物素因子，它能干扰人体对生物素的利用。

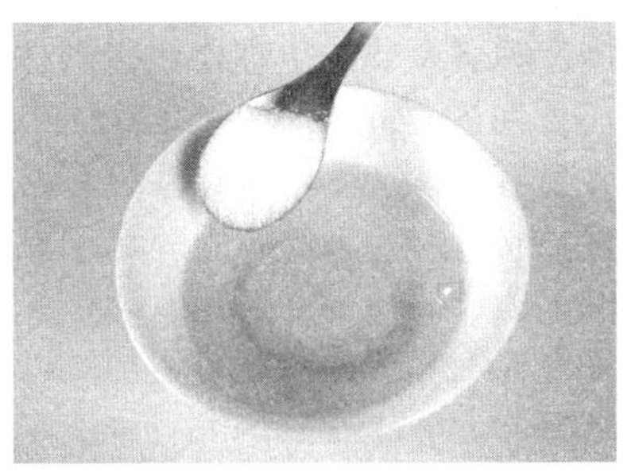

生吃鸡蛋

误区三：蛋黄胆固醇高应丢弃

很多人不敢吃蛋黄，担心蛋黄中胆固醇多，吃了会使血脂增高。其实，蛋黄虽然胆固醇含量确实丰富，但蛋黄中却同时含丰富的卵磷脂，它能使胆固醇颗粒变小，并保持悬浮状态，以便于人体组织吸收和利用，从而阻止胆固醇和脂肪在血管壁上沉淀。

误区四：功能鸡蛋比普通蛋好

目前，市场上经常可以看到各种功能鸡蛋，比如某种鸡蛋富含锌、某种鸡蛋富含钙等，于是人们就认为这些鸡蛋营养价值高，对健康有益。实际上，普通鸡蛋本身的营养就是一种平衡状态，所谓功能鸡蛋反而会打破这种平衡，人吃了之后可能反而会造成负面影响。当然，对于缺乏某种特定营养的人来说，功能鸡蛋还是有一定功效的。

误区五：老年不宜吃鸡蛋

由于鸡蛋中胆固醇含量较高，所以民间一直流传着老年人忌食鸡蛋的说法。其实，胆固醇在人体发挥着重要的生理作用，只是在长期超过正常水平的情况下，才会对人体产生心血管系统等损害。成年人一天的胆固醇建议摄取量为不超过300毫克，老年人只要控制鸡蛋的数量，还是可以吃的。

每天到底吃几个鸡蛋好

每天吃几个鸡蛋最健康？这个问题在老百姓中争论不休。据有关调查显示：在一些城市上班族群体中，有些从事脑力劳动或轻体力劳动的青年人，为了增加营养一天要吃5~6个鸡蛋；有的中、小学生每天早餐吃3个鸡蛋，午、晚餐也吃1~2个。在某些农村里，产妇每天甚至要吃10~15个。大家普遍认为：“鸡蛋有营养，多吃补身体。”实际并非如此，所谓过犹不及，吃得太多，不仅营养人体无法吸收，反而会造成不良影响。

第一，吃鸡蛋过多，会增加肝脏与肾脏的负担。多吃进去的那些鸡蛋，其蛋白质分解代谢产物会增加肝脏的负担，在体内代谢后所产生的大量含氮废物，都要通过肾脏排出体外，会直接加重肾脏的负担，所以过多吃鸡蛋对肝脏和肾脏都不利。

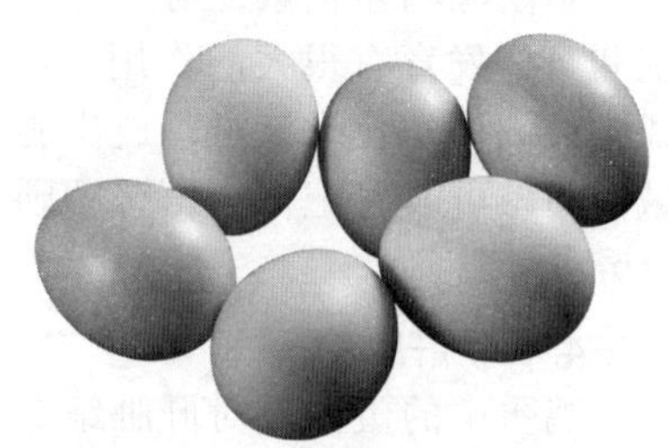

鸡蛋中蛋氨酸含量特别丰富

第二，蛋黄中胆固醇含量高，吃鸡蛋太多很容易造成血胆固醇含量过高，引起动脉粥样硬化和心、脑血管疾病的发生。以坐月子的产妇为例，一个鸡蛋约含胆固醇250毫克，按每天10个鸡蛋算，总计为2500毫克胆固醇，这是正常摄入量的近10倍。

第三，多吃鸡蛋容易造成营养过剩、导致肥胖。正常人每天的营养需求量是一定的，如果吃鸡蛋过多，而其他食物量不减，很容易超过我们每天的实际营养需要，致使营养过剩，使多余脂肪在体内堆积而形成肥胖。

第四，多吃鸡蛋还会造成体内营养素的不平衡。人体健康发展需要合理的平衡膳食，不仅要满足人体所需要的各种营养素，并且要求各种营养素在膳食中都应有适当的比例。这样，身体才能正常发育和保持健康。古今中外，不论哪一种食物，尽管它的营养价值很高，也不可能含有人体所需的全部营养素。长期食用一种食物，会使某些营养素过剩，而另一些营养素缺乏。鸡蛋也不例外，鸡蛋本身也不能供给人体所需的全部营养素，比如，它本身不含碳水化合物，维生素C含量也几乎为零。因此，过多吃鸡蛋，必然会使其他食物摄入量相对减少，使摄入的各种营养素不平衡。长此以往，很容易造成由于其他营养素缺乏或过剩而引起相关疾病。

因此，在营养学家看来，在一般情况下，老年人每天吃1~2个鸡蛋比较好。对于青年和中年人，从事脑力劳动或轻体力劳动的，每天吃2个鸡蛋也比较合适；从事重体力劳动，消耗营养多的每天可吃2~3个鸡蛋；少年和儿童，由于长身体代谢快，每天也可吃2~3个。孕妇、产妇、乳母及身体虚弱者以及实行大手术后恢复期的病人，由于需要多增加优良蛋白质，每天可吃3~4个鸡蛋，但不能再多了。

最有营养的鸡蛋怎么做

鸡蛋有营养几乎是件众所周知的事，“世界最营养早餐”，“理想的营养库”，“最优质的蛋白”等，都是人们给它的封号。但你知道吗？水煮蛋、蒸鸡蛋、荷包蛋、炒鸡蛋……不同做法对它的营养吸收有着很大影响。

根据分析，专家将鸡蛋的吃法按蛋白质吸收率、补充维生素

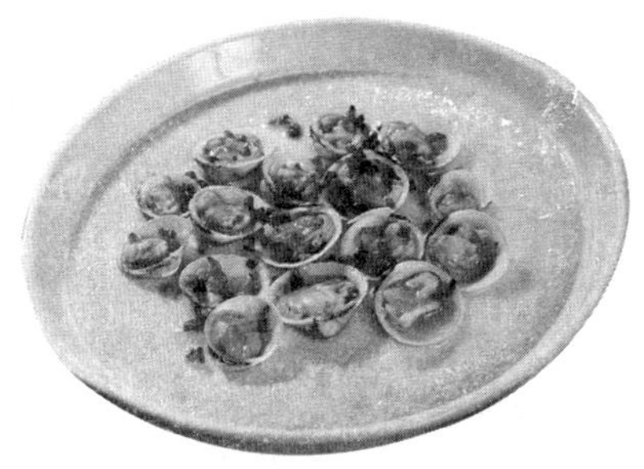

蒸水蛋

保存、对心脏有益程度分别进行排行，得出以下结论：

从蛋白质吸收的角度来看，带壳水煮蛋的蛋白质消化率高达99.7%，几乎能全部被人体吸收利用，名列第一；煎荷包蛋和摊鸡蛋的蛋白质消化率为98%，并列第二；其他如炒鸡蛋97%、蒸鸡蛋92.5%、生鸡蛋30%~50%，分别占据三、四、五名。

从维生素保存的角度来看，带壳水煮蛋由于加热温度低，营养保留最全面；蒸蛋由于加热温度较低，核黄素、叶黄素等水溶性维生素损失少，位列第二；水煮荷包蛋，加热温度较低，但水溶性维生素有少许损失，名列第三；煎荷包蛋加热温度高，维生素A、维生素D、维生素E、维生素K等脂溶性维生素和水溶性维生素都有损失，名列第四；摊鸡蛋加热温度高，所有维生素都有损失，名列第五；炒鸡蛋加热温度高，维生素损失最多。

从有益心脏的角度来看，带壳水煮蛋不加一滴油、烹调温度不高、蛋黄中的胆固醇也没接触氧气（胆固醇一旦被氧化，就会成为最严重的心血管健康威胁之一），因此是对心脏最有益的吃法；水煮荷包蛋名列第二，蛋花汤和蒸蛋并列第三，煎荷包蛋名列第四；摊鸡蛋用少量的油，小火煎成的蛋饼，因此蛋黄中的胆固醇氧化不多，名列第五；炒鸡蛋打散后再炒，蛋黄中的胆固醇和空气接触较充分，氧化较多，鸡蛋比较吸油，用油量也较大，最不利于以及保健。

从以上三个排行榜中不难发现，不管在哪个榜单里，“带壳水煮蛋”这种做法都排名第一。不过，从口感来看，与其他吃法相比，“带壳水煮蛋”又要略逊一筹了。因此，营养专家建议大家，可以根据自己身体的需要适当选择鸡蛋的吃法。不过，无论哪种吃法，在吃的过程中，还要注意一些细节，否则不但会让口感变差，更会影响营养，甚至产生有害物质。

煮鸡蛋：鸡蛋应该冷水下锅，慢火升温，沸腾后微火煮3分钟，停火后再浸泡5分钟即可。这样煮出来的鸡蛋，蛋黄凝固又不老，蛋白质也最容易消化。如煮沸时间超过10分钟，不但口感变老，蛋白质难消化，维生素损失也很大。有人喜欢把煮熟的鸡蛋置于凉水中冷却，认为这样容易剥壳，其实这种做法也不科学。因为鸡蛋的蛋壳内有一层保护膜，蛋煮熟后，膜已被破坏，当煮熟的鸡蛋放入冷水中，便会发生猛烈收缩，蛋白与蛋壳之间就形成真空空隙，水中的细菌、病毒很容易被负压吸收到这层空隙中。

煮荷包蛋：最好在水沸时打入鸡蛋，随即转至小火煨熟。其中，想吃咸味的荷包蛋可加西红柿、青菜等，想吃甜味的可加上酒酿、红枣、枸杞等配料。

煎荷包蛋：最好用小火，并且尽量少用油，最好只煎一面，蛋清凝固即可。有的人喜欢把蛋清煎得焦脆，这样不但会损失营养，还有可能产生致癌物。

鸡蛋羹：在做鸡蛋羹时，有人喜欢放入油或盐之后用力搅拌，这样易使蛋胶质受到破坏，蒸出来的蛋羹又粗又硬。因此，只需略搅几下，保证搅均匀就上锅蒸。另外，蒸蛋羹时加入适量牛奶，可让其口感滑嫩，营养含量也更高。

摊鸡蛋：最好用中火摊鸡蛋，而且少用油，蛋饼可适当摊得厚一点，这样更有利于保存营养。

炒鸡蛋：同样用中火，如用大火不仅损失大量营养，还会让鸡蛋变硬。不过，如果火太小了，也会由于时间过长而让水分丢失过多，摊出的鸡蛋发干，影响质感。

鸡蛋这样吃不可取

我们在平时吃鸡蛋的时候，有一些不健康的吃法，不仅营养价值低，而且于健康不利，需要引起大家注意。

1. 臭鸡蛋

有一些人对臭鸡蛋情有独钟，认为它和臭豆腐一样，闻起来臭，吃起来香，其实这是一种不健康的饮食习惯。我们先来看一看鸡蛋变臭的过程：当鸡蛋存放过久或有裂缝时，蛋清中的杀菌素就会渐渐消耗减少。通过蛋壳气孔或裂缝侵入鸡蛋内部的细菌就能大量繁殖，产生甲烷、二氧化碳、氨和氮等。鸡蛋的臭味儿就是这些物质发出的。即便经过烹调，臭蛋中的胺类、细菌毒素、亚硝酸盐等仍然存在，食后会造成恶心、呕吐等中毒症状。臭蛋吃多了还会诱发癌症，因为亚硝酸盐和细菌毒素是致癌物。所以，鸡蛋变味后就不能再吃了。

2. 毛鸡蛋

有些人喜欢吃街边的“毛鸡蛋”，认为它味道香，有营养。实际上,所谓“毛鸡蛋”就是死精蛋，主要是在孵化小鸡的过程中，由于气温、湿度或沙门氏菌感染及寄生虫污染，使鸡胚胎发育停止而形成的死胚胎。研究发现，鸡蛋自身所含的营养成分，在孵化过程中都已经发生变化，绝大多数营养已被胚胎发育利用消耗掉了。而且，几乎100%的毛鸡蛋里含有病菌，如大肠杆菌、葡萄球菌、伤寒杆菌、变形杆菌等。食用这种毛鸡蛋不但营养价值不高，而且容易发生中毒，引发痢疾、伤寒、肝炎等疾病。营养专家还指出，毛鸡蛋里激素的含量较高，儿童或青少年经常吃可能会影响到身体发育。

3. 半熟鸡蛋

很多人以为，煮得半熟的鸡蛋营养价值要比煮熟的鸡蛋的营养价值高，其实这种想法非常错误。原来，在鸡蛋的蛋白质中，含有抗生素蛋白和抗胰蛋白酶，这两种物质能阻碍蛋白质被人体分解、消化、吸收。因此，给孩子吃鸡蛋时，必须先将这两种物质破坏掉，才能有效地利用鸡蛋中的营养。在高温下，这两种物质可以分解，在没有完全熟的鸡蛋中，这两种物质并没有被破坏，会使一部分蛋白质在体内不能被消化、吸收，而在代谢过程中被排了出去。另外，鸡蛋在形成过程中，细菌可以从母鸡的卵巢直接进入蛋体内。在半熟的鸡蛋里，细菌没有全部被杀死，容易使人感染疾病。

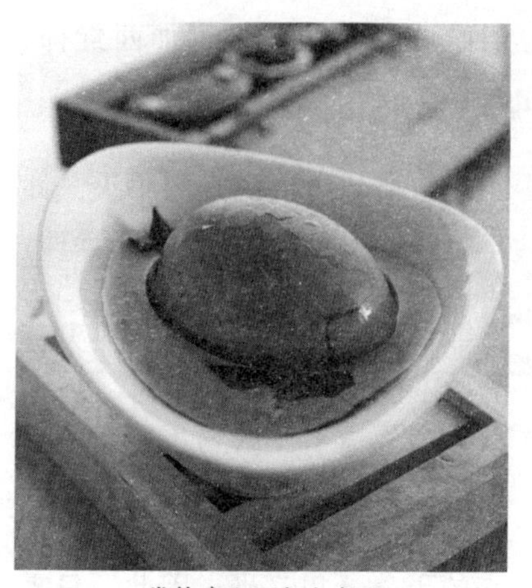

发热病人不宜吃鸡蛋

除此之外，民间还有一种习惯不利于健康，那就是喜欢给发热的人吃鸡蛋羹，认为这样容易消化，而且有营养，对恢复健康有利，其实这种做法不科学。我们都知道，人在进食后体温会略有升高。这是因为，食物在体内氧化分解时，除了本身释放出热能以外，还会增加人体的基础代谢率，刺激人体产生更多的热量，食物的这种刺激作用，在医学上称为食物的特殊动力作用。然而，这种作用与进食的总热量无关，而与食物种类有关。比如进食碳水化合物，可增加基础代谢率5%~6%，脂肪会增加基础代谢率3%~4%，二者持续时间只有1小时左右。而进食蛋白质影响最大，可增加基础代谢率的15%~30%，持续时间也较长，有的可达10~12小时。所以，当人体发热时，如果食用含有大量蛋白质的鸡蛋，不但不会降低体温，反而会使体内热量增加，导致体温升高得更多，从而不利于早日康复。

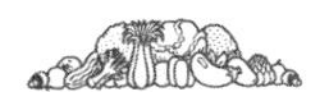

科学用油脂，健康调脂肪

选择健康的食用油

“油”是我们日常生活中每天必不可少的调味品，看似平常，但是却与身体健康休戚相关，科学地吃油和选择油类，可以改善体质，美化容颜。

据营养专家介绍，其实我们每天吃什么样的油，即摄入什么样的脂肪对身体健康非常重要，在人们每天摄入的蛋白质、脂肪、碳水化合物、维生素、矿物质、纤维素、水等七大营养元素中，脂肪占了总热量的35%，而脂肪总量的76%以上又是来自每天吃的油。

我们日常饮食中的油脂来源主要是两部分，一是烹调用的植物油，一是动物性食物中的脂肪。注意调配好这两部分油脂的量和质，就可以使油脂消费科学合理了。吃油的量应该适当才最重要。中国营养学会膳食平衡宝塔推荐的食用油使用量为每人每天25克。同时，从健康的角度考虑，营养专家建议，在油脂摄入量适宜的前提下，应尽量减少动物性油脂的摄入。

大豆油、花生油、菜籽油、玉米油、芝麻油、橄榄油等，由于脂肪酸构成的不同，所以各具营养特点。茶油、橄榄油及菜籽油的单不饱和脂肪酸含量较高。许多研究表明：单不饱和脂肪酸可以调节血脂，防止动脉粥样硬化，从而降低心血管疾病危险。

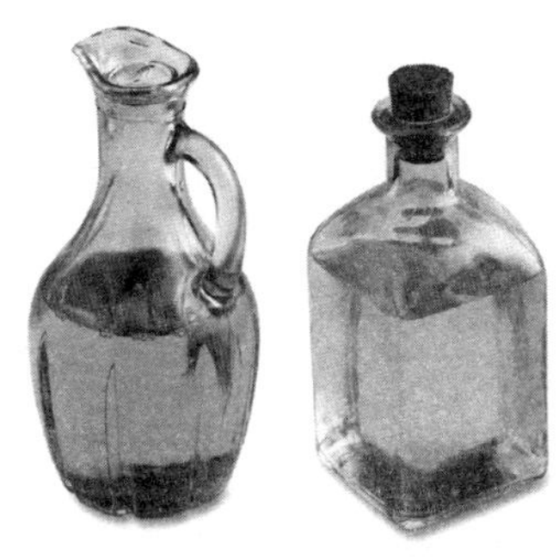

健康的食用油是人体必需的

芝麻油、花生油、玉米油、葵花子油则富含亚油酸。大豆油则富含两种必需脂肪酸——亚油酸和 α－亚麻酸。这两种必需脂肪酸具有降低血脂、胆固醇及促进孕期胎儿大脑生长发育的作用。由此看来，单一油种的脂肪酸构成不同，营养特点也不同。

科研人员发明了一种脂肪酸比例合理的植物调和油，以玉米油、葵花子油、花生油、菜籽油和大豆油等多种植物油为原料，其脂肪酸比例合理，可以有效地帮助平衡人体所需的膳食脂肪。尤其值得称道的是，这种调和油保留了花生油、芝麻油等油种具有的特殊香味，炒菜时色香味俱佳。因此，对大多数人来说，吃脂肪酸配比合理的调和油是一种既健康又实惠的选择。

建议你在选择油类时应注意以下 6 点：

（1）远离饱和脂肪酸含量高的油类，一般动物脂肪含饱和脂肪酸较多，所以不宜多吃动物油（如猪牛、羊、油）。

（2）选择单不饱和脂肪酸含量在 70% 以上的油类，如茶油、橄榄油。

（3）选择富含 Ω－3 亚麻酸的油类，如野茶油、核桃油。

（4）避免 Ω－6 亚油酸含量超过 15% 的油类，如红花油、葵花子油、花生油、芝麻油、葡萄籽油、玉米油。

（5）多不饱和脂肪酸中的 Ω－6 亚油酸和 Ω－3 亚麻酸的比例最好是 4 ∶ 1。

（6）选择富含有维生素 E 的油脂。维生素 E 是抗氧化剂，可以减少氧化型 LDL（低密度脂蛋白胆固醇）的形成，降低发生动脉粥样硬化的可能性。

植物油不一定就健康

植物油与人体健康密切相关。它含有亚油酸、亚麻酸和花生四烯酸等人体健康所必需的不饱和脂肪酸。不同的植物油所含的不饱和脂肪酸不一样。比如，豆油含的亚油酸比较高，花生油含有一定的花生四烯酸。不过，这并不意味着吃植物油就足够了，食用方法不对同样不利于健康。

有些人喜欢吃单一的植物油，这样实际上对人体健康不太有益。营养专家提倡吃不同种类的植物油，这样会对身体更有好处。与此同时，适当的搭配动物油，即所谓的“荤油”也是必要的。荤油（主要是猪油）中含的都是饱和脂肪酸，它虽然不能起到素油中不饱和脂肪酸的作用，但猪油的脂肪很容易被人体中的酶水解，变成三酰甘油等物质，是人体能量的重要来源。它比吃同样的蛋白质、淀粉所产生的能量要多一

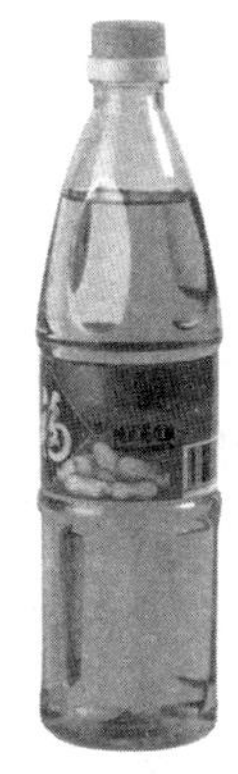

植物油也未必健康

倍以上，也是人体各组织细胞新陈代谢必不可少的物质。所以，除了冠心病、动脉粥样硬化、血脂过高、高血压等患者以外，猪油同样也是很好的营养品。

中国营养学会推荐的“居民平衡膳食宝塔”中，烹调用油的标准是每人每天25克。可有些人认为，既然植物油中含有丰富的不饱和脂肪酸，有降低胆固醇、软化血管、防止动脉硬化的作用，是不是吃得越多越好呢？其实这也是一个误区。植物油吃多了，同样会使血脂升高、肥胖，并增加心血管病发生的危险性。世界卫生组织建议每人每天脂肪的摄入量占人体总能量的20%~25%就行了，过高则会影响身体健康。

还有人认为，植物油是没有所谓的保质期的，买回家后放到何时食用都没有关系。事实上，植物油含有不饱和脂肪酸的比较多，不饱和脂肪酸容易被氧化，虽然现在市场上的植物油都加了维生素E和抗氧化剂，这样可以延长它的保质期，但是过了保质期的植物油，同样容易产生氧化物、游离脂肪酸等等，对人体健康十分不利。所以，我们最好还是要吃在保质期内的植物油。另外，如果家里买了大桶的油，可以分装在瓶子里，那么剩在桶里的油，就要把盖盖紧了。油要放在通风低温和避免阳光照射的地方保存，这样在储存期里油才不容易变质。

很多人炒菜时不见油烟不下锅，认为这样才有香味，这也是一种错误的观点。我们现在吃的油，特别是色拉油，油温过高可以产生醛类、酮类等不利于人体健康的化学混合物，所以，炒菜的时候油的温度一般在145℃就可以了。

掌握好油温有两个小窍门。第一就是热锅凉油，当这个锅烧热了之后，把油倒进去，起波纹之后，就说明这个油合适了。另外一个方法就是往油里放葱花，把葱花放进去之后，葱花微微发黄就说明温度可以了，葱花焦了则说明油的温度过高了。

你吃的油脂量超标了吗

随着人们生活水平的提高，现代人口福是越来越好，但随之而来的肥胖却令人感到头疼。不仅是因为肥胖影响体型，让人看上去不舒服。更重要的在于，肥胖是现代许多疾病的源头。研究表明，肥胖的人们比正常体重的人们更易患糖尿病、肝脏脂质沉积综合征、关节炎、心脏病、皮肤病、关节炎、癌症、泌尿系统疾病等。目前，有专家称肥胖是一种疾病，而不仅仅是一种症状，即为“肥胖病”。

众所周知，肥胖自然与脂肪紧密相关。研究发现，正常人体有 300~350 亿个脂肪细胞，当脂肪细胞的数量和体积增多后就形成了肥胖。随着体重的增高，首先脂肪细胞的体积增大，然后数目开始增多，而并非一般人们认为的只有细胞体积的增大。肥胖最简单的原因就是“进多出少”，多余的脂肪在体内囤积造成肥胖症。因此，控制油脂的摄入量就成为控制肥胖的关键。

中国营养学会建议大家，每

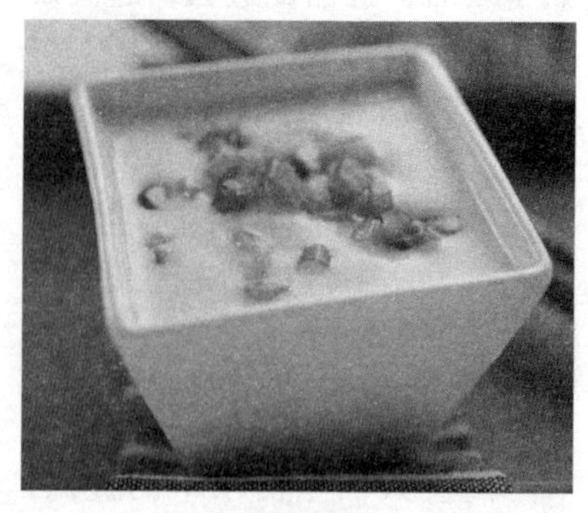

奶油浓汤

人每天直接食用的脂肪，就是看得见的油脂有 25 克就足够了，而且要分三餐食。通常，有存在以下饮食习惯的人，可能就是“油脂量超标”的潜在人群。

1. 喜欢喝浓汤

我们中国人当中有很多有着喝浓汤的习惯，所谓“饭前一碗汤，胜过良药方”，都认为喝汤有益于健康。其实，喝汤也有讲究，浓汤就是荤汤，比如老鸭汤、排骨汤、老母鸡汤、牛肉汤等，很多看不见的油脂都在汤里。一般人认为浓汤当中富含蛋白，所以才会口感浓郁，实际那恰恰是脂肪。有专家曾检测过饭店当中的浓汤，发现 500 毫升浓汤里就有 20 克脂肪。

2. 偏爱油炸食品

众所周知，油炸食品不仅热量高，还含有较高的油脂和过氧化物质，经常进食易导致肥胖。研究发现，油炸食品是导致高脂血症和冠心病的危险食品。

3. 酷爱肉类食物

肉类中一般都富含脂肪，尤其是猪肉，即便是瘦猪肉，某些部位的脂肪含量也要占到近 30%。

4. 炒菜量喜欢多放油

无论是家庭还是餐厅，烹制菜肴大都离不开用油。清炒素菜或炒制荤菜时放点油，除了有传递热能的作用外，还可以调和菜

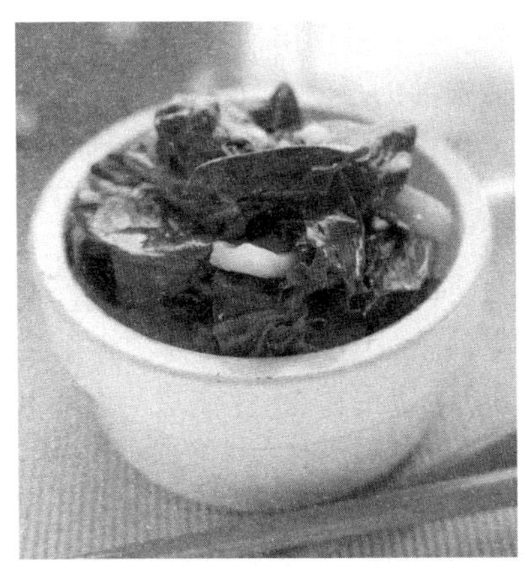
炒菜放油要适量

肴的滋味，增进人们的食欲，同时用油也可以为人体提供必不可少的脂肪。

然而，目前许多人在烹调用油时却走入了误区，认为“油多不坏菜”而多放油，结果导致摄入油脂过多，影响健康。由于菜肴的用油过多，菜肴的外面会包上一层油脂，人食用后，肠胃里的消化液不能完全与食物接触，从而影响人体对食物的消化和吸收，甚至容易引起腹泻。另外，若是人们常吃油腻的食物，还会加大胆汁和胰液的分泌，诱发胆囊炎和胰腺炎，导致“三高”疾病发生。因此，做菜时用油和用其他调味料一样，都应以适量为度。

5. 每周外出应酬的次数超过两次

饭店与餐馆烹饪以追求美味为主，因此菜肴中高油、高盐、高糖的情况比较普遍。应酬太多摄入的脂肪也就会超标。

减少吃油的十个小诀窍

以下方法可以降低油脂的摄入量，有兴趣的人不妨一试：

（1）做菜的时候，将浮到锅面的油脂除去可以降低脂肪含量。

（2）炸马铃薯片的时候，应该切厚些，以减少吸入的油量。

（3）可以在购买瘦肉后，在做菜以前将肥肉切掉。

（4）食物最好要烤、蒸或者烘，千万不能油炸，如果一定要油炸，也应该用不粘的平底锅，放少许油。吃以前把炸好的食物用厨纸将油吸掉。

（5）将食物放天棚架上面烤，将油滴掉。

（6）在炖菜或者炒盘菜的时候应放少量的瘦肉，加一些泡好的红花菜豆。这样一来能够炒出低脂肪多纤维的菜。

（7）一个星期不超过三四个鸡蛋可降低脂肪含量。

（8）用最少的油将肉煎黄，或不煎。

（9）在面包或者烤面包的上面涂抹薄薄的牛油或者人造牛油，也可以完全不涂。

（10）鸡肉含的脂肪量少，在烹调以前先将皮剥掉可除掉大部分脂肪。

花生油，健康食用油的未来

花生油与橄榄油都作为国内外消费者所喜爱的食用油，它们在食用健康标准上具备许多相同的特点：

首先，作为新一代健康食用油，它们都不含胆固醇，而且油酸含量非常高。花生油的油酸含量最高能达到68%，橄榄油的最高能达到84%，这是普通食用油无法达到的。而且油酸可以降低血液总胆固醇中的有害胆固醇，而不降低有益胆固醇，因此油酸含量的多少成为衡量食用油品质的重要标志。无论是花生油还是橄榄油，无疑在这点上成为健康食用油的最优秀代表。

其次，花生油与橄榄油的最佳生产工艺都属于压榨法制油，这样可以保证成品油的安全、卫生、无污染。该工艺最大的优势就是全过程无须任何化学添加剂，保证产品安全、绿色、无污染，且只榨取第一道花生原汁，不但可以剔除花生油中悬浮物有害物质，而且更能全面保留花生的天然营养和原汁原味。

与味淡的橄榄油相比，浓香扑鼻的花生油更适合中国人讲究色、香、味的传统饮食习惯。而且由于橄榄油目前在国内缺少大规模生产基地，市场上的橄榄油多为进口产品，因此价位较为昂贵，是一般食用油的10倍。相对橄榄油的昂贵，花生油不但具备了橄榄油的一切特点，而且在性价比上更容易为普通的工薪阶层所接受。

现代营养学家研究发现，花生油、花生及其制品，富含维生素E、维生素A、维生素B_1、维生素B_2、叶酸以及大量的锌、钙、磷、铁等微量元素，人体需要的42种营养素，花生中就含有37种。由此，我们相信花生油势将成为健康食用油的未来。

食用油存放的三个注意事项

注意一：食用油贮存不要超过1年

研究表明，贮存1年以内的食用植物油一般符合国家卫生标准，对人体无害，而超过1年者，则多不符合国家卫生标准。故食用油贮存期应以1年为限。

食用油储存时间过长会出现异味，所以当你买回花生油或者大

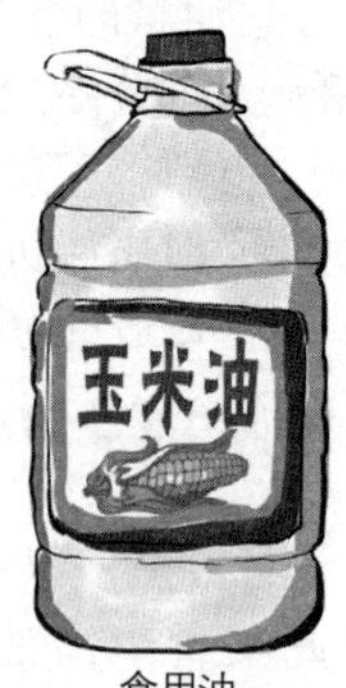

食用油

豆油以后，可将油入锅加热，然后放入少许花椒、茴香。待油冷却后，倒进搪瓷或陶瓷容器中存放，不但久不变质，味道也特别香。如果是猪油，熬好后应加进一点白糖或食盐搅拌，然后密封。

保存香油时，可以将其倒入一小口玻璃瓶内，加入适量精盐，然后塞紧瓶口不断摇动，使食盐溶化。最后把香油放在暗处沉淀3日左右，装进棕色玻璃瓶中，拧紧瓶盖，置于避光处，随吃随取。为保证香油的风味，装油的瓶子切勿用橡皮塞。

注意二：用塑料容器存放食用油的方法不可取

盛装食物的塑料容器一般都是用无毒塑料制成的。说它无毒是因为这些塑料中加入的添加剂种类较少，而这些添加剂比如增塑剂等或多或少都对人体健康不利。由于一些添加剂本身是低分子量的有机物，用塑料制品长期存放食用油，有可能使这些物质在塑料制品的表面与油类相互作用，产生有害物质，造成食用油的化学污染，给人体带来危害。所以，塑料等容器不能长时间贮存食用油。

贮存油脂最好使用密封而且不会与油脂起化学作用的容器，陶瓷容器就符合这一要求；其次是搪瓷容器。玻璃容器虽然易密封，而且不会与油脂发生化学反应，但它能透过一定数量的紫外线，油脂在紫外线的作用下，会加速氧化酸败，所以玻璃容器不是贮存食用油的理想容器。

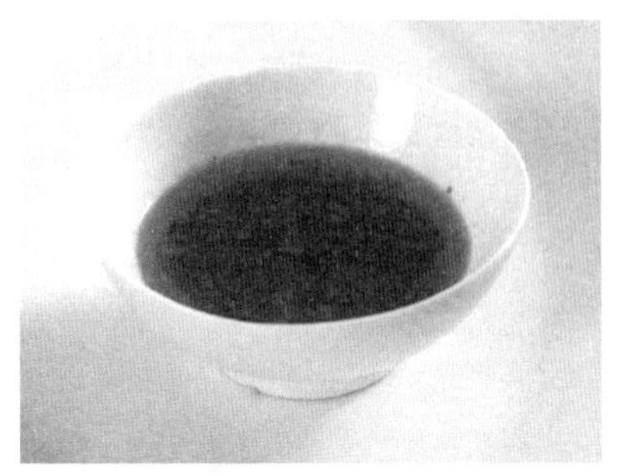

油最好不要敞口放着

注意三：油瓶别放在灶台上

为图方便，很多人都习惯把油瓶放在灶台边上，这样炒菜时顺手就能拿到。但这么做，却容易使食用油变质。

食用油在阳光、氧气、水分等的作用下会分解成甘油二酯、甘油一酯及其他的脂肪酸，这个过程也称为油脂的酸败。灶台旁的温度高，如果长期把油瓶放在那里，烟熏火燎的高温环境会加速食用油的酸败进程，使油脂的品质下降。

长期食用这样的油，人体需要的营养得不到补充，有害物质会大量蓄积，出现“蓄积中毒效应”。油脂酸败产物对人体多种酶有损害作用，会影响正常代谢，甚至可能导致肝脏肿大和生长发育障碍等。所以，最好把油瓶放在远离灶台的地方。同样的道理，油瓶长期受阳光直射也容易出问题。

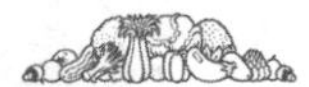

让食物更有营养

锁住营养的几个烹调技巧

技巧一：发酵食品营养保留

做馒头等发酵食品时，由于加碱而破坏了面团中的大量维生素，所以，要尽量使用优质鲜酵母发酵面团。微生物发酵面团使酵母菌大量繁殖，导致B族维生素的含量增加，同时可分解面团中所含的植酸盐络合物，有利于人体对无机盐如钙、铁的吸收。在以玉米为主食的地区，在食用前，如适量加些碱，可以提高维生素的利用率。

技巧二：冷冻营养保留

解冻食品最好在流动的冷水中进行，忌放在热水中浸泡，水温一般在5~10℃较合适，如把冻肉放在35~40℃热水中，肉的表面温度已达25℃，但中心部分温度还处在-20℃，这样会造成大量营养损失和细菌迅速繁殖，导致变质。

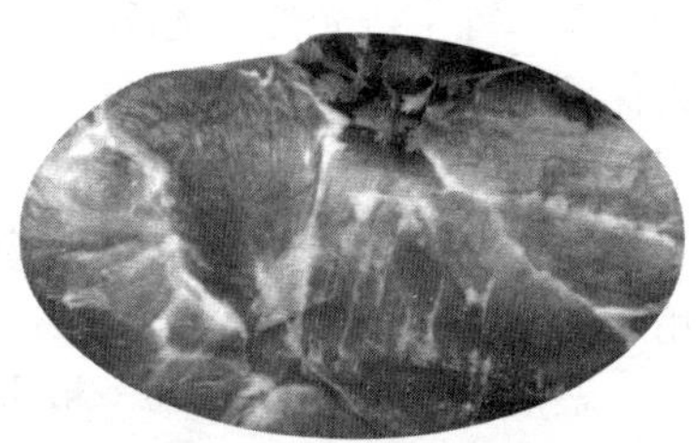

冷冻食品的营养保留要注意

冷冻蔬菜不宜久放，否则菜叶会很快变黄，叶绿素、维生素C极容易被破坏而流失。

冷冻食品一旦解冻，应立即进行处理或烹调，否则会导致微生物和酶的活动能力恢复，同样会引起变质。

烹调的温度、时间，要以食品的种类、鲜嫩的程度、分量的大小而定。一般来说，烹调开始应用大火急炒，待烧到沸腾时，改用小火。如果炒冷冻蔬菜，在烹调前一般不需解冻，可直接用大火急炒，但时间不宜过长，否则会使叶绿素、维生素C大量流失。

技巧三：茶水煮饭防病又营养

茶水煮饭有去腻、洁口、化食和防治疾病的好处。据营养学家研究，茶水煮米饭，除了能保证营养不流失外还可以防病治病，尤其对心血管疾病、消化道肿瘤、牙齿疾病等，大有裨益。

蔬菜、肉、蛋、鱼的营养保留妙招

1. 洗

各种副食原料如蔬菜等应在改刀前清洗，不要在水中浸泡，洗的次数不应过多，洗去泥沙即可，这样可减少原料中的一些易溶于水的营养素的流失。

2. 切

原料在洗涤后再切配，可减少水溶性营养素的流失。原料切块要稍大，若切得过碎，则原料中易氧化的营养素损失得更多。如蔬菜切得过碎，很多细胞膜被破坏，增加了与水、空气的接触面，从而加速营养素的氧化破坏。蔬菜切成片、丁、丝、条、块后不要再用水冲洗，或在水中浸泡，也不应放置较长时间或切后加盐弃汁，这样可避免维生素及无机盐流失，并减少对抗坏血酸的氧化。如小白菜切段后维生素 C 的损失率为 31%，而切成丝炒后损失率为 51%。另外，应现切现烹，以保护维生素，减少氧化损失。

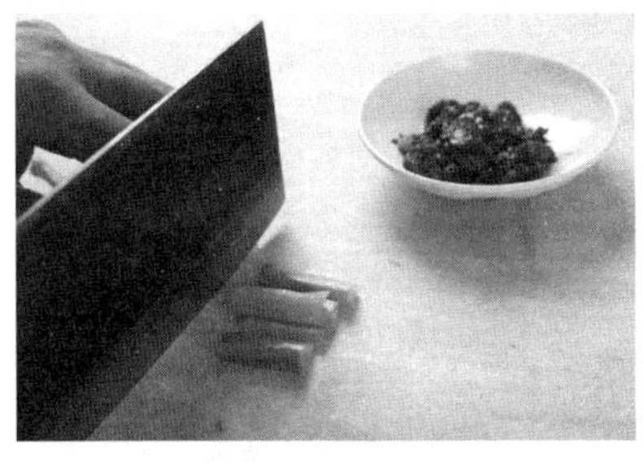

切菜

3. 焯

为了去除食物原料的异味、辛辣味、苦涩味等，增加食物的色、香、味，或调整各种原料的烹调成熟时间，许多原料要焯水处理。焯水时一定要将水大火煮沸，加热时间宜短，原料在沸水中烫一下就可以捞出来，这样不仅能减轻原料色泽的改变，同时可减少营养素的损失。原料焯水后，不要挤去汁水，那样会使水溶性营养素流失。如白菜切后煮 2 分钟捞出，挤去汁水，会使水溶性维生素损失 77%。水烫动物性原料，也需要旺火沸水，原料在投入水中时，因为骤受高温，蛋白质凝固，从而保护内部营养素不致外溢。

4. 上浆、挂糊

上浆、挂糊是将经过刀工处理过的原料表面裹上一层黏性的糊，经过加热后，淀粉糊化而后胶凝。蛋清中的蛋白质受热直接胶凝，因而形成一层有一定强度的保护膜，保护原料中的水分和鲜味不外溢，使原料不直接和高温油接触，油也不易浸入原料内部。因间接传热，原料中的蛋白质不会过度变性，维生素可少受高温分解破坏。上浆、挂糊还可以减少营养素与空气接触，原料本身也不易因破坏、卷缩、干瘪而变形。这样烹调出来的菜肴不仅色泽好、味道鲜嫩，营养素保存得多，而且易被消化和吸收。

巧用小小调味品

很多家庭主妇炒菜时，油盐酱醋等调味品都是随意放入的。其实，只要稍微注意一下它们的投放顺序，不仅能够最大限度地保存食物的色香味，还会使更多营养得到保留。

1. 油

炒菜时油温不宜太高，一旦超过 180℃，油脂就会发生分解或聚合反应，产生具有强烈刺激性的丙烯醛等有害物质，危害人体健康。因此，“热锅凉油”是炒菜的一个诀窍。先把锅烧热再放油，油八成热时就将菜入锅煸炒，不要等油冒烟了才放菜。有时也可以不烧热锅，直接将冷油和食物同时炒，如油炸花生米，这样炸出来的花生米更松脆、香酥，避免外焦内生。用麻油或炒熟的植物油凉拌菜时，可在凉菜拌好后再加油，更清香可口。

2. 盐

盐是电解质，有较强的脱水作用，因此，放盐时间应根据菜肴特点和风味而定。炖肉和炒含水分多的蔬菜时，应在菜熟至八成时放盐，过早放盐会导致菜中汤水过多，或使肉中的蛋白质凝固，不易炖烂。使用不同的油炒菜，放盐的时间也有区别：用豆油和菜籽油炒菜，为了减少蔬菜中维生素的损失，应在菜快熟时加盐；用花生油炒菜则最好先放盐，能提高油温，并减少油中的黄曲霉素。

3. 酱油

烹调时，高温久煮会破坏酱油的营养成分，并失去鲜味。因此，应在即将出锅前放酱油。炒肉片时为了使肉鲜嫩，也可将肉片先用淀粉和酱油拌一下再炒，这样不仅不损失蛋白质，炒出来的肉也更嫩滑。

4. 醋

醋不仅可以祛膻、除腥、解腻、

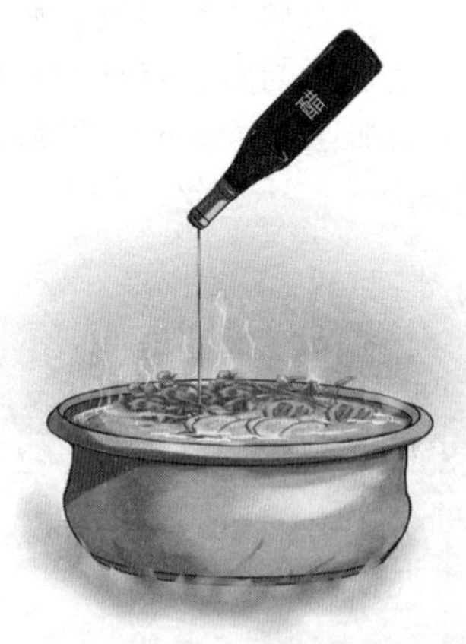

烹调蔬菜时加点醋

增香，而且还能保存维生素，促进钙、磷、铁等溶解，提高菜肴的营养价值。做菜时放醋的最佳时间在两头，即原料入锅后马上加醋或菜肴临出锅前加醋。炒土豆丝等菜最好在原料入锅后加醋，可以保护土豆中的维生素，同时软化蔬菜；而糖醋排骨、葱爆羊肉等菜最好加两次——原料入锅后加可以祛膻、除腥，临出锅前再加一次，可以增香、调味。

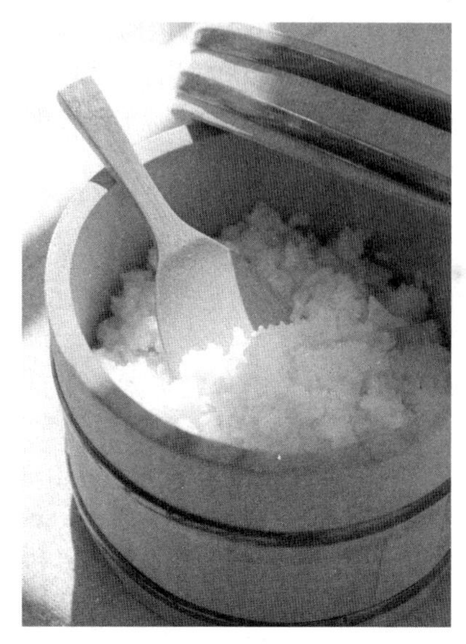
米饭

日常生活中的六个营养禁忌

禁忌一：把面包放在冰箱里

面包之所以会发干、发硬、掉渣，是因为里面的淀粉发生了老化。导致面包老化的因素很多，温度是其中一个重要因素，它会直接影响面包的硬化速度。研究表明，在较低温度下保存时，面包的硬化速度较快；在较高温度下保存，面包的硬化速度较慢；超过35℃，则会影响面包的颜色及香味。所以，21~35℃是最适合面包的保存温度，而冰箱的冷藏室温度为2~6℃，会加速面包的老化。

禁忌二：煲汤时间过长

很多人喜欢小火煲汤，而且一煲就是一整天，认为这样食物的营养才能充分地溶解到汤里。其实这一做法并无科学依据。研究证明，煲汤时间适度加长确实有助于营养成分的释放和吸收，但时间过长就会对营养成分造成一定的破坏。

一般来说，煲汤的材料以肉类等含蛋白质较高的食物为主。蛋白质的主要成分为氨基酸，如果加热时间过长，氨基酸遭到破坏，营养反而降低，同时还会使菜肴失去应有的鲜味。另外，食物中的维生素如果加热时间过长，也会有不同程度的损失。尤其是维生素C，遇热极易被破坏，煮20分钟后所剩无几。所以，长时间煲汤后，虽然汤看上去很浓，其实随着汤中水分的蒸发，也带走了丰富营养的精华。

所以煲汤时间不宜过长，只要里面的食物熟了，汤也就好了。

但也有些食物，煲汤的时间需要更短。比如鱼汤，鱼肉比较细嫩，只要汤烧到发白就可以了，再继续炖就会破坏营养。

禁忌三：大米多次淘洗

一般做米饭或熬粥时须先淘米，以去除米中的泥沙、稗子、谷壳等杂质。但应注意淘米的方法，否则容易造成营养素的大量损失。因为大米中所含的蛋白质、碳水化合物、无机盐和维生素 B_1、维生素 B_2、烟酸等营养物质大多易溶或可溶于水，通过淘、搓和浸泡，容易导致营养物质大量流失。淘、搓次数越多，浸泡时间越长，淘米水温越高，营养物质的损失也越多。

禁忌四：煮饭用生冷水

蒸饭、煮饭都是淘米后放冷水再烧开，这已是司空见惯的事了，但事实上，正确的做法应该是先将水烧开，用开水来煮饭。这是因为，大米含有大量淀粉，用开水煮饭时,温度约为100℃(水的沸点)，这样的温度能使米饭快速熟透，缩短煮饭时间，防止米中的维生素因长时间高温加热而遭到破坏。

禁忌五：热水洗猪肉

有些人常把买回来的新鲜猪肉，放在热水中浸洗，认为这样能洗干净。其实这样做，会使猪肉失去不少营养成分。

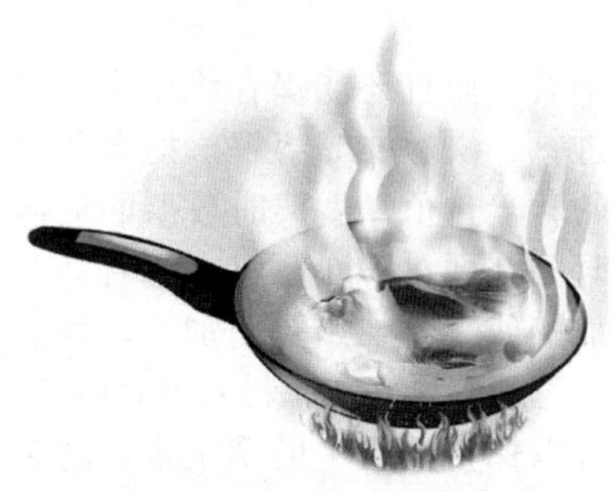

有的菜不适合急火快炒

猪肉的肌肉组织和脂肪组织内含有大量的蛋白质。猪肉蛋白质可分为肌溶蛋白和肌凝蛋白两种。肌溶蛋白的凝固点是15~60℃，极易溶解于水。当猪肉置于热水中浸泡的时候，大量的肌溶蛋白就溶于水中而流失。同时，在肌溶蛋白里含有机酸、谷氨酸和谷氨酸钠盐等各种成分，这些物质被浸出后，影响猪肉的味道。因此，猪肉不要用热水浸泡，而应用干净的布擦净，然后用凉水快速冲洗干净，且不可久泡。

禁忌六：禽畜肉爆炒

很多人喜欢快火爆炒食物，认为这样做出的菜肴色泽、口味都很好。但是，爆炒是一种很不卫生的烹调方法。禽畜肉尤其是动物内脏，通常都携带大量禽畜病毒、病菌，爆炒时间过短，病毒、病菌不易被杀死，有的病毒要烧煮十几分钟后才能被杀死。吃了爆炒不熟的食物后，极易发生“人畜共患”的疾病，造成病菌、病毒感染。

第五章

营养在左，安全在右

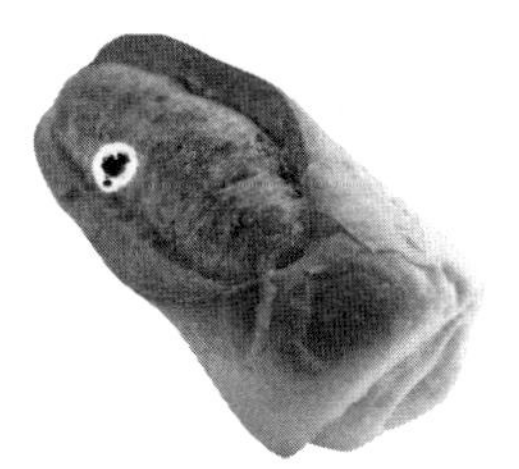

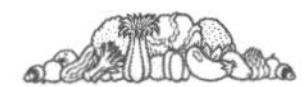

有机食品——你了解多少

什么是有机食品

有机食品是国际上对无污染、纯天然、高品质食品的一种通用称法，我国所用“有机食品”的称法是从英文 Organic Food 直接翻译过来的，其他语言中还有称其为生态食品或生物食品的。

我们在这里所提到的“有机”并不是指一种化学上的概念，而是专指一种有机的耕作和加工方式。最近常听说的“有机农业”就是指一种完全不用或基本不用人工合成的化肥、农药、生产调节剂和饲料添加剂的、有机的生产体系。

而有机食品就是指按照有机农业原则和有机农产品生产、加工标准生产和加工的一切农产品。同时，有机食品必须符合国际或国家关于有机食品的要求和标准，并要通过国家认证机构的认证。我们在市面上能看到的有机食品，包括粮食、蔬菜、水果、奶制品、禽畜产品、蜂蜜、水产品、调料等农副产品及加工品。

除了上述所说的有机食品之外，在国际上，还会把一些符合有机产品生产和加工标准并经过有机产品认证的产品如有机化妆品、林产品、纺织品等，以及有机食品生产所需的生产资料，包括生物农药、有机肥料等，都统称为有机产品。

有机食品标志是采用叶片和人手为创意元素构成的。从标志上，我们可以看出两种景象一是，一只手向上持着一片绿叶，寓含着人类对自然和生命的渴望；二是两只手一上一下交握在一起，将绿叶化为自然的手，含义是人类的生存离不开大自然的呵护，人与自然需要和谐美好的生存关系。而有机食品概念的提出正是对这种理念的实际应用。人类从自然中获取食物，而人类所进行的一切活动都应该尊重自然的规律，只有这样，人类和自然才能共同创造一个良好的可持续的发展空间。

在我们国家，有机产品的标志主要由三部分组成：外围的圆形、中间的种子图形及其周围的环形线条。

外围的圆形像是地球，象征这和谐、安全，而圆形中间的“中国有机产品”字样以中英文结合方式呈现。既表示中国有机产品与世界同行，又便于国内外的消费者识别。

中间的种子图形代表了生命萌发之际的勃勃生机，象征着有机产品是从种子开始到包装上市的全过程监督认证，同时也昭示着有机产品就好像刚刚萌发的种子，正在中国大地上茁壮成长。

种子图形四周圆润自如的线条象征着环形的道路，与种子图形一起构成汉字“中”字，体现出有机产品植根在中国，而中国的“有机之路”正越走越宽广。同时，处于平面的环形又是英文字母“C”的变体，种子形状也是“O”的变形，正是英文“China Organic”的缩写，表示“中国有机产品”。

整个标志以绿色和橘色为主，绿色代表环保、健康，表示有机产品给人类的生态环境带来一种完美的协调。而橘色代表旺盛的生命力，表示有机产品是可持续发展的。

有机食品与绿色食品、无公害食品的区别

有机食品是指按照有机农业生产标准生产出来的食品。在有机食品生产过程中，遵循着不使用人工合成的农药、肥料、生长调节剂和畜禽饲料添加剂等物质，也不使用基因工程获得的生物及其产物。因此，有机食品是一种纯天然、无污染、安全又营养的食品，也可以称其为“生态食品”。

绿色食品是我国农业部门在九十年代初发展的一种食品。是指遵循着可持续发展原则，按照特定的生产方式生产，并且经专门机构认定，允许其使用绿色食品商标标志的无污染、安全、优质、营养的食品。在我国，绿色食品分 A 级和 AA 级两种。A A 级绿

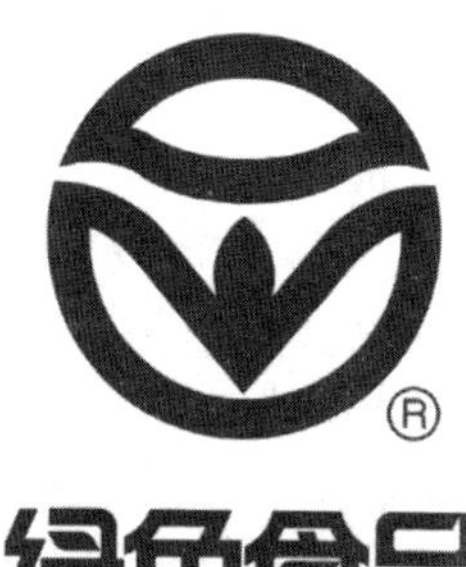

绿色食品

色食品在生产过程中不允许使用任何化学合成的农药、肥料、食品添加剂、饲料添加剂和其他有害于环境和人类健康的物质；相对来说，A级绿色食品就没有那么严格，在生产中，A级绿色食品允许限量使用一些化学合成的生产资料。从本质上来讲，绿色食品就是从普通食品向有机食品过渡的一种产品。

无公害食品是指产地的生态环境、生产过程和产品质量均符合国家相关标准和规范的要求，经过相关认证合格并获得认证证书，被允许使用无公害农产品标志的未经加工或者初加工的食用农产品。严格地说，无公害食品应该是普通食品都必须达到的一种基本要求。

有机食品与绿色食品、无公害食品究竟有什么区别？

（1）有机食品在生产加工过程中绝对禁止使用化肥、农药、激素等人工合成物质，也不允许使用基因工程技术；而其他食品则允许限量使用这些技术，并且没有禁止基因工程技术的使用。比如，绿色食品对基因工程和辐射技术的使用就未做规定。

（2）在生产转型方面的不同。因为有机食品的生长环境标准很高，所以要想从生产其他食品转换到生产有机食品就需要2~3年的转换期，而生产绿色食品和无公害食品就没有转换期的要求。

（3）在数量控制方面的不同。有机食品的认证要求定地块、定产量，而绿色食品和无公害食品没有如此严格的要求。因为，生产有机食品需要建立全新的生产体系和监控体系，所以生产有机食品要比生产其他食品复杂、困难得多。

有机食品与国内其他优质食品的最显著区别就在于：有机食品在其生产和加工过程中绝对禁止使用农药、化肥、激素等人工合成物质，其他优质食品则允许有限制地使用这些物质。因此，有机食品的生产要比其他食品难得多，需要建立全新的生产体系，采用相应的替代技术。但是，有机食品确实是一类真正源于自然、富有营养、高品质的环保型安全食品。

有机只是过程，无毒才是结果

在现如今，有机已经成为一个流行且重要的概念。在我们的生活中随处可见各种各类的有机产品。在工业化进程如此迅速且发达的今天，我们不再过着从前那种男耕女织、自给自足的日子，工业制成品、合成品越来越多地出现在人们的生活中，在便捷的同时，也面临着极大的危机，频发的食品安全问题给人们的生活带来了极大的安全隐患。为了自己和家人的身体健康，我们应该选择一种健康、安全的食品，有机食品就是你最好的选择。

其实，有机只是过程，无毒才是结果。虽然有机食品中也不能完全地无毒，“零农残”，但是，相较于传统农业生产出来的食品，有机食品不论从食品本身还是生产体系都体现了一种天然的、可持续的、安全的生活方式。

有机食品以不用化肥、不施农药著称，所以，安全是它最大的卖点。近年来，大量的广告和媒体宣传普及有机食品和有机农业，于是，民众的心目中已经确立了一种“有机食品＝健康食品”的观念。而这一观念经过商家的推波助澜，进一步延伸为：“有机食品”比“普通食品”更安全、更健康，也更贵。

正所谓“民以食为天，食以安为先”，商家正是抓住消费者这种对食品安全十分在意的心理，把“有机”做成了一个概念,即“有机”就等于健康、营养、放心。

虽然，人们在食用前都会用清水清洗蔬菜水果，但大部分农药是残留在植物的内部，根本无法从外部清洗干净。而杀虫剂大多是集中在动物的内脏组织中，因此，肉类和奶制品中的杀虫剂含量要远远高于蔬菜和水果。

从根本上来说，人体的生理系统只能够识别两类物质：对人体有利有用的食物，和对人体有害的毒素。后者需要动用人体的肝、脏、肠、肺和皮肤排泄出去。而被迫排毒带给身体很大的压力，而压力给人体带来的只有衰老和疾病。

食品中的“农残”正在严重地危害着人类的健康，给人类造成肿瘤、癌症等多种疑难杂症。人类都在渴望能够保障身体健康的“零农残”食品。但是，由于环境条件和技术手段的制约，“零农残”根本无法做到。许多国家为了食品安全和人类健康只能采取各种措施，尽最大努力控制食品中的农药、兽药、有害化学品的残留量。尽管有机食品仍然不能做到“零农残”，但是，有机食品确实可以相对减少食物中的“农残量”。如今，为解决食品安全问题，很多发达国家都在努力研究“零农残”食品的生产技术。

目前，有大量的实验证明，使用有机种植方法生产出来的番茄、胡萝卜、燕麦等植物，要比使用一般方式生产出来的东西更有营养。而且，一般方式生产出来的农产品往往含有各种各样的农药残留，其中有多种已经确认的致癌物质。

要全面、正确地认识有机食品

有机食品虽然已经进入人们的视野很多年，但是人们对有机食品的认识还存在着不少误区。其实，有机食品有它的优越性和安全性，但是同时它也并不是如人们想象的那样，完全的安全可靠。我们要全面而辩证地看待有机食品。

有机食品虽然有上面所说的四个问题，但是，有机食品依然是值得消费者选择的一种安全食品，它还是一种健康的、可持续的生活方式。

1. 有机食品的动态性

有机食品是在一种生态良好的有机农业生产体系下生产出来的食品，所以，我们可以说，有机食品是营养的、高品质的、安全的、真正来自自然的食品。

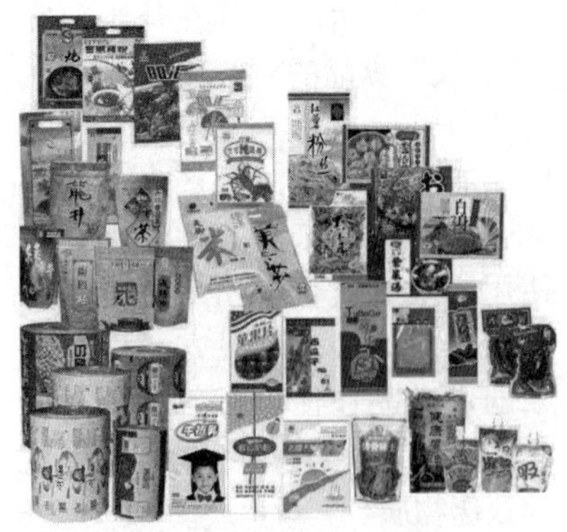

辩证全面地看待有机食品

2. 有机食品不等于无污染食品

现在，很多人都认为，有机食品就是不含任何化学、农药残留物质,完全无污染的食品。其实，食品中是否存在污染物质是一个相对的概念，自然界中并不存在完全不含任何污染物的食品。只不过有机食品中污染物质含量比普通食品要低得多。所以，不可以过分强调有机食品的无污染特性。实际上，有机食品自身有这四个方面的风险：一是有机食品使用的天然农药也具有一定的毒性；二是有机食品内的天然毒素含量高；三是有机食品感染病菌的风险比较高；四是有机食品内的霉菌毒素强。

要想减少这四个方面的风险，最好的解决途径就是在食用有机食品前，一定要注意食品的清洗，不要认为只要是有机食品就是“零农残”，完全不存在农药残留，不需要清洗。

并且，有机食品的天然毒素通常要比常规农作物的天然毒素高出10%~50%，所以，有机食品同样需要注重食品外表的清洗，最好能够选用安全的消毒剂对其进行彻底的消毒。

3. 并不是只有在无污染的地区才能从事有机农业

由于社会上一直在片面地强调有机食品的无污染特性，并在选择有机生产基地时，过分地强调生产基地环境质量的标堆，很多人都认为有机农业的基地只能放在那些边远的、无污染的贫困地区，而忽视了在发达地区逐步建立有机生产体系的可能。有机农业能够减轻农业化学物质对土地的污染，所以，在农用化学物质使用量较大的地区发展有机农业有着十分重要的环境保护意义。

4. 有机农业并不是不用化学合成物质的农业

如果把有机农业简短地说成为“在生产过程中，不使用人工合成的肥料、农药、生长调节剂和饲料添加剂的农业”是不够全面的。有机农业侧重于持续农业体系的建立，但是，一种不用化学合成物质，也不采用任何管理措施的农业生产体系，是不能持续发展的，这样的农业体系也就不是有机农业体系。

5. 有机农业不等于传统农业

我国的传统农业生产技术和措施同样可以应用到有机农业的生产中，但是，有机农业并不等于传统农业，两者之间有很大区别。同时，有机农业生产可以采用一些现代科学技术，但并不是所有的现代科学技术都适合在有机农业生产中应用。比如，基因技术就不能应用在有机农业中。

有机食品适合谁

什么人需要吃有机食品？经过科学家和营养学家的研究和临床表明，平日里最需要有机食品的人有四类：

（1）6个月到13岁的小孩；

（2）孕妇和哺乳期的妇女；

（3）女性；

（4）慢性病患者和老人。

我们都知道，在农药和化学污染中的首要受害者就是婴幼儿。婴幼儿的食物主要是蔬菜水果等含农药概率最大的食物，但是，婴幼儿的肠黏膜尚未完全成形，很容易被蔬菜水果中的农药残留物和重金属穿透，这些污染物会进入婴幼儿的血液，最终滞留在其体内。

专家表示，婴幼儿的饮食不仅会影响当时的身体生长状况，而且会决定其长大时是否会得病，得什么病，学习工作是否困难，甚至会影响其几代人的身体健康状况。比如，常用的有机磷酸盐杀虫剂就是一种会给人带来巨大危害的神经化学毒素，它可以引起食用者头痛，摄入过多，还会产生视力模糊、呼吸困难、呕吐等症状。严重的会发生抽搐、昏迷甚至死亡。即使没有生命危险，也会导致婴幼儿永久性认知能力损伤。而这种有机磷酸盐杀虫剂被广泛地应用于香蕉，苹果，胡萝卜，卷心菜，蘑菇和土豆等水果蔬菜上。在人类的“有机”进程中，人们首先想到的就是婴幼儿食品的安全健康，你看，如今在德国，许多城市出售的婴幼儿食品，几乎都是有机的。

而女人是农药和化学污染中的第二号受害者。研究表示，男人一生中吸收的有害化学物质只是其体重的一半，而女人一生中吸收进体内的有害化学物质则是其体重的两倍。由于化妆、洗涤和护肤，女人比男人更频繁地接触各种化学品。而且，女人的荷尔蒙比男人的有更多的波动，而化学品又会使荷尔蒙失调，并引起经前综合征、更年期综合征、乳腺增生甚至乳腺癌。

孕妇和哺乳期的妇女更要注意化学品的侵害。很多人建议怀孕期和哺乳期的妇女不要化妆，因为这个时期的妇女身体状况特殊，接触化学品过多会对婴儿有所伤害。同样道理，饮食中带有的化学物质也会伤害到胎儿和婴儿，所以，孕妇和哺乳期妇女需要有机食品。

农药和化学品污染还有一个主要的受害人群就是慢性病患者和老人，而许多老人同时也是慢性病患者。许多慢性病，如癌症，都是因农药等化学品中毒，从而导致组织器官遭到破坏的结果。慢性病患者和老人都属于缺乏营养，代谢力弱，抵抗力差的人群，如果继续食用含有农药残留物的食物他们的病情和身体状况将会更加恶劣。市场上的普通食品大多是营养不足，毒素有余，对慢性病患者和老人有害无益，而且有害物质在慢性病患者和老人体内会有比健康成人更多的滞留和伤害。

现在的人们选择有机食品的首要原因就是避免农药和化学污染物，其次是增加营养，最后才是口味。如今，从有机农业，有机食品到有机产品，一种有机的生活方式正在全球范围内普及。

绿色的，不一定是安全的

在我们的观念里，绿色，代表着生命、健康和希望，而市面上那些“绿色”产品在人们眼中则是无污染、无公害、有利于身体健康的象征。近来，社会各界不断宣传和提倡“绿色”消费，因为这不仅关系到我们这代人，

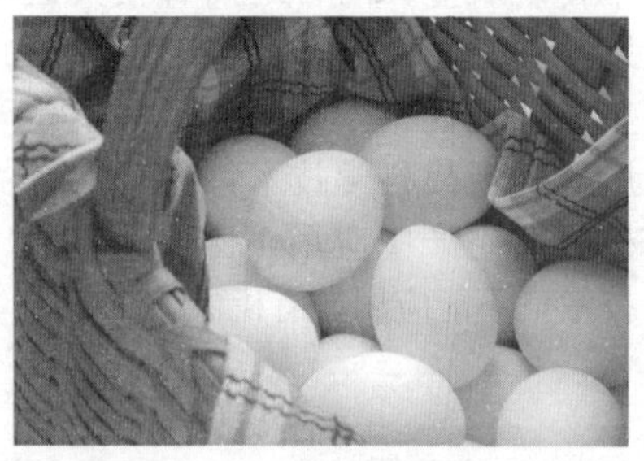

纯天然食品也未必是安全的

更关系到子孙后代的健康和发展。

在“绿色”消费中，人们最关心的莫过于食品安全了。

在市场上，我们会看到很多商品的外包装上都印着“纯天然”或“绝对天然”的字样和标志。渐渐地，消费者心中就产生了一种错觉：“纯天然”的产品就一定是无污染的、“绿色的”、安全可靠的。于是，现在的很多人都认为“纯天然食品”与“绿色食品”都是安全食品。

其实，这纯粹是一种误导。“绿色食品”与“纯天然食品”是两个并无太大关联的概念。所谓“绿色食品”是特指一种遵循可持续发展原则，按照特殊生产方式生产，经过专门机构认证并许可其使用绿色食品标志的、无污染、安全、优质食品，涉及粮油类、蔬菜类、畜禽奶蛋类、水产类、饮料类、酒类和其他食品。我们国家对“绿色食品”的生产有着严格的要求，比如，在生产过程中要限量使用化肥、农药。而且，并不是说纯天然的就是健康无毒害的，“纯天然”物质中有相当一部分存在着毒副作用，正如许多天然植物本身就具有一定的毒性一样，适量食用可发挥正常作用，一旦过量则会产生不良后果。

当前，人类所食用的物质中，主要污染源有：化肥、化学农药、生长素、催熟素、有害的添加物质。纯天然的食品不等于绿色食品，同样非天然的食品不等于非绿色食物食品，要对具体食物具体判断，不可简单地用“天然”或“非天然”作为判断食物的标准。

还要提醒大家的是：“合格”不等于“安全”。

所谓“合格”只能表示该产品符合某国家或地区所规定的安全标准，而并不是代表着“安全”。每个国家地区的食品安全标准不同，主要是看“农残”含量多少。

要知道，农药残留的含量无论限量多少都会给健康带来一定的危害，当然是不安全的。而食品是人类赖以生存的食物，每天都需要。尽管每天食用的食品含有的有害物质再少，日积月累也必然危害健康，所以“安全食品”必须是“零农残”的食品。

我们在当今市面上看到的各种带有“合格”标识的食品，都是在“有农残”的标准下评价出来的，都不能算是“零农残”的安全食品。我们必须认识到无论有机、绿色、无公害，还是普通食品，安全评价标准都是“有农残”标准，所以“合格”并不等于“安全”。

研究表明，天然物质也不都是“纯”的、“安全”的。野生植物在生长过程中也会吸入被现代文明污染了的大气和水，其中也会含有一定毒素。而且，随着现代社会农药、化肥越来越广泛地应用，甚至滥用，受污染的动植物即使经过加工，也很难完全清除其残留的农药。但是大家不必惊慌，化学的东西并非全都有害，只要食品中的化学含量在一定范围之内，还是可以放心食用的。

教你辨认真假有机食物

现如今，有机食品越来越火，很多商家也看出发展有机食品是不错的商机，毕竟饮食在人类生活中是最重要的事情。我们看到市面上那么多的有机食品品牌，常常不知如何选择，又有不少不法商人以普通食品冒充有机食品出售，所以，辨认和选购有机食品，成为很重要的事。

首先，我们要来了解有机食品，只有具备以下几种条件的食品，才能以有机食品的名称销售：

（1）必须是在已经建立或正在建立的有机农业生产体系中生产出来的原材料产品，或以有机方式采集的野生天然产品。

（2）在整个生产过程中，产品必须严格地遵循关于有机食品的加工、包装、贮藏、运输等要求。

（3）在有机食品生产和流通的过程中，生产者必须具有完善的跟踪审查体系和完整的生产销售档案记录。

（4）产品必须经过独立的有机食品认证机构认证和审查，方可出售。

在了解了有机食品所具备的条件之后，我们就要在选购有机食品时擦亮双眼，谨慎选择。

我们应该尽量在正规的商场或大型超市购买食品。因为正规商场和超市在进货前都要索证并核对检验报告，它们所经销的产品不论质量和售后服务都有一定的保障。此外，购物结束后请保存好小票，以备不时之需。

要尽量选购具有良好信誉的大型企业或知名企业所生产的产品。这些企业管理规范，生产条件相对较好，设备先进，产品的质量也比较稳定。

而在不了解产品的生产企业时，我们应该尽量选购产品标签上明确标注着执行国家标准的产品。这些产品一般符合国家标准，质量也有所保证。

要学会认清各种食品安全标志，尽量选购标有安全标志的食品。如：质量安全、绿色食品、有机食品、无公害食品等。

最后，要经常关注新闻媒体对食品安全的报告及食品抽样检测结果，来指导自己正确消费。

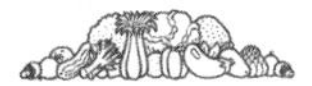

食品添加剂到底有没有毒

什么是食品添加剂

随着工业文明的发展，市场竞争不断，以利润为导向的商业需要，正推动着食品的工业化进程，从而制造出了大量便宜而丰富的食物。但同时，不可避免地，这些食品中的合成色素、调味剂和防腐剂也悄悄进入了人类的体内。随着，加上“洋快餐”的进入和流行，更使得饮食对人类身体健康产生了巨大的影响。这也就要求我们不能再对每天的饮食掉以轻心。你每天都可能在不知不觉中为自己制造着各种潜藏的慢性疾病。从我们的餐桌就可以看出，那些增多的动物蛋白和脂肪、那些饱含高糖的饮料正在使我们成为心脏病和糖尿病的高发人群。

现如今，食物在种植过程中的农药污染和加工过程中所添加的那些丧失天然属性的各种添加剂，使得食品逐渐成为威胁人类健康的主要元凶。科学家曾做过一次抽样调查，在被抽样的10个国家里，只有日本人的心脑血管疾病死亡率没有增加。这主要是因为日本人的饮食习惯比多数国家的人的习惯更加健康、日本人在平日里习惯于食用大量的天然食物和未过度加工的食物。但是，当日本人移居到西方国家，并开始食用加工食品之后，他们的发病率就会超过日本国内的整体发病率。

到底什么是食品添加剂呢？

食品添加剂是指在生产、加工、贮存食品的过程中，在食品加入严格的、限量的少量物质，这些添加物可以是化学合成物质，也可以是天然物质。在食品中加入添加剂的目的，有的是为了改良食品的品质及其色、香、味；有的是为了改变食品的结构；有的是防止食品氧化、腐败、变质；

还有的是出于加工工艺的需要。食品添加剂一般可以不是食物，也不一定具有营养价值，但必须符合上面定义中的概念，既不能影响食品的营养价值，又要具有防止食品腐败变质、增强食品感官性状或提高食品品质的作用。

如果将上面的一段话总结成一句简单明了的教科书式的定义，就是：食品添加剂是指食品在生产、加工、贮存过程中，为改良食品品质及其色香味，改变食品结构，防止食品氧化、腐败、变质和为了加工工艺需要而加入食品中的严格限定添加的少量化学合成物质或天然物质。通俗来讲，食品添加剂就是现代食品生产中必须加入的少量物质。

食品添加剂的种类非常多，目前世界上使用的大约有4000多种，而各国允许使用的品种和数目也各不相同。一般来说，按照其来源，食品添加剂可分为天然食品添加剂和化学合成食品添加剂两大类。

天然食品添加剂是指利用动植物或微生物的代谢产物为原料，经过提取所获得的天然物质；化学合成食品添加剂则是指采用化学手段，使元素或化合物通过氧化、还原、缩合、聚合、成盐等合成反应而得到的物质：目前使用的大多数添加剂都属于化学合成食品添加剂。而按照用途来分，

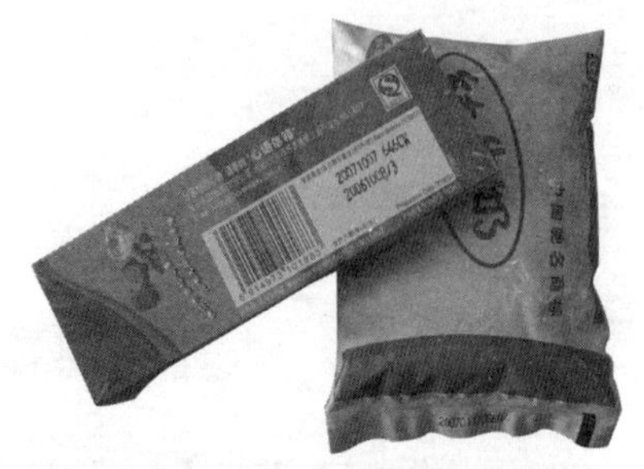

食品添加剂是食物生产过程中必然加入的物质

各国对食品添加剂的分类也大同小异，其差异主要是分类多少的不同。美国将食品添加剂分成16大类，而日本则分成30大类，在我国所执行的《食品添加剂使用卫生标准》中，将添加剂分为22大类：①防腐剂；②抗氧化剂；③漂白剂；④发色剂；⑤酸味剂；⑥疏松剂；⑦凝固剂；⑧增稠剂；⑨消泡剂；⑩着色剂；⑪甜味剂；⑫乳化剂；⑬抗结剂；⑭品质改良剂；⑮增味剂；⑯被膜剂；⑰酶制剂；⑱发泡剂；⑲保鲜剂；⑳香料；㉑营养强化剂；㉒其他添加剂。

教你认识几种食品添加剂

所谓“民以食为天，食以安为先”，这是人人都懂的大道理，但是，近几年，社会上频频出现关于食品安全的大事件，让人们心中充满不安，总觉得这一切都是食品添加剂惹的祸，然而，在现代生活中，我们的生活已经离

不开食品添加剂了，如果因为一些个别食品安全的事件，就把所有的食品添加剂都视为洪水猛兽，是不公平的，下面，我们就带领大家去认识几种常用的食品添加剂。

1. 人工合成色素

目前，人工合成色素大多用于青红丝、果味粉、罐头、果子露汽水、配制酒等食品中。人工色素摄入过多的风险是加剧孩子的多动症症状。所以，儿童是最应该避免摄入人工色素的人群。但是，很多食品制造商为了吸引儿童，在许多儿童食品中添加多种人工色素，对此，家长们应该提高警惕，在为儿童选择食品时，应该尽量不选择那些色彩过于鲜艳的食品。

2. 阿斯巴甜

作为增甜剂，阿斯巴甜被广泛地用于水果罐头、风味酸奶、八宝粥、果冻、面包等食品中。很多人都担心阿斯巴甜会导致癌症、癫痫、头疼以及影响智力。但是，大量的科学研究表明，阿斯巴甜与上述的几种疾病并没有直接的联系。虽然，阿斯巴甜的甜度是白糖的200倍，但是，被用在食品中的量极其微小，所以，阿斯巴甜不会像白糖那样增加我们日常膳食中的热量。

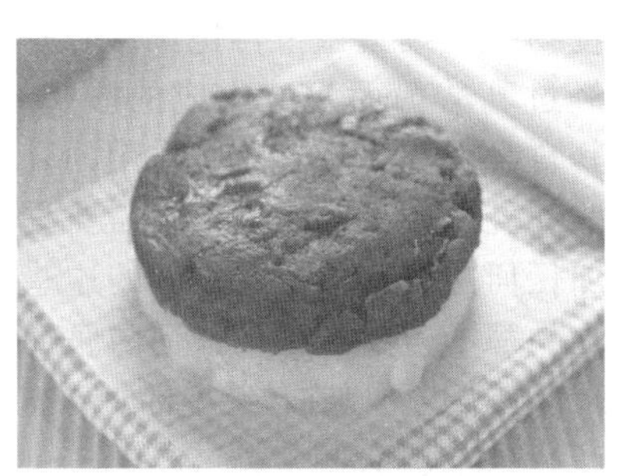

很多甜点中都含有阿斯巴甜

3. 高果糖玉米糖浆

高果糖玉米糖浆是一种由玉米制成的糖浆，它不仅被广泛添加在糖果之中，在碳酸类饮料中也颇为常见。社会上有一种观点认为，食用高果糖玉米糖浆会提高患肥胖症和2型糖尿病的风险。但是，从严格意义上来说，高果糖玉米糖浆不能算作食品添加剂的一种，它和蔗糖一样都是糖，都有热量，只是它的口味比蔗糖更清甜，并具有保水性，在喝了这种糖浆配制的饮料之后，人们不会产生饱腹感，就会不知不觉地多喝，从而增加了肥胖的概率。

4. 苯甲酸钠

苯甲酸钠是一种比较常用的防腐剂，它一般用于酱油、酱菜、果酱、腐乳、果子露、汽水、罐头等食品中，同时也用来助医药、工业各种药品以及日用品如牙膏、工业印泥及黏胶剂等防腐。有一些食品专家认为，饮料中含有的苯甲酸钠与维生素C，这两种成分在一起可能会相互作用，继而生成苯，而苯是一种致癌物，对人体有很大害处。但是，这种说法目前尚未得到化学专家的认同。而且，苯甲酸钠在人体内能自行代谢，通过尿液排出，并不会对人体造成过大伤害。

其实，我们每天通过呼吸而从空气中吸进体内的苯比喝饮料时摄入的苯要多得多。不过，专家建议，因为苯甲酸钠在人体内主要是通过肝脏进行代谢，所以，肝脏功能不好的人，就要少喝含有苯甲酸钠的饮料。

5. 亚硝酸钠

亚硝酸钠也是一种防腐剂，在肉类加工中被广泛使用。我们常吃的香肠、肉罐头等食品中都含有这种添加剂。亚硝酸钠能够抑制肉毒杆菌的繁殖，对肉类具有一定的防腐作用。但是它有一定的食用风险：有些人认为摄入大量的亚硝酸钠有罹患胃癌的风险。

我们国家对食品中亚硝酸钠的使用有严格的要求：在肉制品中，亚硝酸钠最大用量为每千克加 0.15 克，在香肠中只允许每千克加入 0.03 克。所以，只要不是经常且大量地吃这些加工肉制品，就不会过多地摄入亚硝酸钠。

为了追求味觉上的享受和方便快捷，人们就难免会和食品添加剂进行过多的接触，所以，大可不必把食品添加剂看作是毒药或洪水猛兽，只要懂得适度、适量就可。食品专家建议：与其为了某些食品添加剂而惶恐不安，不如多吃些新鲜的、天然的、保质期较短的、口味清淡的、色泽朴素的食物，这样自然就会远离过多的添加剂，也能够得到更多的营养成分。

对防腐剂的认识有何误区

食品防腐剂是食品添加剂中的一类，是指一些能够防止食品腐败、变质，抑制食品中的微生物繁殖从而延长食品的贮存期的物质。现在，在社会上普遍存在着一种对食物防腐保鲜的错误看法，很多人认为所谓纯天然的食物就不应该添加任何防腐剂。其实，我们在市场上看到的所有加工过的食品，为了防止它们腐败变质，都经过了一定的防腐处理，只是方法不同而已。比如，罐头食品就是经过高温杀菌、抽空密封来进行防腐保鲜，让其易于长时间的保存，当然，这其中就不需要添加任何的防腐剂；那些用盐腌制的干菜和用糖腌制的蜜饯，由于高浓度的盐和糖，使得微生物的细胞脱水，而不可能在这类食物上继续繁殖；再比如，牛奶经过乳酸菌而发酵生成的酸奶，其自身就含有具有防腐作用的乳酸和乳酸菌素，所以也不需要添加任何防腐剂。上面举例的这些食品都不需要再添加任何防腐剂来保鲜，也不必在包装上标明“本产品不含防腐剂”。

为食品防腐的必要性在于，生鲜食品一旦久放，其中的细胞组织就会不断分离，为微生物的滋长创造了条件。而食物长时间被空气、光和热氧化，就容易产生异味和其他过氧化物，有致癌作用。肉类在被微生物污染之后，它所含有的蛋白质就会分解，产生有害物腐胺、组胺，色胺等，这也是食物中毒的重要原因，食物未进行保鲜处理保存在冰箱中，仍会腐败变质. 只是速度放慢而已。为防止微生物对食品的侵袭，必须对食品进行防腐处理，只不过是除菌、灭菌、防菌、抑菌等手段不同而已。

食品防腐剂可以说是被消费者误解最多的一种添加剂。由于知识的缺乏和某些宣传的误导，一些消费者常常是闻防腐剂而色变，习惯于把食品防腐剂与“有毒、有害”等同起来，从而把食品中的防腐剂看作食品中主要的安全隐患。

其实防腐剂在食品贮存方面的作用是不可忽视的，它不仅可以保持食品原有的品质和营养价值，还能够抑制微生物的活动、防止食品过早地腐败变质，从而延长保质期限。让人们免于食物中毒的危险。

我们在市场上可以见到越来越多的食品包装袋上都会注明“本产品不含任何食品添加剂”“本产品不含防腐剂”等字样。其实，所有加工的食品都含有食品添加剂，不含有食品添加剂在生产工艺上是不可能做到的，也是不真实的。但是由于长期以来，消费者对防腐剂的误解，部分生产企业担心消费者有疑虑，虽然在食品中添加了防腐剂，却在标签中不明确标注出防腐剂的使用情况。有的企业甚至故意炒作，欺骗消费者，例如，市面上有一种月饼的包装上醒目地写着一行大字：“本品绝不含防腐剂”，但下面还有一行小字写着“苯甲酸钠”，但在它的配方里有山梨酸。原来它并不是不含防腐剂，只是不含防腐剂苯甲酸钠，一样也还是有防腐剂的。

目前，我国普遍使用的防腐剂有山梨酸、山梨酸钾、苯甲酸、苯甲酸钠等。在我国，允许添加防腐剂的食品有酱油、醋、酱菜、果汁类、果酱类、面酱、碳酸饮料、蜜饯和罐头等。

人们应该对防腐剂有一个客观的认识，防腐剂除了能够防止食品变质，有时还可以避免食品中毒的发生，这无疑是有益于人类身体健康的；但防腐剂毕竟是人工合成物，使用不当会引发一定的副作用，而长期的过量地摄入也会对人类的身体健康造成一定损害。对于儿童、孕妇等特殊人群，在食品安全方面应该予以高度的重视，尽量少让他们食用含有大量防腐剂的食品。

没有添加剂，食品会更优质吗

食品添加剂虽然为人类的饮食安全带来很多前所未有的问题，但不可否认的是，食品添加剂大大地促进了食品工业的发展，它被誉为“现代食品工业的灵魂”“食品工业创新的秘密武器”，如果没有食品添加剂的出现，我们吃的食品也一样会有各类安全问题出现。食品添加剂给食品工业和人类健康也带来许多益处。

1. 防止食品腐败变质，有利于食品保藏

食品中除了食盐等少数物质，其他来自动植物的各种生鲜食品若不及时加工或加工不当，往往会造成腐败变质，会给人类经济和健康带来很大的损失，这时就需要防腐剂、抗氧化剂的加入。

防腐剂可以防止微生物滋生所引起的腐败变质，延长食品的保存期限，从而防止由微生物污染而引起的食物中毒。而抗氧化剂能阻止或推迟食品在空气中氧化变质，来提高食品的稳定性和耐藏性，同时还可防止有害油脂自动氧化产物的生成和酶促褐变和非酶褐变，对食品的保藏具有一定意义。

从前那些许多受地域所限、不能流通的食品，如鲜鱼、鲜奶、鲜肉，如今都可以千里迢迢地走遍各地，如果没有防腐保鲜类的食品添加剂是不可能办到的。

2. 改善食品的感官性状

衡量食品质量主要是看食品的色、香、味、形状和质地。有些食品加工后有褪色、变色的现象，有些食品的风味和质地也会发生改变。所以，人们会适当地使用护色剂、着色剂、漂白剂、食用香料、乳化剂、增稠剂来提高食品的感官质量，满足人们的不同需要。

3. 保持或提高食品的营养价值和提高产品质量

对人类而言，食品应该会人体提供营养。一些食品添加剂在防止食品腐败变质的同时，还能够在一定程度上保持食品的营养价值。

在加工过程中，食品会有一定程度的营养素损失。所以，人

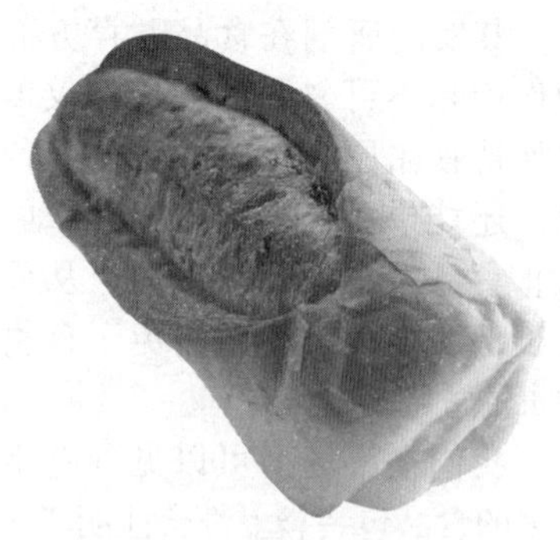

适当的添加剂能保持食物新鲜

们会在食品加工时适当地添加一些天然营养素，如食品营养强化剂、品质改良剂，它们可以大大地提高食品的营养价值。这些添加剂对防止营养不良和营养缺乏、促进营养平衡、提高人们的健康水平具有重要的意义。

4. 增加食品的品种和方便性

现在，超级市场中已经拥有多达万种的食品供消费者选择，这些食品大多是通过一定的包装和加工方法进行处理，它们大多是防腐、抗氧、乳化、增稠及着色、增香、调味乃至其他各种食品添加剂配合使用的结果。这些食品给人们的生活和工作带来极大的方便。

社会的现代化发展要求一些食品能够节约时间、使用方便，工业化的主食、食品半成品、方便食品的发展就是为了配合现代化发展的需要。

5. 有利于食品的加工操作

食品加工时使用的消泡剂、凝固剂等添加剂有利于食品的加工操作。对于我国来说，食品添加剂对我国传统主食的工业化生产有很大意义，让我国的传统主食米饭、面条、馒头、烧饼，由手工制造进步为工业化生产。可见，食品添加剂对开发工业化传统食品具有十分重要的作用。

6. 作为配料满足特殊人群的需要

我们都知道，食品应该尽可能地满足人们的不同需求。比如，糖尿病人不能吃糖，在适合糖尿病人的无糖食品中就会使用无营养甜味剂或低热能甜味剂，如用三氯蔗糖或阿力甜取代蔗糖，或用山梨糖醇、木糖醇。而对于缺碘地区来说，加碘食盐就可以防止当地居民患缺碘性甲状腺疾病。近年来，人们正大力开发某些功能性物质如黄酮类物质，希望作为功能性添加剂来满足人们的需要。

食品添加剂对人类的生活有着很大的作用，所以我们不能说，没有添加剂，食品就会更优质，要学会全面、客观地看待食品添加剂。

食品添加剂存在哪些安全问题

物质的毒性都是相对而言的，同一种化学物质，会由于使用剂量、适用对象、使用方法的不同而产生不同的毒性。而有些有毒的物质，在一定剂量内使用还可成为治病的良药。这就是人们常说的“剂量决定毒性”。对于食品添加剂来说，也是如此。使用食品添加剂要在一定的范围内，如果超过了规定的安全限量和规定范围，那么无害的食品添加剂也会变成有毒物质，对人体健康产生巨大危害。常见的食品添加剂安全问题，主要有以下几种：

1. 甜味剂使用超标

蜜饯、果脯、山楂羹、茶饮料、易拉罐装碳酸饮料中都含有一定量的甜味剂，如果其中的甜味剂添加量超标，就有可能致癌。

甜味剂是指给食品增加甜味的食品添加剂。糖醇类的甜味剂所具有的甜度与蔗糖差不多，但其热值较低，和葡萄糖有不同的代谢过程，常被用于某些特殊的用途，适合糖尿病人作为糖类替代品食用，所以如木糖醇、麦芽糖醇、甘露醇等甜味剂常被列为食品添加剂。

在我国颁布的《食品添加剂使用卫生标准》中，有这样的规定：木糖醇可根据正常生产的需要用于食品中，适用于高血压、糖尿病、肥胖症等特殊人群食用。

还有一些非糖类甜味剂被用作食品添加剂，它们甜度很高，用量极少，热值很小，有些又不参与人体的代谢过程，常被称为非营养性甜味剂，是甜味剂的重要品种，如糖精钠、甜蜜素、阿斯巴甜、安赛蜜等。但糖精钠的安全性一直存有很大的争议。20世纪70年代，通过动物实验，研究人员发现糖精钠对动物有致膀胱癌的可能性。但是，经过后续的研究发现，若在允许用量范围内使用，糖精钠对人体是无害的。

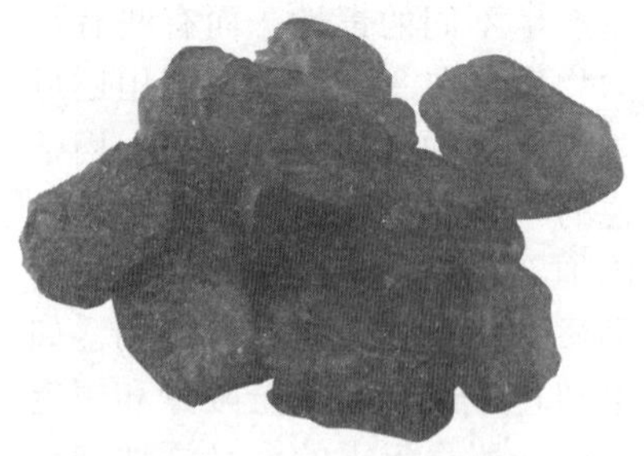

果脯蜜饯中的添加剂可能超量

目前在我国，糖精钠在酱菜、饮料、冰激凌、糕点、饼干等食品中允许最大使用量为每千克添加0.15克，在瓜子中允许最大使用量为每千克添加1.2克，在话梅、陈皮允许最大使用量为每千克添加5.0克。

2. 漂白剂使用过量

漂白剂是一种能够破坏或抑制食品的发色因素，使食品褪色或免于褐变的物质。目前，在食品中使用的漂白剂多为二氧化硫、亚硫酸、硫黄及其盐类化合物。它们通过自身产生的二氧化硫来使冰糖、食糖、蜜饯、干果、粉丝、蘑菇、果酒、葡萄酒、竹笋等食品达到漂白或防腐的目的。

漂白剂除了可以改善食品的色泽，还有杀菌、抑菌等多种作用，在食品加工中应用很广。我们国家标准要求：二氧化硫在食物中的残留量必须小于0.1克/千克。但漂泊剂这类物质通常都具有一定的毒性，必须在控制使用量的同时，严格地控制它们在食品中的残留量。而我们在采购时也要格外注意，仔细嗅闻看有无含硫异味再购买。

3. 过氧化苯甲酰使用超标

过氧化苯甲酰超标多发生在面粉上。它的危害是：过量的过氧化苯甲酰会使面粉中的营养物质遭到破坏，同时会产生一种叫作苯甲酸的物质。而苯甲酸只能在肝脏中进行分解，过量食用过氧化苯甲酰会对肝脏功能造成不同程度的损害。

我国允许使用过氧化苯甲酰，它不但具有一定的氧化漂白作用，可使面粉增白，还具有一定的熟成作用。国家标准规定：过氧化苯甲酰在食品中最大使用量为0.06克/千克。但是，实际生产中，有一些企业盲目追求面粉的色泽洁白，从而在面粉中过量添加过氧化苯甲酰，将对人体健康产生不利的影响。因此，我们在购买面粉和挂面时，要看清楚，并不是颜色越白越好，当面粉白得过分时，我们就要想想其中是否添加了过量的过氧化苯甲酰。

注意，这些不是食品添加剂！

近年来，关于食品安全问题的报道几乎天天可见，在经历了苏丹红，孔雀石绿，三聚氰胺，瘦肉精等事件后，人们对食品添加剂的有了强烈的戒备心理，看着食品包装带上的配料表里满满地写着各种添加剂的名称，人们吃起食品来真是越来越不放心了。

其实，并不是所有添加在食品中的物质都能够称为食品添加剂，下面，我们列举的这些物质，就不属于食品添加剂，而是属于食品中的非法添加物。

1. 苏丹红

近年，“苏丹红”事件闹得沸沸扬扬。有报道称，某快餐中含有苏丹红，随后，又有报道称在辣椒粉和辣椒酱中检测出苏丹红，同时在一些产品如香肠、泡面、熟肉、馅饼等也可能存在苏丹红。

听着这名字，老百姓一时都不明白这“苏丹红”到底是什么东西，为什么会在食品中检测出来。苏丹红并不是食品添加剂，而是一种化学染色剂。它主要用于石油、机油和其他一些工业溶剂中，能够使其他物质增色，同时，它也用于鞋、地板等的增光。

苏丹红的化学成分中含有一种叫萘的化合物，这种物质具有一定的致癌性，并且对人体的肝脏和肾脏具有明显的毒性作用。

苏丹红I号是一种人工合成的化学制剂，科学家通过实验发现，苏丹红I号会导致鼠类患癌症，在针对人类肝细胞研究中也显现出其可能致癌的特性。另外，研究表明，苏丹红还具有遗传毒性、致敏性，它的代谢产物苯胺具有血红蛋白毒性。目前，全世界大多数国家都明令禁止将其用于食品生产，我国也明文禁止将其用于食品生产。

虽然苏丹红会增加食用者患癌症的风险，但目前仍无法确定一个安全范围。专家建议，偶然摄入含有少量苏丹红的食品，对人体健康造成危害的可能性很小，致癌的危险性也不大，但如果经常摄入含较高剂量苏丹红的食品就会增加其致癌的危险性。

2. 孔雀绿

孔雀绿又名严基块绿、碱性绿、孔雀石绿。孔雀绿一般有两种：一种是天然的矿石，呈翠绿或草绿色的块石，主要用于炼钢和颜料；另一种是孔雀绿染料，属于人工合成的有机化合物，常用于羊毛、丝绸、皮革的染色。

有一些渔民为防治鱼类感染真菌、寄生虫而对鱼类使用孔雀绿，还有一些运输商用孔雀绿来消毒，以延长鱼类在长途运输中的存活时间。孔雀绿进入人类或动物体内后，可以通过生物转化，还原成脂溶性的无色孔雀绿。研究发现，在给小白鼠注射无色孔雀石绿 104 周后，其肝脏肿瘤明显增加。孔雀绿还能引起动物肝、肾、心脏、脾、肺、眼睛、皮肤等脏器和组织中毒，而且孔雀绿对妊娠兔子有致畸作用。

因为孔雀绿有致突变、致畸和致癌的危险，并能在鱼体内长时间残留。所以，许多国家禁止将其作为食用鱼的兽药使用。我国也将孔雀绿列入《食品动物禁用的兽药及其化合物清单》

但是，我们在买鱼的过程中，如何辨别被孔雀绿污染的鱼类呢？

（1）看鱼鳞的创伤处是否着色。受过伤的鱼经过浓度大的孔雀绿溶液浸泡后，创伤面会发绿，严重的还会呈现青草绿色。

（2）看鱼的鳍。在正常情况下，鱼鳍应该是白色，而被孔雀绿溶液浸泡后的鱼，鳍容易着色。

（3）如果发现通体色泽发亮的鱼应格外警惕，不要随便购买。

3. 瘦肉精

瘦肉精不是兽药，也不是食品添加剂，它在临床上主要用作平喘药，并对心脏有兴奋作用，对支气管平滑肌有较强而持久的扩张作用。瘦肉精口服后较易被胃肠道吸收。但是，研究表明，如果长期食用瘦肉精，就可导致染色体畸变，严重的会诱发恶性肿瘤。在我国已经有明确的条文规定，严禁在动物饲料中添加瘦肉精。

瘦肉精在动物体内，能够重新分配营养物质，同时促进动物生长、提高瘦肉率、降低脂肪沉积、提高饲料效率等作用。但是，瘦肉精如果作为饲料添加剂，使用剂量必须要在人用药剂量的 10 倍以上，才能达到提高瘦肉率的效果。可见，瘦肉精作为饲料添加剂，用量大、使用时间长、代谢慢，所以动物从屠宰前到进入市场销售，体内的瘦肉精残留量都很大。而这个残留量通过食物进入人体后，人体会渐渐积蓄这些毒素。

瘦肉精属于非蛋白质激素，耐热，会在动物组织内形成残留，尤其是在动物的肝脏等内脏器官残留较高。人类食用后将直接危害人体健康，会出现肌肉震颤、心慌、头疼、战栗、恶心、呕吐等症状，对高血压、心脏病、甲亢和前列腺肥大等疾病患者危害更大，严重的可导致病人死亡。

关于三聚氰胺的那些事

近年来，不断在奶粉、鸡蛋中检测出三聚氰胺，而食用了含有三聚氰胺奶粉的婴幼儿患上了肾结石；此外，我国出口的宠物饲料致使猫狗死亡，也因其中含有三聚氰胺。种种新闻报道铺天而来，一时间，人人闻“三聚氰胺”而色变。想到我们日常饮食中多了这样一类危害性极大的添加物，真是心里极不踏实。

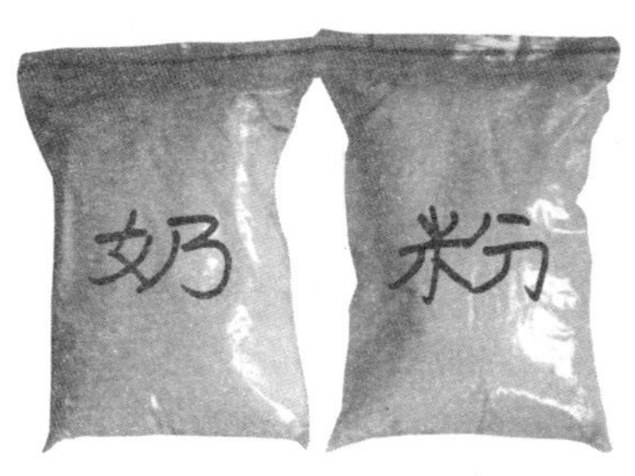

劣质奶粉中被添加三聚氰胺

三聚氰胺到底是什么呢？

三聚氰胺是一种用途广泛的有机化工原料。三聚氰胺是它的学名，别名又称蜜胺、氰尿酸胺、三聚氰酰胺，主要是用来制作三聚氰胺树脂。三聚氰胺本身具有优良的耐水性、耐热性、耐电弧性及优良阻燃性。我们常见的是三聚氰胺用于制作装饰板，也用于氨基塑料、黏合剂、涂料、币纸增强剂等。

三聚氰胺作为一种化工原料，是不允许被添加到食品中的，所以在我国现有的食品质量检测标准中不会包含关于三聚氰胺检测的相应内容，也就是说目前三聚氰胺检测并无任何国家标准。

由于食品业和饲料工业中关于蛋白质含量测试方法的缺陷，三聚氰胺常被不法商人当作添加剂添加在食品中，用来提升食品检测中的蛋白质含量指标，因此，有人称三聚氰胺也为“蛋白精”。

但是，由于三聚氰胺不溶于水，所以，不法商贩很难将它掺入到鲜奶中，比较容易的造假方式就是在生产奶粉的过程中兑入，三聚氰胺是一种白色的结晶粉末，没有什么气味和味道，所以掺入奶粉后也不易被发现。

专家指出，三聚氰胺是有毒物质，通过动物实验表明，长期摄入会造成生殖及泌尿系统的损害，形成膀胱结石及肾结石，并可进一步诱发膀胱癌。有科学研究指出，人体摄入三聚氰胺的剂量和临床疾病之间存在着明显的量效关系。婴幼儿对三聚氰胺最大的耐受量为每千克奶粉15毫克。根据美国食物及药物管理局的标准，人体每日可容忍摄入三聚氰胺的剂量为每日0.63毫克/千克体重。而对于由三聚氰胺引起的泌尿系统结石，目前尚无特效的解毒剂，临床上主要是依靠对症治疗与支持治疗，必要时可以考虑外科手术干预，来解除患儿的肾功能慢性损害的风险。

在家中自行检测三聚氰胺的方法：

（1）用热水按比平常浓的分量冲奶粉，充分搅拌到不见任何凝块，然后放入冰箱，将牛奶静置、降温。

（2）准备一块黑布和一个空的玻璃杯。把黑布蒙在空杯口上作为过滤器。

（3）将冲好的奶粉放凉，倒在黑布上过滤。

（4）如果发现有白色的固体颗粒滤出，则用清水多冲洗几次，排除其他可溶物质。

（5）多次冲洗后，仍发现有白色晶体，就可以将这些晶体放入清水中，该晶体如果沉入水底，那就很可能是三聚氰胺，说明这种奶粉不能再喝了。这种方法虽然可能无法发现奶粉中微量的三聚氰胺，不过微量的三聚氰胺使孩子得结石的可能性也低得多，但这种方法还是可以为奶粉把把关。

怎样减少添加剂的危害

近年来，人工合成的食品添加剂被大量地应用于食品中，有些商贩甚至滥用、乱用食品添加剂。而近来不断发生的食品安全事件让消费者很快意识到食品添加剂可能给人类的健康带来危害，随着毒理学和化学分析等科学技术的发展，人们逐渐发现不少食品添加剂对人体有害，随后还发现有的添加剂甚至可以使动物和人类致畸和致癌，所以某些国家和地区都曾出现过“食品安全化运动”和“消费者运动”，提出禁止使用食品添加剂。目前，世界各国也开始加强对食品添加剂的科学管理，让食品添加剂走向安全使用的轨道。

随着食品工业的不断发展，人工合成添加剂的种类越来越多，使用范围也越来越广：改善肉制品色泽的硝酸盐类、面点制作时加入的色素、让面点更松软的膨松剂、各种水果口味的香精和色素、让面制品颜色更白的脱色剂、能够延长食物保质期使用的防腐剂等。

要知道，食物加工的过程越精细复杂，其中使用的食品添加剂种类就会越多。对于我们消费者来说，为了避免过多地接触食品添加剂，应该尽量食用那些加工方法简单的食物。举例来说，腌肉中加入了亚硝酸盐或硝酸盐，可能会含有一种致癌物质亚硝胺，因此，要多购买新鲜的肉。裱花蛋糕看上去色泽鲜艳，正是添加了人工合成色素的结果，经过科学家多年研究，发现奶油黄这种色素对人体有致癌作用而被禁止使用，普通蛋糕的色泽虽然不如裱花蛋糕，未添加色素，可以安全食用。天然水果对人体有益，尽量不要去喝各种果汁饮料，即使标有“天然”果汁的饮料，也会添加一定的香精和色素。

卫计委曾经公布过一个食品添加剂“黑名单”，里面列举了各类可能会被滥用的食品添加剂名单，其中包括，用于泡菜、腌菜、葡萄酒的胭脂红、诱惑红、柠檬黄、日落黄；腌腊肉制品中添加的硝酸盐、亚硝酸盐；用于面粉制品的漂白剂、增白剂、面粉处理剂；用来漂白冷冻虾、烤鱼片、鱼干、鱿鱼丝、蟹棒的亚硫酸钠，等等。所以消费者再购买食品时要注意，颜色异常鲜亮洁白不自然的食品尽量不要购买。

平日里，要养成细看食品标签的习惯，做个明智的消费者，多买食品添加剂少的食品。还要多留心那些保质期过长的食品，那其中一定有防腐剂、抗氧化剂、保鲜剂。现在市面上，防腐剂容易超标的食品有：肉脯、鱿鱼丝、果脯蜜饯、酱腌菜、面酱、乳饮料等。

同时，还要警惕那些甜味食品。食品中添加的甜味剂也容易超范围、超量使用，尤其在腌菜、面点、蜜饯、酒类等食品中，消费者在购买这些食品时要谨慎挑选。

如何挑选含添加剂的食品

虽然，我们都知道食品添加剂吃多了不好，对人体会产生危害，但是现代化的食品生产加工工业是离不开食品添加剂的。食品添加剂的使用是社会发展、科技进步的标志之一，也是人类现代化生活的一种需要。

在生产加工食品的过程中，生产者为了增加食品的色、香、味，并让其有较好的外观，往往会在食品中加入一些天然或人工合成的物质。这些添加在食品中的物质在一定量的范围内对人体是无害的，但用量过大时，就不能保证其安全性。

对人类来说，食品添加剂利害并存。因此，我们必须掌握一些有关食品添加剂与人身健康方面的知识，让自己心中有数。要从下面这五点来正确认识食品添加剂。

（1）在生活中，完全不接触食品添加剂是不可能的。只要是经过加工的食品，就一定会含有食品添加剂。

（2）食品添加剂本身是安全的。世界各国都在使用食品添加剂，每个国家都有一系列的法规和严格的审批手续来确定食品中可以使用的食品添加剂种类、范围和最大无毒作用量。只要按照国家规定的标准去使用食品添加剂，就是安全可靠的，无须担心。

（3）警惕添加剂使用量超标。在利润的驱使下，有些生产厂家会在食品中过量添加食品添加剂，而有些生产厂家甚至在食品中添加未经国家允许使用的添加剂。因此，我们在购买食品时要选择那些在标签或包装上明确标明食品添加剂种类和含量的食品，并仔细阅读食品标签。

（4）不要长期食用过度加工、含食品添加剂的食品，如饮料、果冻、果汁、蛋糕、腌腊肉制品、酱菜，等等，尤其是儿童、孕妇等特殊人群最好是不要吃含食品添加剂的食品。

（5）要时刻关注“不安全添加剂”的新闻报道和信息。随着食品检测科技的不断提高，以前允许使用的食品添加剂可能会被重新确定或怀疑对人体有害，因此，我们要多留意食品安全的各类信息。

（6）要注意那些颜色、味道夸张的食品。现在，市场上有些食品很容易引起人的食欲，让人一看就想买，其实，这正是食品添加剂造成的假象。如果看到馒头特白、牛奶特香，这其中就有可能是添加剂超标，很可能是人为在其中加入合成色素或香精。我们作为消费者都要格外警惕。

（7）购买定型包装食品时应该仔细阅读包装上的说明，了解食品的主要成分、食品的生产日期和保存期限等。了解食品的主要成分主要是看食品包装上的配料表。配料表上的主要成分是按照用量从大到小的顺序排列的，比如：酸奶和乳饮料之间的区别就在于，酸奶配料表上第一位是牛奶，而乳饮料配料表的第一位是水，两者之间营养价值的区别一看就能知晓。食品的生产日期和保存期限可以让我们了解食品的新鲜程度，不要购买已过保质期或临近保质期的食品，还要谨慎购买保质期过长的食品。

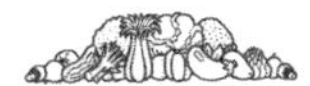

食物中的药物也要小心

我们的身体是个大毒场

现在，西方的饮食习惯逐渐驾驭我们的生活，而不是驾驭我们的饮食营养，我们正在以一种舒适、便捷的方式来毒害自己的身体。越来越多的毒素以各种方式进入我们的生活：高脂肪食物、食品添加剂、杀虫剂、空气中的有毒排放物、嘈杂的生活环境、情绪不稳定、饮食过于精致、作息不当、内分泌失调、过度疲劳……可以想见，我们生活中的各种负面因素正在破坏着我们整个身体的生态平衡，它不但使人体内积存各种难以排除的毒素，还会让人的自动排毒能力逐渐减弱。如此说来，我们的身体就是个大毒场。

如今，化学农药的污染愈演愈烈，不但危害生态环境，而且危害人类生存与健康，已到了不重视不行的程度。因为化学农药如果应用不当，或使用超量，就会严重地损害人的身体健康。我们平日食用的粮食、蔬菜、水果、鱼、肉、禽、蛋、奶、茶叶中都多多少少会含有一定量的化学农药。农药喷洒后，有少量残留在农作物中，被称作农药残留，也有少量农药留在农作物表面。长期食用有农药残留的蔬菜、瓜果、粮食、鱼肉禽蛋奶等食物，可致慢性中毒。食品中的农药残留量一旦超标，就会直接危及食用者的神经系统，肝、肾等重要器官，轻者有头痛、头昏、无力、恶心等症状；重者有呕吐、腹泻、肌颤、

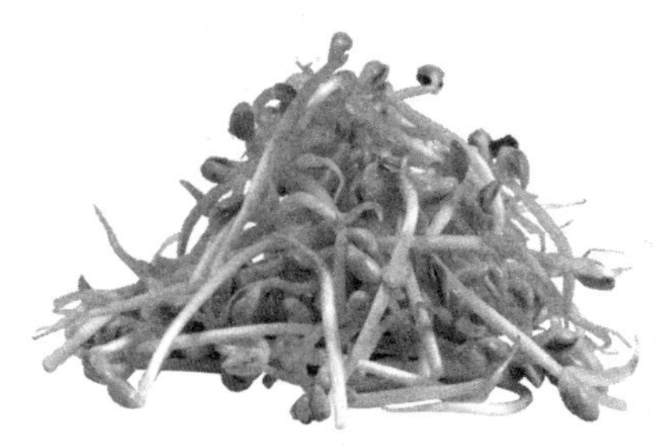

个别的蔬菜可能有农药残留

心悸等症状；严重的还会全身抽搐、昏迷、心力衰竭，甚至死亡。另外，残留农药会在人体内不断蓄积，超过一定量后可诱发癌症、心脏病、糖尿病等疾病。

我们每天摄入的食物中含有人体必需的各种营养物质。同时，这些食物中都不可避免地含有或多或少的有害物质。即使是那些营养素和那些通常被认为是无害的成分，只要在人体内的量累积到一定程度，就会对人体健康构成危害。

要注意的是，还有一些食物自身就含有一定的天然有毒成分。这些食物中的天然有害成分大多数源自食物中所存在的有害微生物及其代谢产物、食物原料栽种过程中使用的农药残留或养殖过程中使用的饲料及生长调节剂，加工过程中的添加剂及伪劣添加成分和消毒剂残留等。而目前得知，可以通过食物传播的致病性微生物及病毒有数百种之多，真菌毒素超过200种。而在我们国家，农药的种类超过400种，生产的农药产品超过16000种，兽药超过2000种，饲料添加剂超过1000种，允许使用的食品添加剂超过2000种。虽然这些农药、添加剂的使用符合规定，但是很多食品添加剂和饲料添加剂对人体都会产生一定的毒性。此外，食品在生产加工的过程中也可能受到其他有害物质的污染，而这些有害的污染物更是种类繁多，说是“数以万计”也不为过。因此从某种意义来说，“食物都是有毒的”。

如果没有严格的卫生监控、安全管理措施，现代食品工业中生产的各种食物将可能成为威胁人类健康的杀手。而即使在比较严格的卫生质量监控条件下，进入市场的食品也难免会含有或高或低的毒性成分。现在，一些欧美发达国家已经建立了非常严格的食品安全监管体系。因为食源性的健康危害，已经成为威胁人们生命健康的主要问题之一。

鲜活的鱼虾吃了会中毒吗

每当提起美味，人们自然会联想到海鲜。今天，食用海鲜的人越来越多，而关于海鲜的饮食安全问题也屡屡发生。香港一家报刊曾报道：由于香港周边水域被工业污水污染，导致一半以上的海产品中重金属含量超出国家安全标准，而香港人常吃的东风螺、蛳蚶重金属镉含量超标两倍半，海虾镉含量超标三倍半。长期食用镉超标的海产品，可使镉在肾脏积聚，导致高血压、肾衰竭，甚至产生前列腺癌等可怕病症。

因水体污染而引起的食物污染和对人类的危害是通过“食物链”进行的。比如，用已经遭受污染的农作物喂养牲畜和家禽，就会让有害物质在这些动物体内积蓄，最后通过食物转入人体，危害人类健康。再比如，在受污染的水体中，一些具有很强吸收里的水藻将水中的有害物质吸入自己体内．而那些以水藻为食的小鱼、小虾在吃进水藻的同时便将有害物质吃进体内，而捕食小鱼虾的大鱼吃进小鱼、小虾时又将有害物质吃进自己的体内，鱼越大有害物质在体内积累越多，最后被人吃进体内。如此，水体中的有害物质通过食物链由“水藻——小鱼小虾——大鱼”逐渐聚集、浓缩，最后到达食物链的顶端——人体，从而引起人急性或慢性中毒，甚至殃及子孙后代。

研究表明，人体如果摄入过量的重金属，这些重金属就会各自寻找适合自己黏附的细胞受体，并逐渐积聚。

最易被重金属侵害的人体部位有以下几种：

（1）脑。铅和水银易侵害脑部，主要影响神经系统，常见症状为头痛、肌肉痛、呕吐、记忆减退、抑郁，影响儿童智力，易患多动症。

（2）骨骼。重金属镉易侵害骨骼，主要是会使关节变形、疼痛。

（3）肺。重金属镉易侵害肺，能够抑制免疫功能，增加患肺癌的危险。

（4）肾。侵害重金属：镉。侵害程度：损伤肾功能，导致高血压、肾衰竭，男性可致前列腺癌。

另外，重金属中的水银、铅对胎儿也能造成损害，可影响其智力发育。海产品虽然有污染，但也有办法将污染的危害减到最低。营养专家建议，破解有污染的海产品，有两个办法。一是少吃内脏和外壳。重金属一般都储存在海产品的肝、肾或甲壳组织内，肉体内相对较少，我们吃海产品的时候，尽量不要吃海鲜的内脏及外壳，便可减少中毒的机会。二是适量进食。人体本身能够自行排解微量的重金属，如果我们只是少量或间隔地进食海产品，那么问题就不大。

还有，为了减少海鲜污染对人体健康的毒害，人们应该多选择一些贝类海鲜食用。因为贝类海鲜主要依靠滤入水中的浮游生物或悬浮固体来维持生命，而螺类海鲜多为肉食者，会进食同类的螺类或海底的腐尸，受污染概率和程度都比较大。

这些动物可能吃什么药长大

现在，我们吃的好多食品中都含有激素或其他违禁药品，这是因为在饲养动物的过程中，不少养殖户在经济利益的驱使下，用添加人工激素或药物的方法改变了动物正常的生长周期或感官

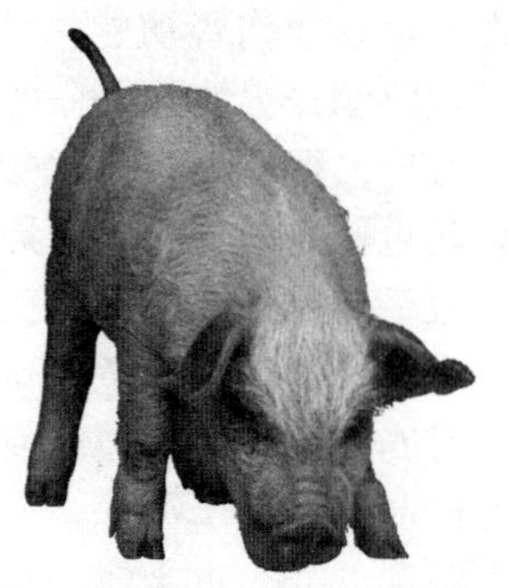

猪饲料中可能被添加瘦肉精

性状，猪肉和鸡肉中的问题是最严重，也最普遍。

养殖户会在猪饲料中添加“瘦肉精”，这样只要10~20天就能把一头普通猪催变成瘦肉型猪。“瘦肉精”可以为他们带来极大的利润，因为吃了药的猪毛色光亮，臀部肌肉饱满发达，猪肉的色泽也鲜红诱人，为市民所青睐。

其实，这“瘦肉精”既不是兽药，也不是饲料添加剂，而是一种肾上腺类的神经兴奋剂，在医学上用作平喘药。实际上，“瘦肉精”是一种激素，一种严重危害畜牧业发展和畜产品安全以及人类生命健康的“毒品”。专家介绍，猪在吃了“瘦肉精”之后，其毒性主要蓄积在猪肝、猪肺等部位，人在吃了这样的猪肝、猪肺后，会出现恶心、头晕、肌肉颤抖、心悸等症状。而对于患有心脏病、高血压、心血管等疾病的人来说更加危险。

一般来说，鸡的自然寿命是7年，鸡长到一年左右是正适合食用的时候。但现在大部分的肉鸡，只要7个星期就能够长到可以宰杀的大小了。虽然说养殖户饲养动物的方法多种多样，但给动物吃激素无疑是促使它们生长是一个最普遍也最方便的办法。专家提醒消费者，养殖户给鸡注射激素通常是在鸡翅膀或鸡脖子等部位，所以，常吃鸡翅膀特别容易患上子宫肿瘤等疾病。

而在一些水产品的养殖中，化学激素的使用也非常普遍。过去，一只甲鱼自然生长至少要7年才能上我们的餐桌，但是现在，一旦用性激素己烯雌酚为甲鱼催长，只要7个月就可以进入人们的厨房。

蟹不但美味可口，而且含有丰富的营养物质，如蛋白质、脂肪、碳水化合物、钙、磷、铁、维生素A、核黄素等，对手术后、病后需要补充营养的人大有益处。但是由于蟹的生产周期较长，不能满足人们大量的需求，于是，养殖户们以牺牲消费者的健康为代价,生产出了一些“药蟹”,来更快、更多地获取利益。

通常，在3~5月放养大闸蟹，到当年10~11月即可收成，但此时蟹的重量只有200克左右，而且耗时长，成本高。因此，养殖户就会给蟹喂抗生素和激素以“催肥”或缩短其成熟期。

在喂养的过程中，最常用的是土霉素和氯霉素。专家介绍，如果蟹类长期食用抗生素，体内的山门氏菌、大肠菌、霍乱菌等病菌就可能产生抗药性，甚至可能演变成可传染人的细菌，对人体造成危害；而如果人类长期通过食用这类鱼蟹，就会摄取过多的抗生素，从而扰乱体内抗生素的正常杀菌功能。

长期使用土霉素，会影响胎儿的骨骼生长．令儿童牙齿变色；而长期使用氯霉素会造成人体骨髓严重损坏，导致严重贫血。专家提醒：儿童、孕妇及长期患病的人，要特别小心选择这类食物，以确保健康。

抗生素不止会用在鱼虾身上，还会用在猪和鸡身上。

在母猪产前7天和产后7天这段时间里，养殖户通常会在饲料里加入广谱抗菌药，防止母猪和猪崽染病。如果猪得了其他疾病，还要给它们喂食更多的抗生素。

在养鸡户中流传着一句话："天不怕，地不怕，就怕瘟病找鸡娃。"一旦鸡得了某种传染性疫病，往往会成片地死亡，会给养鸡户带来很大的损失。所以，很多养殖户都会在小鸡孵化出壳后一个星期就开始不断地给它们打针、吃药。

再加上，养殖场中，成千上万只鸡密集地挤在鸡棚中，整天不见天日，生活在这种环境下的鸡体质很弱，只能靠禽药撑着。

还有一些让鸡快速生长的禽药。如涟霉素、阿维拉霉素就能使鸡长得快，而且不得病，同时还能提高鸡的胸肌重量；而有一些益生素既能抑制有害细菌生长，又能使鸡长得快，还不浪费饲料。虽然说"快大鸡"不一定都是吃激素长大的，但一定要吃其他禽药。

目前还有一些已知的违禁药物被用在动物身上，并间接地带给人类伤害，如在部分甲鱼、桂花鱼、多宝鱼等价格较高的水产品中，多次检出含有恩诺沙星、环丙沙星、氯霉素、红霉素、硝基呋喃类违禁药物残留。所以，我们在选购食物的时候，一定要谨慎挑选。

如何鉴别和选择肉类食品

我们在市场上会看到琳琅满目的肉类产品，选择多了，问题也就多了，想到近年来不断出现的食品安全事件，每个人都难免有些疑惑，到底该如何鉴别肉类的新鲜度吧呢？下面，教给大家几种挑选肉类的方法。

1. 色泽鉴别

新鲜肉的肌肉颜色为均匀的红色，有光泽，脂肪呈现洁白色或呈乳黄色；次鲜肉的肌肉色泽稍微黯淡，切面略有光泽，但脂肪处无光泽；变质的肉呈暗红色，完全没有光泽，脂肪发暗，甚至为绿色。

2. 气味鉴别

新鲜肉具有鲜肉特有的正常气味；次鲜肉稍有一点氨味或酸味；而变质肉则有腐臭味。

3. 黏度鉴别

新鲜肉的表面微干或有一层风干膜，触摸时不黏手；次鲜肉的表面干燥或略微黏手，新的切面湿润；变质肉的表面极度干燥或发黏，新切面也非常黏手。

4. 弹性鉴别

新鲜肉经过指压后，产生的凹陷能立即恢复；次鲜肉被指压后的凹陷恢复较慢，并且不能完全恢复；变质肉经过指压后的凹陷不能恢复，并且会留有明显的指压痕迹。

5. 脂肪鉴别

新鲜肉的脂肪呈正常的白色，有光泽，有时呈肉红色，柔软而富有弹性；次鲜肉的脂肪呈灰白色，没有光泽，容易黏手，略带油脂酸败味和哈喇味；变质肉的脂肪表面有污秽和黏液，呈淡绿色，脂肪组织很软，具有油脂酸败气味。

6. 肉汤鉴别

新鲜肉煮后的肉汤透明、芳香，汤表面聚集了大颗油滴，油脂的气味和滋味十分鲜美；次鲜肉的肉汤混浊，汤表面的浮油滴较少，也没有鲜香的滋味，还会略有轻微油脂酸败的气味及味道；变质肉的肉汤极为混浊，汤内漂浮着有如絮状的烂肉片，汤表面几乎看不到油滴。有着浓厚的油脂酸败或明显的腐败臭味。

7. 识别“问题禽畜肉”

病或死的禽畜肉的肉体看上去明显放血不全，皮肤呈红色、暗红色或淡蓝紫色，冠部最为明显：此外，颈部、翅下、胸部的皮下血管充血。肌肉的色泽比较深，呈暗红色或黑红色。肌肉切面的颜色暗淡，而且湿润多汁，切面不向外翻，比较平整，还会见到暗红色或黑红色的血液淤积处，有时会有血滴流出。脂肪组织也被染成玫瑰红色，肌肉与脂肪的色泽混浊不清。宰杀后的刀口没有血液浸染现象。

野菜也不一定是绿色食品

时下，吃野菜成为一种时髦，喜欢吃野菜的人总是相信这样一种说法：野菜是天然的绿色食物。因为野菜的生长没有人工的助力，既不上化肥，又不喷洒农药，只凭人力采摘包装即可上市销售，特别是生长在人类活动较少的青山、绿水、草原区域的野菜，是十分近似于绿色食物的。但是，任何事都切莫绝对化，野菜并不一定

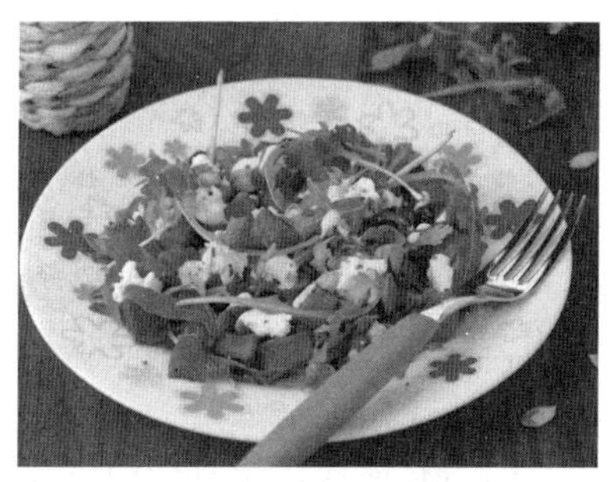
野菜也不一定安全健康

是真正的绿色食物。因为野菜同自然界中的其他植物一样，对大气具有一定的净化作用，能够吸附大气中的尘埃颗粒和固体悬浮物，同时也会对大气和土壤中的有害气体和化学物质起到一定的过滤作用，比如，有些野菜容易吸收大气中的铅等有害金属。在现代社会中，大气、水体、土壤等环境都受到严重的污染，所以，即使没有人力的介入，野菜也不可避免地会受到污染，因此很难找到完全不受污染的野菜，特别是在城市人口密集地区，如工厂和居民区附近、汽车流通量大的公路两侧。而那些受污染严重的江河湖泊区域所生长的野菜，不但不是绿色食物，而且不能食用。

此外，人们对野菜的性味并不熟悉，因此，在采摘、食用之前都要尤其慎重。有一些常见的野菜自身就带有一定的毒副作用，如山蒜、山药菜就有微毒，不经浸泡，食用后会周身不适。在食用这类野菜前，务必要在清水中浸泡 2 小时以上；再比如苦味的野菜，不可过量食用，否则易损伤脾胃；野芹菜有较强的毒性，不可食用；新鲜的黄花菜中含有大量的秋水仙碱，毒性很强，需要经过彻底的煮熟后才能使秋水仙碱溶出，方可食用；而马齿苋、香椿等野菜均含有一种光敏感物质，日光敏感体质的人食用后，在阳光下长时间暴晒就会引发过敏反应，形成日光性皮炎。总而言之，野菜也不一定就是绿色食物、安全食物，喜欢吃的人要慎重些。

谁在我们的菜里下了毒

现代农业已经离不开各种化学品，如化肥、除草剂、杀虫剂等的应用，正是在这些化学品的帮助下，人们才生产出了越来越多的粮食，同时也给人类的生命健康带来了越来越多的危害。

人们常说要多吃新鲜的水果蔬菜，但是近年来，农药化肥的残留量超标成为蔬菜水果安全性中最主要的问题，也成为老百姓餐桌上的一大隐患。有资料表明，全球每年有数十亿人正在受到不同程度的农药伤害。蔬菜水果中残留的农药在人体内长期蓄积会引发慢性中毒，这种蓄积还会通过胎盘和母乳传给下一代。虽然农药等化学品对人体健康有着如此大的威胁，为什么人们还是要使用它们?

虽然，国家有明文规定：剧毒、高毒农药不能用于防治害虫，不得用于蔬菜、瓜果、茶叶和中草药材，但由于管理上的漏洞、药检控制不严、农药品种大量增加等原因，加之农民缺乏科学使用农药的知识或受经济利益驱动，滥用高毒和剧毒农药，或违反安全间隔期规定，在接近收获期时使用农药的情况仍在不断发生。

据检测，蔬菜受到三种主要污染，即残留农药、重金属、亚硝酸盐。其中，重金属和亚硝酸盐污染对人体的危害最大，是导致癌症、精神分裂症、软骨病等多种疑难怪病的重要因素之一。

我国的《农药管理条例》中对农药下过有这样的定义：农药是用于预防、控制或消灭危害农、林业的病、虫等其他有害生物，以及有目的地调节植物、昆虫生长的化学合成或者来源于生物、其他天然物质的一种或几种物质的混合物及其制剂。在一定范围和剂量内对农作物使用农药，是符合国家安全标准和有关规定的。

由于植物的抗药性和农药本身的毒性问题，旧农药逐渐被淘汰，新农药不断进入市场，还有不断从国外进口的大批农药，所以，现如今农药使用不当的情况常有发生，由此而带来环境和食品的污染也难以避免。在国外，有很长一段时间，农药污染曾被当作是当代公害之一而为公众所关注。从食品卫生与安全的角度看，重要的是农药使用后，在农作物，特别是粮食、蔬菜、瓜果及畜禽产品上的残留。

因为农药往往是直接喷洒在蔬菜的叶片上，所以，叶片类蔬菜的农药残留量相对来说比较大，而叶片蔬菜中受农药污染较重的有青菜、小白菜、黄瓜、花菜、甘蓝、芥菜、鸡毛菜、蓬蒿、茭白等，而其中韭菜和油菜受到的农药污染比例最大。而茄类蔬菜如青椒、西红柿和荚类蔬菜如豆角等、鳞茎类蔬菜洋葱等，受到的农药污染相对较小。

一般来说，夏季是蔬菜瓜果中农药残留量超标的高危季节。因为夏季温度高，虫害也增多，所以需要的农药量也相应增多，再加上，夏季蔬菜的生长期快，对农药的降解时间短，这也就要求人们在夏季吃蔬菜时要注意清洗，特别防范。

化肥激素催出来的漂亮蔬果

其实，在我们日常吃的蔬菜和水果中不止有杀虫剂等农药，还有很多人为添加的化肥和激素，它们的作用就是让蔬菜和水果变得“漂亮”。

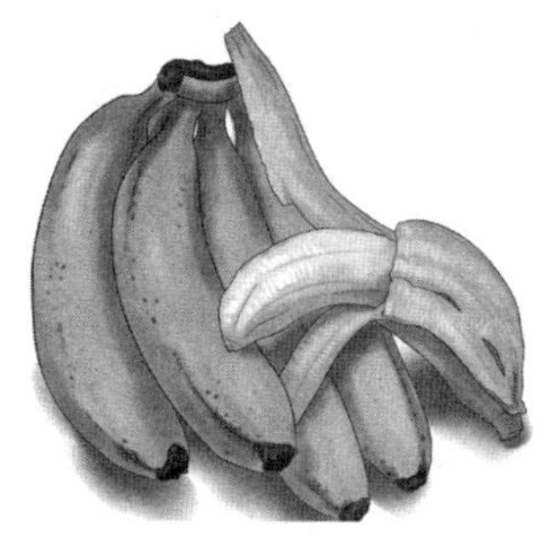

香蕉催熟

在生活中，人们总是喜欢选购那些颜色鲜艳、个大水灵的水果，但时间久了，你就会发现，这些卖相好的水果口感与品质却不够纯正：那些看上鲜艳可人的苹果，吃下去却味同嚼蜡；个头大、颜色鲜亮的西瓜、桃子吃起来却一点不甜；葡萄个个紫得发黑，吃到嘴里却淡然无味，或酸涩不堪；外表黄亮的香蕉吃起来却一股生味儿；颜色鲜红，形状硕大的草莓，一咬开中间却是空的；叶片肥厚，颜色深绿的韭菜却让很多人中了毒……

有的时候，我们自己都纳闷，每天都会吃到的水果蔬菜怎么会悄悄变了模样？其实，现如今，为了促进蔬菜瓜果的生长，为了增加产量、培育壮苗而使用各种化肥、激素的现象越来越普遍。

如今，为了抢占市场先机，很多农户会提前采摘水果蔬菜，并在运输途中使用激素催熟剂为其催熟，并进行一定的后期加工处理，这样上市的水果蔬菜品相更好，所费成本更少。殊不知，这其中的激素正危害着人类的健康。

近年来逐渐流行的大棚蔬菜、反季节果蔬食品也让人难以放心。一些果农、菜农为了能够让产品早上市、多上市，往往使用高激素、高营养素来使作物超常生长，难怪乎人们发出“瓜不香，果不甜，菜无味”的感叹。

专家介绍，长期摄入含有激素的产品，将会影响人们的健康。一是会引起过敏反应，二是会导致腹泻，三是在体内残留的溶度过高会引起肿瘤。

例如香蕉，大多是七八成熟时摘下就从南方运往各地，小贩廉价批购后，在未熟的香蕉表面涂上一层含有二氧化硫的催熟剂，再用三四十摄氏度的炉火熏烤，放置一两天香蕉全变成了色黄鲜嫩的上品香蕉，而这其中有着惊人的暴利。

而为了增长水果的保存期限，增加新鲜度，果农们常在水果大半熟的时候就开始采摘，卖给商贩进行人工处理，例如，西瓜七成熟时摘下，再用针管向瓜内注射红色自来水，带切开后只见瓜瓤鲜红，还能增加重量；生柿子用催熟剂处理则甜度大减；草莓用催生剂或其他激素类药后，生长期变短，颜色变新鲜，口味却淡而不甜了。

因此，专家提醒消费者在选购瓜果时，不要只看外形和颜色，应从多方面考虑，慎重选择。催熟的瓜果不但味道改变，大不如前，营养价值也大减，经常吃那些经过催熟处理的瓜果还会让大量的有害物质侵入人的体内。

下面有几点小建议，让消费者在购买蔬菜瓜果时提高警惕。

在选购叶菜类蔬菜时，颜色浓绿，叶片肥厚，植株粗壮者，通常是化肥使用量大的；叶色暗淡的是施肥量不足；而叶色淡，叶片大而薄者，则是由光照不足造成的。

在购买蔬菜时应该留意催熟的蔬菜，不要去购买。尽量少吃提早上市或反季节蔬菜，以避免化学激素危害健康。只要合理搭配，时令蔬果完全能满足人体的营养需求。实在不放心，可以再适当选择一些维生素补充剂。

再者，对买回的蔬菜，在食用前都要多在清水中浸泡、洗涤，并尽量熟食。

精挑细选你的蔬菜瓜果

饮食的安全和健康是人们生活中的第一件大事，所以我们在这里给大家几条实用的小贴士，让大家在选购蔬菜瓜果时能够有所借鉴，在食用蔬菜瓜果时能够安心。

首先，看外观。

在选购蔬菜时，要注意蔬菜的外观具有可食用的特征，一定要成熟适度，新鲜脆嫩，外形、色泽良好，外表清洁，无影响食用的病虫害以及无机械损伤等。注意：千万不要购买那些颜色异常的蔬菜。新鲜的蔬菜当然是颜色越鲜艳越好,但是有一些“卖相”很好的蔬菜很有可能是化学物质的反应，所以，就要求我们仔细观察，比如，在购买樱桃萝卜时，要先看樱桃萝卜的皮是否掉色；如果发现干豆角的绿色比新鲜豆角的颜色要鲜艳时就不要轻易购买；有的青菜叶片肥厚，颜色绿得发黑，那是化肥过量的表现；不新鲜蔬菜的外表通常看起来萎蔫、干枯、损伤，有的还会有病变、虫害侵蚀等异常形态；另外，有的蔬菜由于使用了激素类物质，外表会畸形，如西红柿顶部长着桃子似的凸起物，绿豆芽的杆光滑而不长根须，这些都是激素过量的标志。

此外，选购水果时也仔细要看水果的外形和颜色。那些经过催熟的果实，尽管呈现出成熟果实的性状，但是那些果实的皮或其他方面还是会有不成熟的感觉，如，自然成熟的西瓜，由于光照充足、生长期常，所以瓜皮的花色深亮、条纹清晰、瓜蒂老结；而经过激素催熟的西瓜瓜皮颜色鲜嫩、条纹浅淡、瓜蒂发青。生活中的很多人都比较喜欢那些外形美观、秀色可餐的水果，但实际上，反而是那些相貌平平的水果更让人放心。

其次，闻气味。

专家提醒消费者，千万不要购买气味异常的蔬菜。有些菜农为了让蔬菜的外表更好看，会在蔬菜上过量使用剧毒农药，也有一些不法商贩在售卖蔬菜前用化学药剂对其进行浸泡。这些化学物质都有异味，而且不容易冲洗掉。所以，购买时，我们要特别注意蔬果表面是否有药斑，或不正常、刺鼻的化学药剂味道。那些自然成熟的水果，通常在表皮上就能闻到一种清新的果香味。还有一点，注水的、催熟的水果要比同一品种自然成熟的水果分量重，所以很容易识别。

最后，常识判断。

在购买时，要格外警惕那些不合时令的蔬果，不要贪图新鲜和口味而忽视了健康。一般说来，反季节或提早上市的蔬果，所含残存的农药比例较高，因为要想让植物在不适合生长的时间、环境下生长，只能依靠大量的化肥维持。如果，你在购买水果时，发现它们是在成熟期之前半个月至一个月左右上市，而且外观成熟、颜色鲜艳，这样的水果就有可能使用了催熟剂，即使没用，它们的味道也不好，营养价值也不高。

下面，为大家介绍几种常见水果的成熟期：

樱桃：成熟期为5月中旬到6月中旬；露地草莓：采摘期为5月中下旬；杏：成熟期为5月下旬至7月中旬；桃子：成熟期从6月中旬至10月初；李子：早熟品种通常在6月上旬开始上市；大多数枣类的成熟期在9月中下旬到10月上旬；有些苹果要到10月份才能上市；梨：其中的早熟品种8月上旬成熟；柿子：一般要在10月下旬才能上市。

清除蔬菜残留农药的方法

我们都知道，在农业现代化的今天，在植物上使用化肥农药等人工合成化学物质已经很普遍，也无法避免。但是，农药等化学品毕竟对人体有危害，所以，在我们无法改变大的现实的前提下，只能自己通过一些科学有效的方法，将农药对我们的伤害减到最低。下面就为大家介绍几种方法。

一般而言，农药都是喷洒在蔬果的表面，可用以下几种方法进行清除：

1. 清水浸泡法

用清水浸泡是清除蔬果上污物和残留农药的基本方法，主要用于叶片类蔬菜，如菠菜、生菜、小白菜等，由于这类蔬菜叶片薄不方便用手清洗，它们表面的蜡质有着隔离的作用，使得农药不容易渗进，所以叶片类蔬菜直接用清水浸泡，就能起到减少农药残留的作用。

2. 流水冲洗法

严格来说，不同蔬果的清洗方法是不一样的。如清洗茄子、青椒。苹果、梨等蔬果，人们习惯用手在其表面轻轻搓洗。这样虽然可以有效去除部分农药，但也把它们表面的天然蜡质搓掉了，如果这时再用清水长时间地浸泡，就容易使残留的农药渗进蔬菜或果肉的内部。所以，像茄子、青椒、苹果、葡萄、草莓等果蔬最好用流动水冲洗。

3. 碱水浸泡清洗法

对蔬果造成污染的农药品种主要是有机磷类杀虫剂。研究表明，大多数有机磷类杀虫剂在碱性环境下能够迅速分解，所以，用碱水浸泡是去除蔬果表面残留农药的有效方法之一。一般的做法是：在清水中加入5~10克的食用碱，配制成碱水，再将初步冲洗后的蔬果放入碱水中。我们可以根据菜量的多少来配制碱水。在碱水中浸泡5~15分钟后再用清水冲洗蔬果，重复洗涤3次左右效果更好。碱水浸泡法对于去除农药方面很有效，但对食品中的维生素有一定破坏作用。

4. 加热烹饪法

很多杀虫剂会随着温度的升高而加快分解，所以对于一些以上几种方法都难以处理的蔬果可以通过加热法来除去部分残留农药：加热法常用于芹菜、菠菜、小白菜、圆白菜、青椒、菜花、豆角等蔬菜。一般做法是：将清洗后的蔬菜放于沸水中2~5分钟再捞出，然后用清水洗一两遍。

5. 清洗去皮法

对于带皮的果蔬，如苹果、梨、猕猴桃、黄瓜、冬瓜、胡萝卜、茄子、萝卜、西红柿等，可以用锐器削去它们残留农药的表皮，然后再用清水漂洗一次，只食用肉质部分。这样，既可口又安全。因为，蔬菜表面农药残留量最高，瓜果类蔬菜如黄瓜、茄子等，应尽量做到去皮食用：注意，不要立即食用新采摘的未削皮的水果。

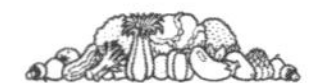

辐照食品究竟安全吗

什么是辐照食品

自20世纪40年代以来，保藏食品的研究不断继续，特别是二战后，放射性核素的大量应用和电子加速器等机械辐射源的问世，促进了用辐照技术处理食品的发展，美国和英国开始把辐照保藏食品视为和平利用原子能的一个重要方向。

辐照食品是指一种用放射线辐射处理过的食品，即通过原子能射线的辐照能量对新鲜肉类及其制品、水产品及其制品、蛋及蛋制品、粮食、蔬菜、水果、调味品、饲料以及其他加工产品进行杀虫、杀菌、抑制发芽、延迟后熟等处理，从而最大限度地减少食品的损失，使它在一定的期限内不发芽、不腐败变质，也不发生品质和风味的变化，由此可以增加食品的供应量，延长食品的保藏期，这种保藏食品的技术被称为辐照保藏技术，而经过这种技术处理的食品就是辐照食品。

辐照食品可以在没有冷冻的条件下贮存很长时间。美国曾有一种用箔纸包装的经过辐照处理的肉食，是专为宇航员准备的带汁鸡肉、牛肉和瘦猪肉。有人做过实验，在将这些食品整整存放六年之后，可是食品的色泽、香味、味道和营养如同新鲜的一样。

传统的食品保藏方法有热处理、低温冷冻、干燥、糖渍、盐渍、烟熏及化学灭菌等方法。但这些方法都有一定的不足之处，比如，冷冻法消耗的能量高，加热、干燥、浸渍法会改变食品的

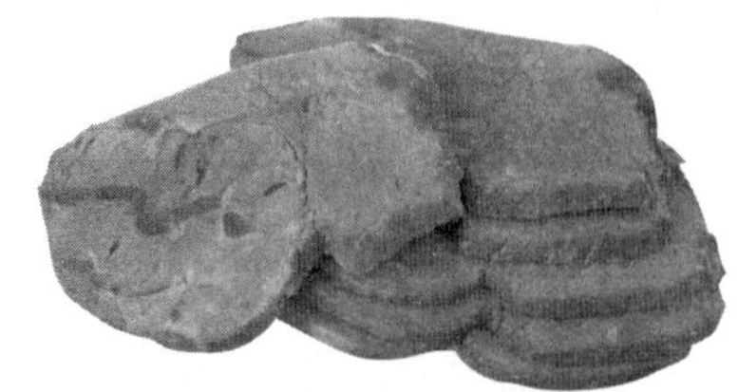

辐照食品可以保存较长时间不变质

原有风味，烟熏后的食品中致癌物明显增加，化学灭菌易导致药剂残留等等。对比以上各种方法，食品辐照技术有它特有的优越性。辐照处理过程有“冷杀菌”之称，辐照中的食品温度升高很小，而且可以在常温或低温下进行，因此，经过适当的辐照处理的食品无论在质地还是色、香、味方面的变化都比较小，有利于保持食品的质量。

在对食品进行辐照处理前，要先把食品装入多层的塑料薄膜中，并抽出袋内空气，然后将袋子放入液氮中降温冷却。这样做是为了尽量减少食品色泽、味道、肉质和营养成分的损失。

为避免射线对周围环境的伤害，辐射处理都是在有着 1.8 米厚墙壁的巨大房间里进行的。辐照所用的射线能杀死这些微生物和虫卵，或者阻止它们生长，同时还能杀死食品中的病原体和容易引起人肠胃病的细菌。而用不同的照射剂量，可得到不同的效果。小剂量的照射能够抑制植物发芽和过度成熟，也可用来杀灭病原体和寄生虫；中等剂量的照射多用于肉类、鸡蛋、鱼类、贝类、果品、蔬菜，用来延长保存期，杀灭沙门氏菌。而大剂量的照射则是为了完全灭菌，主要用于极低温冷冻的肉类、鱼类、腊肉等。

但是，作为一种物理加工过程，食品辐照也有一定的弱点。首先，辐照技术需要较大投资及专门设备来产生辐射线；还要提供配套的安全防护措施来保证辐射线不泄露；对不同产品及不同辐照目的要控制好合适的辐照剂量，才能获得最佳的经济效应和社会效益。

现如今，由于世界各国的历史、生活习惯及法规存在差异，各国允许辐照的食品及剂量也不相同，但多数国家仍要求辐照食品标签上要加以标注，以便对消费者透明化。

辐照处理食品有什么优点

如今，辐照处理技术用于食品保藏已在世界范围内得到广泛的应用，我国自 1984 年以来也先后发布了一系列辐照食品卫生标准，包括熟制畜禽肉类、花粉类、干果果脯类、蜜饯类、香辛料类、新鲜蔬果类。猪肉及冷冻包装畜禽肉类、豆类、谷类及其制品、薯干酒等辐照食品的卫生标准。与其他加工保藏技术相比，食品辐照处理主要有以下几个优点：

1. 辐照食品不存在任何残留物，卫生安全性高

食品辐照加工是一种物理加工过程，不需要添加任何化学物质，放射源也不会和食品直接接触，所以，辐照食品不会有农药残留、放射性污染等问题。辐照处理的食品到目前尚未发现任何放射残留物，既改善了食品的卫生质量，又减少了环境污染，这是化学保藏法无法达到的。

2. 辐照技术杀死微生物和细菌的效果显著

在对食品进行辐照处理时，射线可以穿过食品的包装和冻结层，杀死食品表面和内部的微生物、害虫和细菌。而且在辐照处理过程中温度几乎没有升高，故称“冷杀菌”。辐照剂量还可以根据需要进行调节，来获得不同的杀菌灭虫的效果。

3. 较好地保持食品原有的色、香、味、形

辐照处理无温度限制，可在常温或低温甚至冷冻温度下进行，而且不会引起食品内部温度的升高，辐照处理过的食品，其色、香、味、质地等变化较小，有利于保持食品固有的外观品质和风味质量。

4. 适应面广

辐照技术所用的伽马射线具有很强的穿透力，可以处理包装后的食品、散装、固体、液体、干货、鲜果等各种形态的食品，特别适用于那些怕高温、怕水解、怕冻伤而不能用其他方法处理的食品。对不适于高温灭菌的食品如鱼肉，辐照处理已成为其不可替代的灭菌方法。

5. 改善食品品质

适当的辐照处理可提高食品的品质，改善某些食品的工艺和质量，如酒类的辐照陈化，比如，经过辐照处理的牛肉更加嫩滑、大豆也更易于消化等。

6. 方便、快捷、高效

辐照处理工艺简单，操作方便，能实现高度自动化、连续化的大规模生产，而且辐照处理的各个工序可连续操作，能带包装处理不同规格的食品，为生产和产品处理提供了方便，生产效率较高。

7. 节省能源

辐照处理食品能源消耗少，与热处理、干燥和冷冻保藏相比，能耗相差几倍到十几倍，可节约能源。

辐照对食品的质量有哪些影响

有很多人都担心食品经过辐照后，营养会不会有损失。虽然说食品经辐照处理后，其中的大量营养素和微量营养素都会受到一定的影响，但是，总的来说，只要在规定的使用剂量下，辐照就不会使食品营养质量有显著的下降。

其实，辐照对食品营养质量的影响，是因为它引起了食品内部各组分的变化而造成的，主要

表现在以下几个方面：

1. 对食品中水的影响

水分子对辐照很敏感。而食品中的水溶性维生素以及生物细胞中各种具有生物化学活性的物质，均是以水溶性的状态存在的。这些物质在经过射线照射后，生化活性会降低，在代谢过程中的损伤会扩大，从而细胞的正常功能就被破坏了。

2. 对蛋白质的影响

蛋白质分子在受到辐照时内部的结构会遭到破坏，从而物理性质会发生改变。在低剂量下辐照，主要发生特异蛋白质的抗原性变化。而高剂量辐照则可能引起蛋白质伸直、凝聚、伸展甚至使分子断裂并使氨基酸分裂出来。

蛋白质中有一些含硫氨基酸对辐照比较敏感，在辐照作用下会裂解形成苯、苯酚和含硫化合物，从而产生难闻的气味，如鸡蛋蛋白。它是一种对辐照非常敏感的蛋白质，如果对鸡蛋进行辐照，就会使其蛋白变得稀薄，并变成水溶液的状态，这对鸡蛋的质量有很大的影响。

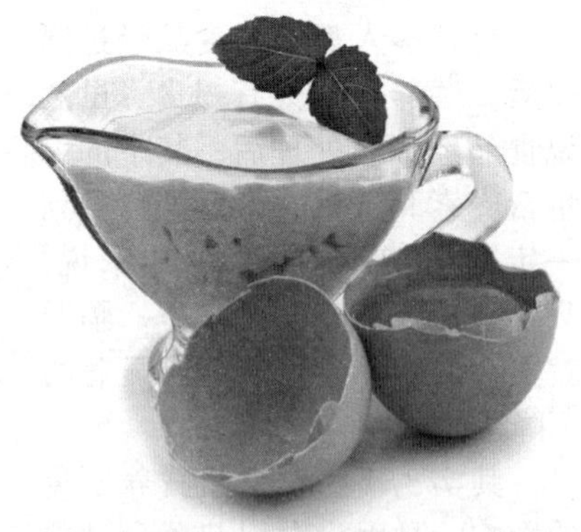

辐照对蛋白质影响比较大

例如，在对小麦进行低剂量辐照时，未发现蛋白质有明显的变化；但是一旦剂量增加，小麦内部就会发生蛋白质解聚，只不过，这种变化会给小麦质量带来有利的影响。

3. 对碳水化合物的影响

一般来说，在辐照射线的作用下，碳水化合物是相当稳定的，只有在大剂量照射下才会发生分解等现象。

4. 对脂类的影响

在有氧条件下，且较高的辐照剂量时，脂类一般会出现过氧化作用，很容易发生酸败和产生异味。

5. 对微量营养成分的影响

维生素是食品中重要的微量营养成分。在辐照过程中，食品的维生素会受到破坏，而且不同的维生素对辐照的敏感性不同。

在水溶性维生素中，对辐照的敏感性最强的是维生素 C，但是在冷冻状态下对食品进行辐照可以保存维生素 C。根据水果或蔬菜被辐照的剂量、空气中暴露程度和温度的不同，维生素 C 的损失也不同，但是用于抑制发芽和灭菌的低剂量辐照也会使维生素 C 损失 1%~20%。

除了，维生素 C，其他水溶性维生素对辐照也很敏感，但也要根据各类条件不同，损失的比例也不同。而在辐照过程中，B 族维生素的损失比加热食品时的损失小。脂溶性维生素对辐照也十分敏感，尤其是维生素 E 和维生素 K，其中维生素 K 最敏感。

6. 对酶的影响

酶是一种蛋白质，所以辐照对它的影响与蛋白质相似。但是，酶对辐照的敏感性也会由于其他物质的存在而减弱，同时也会受到外界条件的影响。例如，温度升高时，酶对辐照的敏感性会增强；辐照干燥胰蛋白酶时，在有氧状态下胰蛋白酶极易被钝化，可能会形成过氧化物。由此看来，在食品体系中的酶很容易受到保护，所以辐照钝化酶时就需要相当大的剂量。

辐照食品尽管放心吃

近年来，辐照食品越来越多地进入人们的视野。于是，辐照处理后的食品原有的分子和原子是否会被破坏；辐照过的食品是否会被激发而产生感生放射，进而影响食品的卫生与安全一直是人们所关心的问题。事实上，所有的食品都有放射性。研究表明，

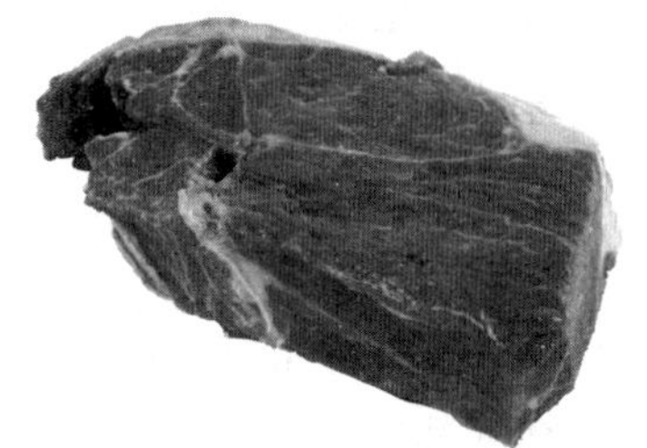

辐照食品不会对人体造成不良影响

辐照食品不可能产生感生放射性，所以消费者完全没有必要担心。专家还解释说明：

首先，辐照不会使食品成分发生会对人类健康产生不利影响的毒性变化；其次，辐照食品也不会带来微生物学的危害；最后，辐照食品不会导致食品对人们营养供给的损失。

多次的科学实践表明，经过辐照处理的鱼类，不需要冷冻也可以进行远途运输而不会变质；肉类不需冷冻和化学处理就可以贮存几个月之久；蔬菜保鲜期可延长一到两个月。经多年试验研究后，专家表示：“经过适度的、合理的辐照的食品，不会诱发癌变，也不会对人体健康构成危害”。现在，辐照食品已在美国军队和宇航员中大量应用，没有发生过一次事故。各国专家和学者就辐照技术是否安全的问题，做过广泛的研究和试验，结果表明，辐照食品对人体无害。

从 20 世纪 50 年代起，我国就开始使用辐照技术处理食品。

现如今，经国家批准可使用辐照技术进行保存的食品有：马铃薯、大蒜、洋葱、花生、稻谷、蘑菇、腊肠等。我国对辐照食品的生产有十分明确且严格的规定。我国对辐照食品的辐照吸收剂量所规定的标准都低于国际标准，因此不会对人体产生危害。

最近，有关辐照引起食品成分、营养价值方面变化的文献报道越来越多，总结现在已有的研究成果，我们可以得出：常规剂量下，辐照引起的食品内部化学变化可以忽略不计，灭菌剂量引起的化学变化也很微小，一般情况下难以测出，只有在强辐照的作用下才引起食品成分及营养价值的变化。而这种超过灭菌剂量的强辐照在食品辐照处理中通常是不采用的。

食品经过辐照是否会引起对人类健康的毒性效应也尤为令人关切。目前，专家从致癌性、诱变性、细胞毒性和致畸性等四个方面对辐照食品进行了一系列的毒理学研究，以辐照食品饲养两种以上的动物，并经过四代繁殖试验，从毒理学和微生物学上对辐照食品进行了更深入、更全面的研究。

大量、长期和反复的动物试验表明：在一定剂量范围内，辐照食品不存在有害效应，所生成的分解产物对人类健康并不是全部有害，有些有害物质在其他加工方法处理的食品中也会出现。

我们上面说的关于辐照食品卫生安全性的内容是任何国家辐照食品法中的基本内容，但各国规定的辐照剂量标准是不同的，对辐照食品的认可条件和规定也有所不同，消费者要有清醒的认识。

辐照食品存在哪些安全隐患

对于食品工业来说，辐照技术能够延长食品的保存期限，还可以方便食品的运输，这就是人们支持采用辐射技术的主要原因。但是，随着辐照食品不断进入人们的视野，很多消费者开始担心辐照食品的安全性。

那么，这些经过辐照处理的食品究竟对人体有没有危害呢？科学家们经过多年的研究和实验证明：经过辐照的食品对人体不会有危害。首先，接受辐照的食品本身不会带有放射性，就像人在接受X射线照射后也不带放射性一样。其次，辐照是可能会让食品产生一些致癌物质，但数量非常小，许多天然食品本身带有的致癌物质数量比它多得多。所以，只要在进行辐照处理时控制辐照的剂量，辐照食品对人体就是安全的。

根据目前的研究，对辐照保

藏食品的安全性是肯定的，但是，作为一项新发展起来的食品保藏技术，辐照技术还是有值得注意的地方。随着辐照技术的逐步推广，辐照食品种类也不断增多，对于辐射食品的安全隐患，科学家也不断在进行研究。辐射使食品产生的变化，会因为辐射剂量的大小、食品种类、品种及照射条件的不同而不同，其中产生的有害成分对人体的影响，也不同于微生物对人体的影响。

目前，关于辐照食品的安全问题，主要有以下几方面：

（1）辐照是否会破坏食品营养成分：强辐照可能对蛋白质、脂肪、碳水化合物及维生素产生影响甚至破坏，但事实上，在规定剂量的范围内对食品进行辐照，不会使食品的营养质量有显著下降。

（2）辐照食品中是否会有慢性致病或致畸物质产生：曾有高于 10kGy 剂量辐照下可产生有害成分的报道，但科学研究，辐照剂量低于 10kGy 时未发现有害成分产生。

（3）辐照是否会使食品生成致癌物：对多脂肪食品经辐照后可产生脂质过氧化物，辐照也可产生自由基，这些都是致癌因子，但目前研究认为，食品在推荐剂量和批准条件下辐照，不会产生危害水平的致癌物。

（4）辐照食品是否存在诱导放射性：辐照时食品不与放射源直接接触，所以食品不会沾染放射性物质：但目前使用的辐照射线要求穿透力强，不排除在某一能级时被照元素产生放射性（即诱导放射性）；不过研究认为，现在采用的射线和剂量，其诱导放射不致危害健康。

（5）辐照是否会让伤残微生物生成变种的可能：有实验证实，在辐照灭菌剂量下，部分微生物出现耐放射性现象，而且随着反复照射，其耐放射性倍增，这种伤残微生物菌丛的变化，可能生成新的变种对人类致害，这方面的安全问题，也有待研究确认。

怎样减少食用辐照食品的风险

虽然目前的研究和试验都一再表明辐照食品对人体是安全无害的，但是消费者心中还是会有或多或少的担心。作为一种新发展起来的产品，辐照食品到底存在着什么样的风险也不可知，而对辐照食品不够熟悉的消费者，在选购时也会有些迷茫，所以，我们在这里为大家介绍几种实用的方法，让大家在购买辐照食品时能够心中有数。

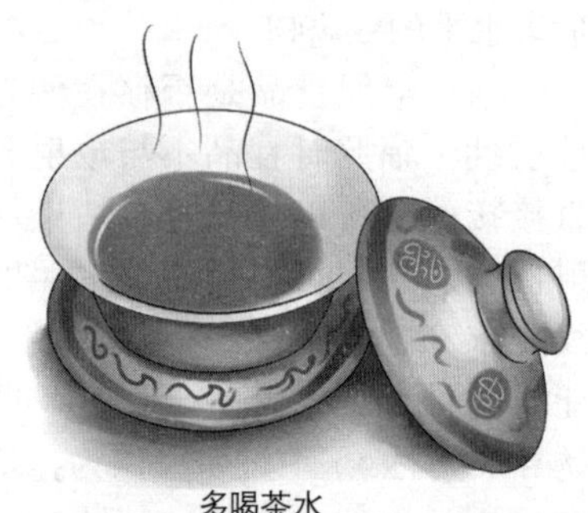
多喝茶水

1. 多熟悉辐照食品的有关信息

多了解国家关于辐照食品的信息，如国家对允许辐照的食品所做的有关规定。我们还要熟知常见的辐照食品种类。

2. 仔细鉴别辐照食品

辐照食品的外观和普通食品没有多大差别，口味也没有多大改变，唯一可以辨认的就是食品的外包装，符合国家标准的辐照食品会在包装加上标识和解释，仔细观察食品包装是很有必要的。加贴辐照标识的食品说明其在生产过程中严格地根据国家标准工艺和卫生，这样的食品质量有所保证。

3. 不要长期食用辐照食品

在日常饮食中，不要过多地、长期地食用辐照食品以及其他加工食品，要做到合理膳食，饮食均衡。

4. 加大对辐照食品的监管力度

国家出台了一系列法规，规定辐照食品的生产工艺和卫生标准，要求各生产商必须严格按规定剂量和方式辐照处理食品。并要求辐照食品的包装上必须贴有符合规定的辐照食品标识。

5. 掌握基本的防护知识

平时，多掌握一些防辐射的相关知识，可以在发生事故时及时采取措施保护自己，但不要盲听、盲信、盲从，从而为自己带来不必要的麻烦。

6. 多食用健康食品

平时，要多注意食用一些绿色的，健康的食品，如西红柿、胡萝卜、蘑菇、西蓝花、猕猴桃、橙子等，还要多喝绿茶，这些食物和饮品都具有抗氧化的活性成分，而一些维生素等微量营养成分，会使我们免于受到辐射所产生的氧化损伤。而且这些食物能为人体提供多种营养，提高人体抵抗力。

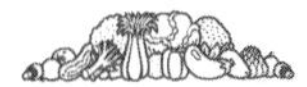

吃哪些天然食品也会中毒

潜伏在天然食物中的毒魔

近年来发生的食物中毒事件中，因误食有毒动植物而引起的食物中毒所占的比例有所上升，值得大家注意。在自然界中，一些动植物本身就含有一些天然的有毒成分，如果误食或因加工、烹调不当，未能去除其有毒成分，就可能引发食物中毒。

植物中所含的有毒成分叫作植物毒素，而含有植物毒素的植物统称为有毒植物。植物毒素的种类有很多，目前已知的大约有1000多种，可分为两大类：有机植物毒素和无机有毒元素及其化合物。有机毒素包括生物碱类、苷类、酚类、萜类、光过敏物质、有毒蛋白、有机酸类和酶类等。无机有毒元素及其化合物主要是植物从环境中吸收的一些重金属和硝酸盐。

有很多人错误地认为，化学物质大都是有毒的，只有天然食物才是安全的。其实，在我们喜爱的许多天然食物中也含有带毒的化合物。下面就为大家介绍几种天然食物中所含的有毒化合物。

1. 致甲状腺肿素

包菜、菠菜、花菜、豆类等蔬菜及牛奶中普遍含有致甲状腺肿素。一旦摄入过多的致甲状腺肿素就有可能导致甲状腺肿大，但是，通过加热烹调等方式可以将致甲状腺肿素破坏。

2. 苷类

杏、桃、李、扁桃等果核内含有杏仁苷；菜豆内含有菜平苷；粟和高粱内含有蜀黍苷。当蜀黍苷进入到胃内，就会在酸或酶的作用下水解，释放出有毒物质，但是，通过烹调可大大地破坏这些有毒的化学物质。

3. 草酸盐

草酸盐会与钙作用并生成一

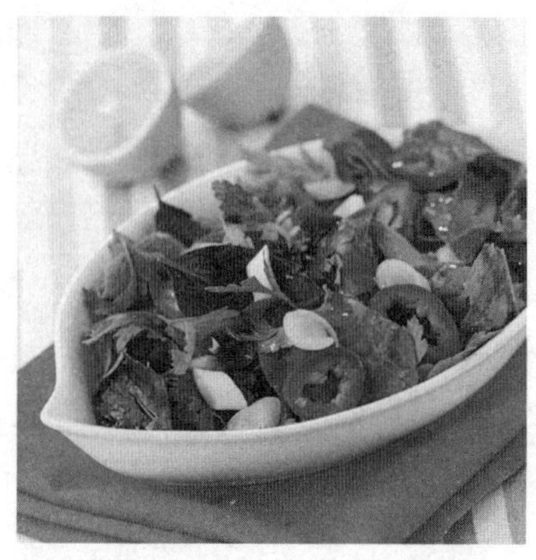

蔬菜中的草酸盐不会对人体造成明显危害

种不可溶的化合物，从而干扰人体对钙质的吸收。我们日常食用的果蔬中菠菜、牛皮菜、甜菜叶、荷叶芹、可可、茶叶、杏仁等果蔬的草酸盐含量较高。一般来说，食物中含有的草酸盐对人体不会造成明显的危害，目前也尚未发现因食草酸含量多的食物而引起钙代谢失常的病例，但草酸盐与肾结石的形成有很大关系。

4. 酶抑制剂

不同食物中存在着各种各样的酶抑制剂，如土豆、四季豆、菜豆等豆科植物中存在胰蛋白酶抑制剂。如果大量地食用这些未经烹调的豆类蔬菜，它们含有的胰蛋白酶抑制剂就会阻止人体内的蛋白质水解。

5. 抗维生素剂

抗维生素剂能够抑制与妨碍人体内维生素的吸收，比如，鸡蛋中的互抗生物蛋白与生物素相结合，就会妨碍营养物生物素不吸收；橘子皮中含有的柠檬醛能够抵消维生素 A；大豆中含有的脂肪氧化酶能够使胡萝卜素失去活性；蛤和生鱼中存在的硫胺素酶会引起人体维生素 B 缺乏。但是，上述抗生素物质可以通过烹调对其加以破坏，消除其对人体的不利影响。

值得注意的是：有些物质虽是人体不可缺少的，但如果长期超量摄入，也会对人体造成危害，例如，维生素 A、维生素 D，矿物质铁、铜、锌、铬等。

也许你会问：既然天然食物中含有某些有毒的物质，为什么我们天天吃它，却没有造成什么危害呢？

这主要是因为通常我们所吃的食物中，大多数的有毒物质含量都非常低，不至于对人体造成很大的危害。而且日常饮食中所摄取的各种物质之间会发生许多对抗性化学反应，一种物质所带的毒性可能会被另一种物质所抵消。比如：镉的毒性可以被锌所抵消，硒可以抵消金枪鱼中汞的毒性。而且，人体本身也同样具有耐受少量某些有毒物质的能力。人体的皮肤、血液、肺、肝、肾中还有酶，这些酶会破坏、分裂外来的有毒化合物并帮助人体将其排泄掉，这也告诉大家：天然食物中含有的有毒物质可能会在人体健康异常，新陈代谢不正常的情况下，产生对人体有害的影响。然而，更有可能引起有害食物等问题的还是偏食废食等不平衡的饮食习惯，所以，我们平日的饮食应平衡，食量要适度，就可以避免很多不安全的问题。

小心，这些天然食品会引起中毒

有一点，我们要在这里告诉大家：并不是所有的化合物都有毒，都对人类健康有危害，也不是所有在自然界中自然生长的物质都没有毒。有些蔬菜和水果本身就含有天然毒素，如果食用方法不当就会导致人体中毒。因此，在食用这些蔬果的时候要格外小心这些“毒品”。

到底有哪些食物中含有天然毒素呢？下面我们就为大家介绍几种生活中常见的含有毒素的食物。

1. 未熟的西红柿

未完全成熟的西红柿呈淡青色，其中含有一种毒性物质叫龙葵碱，又叫茄碱，人食用后，会出现头昏、恶心、呕吐、流涎等中毒症状，所以未熟的西红柿不宜生吃，即使要食用，也要经过加热烹调。但是成熟的西红柿可以生吃。

2. 发芽的土豆

发芽的土豆和未熟的西红柿一样还有有毒的龙葵碱，食用后会使人中毒。但是，中毒所表现的症状有所不同，进食发芽的土豆后，人体首先感到咽喉和口腔瘙痒，上腹部疼痛、恶心、呕吐、腹泻。症状较轻的可在停食后一到两小时内自愈，严重的会有反复呕吐的症状，还会发高烧、失水、呼吸困难、瞳孔散大、昏迷、抽搐，甚至还会中毒死亡。

3. 新鲜黄花菜

新鲜的黄花菜中含有一定量的秋水仙碱，这种物质进入人体并经过氧化之后能产生有毒物质，会让食者引起类似于急性肠胃炎等疾病，一般在食用后 1 小时内出现发病症状。因为症状相似，在医院检查时常容易造成误诊。但是，经过食品厂加工处理的黄花菜或干黄花菜都是无毒的。

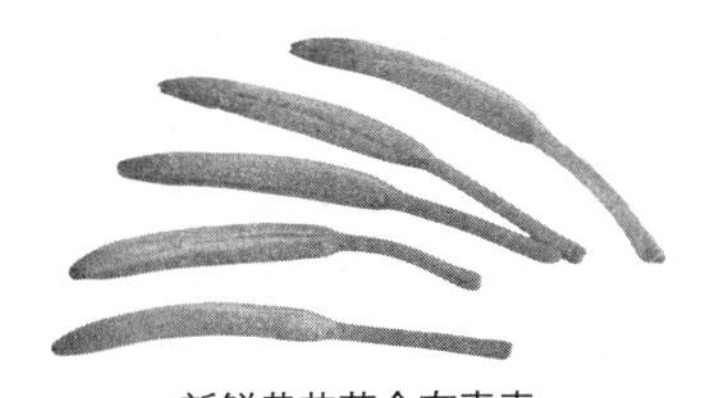

新鲜黄花菜含有毒素

4. 蓝紫色紫菜

紫菜营养丰富、味道可口，很受人们的欢迎，但一定要避免食用那种蓝紫色的紫菜。如果紫菜呈蓝紫色，就说明紫菜在海中已经被有毒物质污染，即使经过蒸煮也不能去毒，所以千万不要食用。

5. 豆类

豆类如四季豆、鲜蚕豆、红腰豆、白腰豆等都含有天然毒素，尤其是四季豆和鲜蚕豆。豆类的主要有毒成分是皂苷和胰蛋白酶抑制物，食用时一定要谨慎，千万不要生吃。豆类中的毒素引起的反应症状是恶心、呕吐、腹泻等，通常在进食1~3小时后有明显反应。如果人体内缺少某种酶，又食用了鲜蚕豆，就会引起过敏性溶血综合征，即全身乏力、贫血、黄疸、肝大、呕吐、发热等，若不及时抢救，会因极度贫血而死亡。所以，豆类必须煮熟煮透后再吃。

6. 隔夜菜和隔夜茶

炒熟的菜隔夜后会产生很多硝酸盐，人食用后会转化为对人体有害的亚硝酸盐，从而引起中毒，尤其是小白菜、菠菜、韭菜等绿色蔬菜。所以，在制作晚餐时要有计划，不要过多，吃不完就倒掉，不要为节约食物而影响身体健康,那是得不偿失的。此外，茶叶经过长时间的浸泡也会产生亚硝酸盐，因此千万不要饮用隔夜茶。

7. 腌咸菜

腌制的咸菜中含有大量的致癌物——亚硝酸盐，如果食用不当会导致亚硝酸盐大量进入人体，对人体的健康造成严重危害。

咸菜要腌制三个星期才适合食用，在腌制的第一个星期，咸菜中的亚硝酸盐含量达到最高峰，一个星期后开始逐渐降低。因此，食用的咸菜一定要腌透，而且在食用的时候加一点醋就更好了。

8. 作料

作料在我们每日烹制菜肴时是必不可少的一部分，可作料使用不当，不但会影响菜肴的味道，还会对人的身体健康带来不利的影响，甚至会导致人类中毒。比如茴香、大料、桂皮等作料中都含有一种叫作黄樟素的毒性物质，这种物质能改变人体组织细胞的遗传功能，而且它们都具有一定的诱变性，会使病菌和毒素等发生突变，对人体健康构成不小的威胁，因此在烹调时要慎重选用这些作料。

9. 存放过久的南瓜

南瓜含糖量很高，最好能够鲜食。因为存放过久的南瓜，其瓜瓤在空气中会进行自然氧化，产生一股酒味。这种化学变化一般很难被人发现，人吃后会引起中毒，表现为头晕、瞌睡、全身疲软,严重的还会上吐下泻。因此，食用存放过久的南瓜前，一定要精心检查，表皮烂了的或切开后有异味，如散发出酒精味等，就说明已变质，要严禁食用，以防中毒。

10. 竹笋

竹笋内主要有一种叫生氰糖苷的毒素，这种毒素在进入人体后，会让人的喉道收紧，并产生恶心、呕吐、头痛等反应，严重者甚至会死亡。在一般情况下，人体在进食后数分钟内就会出现中毒症状。所以，在食用时应该尽量将竹笋切成薄片，彻底煮熟。

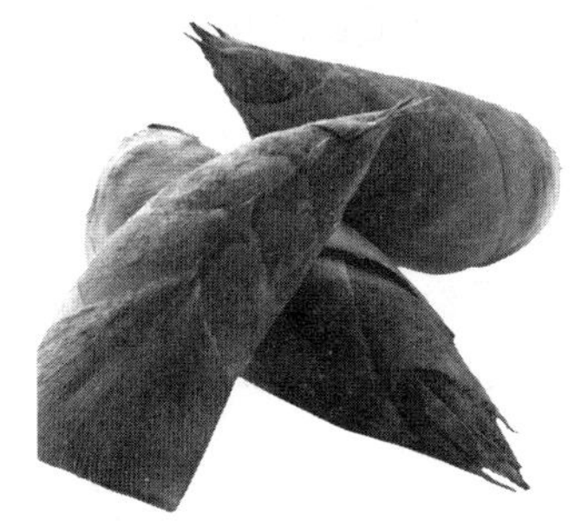

竹笋要熟食

11. 鲜木耳

鲜木耳中含有一种光感物质，人食用后此种物质会随血液循环分布到人体的表皮细胞中，一旦经过太阳照射，就会引发日光性皮炎。这种有毒的光感物质还易于被人体的咽喉黏膜吸收，导致咽喉水肿。而腐烂变质的白木耳会产生大量的酵米面黄杆菌，食用后人体胃部会感到不适，严重者可出现中毒性休克。

12. 水果的种子及果核

水果的种子及果核中含有的毒素与竹笋相同，这类水果有苹果、梨、杏、桃、樱桃、梅子等，虽然这类水果的果核或种子含有毒素，但是水果的果肉并没有毒性。值得注意的是，儿童在食用这类水果前，最好先把水果去核。

13. 毒蘑菇

人们都习惯在雨过天晴时采摘新鲜的蘑菇来食用，然而，很多蘑菇容易引起毒蕈中毒，所以，对于那些来路不明的菇类最好不要食用。超市中的食用菌都是人工栽培的，可以放心食用、放心购买。

14. 河豚

河豚中的有毒物质叫作河豚毒素，如果未将毒素除净就会引起中毒。河豚中毒多发生在日本、东南亚和我国东南部，多数由误食引起，还有是烹调不当。河豚中的毒素是毒性最强的非蛋白神经毒素，0.5 毫克就可以毒死一个体重为 70 千克的人，所以要注意辨别，以防误食。

15. 贝类

某些有毒藻类，如甲藻类会寄生在贝类上，当人食用被甲藻类寄生的贝类后，其毒素就会迅速释放，引起人贝类中毒。所以，我们要避免吃那些被有毒藻类污染的贝类，防止中毒。

16. 鱼类

像沙丁鱼、金枪鱼这样青皮红肉的鱼有着很强的活动能力，而且肌肉系统较发达，肌肉中含有较多的组氨酸。在不良的储存条件下，组氨酸会受到富含组氨酸脱羧酶的细菌污染，使鱼肉中游离组氨酸脱羧基形成组胺，人食用后会引起中毒。

如何防范天然食物中毒

人是杂食动物，所以难免发生食物中毒，现在，我们就教给大家几种防范天然食物中毒的方法。

（1）引起沙门氏菌食物中毒的食品主要是肉类、禽、鱼类、奶、蛋类等，中毒原因主要是食用了病死牲畜肉或在宰后被污染的牲畜肉，加工食品用具、容器或食品储存场所生熟不分、交叉污染，食前未加热处理或加热不彻底。

（2）副溶血性弧菌是一种海洋细菌，主要来源于鱼、虾、蟹、贝类及海藻等，其次是咸菜、熟肉类、禽肉、禽蛋类、腌制品，中毒原因是烹调时未烧熟、煮透，或熟制品受污染后未彻底加热。因此，加工海产品时一定要烧熟煮透；烹调或调制海产品时可加入适量的食醋；而且要注意在加工过程中生熟用具要分开。

（3）椰毒假单胞菌酵米面亚种食物中毒是在我国发现的一种病死率很高的细菌性食物中毒。中毒食品主要为发酵玉米面制品、糯米面汤圆、小米或高粱米面制品。这类食物中毒的病死率高达40%~100%。所以，家庭制作发酵谷类食品时要勤换水，磨浆后要及时晾晒或风干成粉；贮藏是要注意通风、防潮，不要这些制品直接接触土壤，以防被污染。

（4）肉毒梭菌中毒与人们的饮食习惯有关，含有肉毒梭菌的食品主要是家庭自制的发酵豆、谷类制品如面酱、臭豆腐等。中毒原因主要是食品在食用前未进行彻底的加热处理。家庭自制发酵酱类时，要注意几点，首先盐量要达到14%以上，并提高发酵温度，要经常日晒，并充分搅拌，使氧气供应充足。而且，千万不要吃生酱。

（5）有机磷农药是当前使用最广、品种最多的农药之一，每年因有机磷农药中毒和死亡者在我国居各种化学物中毒之首，主要是因为食用了喷洒有机磷农药不久的水果、蔬菜；用装过有机磷农药的容器盛装食品；误食了用有机磷拌过的种子；用受到有机磷污染的车辆、仓库运储粮食等。所以，人们在食用蔬菜瓜果和粮食前一定要仔细清洗，不能掉以轻心。

（6）菜豆又叫扁豆、四季豆、芸豆、刀豆、豆角等，烹调加工方法不当，加热不透，毒素不能被破坏，即可引起食物中毒。加工菜豆要注意翻炒均匀、煮熟烧透，使菜豆失去原有的生绿色和豆腥味。要防止芸豆中毒，主要是烹调时要充分加热，破坏其所含毒素。炒芸豆时加入适量水，在锅内焖数分钟，待豆由绿色变为黄绿色，尝之无豆腥味方可食用。有时为了使烹调后的芸豆能保持绿色，或先经水煮，把豆烧熟后再用冷水冲凉，再用急火炒，能使菜肴保持鲜艳的绿色。但必须指出经水煮过再炒，会使维生素损失增加。

（7）豆浆是大众化的营养食品，但豆浆中存在着胰蛋白酶抑制素、皂苷等有害物质。豆浆中毒主要表现为恶心、呕吐、腹泻等胃肠道刺激症状。当豆浆加热到一定程度时，会出现泡沫，此时豆浆还未煮开，应继续加热至泡沫消失，之后再持续加热数分钟。当豆浆量大或较稠时，一定把豆浆搅拌均匀，防止烧煳锅底，影响热力穿透。

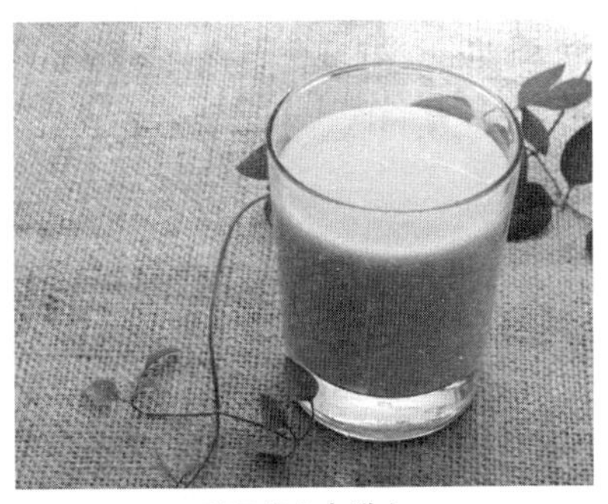

喝豆浆也有讲究

食物中毒后的应急处理

食物中毒是指人摄入了含有生物性、化学性有毒物质，或把某种有毒有害物质当作食物摄入所引发的急性或亚急性的非传染性疾病。食物中毒属于食源性疾病。要注意，食物中毒不包括因暴饮暴食而引起的急性胃肠炎、食源性肠道传染病和寄生虫病，也不包括因一次大量或者长期少量摄入某些有毒物质而引起的以慢性毒性为主要特征，如致畸、致癌等疾病。

下面，我们来说说食物中毒有哪些特点。

首先，发病呈暴发性，潜伏期短，来势急剧，而且短时间内可能有多数人发病，发病曲线也呈现突然上升的趋势。

其次，中毒病人一般具有相似的临床症状，常常是恶心、呕吐、腹痛、腹泻等消化道症状。

再次，发病的原因常常与食物有关。比如，病人在近期内都吃过同样的食物，而发病范围也就局限于食用该类有毒食物的人群，一旦停止吃该类食物，病症就会很快停止。

最后，没有个人与个人之间的传染过程，食物中毒病人对健康人不具有传染性。

一年中，盛夏时节最容易引

发食物中毒。如果在家中有人出现上吐下泻、腹痛等食物中毒的症状，千万不要惊慌失措，先要冷静分析发病原因，并针对引起中毒的食物以及吃下去的时间长短，及时采取应急措施。食物中毒的应急措施主要有三步：

1. 催吐

如果中毒者是在2小时内吃下食物，可采取催吐的方法。取食盐20克，加200毫升开水内，待冷却后让中毒者一次性喝下。如果不吐，可多喝几次，加速促进呕吐。也可用鲜生姜100克，捣碎后取汁，用200毫升温水冲服。如果是因吃下变质的荤食品而中毒，则可服用“十滴水”来促进迅速呕吐。有的病人还可用筷子、手指或羽毛等刺激咽喉，引发呕吐。

2. 导泻

如果病人吃下去中毒的食物时间已经超过2小时，但看上去精神尚好，就可以服用泻药，促使有毒食物尽快排出体内。泻药一般是用30克大黄，一次性煎服。对于老年病人来说，可选用20克元明粉，用开水冲服即可。对于老年人中体质较好者，也可以取15克番泻叶，一次性煎服，或用开水冲服，也能够达到导泻的目的。

3. 解毒

如果是因为吃了变质的鱼、虾、蟹等引起食物中毒，就要先解毒，取100毫升食醋，兑入200毫升清水，稀释后一次服下。另外，还可以取30克紫苏、10克生甘草，一次性煎服来解毒。如果是误食了变质的饮料或防腐剂，最好的急救方法是灌服鲜牛奶或其他含蛋白质的饮料。

如果经过上面所说的各种急救，病人的症状仍然未见好转，或者中毒较重者，应尽快送往医院治疗。在治疗过程中，要注意护理好病人，尽量使病人安静，不要让病人精神紧张，要注意休息，防止受凉，同时补充足量的淡盐开水。控制食物中毒的关键在于预防，所以，注意饮食卫生，防止“病从口入”才是至关重要的。

第六章

科学吃保健品，远离营养缺乏

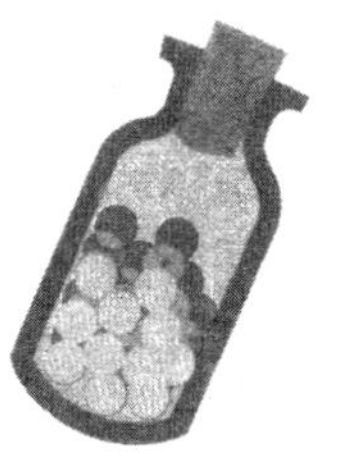

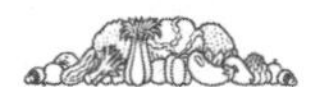

吃错保健品，比不吃更危险

什么是保健品

现如今，越来越多的保健品进入人们的生活，大家在挑选和食用保健品的同时，心里会有很多疑惑：到底什么是保健品？它和药品、营养品到底有什么区别？

首先，保健品中含有一定量的能够调节人体功能的成分，这些成分具有特定的功效，适用于特定的人群。而我们平时所食用的一般食品不具备这些特定功能，也无特定人群食用的范围。

其次，保健品不是营养品。人体所需的营养素有很多，例如脂肪、蛋白质、碳水化合物、矿物质、维生素、膳食纤维和水等，我们所说的营养品一般都富含这些营养素，所以人人都适宜食用。例如牛奶中富含蛋白质、脂肪和钙等营养物质，它的营养价值非常高，适合各类人群饮用。而保健食品却是只适合特定人群，是具有一定保健功能的食品，但它的营养价值并不一定很高。

当然，从固定的保健功能方面来说，保健品可以比营养品提供给人体更多的营养物质，比如人体内的矿物质并不平衡，需要食用一些保健品，所以在某些方面保健品占更大的优势。

一般来说，无论是哪种类型的保健食品，它都是出自保健目的，并不可能在短时间内改善人的体质，但是长时间服用，可以使人延年益寿。

再次，保健品也不是药品，它虽然能够调理人体的生理功能，但是对治疗疾病的效果不大，只能用来进行一些辅助治疗。保健食品不能直接用于治疗疾病，它只是人体机理的调节剂和营养补充剂，而药品可以直接用于治疗疾病。我们国家将保健食品的功能分为以下几种，包括：免疫调节、延缓衰老、调节血脂、调节血糖、调节血压、改善记忆、改善视力、改善睡眠，促进排铅、清咽利喉、促进泌乳、抗突变，抗疲劳、耐缺氧、抗辐射、减肥、促进生长发育、改善骨质疏松、改善营养性贫血、改善胃肠道功能、对化学性肝损伤有辅助保护作用、美容。

最后，要提醒大家的是，保健食品无论开发生产还是服用，都与药品有很大不同，尤其是以中草药为原料的保健食品。所以，保健食品不可能具有与药品一样治疗疾病的速效性，但是保健食品必须是安全无毒的。

保健品都有哪些种类

当我们想要提高自身机体的免疫力通常需要具备诸多方面的要素，如锻炼、合理的饮食搭配、充足的睡眠、预防接种疫苗、免疫调节剂、药物预防和治疗等。但是，随着生活节奏的加快，食用方便的保健品越来越受到人们的青睐。但是，我们到底对保健品了解多少呢?

通常所见的保健品有以下几种分类：

1. 以维生素和矿物质为主要成分的营养型保健品

这类保健品中主要含维生素和矿物质。这些营养素是人体所需的，有些容易缺乏、不易从普通食物中摄取足够的量，还有如孕妇、乳母、儿童等特殊人群，需要增加用量。

有的保健品中含有多种人体所需的维生素和矿物质，属于综合性补充剂；有的保健品是以含某一种或几种维生素或矿物质为主，属于单一性补充剂。

2. 以天然或珍贵植物为原料，提取出有效营养成分的保健品

这些保健品主要是把天然植物中最有用的营养精华提取浓缩，如从大豆中提取蛋白，从红豆、黑豆、银杏叶等植物中提取营养物制成保健品。只是，这类保健品大多不适宜儿童吃，并且孕妇在选择这类保健品时也要注意，有些特定性的保健品不适合孕妇食用。

3. 以名贵中药或有药用价值的动植物为主要原料的补养型保健品

名贵中药及有药用价值的动植物有人参、鹿茸、灵芝、银杏、乌鸡、鳖等。但是，这类保健品大多不适宜儿童吃，孕妇也最好不要选择这类保健品。专家建议，孕妇和儿童最好选择成分明确的营养保健品。

4. 从海洋生物中提取有效营养成分的保健品

海洋生物，尤其是深海生物肝脏中提取出的鱼油，如深海鱼油，其中含有丰富的维生素 A 和

D、胡萝卜素、卵磷脂、牛磺酸等营养物，这些营养物质能够促进钙的吸收和利用，改善和保护心脑血管功能，促进大脑发育，稳定细胞膜，减少和延缓细胞凋亡，提高机体免疫功能。但是，有的深海鱼油中含有类似于雄激素的物质，不适宜孕妇、哺乳期妇女和儿童吃。

5. 以动物初乳为原料的保健品

动物初乳中含有丰富的优质蛋白和免疫蛋白等营养，可以提高机体的免疫力。但是，孕期女性最好不要吃这类保健品。而且有报道指出，儿童长时间服用初乳，有可能会因初乳中含的雌激素引起性早熟，但这种说法还有待于进一步证实。

6. 以“第七营养素”——膳食纤维为主的保健品

膳食纤维被称为第七营养素，在当今社会越来越受到营养界的重视。膳食纤维不但能加速肠道废物排出，还有清理人体内环境的作用，所以又被称为人体“清道夫”。但这类保健品对儿童的适宜性还有待观察，儿童最好不要吃这类保健品，而孕妇是否可以服用，还需要向医生咨询。

药品与保健品的区别

我国的传统养生学已有2000多年的历史，其中“食养”是传统养生学中的一个重要组成部分。“食养”就是通过食用一些食品及药食两用品达到健康、长寿的目的。随着现代医学和营养学的进步，各类对人体有益的保健品和药品纷纷出现在人们的视野，人们在选购保健品和药品时要注意它们的区别：

首先，从定义来说，保健食品指表明具有特定保健功能的食品，适宜于特定人群食用，具有调节机体功能，不以治疗疾病为目的的食品。而药品则是具有药品的基本特征（药品有选择性、适应证、禁忌证、毒副反应），同时，药品有剂量、疗程及用药注意事项等限制，并应在医生监督指导下使用；药品的目的是防治疾病，治病救人，适用对象为病人。

其次，从原材料的选用上来说，保健食品选用的材料一般以纯天然植物为原料，一般不以化学合成物为主料；而药品则多以化学合成元素为主要材料。

再次，从功效上来说：保健食品具有全面调理的作用，同时还具有能延缓衰老、调节免疫、抗氧化等全面调理的效果，但是要求必须无毒副作用。而药品则一定要经过大量的临床验证，并通过国家的药品食品监督管理局审查批准才能生产、上市。药品具有单一的疗效，服用时要遵医嘱。因为药品主要是以后期治疗为目的，所以允许一定的毒副作用存在。

最后，从适应人群上来说，保健食品适用的范围比较全面，通常适宜各类人群服用。而药品适用的范围比较狭窄，只适于病人服用。

我们还可以从说明书和广告宣传找到一些保健品和药品的不同。保健品的说明书中不会有过多严格、详细的功能介绍。但是药品中所配的说明书必须是经过国家食品药品监督管理总局批准的详细使用说明书，其中必须对药品适应证、注意事项、不良反应等详细注明，十分严谨。

从生产过程的质量控制上保健品和药品也有很大的不同，因为保健品的选材本身就具备一定的安全性、可靠性，所以无须管制；但是，药品就必须接受严格的专业管制。

滋补品等于保健品吗

从概念上来说，滋补品是对那些具有补益作用中药的传统说法。在补益类中药中，还可以细分成两种：一种是纯粹用于治疗的补药；一种是既为食物，同时又是药物的食物类中药。保健食品则是一类生产商借用营养学的一些概念，额外添加或减少营养素的食品，其中还包括一些营养素的食物药。滋补品和保健品有很多相似之处，但是也有着很多的不同，所以千万不要单纯地认为滋补品就是等于保健品。

它们的相似之处在于，滋补品与保健食品中都含有一定的食物药。在我国，经有关部门批准的食物药乌梢蛇、青果、枸杞子、甘草、茯苓、肉豆蔻等。这些药物都具有一定的营养素，所以国家允许食品生产厂家把它们作为食品原料加工成为成品出售。

此外，滋补品还专门指那些纯粹用于治疗的补药。从中医的角度来说，补药主要是用来治疗“虚证”，中医常把虚证分为气虚、血虚、阳虚、阴虚四种，所以，补药也相应地有补气、补血、补阴、补阳四类。如补气药有人参、西洋参等；补血药有当归、何首乌、阿胶等；补阳药有鹿茸、紫河车等；补阴药有女贞子、黄精等。但是需要注意的是，这些属于治疗用的补药类滋补品，必须在医生指导下食用。

从现代营养学的观点来说，人体所需的营养素有脂肪、蛋白质、碳水化合物、矿物质、微量元素和水六大类，人体由于生活环境和生理状况的不同，需要相应地补充一些营养素，以保持身体的最佳健康状态。所以，人们就会选择在普通食品中加入适量的某种营养素，加钙奶粉、加碘食盐、多种氨基酸面包等都属于此类。此外，人们还会在普通食品中减少某种营养素，以适应某些人群，如脱脂奶粉、无糖食品等，也属于保健食品。

由此可见，保健食品就是指那些在普通食品中添加或减少一种或一些营养素的食品，而滋补品则包括补药和药食两用品，滋补品中即使只含有一种药物，其中也含有多种营养素。因此，如果你明确知道自身缺少何种营养素，就可以有针对性地食用某种保健食品。

对症施补，保健品才能发挥功效

随着都市生活节奏的加快，亚健康人群的比例逐渐增多，所以现在很多人都会选择食用各类保健品为自己增强免疫力。但是在选择保健品的时候，应该注意对症施补，这样才能让保健品发挥最大的功效。很多医生都建议人们：食品不分贵贱，最重要的就是对症，不然就算是天天用人参大补也不会对身体有好处。

我们要注意的是：任何事物都有两面性，有利也有弊，保健品也是如此。例如长期过量服用维生素 C，可能会引起呕吐或腹泻；又比如阴虚火盛的人长期服用人参，也是有害无益的。如果有条件，最好在选择保健品前去医院做体检，看看自己缺什么营养元素，并听听医生的建议。

但是也有这样一种情况，如果过年过节时期，亲朋好友送来保健品，但是这些保健品并不适合自己，却又舍不得扔，那么就可以少吃一点先试试，或者搭配其他食物来改善它的药性。比如，高丽参吃了上火，就可以配点西洋参同服。

我们在选择保健品的时候，要保持理性，恰当适量地补充保健品。保健品虽然有一定的预防疾病作用，但是并不能完全替代药物和正常饮食，毕竟合理膳食才是提供人体所需营养的主要途径。保健品有改善人体免疫功能的作用，但不能因此忽视人体自身形成的自然免疫过程，如身体缺铁时，白细胞的杀菌功能就会减弱。但是，如果因此而过多地补充含铁的保健品，同样会抑制白细胞的杀菌功能。所以，不恰当地吃保健品，不但不会增强机体的免疫力，有时反而会使免疫功能下降。

其实，人体所需的营养素如蛋白质、脂肪、维生素、糖、无机盐和微量元素等，都可以从食物中摄取，如果没有特殊需要，大可不必特地去吃补药和保健品，毕竟药补不如食补。

但是，也不要觉得食补能够解决一切问题，就完全拒绝保健品，最好还是向医生或营养专家咨询。要知道,保健品没有最好的，也没有坏的，只有适合你的和不适合你的。适合且适量的保健品才会对提高体质有帮助；而不适合、不适量的保健品不但对我们对身体没有任何帮助，相反还可能有害处。

吃错保健品，会让身体雪上加霜

随着“花钱买健康”这种观念深入人心，各种保健品被推到了人们的面前，大家在电视里各类广告中听到的都是写“深海鱼油降血脂”“螺旋藻延缓衰老”“羊胎素补血养气”……而老年人对此可以说是情有独钟。

其实，老年人更应该慎选这些保健品，因为保健品中有很多都加入了中药，正所谓“是药三分毒”，很多中药未必适合老年人的体质。同时，保健品的效用并没有经过长期观察和验证，而有些中药的副作用短期内并不能看出来，因此，要是长期食用一种保健品，就等于是在把自己当试验品。

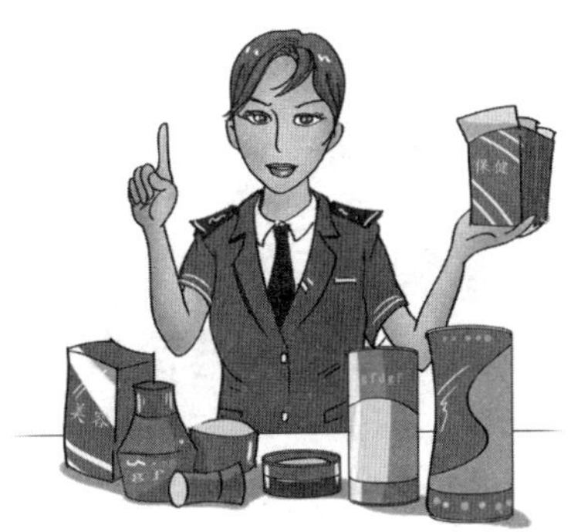

慎用各种保健品

另外，保健品里面的成分、质量是否与报批的一样，是否符合产品说明很难说清。很多老年人对保健品的成分不了解，只看那些夸张的宣传，又没有专业医生的指导，就会出现乱吃保健品的现象，这有很大风险。因此，很多医生和营养专家都提出“在购买保健品时要对症下药”的观点，可谓意义深远。服用保健品要因人而异，阴虚的人要养阴，阳虚的人要扶阳，反之，如果阴虚的人吃了热性的保健品，就会火上加油，变本加厉；阳虚的人吃了滋阴的保健品，就更没精神了。

在购买营养保健品之前，我们必须记住以下这几点要诀：

（1）不要轻信电视、报纸上的健康指导。可信的健康建议是基于多次的科学研究才发表的，而不是单纯的媒体吹捧。所以，人们必须对“快速解决”等偏离科学研究的宣传提高警惕，并建立正确的饮食观念。

（2）学会发现虚假宣传。如果有些事情经过某些人的宣传，听起来夸张得令人难以置信，那它可能就是虚假的。以下的几个例子就是消费者在选购保健品时要格外警惕的：

①快速和有效的“治百病的万应灵丹”。

②可以治疗或治愈所有的疾病。

③“绝对安全”“全天然”或“完全没有副作用”。

④“供应有限”，“无风险，原银奉还”，或需要提前付款。

（3）越多未必越好。有些产品当你长时间并大量服用后可能会产生一定的副作用，或者有些产品与其他物质共同服用时会产生不良效应。所以，我们要多听医生和专家的建议，不可将一种保健品当作“灵丹妙药”，以为可以长期服用不用愁。

（4）“天然”这个术语并不总是意味着“安全”。有些保健品中“天然”的成分很可能与其他药物相互作用，对某些人有害，或者在大剂量服用时有害。

（5）产品是否物有所值。有些保健品十分昂贵，却未必能给你带来预期的益处，所以在选购时要保持理性。

保健品的用法用量尤为关键

现在，越来越多的人开始迷信保健品和补品，市场上的各类保健品也一直畅销不衰。有些保健品确实能够在一定程度上增强人们体质、提高免疫力，不过这些保健品有可能与药物相“冲突”，影响药效，甚至会对人的身体造成危害。

（1）人参、银杏影响抗凝剂。人参、当归、银杏等中药可以说是保健品、补品中的“常客”，但是在食用含有这些中药成分的保健品时要注意，这些有益气活血作用的中药与阿司匹林或华法林等抗凝剂同用可能会造成流血不止。专家表示，银杏和某些止痛药合用时还可能会引起脑出血，与利尿剂合用会使血压上升。另外，维生素E也不宜与阿司匹林同服，否则可能会增加出血的风险。与华法林化学结构相似的维生素K也是一个“危险分子”，服用华法林的患者最好少吃猪肝、猕猴桃、菠菜等富含维生素K的食物。

（2）钙剂影响强心药。患有心脏病的老人可能会长期用到洋

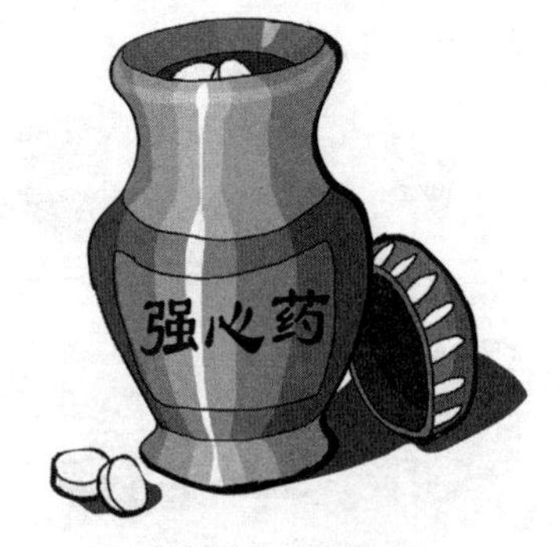

钙剂对强心药有影响

地黄等强心药，服用这些强心药时最好不要同时服用含钙和维生素 D 的保健品，否则容易诱发洋地黄中毒。医生建议，如果老年人有非常严重的骨质疏松，就必须补钙，但是应该在严密的监测条件下补充钙剂，最好定期监测血钙水平和洋地黄的不良反应。如果只是常规补钙，最好通过食疗来补充，比如多摄入牛奶、豆制品等。

（3）维生素 D 影响抗溃疡药。消化道溃疡是一种人体多发的常见病，医生提醒那些正在吃含钙、镁等抗溃疡药的患者，不要过量地补充维生素 D，以防引起高钙血症或高镁血症。

（4）大蒜、生姜与疏风解表感冒药相冲突。当人体出现发热、咽喉肿痛、咳嗽等感冒症状时，银翘解毒片、桑菊感冒颗粒、双黄连口服液等中成药往往是人们治疗感冒的第一选择。同时，人们在感冒期间也会选择食用一些大蒜、生姜等所谓的“抗病毒食品”，以为这样可以药食同补。却不知，这样的“药食同补”可能反而会使药物的疗效降低。专家介绍，上述几种中成药的主要作用是疏风解表、清热解毒，适用于外感风热的感冒。而大蒜、生姜等均属于辛温之物，与上述中成药的药性正好相反，同服会导致疗效下降。

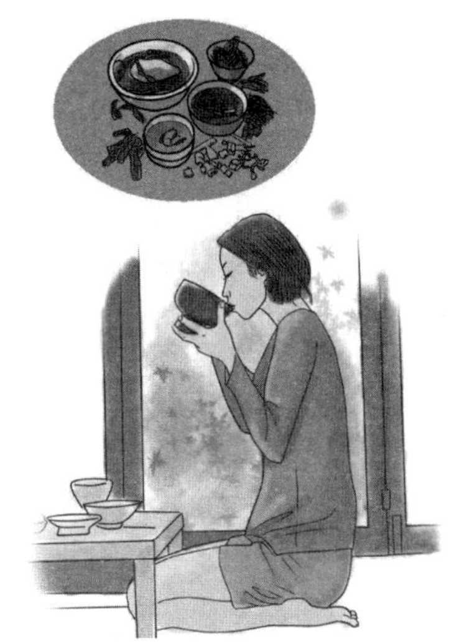

清淡饮食

（5）蛋白粉影响抗过敏药。对于患有过敏性疾病如鼻炎、湿疹的患者，平日里要注意控制蛋白质的摄入。蛋白粉也可以算是保健食品中的“主力军”。但是，如果过敏性疾病患者摄入过多富含组氨酸的蛋白质，体内就会产生大量的组胺，而抗过敏药往往争不过组胺，很难占据受体的位置，也就不能很好地发挥作用，这也就会导致过敏症状去而复返。

同时，专家强调，在过年过节等聚会高峰期，正在服用抗过敏药的患者应该特别注意少吃海鲜、肉类、乳酪、黄豆等富含蛋白质的食物。此外，有一些药物和食物也可能会引起组胺释放，如奎宁、维生素 B_1、酒精、贝壳类水生动物等都会影响抗过敏药的疗效。

专家和医师都建议消费者，虽然对大部分人而言，少量的保健品或补品并不会明显地影响药物的疗效，但是符合上述情况的人最好还是尽量避免同时服用保健品和药物，或者尽量间隔2小时左右再服用也可以降低一定的风险。

小心保健品销售中的五大陷阱

如今，很多商家纷纷看好保健品这块市场，想从中分一勺羹，于是保健品的种类越来越多，对保健品的宣传也有了越来越多的花样，我们要提醒消费者，尤其是老年消费者，在选购保健品时注意保健品销售中的“陷阱”。保健品销售的“陷阱”主要有下面这五大类：

第一，以“免费义诊”引老人上钩。

有一些保健品营销商常常会到老人聚集的社区、公园等地方开展“免费检测”，如免费为老人测量血压等。检查时往往会说老人血压过高，用虚高的检测结果来吓唬消费者，进而推销自己的产品。

第二，邀老人免费旅游搞推销。

还有一些保健营销公司搜集老人的电话，并打电话到老人家，热情邀请老人参加免费旅游，之后就借机在旅游途中为产品做宣传，竭力向老人推销保健品。

第三，借赠药之名行推销之实。

有些保健品公司常常会以赠送某种药品为由，邀请老人到他们的营销会场，并以诸多赠品为条件诱惑老年人掏钱购买他们的保健品，然而，他们所赠送的“药品”是好是坏根本难以分辨，至于能否安全食用更是难以保障。

第四，以“免费抽奖”诱使老人消费。

一些保健品公司会定期组织一些营销活动，并告知老人只要到现场就可以参加“免费抽奖”，中奖率高，奖品丰富，待成功将老年人邀请至营销会场，活动过程中就会多方诱导老年人购买他们的保健品。

第五，标榜“高科技”吸引老人。

很多营销人员在宣传过程中常会称自己的保健品获得多种国际认证，或是从国外进口的高科技产品，大打“高科技”旗号，并劝说老人购买他们的商品肯定是物超所值，以此来吸引老年人花高价购买他们的产品。

诸多保健品销售“陷阱”都是针对老年人群体。首先，因为很多老年人身体不好，他们认为健康最重要，钱财就不那么重要了，而且大部分老年人都患有慢性病，很难治愈，让他们心里常有隐忧。一些保健品销售人员正是根据老年人这种心理来进行宣传鼓吹。

其次，老年人接收信息处理信息的能力比较弱，常常是别人说什么就信什么，特别是那些来自“权威”“专家”的声音。而且，老人们总相信“高科技”、秘方、偏方可以给他们带来长寿，减少疾病的痛苦。因此，一些保健品经销商就会请来所谓“专家”大谈特谈“国际健康新理念”，好让老人“心悦诚服”。这些“健康专家”讲的内容大多是老年人不懂的专业知识，他们还会片面夸大一些疾病的危害，让老年人觉得问题十分严重，于是心甘情愿掏钱。

再次，老年人通常都爱“面子”，并渴望获得别人的关注。有些老年人认为，参加了活动，享受了别人的服务，不买一些产品回家，说不过去，就会主动掏钱买产品。而且，老年人一般经济能力都相对较弱，喜欢那些“优惠”“赠送”的活动，所以一些经销商就会用各种小恩小惠来诱惑老年人、拉拢老年人。还有一些老年人爱“面子”，看到周围人都相信，自己不相信就是落伍的表现，在这种从众心理的影响下，更容易上当受骗。

所以，我们在购买保健品时，要擦亮眼睛，坚持下面所说的“三原则”：

第一，购买正规厂家生产的有批号保健品。在选购时，要注意包装上有无产地、厂商、批号等信息，如果没有健字号或食字号标识，即使价钱再昂贵，也不能选购,因为这样的产品不能“保”你，反而会害你。

第二，理性对待保健品，不能有太高的预期。要知道，保健品并不是什么灵丹妙药，也不可能立竿见影。服用保健品必须有一定的耐心，它给人体带来的效果通常需要一两个月或是更长的时间。同时，专家提醒消费者切记一点：治病不能靠保健品，身有疾患还是要找医生。

第三，不要盲目相信推销，购买时要头脑冷静，三思而后行。当遇到推销人员极力鼓动人们购买时，最好以“自己做不了主”等理由推脱，否则很容易上当受骗。

教你如何选择保健品

面对着市场上琳琅满目的保健品，即使是理性的人，也会觉得眼花缭乱，不知从何选起，这是很多消费者面临的难题。下面我们就为广大消费者提供几种选择保健品的方法。

第一,“天然”的未必就是“安全”的。

很多保健品都是声称其中含

有“天然”成分，但是这些成分会与处方或非处方的药物发生作用和反应，一旦服用不当，不仅无助于人体健康，反而还会引发副作用，甚至会使病情雪上加霜。因此，在就医时，患者必须清楚告知医生正在或曾经服用什么保健品。

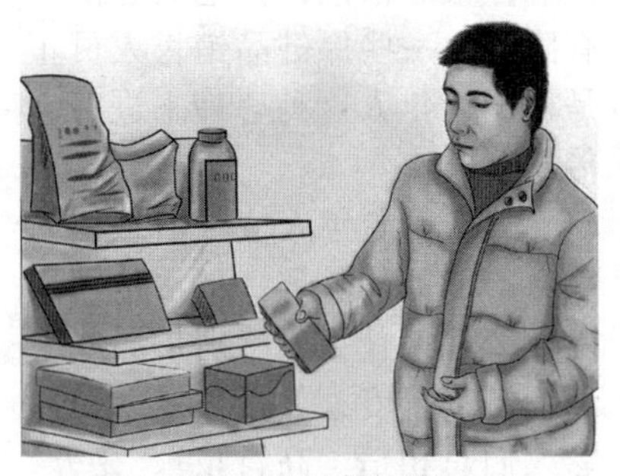

要学会自行选择保健品

第二，全面了解所服用的保健品。

很多国家都给处方和非处方药物制定了严格的检测标准和生产标准，但是对于维生素、矿物质、草药和酶保健品就没有严格的标准，含有这些成分的保健品在上市之前并不一定要通过安全性和有效性认证。而实际上，很多保健品中的成分是否与标签所示的完全相符也不能够保证。

因此，我们在选购保健品前一定要对同类保健品有充分的了解，最好选购那些符合“良好生产规范”的产品。所谓“良好生产规范”是关于生产的方法、设备、设施和质量控制的规定，其认证由相关部门负责。选购时需仔细阅读产品包装上的说明和标识。

第三，选择保健品的注意事项。

首先，看标识及批号。

在选购保健品时，要注意产品包装上的“蓝帽”标识和国家食品药品监督局或中华人民共和国卫计委的审批批号。同时，还要留意一点，进口保健食品包装上的标识应该既有英文又要有中文的翻译。

其次，看功能。

国家规定，保健食品的功能在申报审批的时候，只能有一种。要记住，世上从来就没有能够包治百病的保健品和药品，所以，现在很多保健品都有夸大功效的嫌疑，消费者在选购时一定要保持理性，不可盲目。

最后，看剂量。

保健食品和药品一样，在食用时都要遵循严格的剂量，不能随意乱吃。要知道，任何保健品的摄入，都要严格控制，一旦进食过量可能会产生严重的后果。

以上这“三原则”都是关于保健品最基本的选择标准，消费者在选择保健品的时候一定要睁大眼睛，只有选对了保健品、吃对了保健品才会对身体有益，而选错保健品只会给身体带来危害。

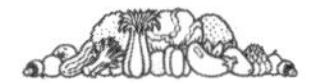

维生素类保健品

庞大的维生素家族

我们平时所说的维生素的英文译名叫作维他命，其意义正是“维持生命的元素”，由此可知维生素对于人体的重要性。维生素是一种维持人体生长与生命活动所必需的有机化合物，也是一种与人体新陈代谢有关的重要催化剂，人体生命离不开它的存在。如果我们把人体比喻成一辆汽车或一部机器，那么维生素就是润滑油。这类物质虽然不是构成人体的材料，也不是人体能量的来源，却是人体内能量转换和代谢调节必不可少的一种物质。

要知道，维生素有一个庞大的家族，其中每一种个体的化学结构都有很大的差异，它们各自的功能特点又多种多样，所以不可能通过结构性质或功能来给它们分类。

目前通用的为维生素分类的方法是按照维生素的溶解性质来分的，将其分为脂溶性和水溶性两大类，分别为脂溶性维生素和水溶性维生素。脂溶性维生素主要指维生素A、维生素D、维生素E、维生素K等。因为它们都只溶解于脂肪而不溶解于水。而水溶性维生素是只溶于水而不溶于脂肪，包括维生素C和B族维生素。

维生素的特殊之处就在于，它们不能在体内合成或是合成量不足，所以必须依靠食物来供给，才能起到维持人体功能。维生素与糖类、脂肪、蛋白质和水分等营养元素不同的是，当人体内的维生素缺乏或吸收、利用不当时，就会引发维生素缺乏征或综合征。

当人体缺乏维生素A就会引发眼部疾病、消化道及泌尿生殖系统的疾病，甚至会影响人体的正常发育；缺乏B族维生素，体内的细胞功能马上降低，引起代谢障碍，这时，人体就会出现怠滞和食欲不振等现象。比如当人体内缺乏维生素 B_1 时，糖代谢就无法正常进行，从而导致神经组织的能量供应发生障碍，并会导致多发性神经炎（即脚气病）的发生，当缺乏维生素 B_2 时，人体会出现各种皮肤炎症，如口角炎、结膜炎、脂溢性皮炎等；缺乏维生素 D 会导致儿童患佝偻病，而成年人则会发生骨质软化症等。

按照用途，我们还可以把维生素分为治疗用维生素和营养补充用维生素两种。其中，治疗用维生素应该按照维生素缺乏症来选择，一般用单品种，即缺什么补什么，如维生素 A 用于治疗夜盲症；维生素 B_1 用于治疗脚气病；烟酸用于治疗糙皮病；维生素 C 用于治疗维生素 C 缺乏病；维生素 D 用于治疗佝偻病等。

由此可见，维生素这个庞大家族里每一种维生素都在维持人类生命正常活动方面充当着重要角色。

不是所有维生素都能从食物获得

我们都知道，维生素是人和动物在维持正常生理功能时不可或缺的角色，它在人体生长、代谢、发育过程中发挥着重要作用。而且，维生素是一种必须从食物中获得的微量有机物质，不能够在人的体内自己合成。

很多人会问到这样的问题：我们的祖先并没有像现代人这样每天补充各类维生素和矿物质，也安然地生活了几千年，为什么我们就一定要进补？这都是因为现代人的饮食结构中缺乏许多对于人类祖先而言极为常见的营养物质。

即使你日常的饮食搭配看上去是完美无缺的，你仍然需要补药，这都是出于现代生活的需要。今天，我们生活在这样的环境里：我们吃的各种加工食物里有防腐剂、色素和香精；我们每天接触到的是被杀虫剂、石化产品污染的有机化合物；而农业科技的发展也导致了土壤中有机物质的缺乏；而现在的食品在运输前和运输期间，为了能使保存时间延长，通常都会经过过度的加工、烹调，其内的营养物质都被严重破坏；而有一些人则因为服用各种药物和采用各类治疗，从而干扰或阻碍了身体对于营养物质的吸收。这样的现状决定了我们都要额外地补充一些必需的营养物质，让我们能够正常地应对有害的外部环境。

据相关调查显示，超过 80% 的美国人都缺乏一种或多种维生素；

10%~20% 的阿兹海默症患者，有维生素 B_{12} 缺乏症；

超过 6% 的人有严重的维生素

C缺乏症；

30%的人体内维生素C含量处于正常范围的最低边缘；

几乎70%的人缺乏维生素E；

40%的人铁含量不足；

将近3/4的人锌摄取量不足。

每个人的身体状况不同，对于维生素的需求也不同，而长期缺乏一种或几种维生素会使人的大脑迅速衰老，更要提醒大家的是，不论你的饮食状况如何良好，要想完全从饮食中获取全部的营养物质，是不可能的。

而且，只依靠食物来获取人体所需的维生素和矿物质还会面临另一个问题，即通常认为富含某种特定营养物质的食物，有时候并不一定是人体摄取这些营养物质的最佳来源。

举例来说，科学研究证明，富含钙质的食物实际上会损害人体对于钙质的吸收。众所周知，乳制品中的钙含量很高，但同时，乳制品中的蛋白质含量也很高。蛋白质会增加尿液中钙的流失量，从而产生损耗人体内钙质的后果。因为蛋白质中有一种成分是氮，氮会随尿液排出人体外，并会将钙质一同带走。因此，如果补钙与补充蛋白质同时进行，那么人体就无法充分地获得这两种营养物质。

通过非乳制品补钙也是一样。例如，菠菜和甜菜中都富含钙质，同时也富含草酸。但钙质与草酸同时进入人体会化合形成草酸晶体或结石。如果人们同时食用富含钙质和草酸的食物，就会在肠道内而不是在肾脏内形成结石，这些结石会阻碍人体对于钙质的吸收。因此，如果人们想依靠菠菜和甜菜来获取人体所需的大部分钙质，可能反而会导致钙质吸收不足，仍需通过服用保健药来补钙。

以上的例子对于人体吸收饮食中的维生素也是同样的道理，所以，我们提醒人们，良好的饮食并不能够满足人体对于所有维生素的需求，特别是那些复杂的需要，尤其是在考虑到我们的生活方式、环境影响、药物等情况之后，我们更应该随时关注我们身体对于某些维生素的缺乏，并做到及时补充。

补充维生素时有哪些禁忌

有句俗话说得好：“吃药不忌口，坏了医生手。”所谓忌口就是指病人在治病服药期间，关于饮食方面的禁忌。人们生病并进行药物治疗时，在饮食上应该适当地忌口，这样才能有利于病情的好转和痊愈。同样，在服用维生素时也需要忌口。

1. 服用维生素A时，需忌饮酒

维生素A最主要的功能就是

将视黄醇转化为视黄醛，而酒中主要成分乙醇在代谢过程中会抑制视黄醛的形成，从而严重影响到人体视循环和男性精子的生成，所以，在服用维生素A时，不可以喝酒。

2. 服用维生素 B_1 时，忌食蛤蜊和鱼类

蛤蜊和鱼中都含有一种叫作硫胺酶的物质，这种物质能破坏维生素 B_1，使其失去效用。

3. 服用维生素 B_2 忌食高脂肪食物、高纤维食物

高纤维的食物能够促进肠蠕动，加快肠内容物通过的速度，进而降低维生素 B_2 的吸收率；而高脂肪的食物会提高人体对维生素 B_2 的需要量，从而加重了人体维生素 B_2 的缺乏。

4. 服用维生素 B_6 时忌食含硼食物

食物中的硼元素与人体内的消化液相遇后，若再与维生素 B_6 结合，就会生成铬合物，从而影响维生素 B_6 的吸收和利用。常见的含硼食物有茄子、黄瓜和胡萝卜等。

5. 服用维生素D时忌食粥汤

粥汤，就是我们平时所说的米汤，其中含有脂肪氧化酶，这种物质能够溶解和破坏脂溶性维生素，会使维生素D流失，不能发生效用。

6. 服用维生素C的禁忌

（1）维生素C要单独服用，切记不可与B族维生素同服，同服会减弱其他维生素的作用，同时还会使维生素C氧化而减弱药效。

（2）维生素C与钙片同时服用容易发生泌尿系统结石；维生素C与阿司匹林同服时，阿司匹林会使得维生素C加速排出体内，从而而影响维生素C的药效。

（3）服用维生素C时禁止食用虾类。在河虾、海虾、龙虾等软体甲壳食物中含有一种浓度很高的特殊物质叫作“五价砷化合物”。这种物质本身对人体并无任何毒害作用，但是，如果在服用维生素C片剂后食用虾类，在化学作用下，原来无毒的“五价砷”就会转化成“三价砷”即砒霜，会使人致命。

（4）维生素C应该在午饭后服用，其他维生素放在早晚两次饭后服。

（5）服用维生素C期间若食用动物肝脏，维生素C就会迅速氧化而失去生物功能，因而必须忌食。

怎样服用维生素最有效

现在，很多人都已经认识到维生素的重要性并能做到及时补充维生素，但是，很多人会单纯地认为维生素补充剂是一种“补品”,也可以看作是蔬菜水果的“代替品”。所以，不少人在服用维生素补充剂的做法常常是随便倒出几片用水吞服或冲服。其实，维生素补充剂也和其他药物一样，都有一定的服用要求和禁忌。

按理化性质的不同，维生素可分为水溶性和脂溶性两大类。水溶性维生素一般容易排出体外，不易蓄积，且无毒性。当人体肾脏及排尿功能正常时，过量服用的水溶性维生素会随着尿液排出人体。脂溶性维生素则相对较难排出体外，反而会日积月累地蓄积在人体的肝脏和脂肪组织中，所以，相对来说，脂溶性维生素更容易因摄入过量而引起中毒。由此可见，维生素的服用不可以随心所欲。

如今，许多制药公司都推出了五花八门的维生素药剂，而且价钱不菲，作为消费者要记住一点：最贵的未必是最有效的。下面我们为大家介绍关于服用维生素的注意事项，希望能够帮助大家在服用维生素期间，更充分更有效地吸收各种维生素。

首先，维生素不宜饭前服用。

维生素类药物进入人体后，主要由小肠吸收。如果在饭前服用维生素类药物，此时胃肠道内没有食物，药物就会被迅速吸收入血液内，致使维生素在血液中的浓度升高，从而使得维生素尚未被人体利用之前，就会经由肾脏，通过尿道排出体外。空腹服用维生素类药物有时还会引起反胃、胃痛等不适症状。因此，通常情况下最好在胃非排空的状态下服用维生素。

其次,维生素不宜与钙剂同服。

当维生素与钙剂同时服用时，钙离子会与一些维生素的亚基结合，从而阻碍维生素被人体吸收。长此以往就容易导致维生素的缺乏。所以，专家建议，如果补充维生素和补钙需同时进行，就要每天早上服用维生素补充剂，而晚上再服用钙剂，这样可以尽量减少维生素与钙离子发生冲突的可能。

最后，还要注意人体对于各类维生素的需求量和吸收率。

（1）多余的维生素A容易蓄积在体内，引起中毒。因此，服用维生素A时可以在工作日内的五天里每天服用一粒，而双休日时不需要服用。这样就可以扬长避短，控制维生素A的摄入量，既补充足够的维生素A，又能有效地防止维生素A蓄积。值得注意的是，服用时间应选在饭后，因为饭后胃肠道内会有较充足的油脂，有利于维生素A的溶解，使其更容易被人体吸收。

（2）维生素B_1、维生素B_2、维生素B_6都应该在饭后服用，这样吸收率才能稳定。因为进食后胃内容物的排出速度会相应地减慢，从而使得维生素被缓慢地运送到小肠上部，并能被人体全部吸收。

（3）维生素 C 和维生素 B_{12} 也是在饭后服用更有利于人体吸收。但是要注意这两种药不能同时服用，同时服用，会使维生素 B_{12} 的生物利用度降低，药效也会减弱。所以，为了避免维生素 B_{12} 缺乏，服用维生素 C 和维生素 B_{12} 应该间隔 2~3 小时。

（4）维生素 D 也属于脂溶性维生素，所以，在服用前最好先吃一些含油脂的食品，如油条、猪肉等，以利于维生素 D 的溶解、吸收。如果将维生素 D 用于治疗婴儿手足抽搐症，则应该先为婴儿补充钙剂。

（5）维生素 A 和维生素 D 的复合剂即所谓的鱼肝油丸，服用鱼肝油丸最好是在饭后 15 分钟内服用，最好能够提前进食一些含油脂的食物。

哪些人需要补充维生素

从理论上来说，每个人只要能够做到日常饮食的营养均衡，就能够得到一天内机体正常活动所需要的维生素，无须再进行额外的补充。但是在实际生活中，由于食品加工、烹调方法、饮食习惯等因素的影响，一个人要想保证每天都能通过饮食摄取足够的维生素是十分困难的。所以，每个人都会缺乏某些维生素，比如，过于精细的饮食中缺少大量 B 族维生素；当蔬菜在水中过度浸泡之后，会损失大量的水溶性维生素；食品放置时间过长，或采用油煎、烘烤等烹饪方式都可能减少维生素的含量。

因此，年过 18 岁的成年人，在合理膳食的基础上适当地补充些维生素。下面这 10 类人也需要注意补充维生素。

1. 吸烟的人

吸烟的过程中会大量消耗人体内的维生素 C，所以吸烟的人应该经常补充维生素 C。

2. 工作量大及运动多的人

B 族维生素是一种让脂肪转化成热能的重要物质，所以工作量大的人和运动较多的人需要特别注意补充 B 族维生素。

3. 经常熬夜的人

在熬夜时，人体内肾上腺素的分泌会增加，而肾上腺素的合成需要维生素 C 的协助，所以经常熬夜的要适量补充维生素 C。

4. 电脑族或办公族

对于那些电脑族和办公族，需要长时间地盯着电脑屏幕，大量消耗眼力，这种精神压力与体力劳动所产生的疲劳有所不同，所以这类人群必须适量补充维生素 A。

5. 孕妇及哺乳期妇女

怀孕时由于母体与胎儿组织快速生长，叶酸转换增加并且缺乏维生素 B_6,应该每日补充。不过，维生素 D 的量就不需要额外增加太多，因为过多维生素 D 会使婴儿的血钙过多。

6. 吃素的人

由于长期吃素的人不摄取动物类脂肪，所以容易缺乏维生素 D 和维生素 B_{12}。

7. 经常做激烈运动

维生素 E 和 B 族维生素能够使人动作灵活、充满爆发力并且精力十足。

8. 正在减肥的人

通常，在运动 20 分钟之后，体内的脂肪会作为能量而被人体利用，而帮助脂肪代谢的便是维生素 B_2，所以希望通过运动减肥的人，应该补充适量的维生素 B_2。

9. 经常口腔发炎的人

维生素 B_2 能够有效改善嘴唇和口腔的黏膜，所以口腔经常发炎的人应该适量补充维生素 B_2。

10. 容易神经紧张的人

当我们需要对抗压力或处于临战态势之前，一定要补充维生素 C 和 B 族维生素，以及钙、镁等矿物质，这些物质能够缓解我们过于紧绷的神经。

此外，还有一些特定人群，如偏食的儿童、不吃早餐的人、饮食不规律的成年人、慢性病患者、饮食受限的老年人、食物过于精细的人等，均需补充少量维生素。

脂溶性维生素如何吃

脂溶性维生素主要包括维生素 A、维生素 D、维生素 E、维生素 K 等。它们共同的特点就是只有溶解于脂肪中才容易被人体吸收，并且吸收比较缓慢，同时排泄也很慢，容易在体内停留较长时间，很难一下排除干净，所以过量服用容易引起中毒。下面为大家介绍常见的几种脂溶性维生素该如何吃更安全。

1. 合成维生素 A 如何吃

维生素 A 在食物中的主要来源是牛奶、鸡蛋、鱼肝油、肝脏、深绿色或深黄色蔬菜及水果等。它可维持人体正常的视觉反应、骨骼发育和上皮组织的正常形态与功能，并有助于祛除老年斑；防止夜盲症和视力减退；抗呼吸系统感染；有助于免疫系统正常运作。但是维生素 A 在体内大量蓄积后，可能会发生骨骼脱钙、关节疼痛、皮肤干燥、食欲减退等中毒症状。而大量服用维生素 A 会产生急性中毒，婴儿会出现头痛、腹泻及脑水肿等症状；成人会有头晕、恶心、呕吐、脱皮等症状。

专家建议正在服用口服避孕药的女性应该减少维生素A的用量；服用降胆固醇药的人群可适当增加维生素A用量，但是具体用量和服用时长还应该遵医嘱。

2. 合成维生素D如何吃

维生素D可促进人体对钙质的吸收，进而使骨质钙化，维持骨骼的正常生理功能。维生素D可以让人类拥有强健的牙齿和骨骼；有助于治疗结膜炎、佝偻病、蛀牙、骨质疏松症等。富含维生素D主要的食物是鱼肝油、肝脏、蛋黄、牛奶等。

长期大量服用维生素D会导致眼睛发炎、皮肤瘙痒、厌食、恶心、呕吐、肌肉疼痛、乏力等症状。有中毒反应者应该立即停止服用钙剂和维生素D，并用激素抑制钙吸收，用利尿剂促排泄，同时还要注意水电解质的平衡，过段时间就可恢复。

专家建议夜间工作者与儿童必须及时补充维生素D，并根据个人体质，在医生指导下服用。

3. 合成维生素E如何吃

维生素E有很强的抗氧化作用，能够延缓细胞老化，保持青春；防治动脉硬化性血管病变；防止瘢痕的形成；防止流产；并能减轻手脚抽筋、僵硬等状况；维生素E与人体的生殖作用有很紧密的关系，所以，缺乏维生素E容易导致不育。它在食物中主要的来源是植物油、绿色蔬菜、动物脏器、豆类、蛋黄、瓜果、瘦肉、花生等。

长期大剂量地服用维生素E会引起血小板聚集，形成血栓，还可导致胃肠功能紊乱、眩晕、视力模糊等，还可引起妇女月经不调。

专家建议正在服用避孕药的妇女和处于更年期的妇女需要补充维生素E，但补充的剂量需要遵医嘱。

4. 合成维生素K如何吃

维生素K能够防止内出血和痔疮；治疗月经过量；促进血液正常凝固；促进肠胃健康功能。

但是长期服用合成维生素K也有风险，容易引起溶血性贫血，诱发高铁血红蛋白血症，并能引起高尿酸血症。要知道，维生素K与血浆蛋白的结合力较强，会使新生儿血液中的胆红素游离，引发致死性脑核性黄疸。此外，经常通过肌肉注射补充维生素K_1容易引起臀部硬皮病样皮下组织炎。

专家建议经常腹泻的人、常流鼻血的人需要适时补充维生素K，但用法、用量、用时需要向医生咨询。

水溶性维生素如何吃

水溶性维生素主要包括B族维生素、维生素C、烟酸、叶酸等。

水溶性维生素有吸收快、排泄快的特点，所以水溶性维生素中毒一般起病急，症状明显，但治疗效果也较显著。但是不同的水溶性维生素，中毒症状也各不相同。下面为大家介绍几种常见水溶性维生素该如何吃才能更健康、安全。

1.B 族维生素如何吃

B 族维生素对神经组织有良好的影响；还能够帮助消化；防止各种皮肤疾病和组织器官的老化；B 族维生素是天然的利尿剂；还能够增强视力、消除口腔炎症、防止贫血、使注意力集中；增进记忆力与平衡感；防止肝病；还有防癌等作用。过量服用维生素 B_1 会引起神经过敏、抽搐、乏力、心律失常、水肿等症状的发生；过量服用维生素 B_2 会发生肾功能障碍；过量服用维生素 B_6 会影响胎盘对胎儿营养的供给，还会产生发育障碍及过敏性休克；过量服用维生素 B_{12} 会出现哮喘、湿疹、面部水肿等症状；

建议：妊娠期、哺乳期的妇女需要补充大量的 B 族维生素；经常喝酒的人需要补充 B 族维生素；但是对维生素的补充仍然需要在医生指导下进行。

2. 维生素 C 如何吃

维生素 C 的主要功能有：治疗受伤出血；加速术后恢复；降低胆固醇；增强免疫系统功能；抗癌；预防并治疗感冒，预防并治疗坏血症。但是，大剂量服用维生素 C 还是会引发中毒，中毒者会出现恶心、呕吐、腹痛、腹泻等症状，长期大量服用维生素 C 还可导致泌尿系统中草酸盐结晶的形成，使肾脏、膀胱、胆等部位的患结石机会增多。

医师建议吸烟者和老年人都需要补充大量的维生素 C，同时，都市人比农村人更需要补充维生素 C；但是在补充时要注意相关禁忌，并需医生指导。

3. 烟酸如何吃

烟酸也称作维生素 PP 或维生素 B_3，它的作用非常广泛，人体神经系统和脑功能的正常运作都需要烟酸来维持。同时，它具有扩张血管的作用，在临床上常被用来治疗脑血管痉挛等疾病。此外，烟酸还对消化系统有益，并能够减轻胃肠功能障碍，促使皮肤健康；还能够预防和缓解偏头痛；能治疗口腔、嘴唇炎症，防止口臭；能减低胆固醇及甘油三酯；促进血液循环以及降血压。烟酸还能够促进人体的新陈代谢。那些需要严格控制或选择饮食的病人，或正在接受肠道外营养的病人都需要补充烟酸，而因营养不良而体重骤减的人，及处于妊娠期、哺乳期的妇女，还有严重烟瘾、酗酒的人对烟酸的需要量应增加。

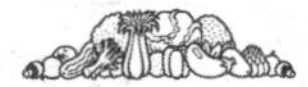

矿物质类保健品

生命离不开矿物质

矿物质是地壳中天然存在的化合物或天然元素，同时，矿物质也是生物体必不可少的组成部分。人体内大约有五十多种矿物质，重量仅占身体很小的一部分。但是各种矿物质之间必须保持一种平衡，才能维持人体正常的生理功能，保证人体健康，所以说人类的生命离不开矿物质。

矿物质又被称为无机盐，在人体中所含的各种元素中，只有碳、氢、氧、氮以有机化合物的形式存在，而其他的元素无论含量多少,统称为矿物质。在医学上，通常按照各种元素在人体内含量的不同，将矿物质分为常量元素和微量元素两大类，常量元素是指占人体总重量 0.01% 以上的元素，如磷、硫、钙、钾、镁、钠等；微量元素则是指占人体总重量的 0.01% 以下的元素，如铁、锌、铜、锰、碘、硒、铂、铬、钴等，同时又根据人体对微量元素的需求，又将其分为必需微量元素和非必需微量元素。

矿物质虽然在人体中仅占 3.5%，但是它所起的作用却十分重要。矿物质参与人体组织的构成和生理功能的形成，是人类生命活动的物质基础。

首先，矿物质是人类机体不可缺少的组成成分。

矿物质是组织和细胞的组成部分，比如，钙、磷和镁是骨骼和牙齿的重要组成成分。

其次，矿物质能够平衡人体的生理功能。

矿物质与蛋白质共同维持着人体细胞内外液一定的渗透压，并对体液的潴留和移动起着重要作用。此外,矿物质中的酸性离子、碱性离子，能够与碳酸盐、磷酸盐以及蛋白质组成一定的缓冲体系，用来维持机体的酸碱平衡。

再次，矿物质能够保持神经、肌肉的兴奋性。

组织液中的矿物质，特别是一定比例的钾、钠、钙、镁等离子能够保持神经、肌肉的兴奋性，并能够维持所有细胞的正常功能。如当血液中缺乏钙时，神经和肌肉就会过度兴奋，容易使人脾气焦躁，爱发火、爱吵架，还会发生肌肉痉挛。

最后，矿物质对有机体的某些特殊生理功能有重要作用。

某些矿物质对机体的特殊生理功能有重要的作用，如人体缺铁就会引起缺铁性贫血；甲状腺中的碘对呼吸、生物氧化作用和甲状腺素的合成有重要意义，一旦缺少碘就会引起甲状腺功能亢进，并引发一系列症状。

总之，矿物质在保护人体健康和防病治病方面，具有举足轻重的作用。所以，了解自己体内矿物质含量情况，是衡量和预测健康状况的重要手段。

人体都需要哪些矿物质

大家已经知晓矿物质对于人体的重要意义，下面为大家介绍常见的几种矿物质对人体起着哪些重要的作用。

1. 钙

钙是人体的生命之源，也是人体内含量最丰富的无机元素，有着人体“生命元素”的美誉。人体中的钙 99% 都沉积在骨骼和牙齿之中，并促进骨骼的生长和发育，维持其形态与硬度；另外的 1% 则存在于血液和软组织细胞中起调节生理功能。而在血液中循环的少量钙可以帮助营养物质穿过细胞膜，并产生能够调节消化和新陈代谢的激素和酶。同时，神经细胞间的交流、凝血、伤口愈合和肌肉收缩也需要钙的参与。

2. 铜

铜是人体中含量第三的矿物质，人体内至少有 15 种蛋白质中铜的存在，但它并不如钙那样引人注目。但是铜是保证人类生存的主要元素。如果没有铜，我们就会失去生气，也无法拥有健康的身体，铜还能够维护良好的皮肤和头发颜色以及增强生育能力。据科学研究表明，铜可以预防高血压和心律不齐，防止组织遭受游离基的伤害，预防癌症、心脏病，还能降低胆固醇和防止骨质流失。

专家认为，一般的饮食中含铜量很低，而牡蛎和肝脏等含铜丰富的食物又不常吃，所以许多人的身体都可能缺乏铜。

3. 氟

氟是一种活性极高的元素，它是保护牙齿的重要元素。氟能够增强牙齿硬组织的抗酸能力，并抑制嗜酸菌的滋生，从而防治龋齿；同时，它还能帮助我们更好地咀嚼食物，摄取食物中的营养成分。有了氟的存在，牙齿就有了健康的保障。

4. 铁

铁是血红蛋白的重要组成成分，人体大部分活动都需要它的参与。人体所有的细胞、各组织、器官包括各内分泌腺都有铁的存在，其中肝脏、脾脏和肺组织内含量最丰富。铁参与氧的运输，为人体提供能量，消化食物，影响免疫系统，是默默为人体健康服务的生命能量补给站。

铁还能使人脸颊红润、精力充沛、耳聪目明，也能提高儿童、女性和老人等人群的身体素质，是一种非常重要的矿物质。

5. 镁

镁是支撑人类身体的重要元素，虽然它在人体内的含量极其微薄，却是多种酶的重要组成部分，帮助释放能量，促使人体蛋白质的形成和肌肉的收缩，维持正常的神经和肌肉活动。此外，镁也是人体骨骼的另一组成分，参与身体需要能量的所有活动，其中包括蛋白质和体内其他成分的合成以及营养成分的吸收。

镁还能够活跃神经，保护血管，抑制悲伤、低落等情绪，改变孤僻冷漠的性格，打造个人魅力。

6. 碘

如果我们想要拥有健康的身体就离不开碘的存在。尽管碘在人体中含量很低，却是人体各个系统尤其是甲状腺激素合成和神经系统发育必不可少的元素。缺碘会使人发育迟缓、个子矮小；也会使孕妇无法生出聪明健康的婴儿，因此碘被营养专家誉为智慧的元素。缺碘还会难以维持身体的能量代谢和热量的产生。

7. 锌

锌是人体内每个细胞都离不开的重要矿物质，它集中在肌肉、骨骼、皮肤、肾脏、肝脏、胰腺及男性前列腺中。锌能够促使酶发挥各种作用，能够制造去氧核糖核酸；愈合伤口；强化免疫系统，使儿童、青春期少年能正常发育，成年人不受疾病的侵害，老人摆脱耳鸣烦恼。

牛肉、猪肉、肝脏、家禽、鸡蛋和海鲜等食物中都含有丰富的锌，另外，干酪、豆科植物、果仁和麦芽中也含有丰富的锌。不过相比于植物性食物，人体更容易吸收动物中的锌。

8. 硒

世界卫生组织认定硒为继碘和锌之后的人体内第三大微量营养保健元素。

硒在人体中具有抗氧化、预防癌变、排毒、提高免疫力等多方面的功能，尤其在预防心脑血管疾病等方面功效卓越。而且锌在抗癌方面有不错的成绩，可谓是“抗癌明星”。

肉类、海产品和水果等食物中都有锌的存在，多吃这类食物，多补充锌可以保护我们的视力，还能够化解低落的情绪，延缓衰老。

9. 锰

锰可以促进人体骨骼的生长发育，并能够保护细胞中线粒体的完整，维持正常的脑功能以及正常的糖代谢和脂肪代谢，还可以改善机体的造血功能。

人体一旦缺乏锰就会影响生殖能力，还可能使后代有畸形，骨和软骨的形成不正常及葡萄糖耐量受损等先天性疾病。另外，锰缺乏容易引起神经衰弱综合征和智力发育，还将导致胰岛素合成和分泌的降低，影响人体糖代谢。

10. 钾

钾是参与人体内糖、蛋白质和能量代谢的一种重要矿物质。此外，钾还参与维持细胞内外液的渗透压和酸碱平衡，维持神经肌肉的兴奋和心肌功能。

11. 钠

钠是胰汁、胆汁、汗和泪水的组成成分，在人体中有着不可或缺的作用，它参与水的代谢，并能够保证人体内水液平衡和酸碱的平衡，以及调节体内水分与渗透压。

此外，人体的肌肉运动、心血管功能、能量代谢都需要有钠的参与。对于那些长期在高温下工作的人、重体力劳动者、经常出汗的人需要注意及时补充钠。

12. 磷

磷构成我们身体的骨骼和牙齿。而磷酸是组成生命的重要物质，它能够促进成长及身体组织器官的修复，并参与代谢过程和酸碱平衡的调节，同时还协助脂肪和淀粉的代谢，为人体提供能量与活力。

哪些人需要补充矿物质

虽然说任何人的正常生活都离不开矿物质的参与，但是以下这几类人，尤其需要注意及时补充矿物质。

1. 儿童

儿童在生长发育过程中所需的矿物质种类和数量与成人不完全相同，而日常饮食中所含的矿物质种类和数量也不一样，因此，如果儿童膳食搭配不合理，营养供应不足，将会引起某些矿物质缺乏。据调查显示，儿童易缺乏钙、铁等矿物质。因为儿童骨骼生长发育迅速，对钙的需求量也不断增加。同时，儿童的血容量增加也较快，需铁量增加较大。

在日常饮食中钙与铁的来源非常广泛，但实际上钙和铁的吸收常会受到诸多因素的影响，从而使钙、铁吸收受阻。而且很多儿童都会有一些不良的饮食习惯，如偏食、挑食、节食，这也影响了儿童对于钙和铁的吸收，所以父母应该时刻关注孩子是否缺乏某种矿物质，并及时为孩子补充。

2. 老人

老年人无论在骨骼、造血、免疫力等方面都处于衰退期，消化吸收系统也不如青壮年，所以，老年人尤其需要补充矿物质。但是在为老年人补充矿物质时应该注意以下几个方面：首先，要注重食补。老年人应该多吃一些矿物质含量丰富的食物，如瘦肉、蛋黄、鱼、海带、蛤蜊、花生、豆制品、坚果等，还要适量食用些高纤维食物，不可过多，否则纤维素会将肠道内的微量元素带出体外，引起人体微量元素缺乏。

其次，要辅助药补，吃一些富含多种微量元素的补药。

最后，老年人补充矿物质要注意循序渐进，无论是食补还是药补，都不可一次性大量补充，应循序渐进地进补，以防引起积蓄性中毒。

此外，老年人的消化系统也很脆弱，如果曾经患有消化道疾病，尤其是肠炎，就应该积极治疗，待痊愈后，再进行药补。

3. 女性

研究表明，女性从35岁起，身体的各种功能就开始走下坡路，面部皱纹也开始增多，而要想延长自己的青春，一个有效的方法就是补充矿物质，因为女性离不开矿物质。

当女性体内的矿物质供应不足时，就会发生新陈代谢障碍及皮肤功能障碍，影响皮肤健康，所以说矿物质在女性美容护肤方面也发挥着重要的作用，矿物质同样对头发也有很大影响，只有保证全面合理的营养，才能防止脱发、白发。

钙片如何吃

生活中，很多正在补钙的人都会问到，一天中到底什么时候补钙最有效，专家建议，要想补充钙剂，最好是在晚饭后，这时候人体对钙剂的吸收率最高，钙能充分发挥它的各种效用。

这是因为很多人都习惯在早晨喝牛奶、豆浆等富含钙的食品。如果在早上喝了牛奶或豆浆，就不要再服用钙剂。因为牛奶中含钙丰富且易被人体吸收，喝过牛奶后，人体对钙的吸收会达到饱和。此时再增加钙的摄入，人体对钙的吸收就会下降，从而导致钙的浪费。

在进餐时胃酸分泌较多，这时候补充钙剂吸收率较高。所以，专家认为，补钙最适宜饭后即服，或与食物同时服用。如果是胃酸缺乏的病人，就需要在进餐时服用碳酸钙片即可达到正常的钙吸收，这就是为什么晚饭后服用钙剂利用率最佳的原因。

铁剂如何吃

在服用铁剂时应该注意，千万不要与浓茶及酸制剂，如碳酸氢钠、磷酸盐等与铁制剂同时服用。而四环素类药与铁可生成络合物，互相影响吸收。此外还要注意的是，部分患有胃肠道疾病的患者在补充铁剂时可减少初次口服剂量，以后再逐渐增加，也可以选择在进食时服用铁剂，以此来减少胃肠道反应。下面为大家介绍两种常见的补铁剂。

1. 硫酸亚铁

硫酸亚铁主要适用于缺铁性贫血，在补充硫酸亚铁时，应该选择在饭后服用，这是因为部分患者口服硫酸亚铁后会出现胃部不适、恶心、呕吐、腹泻或便秘等症状。而硫酸亚铁不可过量摄入，一旦摄入过量就会引起胃黏膜坏死、出血、渗出，甚至休克，而幼儿可致死亡。

2. 乳酸亚铁

乳酸亚铁是一种比较好的补铁剂，它的作用和硫酸亚铁相似，但它的优点就是服用后没有刺激胃肠等副作用，也不会引起便秘、恶心、呕吐等不良反应，而且乳酸亚铁比硫酸亚铁要容易被人体吸收。

补锌制剂如何吃

目前市场上最常见的补锌制剂就是葡萄糖酸锌。葡萄糖酸锌在人体内会解离成锌离子和葡萄糖酸，为人体提供锌元素。服用葡萄糖酸锌等补锌制剂可治疗因缺锌而引起的生长发育迟缓、营养不良、厌食、异食症、口腔溃疡、术后伤口愈合困难以及痤疮、湿疹等皮肤疾病。

近来研究发现，心肌梗死、高血压、再生障碍性贫血、妇科恶性肿瘤、妊娠高血压综合征或孕妇宫缩无力、肝硬化、肝性脑病及肾衰竭患者血浆内的锌含量会明显减少，可以让这类患者服用葡萄糖酸锌作为配合治疗，非常有益人体健康。

但是葡萄糖酸锌还有一定的副作用，就是对胃肠道有刺激，不宜空腹或过量服用，也不可与四环素、多价磷酸盐等药物同时服用。具体的服用方法及剂量最好在医生的指导下进行。

营养专家还提醒大家，在服用补锌制剂的同时应该增加蛋白质的摄入，并治疗缺铁性贫血，这样才可以在更大程度上改善锌缺乏。

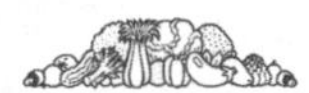

蛋白质类保健品

生命的基石——蛋白质

有这样一种说法：没有蛋白质就没有生命，蛋白质是生命的基石。确实是这样的，蛋白质是一种与各种形式的生命活动紧密联系在一起的物质，人类机体中每一个细胞和所有重要的组成部分都有蛋白质的参与。人体内蛋白质有很多种类，性质、功能各异，由二十多种氨基酸按照不同的比例组合而成，并在体内不断进行代谢与更新。我们通过饮食摄入蛋白质在体内经过消化，分解为氨基酸，被身体吸收后在体内重新按一定比例组合成人体蛋白质，同时，这些新合成的蛋白质又在不断代谢与分解，使得人体内蛋白质的含量时刻处于一种动态平衡状态。由此可见，青少年的生长发育、孕产妇的优生优育、老年人的健康长寿，都与饮食中蛋白质的质与量有着密切的关系。

虽然说蛋白质是一切生命的物质基础，但是蛋白质在人体中都有哪些具体作用呢？

首先，蛋白质构成人的身体，它是机体细胞的重要组成部分，也是人体组织更新和修补的主要原料。人体内如皮肤、毛发、肌肉、骨骼、大脑、内脏、血液、神经、内分泌等组织都是由蛋白质组成的，而蛋白质对人的生长发育、智力发展也有着非常重要的作用，尤其是0~1岁儿童对蛋白质的摄入有很高要求。

其次，蛋白质能够修补人体组织。人体内有数百兆亿的细胞永不停息地在衰老、死亡、新生的新陈代谢过程中。比如，年轻人的表皮每28天就要更新一次，而胃黏膜两到三天就会全部更新。所以，一个人如果能够很好地摄入、吸收、利用蛋白质，他的皮肤就会光泽而有弹性。反之则会处于亚健康状态，并且在组织受损后不能得到及时和高质量的修补，从而加速机体的衰退。

再次，蛋白质还负责维持机体正常的新陈代谢和各类物质在体内的输送。蛋白质中有一类载体蛋白，对维持人体的正常生命活动有着重要的作用，在人体内负责运载各种物质。比如负责输送氧的血红蛋白、输送脂肪的脂蛋白等。

此外，蛋白质还起着维持机体内渗透压的平衡、体液平衡以及体液的酸碱平衡的作用，以此来为人体提供免疫物质。比如，人体为每七日就要更新一次的白细胞，体内蛋白质充足时，白细胞会在人体需要抵抗力的时候，数小时内增加 100 倍。由此可见，蛋白质对增强人体抵抗力意义重大，所以婴幼儿、老年人、体弱者尤其需要补充蛋白质。

蛋白质能够构成人体所必需的各种酶。人类身体里有数千种酶，负责催化和调节功能，促进食物的消化、吸收、利用。每一种酶只参与一种生化反应，如果体内酶充足，反应就会顺利、快捷地进行，我们就会精力充沛，不易生病。

蛋白质还是激素的主要原料，能够调节体内各器官的生理活性。同时，蛋白质又构成神经递质等物质，还会维持神经系统的正常功能，如味觉、视觉和记忆等；并为人体提供热能。

哪些人需要补充蛋白质

蛋白质是人体的基本成分，约占人体重量的 18%，人体内所有的组织和细胞中都含有蛋白质，而且人体的代谢活动也离不开蛋白质的参与。蛋白质对人体有以下几种作用：构成人体所有的细胞和组织、维持细胞的正常功能与新陈代谢、形成酵素系统，维持正常的消化功能、制造血液的运送物质、维持身体渗透压，是构成胶原蛋白的主要成分、参与人体的重要生理活动，如，酶的催化作用、激素的调节作用、氧气的运载作用、肌肉的收缩作用、身体的免疫作用、身体的支架作用、体液的中和作用，还为人体供给热量。由于蛋白质及其构成成分——氨基酸不能长期储存于体内，所以人们就需要不断通过食物来补充人体所需的蛋白质及氨基酸。但并不是人人都需要补充蛋白质，那么到底有哪些人群需要补充蛋白质呢？

（1）想要摄取高质量植物性蛋白质的人。

（2）从牛奶、肉类、乳酪等日常饮食中不能摄入足够蛋白质的人。

（3）儿童、青少年、老年人、妊娠期及哺乳期妇女、手术后患病者等人群。

（4）消化功能低下者，患有胃肠道疾病导致消化、吸收普通食物较困难者。

（5）亚健康人群以及想要提高免疫力、抗疲劳的人。

（6）患有非传染性慢性疾病如糖尿病、心脑血管、消化系统疾病等的人。

（7）手术后正处于伤口愈合期、康复期、身体复原期急需补充营养的人。

（8）精神压力大，过度疲劳，食欲不振和面临考试需要补脑的人。

（9）热衷于美容美体的人；热爱户外运动和健身的人。

（10）长期服用化学药物、中药的人，以及由消化系统损害引起的肠胃功能失调者。

（11）因消化系统障碍而不能正常进食的人，消化器官未发育成熟的婴幼儿，消化吸收功能开始衰退的老年人。

补充蛋白质有哪些注意事项

现在市面上可以见到各种蛋白质类的保健品，但是如何补充蛋白质，补充蛋白质时有哪些注意事项，是广大消费者迫切关心的，下面就为大家介绍几点在补充蛋白质时应该注意的事项。

原则上，成人一日进食80~100克蛋白质为宜，并且要根据自己的身体状况，做到“不过少也不过多”。

而一些特殊人群要特别注意蛋白质的摄入量，如高血压病人一日蛋白质摄入量为每千克体重1克，并且每周吃两到三次鱼类蛋白质，这种低脂高蛋白的食物可以改善血管弹性和通透性，增加尿钠排出，从而降低血压，并减少高血压及高血压并发症的发病率。

营养专家建议消费者在选择蛋白质粉来补充蛋白质时，应该遵循以下几点原则：

（1）认清蛋白质粉的含量和使用剂量。目前市场上蛋白质粉的生产厂家和品牌很多，其中的含量和剂量也有很大差异，所以在服用蛋白质粉时应严格遵照医嘱，剂量过大有损健康。

（2）不空腹服用蛋白质粉。空腹服用后，蛋白质粉会被当作“能量”代谢掉，不能发挥其功效，从而造成浪费，最好是将蛋白质粉加在牛奶、豆浆或鸡蛋中一起服用。

（3）“吃温不吃烫。”蛋白质粉中的乳清蛋白含有多种活性物质，一旦受热就会失去活性，所以蛋白质粉应该用温水调和再服用，这样才能发挥最大效用。

（4）蛋白质粉忌与酸性食物同服。蛋白质粉遇到果汁等酸性饮料会产生一些不易溶解的凝块，从而影响其中多种氨基酸和蛋白质的消化吸收。

（5）合理的饮食搭配。在服用蛋白质粉的同时，还要注意日常饮食中糖、脂肪和蛋白质之间的比例，以及维生素和矿物质（包括微量元素）的搭配。

胶原蛋白如何吃

目前，国际上流行三种补充胶原蛋白的方法：外用保养如面膜、护肤品等，由专科医师注射和口服保健如纯粉、口服液、胶囊。

外用：外用就是指在化妆品中加入一定量的胶原蛋白或氨基酸，并将其直接涂抹于皮肤之上，这样对皮肤起着保护和抗老化的作用。目前为止，胶原蛋白面膜是最好的外用形式统一。胶原蛋白面膜对皮肤、毛孔的渗透效果比普通面膜高出数十倍，可为肌肤补充高渗透、高吸收率的浓缩胶原蛋白，迅速补充肌肤中流失的胶原蛋白，抚平面部皱纹。但是这种面膜的缺点就是起效时间太短，而且即使是长期使用，也不能将面膜中所含有的胶原蛋白转化为人体自身的胶原蛋白。

注射：注射是指由专科医师来操作执行，为肌肤注射胶原蛋白的方法。这种方法能够改善脸部老化产生皱纹等问题，主要适用于面部皱纹、鱼尾纹、眉间皱纹、鼻唇间皱纹、痤疮瘢痕、疾病或外伤引起的皮肤萎缩等。这种方法的缺点是有些人会对直接注射的胶原蛋白过敏，注射后可能产生不适等一系列症状，而且这种方法所起的作用也是暂时的，其功效只能维持半年至两年，而且注射胶原蛋白的费用十分昂贵，并不是一般女性所能承受的。

口服：现在有很多人通过口服的方式来摄取胶原蛋白。口服摄入的胶原蛋白在肠胃中会被水解吸收，并作为人体合成胶原蛋白的原料。这种方法的最大好处就是胶原蛋白能够自体吸收、自体合成，不会产生任何排异或不良反应，而且效果显著，维持时间也较长，相对于其他几种方法，其价钱适中可以被更多人接受。营养专家提醒广大消费者，在口服胶原蛋白的同时，不要忘记适当从食物中摄取胶原蛋白，这更有助于滋养皮肤。目前已知的胶原蛋白含量丰富的食品主要有肉皮、猪蹄、鸡翅、牛蹄、牛蹄筋等。

此外，值得注意的是，在服用胶原蛋白的同时，还应该多吃一些橘子、胡萝卜、蛋类、豆类等具有抗氧化功能的食物，这样就可以减少体内自由基对胶原蛋白的破坏。

螺旋藻如何吃

螺旋藻是一种自然生长或人工培植的微细藻类生物，是地球上最早出现的生物之一，也是迄今为止发现的营养最丰富、最均衡的物种之一。它主要有极大螺旋藻、钝顶螺旋藻、盐泽螺旋藻三大类。通常作为保健品的主要是极大螺旋藻和钝顶螺旋藻，这两个品种也是螺旋藻中极为优良的品种。

螺旋藻含有丰富的蛋白质以及人体所需的微量元素，几千年来，非洲乍得湖畔和墨西哥特斯科科湖原住民一直将螺旋藻当作食品吃，而世界各国将螺旋藻作为营养品大量服用也有几十年的历史，未发现有过量后中毒的现象。国内外已经做了大量的临床毒理学试验，结果证实纯天然的螺旋藻对人体没有任何毒副作用，即使长期服用也是安全可靠的，没有必要人为地为其设定服用剂量。但是螺旋藻不是普通的水果蔬菜，从经济角度出发，还是有必要制定各种情况下的标准用量，以作为日常服用的一种参考依据。下面，为大家提供不同用途螺旋藻的用法用量。

（1）日常保健。一日2~3次，每次2克，饭前30分钟服用。平时可随时取服。

（2）快速减肥。一日3次，每次10克，饭前60分钟服用。早上喝豆浆或牛奶加少量蔬菜水果类食物，中餐120克左右主食加适量的菜，晚餐100克左右主食加适量的菜。

（3）改善体质。一日3次，每次3克，饭前30分钟服用。

（4）增强抵抗力。一日3次，每次3克，饭前30分钟服用。

（5）增加营养。一日3次，每次2~3克，饭前30分钟服用。增肥者可选择在饭后15分钟至30分钟内服用。

（6）抗疲劳。一日2~3次，每次2~4克，饭前30分钟服用。特别疲劳时加服2克。

（7）抗辐射。一日2~3次，每次2克，饭前30分钟服用。

（8）抗衰老。一日3次，每次2~3克，饭前30分钟服用。

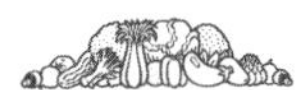

脂肪类保健品

生命运转的必需品——脂肪

不知从什么时候开始，一听到“脂肪”这个词，人们马上就会联想到臃肿的身材、不健康的饮食、某些慢性疾病的幕后黑手。可见脂肪的“社会形象”如此负面，但是，脂肪果真是如此糟糕的物质吗?

脂肪是一种耳熟能详却又不被大众完全了解的物质，实际上，它对生命极其重要，正是因为脂肪的存在，细胞才有了存在的基础，并成功地与周围的环境分隔开，使得生命能够从远古的海洋中脱颖而出，与其他生物划分出界限，同时也获得了向更加复杂的形式演化的可能。我们可以毫不夸张地说，没有脂肪，就没有生命可言。

脂肪是人体内最优秀的储备和可利用能源，它能为身体提供出最高的效能来帮助运转。脂肪的主要作用是通过在肌肉中燃烧而为机体提供能量。人体肌肉所需要能量的70%都由脂肪来供给，葡萄糖只为肌肉提供30%的能量。在大部分时间里，人体内的脂肪处于燃烧状态，在体内不断地代谢、氧化、供能。例如，一个人在进行长跑等耐力性运动时，葡萄糖很快会燃尽，但脂肪却会一直燃烧，可见脂肪的能量效率极高。脂肪还能够代替糖原供人体消耗，尤其是当人患有慢性或消耗性疾病、消化和吸收功能失调，或人体热量入不敷出时脂肪有积极作用。

脂肪在人体内还构成一些重要的生理物质，它与蛋白质、糖类共称为人体内的三大组成部分。脂肪中的磷脂、糖脂和胆固醇共同构成细胞膜的类脂层，胆固醇又是合成胆汁酸、维生素 D_3 和类固醇激素的原料。同时，脂肪起着维持体温、保护内脏、缓冲外界压力的作用。比如，皮下脂肪可防止体温过多向外散失，也可阻止外界热能传导到体内，有着维持体温恒定的重要作用。而且正因为内脏器官周围布满脂肪垫，才能够免受外力冲击，也减少了内部器官之间的摩擦，使人体各个脏器能够顺利进行它们的工作。

脂肪还能够为人体提供必需的脂肪酸，它也是脂溶性维生素的重要来源，还能够促进人体对脂溶性维生素的吸收。

有人会感觉到在食用水果蔬菜后很容易感到饥饿，但是食用肉类等脂肪类食物就不容易感到饥饿，这是因为脂肪在胃肠道内停留时间相对较长，有增加饱腹感的作用。

综上所述，脂肪是生命得以不停运转的重要物质，虽然过多的脂肪对人体而言也是一种负担，但是不要忽视脂肪的作用。

人体每天需要多少脂肪

脂肪是人体不可或缺的成分，但是脂肪过多也会对人体造成很大的负面影响，容易引发肥胖和各种慢性疾病，因此，世界各国都对居民日常饮食脂肪摄入量给出了一定的标准，但是各国对脂肪摄入量的标准并不完全一样。在发展中国家，脂肪摄入量一般是占总热量的10%~20%，在发达国家则是35%~45%，而据研究显示，脂肪的消耗随着收入的增加而增加。但是近年来发现，发达国家的心血管疾病发生率明显高于发展中国家。

近年来，在居民脂肪摄入量的问题上，专家提出，每人每天摄入的脂肪量应占总产热量的20%~25%。从营养学观点来看，正常健康的成人每天需要从饮食中获取1800千卡左右的热量，而其中450千卡的热量需要从脂肪中产生。据研究表明，每克脂肪可产生大约9千卡热量，这就意味着每天摄取50克左右的脂肪，就能满足机体正常代谢的需要。

但是，由于文化、人种、体质、工作性质的差异，每个人对脂肪的需求量存在很大不同。比如，登山者和强劳力者对脂肪的需求量就比较大。但我们还得提醒大家注意：饮食中若长期含有高脂肪食品，可能会让脂肪摄入过多，从而导致体重过重及心脏、循环系统方面的疾病。所以，我们要留意日常饮食中脂肪的比例。

脂肪很少单独存在于自然界中，即使是纯油脂，也是将植物或动物的蛋白质及碳水化合物分离后精制而成的。除了大部分的蔬菜和水果之外，我们所吃的食物大都含有脂肪。脂肪的基本来源大致如下：

首先是动物类脂肪，如奶油、

乳酪、蛋、猪肉、腊肉、鱼、鱼肝油、肉类等。

其次是植物类脂肪，如杏仁、核桃、玉米、花生、椰子、鳄梨等。

最后还有蔬菜油，如葵花子、红花、芝麻、橄榄、玉米、油菜籽等植物都可以制成纯油脂。

在认识了食物中的脂肪来源后，就可以合理安排自己的膳食，以防摄入脂肪过多或过少，影响自身正常的生理活动。

哪些人需要补充脂肪

经过前面的介绍，我们能够了解到脂肪相当于人类身体里抵御饥荒的救命粮，一旦身体受到饥饿、寒冷、酷暑、疾病的威胁时，它就会挺身而出，为人体贡献自己。

其实，人类储备脂肪的能力是从远古的祖先处遗传下来的。我们的祖先为了抵御恶劣的生存环境不得不贮存脂肪，为自己的身体“储备粮食”。不过动物和植物储备“粮食”的方式不一样，动物是以脂肪的形式贮存，而植物多以碳水化合物的形式贮存。与脂肪比，碳水化合物比较重，占用空间也比脂肪大，不便于“携带”，所以，经过长久进化，经常活动的动物就选可以轻装携带的脂肪来贮存“粮食”。而植物不需要四处走动，便通过碳水化合物来贮存“粮食”。

现在很多人为了身材和健康，视脂肪为“洪水猛兽”，避之唯恐不及。其实，完全不摄入脂肪，或脂肪摄入过少都不可取，如果人体缺乏必需的脂肪酸，就会出现生长迟缓、生殖障碍、皮肤受损等症状，还会引发肝脏、肾脏、神经和视觉等多种疾病。

而对于一些特殊的人群来说，更不可摄入脂肪过少，如儿童、处于青春期的孩子、女性等，脂肪摄入过少会直接影响他们的健康。

对儿童来说，脂肪是其智力发育的基础。人脑所需的8种营养素中，脂肪排在第一位，而蛋白质只排在第五位。婴儿的脑部及智力发育尤其需要足够的脂肪来支撑。脂肪还能促进儿童的视觉发育和皮肤健康，如果缺乏必需的脂肪酸，视力发育就会受到影响，皮肤也会变得干燥，容易患湿疹，还会发生伤口不易愈合等症状；此外，缺乏脂肪还会使得儿童生长发育迟缓，免疫力低下，易患感染性疾病。研究发现，儿童的性发育也一样需要脂肪。女婴生来体内就带有控制性别的基因，这种基因只有在体内脂肪储备到达一定程度时，才会把遗传密码传递给大脑，从而产生性激素，促使月经初潮和卵巢功能的形成。

对于女性来说，尤其是青春期少女，脂肪同样重要，如果少女体内的脂肪含量低于体重的17%，就会出现闭经现象，只有女性体内脂肪含量超过22%时，才能有正常的排卵、月经、受孕以及哺乳等功能。如果少女因节食而使体内脂肪含量过低，就可能会造成体内雌性激素分泌减少，月经失调，甚至还会影响生殖器官的发育。处于青春期的少女正是长身体和发育的时期，各种营养的摄入应保持均衡，擅自偏废任何一种营养素都不足取。

其实，脂肪对人体来说并不是缺点，虽然过量不健康，但过少一样不健康。适当的脂肪可以看作是成熟、性感的标志，也是女性激素正常分泌的成果，而且实验证明，体内脂肪含量正常的女性更易怀孕，也容易生出健康的宝宝。

深海鱼油如何吃

深海鱼油是从深海鱼类中提炼出的不饱和脂肪成分。能够提炼出深海鱼油的鱼类一般有野生鲑鱼（又称三文鱼）、人工鲑鱼、沙丁鱼等,其中野生鲑鱼的鱼油质量最好。

深海鱼油中所含的EPA和DHA是人体代谢过程中不可缺少的物质之一。DHA俗称“脑黄金”，它主要存在于人体大脑的灰质部，有活化脑细胞，提高脑神经信息传送速度、增强记忆力、延缓衰老等作用。而EPA则被称为“心血管清道夫”，它对降低血脂、血压，防止心脑动脉硬化，保护大脑和心脏都有神奇的功效。而且，EPA和DHA能够降低血液中对人体有害的胆固醇和甘油三酯，并有效地控制人体血脂的浓度，同时提高对人体有益的高密度脂蛋白含量。要知道，维持低浓度血脂水平对保持身体健康、预防心血管疾病、改善内分泌功能等有着重要的作用。

更重要的是，深海鱼油能够促进体内饱和脂肪酸的代谢，同时还能够减轻和消除食物内所含的动物脂肪沉积在血管壁内，从而抑制动脉粥样硬化的形成和发展。此外，深海鱼油还有助于增强血管的弹性和韧性，降低血液黏稠度，增进红细胞携氧的能力。因此，深海鱼油可以有效防止血栓的形成，预防中风。

专家提醒消费者，在选购深海鱼油时，要购买一些质量可靠的产品，以免买到假冒伪劣产品。此外，还要大家注意的是，由于鱼油易氧化，购买时一定要注意看保质期。在服用期间需低温保存鱼油。而且购买时也要根据食用者的年龄而选择最适合的产品，如老年人应该吃EPA含量高的，儿童则要吃DHA含量高的鱼油。

鱼肝油如何吃

鱼肝油一种是自鲛类动物等无毒海鱼肝脏中提取出来的脂肪油。现在，有很多人认为鱼肝油营养丰富，且有使人明目之效，就把鱼肝油当作一种补养品，长期大量服用。其实这种做法是不科学的。鱼类自古就作药用，而近代科学发现，鱼肝油中含有大量的维生素 A、维生素 D，其中，维生素 A 能够维持人的皮肤、黏膜的正常功能，是人体生长发育所必需的物质，而维生素 D 则有调节钙、磷代谢的作用，能够促进钙磷在骨骼中沉积。如果缺乏维生素 A，人的皮肤就会粗糙，角膜开始软化，还会患有眼干燥和夜盲症；如果缺少维生素 D 就会引起骨质软化和佝偻病。有上述症状的人可以选择服用鱼肝油。

因此，无论用鱼肝油预防还是治疗佝偻病或夜盲症，都需要先征求医生的意见，在医生的指导和监护下进行，并且要正确选择剂型、用量及使用期限，防止过量。

对于儿童来说，鱼肝油的用量要根据宝宝月龄、户外活动情况以及摄入的食品种类进行调整。一般来说，早产儿应提早添加鱼肝油，并随着月龄增长适当地增加用量。而经常在户外活动，接受太阳直接照射的宝宝可以少用鱼肝油。此外，如果宝宝的某些食品中已经添加维生素 A 和维生素 D，就可以减少鱼肝油的用量。

卵磷脂如何吃

卵磷脂是一种广泛存在于人体细胞膜中的磷脂质，在蛋黄和大豆里含量最丰富。它的主要功能是把人体内多余的胆固醇经代谢排出体外。卵磷脂由磷酸、甘油、脂肪酸及胆碱构成，是形成细胞膜等体内黏膜的主要成分，也是脑部、神经及细胞之间传递信息的介质，卵磷脂还负责人体各功能的调节，而肝脏的代谢活动最离不开它。

因为卵磷脂的介入，本来不溶于水的脂质变得乳化，并可溶于水中，正因为这样脂肪的代谢就开始活化，所以，卵磷脂有预防动脉硬化和高血压的作用，还能乳化性能，促使脂质代谢，从而预防和解决肥胖问题。

此外，卵磷脂还是一种天然的营养活性剂，是构筑大脑的重要物质。一个人的大脑细胞中含有的卵磷脂大约有 30%，而卵磷脂中所含的乙酸进入人体后会与胆碱结合，构成乙酸胆碱。这种乙酸胆碱可不简单，它不仅是一种记忆素，还是一种神经传导物质，它的含量越高，人的神经反应速度就越快，记忆力也就随之增强。由此可见，卵磷脂可以促进大脑发育、增强记忆力，同时也能预防记忆力衰退及痴呆，相反的，如果卵磷脂在人体内含量不足，就会导致细胞膜受损，造成智力减退和精神紧张。

卵磷脂的适用人群有以下几类：患有动脉硬化、脂肪肝的人，血脂高的人以及肥胖患者。动脉硬化、脂肪肝患者可以选择经过高度提纯的卵磷脂，作为膳食补充剂服用；而肥胖患者则不能单纯依赖卵磷脂来达到降脂效果，而应该在饮食调控、运动的基础上辅助使用。

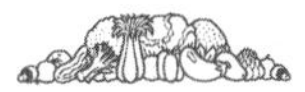

植物类保健品

哪些人需要补充植物素

植物素是一类能够使植物产生颜色和气味的化学成分，常见有胡萝卜素、番茄红素、叶黄素、虾青素、大豆异黄酮等，植物素也是一个庞大的家族，对人体功能和生理活动起着重要的作用，能够提供给人体各类维生素，还能够调节人体激素水平，增强免疫力，保护人体器官，同时，植物素还可以抗氧化和延缓衰老。很多植物素还对抗癌、抑制肿瘤有着重要的意义。

植物素对人体有很大的益处，每个人都要适时地补充相应的植物素，但是有几类特殊人群尤其需要注意植物素的补充，如长时间使用电脑的办公族、高度近视者、眼睛易疲劳流泪者、经常在太阳下曝晒者、干眼症患者、糖尿病视网膜病变者、退化性视网膜黄斑部病变者、退化性视网膜黄斑部病变者等。

番茄红素如何吃

番茄红素是一种天然的植物色素，它是存在于番茄、葡萄、西瓜、柚子等食物中的天然色素成分，其中以番茄中的含量最高。

番茄红素对人体有着诸多重要的意义，但是人体无法自行合成番茄红素，必须从饮食中摄取。番茄红素具有抗氧化、抑制基因突变、降低核酸损伤、减少心血管疾病、预防多种癌症发生及治疗前列腺癌的作用。研究表明，每天摄取30毫克番茄红素，可以预防前列腺癌、消化道癌以及膀胱癌等多种癌症。

番茄红素还有助于保护心血管，据报道称，口服天然番茄红素能够使血清胆固醇降低，所以番茄红素常用于防治高胆固醇和高脂血症以及减缓心血管疾病的发展。

番茄红素有抑制诱变的作用，能够阻断基因突变的过程，起到抗癌的作用。据调查显示，地中海地区的居民在煎烤鱼肉时习惯添加番茄酱，虽然当地居民喜食易致癌的煎烤食物，但宫颈癌、前列腺癌以及肝癌的发病率却很低，正是番茄红素的抗诱变能力发挥了作用。

研究发现，番茄红素通过其抗氧化功能影响成骨细胞和破骨细胞的功能，最终阻止和减缓骨质疏松症的发生，对预防及治疗骨质疏松有重要的作用。由此可见，番茄红素完全可以被称为中老年人健康的守护神。

对于老年人来说，可以通过口服番茄红素保健品来补充。而且番茄红素具有较高的安全性，有研究显示，每天摄入30~75毫克番茄红素对人体安全有益，不会产生副作用。所以大可放心食用。

叶黄素对人体有多重要

医学实验证明，植物中所含的天然叶黄素是一种性能优异的抗氧化剂，为类胡萝卜素家族的一员，又名“植物黄体素”，在自然界中与玉米黄素共同存在。如果在人们的日常饮食中加入一定量的叶黄素，就可以预防细胞和机体器官衰老、老年性眼球视网膜黄斑退化引起的视力下降或失明。同时，叶黄素还可以作为饲料添加剂，用于家禽肉、蛋的着色，如今，叶黄素在食品工业中经常被用作着色与营养保健剂。

叶黄素与玉米黄素都是很多蔬菜、水果中的主要成分，也是人体视网膜黄斑区域的主要色素。人类的眼睛中含有高量的叶黄素，但是人体无法自行制造叶黄素，必须通过摄入叶黄素补剂及食品来补充，如果缺乏叶黄素，眼睛就会受影响。

叶黄素对人体的作用很大。例如，太阳光中的紫外线和蓝光一旦进入眼睛就会产生大量的自由基，从而导致白内障、黄斑区退化，甚至癌症的发生。而叶黄素却能够保护眼睛不受这些光线的损害，并能延缓眼睛老化及病变。

而且，叶黄素还能够抗氧化，对于预防机体衰老引发的心血管硬化、冠心病和肿瘤疾病也有一定的助益。正因为叶黄素有抗氧化和光保护等作用，所以它能够保护我们的视力，可以促进视网膜细胞中视紫质的再生成，也能够预防重度近视及视网膜剥离，特别适合学生、司机等用眼过度的人食用。

此外，叶黄素还能够缓解视疲劳，提高黄斑色素的密度，保护黄斑并促进黄斑发育，所以，户外工作者、老年人、白内障以及黄斑病变者都应注意及时补充叶黄素。

虾青素如何吃

虾青素是迄今为止人类在自然界所发现的最强的抗氧化剂，其抗氧化活性远远超过现有的所有抗氧化剂。而虾青素清除自由基的能力是天然维生素E的1000倍，葡萄籽的17倍，黄体素的200倍，茶多酚的200倍，番茄红素的7倍。

但是在自然界中，只有藻类和酵母菌等细菌可以产生虾青素，其他高等的动物不能转化出这种化学物质。此外，天然虾青素还有一个特点就是，它是唯一能通过血脑屏障的一种类胡萝卜素。但是，虾青素可以用化学方法从胡萝卜素制得。

对人体来说，虾青素有很大的作用和功效，它能够保护眼睛和中枢神经系统，还能防止紫外线对人体的辐射，所以常被用在防晒护肤品中，虾青素还能够预防心血管疾病，并增强人体免疫力，同时还可以缓解运动疲劳，增强机体能量的代谢功能，而在抗炎、抗感染、抑制肿瘤方面，虾青素也有不俗的表现。

营养专家提醒正在服用虾青素的人，在食用天然虾青素时需减少或停止吸烟、熬夜、酗酒等不良习惯，否则会抵消其抗氧化的作用。那些想要通过虾青素来美容的人，可以采用外用加内服的方法效果更好。

有条件的人在服用虾青素期间，可以查尿中脂质代谢产物MDA等含量的变化来观察使用效果。值得注意的是，少数有胆功能障碍的人服用维生素E和虾青素等效果不佳，所以在服用虾青素以后一定要注意查看大便的颜色，如果发现大便颜色在服用虾青素以后变成红色，就表示服用者对虾青素的消化吸收不良，最好是服用水溶性抗氧化剂如维生素C。

大豆异黄酮如何吃

异黄酮是黄酮类化合物中的一种，主要存在于豆科植物中，最常见的就是大豆异黄酮。大豆异黄酮是大豆在生长中形成的一种次级代谢产物。由于大豆异黄酮是从植物中提取，并且与雌激素有相似的结构，因此又被称为植物雌激素。

它能够弥补30岁以上女性雌性激素分泌不足的缺陷，同时还能够改善皮肤水分及弹性状况，缓解更年期综合征和改善骨质疏松，使女性再现青春魅力。而且，大豆异黄酮还能影响人体激素分泌、代谢生物学活性、蛋白质合成、生长因子活性，是天然的癌症预防剂。大豆异黄酮还能改善经期不适，因为经期不适是由雌激素分泌不足导致的，大豆异黄酮的双向调节作用，可使雌激素水平恢复正常，改善经期不适的状况。此外大豆异黄酮还能够改善产后精神障碍，减少女性因雌激素水平高而患乳腺癌的危险性，防止动脉粥样硬化的形成，预防心血管疾病的发生，可有效地防止骨质疏松的发生，可滋润女性重要的器官——阴道，增加性腺分泌，增厚阴道上皮，使女性阴道肌肉弹性增强，从而提高性生活质量。

大豆异黄酮的功效对以下几类人群有益。

第一，适宜中老年女性。

随着年龄渐长，女性卵巢功能开始衰退，35 岁左右的女性就需要服用异黄酮。但是在服用剂量上要有所注意，40 岁前服用小剂量，41~50 岁应服用足够剂量，50 岁后需要服用大剂量。而正处于更年期的人必须加大剂量，但是要根据个人感受和身体反应来调整剂量大小。要注意的是，孕妇和哺乳期妇女不要服用异黄酮。

第二，适宜患病人群。

心血管病患者、老年痴呆患者、前列腺肥大者、骨质疏松症患者、女性更年期障碍者都应该注意补充大豆异黄酮。

第三，适宜亚健康人群。

这里所说的亚健康人群主要是指便秘者，还有那些想要改善肝功能与预防糖尿病的人群，美容养颜、抗衰老者都可以选择服用大豆异黄酮。

要注意的是，未成年女孩、未采取避孕措施并准备受孕的女性、孕妇、哺乳期妇女不适合服用大豆异黄酮。

医学专家建议：成人每日摄入 25~100 毫克大豆异黄酮，有保健与防病的效果。但是摄入过多也对身体有害，会增加患乳腺癌、前列腺癌的概率。

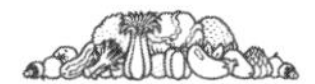

碳水化合物类保健品

碳水化合物对人体的意义

虽然目前没有哪个营养学家或权威组织规定一个人每天应该摄入多少碳水化合物才合理，但是按照常理来说，碳水化合物的产热量一般以占到总热量的60%为宜。而老人由于消化吸收功能逐渐减弱，应当减少摄入量；正在生长发育阶段的青少年则应该增多摄入的量。

碳水化合物是由碳、氢和氧三种元素组成的，在为人体提供热能的三种主要营养素中，碳水化合物可以说是最廉价的了。食物中的碳水化合物有两大类：一类是人可以吸收利用的有效碳水化合物，如单糖、双糖、多糖，另一类是人不能消化的无效碳水化合物如纤维素。但是，这两大类都是人体必需的物质。

糖类化合物有以下几种作用，首先，它能够为人体供给能量。我们平时摄入的碳水化合物主要是多糖，主要存在与米、面等主食中。在摄入碳水化合物的同时，还能获得蛋白质、脂类、维生素、矿物质、膳食纤维等其他营养物质。

其次，碳水化合物还参与构成细胞和组织。每个细胞都有碳水化合物，它主要是以糖脂、糖蛋白和蛋白多糖等形式存在，并广泛分布于细胞膜、细胞器膜、细胞质以及细胞间质中。

再次，碳水化合物的存在还能为机体节省蛋白质。当食物中碳水化合物含量不足时，机体就不得不动用蛋白质来满足机体活动所需的能量，这就会影响蛋白质去合成新的蛋白质和组织更新。

此外，碳水化合物还有维持脑细胞的正常功能的作用，毕竟葡萄糖是维持大脑正常功能的必需营养素。它还能够抵抗酮体的生成，为人体解除胆红素等毒素，并加强肠道功能，防治便秘，预防结肠和直肠癌防治痔疮等。

补充碳水化合物应该注意什么

日常饮食中的碳水化合物主要来源与植物性食物，如谷类、薯类、豆类和根茎类蔬菜等，还有可食用糖类。碳水化合物只有经过消化并分解成葡萄糖、果糖和半乳糖以后，才能被人体吸收，而果糖和半乳糖又会经肝脏转换变成葡萄糖。血中含有的葡萄糖被称为血糖，少部分的血糖会直接被组织细胞利用，并与氧气反应，生成二氧化碳和水，同时，放出热量以供生理活动需要。而大部分的血糖则存在于人体细胞之中，当细胞中储存的葡萄糖饱和，多余的葡萄糖就会以高能的脂肪形式在人体内储存起来，人们常说的多吃碳水化合物会发胖就是这个道理。

多吃碳水化合物还是会对人体产生一定的危害，例如某些碳水化合物含量丰富的食物会使人体的血糖和胰岛素激增，从而引起肥胖、糖尿病和心脏病等病症，这都是因为这些含有丰富碳水化合物的食物中血糖负载很高。医学界曾有临床试验证明，低碳水化合物饮食和低脂饮食一样能够有效地促进快速减肥，并能很好地预防糖尿病和心脏病等疾病。

膳食纤维如何吃

膳食纤维是一种不被人体消化的碳水化合物，它以植物细胞的构成成分为主，也有部分动物性成分，根据能否溶解于水中，将膳食纤维分为水溶性与非水溶性两种基本类型。其中纤维素、半纤维素和木质素是非水溶性纤维，而果胶和树胶等属于水溶性纤维。常见的膳食纤维含量高的食物有：糙米、胚芽精米、玉米、小米、大麦、小麦等杂粮；根茎类蔬菜和海藻类含有的食物纤维也很多，如胡萝卜、四季豆、红豆、豌豆、薯类、裙带菜等；还有芹菜、韭菜、白菜、萝卜等绿叶蔬菜。

我们在日常饮食中，适量补充纤维素能够使肠道中的食物增大变软，并促进肠道的蠕动，从而加快了排便的速度，也就减少了防止便秘和降低肠癌的风险。此外，多吃膳食纤维还有利于减肥、防治便秘和痔疮、预防结肠癌和直肠癌、降低血脂、预防冠心病、改善糖尿病症状、改善口腔及牙齿功能、防治胆结石和预防妇女乳腺癌。由此可见，膳食纤维对人体来说，益处多多。但是我们也要适量适时地补充膳食纤维，不可过多摄入。

第七章

十大滋补营养品，吃出强健好身体

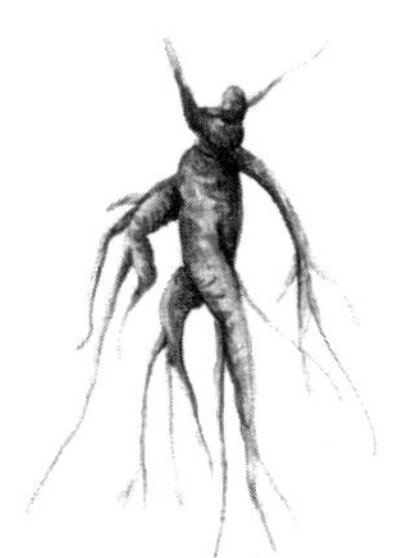

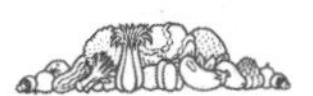

人 参

人参——天下第一补品

有史以来，人参都是一种珍稀的药材，是我国著名的特产。早在2000多年以前，中国便已经有了食用人参的明确记载了。《春秋纬·运斗枢》中说道："摇光星散而为人参"。这句话将人参比喻为流星和闪电散落的产物；而那些有关于人参的神话传说，更是为人参增添了一层神秘的色彩。

人参这种古老的孑遗植物，目前仅在我国东北以及朝鲜北部、俄罗斯远东一带有所分布。生产地区的局限性，令人参显得愈加名贵起来。

人参的医疗作用，是在公元前六世纪由我国道家始祖老子所发现的，唐代诗人皮日休有"神草延年出道家，是谁披露记三椏？"的诗句，可作为佐证。当病人生命垂危的时候，服用独参汤或者是以人参、麦冬、五味子为原料的生脉饮，常常可以起到奇效。明代著名医家李时珍在《本草纲目》中曾记述他治疗"忽发昏运，不知人事，手撒目暗，自汗如雨，喉中痰鸣如曳锯声，小便遗失，脉大无伦"的休克病人，"急煎大料人参膏"而得效。现代中、西医疗中，也常用独参汤、参附汤、生脉饮对心肌梗死、休克等危症进行治疗。

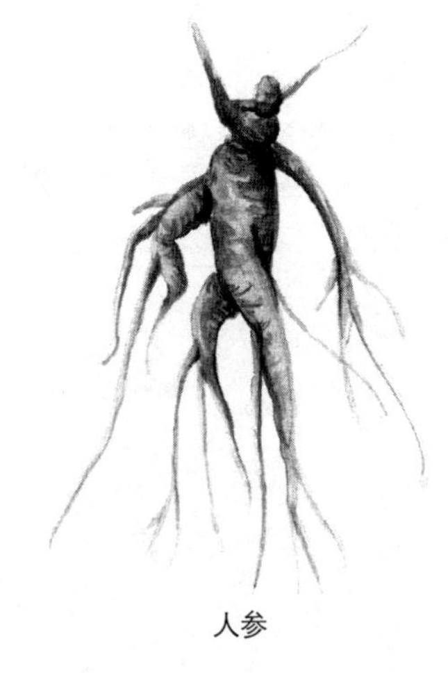

人参

人参中所含有的主要有效成分便是人参皂苷。在人参皂苷当中，有的能够抗疲劳，提高辨别能力，具有“明目、开心、益智”的功能；有的具有镇静、抗惊恐、抗紧张的功效，能够“安魂魄、止惊悸”；有的能够降低血糖，令糖尿病患者在服用人参之后，可以逐渐降低胰岛素的用量等。

此外，人参中的糖类，还会提高人体的免疫功能，从而扶正固本。总而言之，人参具有非常不错的滋补营养作用，食用人参能够大补元气，补肺益脾、生津、安神、益智。

人参种类不同，营养价值也不同

人参从种植生长角度来分，可以被分为野山参和园参。野山参，顾名思义指的就是自然生长于深山野岭的人参，这种人参一般生长时间长达数十年甚至是上百年，产量较少，所以价格也贵，但其功效也极佳。园参则为人工栽培于园地的人参，按照加工工艺的不同，园参可被分为白参（糖参）、红参、模压红参、生晒参、保鲜参等，由于民间购买使用的多为园参，下面具体来介绍一下不同种类的园参以及其所特有的营养价值。

（1）白参（糖参）：这种人参是将新鲜的园参用沸水浸烫之后，浸在糖汁当中，然后取出晒干而成。白参的表面呈现白色或者是浅黄白色，拿在手里会有沉甸甸的感觉，质坚脆，断面黄白色，疏松，有的会有裂隙，味道要比其他的参甜，嚼在嘴里能够溶化，水煮则会迅速膨胀。在选择白参的时候，要注意挑选那些枝大、色白、皮老、芦长、须长无痕迹的，这样的参往往质量较好。

气阴不足者比较适合食用白参。《本草正义》中对于白参有这样的描述，说其“富有养液，而为补阴之最”，比较适合用来健脾益肺。

（2）红参：红参是将新鲜人参经过刷洗、蒸制和烘干而制成。这种人参多为圆柱形或者是纺锤形，细支根和须根均被除去，表面呈现红棕色和半透明的状态，偶尔会出现不透明的暗黄色斑块。参体上具纵沟、皱纹，质硬，断面平坦。而模压红参是以红参为原料，利用特制模具压制而成的。其具有同红参一样的营养价值，并且由于模压红参在加工的时候便已经被高温蒸熟，这样参根中的水解酶、淀粉酶和麦芽糖酶等均会因受热而变性，就可以既防止人参皂苷水解反应，又阻止了参根中淀粉酶的水解糖化，从而更有利于营养成分的保持。

红参偏温补，非常适合大病

初愈，或者是偏气阳两虚的人食用。

（3）生晒参：将经过了六七年栽培之后的园参，在其茎叶将枯萎时采挖，去芦头，洗净晒干而成的人参便是生晒参，其市售成品主要有白干参、光枝参、皮尾参、原枝参、种面参等。生晒参在加工时由于失去了水分，所以会抑制住水解酶的活性，从而可以防止人参皂苷发生水解，保证营养成分不受损失，这样人参便不容易感染霉菌等微生物，发生霉变的概率也就会减小。

这种生晒参不温不燥，具有比较平和的性质，既可以补气、又可以生津，适用于扶正祛邪，增强人体体质和抗病能力，所以大多数人都可以通过生晒参来进补。

（4）保鲜参：保鲜参以长白山鲜人参为原料，利用现代科技精制而成，它集中了白参、红参、生晒参的优点，几乎保持了人参的全部有效成分。

保鲜参即可以直接药用，又可以制成多种保健食品、保健饮料。像人参菜肴、人参可乐等，大多都使用保鲜参制成，具有强身健体、促进发育、延缓衰老的功效。

除去上面所提到的这些园参之外，市面上出售的人参还包括西洋参和高丽参这两种进口参，其中西洋参的原产地在美国和加拿大，是一种用于凉补、温补的补气药，与一般的人参相比，西洋参性偏寒，所以比较适合有虚火或者是容易上火的人使用。

而高丽参产于朝鲜半岛，形似红参而枝较大，功用与红参相似，作用更强，价格也较贵，比较适合用来补充精力，同时还具有防止衰老的功效。适合病后、产前产后体质虚弱者进补食用。

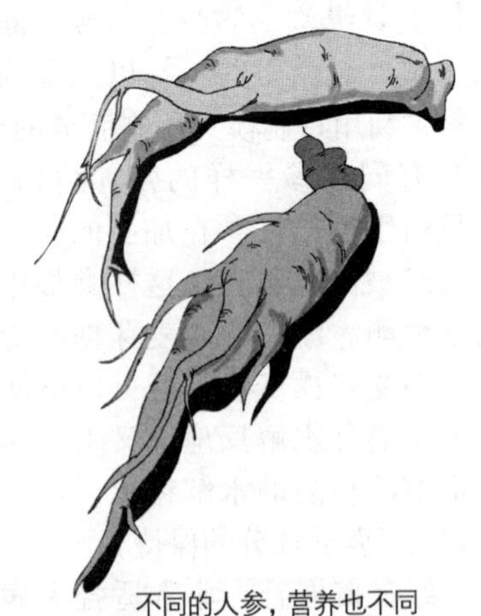

不同的人参，营养也不同

擦亮眼睛，人参挑选有讲究

市面上所出售的人参加工产品具有繁多的种类和不同的特色，并且不同人参加工产品的质量差异很大，消费者在选购时一定要有所注意，把握住以下几点，这样有助于买到放心满意的人参产品：

（1）要选择大规模企业生产的产品。由于有一定规模的企业对材料质量的控制会更严，生产工艺、生产设备先进，企业管理水平较高，这样，产品质量也会更有保证。

（2）买人参还要对产品的包装方式、标签标识进行检查，看其是否整齐、齐全。采用密封包装或真空包装的产品，由于其与外界隔绝好，可避免发生虫蛀、发霉变质等情况。

（3）坚而不实，表面不饱满、褶皱严重的人参产品坚决不选。无论红参还是生晒参，出现这种现象有两种可能：一是人参参龄短；二是加工过程中管理不当，造成脱浆，出现抽沟、萎缩现象。这样的人参不仅营养价值大打折扣，而且在潮湿的环境中容易吸潮变软、发霉变质。

（4）形体碎小、参根破肚开裂，并且毫无光泽的人参也不要选。参根破肚开裂导致浆液外溢，营养成分流失；这种参一般成熟得不彻底，并且容易吸潮变软，不利于保存。对于人参来说，营养价值取决于参根形状的大小和色泽的好坏。因此，在购买时一定要注意，仔细进行挑选。

虽然市场上人参的卖价是随着参龄来定的，但是在选购人参的时候却并非参龄越长越好，因为人参当中的营养成分——人参皂苷的含量并不是随着人参生长年份的增加而增加，盲目购买参龄长的人参是一种没有意义的浪费行为。不过也不能买太幼小的人参，像那些1~3年的小人参，由于参龄太短，根部糖质多而皂苷含量较少，没有太高的实用价值。因此，如果从经济实用的角度来看，购买6~8年的人参较为合算。

吃得科学，人参的营养才能被吸收

我国是一个具有悠久食参历史的国家，对于人参的神奇功效也推崇备至，在长期食用人参的过程当中，还总结出了一套很讲究的食用人参的方法，只有通过科学的方法来食用，才能够让人参的营养在最大限度上为人体所吸收。

下面，我们为大家介绍几种常用的食参方法，仅供参考：

（1）嚼食。取人参2~3片，将其含于口中并且进行细嚼，生津提神，甘凉可口，是最简单的服用方法。

（2）磨粉。把人参磨成细粉，根据个人体质确定用量，每天进行吞服，每次1~1.5克。

（3）炖服。先将人参切成厚度为2厘米的薄片，将其放入瓷碗内，加满水，封密碗口，放置于锅内蒸炖4~5小时即可服用。

（4）冲茶。先将人参切成薄片，然后将切好的参片放在碗内或杯中，用开水冲泡，盖上盖闷5

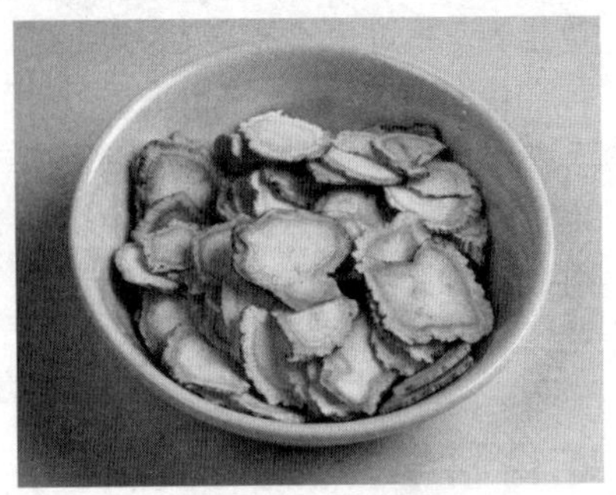

人参可切片泡茶喝

分钟后即可服用。

（5）泡酒。可以用整根人参，也可以将其切成薄片，装入瓶内，用50~60度的白酒浸泡，每日酌情服用。

（6）炖煮食品。在单独食用人参的时候，经常会觉得有一定的苦味，如果将人参和瘦肉、小鸡、鱼等一起烹炖，可以消除人参的苦味，还可以令人参的精华被肉类吸收，具有非常好的滋补强身功效。

虽然人参具有以上这些神奇功效，但是在食用的过程当中，不管是什么种类的人参都要循序渐进、不可过量服食。除此之外，还一定要注意季节的变化，一般情况下：秋冬季节天气凉爽，比较适宜进食人参；而夏季天气炎热，则不适宜食用人参。

人参并非有百利而无一害——牢记这些食用禁忌

人参是众所周知的名贵滋补药品，人们总是喜欢在做汤或者是泡药酒的时候放点人参进去。然而，许多人并不知道，人参虽补，服用却也是有禁忌，如果注意不到这些服用禁忌，人参非但不能够起到滋补治病的作用，同时还会对人体健康造成危害。

首先，人参是一种补气药，如果没有气虚病症而随便服用，十分不适宜。如误用或者多用，往往会导致闭气，出现胸闷腹胀等症状。可能有些人会认为，人参是一种补品，吃了总会对身体有好处，其实这是一种错误的想法。人参生用性偏于凉，主要适于一般体虚或气短者食用，对症使用，确能起到救死扶伤、强壮身体、延缓衰老的作用。然而滥用，则会适得其反。

其次，便是有一些人不宜服用人参。下面看看哪些人不宜服用人参。

（1）体质严重过敏的人，如果在服参后出现皮疹，则要注意了，这说明自己不适宜服用人参，一定要马上停用；如果出现化脓性发炎则更不能服用。

（2）属于肝阳上亢者的高血压病人，服后易引起脑血管意外，但虚寒的高血压病者可用人参，不过用量宜少，当收缩压大于180mmHg时，无论哪一型的高血压患者均不宜服用人参。

（3）由于突然气壅而得了喘证，或者是由于燥热引发了咽喉干燥，一时冲动引发了吐血、鼻衄等病的人都要忌用人参。

（4）由于湿热壅滞所导致的水肿患者，在服参后水肿会变得更加严重。这是因为人参有抗利尿作用，所以由于这种原因导致水肿的患者不宜服用人参。另外，肾功能不全伴尿少者亦要慎用。

（5）实证失眠、烦躁患者不宜服用人参，否则会更加影响睡眠质量。

（6）处于感冒发热时期的病人一般不宜服用人参。因为发热时心悸会剧烈起来，这时服用人参，会促进血循环，使心悸更严重，从而加重病情。

最后，还要注意，有些药物和食物千万不能与人参同食。像反藜芦、畏五灵脂、恶皂荚，应忌与人参同用。服人参时还不宜喝茶和吃萝卜，因为这两种食物都有行气的作用，而人参大补元气，进补后又把它的作用排除了，便等于白吃。

在了解了这些人参食用禁忌之后，是不是以前那种固有的，认为食用人参有百利而无一害的观点会有所改变了呢？那就从现在开始，让我们一起来正确、科学地食用人参，真正地让人参的功效得以发挥。

变着花样吃人参

在了解了不同人参所具有的不同营养价值之后，再教大家一些方法，把不同种类的人参做成日常膳食食用，这样就能够在一饱口福的同时，又让补充营养、防病治病变得容易起来。

1. 西洋参粥

原料：西洋参 3 克，麦冬 10 克，淡竹叶 6 克，大米 30 克。

制法：先将麦冬、淡竹叶水煎，去渣取汁，加入大米煮粥，待粥将熟时，加入西洋参共煮。

【用法】可做主食，每次取适量食用。

功效：此粥具有益气养阴、清热和胃的作用，用于气阴不足所导致的烦躁、口干、气短乏力等。

2. 人参汤圆

原料：人参粉 5 克，玫瑰蜜 15 克，樱桃蜜、黑芝麻各 30 克，白糖 150 克，鸡油 30 克，面粉 15 克，糯米粉 500 克。

制法：将鸡油熬熟，滤渣凉凉。面粉放干锅内炒黄。黑芝麻炒香捣碎。将玫瑰蜜、樱桃蜜压成泥状，加入白糖，撒入人参粉和匀，做成馅。将糯米粉和匀，包上馅做成汤圆。等锅内清水烧沸时，将汤圆下锅煮熟即成。

【用法】可做早点或晚点，适量食用。

功效：补中益气，安神强心。适用于脾虚泄泻、心悸自汗、倦怠乏力等症。

3. 人参莲肉汤

原料：白人参10克，莲子10枚，冰糖30克。

制法：将白人参、莲子（去心）放在碗内，加洁净水适量发泡，再加入冰糖。将碗置蒸锅内，隔水蒸炖1小时。

【用法】食用时，喝汤，吃莲肉。人参可连续使用3次，次日再加莲子、冰糖和水适量，如前法蒸炖和服用，到第三次时，可连同人参一起吃。

功效：具有补阴的功效，可以健脾益肺。可用于阴虚肺燥所导致的咳嗽、气喘等。

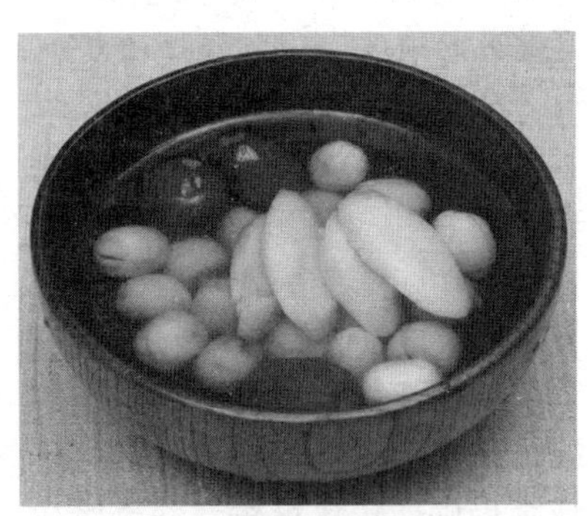

人参莲肉汤

4. 高丽参五宝鸭汤

原料：高丽参一支，光鸭一只，蒜头（连衣）六粒，栗子300克，红枣50克，银杏（去衣及芯）100克，枸杞20克。

制法：先将光鸭去肺，洗净并氽水后，以浓酱油上色。抹干后，将鸭放进滚油里炸至金黄色。将高丽参、蒜头、栗子、红枣及银杏一同放进煲里，并加入适量清水。汤烧滚后以中慢火炖两小时，加入枸杞，最后再炖煮30分钟即可。

【用法】可作为养生汤食用，吃肉喝汤。

功效：适合身体虚弱者以及产妇进补食用。

5. 人参鱼汤

原料：生鱼1条，生晒参1根，淮山50克，黄芪50克，姜2片，盐适量。

制法：先将生鱼洗净宰好，滤干水分。将生晒参、淮山和黄芪清洗干净。将清水倒入瓦煲煮沸，放入所有材料，用武火煮沸之后，转中小火煲一个半小时，下盐调味即可食用。

【用法】可作为养生汤饮用，也可以佐餐下饭。喝汤食鱼肉。

功效：具有健脾益气、安神生津、补血渗湿的功效，可以增强人体的抵抗力。

在看完这些人参药膳的制作方法之后，是不是觉得食用人参并没有想象中的那么难呢，那就快点行动起来，让自己真正成为专属于自己的营养专家。

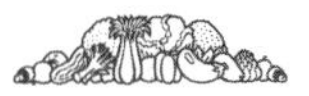

燕 窝

燕窝——餐桌上的中药

燕窝当中含有丰富的蛋白质、碳水化合物、磷、钙、铁、钾等营养成分，是为滋补爱好者所喜爱的清润佳品。中医认为燕窝能够“养阴润燥、益气补中。”可以用来治疗虚损、咳痰、咯血和久痢，适宜于体质虚弱和营养不良所造成的久痢久疟、痰多咳嗽，同时还非常适宜老年慢性支气管炎、支气管扩张、肺结核、肺气肿、咯血吐血以及胃痛病人食用。现代医学经研究发现，燕窝能够促进人体的免疫功能，从而具有延缓人体衰老、延年益寿的功效。

总体来说，燕窝的功效体现在保健和医疗两大方面：

（1）孕妇在妊娠期间、产前产后进食燕窝，有助于安胎、补胎。

（2）燕窝当中含有多种氨基酸，婴幼儿和儿童常吃能长智慧、加强思维、抗敏感、补其先后天不足。

（3）常食燕窝能够使人皮肤光滑、富有弹性和光泽，从而减少皱纹。

（4）燕窝中含有多种氨基酸，是一种天然增津液的食品，对食道癌、咽喉癌、胃癌、肝癌、直肠癌等具有抑制和抗衡的作用。

（5）电疗、化疗所引起的咽干、咽痛、肿胀、便秘、声嘶、作呕等后遗症，都可以通过食用燕窝获得明显改善。

（6）燕窝可以补肺养阴、止肺虚性咳嗽、减少肺气病变。包括肺阴虚之哮喘、气促、久咳、痰中带血、咳血、咯血、支气管炎、出汗、低潮热等症状，都可以通过食用燕窝来获得改善。

（7）燕窝能够补虚养胃，止胃寒性呕吐和胃阴虚引起的反胃、干呕、肠鸣声。

（8）病后虚弱、痨伤、中气亏损等各种症状，均可以配合燕窝作食，能够收到滋阴调中的效果。

（9）食用燕窝还有助于治疗气虚、脾虚多汗、小便频繁、夜尿等症。

食用燕窝不仅有利于提高人体的免疫能力，有助于防病治病，还可以协助病后的人体恢复到健康状态，是一种纯天然保健食品。

燕窝的种类及食用方法

燕窝主要产于我国南海诸岛及东南亚各国，外形似元宝，窝外壁由横条密集的丝状物堆垒成不规则棱状突起，窝内壁由丝状物织成不规则网状，为雨燕科动物金丝燕以及多种同属燕类用唾液和绒羽等混合凝结所筑成的巢窝，一般直径为6~7厘米，深度为3~4厘米，窝碗根非常坚实，两端有小坠角。按照不同的分类方法，燕窝可以分为不同的种类。

如果从窝巢来进行识别，我们可以把燕窝分为三种：官燕、毛燕和草燕。

1. 官燕

官燕为燕窝中的上品。头期官燕的巢身几乎都是由唾液筑成的，只有少许幼毛。第二期及第三期的官燕体型依旧完整，但巢身却夹带着较多的羽毛及杂质。

官燕的巢色洁白，体质光滑。其盏型呈杯状或半碗状。平均巢身厚达30~50毫米，长5~10厘米，宽4~8厘米。官燕味道香浓，不但落水柔软而且膨胀幅度也很大。

具体来说，官燕共包括血燕盏、白燕盏和金丝燕盏这三类。

（1）血燕盏

这种燕窝呈血红或者是浅红色。多数是棕尾金丝燕筑造的巢。由于棕尾金丝燕生存的环境里有大量的氧化铜，其捕食的昆虫体内含铁成分又较高，因而它分泌的唾液呈浅红色，这种燕窝被俗称为“血燕盏”。

此外，其他种类的金丝燕所筑的巢，亦有可能因食物或外界环境而导致巢色转变成血红色。

血燕盏浸炖时间较长，口感爽实，味香耐火。由于产量少，需求高，所以价格较其他各类燕窝要高。

（2）白燕盏

白燕盏，顾名思义，是白颜色的。由于筑巢的金丝燕种类不同，屋燕及洞燕的结构相异。所以不同种类的白燕盏在形态上也有所不同。白屋燕盏的丝条较细且润滑，而白洞燕盏的丝条则略为粗糙。因此，它间接影响到燕窝的浸炖时间及火候。

白洞燕盏的质地比较坚实，膨胀力也较大。上品洞白燕炖成后，不但香气扑鼻，味道也清香润滑并且能够带给人爽口的感觉。

（3）金丝燕盏

相较于白燕盏来说，金丝燕

盏的产量要少，并且普遍带有金黄色或者是黄色。在筑巢期间，金丝燕口里吐出结胶性很强的唾液。经空气氧化之后，牢固黏在岩石或墙壁上的燕窝会呈现金黄色，并带少许透明。此外，长期的日光暴晒，也会让燕巢带上黄色。

这种金丝燕盏耐火，质地爽滑而且炖好之后非常清香，所以深受人们喜爱。

2. 毛燕

毛燕主要是灰腰金丝燕所筑造的巢。此种雨燕天性喜欢用唾液加上自己的毛来筑巢。除去毛燕的巢之外，其他种类的金丝燕，第二次甚至第三次所筑的巢，因唾液不足，会夹带许多羽毛杂质在其中，这种燕窝也可以归类为“毛燕”。

由于毛燕的巢中所含杂质，特别是绒毛较多，所以毛燕的加工过程比较繁杂。

3. 草燕

草燕适应各种环境的能力很强。它们习惯叼取草丝并吐出本身的唾液来筑巢。当草丝及唾液凝结后形成燕巢，就成为抚育下一代的栖身所。因此，此种雨燕所筑建出来的燕窝，外表都布满了碎草。所以辨别草燕较其他种类燕窝容易，基本上“有草便是”。

草燕的加工相较毛燕来得简单。在加工厂，工人要把草丝及杂物和唾液分开后，才能进一步处理。之后，再按市场的需求做成各种形状。

草燕的香味较屋燕及毛燕来得差一些。此外，在市场上，草燕的价格较其他种类的燕窝便宜。因此，市面上所流行的即食燕窝大部分就是用它制成。

按照形状来划分，燕窝便有燕盏、燕条、燕碎、燕饼、燕角以及燕网等。

其中前面三种依据采摘运输后的破损程度再可分出等级，燕饼大多由加工后的毛燕压制而成。燕角是金丝燕筑巢时在墙壁的根基黏合部分，口感香浓。白燕网是燕窝中间支撑蛋只及小燕的纤细网状物，口感细腻润滑。

按照采摘地点可以分为屋燕和洞燕。

洞燕是在山洞中采摘的，现因产量稀少和环保呼声日益高涨而逐渐被屋燕所取代。

屋燕上面黏满了燕子的毛和杂质，所以在上市之前必须要送到燕窝工场加工、净毛。

燕窝以碗大壁厚，根脚小，羽毛少，棱条粗壮，色泽白而有泽为上品。发好的燕窝可以清蒸、做汤，如清蒸燕窝、清汤燕菜、冰糖燕窝或窝鸽蛋汤等滋补食物。在食用燕窝之前应该先将其用清水刷洗一遍，再把燕窝放入到 80℃的热水当中浸泡，大约要泡 3 小时，等到起膨胀松软之后，用镊子将上面的毛绒除净，接下来再放入100℃的开水中浸泡1小时左右，便可以取用烹调了。

这样选购燕窝不上当

燕窝具有极佳的滋补作用，但是想要获得它却并不十分容易，古时往往专供官宦之家使用。虽然如今的燕窝已经退下了以往的“官气”，但其并不便宜的售价仍让众多有心人士通过各种方式来谋取利益。

燕窝共分为采自天然的洞燕、人工饲养的屋燕及加工燕这三大类。除去这三类之外，还有用海藻制成的人造燕窝以及使用淀粉等制成的假燕窝。目前，市场上有许多假冒品，几乎达到了以假乱真的程度，所以在购买燕窝的时候，首先一定要分出真假，然后再分品类，定档次。接下来便让我们来看看劣质燕窝及假燕窝的分类：

（1）漂白燕窝：这种燕窝往往通过使用漂白水来将原料漂白，用化学品将燕盏中的羽毛漂白甚至融化掉，从而使燕窝色泽均衡透亮，同时节省手工挑毛的成本。

（2）染色燕窝：这种燕窝以鸟粪、小苏打和固色剂等进行混合发酵熏蒸所得。鸟粪不但含有硫化氢、吲哚、粪臭素等有害物质，更可能传播其他疾病。有严重致癌威胁的亚硝酸盐也是粪便发酵的必然产物之一。

（3）注胶燕窝：这种燕窝之所以被称为注胶燕窝，是因为燕窝的缝隙是由胶水填充而成的，用来进行填充的胶水由木薯粉制成，甚至有些还直接使用工业胶水，这样填补之后可以增加燕窝的重量，使燕窝的形态变得更加完整美观。

（4）人造燕窝：人造燕窝常以各种蔬菜、海藻、银耳以及木薯粉制成燕条、燕丝及燕碎，具有淡淡的蛋清口感，几乎可以乱真。

在知道了这几种劣质燕窝和假燕窝的特点之后，我们再来学习一下怎样辨别燕窝的真假。

（1）先看重量。单盏燕窝的重量极少有超过8克以上的，高品质的燕窝单盏重量为3.4~8克。

（2）浸泡。真正的燕窝浸泡水后没有油渍，也没有黏液。

（3）煮后判断。真正的燕窝煮后形状呈丝条状，长短粗细不一或结块状且不规则，具有淡淡的蛋白腥味，口感滑嫩，颜色呈淡乳黄色，不会太白且呈半透明状。

除去上面所提的这三个方法之外,还可以通过“看”“闻”“摸”“烧”这四个方法来鉴别燕窝的真伪。

（1）看：燕窝的燕角部位是片状结构，而中间为丝状结构；如果燕窝纯正，那么无论是在浸透后或者是在灯光下观看，都是半透明状，而不是完全透明的。

（2）闻：燕窝没有浓烈的气味，而是具有其特有的馨香。如果气味特殊，有鱼腥味或油腻味道的则为假货。

（3）摸：摸法要在燕窝浸泡之后才可以进行。取一小块燕窝用水浸泡松软后，取丝条拉扯，弹性差一拉就断的为假货；用手指揉搓，没有弹力能搓成糨糊状的也是假货。但是完全发开来后，真燕窝便会没有弹性了，如果弹性还很好，那就是假的了。

（4）烧：用火将干燕窝片点燃，如果是真燕窝，便会有飞溅的火星，这是蛋白质燃烧的结果。

在保证不买假货之后，还要尽量选到好的燕窝才好，所以，怎样才可以买到好燕窝的秘诀你也是必须要知道的。

（1）要有固定的产地。燕窝的种类多达28种，若想每次购买燕窝时都属同一种，就必须要保证燕窝是从同一个产地摘下来的，只有这样，才能以同一烹炖时间对其进行处理，也才可以尝得同一口感的燕窝。

（2）看燕窝中夹杂细毛的多少。细毛越少越好。

（3）挑盏型：燕窝两端的头脚越细越好。

（4）看燕窝是否干爽：干爽含水少的燕窝为上品。优质燕窝手摸应该具有干爽的感觉。较湿的燕窝水分较多，存放不当会发霉。

（5）看燕窝的“发头”。不同种类的燕窝“发头”也不同。“发头”即燕窝湿透后，在重量上与干身时的差异，倍数越大，“发头”越好，越是经吃。一般好的燕窝具有6~8倍的“发头”。

在研究完以上这些燕窝选购窍门之后，相信你已经对燕窝有所了解了，再挑选燕窝的时候就不会显得手足无措了。

不是所有人都适合吃燕窝

燕窝属于一种性平的食物，一般情况下，男、女、老、幼、孕在四季皆可以食用，不适合进食燕窝的人群很小，仅有以下这四类人不适合食用燕窝：

（1）不满4个月的新生儿。不满4个月的新生儿是不能直接吸收燕窝营养的，4个月以后就可以食用了，孩子吃了炖的时间久一点的燕窝粥可以增强体质和增加食欲，促进身体、智力的生长发育。

（2）患有感冒的人。《随息居饮食谱》记载燕窝“病邪方炽勿投”。曹炳章记载燕窝“有表邪人切忌”，这一说法被《中华本草》《中药大辞典》等分别引用。中医所说的表邪病症指的即是感冒。

外感六淫之邪，多从口鼻或皮毛侵入，其停留于浅表部位时称表邪。常见发热、恶寒、头痛、鼻塞、咳嗽等症状。在急性疾病高峰期和感冒期，人体中大部分免疫系统功能都会下降，自身各器官功能也会受到影响，特别是呼吸道和消化道最明显。感冒期间如果出现发热等症状时，最好将燕窝等补品暂停，以免影响感冒外邪的疏散驱除。等急性疾病高峰期过后，感冒好了再用燕窝进行食补调理，可以增强人体抵抗力和免疫力，以后就会少得感冒了。

（3）对蛋白质食品过敏的人。过敏体质者每次可以食用 1 克干燕窝，隔天食用一次。如无过敏症状可调整到每天每次 2~3 克。不过请务必不要购买用药水清洗的燕窝，有些商贩出售用药水洗过的燕窝，这种燕窝对人体健康有害，甚至会诱发过敏症状。

（4）未经治疗的癌症患者或者癌症晚期患者。燕窝可以预防癌症，还可以作为癌症患者化疗、放疗后的滋补之用，能够起到恢复元气、补充营养、提高免疫力的作用。但对未经治疗或者是晚期的癌症患者来说，食用燕窝就如同抱薪救火，没有任何帮助。燕窝中含有一种非常重要的多肽类物质——表皮生长因子，被誉为“美容基因”。它能刺激多种细胞的分裂增殖，促进细胞分化，对受损皮肤进行快速修复，促进手术创口和创面的愈合；它能影响到人体皮肤的细腻和老化，可以启动衰老的皮肤细胞，使皮肤变得光滑而有弹性。但这类物质同样可能作用于晚期癌细胞，促进其进一步生长。所以如果是未治愈或者是癌症晚期患者，请谨慎食用燕窝。

如果你属于不适宜食用燕窝的人群，那么就不要勉强进食，以免收到不良的效果。

居家自制燕窝菜品

除去直接食用之外，将燕窝同其他食材混合到一起，制成菜品也是不错的食用方法，这样既饱了口福，又补充了营养，可以说是一举两得的好方法。接下来便向大家介绍一些居家自制的燕窝菜品。

1. 燕窝枸杞糯米粥

原料：干燕窝 6 克，糯米 50 克，冰糖、枸杞若干。

制法：先将燕窝发制好，将发制好的燕窝隔水用文火炖。炖燕窝的同时将糯米、枸杞洗净，用武火煮沸后，改文火熬成粥。再将炖好的燕窝放入枸杞糯米粥中炖，根据个人口味放入适量冰糖。

【用法】可于早晚食用，每次适量。

功效：能够健脾、治脾虚、

润肺、养颜美容。

2. 燕窝莲子羹

原料：燕窝 25 克，鲜百合 120 克，鲜莲子 30 克，枸杞 5 克，冰糖 100 克，红枣 3 枚，水。

制法：将燕窝用水泡 2 小时，拣去蒂及杂质后撕成小朵，加水 4 杯入蒸笼蒸半个小时后取出备用。将新鲜百合分成瓣，清洗干净后去掉老蒂。把所有的材料都放入到炖盅中，入蒸笼蒸半个小时即可。

【用法】可作为饭后甜点食用。

功效：能够养阴润肺、生津整肠。

3. 冰糖炖燕窝

原料：燕窝 15 克，枸杞子 6 克，薏米 10 克，冰糖适量。

制法：先将燕窝挑拣去杂质，在清水中稍加浸泡后，挑洗干净备用。将枸杞子、薏米用清水洗净。然后将上述这三种原料共同放进炖盅里面，加入适量清水以及冰糖（甜度随人所好），盖好盅盖，隔水用中火炖 2 小时即可。

【用法】可作为甜点食用。

功效：具有滋阴润肺、补胃养肝、益气补中、美容养颜的功效。对于肺结核咯血、支气管炎、肺气肿等症具有一定疗效。

4. 燕窝椰汁西米露

原料：燕窝约 15 克，西米 25 克，冰糖适量。

制法：先将燕窝浸发好。西米用清水浸 5 分钟，然后将其放入开水当中，用中火煲 5 分钟后沥干待用。把浸发好的燕窝放入炖盅内，加水慢火炖 30~45 分钟，再加入椰汁、西米及少量冰糖共炖 15 分钟，即成滋补美味的甜品。

【用法】可作为四季甜品随时食用。

功效：这道菜具有健脾补肺、改善消化、润肤养颜的功效。

5. 燕窝乳鸽羹

原料：乳鸽 1 只，燕窝 50 克，高汤。

制法：先将燕窝用清水冲洗，再用小湿巾将其包起，放于塑料袋中，密封置冰箱中一夜，然后取出用小夹子去毛及杂物，放到锅中加水煮熟；乳鸽去毛及内脏，切成小块，放入煮熟的燕窝当中，加入高汤同熬，等鸽肉烂后，加入盐及调味料即可食用。

【用法】可单独食用，也可以作为菜肴佐餐食用。

功效：补气润肺，滋养容颜。可用于血气不足，面色无华，肌肤不泽，或者是肺痨咳喘、肌肤粗糙、咳痰有血、形容憔悴等。

6. 燕窝粥

原料：燕窝 10 克，冰糖 10 克，大米 100 克。

制法：先把燕窝用水泡发，然后用镊子夹去燕毛。大米淘洗干净，冰糖打碎。把大米放入锅内，加水800毫升，置武火烧沸，加入冰糖、燕窝，再用文火煮45分钟即成。

【用法】可早晚适量食用。

功效：可以润肺止咳，适合肺心病、咳喘等偏阴虚的患者食用。

7. 杏仁燕窝

原料：燕窝6克、杏仁粉10克、冰糖水适量。

制法：先将燕窝浸泡好。将浸泡好的燕窝放入炖盅中，内加清水，隔水文火炖至燕窝呈现晶莹通透状，同时还发出蛋白的清香便可以了。将杏仁粉与冰糖水倒入器皿中，加热至杏仁粉熟，再放入已炖好的燕窝即可。

【用法】可作为甜点随时食用。

功效：具有美白养颜、滋润皮肤的功效。

8. 芋泥燕窝

原料：熟芋头半只，水发燕窝6克，白砂糖、猪油适量。

制法：先将熟芋头切开碾成泥状，再加上白砂糖，用猪油煎炒，这样，芋泥便做好了。

再将水发好的燕窝加热后，滤干水分。然后将燕窝和芋泥分隔倒入汤盘中，再用果子点缀。

【用法】既可以佐餐，又可以当成饭后甜点食用。

功效：甜淡适配，清香爽口，能够滋补润肺，具有提高免疫力、增进食欲的作用。

9. 莲子燕窝

原料：莲子40克，燕窝40克，冰糖10克。

制法：将燕窝预先用清水浸透发开，然后拣洗干净，沥干水。选取莲子肉，去心，保留莲子衣，并将其用水浸透、洗净。将燕窝、莲子连同冰糖一起放入炖盅，加入适量凉开水，盖上盅盖文火炖。待炖盅隔水炖1.5小时之后，即可食用。

【用法】可作为甜点随时食用。

功效：这道炖品滋润有益，补而不燥，适合任何年龄的人饮用；可以用于肺结核病的食疗。

这几道菜都是平日在家就可以轻松操作的家常菜，不光做法非常简单，还具有很高的营养价值，所以学会之后不妨一试。

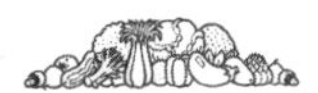

蜂王浆

蜂王浆——工蜂献给蜂王的贡品

蜂王浆是一种乳白色或者是淡黄色的浆状物质，由蜜蜂头部上腭腺所分泌出来，略微带有一些香甜的味道，同时还会有些酸涩辛辣。通常情况下，蜂王浆都是由工蜂所分泌的。

工蜂所分泌出的王浆主要是用来饲喂1~3日龄的幼蜂，这和周岁内的婴儿需吃奶汁一样，另外就是用来饲喂蜂王。同样是蜂王产的受精卵，一个是在整个幼虫期都喂蜂王浆，只需16天就能发育成性器官完全的蜂王；而另一个是在幼虫期的前3天喂蜂王浆，以后喂蜂蜜、花粉，21天才发育成性器官不完全的工蜂。蜂王终生都吃王浆，因而蜂王生殖器官非常发达，体质也很健壮，在蜜蜂王国中，蜂王的体型比普通蜜蜂大一倍，寿命能够长达5~6年，为工蜂寿命的90倍。而工蜂的寿命很短暂，在繁忙的采集季节一般只能活一个月，而不忙不采花的时候，也只能活5个月。

蜂王一昼夜可产卵1500~2000粒。这些卵加在一起的重量，甚至超过蜂王本身的重量，这在生物界没有同例可言。如果蜂王吃不到蜂王浆，就会停止产卵。蜂王浆的这一奇妙作用，引起了人们的极大兴趣和关注，并且人们还从中得到了启示，将蜂王浆奉为延年益寿的至宝。

一直以来，蜂王浆都是一种深受中老年朋友们青睐的营养品，同时也是走亲访友的好礼物，蜂王浆之所以在人们心目当中具有如此高的地位，归根结底还是要归功于它的营养价值以及养生功效。

新鲜蜂王浆含水65%~68%、蛋白质11%~14%、脂类6%、碳水化合物14%~17%、灰分1%、未确定物质3%。具体来说，各种营养元素的含量如下：

（1）脂肪：蜂王浆中至少含有26种游离脂肪酸，占干物质重量的8%~12%。其中，最重要的一种是天然状态下只存在于蜂王浆中的脂肪酸，也叫王浆酸。王浆酸的含量是检验蜂王浆质量的重要指标之一，分离出来的纯体呈白色晶体状。

（2）氨基酸：氨基酸为蛋白质的组成成分，蜂王浆中含有20多种氨基酸，约占干物重的0.8%，相当于鲜王浆的0.28%，其中含量较高的为赖氨酸、天冬氨酸、苏氨酸、亮氨酸和谷氨酸等。

（3）维生素和矿物质：蜂王浆中含有丰富的维生素，主要种类有维生素B_1、维生素B_2、烟酸、泛酸、维生素B_6、维生素B_{12}、维生素C、生物素、叶酸等，其中以维生素B_1含量较为稳定。此外，在蜂王浆当中还含有少量的矿物质。

（4）激素：蜂王浆中含有激素，可以调节生理功能和物质代谢。具体包括孕激素、肾上腺素、类胰岛素样激素等，一般每克蜂王浆中激素的含量为几微克，是非常少的。

（5）酶：蜂王浆中还含有胆碱酶、酸性磷酶、葡萄糖氧化酶、淀粉酶等。

蜂王浆中的营养素含量如此丰富，其所具有的保健作用也不容小觑，具体来说有以下几方面：

（1）补充营养和脑力：在蜂王浆当中含有大量的营养素，经常食用能改善营养不良的状况，治疗食欲不振、消化不良，可使人的体力、脑力得到加强，情绪得到改善。不过在食用蜂王浆的时候，一定要记得不能一次吃得太多。

（2）增强食欲以及吸收能力：蜂王浆对于肝脏和肠胃功能均具有调节的作用。

（3）提高人体免疫力：在蜂王浆当中所含有的免疫球蛋白，能够显著提高人体免疫力，食用蜂王浆一段时间后，人们会明显地感到体力充沛起来，患感冒和其他疾病的概率大大减小了。

（4）促进伤口愈合：蜂王浆中所含的王浆酸能够抗菌、消炎、止痛，可抑制大肠杆菌、化脓球菌、表皮癣菌、结核杆菌等十余种细菌的生长。医学临床经常用王浆和蜂蜜配制成外用纱条，用于烫伤、冻伤、外科创面，其止痛、消炎、改善创面血循环及营养吸收等效果明显优于凡士林等外用药物。

（5）防治心脑血管疾病：对于三脂异常症、血管硬化、心律不齐、糖尿病等疾病，蜂王浆都具有不错的疗效，患者可以坚持服用。

（6）改善贫血：蜂王浆当中含有铜、铁等物质，这些物质有助于合成血红蛋白，有强壮造血系统，使骨髓造血功能兴奋等作用，服用蜂王浆能够改善贫血症状。

（7）防癌抗癌：根据实验结果显示，蜂王浆能够抑制癌细胞扩散，使癌细胞发育出现退行性变化，对癌症起到很好的预防作用。

（8）美容：蜂王浆当中所含有的丰富的维生素和蛋白质，以及SOD酶，都具有杀菌养颜的作用，所以说蜂王浆是一种珍贵的美容用品，长期食用，能够令皮肤变得红润、富有光泽。

蜂王浆当中的主要成分是一种天然的搭配，按照生物生理发育所需的比例组合，矿物质的成分以及含量几乎和人血液当中的含量相一致，是不可多得的宝贵营养品。

怎样快速识别劣质蜂王浆

蜂王浆虽好，但是却也怕买到劣质品，所以在选购蜂王浆的时候，一定要有一双能够辨别劣质品的慧眼。鉴别蜂王浆可以通过以下四步来进行：

（1）观性状：真正的蜂王浆一般为乳白色或者是淡黄色，上下颜色一致，有光泽，注意看看蜂王浆的表面是否有朵状，这是其是否经过了人工提取的证明。如果蜂王浆经过倒瓶，朵状的感觉就会不明显了，也就是说这样的蜂王浆有二次污染的嫌疑。

（2）闻气味：品质好的蜂王浆会具有独特的芳香气味，如果出现了腐败发酵气味、牛奶味等气味，便说明有可能变质。

（3）尝味道：不掺假的蜂王浆会有酸、涩、辛、辣味，且回味略甜。在此需要说明的是，蜂王浆本身并不甜，只是回味略甜，太甜的蜂王浆则涉嫌掺假。

（4）用手捻：手捻的时候如果感觉很细腻，便说明蜂王浆是真货，由于品种的不同，有的蜂王浆在被捻时还会出现细小的晶体。

除去上面所说的这四个方法之外，还可以通过品质实验来对蜂王浆的质量进行检验。

目前市面上最常见的蜂王浆掺假方法共有两类，一种是掺淀粉的蜂王浆；另外一种是掺乳制品的蜂王浆。

（1）将一两滴碘酒加入实验用的蜂王浆制品当中，纯王浆制品遇碘后会呈浅黄色或是橙黄色，掺了淀粉的蜂王浆制品则会变成蓝色或是紫色。

（2）将实验产品与数滴食用碱在常温下搅匀，如果悬浮物全部溶解，并且呈现浅黄色透明状，便说明该样品是纯蜂王浆，如果不溶解，并且呈现浑浊状，则说明该样品王浆中掺有乳制品。

另外，通过蜂王浆颜色的深浅还可以判断其新鲜程度和质量的优劣。

新鲜蜂王浆颜色呈乳白色到淡黄色，个别的呈微红色。产浆期蜜粉源植物的花粉色重，如荞麦、山花椒等蜜粉源，其花粉色较深，所产蜂王浆呈微红色；而花粉色浅的油菜、刺槐、荆条等蜜粉源，所产的蜂王浆颜色呈乳白色或淡黄色；蜂王浆贮存方法不当或时间过长，加工方法不当造成污染或是掺有伪品，颜色会比较深，反之则浅。

学会了这些方法之后，在挑选蜂王浆的时候便可以将其应用起来，这样则会有助于你选到货真价实的好蜂王浆了。

蜂王浆很“娇气”，你要这样贮存它

蜂王浆当中含有大量的高级生物活性物质，是一种珍稀名贵的营养佳品，但是同时蜂王浆又是一种极易失活和变质的娇贵营养品。外界因素能够对蜂王浆的品质成分变化造成决定性的影响，有很多自然因素都足以导致蜂王浆变质和腐败。根据蜂王浆的特性进行归总，蜂王浆总共有“六怕”：一怕热、二怕光线、三怕空气、四怕金属、五怕碱、六怕细菌污染。以上这些因素对蜂王浆的质量影响很直接，并且程度也有所不同，在对蜂王浆进行贮存的过程当中，稍有不慎就会令其遭受危害。

蜂王浆特别敏感，夏日在常温下放一日，其新鲜度便会明显下降，常温下存放几十个小时便会出现发酵现象，再持续下去就会导致腐败变质。

对于蜂王浆来说，光线就犹如催化剂，能够令其中的醛基、酮基还原。

空气则可以对蜂王浆造成氧化。如果蜂王浆沾染了水蒸气，便会被水蒸气水解。

蜂王浆呈酸性，所以不能与金属相接触，否则会起化学反应。

酸性的蜂王浆在碱性物质当中会发生溶解。

虽然蜂王浆能够抑制或者是杀灭细菌，但是它对酵母菌却特别敏感，在一定条件下极易发酵变质。蜂王浆的这些特点，会为它的贮存带来一定的困难。因此，要想存放蜂王浆，方法必须要得当。

一定要注意，存放蜂王浆的容器不能是铁、铝、铜等金属制品。这类容器易与蜂王浆产生反应，从而导致其变质。盛装蜂王浆不宜选用透明容器，以暗棕色玻璃瓶或者是乳白色、无毒的塑料瓶为宜，使用前要洗净、消毒并晾干。消毒可采用酒精浸洗的方法，也可高温蒸、煮。如果使用玻璃瓶，最简便的方法便是在开水中烫煮一会儿，在水沸开的情况下，持续煮20~30分钟，一般杂菌即可被杀死。在盛浆时，可以将容器装满，尽量不要留空余，口盖要拧紧，外用蜂蜡或橡皮膏密封，减少与空气的接触，以避免产生氧化反应。

在贮存蜂王浆的时候，最好是使用低温冷冻的办法，以冷库、冰柜（箱）来贮存为宜。贮存温度要求控制在 –20℃以上，如果贮存时间较短，则以 –5~–7℃之间为宜，长期存放，便应该令温度保持在 –10~–18℃之间。实践证明，当蜂王浆在 –5~–7℃的条件下保存，历经一年其营养成分变化甚微，在 –18℃的条件下贮存数年，也基本不会产生什么变化。即便是短期存放，贮存温度也不可高于 0℃，实验证明，当贮存温度为 2℃的时候，蜂王浆的保存时间最长不能超过 21 天，如果再延长，蜂王浆就容易变质。这就要求在贮存蜂王浆的时候，温度一定要低，根据贮存时间来对其进行衡定，最好是控制在一定的低温之下，千万不可以忽高忽低，以免对贮存效果造成不利的影响。

正确食用蜂王浆才有效果

蜂王浆的食用也有着一套方法和注意事项，掌握了正确的服用方法，才能够令蜂王浆中的营养成分得到更好地吸收。

蜂王浆最好是舌下含服。将蜂王浆放入口中含服，慢慢咽下，使人体充分吸收，这样可以首先通过舌下腺吸收其中的一部分，或者用温开水送服，注意不可以用热开水冲服，这是由于蜂王浆有怕光怕热的特性，用热开水冲服会令大量营养成分遇热损失。

蜂王浆一般在早晨饭前空腹服用或晚上就寝前服用比较好。饭前空腹服用可以让蜂王浆中的蛋白质和多肽等大分子成分容易被消化、分解和吸收，也便于蜂王浆里其他各种小分子成分被更快、更充分地吸收。饭后服用会由于腹内有大量食物存在，占用大量的消化液，食物也会阻碍蜂王浆成分与肠壁的接触，从而影响对蜂王浆的吸收。另外，蜂王浆与胃中存留食物相混合也会破坏其中的营养成分。一般情况下，早餐前 30 分钟到 1 小时，晚上入睡前 30 分钟左右是食用蜂王浆的最佳时间，每天早晚各服用一次。成人一般一次服用 3~5 克。因为蜂王浆呈酸性，可能对胃稍有影响，如果服用蜂王浆后胃部感到不适，便要注意酌情减少用量。

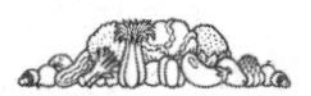

阿 胶

阿胶——进补的珍品

与人参、鹿茸并称“中药三宝”的阿胶是一味补血良药，被《神农本草经》列为“上品”，《本草纲目》更是将其称为“圣药”。阿胶的功效以补血为主，除此之外还具有滋阴、润燥、止血、安胎以及调经等功能。在生活当中，它既可以治病，又能够强身，同时还可以美容、养颜，直到今日，阿胶仍旧是中医用来治疗血虚的首选药物。

根据现代研究结果表明，在阿胶当中含有明胶原、骨胶原、蛋白质以及钙、钾、钠、镁、锌等营养元素，特别是阿胶当中所含有的蛋白质，在经过水解之后，能够产生18种氨基酸。正是由于阿胶当中具有这些成分，才具有营养人体、防止衰老和延年益寿的作用。

阿胶具有非常高的营养价值，具体表现在以下三个方面：

（1）阿胶能够促进造血功能，促进凝血和降低血管的通透性。

（2）服用阿胶之后能够增加人体内钙的摄入量，这便可以有效改善因缺钙所导致的骨钙丢失、钙盐外流、骨质疏松和骨质增生以及各种类型的骨折。

（3）食用阿胶有助于增强人体抵抗疲劳、耐缺氧、耐寒冷的能力，同时还可以健脑、延缓衰老，同时还具有改善男女生育功能的作用。

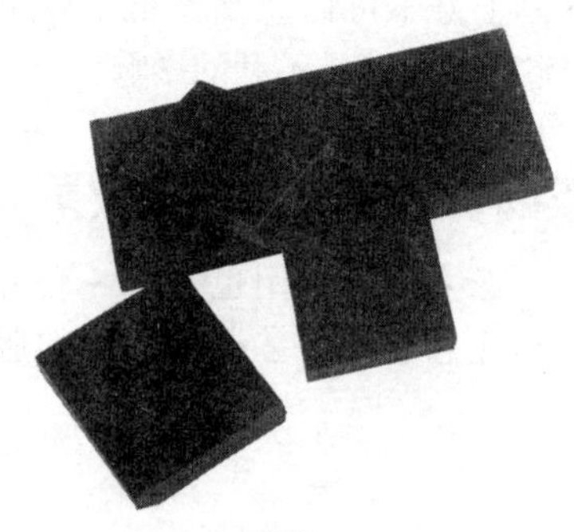

阿胶

由此可以看出，阿胶不仅可以治病强身，同时还具有美容养颜的作用，所以日常生活当中可以多食用阿胶，以收到有病治病、无病健体的功效。

阿胶真伪鉴别，非常简单

阿胶又被称为驴皮胶，为驴皮经过漂泡去毛之后熬制而成的胶块。“出东阿，故曰阿胶”，古时以出产于山东东阿，使用阿井水制作的阿胶为地道的正品阿胶，这也是阿胶这个名字的由来。

据我国最早的药物学著作《神农本草经》所记载：“（阿胶）生东平郡，煮牛皮作之，出东阿。”南朝梁代陶弘景《名医别录》曰：“出东阿，故曰阿胶也。”清代吴仪洛《本草从新》载：“真胶产于古齐国之阿地。”清末曹炳章《增订伪药条辨》云：“阿胶出山东东阿县，以纯驴皮、阿井水煎之，故名阿胶。其色光洁，其味甘咸，其气清香，此真阿胶也。”由此可见，最地道的阿胶便产自东阿。

真正的阿胶在烊化之后，会有清香的气味，还会有些麻油味，稠而不黏腻，味道微咸。10年以内的阿胶会呈现出苍翠色，质地坚硬，五六十年以上的阿胶，颜色会转黄而松脆性却更好。真正的驴皮胶表面呈棕黑色，光滑，光照透明呈棕红色，质地坚硬，容易碎，断面为棕褐色，具有玻璃一般的光泽，气味微香，味道微甜。

伪品阿胶的原料则不是驴皮，而是利用旧杂皮、烂皮、动物碎骨等熬制而成的牛皮胶、杂皮胶，这样的阿胶味臭难闻，色暗无光，质硬而不易破碎，断面呈现乌黑或者是灰黑色，气味微腥，外形不光滑，不平整，具有黏性，夏季容易软化，服用后不仅对机体无益，其中的有害物质还会危害人体健康。

然而，目前我们在市面上所看到的阿胶，除去东阿所产的之外，还有许多来自其他产地。比如山东、河北和浙江、北京、上海等，其中也不乏伪品，所以大家在购买的时候，一定要注意鉴别其真伪。

下面便向大家介绍一种比较客观的鉴别方法：

（1）观外形：阿胶的外形为长方形或者是方形块，质地坚硬，很脆，没有油孔、气孔以及明显的刀纹。

（2）看颜色：正品阿胶表面平滑，并且富有光泽，断面对光照视呈现棕色半透明状，胶块表面当以黄透如琥珀色，光黑如漆者为真品。

（3）闻气味：正品阿胶没有皮臭味，夏天也不会湿软。将正品阿胶砸碎后，放入杯中，加入适量的沸水，随即盖上杯盖，放置1~2分钟，打开后胶香味浓。或去除胶片外层包装，用湿热毛巾包1~2分钟，打开后，有胶香味。伪品经以上两种方法检验后，没有胶香味，反而会有腥臭味；于水中加热溶化之后，液面会有一层脂肪油，具有肉皮汤的味道。

（4）灼烧：取少许样品放在坩埚内进行灼烧，初则迸裂，随后膨胀融化冒白烟，有浓烈的麻油香气，灰化后残渣为乌黑色，质疏松，呈片或者是团块状，不会与坩埚黏结。

（5）水试：将阿胶放入水中煮沸溶解，溶液会呈现出浅棕红色，看起来是混浊的，同时还会有白色物质析出，液面出现油滴，取胶溶于水中，液体不会出现混浊。

（6）拍打：手持阿胶用力对桌面进行拍打，阿胶会裂成数块碎片，断面呈棕色、半透明、无异物者为真品，如果经过拍打还软而不碎，则有可能是伪品，杂皮胶。

（7）静置：真品阿胶的溶液在静置4小时之后也不会凝集，伪品溶液则会凝集成糊状。

以上这七点是鉴别阿胶真伪较为常用的方法，通过这一系列的鉴别之后，你所选的阿胶是真是假便能够一目了然。

食用阿胶的禁忌及对策

虽然阿胶是一味比较名贵而又常用的滋补药，但也并不是所有的人都适合食用阿胶。补偏救弊、辨证施治是中医治病的原则，因此在食用阿胶的时候，一定要看清其成分和适用范围。

一般情况下，食用阿胶的时候要注意以下这些问题：

（1）如果不习惯阿胶味道，可以在其中加入冰糖、蜂蜜等进行调味。并且尽可能地在饭后服用阿胶，这样就不会引起反胃、恶心等情况了。

（2）有些人在食用阿胶后可能会感觉到口干、牙龈出血、鼻腔干燥，同时还会出现热疮，或者是眼睛干涩、发红、喉咙干痛以及大便秘结、带血等症状，这种状况可能是由于阿胶还是新货，性温助火，如果买到这样的阿胶，最好将其放置一段时间后再服用。

（3）阴虚体质的人食用阿胶后也会引发上火。这是由于阴虚的人，体内阳火相对会显得旺盛，如果再食用阿胶这种壮阳的食物，便会令阳火过旺，使身体功能处于一种过度兴奋而活跃的状态，这样便会燃烧体内的津液，令人感到口干喉痛，但是这种热是一种“阴热”或“虚热”，甚至可能会出现口气及眼屎。如果出现了这种情况，便可以取黑豆60克煎汤，直煮至豆烂，然后取汤和炖好的阿胶互相冲服即可。

（4）体寒怕冷的人，在吃阿胶的时候可以加一点桂圆。肾虚的人可以配上一点枸杞。

（5）气虚的人可以将阿胶和党参或者是西洋参一起服用，这样就可以收到气血双补的效果。

（6）阿胶是一种滋腻的补品，所以脾胃虚弱者在服用阿胶期间不要食用太油腻、辛辣、不易消化的东西，如果能够吃一些开胃的蔬菜最好，服用阿胶后不要马上吃冷饮冷食。将调理脾胃的药同阿胶配合起来吃，不但可以避免出现不适症状，还能够促进阿胶的消化吸收，令其效果加倍显现。

（7）在内热很重、感冒或者是月经来潮的时候，都不宜服用阿胶，要等到病愈或者是停经之后再服用。

（8）由于阿胶的蛋白具有抗原性，所以荨麻疹等皮肤过敏性疾病患者以及长期处于高敏状态的人不要服用，否则便很容易发生过敏；阿胶能够激活抗体，因而患有红斑狼疮等自身免疫性疾病的人，须谨慎食用。阿胶能够令血压升高，所以高血压病人应该慎用或者是不用阿胶进补。中风病人也不宜进补阿胶，因为阿胶会增加血液中血小板的含量，从而有可能引起再次中风。

（9）阿胶在用于一般滋补时，适宜空腹服用；在用作汤剂时，宜热饮，不要凉服；作膏剂时，宜用沸水将其化开食用；作丸剂时，最好是用温酒或者是温开水送下。

（10）服用阿胶时也需要忌口，前后2小时之内，不要吃萝卜或者是大蒜，否则便会降低阿胶的功效，也不宜饮浓茶。同时还要记住，大黄与阿胶相克，不要同时食用。

在我们对阿胶的这些食用禁忌及对策有所了解之后，生活中我们便能够轻松享受阿胶带给我们的好处了。

昔日宫廷是这样用阿胶的

作为中国传统饮食疗法的组成部分，药膳菜肴是以中医理论为指导，将一些具有药用价值的食物、药物结合起来，采用中国所特有的烹调技术制作而成的食品，这种食品不仅美味可口，同时还具有防病治病、保健益寿的作用。

阿胶药膳则是以阿胶为主料，同时再配合其他滋补性的药物，与各类蔬菜、肉类、蛋类、海产品等配伍，烹调加制作而成。由于阿胶滋阴补血，益气润燥，善治血证、虚证，尤其对妇女、老人来说，是天然的滋补佳品，因此，很早人们就开始服用阿胶，以滋补身体，形成了源远流长的阿胶滋补保健传统。

而阿胶自从问世以来，便一直都被皇家当作宫廷的滋补圣品，食用阿胶药膳更是宫廷中所不可缺的滋补方式。下面将给大家推荐的几款阿胶药膳菜肴，就是从古至今一直流传下来的经典宫廷配方：

1. 胶艾炖羊肉

原料：鲜嫩羊肉250克，阿胶、祈艾叶各12克，生姜4片。

制法：先将羊肉洗净，切块；祈艾叶、生姜洗净；阿胶打碎；把全部用料放入炖盅，加开水适量，炖盅加盖，隔水用文火炖约3小时，调味供用。

【用法】这道菜可佐餐食用。

功效：具有养血补肝、固崩止血的功效。适用于虚寒型之无排卵型功能失调性子宫出血，症见体倦乏力、腰膝酸软、月经不调、经行量多、经色淡红、淋漓不止、头晕心悸、面色无华。

2. 阿胶蒸鸡肉

原料：阿胶20克，鸡肉150克，龙眼肉15克，红枣5枚，姜片、黄酒、精盐、味精、麻油适量。

制法：将阿胶捣碎之后，与鸡肉块、龙眼肉、红枣同放于大瓷碗中；加入姜片、黄酒、精盐和清水500毫升，盖好，隔水蒸至酥烂，下味精，淋麻油。

【用法】在食用的时候分2次趁热服食。

功效：能够补血、养血、调经。主治月经过多、崩漏、头晕眼花、心悸、失眠多梦、血虚体弱多病等。

3. 阿胶鳝鱼丸

原料：鳝鱼净肉1000克，阿胶500克，蛤粉250克，蜂蜜适量。

制法：将鳝鱼净肉切成薄片之后烘干。阿胶切成小丁，用蛤粉炒成珠。将上述材料共同研成细末，炼蜜为丸，每丸重1克。

用法：每日食用3次，每次15丸，用温开水送服。

功效：阿胶鳝鱼丸具有养血补血的作用，适用于缺铁性贫血。

4. 阿胶蒸鸽蛋

原料：阿胶20克，红糖10克，鸽蛋12只。

制法：取阿胶20克装入碗内，再加红糖10克，入笼蒸约30分钟至阿胶溶化成液体，保温待用；将12只鸽蛋分别磕入12个小碟内，入笼蒸熟后取出，分别浇入阿胶溶液即成。

【用法】这道菜可以长期服用。

功效：阿胶能滋阴补血，鸽蛋则含丰富的蛋白质能补气。将二者放到一起制作成亦药亦膳的食物，是一款气血双补的佳肴。

5. 人参阿胶炖乌骨鸡

原料：乌骨鸡250克，高丽

参10克，阿胶12克，调料适量。

制法：先将乌骨鸡宰杀后取鸡肉，洗净，切粒；高丽参去蒂，切片；阿胶打碎。把用料放入炖盅内，加开水适量，炖盅加盖，隔水文火炖约3小时，调味供用。

【用法】这道菜可以佐餐食用。

功效：能够补气摄血，固崩止漏。适用于无排卵型功能失调性子宫出血症。

6. 菟丝阿胶炖乳鸽

原料：菟丝子20克，川断、桑寄生、旱莲草、女贞子各15克，阿胶12克，白芍10克，甘草5克，荆芥炭6克，乳鸽2只，料酒、葱各20克，盐、姜各15克，胡椒粉适量。

制法：将乳鸽宰杀之后，去掉毛以及内脏；药物装入纱布袋内扎紧口；姜拍松，葱切段，阿胶烊化待用。将乳鸽、药袋、葱、姜、盐、料酒，同放入炖锅内加水150毫升。把炖锅置于武火上烧沸，再用文火炖熬40分钟，除去药包，加入胡椒粉、烊化的阿胶拌匀即成。

【用法】这道菜可以每日食用2次，每次食半只乳鸽，将汤喝掉1/4，佐餐、单食均可。

功效：能够滋阴补肾，强腰固胎。用于妊娠肾阴不足所导致的胎动不安。

到了今日，这些菜早已不再是什么宫廷秘方，只要愿意，你照样可以享受这些以前只供皇室所享用的菜肴了。只不过阿胶性滋腻，脾胃虚弱的人在服用阿胶期间，需要注意饮食不要太油腻、辛辣，少吃一些不易消化的东西，如果再能吃些开胃的蔬菜最好，服用阿胶后不要马上吃冷饮冷食。如果在食用的时候，还能够配以调理脾胃的药，就不仅能够避免出现不适症状，还可以促进阿胶的消化吸收，令其效果得以加倍实现。体寒怕冷的人，在吃阿胶的时候可以加一些桂圆。肾虚的人，可以配上一些枸杞在里面。

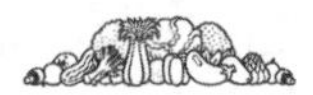

冬虫夏草

冬虫夏草——像虫又像草

冬虫夏草又被称为中华虫草、冬虫草等，简称为虫草。是麦角菌科的真菌（虫草菌）与蝙蝠蛾幼虫在特殊条件下所形成的菌虫结合体，单生、细长如棒球棍，长度为4~11厘米。

冬虫夏草是一种很奇特的东西，它是虫和草结合在一起长的，冬天是虫子，夏天从虫子里长出草来。虫是虫草蝙蝠蛾的幼虫，草是一种虫草真菌。完全野生的冬虫夏草又被专业人士分为青海草、藏草、川草、滇草、甘肃草、炉草和灌草等。它主要产于中国的青海、西藏、新疆、四川、云南、甘肃、贵州等地的高寒地带和雪山草原。

作为中国传统的名贵中药材，冬虫夏草具有调节免疫系统功能、抗肿瘤、抗疲劳等多种功效。

传统观点可能会认为虫草的营养主要在虫子部分，所以认为虫肥大、草头短、色黄的才为上等草。可是也有人认为80%的药理成分含在草体当中，因此虫草“贵在其草”。

《本草用法研究》中在提到冬虫夏草的时候这样说：此物一虫一草，一热一寒。夏草性寒，单用令妇女绝孕无子；冬虫性热，壮命火，益精髓，补肺肾，实腠理。两者同用则甘，且无毒，养肺益肾，化痰，益气，止血，治劳嗽膈症，诸虚百损。

由此可以看出，“冬虫”与“夏草”这两者，一个性热，一个性寒，单吃一种吃多了都容易出现问题。只有两者同时进食，才正好性温，成为一种难得的中性药材。所以如果想要让冬虫夏草发挥出更大价值，同时又不至于过补上火，便要尽量将整条虫草都完整地吃完。

藏在“虫”和“草”中的营养元素

作为一种传统的名贵滋补中药，冬虫夏草与天然人参、鹿茸并列为三大滋补品。冬虫夏草的药性十分温和，要比其他种类的滋补品具有更为广泛的药用价值，无论是老、少、病、弱、虚，一年四季均可食用。

虫草当中所富含的一系列营养元素，有助于增强人体免疫功能，起预防和治疗疾病的作用。

1. 虫草素

虫草素是一种新型的广谱抗生素，它能够对基因细胞 RNA 和 DNA 的合成造成干扰，对于肿瘤细胞的分裂也具有一定的抑制作用，同时还具有修复基因细胞、保护生命体遗传密码的特殊功效。虫草素对肺肿瘤、肝肿瘤、肾肿瘤和白血病细胞都具有明显的生长抑制作用。所以用冬虫夏草来预防和辅助治疗肿瘤是一个不错的选择，同传统的抗癌药物相比，冬虫夏草不但没有任何副作用，而且还能够加速机体的康复，增强自身免疫功能。

2. 虫草酸

虫草酸是冬虫夏草当中所含有的又一主要生理活性物质。据测定，冬虫夏草含虫草酸 6.5%。经研究表明，虫草酸具有促进人体新陈代谢，改善人体微循环系统，明显地降血脂、抑制细菌，增强对疾病的抵抗力等作用，同时对于咳嗽、痰多、气喘、慢性支气管炎等也都具有较好的疗效；冬虫夏草中的虫草酸能够明显增强支气管纤毛的活动能力，舒张支气管平滑肌，增强肾上腺素。

虫草酸是一种 D- 甘露醇，甘露醇为单糖，在体内不被代谢。甘露醇可以减轻组织水肿，补充血浆，可被用于脑水肿的治疗，可以防治急性肾衰竭，是一种渗透性的利尿药。

3. 虫草多糖

冬虫夏草中的虫草多糖具有抗肿瘤、抗传染病的功效，可以增强性功能、补肾壮阳、益精气、防止衰老、延年益寿，对于老年人慢性支气管炎、肺源性心脏病均具有显著的功效。同时还能够提高肝脏的解毒能力，起到护肝的作用。虫草能够降血糖、降血脂，贫血患者食用虫草能够补血，增强脾脏的营养性血流量。

4. 超氧化物歧化酶

虫草当中含有十分丰富的超氧化物歧化酶，这是一种非常重要的抗氧化酵素，它是一种可以保护人身体细胞的物质，能够帮助人体消除细胞腺粒体过多而产生的自由基，避免细胞受到氧化、老化或者遭到破坏；它能够使红细胞内的 SOD 活性增强，活化细胞，达到抗老回春的作用。超氧化歧化酶能够抗衰老、抗氧化、消除日光辐射，还具有抑制病毒、增强免疫功能、保持青春容颜等作用。

病症不同，吃法也要不同

通过服用冬虫夏草来补虚，需要因人因病而异，可以单药服用，也可以配合其他药同用。冬虫夏草既可以煎水、炖汤做成药膳来服食，也可以泡成药酒或者药茶来饮用。

比如，如果有腰痛虚弱、梦遗滑精、阳痿早泄、耳鸣健忘以及神思恍惚等症状，可以单用冬虫夏草研末服用；如果是病后体虚，或者是由于平素体虚而容易感冒、畏寒自汗，便可以经常用虫草与鸡、鸭、牛、猪、羊肉等炖服，这样可以增强体质。

具体来说，针对不同的病症，虫草共有以下这些食用方法：

（1）在炖食猪肉、鸡肉的时候，可以加入25~50克冬虫夏草，经常食用，可改善贫血症状。对于治疗阳痿、遗精，也具有非常理想的效果。

（2）用虫草煮水当茶喝。这个时候要注意，不要用开水泡着喝。通常，冬虫夏草一次要煮6~10分钟，注意要用文火，煮沸时间短，水开后要马上喝，边喝边添水，在冬虫夏草水颜色最深的时候是其营养最丰富的时候，这个时候的水一定不要浪费。通常冬虫夏草水会经历一个由淡到浓再转淡的过程，余味也很绵长。当水变淡甚至是呈现白色的时候就不要喝了，这时可以把冬虫夏草吃掉。一壶虫草茶能喝上至少半个小时，添水4~6次。虫草茶有利于改善腰酸背痛的症状。

（3）取宰好的鸭子一只，先将鸭肉洗净，入锅炖30分钟后加入冬虫夏草、百合，再煮15分钟，加盐、味精适量即成。也可将冬虫夏草用布包好，与粳米、猪瘦肉一同入锅，加水适量，旺火烧开后转文火煮成稀粥，加食盐调味后食用，这种食用方法可以治疗肺结核。

（4）先将白鹅肉炒至八成熟，然后再加入冬虫夏草、料酒等佐料，用文火炖2小时后食用，可治疗须发早白。

在了解了冬虫夏草的食用方法之后，便可以针对自身的具体情况来尝试着做一些药膳食用了，相信一定可以收到不错的效果。

冬虫夏草，也要吃到真的才好

近年来，冬虫夏草的价格处于直线上涨的状态，这便给了许多不法分子以可乘之机，目前市场上面充斥着的冬虫夏草真伪难辨，这让很多人都上当受骗。

下面便就冬虫夏草的真伪，向大家提供几点辨别的常识。

在对真假冬虫夏草进行辨别的时候，可以从“形”“色”“味”三个方面进行。

1. 观草形

冬虫夏草的体型如蚕，一般情况下，只有一条“草头”，极少有多分枝“草头”的虫草。

虫草的草头基部比较粗，而末端逐渐变细，长度在 0.1~4 厘米之间。“虫体”有足 8 对，尾如蚕尾，长度一般在 1.6~4 厘米，其中多数长度在 1.6~1.9 厘米，而 5.6~6.5 厘米之间的虫草则很少见。虫草表面粗糙，环纹明显，干燥虫草质脆，易折断。虫草折断后，断面有一中空或淡灰色的小马蹄形印迹。整枝的虫草形状大多为细长或者是略弯曲形。

2. 辨草色

冬虫夏草的外表颜色为土黄至棕黄色，头部为黄红色，多数“草头”颜色发黑、细长、断面平坦。虫草以虫体色黄净、光亮、丰满肥大，断面黄白色、不空心，子座短小，无霉变、无杂质者为佳。

在一些用来乱真的假冬虫夏草当中，香棒虫草颜色发白，中部四足不太突出，服用后，会出现头晕、呕吐等症状；产于四川的琼山虫草并无任何药效，产于云南的蝉蛹草以及产于吉林、河北、陕西等省的蛹虫草尽管也称北冬虫夏草，却都与真正的冬虫夏草有区别。

3. 闻草味

当被密封之后再打开，真正的冬虫夏草闻起来会有比较浓的腥味。

在懂得了应该怎样辨别真假虫草之后，还要掌握正确的用量，这样，才能够令虫草的效果真正得以发挥。

关于虫草的用量，《中国药典》中曾经明确地指出，需要保证每天在 3~9 克，低于 3 克，便基本不会具有什么效果，仅这个剂量就需要差不多 10 多根普通大小的冬虫夏草。由于人体对于冬虫夏草原草的吸收率非常有限，所以，在食用的时候必须要保证足量，并且坚持较长时间持续服用才会收到效果。

让冬虫夏草成为你的桌上菜

在了解了冬虫夏草所具有的营养价值以及神奇的功效之后，再向大家介绍几种虫草药膳的做法，这样平日在家里便可以享受营养又美味的虫草菜肴了。

1. 冬虫夏草排骨汤

原料：冬虫夏草 7 克，猪排骨 300 克，枸杞子 15 克，鸡汤、

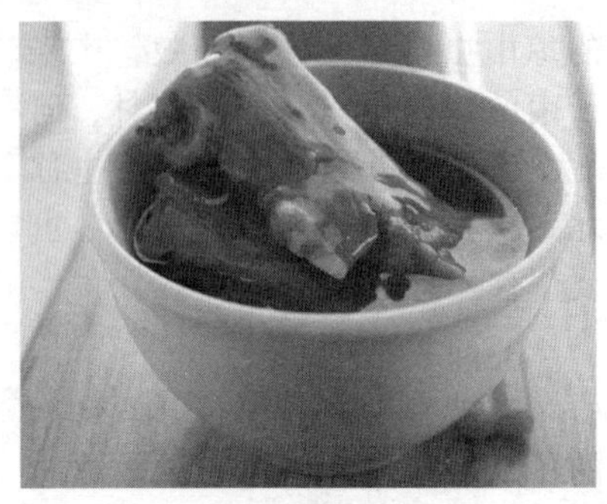
冬虫夏草排骨汤

黄酒、葱、盐、姜各适量。

制法：将猪排骨洗净，剁成小块，入沸水汆透，用凉水冲洗干净。砂锅内加入水、排骨、鸡汤，用文火炖煮3个小时，加入冬虫夏草、黄酒、葱、姜、盐，继续煨炖30分钟。

【用法】喝汤食肉，分2天吃完。

功效：强筋健骨。适宜于骨质疏松症。

2. 冬虫夏草老鸭汤

原料：冬虫夏草15克，老鸭1只，精盐、胡椒粉各适量。

制法：将老鸭清洗干净，入沸水中汆3分钟，用凉水冲净，然后放入炖钵，加冬虫夏草，然后再加入适量的盐和水，炖至鸭肉熟烂，用胡椒粉调味即可。

【用法】佐餐食用，吃狗肉喝汤。

功效：能够补阳益气、温补阳气。适用于肾虚阳衰所导致的性功能障碍。

3. 冬虫夏草羊肾汤

原料：羊肾500克，雄鸭1只，冬虫夏草3克，益智仁10克，核桃肉30克，杜仲10克，酱、葱、姜、食盐各适量。

制法：将羊肾清洗干净，去掉筋膜，切成小块，雄鸭去毛及内脏，洗净，与羊肾一起放入砂锅内，加入冬虫夏草等4味药材，以小火煨炖至熟烂，适当调味即可。

【用法】食肉喝汤，连服1个月。

功效：能够补肾壮阳，可以用来主治阳痿，精薄清冷。

4. 冬虫夏草养颜汤

原料：冬虫夏草3克，红枣10枚。

制法：将冬虫夏草、红枣洗净，用凉水浸半天，然后将冬虫夏草、红枣一并放入砂锅，加水适量，用小火煎煮至红枣酥烂为止。

【用法】每日食用1剂。

功效：可以润养肌肤，有助于改善面色无华、面容憔悴、黄褐斑等症状。

5. 冬虫夏草蒸猪脑

原料：冬虫夏草12克，猪脑1只，黄酒、精盐、味精各适量。

制法：将猪脑洗净，用牙签挑去血筋，再用凉水将其冲洗干净，放入蒸钵，加入黄酒、冬虫夏草，用大火隔水炖熟，加盐、味精调味即可。

【用法】每日食用1剂，早、晚各1次，连服3~5剂。

功效：可以补脑益肾强神，祛风眩，畅肺气。适用于神经衰弱、眩晕、耳鸣等症，尤其是青少年益智保健的佳品。

6. 冬虫夏草蒸牛髓

原料：牛骨髓150克，冬虫夏草5克，山药10克，姜、葱、精盐、胡椒粉、料酒、味精各适量。

制法：将牛髓装入蒸钵，放入山药、冬虫夏草，加清水500毫升，调味品适量，上笼用大火蒸1小时。

【用法】分2次服用。

功效：填精益智，壮肾安神。适用于精血亏少，虚劳羸瘦，健忘失眠，腰膝酸软等症。

7. 冬虫夏草鳖甲汤

原料：冬虫夏草4克，鳖甲15克，柴胡6克，丹皮10克。

制法：将鳖甲放入砂锅内，加凉水浸泡2小时，用文火煎20分钟，再放入冬虫夏草等3味药材，用文火煎30分钟，连煎2次，合并煎液。

【用法】每日1剂，分2次空腹服用。

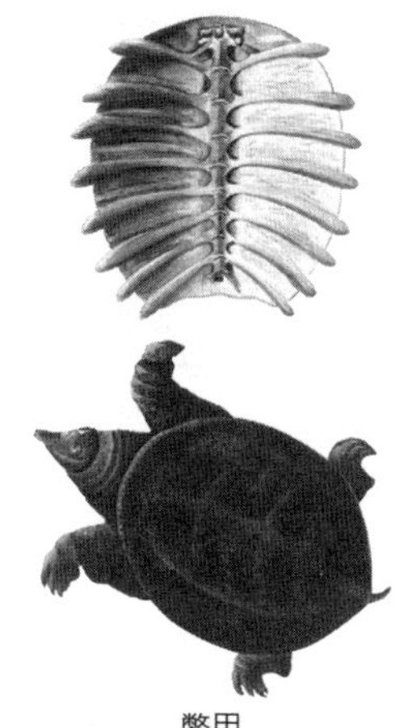

鳖甲

功效：能够有效提高机体免疫力，适用于肝硬化。

8. 冬虫夏草海参汤

原料：冬虫夏草6克，海参150克，虾肉若干，调料适量。

制法：将冬虫夏草加水稍煮后，与海参、虾肉一起用文火煨熟，调味即可。

【用法】喝汤，食海参、虾肉。

功效：能够补虚，抗癌。

这些药膳制作起来非常方便，同时又具有非常好的滋补功效，所以平时自己可以多多动手，试验一下。

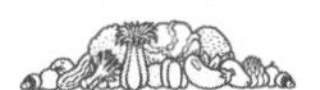

灵 芝

灵芝——延年益寿，扶正固本

根据《本草纲目》的记载，灵芝具有“甘温无毒，主治耳聋，利关节，保神，益精气，坚筋骨，好颜色，疗虚劳，治痔”的作用，现代科学研究表明，灵芝当中所具有的生物活性成分非常丰富，灵芝对于疾病具有预防和治疗的双重功效，能够使人长寿，这是同灵芝活性成分的药理活性密切相关的。

灵芝具有非常广泛的应用范围。可以通过灵芝进行治疗的病种涉及呼吸、循环、消化、神经、内分泌以及运动等各个系统；涵盖内、外、妇、儿、五官各科。

灵芝的这些功效，究其根本原因，就在于灵芝具有扶正固本、增强免疫功能、提高机体抵抗力的作用。它不同于一般药物对某种疾病的治疗作用，亦不同于一般营养保健食品只对某方面营养素的不足进行补充和强化，而是在整体上调节人体功能平衡，调动机体内部活力，调节人体新陈代谢功能，提高自身免疫能力，促使全部的内脏或器官功能正常化。具体表现在以下这些方面：

1. 抗肿瘤

肿瘤发生并且扩散的重要原因，便是自身免疫功能的低下或失调。灵芝是最佳的免疫功能调节和激活剂，它可以显著提高机体的免疫功能，增强患者自身的抗癌能力。灵芝可以通过促进白细胞介素 -2 的生成，通过促进单核巨噬细胞的吞噬功能、提升人体的造血能力尤其是白细胞的指标水平，以利用某些有效成分对癌细胞的抑制作用，成为抗肿瘤、防癌以及癌症辅助治疗的优选药物。灵芝对人体几乎没有任何毒副作用。这种无毒性的免疫活化剂的优点，恰恰是许多肿瘤化疗药物和其他免疫促进剂都不具有的。

2. 保肝解毒

对于由于多种理化以及生物因素所引起的肝损伤，灵芝都具有保护作用。无论在肝脏损害发生前还是发生后，服用灵芝都可以保护肝脏，减轻肝损伤。灵芝能促进肝脏对药物、毒物的代谢，对于中毒性肝炎有确切的疗效。尤其是对于慢性肝炎，灵芝可明显地消除头晕、乏力、恶心、肝区不适等症状，并可以有效地改善肝功能，使各项指标趋于正常。所以，灵芝可用于治疗慢性中毒，各类慢性肝炎、肝硬化、肝功能障碍等。

3. 保护心血管系统

根据临床实验表明，灵芝能够有效扩张冠状动脉，增加冠脉血流量，改善心肌微循环，增强心肌氧和能量的供给，因此，可以被广泛地用于冠心病、心绞痛、高血脂等的治疗和预防。此外，灵芝还可以改善局部微循环，阻止血小板聚集。这些功效对于多种类型的中风均具有良好的防治作用。

4. 治疗高血压

灵芝能够降低血压，同时还可以使神经活动受到抑制。灵芝不仅可以用来治疗高血压，同时还能够延长和稳定其他降压药物的效果。

5. 治疗糖尿病

灵芝可以有效令血糖降低，灵芝降血糖的原理是由于促进组织对糖的利用。服用灵芝后可取代胰岛素抑制脂肪酸的释出，可改善血糖、尿糖等症状。

6. 治疗慢性支气管炎、支气管哮喘

灵芝的镇咳祛痰以及平喘作用十分显著，对于缓解此种疾病的咳痰、喘的症状以及防止喘息发作具有显著的效果。

7. 抗过敏

过敏是由于机体受到某种抗原侵袭而导致免疫功能亢进，所产生的各种变态反应或者是免疫性病理损害，这个时候灵芝能够抑制亢进的免疫水平，保持机体自身的稳定。实验证明，灵芝可阻断过敏反应介质的释放，防止过敏反应的发生。

8. 灵芝可以抗衰老

灵芝当中所含的多糖、多肽等成分能够促使血清、肝脏和骨髓的核酸及蛋白质的生物合成；灵芝多糖还具有显著的拟 SOD 活性，可显著清除机体所产生的自由基，从而阻止自由基对机体的损伤，防止了脂体的过氧化，保护了细胞，延缓了细胞衰老；灵芝多糖能显著促进细胞核内 DNA 的合成能力，并可增加细胞的分裂代谢，从而延缓了机体的衰老。

9. 灵芝可以抗神经衰弱

祖国医药记载灵芝具有安神、增智慧的功效。灵芝制剂对神经衰弱失眠有显著疗效，可以改善睡眠，令食欲、体重增加，心悸、头痛、头晕症状减轻或者是消失，精神振奋，记忆力增强。

10. 美容作用

灵芝之所以被称为是“长生不老”药，主要就在于它能够养颜护肤，可以延缓人体衰老。灵芝能保持和调节皮肤水分，恢复皮肤弹性，使皮肤湿润、细腻，并可以抑制皮肤中的黑色素形成和沉淀，还具有清除色斑、使头发增加光泽等功效，因此用灵芝制成各种美容制品亦成为护肤美容界的新贵。

选购灵芝也需技巧

目前市面上的灵芝产品众多，其品质优劣更是相差数十甚至是数百倍，一旦选错，不仅会白花大把的金钱，更重要的是还达不到预期的效果，甚至还会损害身体健康，这样就得不偿失了。那么到底有没有一个比较好的方法，能够帮助我们正确选购灵芝呢？答案是肯定的。以下几项便可以作为你选择灵芝产品时的参考：

（1）选择优良的灵芝品种。市面上的灵芝品种众多，按照其外观以及颜色可以被分为赤芝、青芝、黄芝、黑芝、白芝、紫芝等六芝，共有超过250种之多，不同品种的灵芝其作用及有效成分亦不相同。其中据《本草纲目》记载，唯有六芝之首的赤芝最受青睐。在灵芝品种当中，目前以对赤芝的临床研究最多，因此，赤芝可以说是最正统的灵芝，也是消费者的首选。

（2）如果选择人工栽培灵芝，椴木栽培要优于太空包栽培。灵芝寄生在腐败树木上，是一种腐生菌，而太空包中的主要截体是碎木或稻秆等农作废弃物，可能会含有农药污染；而椴木栽培是原生木材截成一段一段的接种菌株，人工培养基壤比较干净、安全，同时养分也很完整。

（3）选择品质控管良好的有GMP认证的工厂的产品，并选择有机栽培的品牌。这种产品可全程监控其环境温湿条件以及生长采收周期，灵芝来源较为稳定，而农场及灵芝栽种环境若能维持在无污染、全程有机栽培的状态，对于灵芝产品的品质方具有真正的保障。

（4）具有标准化的有效成分以及生产流程。食用灵芝是为了充分利用其神奇效果，因此对于有效成分的含量必须谨慎加以比较；灵芝产品的优劣，决定于灵芝的多糖体及三萜类含量多寡，唯有经标准化生产流程所制造出的成品，才能确保每一批灵芝产品的有效成分含量与包装所标识的相符。

在了解了应该怎样挑选人工栽培的灵芝之后，再来看应该怎样挑选野生灵芝。随着资源的过度开采，目前真正的野生灵芝已经越来越稀少，能够遇到真正的野生灵芝也便显得更加难能可贵了。那么灵芝是不是野生的，到底应该怎样辨别呢？

1. 首先看色泽

野生灵芝在色泽上往往要比人工栽培的鲜艳很多，会显现出一种自然的光泽。

2. 大小

由于人工栽培的灵芝是由人工同期播种的，所以一般情况下，大小整齐度都比较一致，形状也很规则。野生灵芝有不同的品种，在形状规则方面，每个品种都具有其各自的特点，一般情况下大小不一，不会像人工的那样整齐。

3. 虫眼

一般情况下，人工栽培的灵芝由于会定期喷洒农药，所以不太可能会出现虫眼，而野生灵芝由于处于天然的生长环境当中，便有可能会受到野虫的侵害，所以有时子实体下方会留有不规则的虫眼。

4. 味道、气味

野生灵芝的味道发苦，并且还非常苦，一般来说味道越苦，其药效才会越显著。

5. 价格

目前野生灵芝资源日渐紧缺，物以稀为贵，所以其价格也比较昂贵，由于人工灵芝可以批量化种植，吨级供应，所以价格往往会比较便宜。

学会了这些，有助于你练就一双火眼金睛，辨别出野生灵芝、挑选出好的灵芝也便成了一件容易的事了。

这样食用灵芝才能长寿

灵芝虽好，也不可以随便食用。一定要注意一些食用灵芝的注意事项，否则便无法收到预期的效果。

（1）虽然灵芝可以与其他食品、药品一起服用，没有任何禁忌，但是却最好是在吃完药半小时后再吃灵芝。

（2）病人在手术前、后一周之内，或者正处于大出血时期，不适宜食用灵芝。对于灵芝过敏的人，也同样不适合食用灵芝。

（3）一般情况下，灵芝在食用3~5天之后才会产生效果，少数人可在第二天起效，有些人甚至要等到10多天以后，甚至30~60天才能见到效果。所以在食用灵芝的时候一定要注意坚持长期服用。起效太慢或者没有效果的原因可能如下：没有定时、定量食用（想到才吃）；食用分量不够；有瞑眩（排毒）反应时，因害怕而没有再继续食用；饮食、运动、生活没有好好配合；病得太久，而服用的药物又太多，体内毒素无法在短时间内得到彻底排除，或先前用药不当，反而积毒、积患成疾；病情时好时坏，过于心急、缺乏耐性而失去信心，没有继续食用；心理因素，因接受别人消极的建议，不再食用。在遇到这种情况的时候一定要注意克服。

（4）在食用灵芝的时候，最好是与维生素 C 一起长期食用。

（5）原则上，任何人都可以服用。小孩与老人的身体抵挡力（免疫力与肝脏之解毒力）比成人弱，因而很容易患上各种疾病。服用灵芝，抵抗力就会大为增强，所以便不容易感冒，因此，小孩与老人更需要服用灵芝。6 岁以下的小孩和体重轻而虚弱型的老人，服用量均为成人的 2/3。孕妇怀孕 3 个月之内的时候，请勿服用，不过怀孕四个月以上，胎儿五体已经形成的时候，就可以服用灵芝了。

食用灵芝时要将这些注意事项牢牢地记在心中，千万不要出差错，有时候如果方法不对，大补反而会成毒。

让“长生不老”药成为佳肴

将灵芝做成菜，不但吃起来口感更好，同时由于不同原料的互相搭配，还可以促进养分的吸收。下面便向大家介绍几种：

1. 灵芝煲乌龟

原料：灵芝 30 克，乌龟 1 只，红枣 10 枚。

制法：将红枣去核，乌龟放入锅内，共同用清水煮沸，之后将乌龟捞出来取肉，去内脏，切块略炒，与红枣灵芝同入砂锅内煲汤，加入调料调味。

【用法】食肉喝汤。

功效：汤味鲜美，能够滋补健身，养血安神，适用于结核病、神经衰弱、高脂血症以及肿瘤等症。

2. 灵芝蹄筋汤

原料：灵芝 15 克，黄芪 1 克，牛蹄筋 100 克。

制法：将灵芝和黄芪都装入到纱布袋内，扎口；把牛蹄筋洗净与灵芝、黄芪加水共炖至熟烂，去药袋，调味。

【用法】喝汤食肉。

功效：具有健脾安神、益肾养肝的功效，适用于慢性肝炎、食欲不振、体虚乏力、神经衰弱等症。

3. 灵芝炖鸡

原料：灵芝 30 克，鸡 1 只，生姜、葱各 15 克，精盐 5 克，料酒 25 克，胡椒粉适量。

制法：将鸡洗净入沸水中氽透去血水。捞出鸡脯朝上放入蒸钵内，加入灵芝、姜、葱、盐、料酒、花椒粉、清水500毫升，用湿棉纸封钵口，上笼大火蒸约3小时至肉熟烂，取出蒸钵，揭去棉纸加入味精即成。

【用法】食肉喝汤。

功效：能够温补脾胃，适用于脾胃气虚、饮食减少、消化不良、反胃腹泻等症。

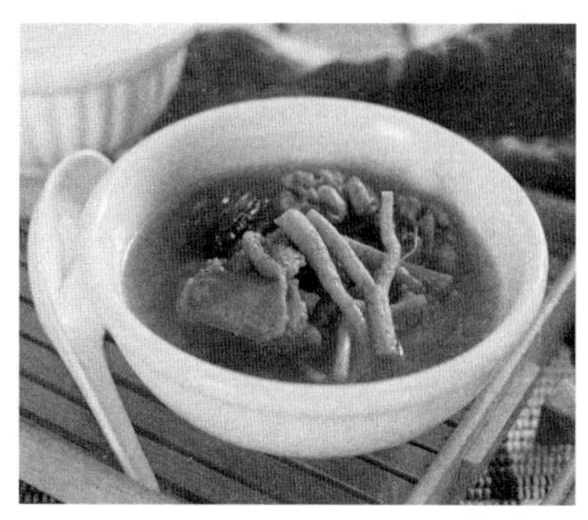

灵芝炖乳鸽

4. 灵芝炖乳鸽

原料：灵芝3克，乳鸽1只，调料适量。

制法：将乳鸽去掉内脏、洗净放入盅内，加入适量水。灵芝洗净切片，放入盅内，加绍酒、生姜片、葱、食盐、味精，隔水炖熟。

【用法】食肉喝汤。

功效：补气益中，适用于中气虚弱、体倦乏力、表虚自汗、白细胞减少等症。

5. 灵芝薄荷饮

原料：灵芝2克，薄荷、谷芽各5克，白糖25克（有糖尿病者以阿斯巴甜代替），水250毫升。

制法：将灵芝洗净切片，薄荷切节，谷芽炒香与灵芝加水和白糖煮熟至汤浓，下薄荷煎熬10分钟即成。

【用法】可当作日常饮品加以饮用。

功效：味清香饴人，是补脑益智的上乘佳品，适用于夏季烦热、气虚烦劳等症。

学会了这些菜肴的制作方法之后，没事时自己就多动动手，这样便可以随时为自己和家人进行调养了。

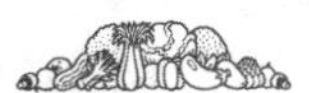

海　参

海参——“参翅八珍”之首

海参又名刺参、海男子、土肉、海鼠、海瓜皮，是一种很名贵的海产动物，由于其补益作用同人参类似而得名。海参肉质软嫩，具有非常丰富的营养，是典型的高蛋白、低脂肪的食物，与燕窝、鲍鱼、鱼翅齐名，是“参翅八珍”之首。

根据海参背面是否有圆锥肉刺状的疣足，可以将海参分为“刺参”和“光参”两大类。其中“刺参”主要是刺参科的种类，“光参”主要是海参科、瓜参科和芋参科的种类。

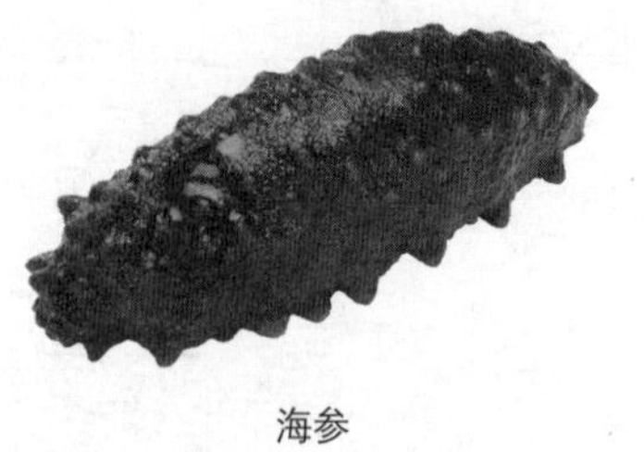

海参

1. 刺参：刺参科

仿刺参、梅花参、绿刺参以及花刺参这四种都属于刺参类。

仿刺参也叫灰刺参、刺参、灰参和海鼠，也就是人们俗语中的刺参。它体长20~40厘米，体呈圆筒形，背面隆起有4~6行大小不等、排列不规则的圆锥形肉刺（称为疣足）；腹面平坦，管足密集，排列成不规则的3行纵带，用于吸附岩礁或匍匐爬行。刺参体壁厚而软糯，是海参中质量最好的一种，被誉为“参中之冠”。

梅花参也叫凤梨参。通常情况下，体长为60~75厘米，最长可达1.2米，宽约10厘米，高约8厘米，是海参纲中最大的一种。背部肉刺很大，每3~11个肉刺的基部相连呈梅花状，故名“梅花参”；又因体形很像凤梨，故又称“凤梨参”。它体大肉厚，品质佳，是中国南海地区食用海参中最好的一种。

绿刺参也叫方柱参、方刺参；花刺参也叫黄肉参、白刺参、方参，它们都是南海很普通的食用海参，产量较高，过于软嫩。

2. 光参：海参科

海参科是种类最多的一科，共包括九种海参。

图纹白尼参也叫白瓜参、白乳参、二斑参等。它体形肥胖，前后两端几乎一样宽，酷似冬瓜，生活时体色变化很大，底子为白色或浅黄色；背面略呈浅黄褐色，前后各有一块赤褐色横斑，故称“二斑参”。它是一种大型食用海参，肉质厚嫩。

蛇目白尼参又叫虎鱼、豹纹鱼、斑鱼等。它背面为深灰色，带黄色蛇目状斑纹，排列成不规则纵行，肉质肥嫩。

辐肛参又叫石参、黄瓜参等；白底辐肛参又称靴参、赤瓜参等；乌皱辐肛参又称乌参，这三种海参的质量都较好，但是产量也都较低。

除去这些之外，还有黑海参、玉足海参、黑乳参和糙海参，这些都是中国南海普通的食用海参，品质较次。

3. 光参：瓜参科

方柱五角瓜参、裸五角瓜参、瘤五角瓜参这三种海参都属于瓜参科，这些海参的体壁都比较硬，所以食用质量也都比较差。

4. 光参：芋参科

海地瓜和海棒槌这两种海参都属于芋参科。

海地瓜又被叫为茄参、海茄子，体形和颜色都很似番薯，因此这种海参被称为“海地瓜”。

海棒槌又被叫为海老鼠，体表光滑，无管足或肉刺，生活时体呈灰褐色或黄褐色，体壁很薄，半透明，稍能透视其纵肌和内脏，食用价值很低。

5. 海参新品种：白玉参

白玉参又被叫作白刺参。

作为一种极为稀有的海参，白玉参体内硒的含量是普通海参的几倍乃至十几倍，对肿瘤的生长有很好的抑制作用，能有效抗癌；其主要活性成分海参酸性黏多糖和海参皂苷的含量普通海刺参基本相同，营养保健疗效显著。

在对海参进行了分门别类的介绍之后，选购海参时便可以更有针对性，什么样的海参适合食用，什么样的海参不适合食用，便可以做到心中有数了。

海参中的健康能量

在了解了海参的种类之后，肯定还要介绍海参的营养功效以及营养价值，这样便可以对症进行选择，令海参的营养功效得到更好发挥。

1. 延续衰老，消除疲劳

海参当中含有丰富的蛋白质、矿物质、维生素等50多种天然珍贵活性物质，其中酸性黏多糖和软骨素可明显降低心脏组织中脂褐素和皮肤脯氨酸的数量，起到延缓衰老的作用。海参体内所含的18种氨基酸能够增强组织的代谢功能，增强机体细胞活力，适宜于生长发育中的青少年。海参能调节人体水分平衡，适宜于孕期腿脚水肿的女士。海参能消除疲劳，提高人体免疫力，增强人体抵抗疾病的能力，因此非常适合经常处于疲劳状态的中年女性与男性，易感冒、体质虚弱的老年人和儿童等亚健康人群。

2. 益智健脑、助产催乳

在刺参当中含有EPA和DHA两种多不饱和脂肪酸，其中DHA对胎儿大脑细胞发育起至关重要的作用。人体大脑发育始于妊娠的第三个月，胎儿通过胎盘从母体中获取DHA和EPA。如果母体缺乏DHA，会造成胎儿脑细胞的磷脂质不足，影响胎儿神经系统的正常发育。DHA对增强记忆力及智商有显著的裨益，而且还可使孕产妇的乳房丰满，乳汁充盈。

3. 海洋伟哥，补血调经

海参号称精氨酸大富翁，这是因为其体内的精氨酸含量很高。精氨酸是构成男性精细胞的主要成分，具有改善脑、性腺神经功能传导作用，减缓性腺衰老，提高勃起能力的作用。一天一个海参，足可以起到固本培元、补肾益精的效果。胶东刺参当中含有丰富的铁及海参胶原蛋白，具有显著的生血、养血、补血作用，特别适用于妊娠期妇女、手术后的病人，绝经期的妇女食用。

4. 治伤抗炎、护肝保血管

海参当中富含牛磺酸、赖氨酸，这些营养物质在植物性食品当中几乎没有。海参特有的活性物质海参素，对多种真菌具有显著的抑制作用，刺参素A和B可用于治疗真菌和白癣菌感染，具有显著的抗炎、成骨作用，尤其对肝炎患者、结核病、糖尿病、心血管病有显著的治疗作用。

5. 消除肿瘤、抗癌护心脏

在海参的体壁、内脏和腺体等组织中含有大量的海参毒素，又叫海参皂苷。海参毒素是一种抗毒剂，对人体安全无毒，但能够抑制肿瘤细胞的生长与转移，可以有效防癌、抗癌，临床上已经被广泛应用于肝癌、肺癌、胃癌、鼻咽癌、骨癌、淋巴癌、卵巢癌、子宫癌、乳腺癌、脑癌、白血病的治疗，以及手术后患者的进补。

在了解了海参的这些营养功效之后，便可以对症进行食用和滋补了。相信这个“海中的人参”完全可以助你变得强壮起来。

想吃好海参，要会选会藏

能否选到好的海参直接关系到海参食疗作用的发挥，所以在挑选海参时一定要注意，讲究一些技巧有助于你选到高品质的海参。

在选海参的时候，首先要检查一下，看看海参的外观是否完整，表皮有无损坏的迹象；用手轻摸海参，感觉水发海参的体内是否有异物及刺头是否容易脱落。最好购买体形完整、干燥、结实有光泽、外形均匀、腹内无沙的干货才好。

作为价格较贵的进补佳品，建议大家还是注意选择野生海刺参作为滋补和赠送的首选，而不要盲目选择速成的圈养海参。

想要成功分辨野生海刺参与圈养海参，便要了解它们之间的区别。

（1）底足：一般情况下，野生海刺参都是生长在深20米左右的海域，通过底足行动来寻找食物，所以底足长得短而粗壮；而圈养的海参因为长期食用养殖人员投放的饵料不需要移动，且生活在浅水区域，所以其底足的行动作用下降，吸附力差，变得细长。

（2）沙嘴：同圈养海参相比，野生海参的沙嘴大而坚硬。

（3）肉质：野生海参所生长的水域深，水温低，日照少，生长慢，肉质厚实有弹性，筋宽厚饱满，沉积的营养物质丰富；而圈养的海参生长得快，肉质松软不紧实。

（4）形态：野生海参的外表呈现为纺锤形，两头尖中间粗，看起来短粗胖，很结实；而圈养的海参长得细长，缺乏韧劲。

（5）背刺：野生海参所需要的食物是自己觅到的，所以其活动较多，背部和两侧的刺都很粗壮，而且粗细不一；而圈养海参则是人工喂养起来的，活动较少，背部和两侧的刺长短基本一致，而且刺长得细长显得没有力量。

（6）生长年限：通常野生海参生长4~5年以上才能够达到捕捞的标准，时间越久营养积累越多，滋补价值越大；而圈养海参为了快速达到上市销售的目的，往往会迅速对海参进行催肥，在短短一到两年的时间里就捕捞销售了，其所具有的健康滋补作用自然不可以同野生海参相比。

另外，同圈养海参相比，野生海参还具有口感劲道，无涩味，切口细腻、整齐、均匀的特点。在购买海参的时候，还要看其肉质和含盐量。海参的肉质和含盐量按档次等级不同来分，一般肉质肥厚、含盐量低的为上品。

在保存的时候，要将海参置于通风干燥处或者是放在冰箱中冷藏存放。用水发好的海参先放入冰箱内冷冻，然后再密封冷藏。将海参晒干透，装入双层食品塑料袋中，加几头蒜，然后扎紧袋口，悬挂在高处，这样不会变质生虫。

忽视了这些禁忌，海参便会害你

海参当中具有丰富的营养元素，同时它性质平和，所以说，一般人群都可以通过食用海参来进补。

海参尤其适合虚劳羸弱、气血不足、营养不良、病后产后体虚的人食用；同时对于肾阳不足、阳痿遗精、小便频数、高血压、高脂血、冠心病、动脉硬化、癌症病人也具有非常不错的滋补作用；肝炎、肾炎、糖尿病患者、肝硬化腹水、神经衰弱、血友病患者及年老体弱者食用都可以防病健体。

但是也有一些人是不适宜食用海参的，具体包括以下这几类：

（1）脾弱不运、大便稀溏的人要忌食海参；

（2）感冒咳嗽、气喘患者也不宜多吃海参；

（3）海参是一种高蛋白食物，蛋白质的代谢产物中含有较多的酸性成分。尿酸为酸性成分的一部分，尿酸排除不及时，被人体吸收后，在关节中形成尿酸盐结晶，会加重关节炎及痛风患者的病情。所以，关节炎及痛风患者应该少食用。同时由于海参蛋白质含量丰富，而蛋白质摄入太多会非常不容易消化，所以消化系统不好的人每次不宜食用太多。

中医认为，海参能够补肾、养血，其营养和食疗价值都非常高。但是海参却并不是和任何食物都可以共同食用。比如甘草酸和醋。在做海参时如果放了醋，营养就会大打折扣。酸性环境会让胶原蛋白的空间结构发生变化、蛋白质分子出现不同程度的凝集和紧缩。海参还不能与葡萄、柿子、山楂、石榴、青果等水果同食，如果与这些食物同时食用，不仅会导致蛋白质凝固，令人体难以消化吸收，还会出现腹痛、恶心、呕吐等症状。

有妙招，干海参可以快速涨发

干海参的涨发方法主要有半油发、纯水发和蒸发这三种。无论通过哪一种方法来对海参进行涨发，在涨发的过程当中所用的容器和水都不可以沾上油和盐。因为油会使海参溶化，盐则会使海参不易发透。

1. 半油发

先将海参的外皮用水洗净，晾干，放入炼好的凉油锅内用慢火加热，待油温升高听到啪啪响时，一面用手勺翻动原料，一面将勺拖离火眼，待海参回软后，捞出控净油，用碱水洗去油腻，最后用沸水煮焖涨大，摘去沙肠即成。一般500克干货可发2~2.5千克水货，这种发法现在已经很少用了。因为这种方法存在着一定的弊端，一个是出料小；另外便是在涨发中很难掌握海参汆油的程度；即使掌握了汆油的关键，在洗涤时也很难洗净海参外表的油，这往往会造成海参边发边化的现象。

2. 纯水发

先把海参用清水清洗干净，然后再用清水浸泡8小时，直至海参回软，换上清水在火上慢火煮沸5分钟，然后离火焖泡8小时，接着用剪刀剖开腹部，取出腹腔内的韧带，洗净，根据烹调的需要改刀处理，或剖为二片；或改成段；或将体大的海参改成长方形块或条形块。换上清水上火慢火煮沸5分钟，再离火泡焖8小时，这样反复进行三四次，使海参的涩味及其他不良气味彻底去尽，并使海参得到充分的涨发。一般500克干货可发2.5~3千克水货。使用这种方法涨发的海参，弹性高，韧性大，口感软糯，营养价值最高。

3. 蒸发

蒸发又被称为硼砂发，是一种碱水发法。先将海参洗净后加入开水泡3小时，使之回软。换开水后加入适量的硼砂（一般500克海参加入硼砂100克），用保鲜膜封口，上屉蒸3~4小时，取出用清水将其漂洗干净，再放入到清水当中浸泡。一般500克干货可发3~4千克水货。用硼砂发的海参形态饱满，富于弹性，营养损失较小。

由于海参的大小厚薄各异，所以涨发的时间也各不相同。小而薄的海参涨发时花费的时间可能较短，大而厚的海参在涨发时花费的时间应该长些。即便是大小、厚薄和品种全都相同的海参，在涨发时也会有先发透的和后发透的。先发透的应该先拣出来，没发透的则继续发，直到发透为止。

非常简单的五种海参菜品

海参不仅营养丰富，食用起来也非常方便，下面便向大家介绍九种美味又营养的海参菜品，以供大家试用。

1. 胡椒海参汤

原料：水发海参750克，胡椒粉3克。熟大油、葱各25克，料酒15克，盐4克，味精5克，生姜水10克，香油、酱油少许，鸡汤750克。

制法：把发好的海参放到清水当中，逐个细心地抠去腹内的黑膜，洗净泥沙，片成大片，在开水中汆透控出水分。香菜择好洗净切成3厘米长的段；炒勺上旺火，将熟大油烧热放入葱丝稍炒，烹入料酒加入鸡汤、味精、毛姜水、酱油、盐和胡椒粉，将海参片也放入汤内，汤开后将浮抹撇去调好味，淋入香油盛入大汤碗中，撒上葱丝和香菜段即可。

【用法】吃海参喝汤。

功效：能够补肾壮阳。

2. 鸡丝海参汤

原料：鸡肉150克，海参100克，火腿肉25克，鸡汤500克，豆苗适量，生抽、味精、盐、酒各少许。

制法：先将海参浸水发好，然后洗净切丝，备用；鸡肉洗净切丝，用生抽、酒拌匀，备用。火腿肉切丝备用。豆苗洗净，滴干水分。在锅内注入鸡汤，放入鸡肉，煮5分钟，再下海参丝、火腿丝，煮沸后加豆苗、生抽，等到再次滚开之后，加入味精调味即可。

【用法】佐餐饮用。

功效：可以温中益气，补肾益精，滋阴降压，养血润燥。

3. 海参羊肉汤

原料：海参50克，羊肉250克，生姜2片，葱5克，胡椒末0.5克，食盐3克。

制法：将海参以40℃温水泡软后，剪开参体，除去内脏，洗净，再用开水煮10分钟左右，取出后连同水倒入碗内，泡2~3小时；羊肉洗净，去血水，切成小块，加水适量（约50克），小火炖煮，煮至将熟的时候，将海参切成小块放入同煮，再煮沸15分钟左右，加入生姜末、葱段、胡椒末及精盐，即可。

【用法】温食参肉，饮汤，或供餐用。

功效：海参、羊肉相配，补肾、益肾、养血的功效尤为增强，是滋补强壮的佳品，产妇食用，具有非常好的复体功效。

4. 海参冰糖羹

原料：海参30克，冰糖适量。

制法：海参加水煮，煮烂以后，加冰糖再煮。煮至冰糖融化即可。

【用法】每日服用1次。

功效：海参、冰糖同用补肾益精，滋阴润燥，可治疗肝肾阴虚所致的头晕、腰酸、咽干、心烦，同时还可以治疗高血压、动脉硬化。

5. 海参粥

原料：海参25克，大米50克，冰糖适量。

制法：先将海参发透，去肠之后清洗干净。将海参切成丁。把海参丁与大米同煮为粥，趁热加入冰糖，溶化后即可。

【用法】可以每天食用。

功效：滋阴清肺，益中补气。适用于身体消瘦、低热盗汗、干咳无痰等症。

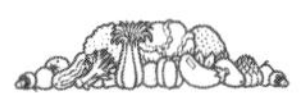

鲍 鱼

鲍鱼——海味珍品之冠

有着“海味之冠”之称的鲍鱼，是海产“八珍”之一。虽然鲍鱼的名字中有个“鱼”字，但是它实则却不是鱼，而是一种属于腹足纲、鲍科的单壳海生贝类。由于它的形状和人的耳朵一样，所以也被称为“海耳”。鲍鱼仅有的半面外壳扁而宽，同时还很坚厚。螺旋部只留有痕迹，占全壳的极小部分。壳的边缘有9个孔，海水从这里流进，排出，所以它又叫作“9孔螺”。壳表面粗糙，有黑褐色斑块，内面呈现青、绿、红、蓝等色交相辉映的珍珠光泽。鲍鱼的肉质鲜美，营养丰富。“鲍、参、翅、肚”，都是珍贵的海味，而鲍鱼列在海参、鱼翅、鱼肚之首。

全世界大约有90种鲍，它们遍及太平洋、大西洋和印度洋。我国渤海海湾产的叫皱纹盘鲍，个体较大；东南沿海产的叫杂色鲍，个体较小；西沙群岛产的半纹鲍、羊鲍，是著名的食用鲍。由于鲍鱼天然产量很少，因此价格昂贵。现在，世界上产鲍的国家都在发展人工养殖，我国在20世纪70年代培育出杂色鲍苗，人工养殖获得成功。

鲍鱼的肉质柔嫩细滑，滋味非常鲜美，价格昂贵，向来都有着“一口鲍鱼一口金”的说法，说明其价格非常昂贵。

鲍鱼具有极为丰富的营养价值，仅氨基酸含量便超过了二十多种，通常每百克鲜鲍鱼肉当中含蛋白质23.4克，脂肪3.4克，无

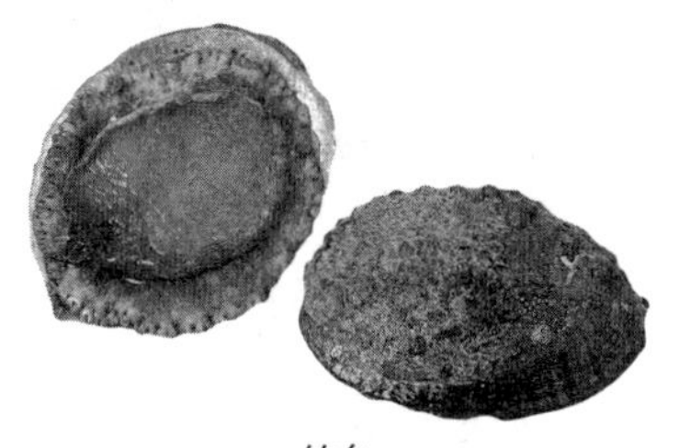
鲍鱼

机盐钙32毫克，铁3.0毫克，还有相当量的碘、锌、磷和维生素A、维生素D、维生素B_1等。

鲍鱼当中所富含的脂肪、无机盐、维生素A、维生素E等营养元素可以有效地改善视力疲劳，同时还可以很好地滋补身体，能够滋阴清热、养肝明目、平衡血压、镇静化痰、润燥利肠，不仅能够辅助治疗头晕目眩、青盲内障、吐血和失眠等症状，常食鲍鱼还具有滋补养颜的功效。

鲍鱼内所含有的丰富的蛋白质、钙、铁、锌、硒等维生素，令鲍鱼具有调经、润燥利肠的功效，可以有效地帮助缓解月经不调、便秘等症状。

鲍鱼的肉中还含有一种被称为“鲍素”的成分，能够有效破坏癌细胞生长必需的代谢物质。实验表明，它能够提高免疫力，破坏癌细胞代谢过程，可以提高抑瘤率，却不损害机体的正常细胞，有保护机体免疫系统的作用。

鲍鱼能够滋阴补养，并且还具有补而不燥的特点，吃完鲍鱼之后不会出现牙痛、流鼻血等副作用。《食疗本草》记载，鲍鱼“入肝通瘀，入肠涤垢，不伤元气。壮阳、生百脉”。

夜尿频多、气虚哮喘、血压不稳、精神难以集中者适宜多吃鲍鱼；糖尿病患者也可用鲍鱼做辅助治疗，但必须配药同炖，才有疗效。

不同的鲍鱼，不同的吃法

由于现在一些海水受到了污染，生活在海水中的鲍鱼自然也会受到一定程度的影响，所以不建议大家生吃鲍鱼，最好是食用干鲍鱼、冷冻鲍鱼或者是罐头鲍鱼。

1. 干鲍鱼

将新鲜鲍鱼经过风干后制作成的干燥鲍鱼便是干鲍鱼，这在海鲜里面是一道十分名贵的食材。

在进行烹调的时候，干鲍适合整粒以砂锅慢煨的方式进行加工，以保存它的鲜美原味，因此干鲍的烹制过程会较其他种类繁杂，也更需要技术。

2. 冷冻鲍鱼

在对冷冻鲍鱼进行加工的时候，首先要将其解冻，再将它刷洗干净，用刀在鲍鱼肉两面进行拍打，这样肉质便会自然松软。再用蛋白、酒等调味料拌腌过后，就可以进行快炒或者是白灼了，口感很不错。如果烹饪功夫不错，也可以通过煨制等方法对其进行处理。

3. 罐头鲍鱼

罐头鲍鱼不仅品质不差，使用起来还非常省时方便，所以罐头鲍鱼是使用最普遍的鲍鱼种类。在开罐之后就可以将其送入口中或者是进行烹调了。由于罐头鲍鱼会越煮越老，所以烹调时不宜久煮。建议将罐头置入热水中。在购买时应该注意它的生产日期，并且要在保存期限内食用。开罐后不要将汤汁完全倒掉，因为如果无法一次将其食用完毕，还可以将鲍鱼浸在汤汁当中，并封紧，冷藏保存，这样，就可以避免鲍鱼肉质风干、老化，但是保存时间最好不要超过5天。

鲍鱼是一种非常不错的滋补食物，一般人均可以食用。高血压者吃鲜鲍鱼可促进新陈代谢与血液循环，糖尿病患者吃鲜鲍鱼可促进胰岛素的分泌。干鲍鱼可以促进排尿，尤其对黄疸、膀胱炎等症非常有效。

在使用干鲍鱼制作菜肴的时候，先要将其在冷水中浸泡48小时，将干鲍的四周清洗干净，彻底去沙后再进行烹制，否则便会影响到鲍鱼的口感与品质。

但是需要注意，痛风患者及尿酸高者不宜吃鲍肉，只宜少量喝汤；感冒发热或者阴虚喉痛的人也不宜食用；素有顽癣痼疾的人要忌食鲍鱼。同时，鲍鱼还不宜与柿子、鸡肉、野猪肉以及牛肝同食。

这些方法，让假鲍鱼无处藏身

鲍鱼的品种非常多，其中澳大利亚、日本、墨西哥、加拿大、朝鲜、南非、新西兰、韩国以及中国的大连、福建、汕尾、湛江等国家和地区的附近海域都是鲍鱼的重要产区。

想要将鲍鱼的优劣分辨开来，首先要学会的便是对优质鲍鱼进行辨别。从色泽观察，优质鲍鱼呈米黄色或浅棕色，质地新鲜有光泽；从外形观察，优质鲍鱼呈椭圆形，鲍身完整，个头均匀，干度足，表面有薄薄的盐粉，如果在灯影下，鲍鱼中部能够呈现红色；从肉质观察，优质鲍鱼肉厚，鼓壮饱满，新鲜。而劣质鲍鱼从色泽观察，则颜色灰暗、褐紫，无光泽，有枯干灰白残肉，鲍体表面附着一层灰白色物质，甚至还会出现黑绿霉斑；从外形观察，体形不完整，边缘凹凸不齐，个体大小不均、近似“马蹄形”；从肉质观察，肉质瘦薄，外干内湿，不陷亦不鼓胀。

除去上面所说的这些之外，优质鲍鱼的鲍边上还会分布有一些密密麻麻的水泡粒状肌肉，这些肌肉分布越密越好；然后再闻一闻，如果是优质鲍鱼，便会发出一种浓浓的独特香味。

由于干鲍鱼在市面上有着不菲的售价，所以有一部分不良商贩，会用一文不值的“干石鳖”来冒充“干鲍鱼”出售，从中牟取暴利。所以在选购干鲍鱼时一定要小心，以免上当；鲍鱼和其他贝类动物一样，有一个硬贝壳，但鲍鱼壳的贝壳部很小，壳口很大，边缘有九个左右的小孔。它的足部很发达，足底平。市场上出售的干鲍鱼已去壳，外形略似艇状，有一面非常光滑，即为鲍鱼的足底部分。而“石鳖”也有发达的足部，足底也是平的，因此稍做加工即可用来冒充鲍鱼，但只要仔细一辨别就会发现，“石鳖”因肉体较薄，晒干后会收缩弯曲，且其足的边缘很粗糙。而“假鲍鱼”与“真鲍鱼”的最大区别在于，石鳖背部中央有片壳板，加工晒干时虽被剥掉，但总会留下道明显的印痕。所以，凡是背面有道明显深印痕迹的“鲍鱼”就是假鲍鱼无疑。

储存的时候要将干鲍鱼放在通风阴凉处风干，要注意避免日光照射，等到放凉后将其放入到器皿中存放。经过一段时间之后，在鲍鱼的表面便会出现一层“白霜”，这是渗出的盐分，而不是发霉了，不影响食用。但是要注意不能长时期把鲍鱼存放在冰箱里面，否则，便会使其味道变差。

做自己的鲍鱼烹饪大师

你想不想成为自己的美食大师和营养大师呢？下面为大家介绍鲍鱼的制法：

1. 鲍鱼香菇

原料：原汁鲍鱼120克，鸡肉泥60克，鸡蛋清2个，水发香菇15克，水发玉兰片15克，火腿30克，水发鱼肚30克，豌豆28粒，发菜适量，清汤180克，味精适量，料酒15克，熟猪油6克，鸡油9克，玉米粉（湿）12克，白面粉3克，食盐适量。

制法：将鸡蛋清抽起，同鸡肉泥、食盐（少许）、料酒、味精、玉米粉、熟猪油搅成泥糊，把水发香菇、水发玉兰片、火腿、鱼肚等切成丝；把鲍鱼放在盘中，将泥糊装入鲍鱼腹中，上屉蒸熟（上面放些发菜）；把切好的四种丝用开水氽一下，再用清汤60克煨一下，捞出放入盘中，将蒸好的鲍鱼码在上面；炒勺中放清汤120克，烧开，加入味精、料酒、食盐，用玉米粉勾成茨汁，淋上鸡油9克，盖于菜上即成。

【用法】佐餐食用。

功效：这道菜具有防癌、明目、养血、养肝的功效。

2. 龙眼二冬鲍鱼汤

原料：天冬30克，麦冬30克，龙眼肉20克，鲍鱼肉60克。

制法：将天冬、麦冬、龙眼肉清洗干净，鲍鱼用开水浸发3小时，洗净，切片，然后将全部用料放入炖盅内，加开水适量，炖盅加盖，文火隔水炖3小时，调味即可。

【用法】饮汤吃鲍鱼肉。

功效：滋肾润肺、养阴清热。用于劳热咳嗽、口干欲饮、心烦失眠的辅助治疗。

3. 海参鲍鱼枸杞药膳

原料：海参100克，鲍鱼150克，枸杞50克，调料适量。

制法：将海参浸泡24小时，洗净泥沙，切成细长条；鲍鱼浸泡6小时，洗净、切片；枸杞洗净。起锅后放熟猪油烧热，将葱、姜炸成金色后弃出留油，加入海参、鲍鱼、枸杞、精盐、胡椒面，煮沸后倒入煮20分钟，放入鸡精、葱花。

【用法】佐餐食用。

功效：有助于治疗前列腺肥大。

4. 鲍鱼肉片汤

原料：鲍鱼（罐头装）1只，猪肉(以腰里脊为佳)2两，葱1支，盐1小匙。

制法：将鲍鱼切成片，猪肉洗净后同样切片。把葱去掉老叶、头须，洗干净后切段。把鲍鱼片和猪肉片放进炖锅内，另挑葱白部分先加入。取3碗水兑鲍鱼罐头的汤汁，以武火烧开后，用文火慢炖约30分钟，加进葱叶和盐调味，再滚5分钟即可。

【用法】食肉喝汤。

功效：补益肝肾、益精明目、清热止渴，治阴虚火旺、头昏脑涨、眼睛干涩，适合高血压、肺结核患者食用。

5. 鲍鱼竹荪汤

原料：竹荪100克，鲜鲍鱼350克，豌豆苗150克，黄酒、盐、味精、胡椒粉适量。

制法：将竹荪放到盆内，用温水泡软，轻轻搓洗几次，洗净泥沙，切成长条，放入沸水锅内稍烫，捞出后放入凉水中。鲍鱼洗净切成薄片。豌豆苗洗净。在锅内放高汤烧开，将竹荪和鲍肉片分别入沸水中焯一下，捞入汤盆中。撇去汤中浮沫，加入精盐、味精、料酒、胡椒粉及豌豆苗，烧开，盛入汤盆中即成。

【用法】食肉喝汤。

功效：这道汤具有补气益肾的功效，经常食用能够滋补强壮身体，可以减少腹壁脂肪的贮积，对于高血压、高胆固醇患者具有一定的疗效。

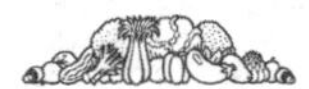

甲 鱼

甲鱼——全身是宝的大补之物

甲鱼是一种卵生两栖爬行动物，又被称为鳖、王八和团鱼等，其四肢扁平而又粗壮，尾巴短小，四肢与尾巴都具有较强的伸缩力。

甲鱼当中所含的营养是相当丰富的，其中富含蛋白质、脂肪、糖类和钙、铁、磷、硒、维生素A、维生素B_1、维生素B_2、维生素E等营养素。

在甲鱼所含的蛋白质当中，18种必需氨基酸的含量高、种类全，配比也较为合理，特别是人体主要限制因子赖氨酸的含量，要明显高于其他的食品。赖氨酸有着人体第一必需氨基酸的称号，是帮助人体充分吸收、利用其他营养物质的关键元素，人体当中只有补充了足够多的赖氨酸才能够提高对食物当中蛋白质的吸收和利用，从而实现营养均衡，促进人体生长发育，增强人体免疫功能，同时还可以提高中枢神经组织的功能，对心脑血管疾病的发生起一定的预防作用。

甲鱼当中的维生素含量也非常丰富，尤其是维生素A、维生素E以及B族维生素；其矿物元素的含量也非常高，除去大量对于人体十分有益的钙质之外，还富含硒和铁元素，这些营养物质全都是人类生长和代谢活动所必需的。正是富含这些营养元素，甲鱼才具有了极为珍贵的滋补强身、营养保健以及延缓衰老的功效。

甲鱼是个宝，全身均可入药，其背甲称为“鳖甲”，具有滋阴补阳、散结平肝的功效，可医治咳嗽、盗汗、肾亏、闭经等。用鳖甲熬制的胶，称为鳖甲胶，具有滋阴、益肾、健骨、除热等功效，适用于肾亏、虚弱、头晕、遗精等症。还有甲鱼胆可以用来治疗高血压；甲鱼卵能够治疗久泻久痢；甲鱼血可以治疗小儿疳积。适量吃甲鱼可以增强身体的抗病能力及调节人体的内分泌功能，中老年人经常食用甲鱼能够增强细胞的溶血能力，促进溶血素抗体生成，增加血浆蛋白，加强机体细胞活力，促进组织的代谢功能，增强人体免疫能力的作用。产妇食用甲鱼有利于恢复身体，同时还可以提高母乳质量、增强婴儿的免疫力及智力。

选购及储藏甲鱼的小窍门

甲鱼具有丰富的营养，味道香浓鲜美，兼有禽肉和畜肉的味道，是深受人们喜爱的水产滋补佳肴。

甲鱼的周身均可以用来食用，但是甲鱼最好吃的部位却并不在肉，而是甲鱼四周下垂的柔软部分，这个部位被称为“裙边”，是甲鱼周身最鲜、最嫩、最好吃的部分，鲜嫩肥滑，味美绝伦。

通常情况下，0.5千克左右重的雌甲鱼用于滋补最为适宜，雌甲鱼裙边肥厚，尾巴粗短，肉质鲜嫩，清炖或者蒸煮均可，味道极美，营养极为丰富，也容易被消化吸收。

由于甲鱼较为腥气，所以在烹调的时候，光靠用葱姜、料酒，还不能够达到解腥的效果。如果在宰杀甲鱼的时候，等取出甲鱼胆囊，用胆汁加少许清水，涂抹甲鱼全身，稍待片刻再用清水冲洗干净，这样便能够有效清除甲鱼的腥味。

在挑选甲鱼的时候，要以甲鱼外形完整，腹甲有光泽，裙边肥厚上翘，肉质肥壮厚实，四腿粗而有劲，动作敏捷的为佳品。

选购时，可以先将甲鱼翻个身放到地上，如果其能够迅速翻过身来，且逃跑很快、四脚灵活、凶猛有力，便是优质甲鱼；如果翻转速度缓慢、行动迟钝、四脚不灵活的，则为劣质甲鱼。

一般新鲜的甲鱼背部会呈现橄榄色，上有黑斑，腹部为乳白色。而死甲鱼的腹部一般会变成褐红色或者是浅红色，也有变绿或者变黑的。

如果暂时不吃，可以把甲鱼放进水盆中保存，一周喂一次，瘦肉、肝脏类都可以，因为它是晚上觅食，最好在睡觉前喂；也可以买个塑料箱子，里面装上1/3箱的湿沙子，然后把甲鱼放进去，它会钻到沙子里去，这样可养40天左右；夏天还可以将甲鱼养在冰箱冷藏室的果盘盒内，既可以防止蚊子叮咬，又可延长甲鱼的存活时间。

一定要了解的甲鱼食用宜忌

前面已经对甲鱼进行了很多的介绍，那么可能有人会问，食用甲鱼到底有什么用呢？除了味美之外，还有没有其他的营养作用呢？下面介绍这方面的知识。

1. 解除疲劳

科研人员通过研究证实，食用甲鱼有助于解除疲劳。从事繁重体力劳动和剧烈体育运动以及用脑过度者，在感到疲劳的时候可以适当食用甲鱼，既补充了营养，又能很快解除疲劳，有利于身体健康。

2. 清退虚热

我国历代医学家都将甲鱼视为阴虚肾亏患者的滋补佳品，认为其可以清退虚热，《日用本草》说，甲鱼“补劳伤，壮阳气，大补阴之不足”。《随息居饮食谱》云，甲鱼“滋肝肾之阴，清虚劳之热”。

所以说，如果有阴虚内热、阴虚精少、骨蒸痨热、老年肾亏、腰膝酸软、遗精早泄、肺结核、低热不退等症状，那么甲鱼便是很好的选择。

3. 治疗慢性肝病

现代药理通过研究认为，甲鱼富含的蛋白质中必需氨基酸种类全，含量高，特别是谷氨酸含量明显高于其他食品。谷氨酸被人体吸收后，易与血氨形成谷酰胺，能解除代谢过程中氨的毒害作用。因而能保护肝脏，预防和治疗肝性脑病。

甲鱼不仅营养丰富，同时还具有较高的食疗价值，这也得到了有关研究证实。甲鱼对于恢复肝功能及肝病所致的贫血有一定疗效。

对于慢性肝病患者来说，甲鱼是一味康复良药，慢性肝炎、肝硬化等患者常食甲鱼对疾病的康复具有重要意义。

4. 防癌抗癌

甲鱼肉及其提取物可以有效地对肝癌、胃癌、急性淋巴性白血病进行预防和抑制，并可以用于防治因放疗、化疗所引起的虚弱、贫血、白细胞减少症等。

由此可知，癌症等患者经常食用甲鱼对于疾病的康复大有裨益。

甲鱼具有如此多的保健功能，那么在日常生活当中不妨多吃一点，既可以补充营养，又能够防病治病。在食用的时候也要注意，虽然甲鱼具有非常不错的滋补功效，但是过食却容易败胃伤中，导致消化不良，所以一般情况下，健康人每次要少食为宜。肝炎患者食多了会加重肝脏的负担，严重时还会诱发肝性脑病；痰食壅盛者要慎食；严重失眠、食欲不振、消化不良、脾虚腹泻、慢性肠炎、慢性痢疾、胃溃疡、胆囊炎、孕妇、产后虚寒者，不要食用。特别是注意千万不要食用死甲鱼，因为死甲鱼已经腐败变质，吃了非常容易引起食物中毒。

同时，甲鱼还不适合与苋菜、芹菜、桃、薄荷、芥末、鸡蛋、鸭蛋、鸭肉、猪肉、兔肉、黄鳝、蟹等同食。虽然民间有生甲鱼血以及由甲鱼胆汁调配而成的药酒均具有滋补作用的传说，但却并不是所有人都适合服用，如果出现了食物中毒或者是严重贫血等不良反应，便不再适宜服用了。

甲鱼养生康复食谱

甲鱼应该怎样做，怎样吃呢?相信很多人都会提出这样的疑问，因为在我们的日常生活当中，把甲鱼当成家常菜的似乎并不太多。等到真正需要通过甲鱼进补的时候，便会感到有些手足无措了。下面开始教大家怎样烹饪甲鱼。

1. 清蒸甲鱼

原料：甲鱼1只，火腿30克，冬笋50克，生姜、香葱25克，上汤50克，猪油20克，料酒30克，精盐、味精各少许。

制法：先将甲鱼宰杀，然后清洗干净，肚腹内抹上少许料酒、精盐；火腿切成薄片；冬笋洗净，切成薄片；生姜去皮、洗净，切成薄片；香葱洗净，切成小段，备用；把甲鱼放入大碗内，再加入火腿片、冬笋片、生姜片、香葱段、猪油、料酒、上汤，然后将大碗放入蒸锅中。先用大火煮沸后，再改用小火炖2~3小时，至甲鱼熟酥后取出，加入精盐、味精调好口味即可。

【用法】这道菜中的甲鱼肉质嫩酥，味道鲜美。可以每周食用1次。

功效：具有大补阴虚、养肝益肾、凉血清热的效果。

2. 山珍炖甲鱼

原料：甲鱼1只，连壳核桃15只，金针菜、水发木耳、水发香菇各50克，生姜20克，料酒20克，冰糖适量。

制法：将甲鱼宰杀并洗净；核桃、金针菜、木耳、香菇洗净，备用；先把甲鱼放入锅内，再把核桃、木耳、金针菜、香菇、冰糖放入，加入适量清水，用文火炖至熟酥，即可。

【用法】这道菜可以每隔3日食用一次。

功效：能够滋阴补肾，抗癌消结。

3. 山药甲鱼煲

原料：甲鱼1只，怀山药80克，水发香菇50克，火腿25克，冬笋100克，生姜、香葱20克，上汤50克，猪油20克，料酒50克，精盐、味精各适量。

制法：将甲鱼宰杀洗净，剁成中块，抹上少许精盐、料酒；香菇去根、洗净；火腿洗净，切成薄片；冬笋洗净，切成薄片；生姜去皮、洗净，拍松；香葱洗净，打结，备用；把甲鱼块置于煲内，加入怀山药、香菇片、火腿片、

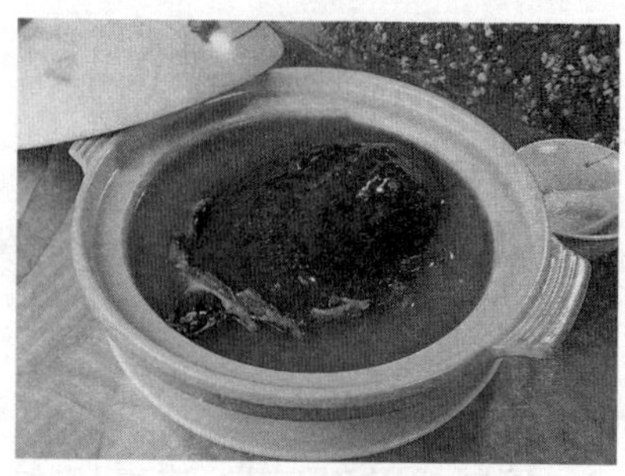
山药甲鱼煲

冬笋片、生姜、香葱结、料酒、上汤，加入适量清水，先用大火煮沸后，再改用小火煮2个小时，除去姜葱，加入精盐、味精调好口味，即可。

【用法】这道菜清香味美，肉嫩鲜酥。可以每周食用一次。

功效：能够大补元气、滋阴益肾、养精强腰。

4. 甲鱼炖大蒜

原料：甲鱼1只，大蒜100克，生姜、香葱各20克，猪油20克，料酒30克，精盐、味精各少许。

制法：将甲鱼宰杀洗净；大蒜去皮、洗净，拍碎；生姜去皮、洗净，切成薄片；香葱洗净，切成细末，备用；把甲鱼、大蒜、生姜片、料酒放入锅内腌片刻，加入适量清水，用文火炖至熟烂，加入精盐、味精调好口味，即可。

【用法】每隔3日食用1次。

功效：能够补虚滋阴，抗癌散结。

5. 黄花菜炖甲鱼

原料：甲鱼1只，黄花菜50克，水发木耳100克，生姜、香葱各20克，上汤50克，猪油15克，料酒20克，精盐、味精各少许。

制法：将甲鱼宰杀洗净，剁成中块，抹上少许精盐、料酒；黄花菜用温水泡软、洗净；木耳洗去泥沙，摘成小朵；生姜去皮、洗净、拍松；香葱洗净、打结，备用；把甲鱼块置于锅内，加入黄花菜、木耳、生姜、香葱结、料酒、上汤，加入适量清水，先用大火煮沸后，再改用小火炖50~60分钟至甲鱼熟软，取出姜葱，加入精盐、味精调好口味，即可。

【用法】这道菜汤汁浓郁，味道鲜美，可以每隔2~3日食用一次。

功效：可以补肝养血、健脾益气、纠正球蛋白倒置。

6. 甲鱼龙眼山药汤

原料：甲鱼1只，龙眼肉20克，山药片30克，冰糖适量。

制法：将甲鱼宰杀洗净，切成小块，与龙眼肉、山药片、冰糖一起放入锅内，加入适量清水，先用大火煮沸后，改用小火再煮至熟烂，即可。

【用法】这道菜可以每周食用一次。

功效：能够滋阴补虚、养肝强身。

在看过了这些烹饪甲鱼的方法之后，你是不是觉得其实没有想象中那么难呢？那就赶紧练习一下，为自己和家人进补。

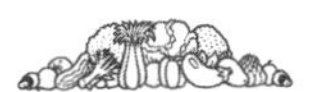

鱼 翅

鱼翅——人间的珍馐美味

鲨鱼的鳍经过干制便成为鱼翅，鳍按照其所生长的部位可以被分为背鳍、胸鳍、臀鳍和尾鳍。以背鳍制成的鱼翅叫作脊翅、背翅或者是劈刀翅，这种翅翅多肉少，质量最好；以胸鳍制成的鱼翅叫作翼翅或者是上青翅，这种翅翅少肉多，质量较差；以尾鳍制成的鱼翅叫作尾翅、勾尖或者是尾勾；以臀鳍制成的鱼翅叫作荷包翅、翅根。尾鳍和臀鳍制成的鱼翅肉最多、翅最少，所以后两种鱼翅的质量最差。

鱼翅按照颜色来分，共有黄、白、灰、青、黑、混（黄白色）等六种，其中以黄、白、灰三色较优。由于产地和焙制方法不一，又有淡水翅咸水翅之分。淡水翅系用日光晒干，或用石灰水浸渍而成，质量较好；咸水翅用盐水浸渍，质量次于淡水翅。鱼翅还可按形态完整与否进行分类。涨发后成为整只翅的称为排翅，为上品；涨发后散开成一条一条的叫散翅，为次品。

鱼翅当中含有 80% 左右的蛋白质，还含有脂肪、糖类及其他矿物质，这也正是鱼翅能够食用的原因。同时这些成分还可以降血脂、抗动脉硬化，对于心血管系统疾患具有防治的功效；鱼翅当中所含有的丰富的胶原蛋白属于不完全蛋白，烹制时应与肉类、鸡、鸭、虾等共烹，以达到蛋白质的互补，同时还能够赋味增鲜，对皮肤起到滋养的作用。

在我国，鱼翅主要产于沿海的广东、福建、台湾、浙江、山东等省以及南海诸岛。在日本、美国、印尼、越南和泰国等地，鱼翅也均有产出。一般来说，进口鱼翅中的上品要数菲律宾的吕宋黄了。那里出产的鱼翅做出的菜肴柔嫩腴滑，软糯爽口。

鱼翅应该这样吃

鱼翅能够益气润肺，开胃进食，是一种比较名贵的营养品，具有非常美的味道和非常好的营养补益功效，可用于阴虚肺燥导致的咳嗽咽干或者是脾胃虚弱导致的消化不良等症的治疗。鱼翅可以单独用来煎汤服用，也可以做成菜肴或者是将其炒成炭，研末服用。

在选购做菜用的鱼翅时一定要注意，不管使用什么等级的鱼翅，都不能选用发霉变质的。

烹调鱼翅的时候，也要注意一些事项。当发鱼翅的时候，应该先将大小老嫩分开，以便分别掌握火候，防止小而嫩的已经发烂，而大而老的却还没有发透。一般情况下，大而老的鱼翅翅针粗，质黏糯，质量高，但是由于翅板大，皮苍老，沙粒便很难褪出。因此，在发的时候要先将鱼翅的薄边剪去，以防止涨发的时候砂粒进入到翅内；然后再用冷水泡10~12小时，使其回软，再将其放入开水锅中煮1个小时，之后用开水焖至沙粒大部分都鼓起来时，用刮刀一边刮一边洗，去净沙粒，如果没有除净可以用开水再烫一次。接着，将鱼翅按照老硬、软嫩分开，分别装入竹篮内。

发好的鱼翅不适宜在水中浸漂过久，以免其发臭变质，在煲煨鱼翅的时候，或者是在鱼翅发好之后，均不能够令其染上带有油、碱、盐等的物质，否则便会引起鱼翅肉体表皮的溶化，进而影响到成菜的质量。

食用的时候要注意与各种丝类原料、蛋类原料以及米面类原料相搭配会比较好，切记千万不能与烤鸭、甲鱼一起吃。另外，科学表明鱼翅中含有汞、锡等危害人体的元素，所以不宜过多食用，请不要为了攀比而过多地食用鱼翅。

别让假鱼翅蒙蔽了双眼

鱼翅味美且又营养丰富，能够享用鱼翅对于很多人来说都是一件很幸福的事情，不过如果抱着很大希望却发现自己食用的是假鱼翅，那么估计不管是谁，原本愉悦的心情都会大受影响了。所以说，一定要学会分辨鱼翅的真假才行。下面便就辨别真假鱼翅的方法向大家进行一下介绍。

首先来看一下真鱼翅具有什么样的特征：

（1）如果鱼翅是真的，那么它在泡发前是白色的，做成熟食后会呈现出晶莹剔透的半透明状或者是接近全透明状，形态十分饱满；

（2）在真鱼翅当中含有丰富的胶原蛋白，口感韧度非常好；

（3）真正的鱼翅是鲨鱼的鱼鳍中细丝状的软骨，也就是说，真正的鱼翅应该有一端稍显圆粗，另一端则是渐细的针状，翅针之间有翅肉相连。

假鱼翅同样也具有一系列的特点，了解了真鱼翅之后，再来看看假鱼翅：

（1）人工合成的鱼翅是金黄色的，即使是将其泡发后做熟，也依然会呈现出淡黄色或者是黄褐色。

（2）人工合成的鱼翅质地十分脆。

（3）由于人工合成的鱼翅都是人工切出来的，不仅没有翅肉，两端也都是一般粗细的切面。虽然合成鱼翅经过加工之后与真鱼翅十分相似，但是营养成分却是大不一样的。合成鱼翅味不鲜，没有丝质口感，也不像真鱼翅那样含有人体所需的微量元素、软骨素和骨质素。其实这些假鱼翅与粉条差不多，区别仅仅在于假鱼翅里面加有鱼胶、明胶，本来明胶遇热即化，但因为假鱼翅使用了一种添加剂，所以不会化，吃起来还会有一点药味。

除去通过辨别特点来分辨真假鱼翅之外，还可以通过“泡”“看”“闻”“尝”“拉”这五点来判断鱼翅的真假。

（1）“泡”：鱼翅无论是生的还是熟的，只要是将其放到水里不会收缩，便肯定有假。

（2）“看”：即观察鱼翅的色泽以及透明度，真的鱼翅具有自然的色泽，丰富的层次；而假的鱼翅则颜色偏白，没有层次感，用水一泡显得特别通透，看起来就像塑料的一样。

（3）“闻”：假鱼翅一般都是使用药水发泡或者是过氧化氢漂白而成的，这样便会有药味残留在鱼翅上面。

（4）“尝”：真的鱼翅吃起来会带给人细致的口感，且丝丝分明，软中有劲，但是合成鱼翅咬起来则会感觉软烂，吃起来就像是粉丝一样。

（5）“拉”：真的鱼翅比较有弹性，拉起来不容易断，但是合成鱼翅一拉就会断掉。

懂得了这些方法，再加上自己的不断实践和探索，相信假鱼翅就一定逃不过你的慧眼了，享受鱼翅的营养与美味也就会变得容易起来。

鱼翅成菜的技巧

在了解了鱼翅的营养功效之后，便要想办法将鱼翅吃下去，着实地利用鱼翅进补了。但是，到底怎样才是正确地食用鱼翅呢？怎样食用鱼翅才能够令其营养为人体充分吸收呢？接下来便向大家介绍一些鱼翅的做法。

1. 红枣薏米鱼翅汤

原料：红枣10枚、薏米30克、莲子30克、鱼翅50克。

制法：将鱼翅发透、洗净，撕成丝状；薏米洗净，莲子去心，红枣去核；将莲子、薏米、红枣先炖，加水500毫升，炖约30分钟，加入鱼翅，再炖20分钟即成。

【用法】食鱼翅喝汤。

功效：补益气血，通淋利尿。

2. 黄芪当归炖鱼翅

原料：鱼翅8克，羊肉50克，火腿20克，清鸡汤1碗半，黄芪6克，当归4克，红枣5枚，生姜2片，绍酒2茶匙。

制法：将鱼翅用温水浸透洗净，羊肉切成中块，火腿切成粗块。黄芪、当归、红枣浸泡后洗净，当归切成厚片，红枣去核。将所有用料放进炖盅内，加沸水1碗半，把炖盅盖上开始炖。等锅内的水烧开后，用中火续炖2.5小时至3小时即可。

【用法】炖好之后，除去药渣，用油、盐、味精调味，喝汤吃肉即可。

功效：能够润肝保心、活血驻容。可用于面黄消瘦、肝血亏虚等症状的治疗。

3. 砂锅鱼翅汤

原料：鱼翅500克，金华火腿100克，油菜心200克，色拉油15克，鸡油5克，料酒20克，盐15克，味精4克，白糖2克，牛奶10克，大葱25克，姜25克。

制法：将水发鱼翅滗去碗内原汤，放入开水中烫1~2遍捞出沥干水分；把熟金华火腿切成骨牌片；将油菜心洗净；葱切段、姜片切，均拍松备用；炒锅放在火上，倒入色拉油，油热后放入葱段、姜片，炸成金黄色；倒入鸡清汤烧开，撇净浮沫，捞出葱段、姜片，加入料酒、精盐5克，白糖，开锅后，倒入在一个砂锅内；将砂锅坐在火上，放入已烫过的鱼翅，移到微火上焖，等待鱼翅软烂；加入鲜牛奶调匀，再加入味精调好口味；把油菜心放入砂锅内，继续烧开；上菜时淋上熟鸡油5克即可。

【用法】食鱼翅喝汤。

功效：具有健脾开胃的功效，可以用来补气血，改善气血两亏的症状。

第八章

不同季节的营养补充方案

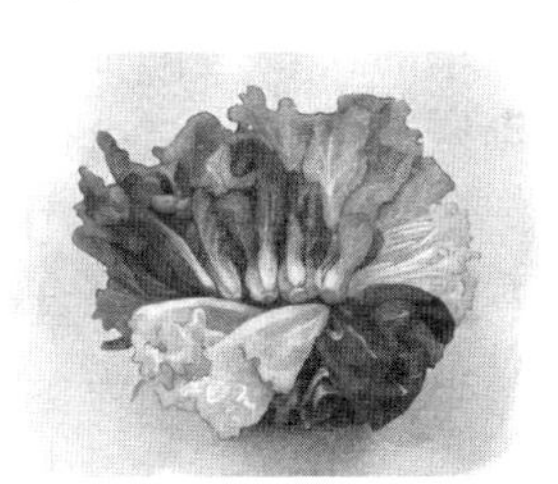

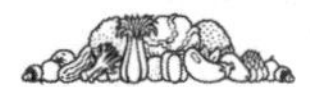

人体健康靠营养

春季三个阶段的饮食原则

春季，万物复苏，气候转暖。中医认为，春天是阳气生发的季节。因此，人们要适时修改自己的营养方案，通过饮食调养阳气以保持身体健康，并有效消除在寒冷冬季储存的大量剩余脂肪。

一般来说，人们在春季的饮食要做到“春天里来日渐暖，厚味饮食应转淡，时鲜蔬菜要多食，酒肉辛辣要少吃，健康长寿有保障。”具体来说，就是要注意遵循以下“三个原则”。

1. 主食中选择高热量的食物

主食中除米面杂粮外，适量加入豆类、花生等热量较高的食物。

2. 保证充足的优质蛋白质

奶类、蛋类、鱼肉、禽肉、猪牛羊瘦肉等。

3. 保证充足的维生素

青菜及水果的维生素含量较高，如西红柿、青椒等含有较多的维生素 C，是增强体质、抵御疾病的重要物质。

春季三个阶段的营养方案

根据气候特征等，春季大致可分为早春时期、春季中期和春季晚期三个阶段。一般来说，三春虽然统属于春季，但饮食还是各有侧重的。

1. 早春时期

为冬春交接之时，天气仍然寒冷，人体内消耗的热量较多，所以适宜进食偏于温热的食物。饮食原则为选择热量较高的主食，并注意补充足够的蛋白质。饮食除米面杂粮之外，可增加一些豆类、花生、乳制品等。

早餐：牛奶 1 袋（250 毫升左右），主食 100 克，小菜适量。

午餐：主食 150 克，猪牛羊瘦肉（或豆制品）50 克，青菜

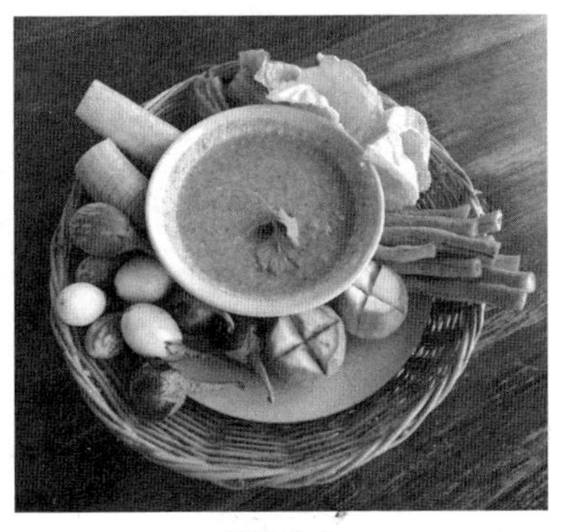

清淡饮食

200克，蛋汤或肉汤适量。

晚餐：主食100克，蛋鱼肉类（或豆制品）50克，青菜200克，豆粥1碗。

2. 春季中期

为天气变化较大之时，气温骤高骤低，变化较大，可以参照早春时期的饮食进行。在气温较高时可增加青菜的量，减少肉类的摄入量。

3. 春季晚期

春夏交接之时，气温偏高，宜于进食清淡的食物。饮食原则为选择清淡的食物，并注意补充足够的维生素，在饮食中应适当增加青菜。

早餐：豆浆250毫升，主食100克，小菜适量。

午餐：主食150克，蛋鱼肉类（或豆制品）50克，青菜250克，菜汤适量。

晚餐：主食100克，青菜200克，米粥1碗。

推荐春季一周营养方案

1. 星期一

早餐：馒头和草莓酱、牛奶（或豆奶）、煮荷包蛋1个、酱黄瓜。

水果：西红柿或白萝卜1个。

中餐：荞麦大米饭、香菇菜心、糖醋带鱼、豆腐血旺、丝瓜汤。

晚餐：绿豆粥、白菜猪肉包子、虾皮冬瓜。

2. 星期二

早餐：玉米面窝窝头、牛奶（或豆奶）、卤五香茶蛋1个、豆腐乳（1/4块）。

水果：枇杷(或长生果)3~4个。

中餐：花生米饭、肉末茄子、葱花土豆泥、鸭子海带汤。

晚餐：干煸豆角、稀饭、豆沙包、青椒肉丝。

3. 星期三

早餐：鲜肉包、牛奶（豆奶）、咸鸭蛋（半个）、素炒三丝（莴笋、白萝卜、胡萝卜）。

水果：鸭梨1个或西瓜1块。

中餐：红枣米饭、黄豆烧牛肉、干煸四季豆、金针菇紫菜鸡蛋汤。

晚餐：三鲜面片（猪肝、火腿肠、黑木耳、平菇）、清炒菠菜、青椒土豆丝。

4. 星期四

早餐：苹果酱花卷、牛奶（或豆奶）、煮荷包蛋1个、炒泡豇豆。

水果：香蕉（或黄瓜）1个。

中餐：米饭（高粱米、白米）、香菇黄花黑木耳肉片、红烧平鱼、白萝卜海带排骨汤。

晚餐：豆浆或稀饭、葱花煎饼、青椒芹菜肉丝。

5. 星期五

早餐：酱肉包、牛奶（或豆奶）、素炒三丝（莴笋、白萝卜、胡萝卜）、鹌鹑蛋2个。

水果：猕猴桃（或桃子）1~2个。

中餐：红豆米饭、魔芋烧鸭、红椒炒花菜、鱼头香菇冬笋青菜汤。

晚餐：芹菜猪肉包子、西红柿炒鸡蛋、肉末豆腐脑。

6. 星期六

早餐：面包、牛奶（或豆奶）、煎鸡蛋1个、卤五香豆腐干。

水果：草莓（或李子）5~6个。

中餐：两米饭（大米、小米）、五香鱼、五彩银丝（炒黄豆芽、胡萝卜、莴笋）、鸡腿菇木耳猪肝汤。

晚餐：玉米粥、鸡蛋、发糕、鱼香肉丝。

7. 星期天

早餐：芝麻酱花卷、牛奶（或豆奶）、煮鸡蛋1个、豆豉凤尾鱼。

水果：苹果1个。

中餐：金银饭（玉米糁、大米）、黑木耳春笋烧鸡、糖醋白菜、绿豆南瓜汤。

晚餐：韭菜猪肉饺子、蒜茸莜麦菜、肉末炒豇豆。

春季营养失调，补充维生素最重要

春天气候多变，会直接影响人体的防御功能，全身的抗病能力也会下降。此外，春季随着气温的回升，各种细菌、病毒也开始大量繁殖，体质不佳时病菌、病毒等就会乘虚而入。而如果人们不能保证饮食中营养的全面均衡，很容易降低人体本身的抵抗力，从而容易感染各种疾病，尤其是各种呼吸道或胃肠病征。

人们往往会在生病时想起要补充维生素。因为缺乏维生素容易引起呼吸道传染病和胃肠道传染病，特别是胃肠道传染病，还会降低患者对维生素等各种营养物质的吸收能力，造成恶性循环。

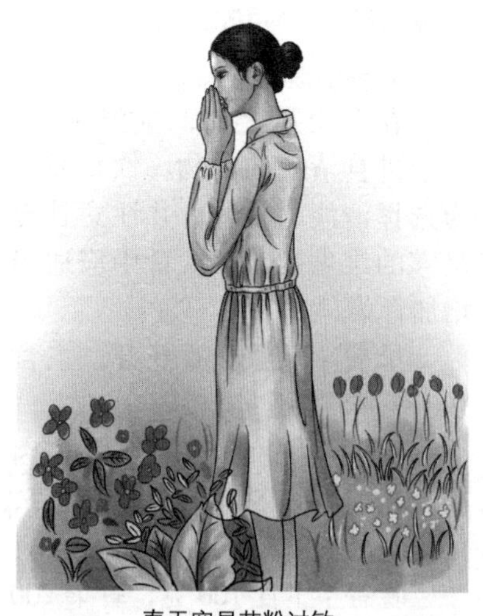

春天容易花粉过敏

因此，许多人在春季常常把维生素营养品带在身边，甚至将它当成了平衡膳食营养、预防疾病的“灵丹妙药”。然而，营养专家指出，从天然食物中摄取维生素更科学有效，且一般不会过量或引起不良反应。只有当人们确实无法从食物中获取某些营养素时，才需在医生指导下适量服用维生素营养品，以免对身体造成不必要的伤害。

在春季，人们最应该补充维生素 A，因为人体内缺乏维生素 A，就容易患呼吸道和消化道感染，一旦感冒或腹泻，体内维生素 A 的水平又会进一步下降。维生素 A 缺乏还会降低人体的抗体反应，导致免疫功能下降。而且，维生素 A 对呼吸道及胃肠道黏膜有保护作用。因此，女人要多吃含维生素 A 食物，保证每天摄入 750 微克的维生素。

富含维生素 A 的食物有两类。一是维生素 A 原，即各种胡萝卜素，存在于植物性食物中，如绿叶菜类、黄色蔬菜类以及水果类，含量较丰富的有菠菜、苜蓿、豌豆苗、红心甜薯、胡萝卜、青椒、南瓜等；另一类是来自于动物性食物的维生素 A，这一类是能够直接被人体利用的维生素 A，主要存在于动物肝脏、奶及奶制品（未脱脂奶）及禽蛋中。在所有含维生素 A 的食物中，最能补充维生素 A 的当数胡萝卜。

而随着天气转暖，人体的新陈代谢也加快，人体内环境较不稳定，容易造成人体（尤其是女性）内分泌失调。内分泌失调不仅引起月经紊乱，脸上的皮肤也会“发脾气”。特别是年轻女性，因皮脂分泌旺盛，花粉、尘埃、微生物黏附到脸上，很容易形成痤疮。

因此，人们还应注意补充维生素 C 来调整人体内分泌，保护人体的免疫系统，增强身体抵抗力，可防治坏血症，特别是在身心压力大或在体力消耗大（如运动）时提高人体抵抗力，加强结缔组织功能。注意，人们每天摄入维生素 C30 毫克即可，摄入过量会导致腹泻，还可能导致继发性草酸代谢障碍，引起肾结石。

此外，有春乏春困症状的人们还应多摄入 B 族维生素，可帮助人体更有效地利用营养物质，对皮肤干裂、精力不济也有一定帮助。尤其是维生素 B_1 可确保神经和肌肉的健康，是保持精神饱满和头脑清醒的良药。

春季补钙，羊骨粥是最佳选择

春天是补钙的最佳时期，尤其是对处于生长发育期的孩子来说，此时的人体新陈代谢旺盛，血液循环加快，呼吸消化功能加强，是最易吸收钙的时候。因此，人们可多吃含钙丰富的食物来补钙，养护骨骼健康。

含钙丰富的食物有鱼类、豆类、动物骨头、牛奶、海带、虾皮、花生、芝麻等，以及白菜、胡萝卜、油菜、芹菜、白萝卜、空心菜、菠菜等蔬菜类。其中，大豆制品是补钙的良品，500 克豆浆含钙 120 毫克，150 克豆腐含钙就高达 500 毫克；牛奶也是含钙量高的食物，半斤牛奶含钙 300 毫克；虾皮含钙量更高，每 25 克就含钙 500 毫克；动物骨头里 80% 以上都是钙，小白菜、油菜、芹菜等蔬菜每 100 菜克含钙量也在 150 毫克左右。

在含钙丰富的食物，牛奶等乳类食物所含的钙最容易被人体吸收，对于那些不爱喝奶的人们，可利用牛奶制作成的美食来补钙，比如牛奶蒸鸡蛋羹，牛奶蒸米饭，吃酸奶，用牛奶和面做点心等方法。

为了减少鲜虾、虾皮、豆类等食物在烹饪过程中的钙流失量，人们在烹调过程中应尽量避免将其和草酸多的食物搭配混合制作，或者先将草酸多的食物用开水焯一下，过凉水捞出，挤干水，再与豆类、虾类混合烹调食用，这样就不会损失或影响虾类、豆类钙的吸收利用了。

此外，动物骨头中的含钙量也很高，人们可多吃骨头类美食来补钙。但因为动物骨头不溶于水的特性，人体很难完全吸收其所含的钙物质，因此在煲骨头汤前，先将骨头敲碎，煲汤时还要加入几滴醋，可促进溶解骨头中的钙，以便人体更好吸收。

在所有的动物骨头食谱中，以羊骨粥补钙的效果最好。这是因为羊骨中含有磷酸钙、碳酸钙、骨胶原的等成分，有补肾壮骨、温中止泻之功效，可用于血小板减少性紫癜、再生不良性贫血、筋骨疼痛、腰软乏力、白浊、淋痛、久泻、久痢等病症，有效缓解春乏春困症状。

羊骨粥

原料：羊骨 1000 克左右，粳米或糯米 100 克，葱白 2 根，生姜 3 片，盐少许。

制法：

（1）取新鲜羊骨，洗净敲碎，加水煎汤，高火约 20 分钟。

（2）取汤代水，下米煮粥。高火 10 分钟，待粥快好时，加入葱白、生姜、细盐，稍煮即可。

功效：此粥有强筋骨的功效，但感冒期间不宜食用。

为了在春季更好地补钙，人们在补钙的同时还应补充维生素 D，因为维生素 D 能调控钙磷代谢，增加机体对钙的吸收利用。如果把含钙高的食物与含维生素 D 多的食物搭配食用，可起到事半功倍的效果。儿童维生素 D 日供给量应为10微克，如每天日照时间不少于2小时，再吃两个鸡蛋黄，一般不会出现维生素D缺乏情况。

大蒜锗、硒足，春季保肝防癌全靠它

春天五行属木，而人体的五脏之中肝也属是木性，因而春气通肝。在春天，肝气旺盛而升发，人们精神焕发。可是如果肝气升发太过或是肝气郁结，都易损伤肝脏，到夏季就会发生寒性病变。因此，人们要顺应天时变化，对自己的日常饮食做出相应的调整，才能为身体提供充足的营养，养护肝脏健康。

而在养护肝脏健康的食物中，大蒜对肝脏有很好的保护作用。这是因为大蒜中的锗和硒等元素可抑制肿瘤细胞和癌细胞的生长，

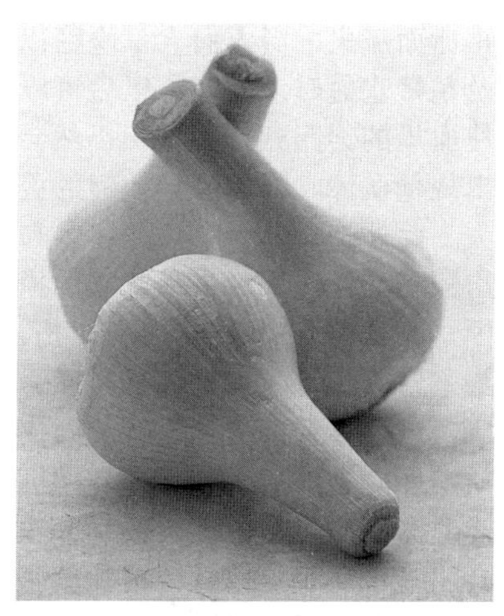

大蒜

可诱导肝细胞脱毒酶的活性，阻断亚硝胺致癌物质的合成，从而预防癌症的发生。实验发现，癌症发生率最低的人群就是血液中含硒量较高的人群。美国国家癌症组织认为，全世界最具抗癌潜力的植物中，位居榜首的是大蒜。因此，在肝气旺盛的春季多吃大蒜，能有效预防肝癌细胞滋生，保护肝脏健康。

此外，大蒜中所含的硫化合物具有奇强的抗菌消炎作用，对多种球菌、杆菌、真菌和病毒等均有抑制和杀灭作用，可有效抑制和杀死引起肠胃疾病的幽门螺杆菌等细菌病毒，清除肠胃有毒物质，刺激胃肠黏膜，促进食欲，加速消化，排毒清肠，预防肠胃疾病。尤其是紫皮大蒜挥发油中所含的大蒜辣素等具有明显的抗炎灭菌作用，对上呼吸道和消化道感染、霉菌性角膜炎、隐孢子菌感染有显著功效。

大蒜还能降低血糖，预防糖尿病。因为大蒜可促进胰岛素的分泌，增加组织细胞对葡萄糖的吸收，提高人体葡萄糖耐量，迅速降低体内血糖水平，并可杀死因感染诱发糖尿病的各种病菌，从而有效预防和治疗糖尿病。

大蒜也可防止心脑血管中的脂肪沉积，诱导组织内部脂肪代谢，显著增加纤维蛋白溶解活性，降低胆固醇，抑制血小板的聚集，

降低血浆浓度，增加微动脉的扩张度，促使血管舒张，调节血压，增加血管的通透性，从而抑制血栓的形成和预防动脉硬化。每天吃 2~3 瓣大蒜，是降压的最好最简易的办法，大蒜可帮助保持体内某些酶的适当数量而避免出现高血压。

从大蒜的诸多功效可以看出，大蒜是能全面保健身体的营养食物，所以，民间才会有“四季不离蒜，不用去医院”的说法。

当然，大蒜也不是没有坏处，《本草纲目》里记载：大蒜味辛性温，“辛能散气，热能助火，伤肺、损目、昏神、伐性”。《本草经疏》告诫人们：“凡脾胃有热，肝肾有火，气虚血虚之人，切勿沾唇。”

下面介绍一款大蒜食谱：

大蒜荷竹饮

原料：大蒜头 2 头，荷花 30 克，竹叶 10 克，甘草 6 克。

制法：以上四种物品共同加水煎煮，去渣留汁制。

功效：清热解毒，升清通窍。注意，选购大蒜时以个儿大、瓣少、肉嫩、味辣的为佳。

春季多吃含钾食物，轻松防春困

进入春季后，随着气温的升高，人的身体毛孔、汗腺、血管开始舒张，皮肤血液循环也旺盛起来。这样一来，供给大脑的血液就会相对减少。随着天气变暖，新陈代谢逐渐旺盛，耗氧量不断加大，大脑的供氧量则必然就不足了。加上暖气温的良性刺激，使大脑受到某种抑制。因而人们就会感到困倦思睡，总觉得睡不够，这就是人们常说的“春困”。

而当人们在当人体缺钾时，也会感觉身上没劲。这是因为大量的钾在肌肉内，体内钾含量低了，人体就感觉到全身无力、酸痛、四肢麻木，严重的可见蹲下去起不来，肌肉无力，活动困难，再严重者就是全身瘫痪，这些都属于低钾常见的表现。因此，当人们春困时，一定要注意身体是否缺钾。

而且，体内的钾也很容易流失。在人们长期大量饮酒的时候，会导致尿量增多，使得钾随尿液排泄而流失；当人们大量吃糖以及超量吃盐时，糖多了以后可以使血里的钾跑到细胞内，仍然会出现低血钾。都容易导致钾的丢失。此外，呕吐、腹泻、尿多和出汗多是导致钾丢失最常见的原因。长期过量使用排钾利尿药，如氢氯噻嗪、呋塞米和托拉塞米等，也会导致低血钾。肾上腺皮质功能亢进的病人和长期使用糖皮质激素（泼尼松等）的病人也会出现低血钾。而且，精神紧张和过度劳累也可以消耗掉钾。

因此，当人们春困时，最好多吃些含钾量高的食物，往往能有效缓解身体疲劳症状。而不同年龄的人群每日所需的钾摄入量也不同：

初生至6个月婴儿：每人每天350~925毫克。

1岁以内婴儿：每人每天425~1275毫克。

1岁以上儿童：每人每天550~1650毫克。

4岁以上儿童：每人每天775~2325毫克。

7岁以上儿童：每人每天1000~3000毫克。

10岁以上青少年：每人每天1525~4575毫克。

成年男女：每人每天1875~5625毫克。

常见高钾食物有如下几类：

1. 蔬菜类

根茎类：藕的含钾量高达每100克293毫克，而萝卜含钾量也较高，但不同品种的萝卜，其含钾量相差悬殊。如100克胡萝卜中的钾含量为119毫克，青萝卜中高达248毫克，而圆白萝卜中仅含14毫克。

鲜豆类：鲜豆类含钾都比较丰富，如扁豆、豇豆、四季豆等，每100克中约含180毫克左右，但口感较受人们欢迎的甜脆荷兰豆中仅含18毫克；豆苗类中，100克黄豆芽含钾175毫克，100克绿豆芽中仅含32毫克。

茄果类：白皮茄子含钾量较紫皮茄子高，100克中含钾量为238毫克（紫皮茄子仅150毫克）；樱桃番茄含钾量较普通的番茄高，100克中含钾量为262毫克（普通番茄仅179毫克）；干辣椒中的钾含量每100克高达991毫克，但因食用量少，钾的实际摄入量并不高。

瓜类：南瓜的钾含量最高，可达每100克445毫克，其他大部分瓜类，如黄瓜、丝瓜等的含钾量中等，每100克在100~150毫克之间，但冬瓜的含钾量较低，每100克仅57毫克。

绿叶类：莴笋叶、空心菜、甘蓝、芥蓝、苦苣菜等的含钾量最高，每100克超过300毫克；鸡毛菜、娃娃菜、塌棵菜、花菜、韭菜等其次，含钾量每100克超过200毫克；其余大部分在每100克100~200毫克之间；而圆白菜、西芹、芦笋等的钾含量特别低，每100克均小于50毫克。

菌藻类：钾含量相对来讲都比较高。比如白蘑菇含钾量为每100克350毫克，草菇每100克仅53毫克；干制的香菇、茶树菇、海带、木耳等每100克中含钾量更可达到700~3000毫克。

2. 水果类

水果类食物中的钾含量普遍低于蔬菜类的钾含量：

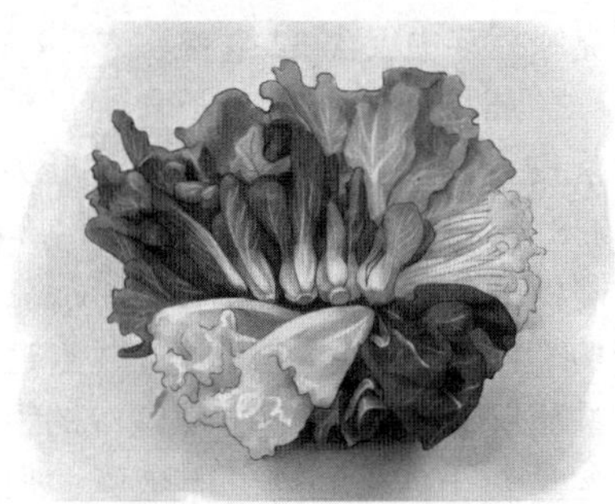

绿叶蔬菜中含有丰富的钾

苹果、梨、橘、橙、桃、西瓜、葡萄等水果中的钾含量仅每100克50~150毫克上下。部分热带(或亚热带)水果中含钾量较高(每100克):如香蕉(208毫克)、榴梿(261毫克)、酸木瓜(260毫克)。

干果类食物中的钾含量相对较高:如干小枣(486毫克)、无花果干(898毫克)、桂圆(891毫克)。

此外,日式早餐中的纳豆和柴鱼或是小鱼干都含有高优质的钾成分,因此,无论蒸、煮、炒或做汤时加些纳豆或小鱼干,能有效补钾,缓解春困症状。

春季多吃甘味食物,养肝又养脾

春为肝气当令,根据中医五行理论,肝属木,脾属土,木土相克,即肝旺可伤及脾,影响脾的消化吸收功能。中医又认为,五味入五脏,如酸味入肝、甘味入脾、咸味入肾等,因此若多吃酸味食物,会加强肝的功能,使本来就偏亢的肝气更旺,这样就能伤害脾胃之气。有鉴于此,在春季人们要少吃些酸味的食物,以防肝气过于旺盛。

此外,春季阳气生发,人体腠理疏松,阳气易外散发泄,加上气候转暖,人活动容易出汗,有伤津液,所以应及时食用甘味食物,如大枣、山药、锅巴等,能有效补气血、解除肌肉紧张、解毒,滋养机体,固护脾胃之阳气。《千金方》中也说:"当春之时,食宜省酸增甘,以养脾气。"

需要注意的是,中医所说的甘味并不等同于甜味。甘味药物和食物有一部分确实是甜的,但相当多的甘味药物或食物,吃起来并不是甜的。人们要是在春季多吃巧克力、糖果等甜食可能养脾的效果不大,却可能因为摄入过多糖分、热量而导致肥胖、糖尿病等现代病。而对于少吃甜类食物以控制血糖的糖尿病患者来说,不能因为不能吃甜的,就认为凡是甘味的就不能吃,以免导致脾胃虚弱,反而不利于健康。

性温味甘的食物首选谷类,如糯米、黑米、高粱、黍米、燕麦;蔬果类,如刀豆、南瓜、扁豆、红枣、桂圆、核桃、栗子等等。

很多肉鱼类也属甘性,如牛肉、猪肚、鲫鱼、花鲤、鲈鱼、草鱼、黄鳝等。人体从这些食物中吸取丰富的营养素，可使养肝与健脾相得益彰。

此外，春日暖风熏熏或晚春暴热袭人，易引动体内郁热而生肝火，或致体内津液外泄，可适当配吃些清解里热、滋养肝脏的食物，如荞麦、薏薏米、荠菜、菠菜、蕹菜、芹菜、菊花苗、莴笋、茄子、荸荠、黄瓜、蘑菇。这类食物均性凉味甘，可清解里热，润肝明目。

尽管营养学家提倡人们多吃新鲜水果，但水果大多味酸，不宜在肝气旺盛的春季食用。但如果人们要解里热，可适当吃些性味甘凉的香蕉、梨、甘蔗或干果柿饼等水果。

推荐食谱如下：

红枣糯米粥

原料：糯米 100 克，枣 70 克。

制法：

（1）将糯米和红枣淘洗干净，用水浸泡半个小时；

（2）锅中放入适量水烧开，将泡好的糯米滤去水，倒入开水中，放入红枣，用勺子搅动，使米粒不黏在锅底；

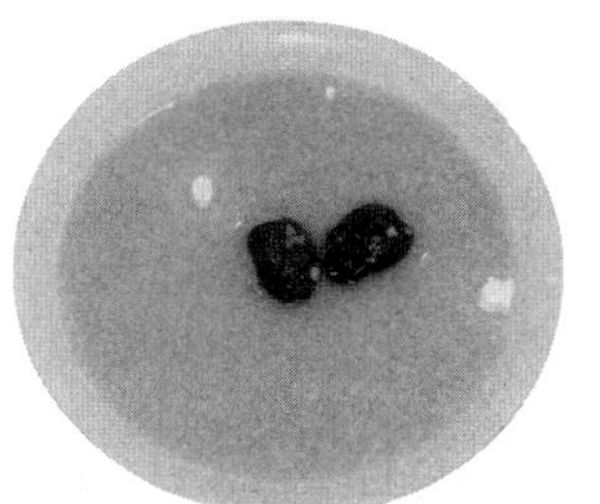

红枣糯米粥

（3）烧滚后转小火，加盖留小缝，熬 30 分钟，注意不要让粥溢出来；

（4）开盖，用勺子搅动，再熬 10 分钟左右即可盛出，加适量红糖搅匀趁热食用。

功效：健脾胃，补气血，利水湿。

春季补血，多吃富含维生素 C 的菠菜

菠菜又名菠菱、赤根菜、鹦鹉菜等，其根红叶绿，鲜嫩异常，十分可口。在古代，中国人称菠菜为“红嘴绿鹦哥”。现在菠菜是我国各地普遍食用的一种蔬菜，一年四季均有，但是以春季为佳。

许多人在春节假期过量饮酒、熬夜玩乐、用眼过度最易伤肝，加之立春后阳气升发，春季易使肝旺，因此节后调理尤重养肝。除了调畅情志，规律作息，加强锻炼外，还可从饮食入手，通过食疗巧养肝。而中医认为，菠菜性甘凉，入肠、胃经，有补血、利五脏、通血脉、止渴润肠、滋阴平肝、助消化、清理肠胃等功效，对肝气不舒并发胃病、头痛目眩和贫血等有较佳辅助疗效。

尽管菠菜中铁的含量并不高，但菠菜中富含大量的维生素 C，每

100克菠菜中就含有39毫克的维生素C，维生素C能够提高人体内铁的吸收率，并促进铁与造血的叶酸共同作用，有效地预防贫血症。

菠菜中也含有大量的β-胡萝卜素，能养护预防夜盲症等眼部疾病。研究还发现，每周食用2~4次菠菜的中老年人，因摄入了胡萝卜素（即维生素A原），可降低患视网膜退化的危险，从而保护视力。中医认为，养肝与明目相互为补，明目也能起到一定程度上的养肝作用。

此外，菠菜中含有大量的抗氧化剂如维生素E和硒元素，具有抗衰老、促进细胞增殖作用，既能激活大脑功能，又可增强青春活力，有助于防止大脑的老化。菠菜还含有大量的植物粗纤维，具有促进肠道蠕动的作用，利于排便，且能促进胰腺分泌，帮助消化。菠菜中所含微量元素物质，能促进人体新陈代谢，增进身体健康。由此可见，春季多吃菠菜，不仅能补血养肝，还能为人体提供丰富的营养，全面维护身体健康。

推荐食谱如下：

1. 凉拌菠菜

原料：菠菜，麻油适量。

制法：将新鲜菠菜用开水烫3分钟，捞起后加麻油拌食。每日可食2次。

功效：对高血压、头痛、目眩、便秘有疗效。

2. 菠菜拌藕片

原料：菠菜，藕，盐、麻油、味精适量。

制法：将菠菜入沸水中稍焯；鲜藕去皮切片，入开水汆断生，加入盐、麻油、味精拌匀即可。

功效：本品清肝明目，能够缓解视物不清、头昏肢颤等症状。

3. 菠菜羊肝汤

原料：菠菜，羊肝，盐、麻油、味精适量。

制法：将水烧沸后入羊肝，稍滚后下菠菜，并加适量盐、麻油、味精，滚后即可。

功效：此汤养肝明目，对视力模糊、两目干涩有效。

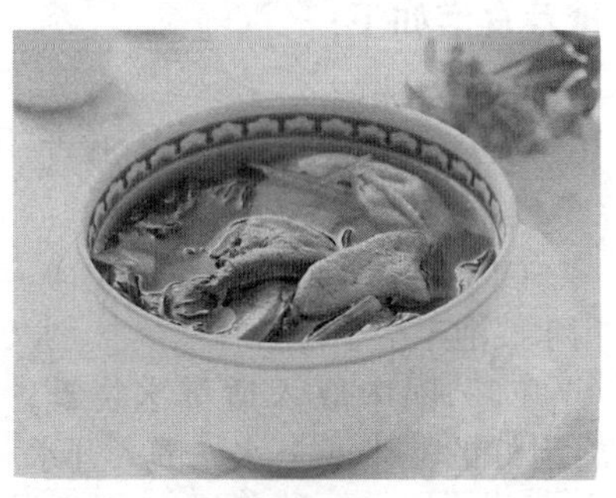

菠菜羊肝汤

4. 菠菜猪血汤

原料：菠菜，猪血，肉汤、料酒、盐、胡椒粉适量。

制法：先将猪血煸炒，烹入料酒，至水干时加入肉汤、盐、胡椒粉、菠菜，煮沸后，盛入汤盆即可。

功效：此汤对缺铁性贫血、衄血、便血等症有效。

值得注意的是，菠菜虽好，但也不能多食。因为它含草酸较多，有碍机体对钙的吸收，故吃菠菜时宜先用沸水烫软，捞出再炒。由于婴幼儿急需补钙，有的还患有肺结核缺钙、软骨病、肾结石、腹泻等，则应少吃或暂时不要吃菠菜。

春季干燥易上火，可多吃点油菜

春季，天气干燥，很容易上火，要经常食用一些富含维生素的蔬菜，如早春的油菜，有清热解毒的功效，可防治春天里易发生的口角炎、口腔溃疡及牙龈出血等疾病。

油菜含有钙、铁、维生素C及胡萝卜素等多种营养素，其中含钙量在绿叶蔬菜中最高，维生素C含量比大白菜高1倍多，有助于增强机体免疫能力，且有抵御皮肤过度角化的作用，适合女性作为美容食品食用。油菜还含有能促进眼睛视紫质合成的物质，起到明目的作用。

油菜为低脂肪蔬菜，膳食纤维含量丰富，能与胆酸盐和食物中的胆固醇及甘油三酯结合，并从粪便排出，从而减少脂类的吸收，可以降血脂。油菜中所含的植物激素，能够增加酶的形成，从而吸附分解某些致癌物质。此外，油菜还能增强肝脏的排毒机制，对上焦热盛引起的口腔溃疡、牙龈出血也有调养作用。油菜中含有大量的植物纤维素，能促进肠道蠕动，增加粪便的体积，缩短粪便在道腔停留的时间，从而治疗便秘，预防肠道肿瘤。

油菜的食用方法较多，可炒、烧、炝、扒等，油菜心可做配料。在这里给大家推荐几款食谱：

1. 香菇油菜

原料：小油菜、香菇各适量，盐、酱油、白糖、水淀粉、味精各适量。

制法：（1）小油菜择洗干净，控水备用；香菇用温水泡发，去蒂，挤干水分，切成小丁备用。

（2）炒锅烧热，倒入油烧热，放入小油菜，加一点盐，炒熟后盛出。

（3）炒锅再次烧热，放入油烧至五成热，放入香菇丁，勤翻炒，加盐、酱油、白糖翻炒至熟，闻到香菇特有的香气后，加入水淀粉勾芡，再放入味精调味。

（4）放入炒过的油菜翻炒均匀即可。

功效：解毒消肿、活血化瘀。

2. 凉拌油菜

原料：油菜适量，盐、味精、花用椒、食用油各适量。

制法：（1）嫩油菜择洗干净，

用刀片成片，先用开水烫一下，取出，再用凉水过凉，控净水分，放在盘内。

（2）炒锅烧热，将色拉油、花椒放入锅内，待油热且花椒炸出香味时捞出花椒，把油浇在油菜上，加入精盐、味精，拌匀即成。

功效：宽肠通便，降脂降糖。

3. 油菜炒虾肉

原料：虾肉、油菜各适量，姜、葱各适量。

制法：（1）将虾肉洗净切成薄片，虾片用酱油、料酒、淀粉拌好，油菜梗叶分开，洗净后切段，姜切丝，葱切末。

（2）锅中放油，烧热后先下虾片煸几下即盛出。

（3）再把油锅烧热加盐，先煸炒油菜梗，再煸油菜叶，至半熟时倒入虾片、姜丝、葱末，用旺火快炒几下即可起锅装盘。

功效：提高机体抵抗力。

此外，食用油菜时要现做现切，并用旺火爆炒，这样既可保持鲜脆口感，又可使其营养成分不被破坏。

但在食用油菜要注意以下两点：

一方面，油菜为发物，因此痧痘、孕早期妇女、眼疾、小儿麻疹后期、疥疮、狐臭等慢性病患者要少食。

另一方面，熟油菜过夜后不宜再吃。绿叶蔬菜里含有较多的硝酸盐，储存一段时间后，由于酶和细菌的作用，会生成亚硝酸盐，亚硝酸盐是导致胃癌的有害物质。

春季吃香椿，全面提升免疫力

香椿又名香椿芽。椿芽是椿树在早春枝头上生长出来的红色嫩枝芽，因其清香浓郁，故名香椿。《山海经》上称“种”，《唐本草》称“椿”。我国栽培、食用香椿已有几千年的历史。早在汉朝，我们的祖先就已经开始食用香椿，到唐代时，它就和荔枝一样成为南北两大贡品，深受皇上及宫廷贵人们的喜爱。

宋代苏武曾作《春菜》：“岂如吾蜀富冬蔬，霜叶露芽寒。”盛赞“椿木实而叶香可啖。”清代人有春天吃椿芽的习俗，谓之“吃春”，寓有迎新之意。民间有“门前一株椿，春菜常不断”之谚，和“雨前椿芽嫩无丝”之说。

关于香椿的药用功能，据《本草纲目》和《食疗本草》记载，香椿具有清热利湿、利尿解毒之

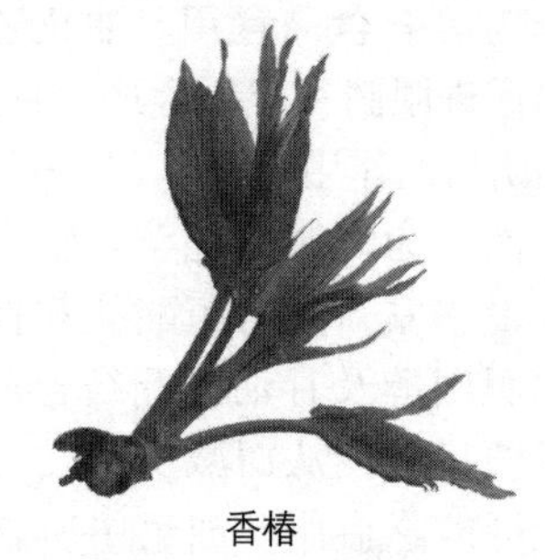

香椿

功效，可清热解毒、涩肠、止血、健脾理气、杀虫固精。

现代医学研究表明，香椿含有维生素E和性激素物质，有抗衰老和补阳滋阴的作用，故有“助孕素”的美称；香椿是辅助治疗肠炎、痢疾、泌尿系统感染的良药；香椿的挥发气味能透过蛔虫的表皮，使蛔虫不能附着在肠壁上而被排出体外，可用治蛔虫病；香椿含有丰富的维生素C、胡萝卜素等，有助于增强机体免疫功能，并有润滑肌肤的作用，是保健美容的良好食品。因此，人们在春天多吃香椿，能全面提升免疫力，养护身体健康。

下面，为大家推荐两款关于香椿的药膳：

1. 香椿拌豆腐

原料：豆腐500克，嫩香椿50克，盐、味精、麻油各适量。

制法：

（1）豆腐切块，放锅中加清水煮沸沥水，切小丁装盘中；

（2）将香椿洗净，稍焯，切成碎末，放入碗内，加盐、味精、麻油，拌匀后浇在豆腐上，吃时用筷子拌匀即可。

功效：润肤明目，益气和中，生津润燥，适用于心烦口渴、胃脘痞满、目赤、口舌生疮等病症。

2. 香椿炒鸡蛋

原料：香椿250克，鸡蛋5个，油、盐各适量。

制法：（1）将香椿洗净，下沸水稍焯，捞出切碎；鸡蛋打入碗内搅匀；

（2）油锅烧热，倒入鸡蛋炒至成块，投入香椿炒匀，加入精盐，炒至鸡蛋熟而入味，即可出锅。

功效：滋阴润燥，泽肤健美，适用于虚劳吐血、目赤、营养不良、白秃等病症。

3. 香椿拌鸡丝

原料：鸡胸肉、香椿、鸡蛋清、香油、盐、味精、白糖各适量。

制法：（1）将香椿洗净，在开水中焯一下，取出滤去水切碎；

（2）鸡脯肉煮熟，用手撕成细丝蓬松地放在盘中；

（3）将香椿芽撒在鸡胸肉上，然后加盐、白糖、味精、香油，拌匀即可。

功效：除湿止血、消炎解毒。

需要注意的是，香椿为发物，多食易诱使痼疾复发，故慢性疾病患者应少食或不食。同时，有两种人不宜吃香椿：一是得了过敏性疾病，也就是过敏体质的人，比如得过敏性紫癜等的病人；二是患过大病的病人，比如得过肾衰的病人。

此外，香椿叶捣烂后用酒冲服，可治唇上生疮；香椿芽洗净捣烂，擦抹脱发处，可促使头发重生；香椿芽用清水煮后食用，或用沸水冲泡饮用，可控制血糖。

养肝护脾胃，春季就要常喝粥

春天是万物齐发的季节，人体各脏器也频繁活动起来。中医认为，春季肝气旺，容易损伤脾胃，因此养生要养肝护脾胃，在饮食上宜清淡，忌油炸肥腻及生冷食物,所以最好经常喝粥。而且，在肝旺的春季趁势养肝还可避免暑期的阴虚，但过于补肝又怕肝火过旺，而春季宜喝粥养肝，就不必担心补肝过度导致营养过剩而损害健康。

在煮粥时，人们最好选择小米、大米、糯米、玉米等性平或性温的食物，以补益脾胃，为一年的健康打下基础；而要少选择凉性或寒性的食物，如绿豆、荞麦等，以免伤及人体的阳气，不利于春季人体内阴寒之气的消除。对于粥的辅料，人们最好选择一些山药、大枣等甘味辅料，待粥熬成后，还可以根据个人口味调入蜂蜜、红糖等食用（糖尿病患者不宜）。此外，对于生活在南方潮湿环境中的人们，还应在煮粥时还要适当加入一些健脾化湿的食物，如白扁豆、薏薏米、赤小豆等。

下面，我们就来介绍春季常用的养肝护脾胃保健粥：

1. 芹菜粥

原料：大米 250 克，连根芹菜 120 克。

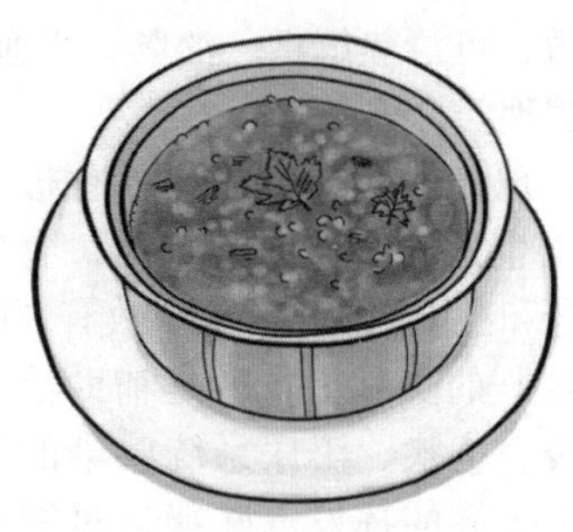

芹菜粥

制法：取大米加适量清水，煮至半熟，加入洗净切碎的连根芹菜，煮熟即可食用。

功效：春季肝火旺，是头痛和高血压病的多发时期，食用芹菜粥可以清肝火、降血压、止头晕。

2. 芝麻粳米粥

原料：芝麻50克,粳米100克。

制法：芝麻炒熟研末，待粳米煮成粥后，拌入芝麻末同食。

功效：此粥对肝肾功能不足、习惯性便秘等症有良好疗效。

3. 韭菜粳米粥

原料：韭菜50克,粳米100克。

制法：先将韭菜洗净切碎待用，将粳米淘净煮沸，加入韭菜同煮至烂，早晚食用。

功效：此粥性味辛辣，温胃助阳，但阴虚体质、身患疮疡者不宜食用。

4. 莲子银耳羹

原料：莲子肉 30 克，银耳 20 克。

制法：将所有材料加入清水

适量，文火煮烂，放冰糖少许，每日清晨食之。

功效：莲子肉能补脾胃之虚，银耳能滋养肺胃之阴，常食此粥，气阴双补。

5. 枸杞粥

原料：枸杞子 50 克，粳米 100 克。

制法：将所有材料加水适量，同煮成粥，早、晚随量食用。枸杞子性味甘平，是滋补肝肾的药食两用之品。

功效：此粥可以补肝肾不足。

6. 荠菜粳米粥

原料：粳米100克,荠菜100克。

制法：先将粳米入锅内加水煮沸，再放入荠菜同煮成粥。

功效：可预防春季常见病。

7. 番薯粥

原料：珍珠米两小把，黄心红薯两个，红枣几颗。

制法：将珍珠米加水煮粥，煮开后，放入红薯和红枣一起小火煲 30 分钟左右即可。喜欢吃甜可以加点冰糖。

功效：可养胃、化食、去积、清热等。但红薯不可多吃，容易造成胀气、胃反酸等。

8. 猪肝绿豆粥

原料：新鲜猪肝 100 克，绿豆 60 克，大米 100 克，食盐、味精各适量。

制法：先将绿豆、大米洗净同煮，大火煮沸后改小火慢熬，至八成熟后，将猪肝切成片或条状放入锅中同煮，熟后调味。

功效：此粥补肝养血、清热明目、美容润肤，可使人容光焕发，特别适合那些面色蜡黄、视力减退、视物模糊的体弱者。

9. 决明子粥

原料：决明子 10 克，大米 60 克，冰糖少量。

制法：将决明子加水煎煮取汁，然后加入大米同煮，成粥后加入冰糖即成。

功效：该粥清肝、明目、通便。对目赤红肿、畏光多泪、高血压、高血脂、习惯性便秘等症效果明显。

10. 枸杞雪梨粥

原料：枸杞子 30 克，雪梨 1 个，大米 60 克。

制法：先将大米煮成半熟，然后加入枸杞子和雪梨块，煮熟即可食用。

功效：特别适合那些经常头

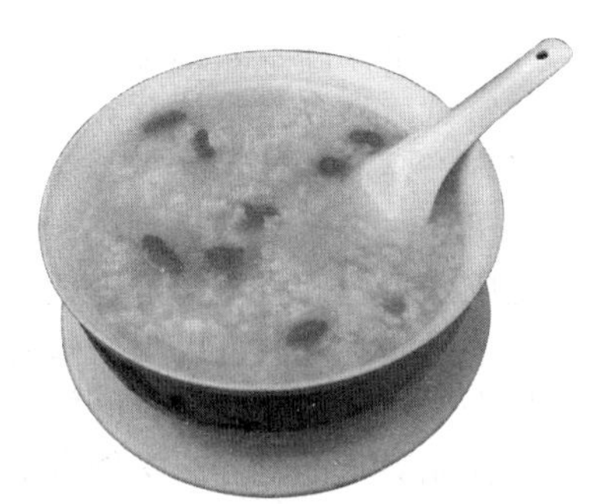

枸杞雪梨粥

晕目涩、耳鸣遗精、腰膝酸软等症病人。肝炎患者服用枸杞粥，则有保肝护肝、促使肝细胞再生的良效。

11. 桑葚粥

原料：桑葚30克（鲜桑葚用60克），糯米60克，冰糖适量。

制法：将桑葚洗干净，与糯米同煮，待煮熟后加入冰糖。

功效：该粥可以滋补肝阴，养血明目。适合于肝肾亏虚引起的头晕眼花、失眠多梦、耳鸣腰酸、须发早白等症。

12. 梅花粥

原料：取白梅花5克，粳米80克。

制法：先将粳米煮成粥，再加入白梅花，煮沸两三分钟即可，每餐吃一碗，可连续吃三五天。

功效：梅花性平，能疏肝理气，激发食欲。食欲减退者食用效果颇佳，健康者食用则精力倍增。

每天一碗药膳汤，不再有春乏

在春季，许多人都有疲乏无力的感觉，这多是身体营养不足的表现。要消除这种感觉，除了早睡早起、多做户外运动外，人们还应着重健脾去湿，进行饮食调理。比如，人们可以喝一碗有健脾去湿功效的药膳汤，既能为身体补充美味的营养，又能有效消除身体的疲乏感。

下面，我们就来介绍几款常用的健脾祛湿药膳汤：

1. 淮山芡实煲

原料：淮山、芡实各50克，笋壳鱼1斤，生姜3片。

制法：笋壳鱼文火煎至微黄，加水及淮山、芡实大火煲滚后慢火继续煲1小时。

功效：笋壳鱼有健脾益气去湿之功效。

2. 芡实煲老鸭

原料：芡实100~120克，老鸭一只。

制法：老鸭宰净，芡实放鸭腹内加水大火煲滚后，慢火继续煲2小时，加少许盐服食。

功效：可滋阴养胃，健脾利水。

3. 眉豆芡实煲鸡脚

原料：眉豆80克，芡实60克，鸡脚4对，冬菇8个，猪瘦肉100克，生姜3片。

制法：配料洗净，冬菇去蒂；鸡脚洗净，对切开；瘦肉洗净，一起与生姜放进瓦煲内，大火煲滚后，改慢火煲约2小时。

功效：具有健脾化湿，强筋健骨的效用。

4. 陈皮白果猪肚汤

原料：每次可选用陈皮6克，白果30克，鲜猪肚半个或1个，砂仁6克，生姜5片。

制法：先将猪肚去除肥油，放入开水中去除腥味，并刮去白膜。配料洗净，然后全部放入瓦煲内，煲滚后用慢火煲2小时即可。

功效：可健脾开胃，促进食欲。

5. 鲜桑叶炖猪腱

原料：鲜桑叶5克，猪腱肉60克，蜜枣半粒，姜1片。

制法：清洗猪腱肉，切成大片。用水冲洗一下鲜桑叶，然后把所有材料放入炖盅内，猛火炖3小时，饮用时再加入食盐调味。

功效：健脾祛湿，还能润肠胃、生津液、补肾气、解热毒。

注意，3~5月鲜桑叶最多，千万不要错过了。嫩叶可煮吃，如果炖汤，老叶也无妨。

6. 粉葛煲水鱼

原料：粉葛1000克，水鱼500克，姜100克，云苓50克，白术50克。

制法：水鱼买时让卖家收拾干净，回家再滚水略烫，甲的部分也要刷净；粉葛去皮，斩件，加水和加入云苓、白术、老姜，大火待汤滚后，去除泡沫，收慢火，约煲4小时。

功效：此汤去湿止腰酸背痛，特别是春湿时的风湿，及治因风湿而引起的骨痛，又可防高血压，对酒量过多的人更有解酒和祛酒湿功效。

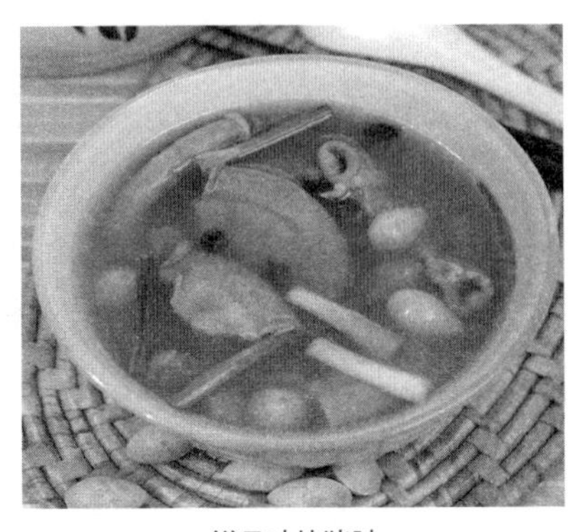

鲜桑叶炖猪腱

此外，除了多喝健脾祛湿的药膳汤外，人们还可通过喝酸梅汤来消除春乏的症状。大多数人都认为酸梅汤是夏季最佳饮品。殊不知，在春天，它也是消除疲劳、提神解乏的极佳饮料。但千万别以为酸梅汤带“酸”字就属酸性食物，专家指出，它实际上属于碱性食物。这意味着，属于胃病高发人群的朋友们，并不用担心喝多了酸梅汤，就会产生过多的胃酸从而加重胃痛了。

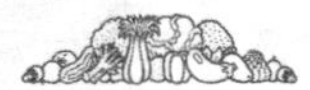

夏季营养补充方案

夏季补充营养要注意三多三少

夏季湿气重，再加上饮水多，很容易导致水湿困脾。中医学认为，淡味食物有利水渗湿的作用，所以夏季饮食应多吃些清淡的食物。这就需要人们注意三多、三少：

1. 三多

多吃蔬菜瓜果：番茄、丝瓜、南瓜、黄瓜、西瓜等，均具有清凉祛暑之功效，要多食。

多喝汤：夏季多喝汤能调节口味，补充体液，增强食欲。比如，夏季饮食中主食要以稀为宜，如绿豆粥、莲子粥、荷叶粥等。还可适当饮些清凉饮料，如酸梅汤、菊花茶等。

多吃苦味菜：夏季人之所以常有精神萎靡、倦怠乏力的感觉，乃是源于夏季暑盛湿重，既伤肾气又困脾胃之故。因此，夏季应多吃些苦味食品，不仅能刺激人的味觉神经，使人增加食欲，胃口大开，还有轻泄五脏之热、利水消暑、清热解毒、消炎退热、促进血液循环、舒张血管等作用。苦瓜、苦菜、蒲公英、莲子、百合等都是较为常见的苦味食物。

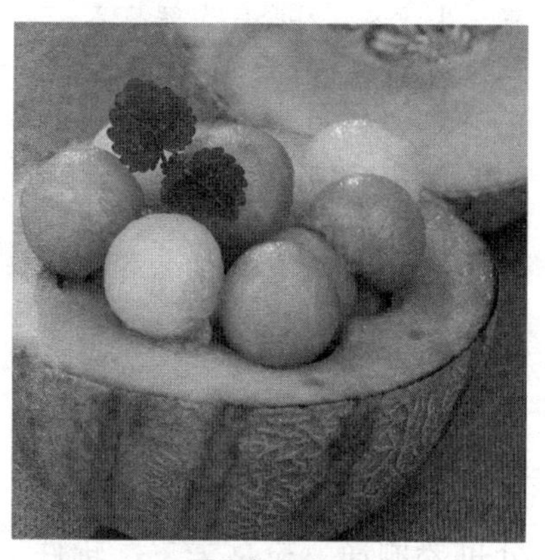

夏天多吃瓜果

2. 三少

少吃油腻食物：夏季的饮食应以清淡平和为主，吃大量油腻食物会加重胃肠负担，使大量血液滞留于胃肠道，输送到大脑的血液便相对减少，这样就会感到腹胀，不思饮食，人体会感到疲倦加重。

少吃糖：夏季如果常吃可乐、冰激凌等含糖高的食物，就容易使血糖升高，当血糖过高时，一方面会促进被汗液污染的皮肤上生长细菌，容易引起疮疖、痱子、痈肿等皮肤炎症。而且体内糖分过多会产生大量酸性物质，打破血液的酸碱平衡，使身体变为酸性体质，从而使免疫能力降低、抵抗力减弱。

少吃冰冷食物：夏季吃冰激凌、冰镇西瓜等冰冷食物虽可暂时缓解燥热，但食用冰冷食物会使口腔受冰冷刺激，容易造成唾液腺及舌部味觉神经、牙周神经迅速降温，有时甚至出现麻痹状态；会刺激咽喉，引起咽炎或牙痛等不良反应，同时还会刺激脾胃，影响胃液分泌而使食欲减退，造成消化不良、厌食、腹部胀痛、腹泻等胃肠道疾病。

此外，夏季人们爱吃生冷食物，容易使得肠胃功能减弱，因此在饮食方面就要调配好，有助于脾胃功能的增强。粗粮与细粮要适当配搭吃，一个星期应吃 3 餐粗粮，干与稀要适当安排。夏季以二稀一干为宜，早上吃面食、豆浆，中午吃米饭，晚上吃粥。荤食与蔬菜搭配合理，夏天应以青菜、瓜类、豆类等蔬菜为主，辅以荤食。肉类以猪瘦肉、牛肉、鸭肉及鱼虾类为好。

推荐夏季一周营养方案

1. 星期一

早餐：豆浆、金银卷、酱豆腐。

中餐：卤面（猪肉虾皮、鸡蛋、西红柿）、豆腐丝。

晚餐：肉片炒熏干、小白菜、软饭、菠菜汤。

2. 星期二

早餐：牛奶、油盐花卷、肉松。

中餐：肉末豆腐、素炒柿子椒、鸡蛋西红柿汤、软饭。

晚餐：猪肉茴香包子、拌豇豆。

3. 星期三

早餐：大米绿豆粥、千层饼、五香豆腐干。

中餐：包子（猪肉、韭菜、虾米、鸡蛋）、黄瓜汤。

晚餐：肉片炒扁豆、腐竹烧丝瓜、软饭、豆腐汤。

4. 星期四

早餐：牛奶、豆沙包、花生米。

中餐：鸡块、肉末茄子丁、冬瓜汤、软饭。

晚餐：骨头汤馄饨、素炒蒿子秆、小窝头。

5. 星期五

早餐：小米粥、馒头、咸鸭蛋。

中餐：牛肉土豆块、西红柿冬瓜、黄豆汤、软饭。

晚餐：木须肉（猪肉、鸡蛋、黄花、黑木耳）、馒头、丝瓜汤。

6. 星期六

早餐：牛奶、糖麻酱卷、咸菜丝。

中餐：三鲜水饺（肉末、韭菜、鸡蛋、虾米）。

晚餐：肝末豆腐、素炒菜芯、小白菜汤、软饭。

7. 星期日

早餐：玉米面粥、糖包、肉松。

中餐：红烧鸡块、海米冬瓜汤、软饭。

晚餐：面片汤（鸡蛋、小白菜、肉末）红烧肉、麻酱花卷。

除三顿饭之外，还可以在上午10时左右，下午3~4时增加水果、点心等间食。

碱性食物，夏季均衡膳食必选

夏至以后，酷暑的脚步近了，饮食不仅要注重卫生，更要注重营养。盛夏之际，除了讲究饮食卫生、预防肠道传染病外，这“营养经”究竟该怎么念？

由于夏天炎热，人体出汗多，水分和矿物质流失大，同时人体活动增加，对能量的需求也较多。因此，应注意膳食营养摄入的均衡性。

从生理学角度，人体正常状态下，机体的pH值应维持在7.3~7.4之间，略呈碱性。夏天人体新陈代谢旺盛，体内产生的酸性废物较多，容易形成酸性体质，从而引发病患。要测试自己是否属于酸性体质，可采取以下两种方法：

1.“憋气法”

憋气时间正常，是40~65秒，代表体质健康。

如果一个人憋气时间无法持久，只能维持20~30秒，代表身体有酸中毒的可能性。对治方式是减少大鱼大肉，多吃碱性食物，如吃绿色蔬菜或是喝柠檬汁来达到平衡。

如果一个人憋气时间长达65秒左右，但又不是运动员，代表有碱中毒现象。这类人必须增加动物性蛋白质的摄取量。这是因为碱中毒的人已经习惯缺氧的环境，因此可以长时间憋气。

如果是运动员，憋气时间长，能维持80~90秒，则代表体质健康。

2.pH试纸测试法

化学上有pH试纸测试酸碱度的方法，我们也可以拿过来一用，具体方法是：

早上起床后，进餐前先去采集少量尿液将其滴在试纸上，然后迅速对比pH试纸所提供的色块，依照颜色深浅进行判断，得到自己尿液的pH值。连续观察一周就可判断自己身体的酸碱度。一周之内，尿液pH值多次在6.5

之上，说明是正常体质；如果多次在6.5以下6以上，则属于酸性体质；低于6，那么你的身体就属于酸性体质。

如果发现自己属于酸性体质，首先要减少酸性食物的摄入量。一般说来，所有的垃圾食品、加工食品或烟酒都是酸性食物，而经过高温加热冒烟的油类，或经过氢化处理不易毁坏的油类也都是酸性食物，最好不要吃。更重要的是，人们要多进食碱性食物，以保证人体正常的弱碱性。

对于酸碱性食物的区分，大家可能都存在错误观念，以为靠舌头品尝，以味觉来判定是酸味或涩味；或取石蕊试纸，按理化特性，看其颜色的改变，变蓝为碱性，变红为酸性；或以平日饮食之经验来区分，以为柠檬、醋、橘子、苹果等食物口味偏酸，因此属于酸性食物。总之众说纷纭。其实食物的酸碱性，取决于食物中所含矿物质的种类及含量。

碱性食物包括新鲜蔬菜、水果及鲜榨汁，它们除了增高体内碱性，还供给各种营养素，夏季非常值得多多进食。而各色汽水、酒类、牛奶和奶制食品、含糖分的甜品、点心及肥肉、红肉等，大多属于酸性食品，不宜过多食用。

总之，夏季气温高，人体汗液分泌旺盛，水分流失比较大，因此必须及时补充水分。但是，补充水分光及时还不够，需注意“正确”二字。

夏季补足维生素，消暑促食欲

在炎热的夏季，人们大多出汗明显，加上昼长夜短影响睡眠等，都会增加体内维生素、微量元素的消耗和流失。容易晒黑、胃口变差、双手脱皮，这些看起来与炎热天气有关的症状，其实多是维生素缺乏的外在表现。此时，人们要特别注意维生素的摄入，特别是B族维生素、维生素C等水溶性维生素，这样不仅能够消暑促食欲，还有益于防晒美白。

一般来说，夏季需要注意补充以下4种补充维生素：

1. 补充维生素B_1

夏天喝大量的水和冷饮，因为流汗多，容易把B族维生素冲出体外，导致食欲不振，因此B族维生素中的维生素B_1是将食物中的碳水化合物转换成葡萄糖的“媒介”，葡萄糖提供脑部与神经系统运作所需的能量；少了它，虽然照常吃饭，体内的能量却不足，就会表现无精打采。维生素B_1最丰富的来源是所有谷类，如小麦胚芽、黄豆、糙米等，肉类以猪肉含量最丰富。

2. 补充维生素 B_2

维生素 B_2 负责转化热能，它可以帮助身体将蛋白质、碳水化合物、脂肪释放出能量。在活动量大的夏天更需维生素 B_2，因为研究发现，人体对维生素 B_2 的需求量是随着活动量而增加的，维生素 B_2 的最佳食物来源是牛奶、乳酪等乳制品以及蔬菜如花菜、菠菜等。

3. 补充维生素 B_3

维生素 B_3 和维生素 B_1、维生素 B_2 一起负责碳水化合物新陈代谢并提供能量，缺乏维生素 B_3 会引起焦虑、不安、易怒，所以夏天常常觉得烦躁。富含维生素 B_3 的食物有青花鱼、鸡肉、牛奶等。

4. 补充维生素 C

暑热也会给人一种压力，而维生素 C 具有抗压的作用，在夏天自制苦瓜汁、芹菜汁、凤梨汁等各种果汁，既可补充水分，也可以补充丰富的维生素 C。

此外，对于某些处于特殊环境或有特殊行为的人不仅需要从饮食中摄入大量维生素，还需在医生或药师的指导下适当服用相应的维生素补充剂。

1. 活动量大的人

对于那些爱好运动的人来说，无论夏季的天气多么炎热，他们依旧会挥汗如雨地锻炼身体。但要注意，在高温下长时间运动或工作会使汗液大量流失，同时维生素消耗会明显增加。如果连续一周以上容易疲劳，可在药师指导下补充维生素 C 和 B 族维生素。

2. 电脑族

对于那些需要长期面对电脑屏幕工作的白领人群来说，因为看电脑屏幕时间过长，长期视疲劳及精神压力过大，必须适量补充维生素 A。

3. 长期吸烟和酗酒者

吸烟会消耗体内大量的维生素 C，容易导致 B 族维生素和 C 缺乏，多吃含维生素丰富的水果或蔬菜，有助于减轻烟酒对血管和心脏的损害。

4. 素食者

饮食均衡才能有效维护健康。而长期吃素的人由于不吃动物类食品，容易缺乏维生素 D、维生素 B_{12}。缺乏维生素 B_{12} 的症状不会一下子就表现出来，但一旦发生，将造成恶性贫血，给神经系统造成不可恢复的伤害。因此，就需要适当补充维生素 D 和维生素 B_{12}，以维持人体代谢正常。

5. 正在减肥的人

运动 20 分钟后，脂肪就会燃烧提供能量，而帮助脂肪代谢的便是维生素 B_2。想减肥的人往往对富含 B 族维生素的高热量食物敬而远之，因此可适量服用 B 族维生素补充剂。另外，运动减肥的人还需补充维生素 C。

6. 容易起口疮的人

补充维生素 B_2 除了帮助碳水化合物、脂肪、蛋白质代谢和缓解视疲劳，还能促使皮肤、指甲、毛发的正常生长，帮助消除口腔内和唇、舌的炎症，有效改善口腔黏膜溃疡。

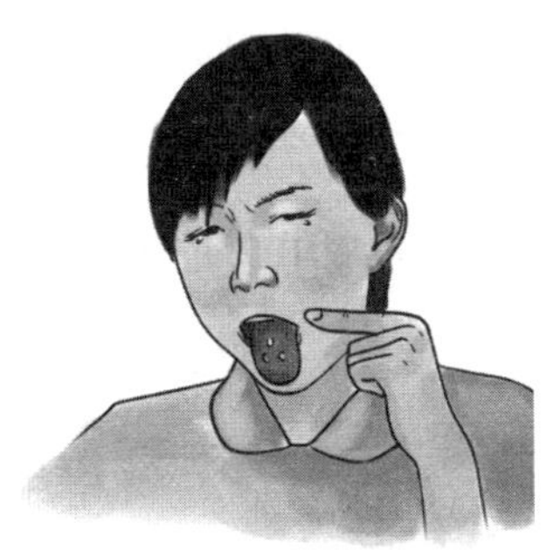

口腔溃疡

7. 常服避孕药的女性

如果女人长期服用避孕药，容易导致叶酸、维生素 B_2、维生素 B_6、维生素 B_{12}、维生素 E、维生素 C 缺乏；维生素 A 和维生素 K 的血浆水平异常；血浆锌水平的下降以及小肠对钙和铜吸收能力的异常增加。此外，服用者会因此出现抑郁、乏力、记忆力减退、口角炎、脂溢性皮炎、感冒和骨质疏松等不良状况。因此，女人最好不要长期服用避孕药，在服用避孕药的同时一定要注意补充大量维生素，才能保证内分泌正常。

夏季补钾，多吃海带和紫菜

在人体不可缺少的常量元素中，钾占有重要的地位，正常人体内含钾总量约 150 克。主要存在于细胞内，它与细胞外的钠协同起着维持细胞内外正常渗透压和酸碱平衡的作用，并能维持神经和肌肉的正常功能，特别是心肌的正常运动等作用。

当体内缺钾时，会造成全身无力、疲乏、心跳减弱、头昏眼花，严重缺钾还会导致呼吸肌麻痹死亡。此外，低钾会使胃肠蠕动减慢，导致肠麻痹，加重厌食，出现恶心、呕吐、腹胀等症状。临床医学资料还证明，中暑者大都有血钾降低现象。

夏季人体缺钾原因主要有三。一是人体在夏季大量出汗，汗液中除了水分和钠以外，还含有一定量的钾离子。二是夏季人们的食欲减退，从食物中摄取的钾离子相应减少，这样会造成钾的摄入不足。三是，天气炎热，人体消耗能量增多，而能量代谢需要钾的参与。

最安全有效的补钾方法是多吃富含钾的食品。紫菜、海带等海藻类食品含钾较多，而且海带中所含的胶质能促使体内的放射性物质随同大便排出体外，从而减少放射性物质在人体内的积聚，也减少了放射性疾病的发生概率；

紫菜所含的多糖具有明显增强细胞免疫和体液免疫的功能，可促进淋巴细胞转化，提高机体的免疫力，显著降低进血清胆固醇的总含量。因此人们夏季多吃紫菜和海带不仅有益于补钾促进能量代谢，还能促进排毒，维护身体健康。

推荐食谱如下：

1. 紫菜蛋花汤

原料：干紫菜 25 克，鸡蛋 1 个，精盐、味精、葱花、麻油适量。

制法：将干紫菜泡发，用清水洗去泥沙。锅内加适量水烧沸，放入紫菜烧一会，打入鸡蛋，加入精盐、味精、葱花调好，淋入麻油，出锅即成。

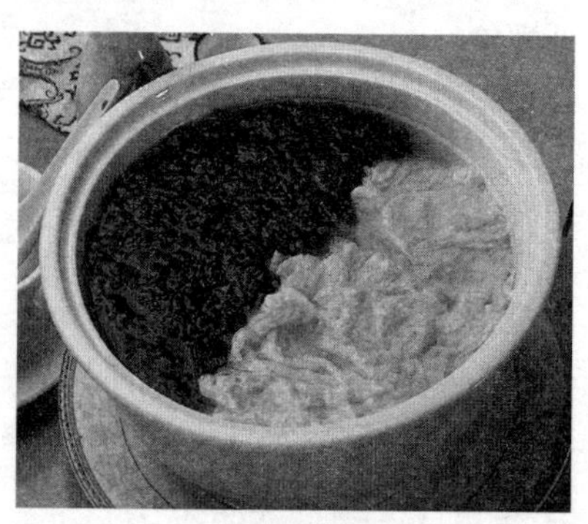

紫菜蛋花汤

2. 海带冬瓜汤

原料：冬瓜 300 克，水发海带 50 克。

制法：将冬瓜去皮切块然后洗净，海带用水泡 40 分钟，如果是大海带，回来泡好后切小块待用；锅中底油，油热倒入冬瓜和海带翻炒 2 分钟，然后把冬瓜、海带倒入了另一个水开的蒸锅里，大火烧七八分钟然后加盐即可。

此外，菠菜、苋菜、青蒜、大葱、蚕豆、毛豆等含钾量也比较高。粮食以荞麦面、玉米面、红薯中含钾较多。水果以香蕉、西瓜最丰富。

此外，茶叶中也含有丰富的钾，因此夏天多喝些茶水，对补钾也有好处。人们在严重缺钾时，也可通过口服 10% 的氯化钾溶液或注射氯化钾针剂来补钾。

苦瓜维生素 C 丰富，清热解暑降血糖

盛夏时节，烈日炎炎，用苦瓜做菜佐食，能消暑涤热，让人胃口大开，备受人们欢迎。因苦瓜从不把苦味渗入别的配料，所以又有“君子菜”的美名。

苦瓜营养十分丰富，所含蛋白质、脂肪、碳水化合物等在瓜类蔬菜中较高，特别是维生素 C 含量，每 100 克高达 84 毫克，约为冬瓜的 5 倍，黄瓜的 14 倍，南瓜的 21 倍，居瓜类之冠。苦瓜还含有粗纤维、胡萝卜素、苦瓜苷、磷、铁和多种矿物质、氨基酸等。苦瓜中含有抗疟疾的奎宁，奎宁能抑制过度兴奋的体温中枢，因此苦瓜有清热解毒的功效。苦瓜

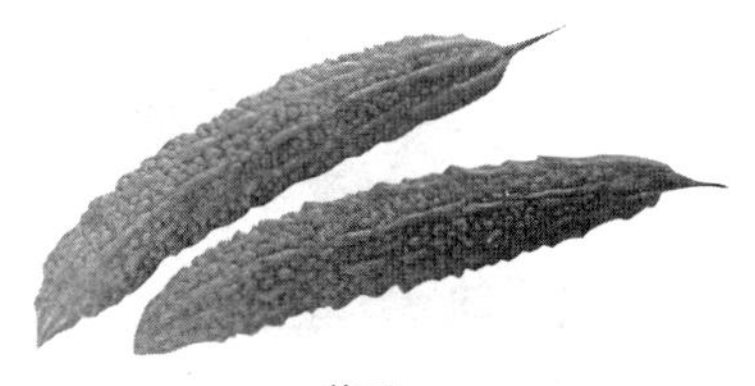

苦瓜

还含有较多的脂蛋白，可促使人体免疫系统抵抗癌细胞，经常食用，可以增强人体免疫功能。

历代医学都认为它有清暑涤热、明目解毒的作用。如李时珍说："苦瓜气味苦、寒、无毒，具有除邪热，解劳乏，清心明目，益气壮阳的功效。"《随息居饮食谱》载："苦瓜青则苦寒、涤热、明目、清心。可酱可腌，鲜时烧肉先滤去苦味，虽盛夏肉汁能凝，中寒者勿食。熟则色赤，味甘性平，养血滋甘，润脾补肾。"中医认为，苦瓜味苦，性寒冷，能清热泻火。苦瓜还具有降血糖的作用，这是因为苦瓜中含有类似胰岛素的物质，也是糖尿病症患者的理想食品。

夏季吃苦瓜可以清热解暑同时又可补益元气，而且苦瓜还有补肾壮阳的功效，这对于男性来说是更好的选择，当然女人同样也需要补肾。

苦瓜可烹调成多种风味菜肴，可以切丝、切片、切块，作佐料或单独入肴，一经炒、炖、蒸、煮，就成了风味各异的佳肴。如把苦瓜横切成圈，酿以肉糜，用蒜头、豆豉同煮，鲜脆清香。我国各地的苦瓜名菜不少，如青椒炒苦瓜、酱烧苦瓜、干煸苦瓜、苦瓜烧肉、泡酸苦瓜、苦瓜炖牛肉、苦瓜炖黄鱼等，都色美味鲜。苦瓜制蜜饯，甜脆可口，有生津醒脑作用，苦瓜炮制的凉茶，饮后消暑怡神，烦渴顿消。

但是，尽管夏天天气炎热，人们也不可吃太多苦味食物，并且最好搭配辛味的食物（如辣椒、胡椒、葱、蒜），这样可避免苦味入心，有助于补益肺气。另外，脾胃虚寒及腹痛、腹泻者忌食。

这里，再为大家推荐一款消暑的美味：

猪蹄炖苦瓜

原料：猪蹄2只，苦瓜300克，姜20克，葱20克，盐、味精各适量。

制法：猪蹄汆烫后切块，苦瓜洗净、去子，切成长条，姜、葱拍碎；锅中油热后，放入姜、葱煸炒出香味后，放猪蹄和盐同煮。猪蹄熟时，放入苦瓜稍煮，加味精调味出锅即可。

功效：猪蹄含有丰富的胶原蛋白，易于消化又滋阴补液。苦瓜清热凉血，有明显的降血糖之功效。本菜补而不腻，咸香爽口，适合春夏之交或者夏天胃口不开、心情烦躁时食用。

此外，用苦瓜做食疗的方子还有很多，可以用于解暑、除痈肿等。

烦热口渴：鲜苦瓜1个，截

断去瓤，切片，水煎服。

痈肿：取鲜苦瓜捣烂敷患处。

痢疾：取鲜苦瓜捣汁，开水冲服；或鲜苦瓜一个，捣烂绞汁，开水送服；或用苦瓜藤晒干研成粉末，每次3克，每隔6小时服一次，开水送服。

目赤或疼痛：煎汤或捣汁饮；或苦瓜干15克，菊花10克，水煎服。

暑天感冒发热、身痛口苦：苦瓜干15克，连须葱白10克，生姜6克，水煎服。

胃疼：苦瓜烧成炭研末，每次1克，开水送服，一天2~3次。

不过，苦瓜性寒，所以也不要食用过多，尤其是脾胃虚寒的人，食用生苦瓜容易腹泻。

姜中富含水杨酸，夏季降压就找它

古医书《奇效良方》中有这样的记载："一斤生姜半斤枣，二两白盐三两草，丁香、沉香各半两，四两茴香一处捣。煎也好，煮也好，修合此药胜如宝。每日清晨饮一杯，一世容颜长不老。"

我国传统中医认为，生姜性微而味辛，功能健脾胃、散风寒，有"姜能疆御百邪，故谓之姜"之说。尤其是在炎热的夏季，人体容易内生干燥之气。生姜不仅能够刺激人体发汗，而且具有暖

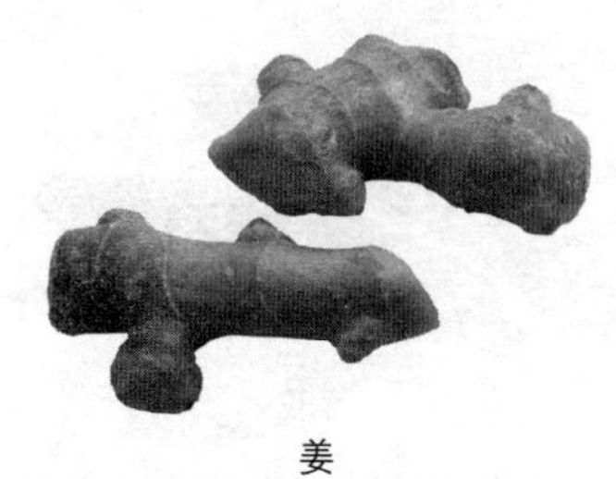

姜

胃、祛痰、祛风、散寒、解毒等功效。

临床研究表明，生姜还含有一种类似水杨酸的有机化合物，相当于血液的稀释剂和防凝剂，对降血脂、降血压、预防心肌梗死，均有特殊作用。

生姜虽然作用很大，但夏季服用同样应该适可而止。由于生姜中含有大量姜辣素，如果空腹服用，或者一次食用过多，往往容易给消化系统造成很大的压力，还容易刺激肾脏，引起口干、喉痛、便秘、虚火上升等诸多症状。

关于姜的吃法，可以说有很多种。例如，喝姜汤，吃姜粥，炒菜热油时放点姜丝，炖肉、煎鱼加姜片，做水饺馅时加点姜末，等等。

此外，由于夏天天气炎热，人们经常在家里和办公室开空调对抗暑热，但长时间待在凉爽的空调环境里，容易导致人们患上"空调病"，具体表现为腹痛、吐泻、伤风感冒、腰肩疼痛等症状。中医认为，生姜具有发汗解表、温胃止呕、解毒三大功效。处在空调环境中的人们经常喝点姜汤，

可有效防治“空调病”。

对于腹痛、吐泻这类空调病症状，主要是因为肚脐是人体对外界抵抗力最薄弱的部位，加上夏季人的胃酸和消化液分泌减少，抵抗细菌的能力减弱，在有空调的场所容易受冷热的刺激引起胃肠功能的紊乱，导致致病菌的入侵，出现呕吐、腹痛、腹泻等胃肠系统疾病。适当吃些生姜或者喝些姜汤，能起到防治作用。科学家研究发现，生姜能起某些抗生素的作用，尤其对抗击沙门氏菌效果十分明显。

对于伤风感冒等空调病症状，人们经常处在空调环境中，由于室内室外温差太大，很容易外感风寒。如果能及时吃上几片生姜或者喝上一碗红糖姜汤，将有助于驱寒解表，或者用姜汤（加点盐、醋）泡足亦可收到很好的疗效。

对于腰肩疼痛这类空调病症状，是因为人们在空调环境里待久了，肩膀和腰背易遭受风寒湿等病邪的侵袭，特别是老人容易引发肩周炎，遇到这种情况，可烧一些热姜汤，先在热姜汤里加少许盐和醋，然后用毛巾浸水拧干，敷于患处，反复数次。此法能使肌肉由张变弛、舒筋活血，可大大缓解疼痛。

不过，姜既然有药理作用，就应该注意它的一些用法和禁忌，有两方面问题应该注意：

第一，姜不要去皮。有些人吃姜喜欢削皮，这样做反而不能发挥姜的整体功效。鲜姜洗干净后可切丝分片。

第二，不要吃腐烂的生姜。腐烂的生姜会产生一种毒性很强的物质，可使肝细胞变性坏死，诱发肝癌、食道癌等。那种“烂姜不烂味”的说法十分不科学。

需要注意的是，姜不可酒同食。因为自古流传这样一句话：姜酒同食，百日烂心。姜酒都是大热之物，姜借酒力入经络，酒借姜性入脏腑，大为伤身。所以，有些人喜欢晚上用姜菜下酒，就等于吃慢性毒药，在生活中必须注意。

夏季补水清热，就找甘甜多汁的西瓜

西瓜又叫水瓜、寒瓜、夏瓜，堪称“瓜中之王”，因是汉代时从西域引入的，故称“西瓜”。它味道甘甜、多汁、清爽解渴，是一种富有营养、最纯净、食用最安全的食品。西瓜生食能解渴生津，解暑热烦躁。我国民间谚语云：夏日吃西瓜，药物不用抓。说明暑夏十分适宜吃西瓜，不但可解暑热、助发汗，还可以补充水分。

西瓜还有“天然白虎汤”之称，这个称号是怎么来的呢？白虎汤是医圣张仲景创制的主治阳明热

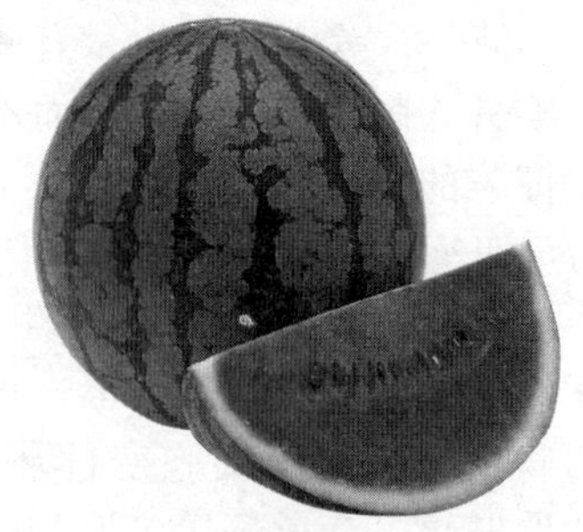
西瓜

盛或温病热在气分的名方。该病以壮热面赤、烦渴引饮、汗出恶热、脉象洪大为特征，一味西瓜能治如此复杂之疾病，可见其功效不凡。

关于西瓜的功效,《本草纲目》中记载其“性寒，味甘；清热解暑、除烦止渴、利小便”。西瓜含有的瓜氨酸，不仅具有很强的利尿作用，是治疗肾脏病的灵丹妙药，对因心脏病、高血压以及妊娠造成的水肿也很有效果；西瓜可清热解暑，除烦止渴。西瓜中含有大量的水分，在急性热病发热、口渴汗多、烦躁时，吃上一块又甜又沙、水分充足的西瓜，症状会马上改善；吃西瓜后尿量会明显增加，由此可以减少胆色素的含量，并可使大便通畅，对治疗黄疸有一定作用。

新鲜的西瓜汁和鲜嫩的瓜皮还可增加皮肤弹性，减少皱纹，增添光泽。因此，西瓜不但有很好的食用价值，还有经济实用的美容价值。

西瓜除了果肉，其皮和种子中也含有多种有效成分。比如，肾脏病患者可以用瓜皮来煮水饮用，而膀胱炎和高血压患者则可以煎煮种子饮用。但是西瓜性寒，脾胃虚寒及便溏腹泻者忌食；西瓜含糖分也较高，糖尿病患者当少食。

最后，在为大家推荐两款贴心的西瓜药膳：

1. 西瓜酪

原料：西瓜 1 个（约重 2500 克），罐头橘子 100 克，罐头菠萝 100 克，罐头荔枝 100 克，白糖 350 克，桂花 2.5 克。

制法：(1) 整个西瓜洗净，在西瓜一端的 1/4 处打一圈人字花刀，将顶端取下，挖出瓜瓤，在瓜皮上刻上花纹。

(2) 将西瓜瓤去子，切成 3 分见方的丁。另把菠萝、荔枝也改成 3 分大小的丁。

(3) 铝锅上火，放清水 1250 毫升，加入白糖煮开，撇去浮沫，下入桂花。等水开后把水过箩晾凉，放入冰箱。将西瓜丁、菠萝丁、荔枝丁和橘子，装入西瓜容器内，浇上冰凉的白糖水即成。

功效：解暑除烦、止渴利尿。

2. 西瓜粳米红枣粥

原料：西瓜皮 50 克，淡竹叶 15 克，粳米 100 克，红枣 20 克，白糖 25 克。

制法：（1）将淡竹叶洗净，放入锅中，加水适量煎煮20分钟，将竹叶去之。

（2）把淘洗干净的粳米及切成碎块的西瓜皮及红枣同置入锅中，煮成稀粥后加入白糖即可食用。

功效：对心胸烦热、口舌生疮、湿热黄疸有效。

注意，许多人在夏天喜欢吃放入冰箱冷藏后的西瓜，以求凉快。但长时间吃冰西瓜会损伤脾胃。因为西瓜切开后经较长时间冷藏，瓜瓤表面形成一层膜，冷气被瓜瓤吸收，瓜瓤里的水分往往结成冰晶。人咬食“冰”西瓜时，口腔内的唾液腺、舌部味觉神经和牙周神经都会因冷刺激几乎处于麻痹状态，以致难以“品”出西瓜的甜味和诱人的“沙”味，还可刺激咽喉，引起咽炎或牙痛等不良反应。

另外，吃冷藏西瓜会损伤脾胃，影响胃液分泌，使食欲减退，造成消化不良。特别是老年人消化功能减退，吃后易引起厌食、腹胀痛、腹泻等肠道疾病。

因此，西瓜不宜冷藏后再吃，最好是现买现吃。如果买回的西瓜温度实在较高，需要冷处理一下，可将西瓜放入冰箱降温，应把温度调至15摄氏度，西瓜在冰箱里的时间不应超过2小时。这样才既可防暑降温，又不伤脾胃，还能品尝西瓜的沙甜滋味，为身体补充充足的水分及多种营养素。

夏季一碗绿豆汤，及时补充无机盐

民间广为流传“夏天一碗绿豆汤，解毒去暑赛仙方”这一健康谚语。在酷热难耐的夏天，人们都知道喝绿豆汤以清热解毒。

中国人很早开始就认识到绿豆粥清热解毒功效。唐朝医家说绿豆：“补益元气，和调五味，安精神，行十二经脉，去浮风，益气力，润皮肉，可长食之。”

而《本草纲目》里这样记载绿豆的功效：用绿豆煮食，可消肿下气、清热解毒、消暑解渴、调和五脏、安精神、补元气。绿豆性味甘寒，入心、胃经，具有清热解毒、消暑利尿之功效。

这是因为夏季气温较高，人们出汗变多，水液损失较大，体内电解质平衡遭到破坏，而绿豆汤不仅能补充水分、清暑益气、止渴利尿，而且还能及时补充无机盐，对维持水液电解质平衡有着重要意义。

绿豆还有解毒作用。如人们遇有机磷农药中毒、铅中毒、酒精中毒（醉酒）或吃错药等情况，在医院抢救前都可以先灌下一碗绿豆汤进行紧急处理，经常在有毒环境下工作或接触有毒物质的人，应经常食用绿豆来解毒保健。因此，绿豆成为夏季补水、清热解毒的佳品。

服食绿豆，最好的方法是用绿豆熬汤。做绿豆汤时，有时会因煮的时间过久，而使汤色发红发浑，失去了应有的特色风味。而且绿豆不宜煮得过烂，以免使有机酸和维生素遭到破坏，降低清热解毒功效。

这里列举五种熬制绿豆的方法，简单轻松就能熬出美味又解暑的绿豆汤。

方法一：将绿豆洗净，控干水分倒入锅中，加入开水，开水的用量以没过绿豆 2 厘米为好，煮开后改用中火。当水分要煮干时（注意防止粘锅），加入大量的开水，盖上锅盖，继续煮 20 分钟，绿豆已酥烂，汤色碧绿。

方法二：将绿豆洗净，用沸水浸泡 20 分钟，捞出后放到锅里，再加入足量的凉水，旺火煮 40 分钟。

方法三：将绿豆洗净，放入保温瓶中，倒入开水盖好。等绿豆粒已涨大变软，再下锅煮，就很容易在较短的时间内将绿豆煮烂。

方法四：将挑好的绿豆洗净晾干，在铁锅中干炒 10 分钟左右，然后再煮，绿豆很快就可煮烂。

方法五：将绿豆洗净，用沸水浸泡 10 分钟。待冷却后，将绿豆放入冰箱的冷冻室内，冷冻 4 个小时，取出再煮。

需要注意的是，下面这些人并不适合饮用绿豆汤：寒凉体质的人（如四肢冰凉乏力、腰腿冷痛、腹泻便稀），老人、儿童等体质虚弱的人，正在服药的人，月经期妇女。这些人饮用绿豆汤，不仅起不到保健的作用，还很容易引发疾病。

开胃健脾，不妨喝点防暑降温粥

在炎热的夏季，人的胃肠功能因受暑热刺激，其功能会相对减弱，容易发生头重倦怠、胸脘郁闷、食欲不振等不适，甚至引起中暑，伤害健康。

为保证胃肠正常工作，就要在饮食上对机体起到滋养补益的作用，增强人体抵抗力，有效抗御暑热的侵袭，避免发生中暑。同时，传统医学认为，夏季保健重在健脾利湿，开胃消食，食用药粥，可补充气候炎热丢失的水分，又可护养脾胃。因此，人们可自制一些有健脾养胃功效的防暑降温粥能帮自己清凉度夏。

1. 银花粥

原料：银花 30 克，粳米 50 克。

制法：用银花水煎后取浓汁约 150 毫升，再用粳米加水 300 毫升煮成稀粥，分早、晚两次温服。

功效：可预防治疗中暑，风

热患者、头痛目赤、咽喉肿痛、高血压、冠心病患者最宜食用。

2. 薄荷粥

原料：新鲜薄荷 30 克或干薄荷 15 克，100 克大米。

制法：将薄荷加水煎汤取汁备用，再取大米煮成粥，待粥将熟时加入薄荷汤及适量冰糖，煮沸一会儿即可。

功效：此粥具有清热解暑、疏风散热、清利咽喉的功效。薄荷叶性味辛凉，气味清香，十分可口。

3. 荷叶粥

原料：新鲜荷叶 1 片，粳米 100 克。

制法：取新鲜荷 1 片，洗净切碎，放入纱布袋中水煎，取浓汁 150 毫升，加入粳米，冰糖适量，加水 500 毫升，煮成稀粥，每天早、晚食一次。

功效：荷叶气香微涩，有清热解暑、消烦止渴、降低血压和减肥等功效，与粳米、冰糖煮粥香甜爽口，是极好的清热解暑良药。

4. 百合粥

原料：百合、粳米适量。

制法：用百合粳米同煮成莲子粥。

功效：百合有清心除烦、健脾止泻的作用，对夏热心烦不眠有治疗作用。

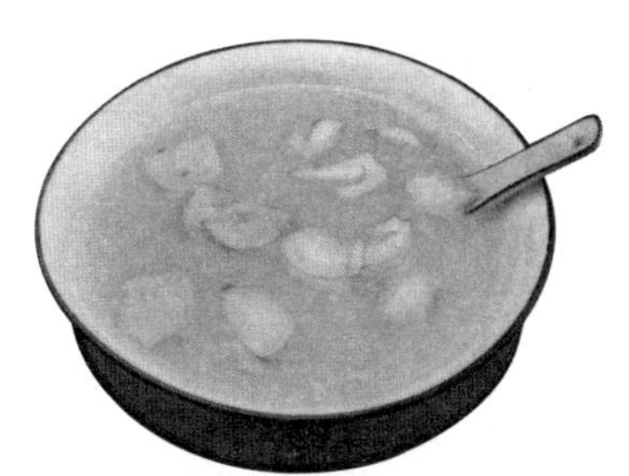

百合粥

5. 藿香粥

原料：藿香 15 克(鲜品加倍)，粳米 50 克。

制法：将藿香加水 180 毫升，煎煮 2~3 分钟，过滤去渣；粳米 50 克淘净熬粥，将熟时加入藿香汁再煮 2~3 分钟即可，每日温食 3 次。

功效：藿香味辛性温，是夏令常用药，对中暑高热、消化不良、感冒胸闷、吐泻等有很好的防治作用。

需要注意的是，如果夏日里给孩子做粥，应注意尽量不加盐或少加盐，鱼泥、肉末中需加也应以能尝到一点点咸味为度。婴儿的味觉较成人敏感，成人觉得清淡的口味，孩子却会觉得很可口，所以一定不要用成人的口味去给孩子选择食物，千万不要随意在孩子的食物中添加调味剂，否则会使孩子习惯口味浓重的食物，并为日后养成偏食挑食的坏习惯留下隐患。此外，给孩子喝药粥，还应该遵医嘱。

富含中药成分的凉茶，帮你去暑败火

夏天偏热多湿的气候容易使人上火，而凉茶是去暑败火最直接有效的方法。这是因为凉茶中所用的药材多具有清热益气、滋阴潜阳的功效。这些中药材有的可以药食两用，有的只能入药来用。即使是可以当作食品来用的药材，也同样具有中药的四气五味。比如经常被大家使用的金银花、玫瑰花、苦丁茶、菊花、佩兰、木蝴蝶、麦冬、竹叶等药材，性味大多是辛甘寒凉，经过浸泡后，有效成分会有一半以上溶解到水里。

按照凉茶的不同功效，凉茶可分为四类：清热解毒茶，适合内热、火气重的人；解感茶，主要医治外感风热，四时感冒和流感；清热润燥茶，对于口干、舌燥、咳嗽都有良好的药用功效；清热化湿茶，适合对湿热气重、口气大、面色黄赤的人饮用。适合夏天的使用的凉茶主要是清热解毒茶和清热化湿茶。

一般来说，夏季常用的有清热解毒、清热化湿功效的自制凉茶主要有以下几种：

1. 西瓜皮凉茶

可将外皮绿色的那层利用起来，洗净后切碎去渣取汁，再加入少量白糖搅拌均匀，有去暑利尿解毒之功。

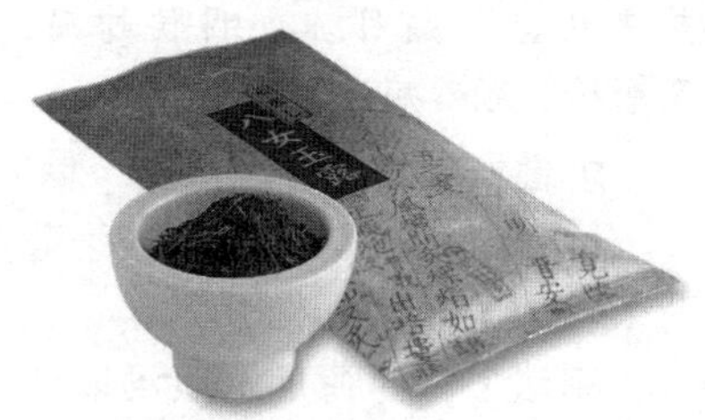

茶叶

2. 陈皮茶

将干橘子皮 10 克洗净，撕成小块，放入茶杯中，用开水冲入，盖上杯盖焖 10 分钟左右，然后去渣，放入少量白糖。稍凉后，放入冰箱中冰镇一下更好。

3. 薄荷凉茶

取薄荷叶、甘草各 6 克放入锅内，加 2500 克水，煮沸 5 分钟后，放入白糖搅匀，常饮能提神醒脑。

4. 橘子茶

将橘子肉和茶叶用开水冲泡，可制成橘子茶，它可防癌、抗癌和预防心血管疾病，如果将经过消毒处理的新鲜橘子皮与白糖一同冲喝，还能起到理气消胀、生津润喉、清热止咳的作用。

5. 桑菊茶

将桑叶、白菊花各 10 克，甘草 3 克放入锅中稍煮，然后去渣叶，加入少量白糖即成，可散热清肺润喉、清肝明目，对风热感冒也有一定疗效。

6. 荷叶凉茶

将半张荷叶撕成碎块，与中

药滑石、白术各10克，甘草6克，放入水中，共煮20分钟左右，去渣取汁，放入少量白糖搅匀，冷却后饮用，可防暑降温。

7. 淡盐凉茶

开水500毫升冲泡绿茶5克，加入食盐2克，晾凉待饮，能止渴解热除烦，治头晕恶心。

8. 果汁红茶

锅中加水750毫升，加热至沸倒入红茶40克，微沸5分钟，离火去茶叶，凉凉后放入冰箱。饮用时在杯中倒入红茶40毫升，放少许柠檬汁、橘汁、白砂糖，再加冰水150毫升，滴入少许白兰地酒，放橘子一瓣，碎冰少许。既可去火，又很爽口。

需要注意的是，尽管凉茶中的药力不像煎过的汤药那么强，但是如果大量喝，在清解暑热、滋阴潜阳的同时，也会使人体脏腑的阳气发散、受损，脾胃等器官会由于阴液的滞腻而功能失调。所以说，凉茶也是药，喝的时候应该节制有度。此外，胃寒的人最好少喝凉茶，脾胃虚寒主要表现为消化不好、怕冷、吃生冷或坚硬的食物容易胃疼等。

天热便秘，多吃富含纤维素的莴笋

夏季天气炎热，人体排汗频繁，水分流失较多，导致肠道干燥，就容易形成便秘。特别是本来就患有便秘的患者，在这一季节就更容易加重病情。

关于便秘的症状，主要表现为排便次数减少、排便周期延长、粪质坚硬、便下困难、出而不畅，同时还会伴有腹胀、腹痛、头晕、口臭、会阴部胀痛、排便带血以及出汗气短、头晕头痛、心悸、皮疹等。

在对付便秘的诸多方法中，最简单又无副作用的方法那就是吃莴笋。莴笋营养丰富，是蔬中美食，古人称之为“千金菜”，有语曰：“呙国使者来汉，隋人求得菜种，酬之甚厚，故名千金菜，今莴笋也。”

莴笋的药用价值很高。中医认为，莴笋能够利五脏、通血脉。《本草纲目》中记载，李时珍曾用莴笋加酒，煎水服用来治疗产后乳汁不通。现代医学表明，莴笋中含有的大量纤维素，能够促进

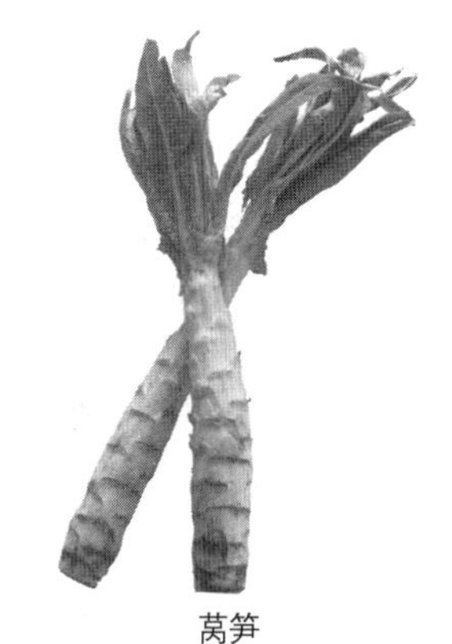

莴笋

人体的肠壁蠕动，可以治疗便秘。另外，莴笋中还含有铁、钙等元素，如果儿童经常吃莴笋，对换牙、长牙很有好处。

具体说来，莴笋有以下几方面的功效：

1. 开通疏利、消积下气

莴笋味道清新且略带苦味，可刺激消化酶分泌，增进食欲。其乳状浆液，可增强胃液、消化腺的分泌和胆汁的分泌，从而增强各消化器官的功能，对消化功能减弱和便秘的病人尤其有利。

2. 利尿通乳

莴笋有利于体内的水电解质平衡，促进排尿和乳汁的分泌。对高血压、水肿、心脏病患者有一定的食疗作用。

3. 宽肠通便

莴笋含有大量植物纤维素，能促进肠壁蠕动，通利消化道，帮助大便排泄，可用于治疗各种便秘。

推荐食谱如下：

1. 酸甜莴笋

原料：嫩莴笋 500 克，鲜西红柿 2 个，青蒜 25 克，柠檬汁（或鲜橙汁）75 克，砂糖 30 克，凉开水 50 毫升，精盐少许。

制法：莴笋去叶、削皮、去根，切丁后用开水氽一下；鲜西红柿去皮，切块；青蒜切末；将柠檬汁、砂糖、凉开水、精盐放入大瓷碗内搅匀，调好口味，再放莴笋丁、西红柿块、青蒜末拌匀，入冰箱贮存，随吃随取。

2. 清炒莴笋

原料：莴笋 250 克，鸡蛋 2 个，水发木耳 250 克，花生油、精盐、味精各适量。

制法：将莴笋去皮、去叶洗净切成寸丝，鸡蛋打入碗内调成蛋汁，木耳洗净切成细丝；炒锅上火注入花生油烧热，倒入蛋液炒成松散蛋块，放入木耳、莴笋丝、精盐炒熟。离火加入少许味精均匀即可。注意，不要炒的时间过长，否则就不脆爽了。

3. 蜇皮莴笋

原料：蜇皮 150 克，莴笋 1 根，鸡蛋 1 个，盐 1 茶匙，酱油 1 匙，糖、醋各 2 匙，麻油少许。

制法：蜇皮洗净切薄片用 70℃的温水快速氽烫过，再泡冷开水，泡一整天，中间可隔几小时换一次水，共换水 2~3 次；莴笋切片加盐 1 茶匙，腌 10 分钟后，用冷开水冲去苦水；蛋打匀后做成蛋饼切成块，将所有材料混合放入大碗内，再加上调味料拌匀即可盛出。

需要注意的是，有眼疾特别是夜盲症的人应少食莴笋；莴笋性寒，产后妇女应慎食。另外，莴笋与蜂蜜不宜同食，否则会导致胃寒，引起消化不良、腹泻。

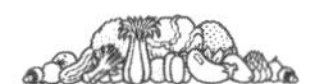

秋季营养补充方案

秋季补充营养，当分三个阶段

进入秋季，天气一天天地转凉，雨量减少，空气湿度相对降低，气候偏于干燥。而且，中医认为，人体经夏季过多的发泄之后，体内阳气渐收，阴气生长，所以保养要注重滋阴养肺、平定内敛，即人们要在饮食上贯彻“少辛多酸”的原则。

所谓少辛，是指少吃一些辛味的食物。因为，肺属金，通气于秋，肺气盛于秋。少吃辛味，可有效防止肺气太盛。具体来讲，一方面可食用芝麻、糯米、蜂蜜、荸荠、葡萄、萝卜、梨、柿子、莲子、百合、甘蔗、菠萝、香蕉、银耳、乳品等食物，也可食用人参、沙参、麦冬、川贝、杏仁、胖大海、冬虫夏草等益气滋阴、润肺化痰的保健中药制作的药膳；另一方面要少吃葱、姜、韭菜、辣椒等辛味之品，而要多吃酸味的水果和蔬菜。

人们还要注意滋养津液，即多喝水、淡茶等，并吃些能够润肺清燥、养阴生津的食物，如萝卜、西红柿、豆腐、藕、秋梨等，少吃辛辣、油炸食物及膨化食物，少饮酒。

秋季养生可以分为初秋、中秋和晚秋三个阶段：

1. 初秋

初秋之时，欲食之味宜减辛增酸，以养肝气。古代医学家认为，秋季草木零落，气清风寒，节约生冷，以防疾病，此时宜进补养之物以生气。《四时纂要》说：“取枸杞浸酒饮，耐老。”

2. 中秋

中秋炎热，气候干燥，容易疲乏。此时应多吃新鲜少油食品，也要多吃含维生素和蛋白质较多的食物。

3. 晚秋

晚秋临近初冬，气候愈渐寒凉，这时秋燥易与寒凉之邪结合而侵袭人体，多见凉燥病症。这时应多吃微温或性平味甘酸的食物，以养肺强身抗凉燥；少吃或不吃寒性之品，以免雪上加霜。

推荐秋季一周营养方案

1. 星期一

早餐：豆浆一杯，全麦面包两片，黄瓜1根。

中餐：腐乳空心菜，拌豆腐，醋烹绿豆芽，米饭1碗。

晚餐：素炒西葫芦，番茄冬瓜，腐竹拌黄瓜，红豆粥一小碗。

2. 星期二

早餐：红豆大米粥一碗，爽口小菜一碟（黄瓜、胡萝卜、芹菜加上煮五香花生米），桂圆或大枣1把。

中餐：豆腐蘑菇汤，木耳拌芹菜，清炒莜麦菜，米饭1碗。

晚餐：红烧素鸡，炒土豆丝，凉拌白菜心，米饭1碗。

3. 星期三

早餐：酱豆腐，大米粥1碗，1个馒头。

中餐：凉拌西蓝花，凉拌豆干，青椒冬笋丁，米饭1碗。

晚餐：凉拌青笋，麻婆豆腐，酸辣藕片，小米粥一碗。

4. 星期四

早餐：南瓜枸杞大米粥，什锦泡菜。

中餐：红烧素鸭，凉拌菠菜，素炒芥蓝，1个馒头。

晚餐：冬瓜番茄汤，胡萝卜青椒土豆丝、凉拌茄泥米饭1碗。

5. 星期五

早餐：一个蒸糯玉米，1个苹果，一杯豆浆。

中餐：素菜面，凉拌海带胡萝卜丝。

晚餐：豆苗豆腐汤，素炒丝瓜，烤红薯1个。

6. 星期六

早餐：豆浆一杯，煎饼1个。

中餐：豆皮炒青椒，黄瓜拌胡萝卜，香菇炒油菜。

晚餐：蒜泥茄子，辣椒炒苦瓜，油豆腐粉丝汤。

7. 星期七

早餐：红枣玉米糊糊一碗，素包子一个。

中餐：素焖扁豆，番茄菜花，什锦豆腐，1碗米饭。

晚餐：麻辣烫，包括豆腐、蘑菇、青菜、海带等一大碗。

秋补碳水化合物，新采嫩藕最适宜

秋令时节，正是莲藕上市之时。莲藕含有大量的碳水化合物，每100克莲藕中含有19.8克碳水

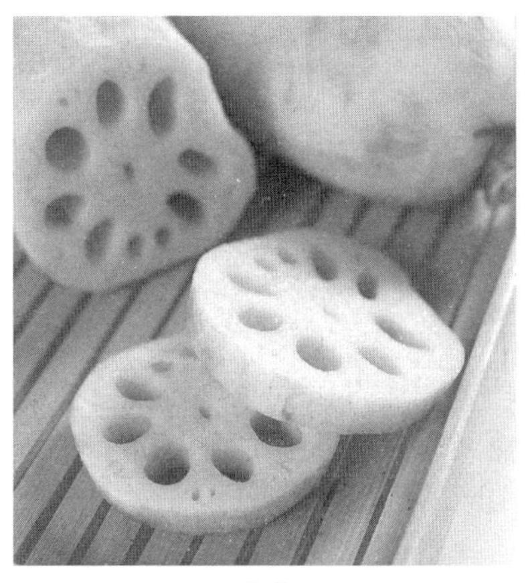

莲藕

化合物。再加上它味道微甜而脆，十分爽口，因此成为许多家庭的秋季主菜。

莲藕中还含有丰富的维生素，尤其是维生素 K、维生素 C、铁和钾的量较高。它常被加工成藕粉、蜜饯、糖片等食物。莲藕的花、叶、柄、莲蓬的莲房、荷花的莲须都有很好的保健作用，可做药材。因此，莲藕也是老幼妇孺、体弱多病者的上好食品和滋补佳珍。

中医认为，生藕性寒，甘凉入胃，可消瘀凉血、清烦热、止呕渴。适用于烦渴、酒醉、咯血、吐血等症，是除秋燥的佳品。而且妇女产后忌食生冷，唯独不忌藕，就是因为藕有很好的消瘀作用，故民间有“新采嫩藕胜太医”之说。熟藕，其性也由凉变温，有养胃滋阴，健脾益气的功效，是一种很好的食补佳品。而用藕加工制成的藕粉，既富有营养，又易于消化，有养血止血、调中开胃之功效。

具体说来，莲藕的功效有以下几种：

（1）莲藕可养血生津、散瘀止血、清热除湿、健脾开胃。

（2）莲藕含丰富的单宁酸，具有收缩血管和降低血压的功效。

（3）莲藕所含丰富的膳食纤维对治疗便秘、促进有害物质排出十分有益。

（4）生食鲜藕或挤汁饮用，对咯血、尿血等症有辅助治疗作用。

（5）莲藕中含有维生素 B_{12}，对防治贫血病颇有效。

（6）将鲜藕 500 克洗净，连皮捣汁加白糖适量搅匀，随时用开水冲服，可补血、健脾开胃，而且对治疗胃溃疡出血效果颇佳。

不仅如此，藕节也是一味著名的止血良药，其味甘、涩，性平，含丰富的鞣质、天门冬素，专治各种出血，如吐血、咯血、尿血、便血、子宫出血等症。民间常用藕节六七个，捣碎加适量红糖煎服，用于止血，疗效甚佳。但凡脾胃虚寒、便溏腹泻及妇女寒性痛经者均忌食生藕；胃、十二指肠溃疡者少食。

推荐食谱如下：

1. 鲜藕茶

原料：鲜莲藕 250 克，红糖 20 克。

制法：把洗净的莲藕切成薄

片，放入锅中，适量加水，以中火煨煮半小时左右，再加入红糖拌匀即可。

功效：清热去火、养胃益血。

2. 藕粉粥

原料：藕粉 100 克，粳米 100 克，红糖适量。

制法：将粳米淘洗干净，放入锅中加水煨煮，待粥将成时，放适量红糖和已经用冷开水拌匀的藕粉，最后搅拌成稠粥即可。

功效：安神补脑、健脾止血。

注意，由于藕性偏凉，所以产妇不宜过早食用，一般在产后 1~2 周后再吃藕可以逐瘀。在烹制莲藕时要忌用铁器，以免导致食物发黑。

秋季西蓝花营养最丰富，润肺防癌两不误

经过漫长炎热的夏季，人们的身体能量消耗大而进食较少，所以在气温渐低的秋天，就有必要调补一下身体，也为寒冬的到来蓄积能量。

《素问》有句名言："善养生者，必奉于藏。"或者说："奉阴者寿。"所以人要想健康长寿，在秋季也应该像那些动物一样，注意养阴，蓄积能量。

对此，营养学家提倡，秋季要多吃西蓝花，因为这时西蓝花花茎中营养含量最高。常吃西蓝花有润喉、开音、润肺、止咳的

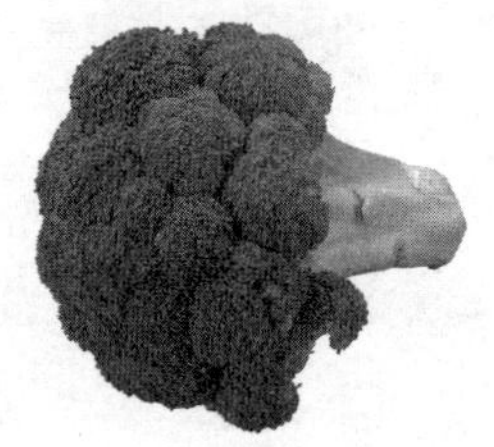

西蓝花

功效，还可以减少乳腺癌、直肠癌及胃癌等癌症的发病率，堪称美味的蔬菜良药。

新研究证明，常吃西蓝花还可以抗衰老，防止皮肤干燥，是一种很好的美容佳品；且对保护大脑、视力都有很好的功效，是营养丰富的综合保健蔬菜。

下面，我们就来介绍下西蓝花的做法：

1. 香菇西蓝花

原料：西蓝花、香菇各适量、盐、味精、胡椒粉各适量。

制法：西蓝花洗净，适当切成小朵，用热水把香菇泡软，洗净挤干水分；将西蓝花、香菇同时放入开水中焯一下，捞出沥干晾凉待用；炒锅置火上，放油烧热，依次放入香菇、西蓝花快速翻炒；待炒熟后，放盐、味精和胡椒粉调味，出锅即成。

功效：防癌抗癌、润燥爽口。

2. 兰花虾球

原料：西蓝花、虾仁各适量、盐、味精、湿淀粉各适量。

制法：西蓝花洗净，切成小朵，用开水焯一下，捞出用凉水

过一遍，沥干水凉凉待用；虾仁去背上黑线，洗净；炒锅置火上，放油烧热，倒入西蓝花和虾仁翻炒；待二者熟后，放湿淀粉勾芡，加盐、味精调味即成。

功效：增强免疫力、健脑明目。

3. 凉拌西蓝花

原料：西蓝花适量、黑木耳（干适量），小葱10克，大蒜适量，味精、盐醋、香油各适量。

制法：黑木耳泡发去蒂洗净，用开水焯一下，切丝备用；将西蓝花洗净分成小块，用开水焯一下，摊开，凉凉；葱切丝、蒜切末；将西蓝花、黑木耳丝、葱丝、蒜末放一起，加适量盐、醋、味精香油，拌匀即可食用。

功效：润肺止咳、滋润皮肤。

注意，西蓝花中常有残留的农药，还容易生虫，所以在吃之前，可将菜花放在盐水里浸泡几分钟，菜虫就出来了，这样还可有助于去除残留农药。还有，西蓝花和猪肝不能同食，猪肝中含有丰富的铜、铁、锌等微量元素，西蓝花中含有大量的醛糖酸残基，同时食用能形成螯合物，影响人体对营养物质的吸收。

预防秋燥，秋季补水当分三种

在秋天，人们经常出现皮肤干涩、鼻燥、唇干、头痛、咽干、大便干结等秋燥症状。中医认为，在夏季出汗过多，体液损耗较大，身体各组织都会感觉水分不足，从而导致“秋燥”。预防秋燥，补水当然不可少，尤其是要养成主动补水的习惯。

秋燥最爱攻击肺，所以当燥气上升时，咳嗽、哮喘、腹泻、皮肤干燥等疾病首当其冲。为了避免这些秋燥引发的不良症状，人们需要摄入更多的水来维持机体正常运转。因此，人们（尤其是老年人）一定不要等到口渴了才喝水，而要保持主动饮水的习惯。因为秋季随着气温的下降，人们运动量减少，人体的血液循环速度也有所减慢，循环时间也加长，一些冠状脉、脑动脉的血流量也在减少，肾功能也有下降，如果饮水不足，易发生脱水和酸中毒。因此，人们除了每天饮足8杯水外，还应注意在洗澡前后、半夜都可适当补充水分，睡前在水中加点蜂蜜还能缓解便秘症状。此外，女人秋季多喝水，对保持皮肤的滋润和水分非常重要。

一般来说，预防秋燥的补水有以下三方面：

1. 少言补气

中医认为“形寒饮冷则伤肺”，所以要忌寒凉之饮。“少言”是为了保护肺气，人每天不停说话会伤气，其中最易伤害肺气和心气。补气的方法为：西洋参10克、麦冬10克，泡水，代茶饮，每天一次。

2. 皮肤保湿

秋天对应人体的肺脏，而肺脏的功能是主管人体皮肤，所以皮肤的好坏与人体肺脏相关。食物以多吃百合为最佳，这是因为百合有润肺止咳、清心安神、补中益气的功能。秋天多风少雨，气候干燥，皮肤更需要保养，多食百合有滋补养颜护肤的作用。但百合因其甘寒质润，所以风寒咳嗽、大便溏泄、脾胃虚弱者忌用。

需要注意的是，人们要将补水和保湿的概念区分开。补水是直接补给肌肤角质层细胞以所需要的水分，滋润肌肤的同时，更可改善微循环，增强肌肤滋润度。保湿则仅仅是防止肌肤水分的蒸发，根本无法解决肌肤的缺水问题，两者不可混为一谈。

3. 秋燥补水

秋天多吃梨和香蕉，梨肉香甜可口，鲜嫩多汁，有清热解毒、润肺生津、止咳化痰等功效。若与荸荠、蜂蜜、甘蔗等榨汁同服，效果更佳。不过，梨是寒性水果，寒性体质、脾胃虚弱的人应少吃。香蕉有润肠通便、润肺止咳、清热解毒、助消化和健脑的作用。但胃酸过多者不宜吃香蕉，胃痛、消化不良、腹泻者也应少吃。

此外，秋季补水以天然矿泉水为佳，它能养阴润燥，弥补身体损失的津液。对于负担两个人营养的孕妇更应该喝天然健康的矿泉水，这样能有助于补充矿物质和微量元素。

人们除了要主动给自己补水，更要注意及时给婴幼儿补充足够水分。因为婴幼儿身体处于生长发育期，不能缺水，尤其是喝奶粉的婴儿更应该补充水分，以防缺水影响发育。如发生脱水，可能危及生命，呕吐和腹泻是婴幼儿脱水的常见原因。没有眼泪、皮肤与口舌发干、眼窝凹陷、尿量减少等都是婴幼儿急需补水的信号。

秋季常喝六款茶饮，补水防秋燥

近年来，人们不断发现茶叶所含的营养成分及其药理作用，其保健功能和防治疾病的功效得到社会的肯定：

（1）茶中的咖啡因能对肾脏造成刺激，才促使尿液排出更加迅速，使肾脏的滤出率得到提高，这样能让身体内的有害物质在体内存留的时间变短。

（2）茶中的咖啡因能将尿液中的过量乳酸排除，从而起到缓解疲劳的作用。

（3）喝茶可以帮助人体预防心血管疾病，因为茶多酚与人体的脂肪代谢有着密切的关系。

（4）茶多酚中的儿茶素ECG，还有ECG的氧化物茶黄素，可以使胆固醇、甘油三酯等物质在血管内壁脂肪沉积所造成的动脉粥样化斑块增生受到抑制，能有效抑制动脉粥样硬化，预防心血管疾病。

（5）茶可以延缓衰老，因为茶中含有茶多酚，这种成分有着很强的抗氧化性，能对付自由基。喝茶可以减少自由基对身体细胞的伤害，从而延缓衰老。有研究证明，茶多酚对抗自由基的能力比其他的物质要高很多。

而在秋季，天气凉爽，风霜高洁，气候干燥，余热未消，人体津液未完全恢复平衡。此时，以饮用乌龙茶一类的青茶为好，此茶性味介于红、绿之间，不寒不热，既能消除余热，又能恢复津液。也可将青茶与红茶或花茶混用，以取绿茶清热解暑之功、红茶暖胃之用或花茶化痰开窍之效。

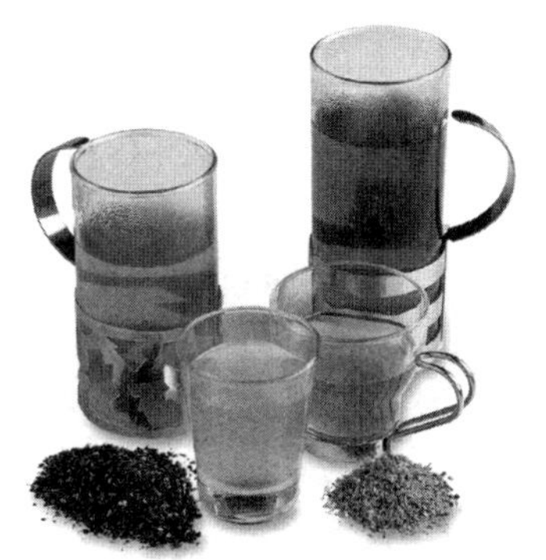
喝茶是一种美好又健康的享受

而且，如果人们能根据自身体质选用适宜的茶，不仅能清热防秋燥，还对增进健康、增强体质大有好处。

下面，教大家几种可以自己在家操作的天然茶饮，秋天常喝是一种美好又健康的享受。

1. 萝卜茶

原料：白萝卜100克，茶叶5克以及少量食盐。

制法：先将白萝卜洗净切片煮烂，略加食盐调味（不要放味精），再将茶叶用水冲泡5分钟后倒入萝卜汁内服用，每天2次，时间不限。

功效：有清热化痰、理气开胃之功，适用于咳嗽痰多、吃饭不香等。

2. 姜苏茶

原料：生姜、苏叶各3克。

制法：将生姜切成细丝，苏叶洗净，用开水冲泡10分钟代茶饮用。每日2剂，上下午各温服1剂。

功效：有疏风散寒、理气和胃之功，适用于风寒感冒、头痛发热，或有恶心、呕吐、胃痛腹胀等肠胃不适型感冒。

3. 银耳茶

原料：银耳20克，茶叶5克，冰糖20克。

制法：先将银耳洗净加水与冰糖（不要用绵白糖）炖熟；再将茶叶泡5分钟取汁和入银耳汤，搅拌均匀服用。

功效：有滋阴降火、润肺止咳之功，适用于阴虚咳嗽。

4. 橘红茶

原料：橘红3~6克、绿茶5克。

制法：用开水冲泡再放锅内隔水蒸20分钟后服用。每日1剂随时饮用。

功效：润肺消痰、理气止咳之功，适用于秋令咳嗽痰多、黏而咳痰不爽之症。橘红宣中理气、消痰止咳。茶叶有抗菌消炎作用，以此二味配制，对咳嗽痰多、黏而难以咯出者疗效较好。

5. 桑杏茶

原料：桑叶、杏仁、沙参、象贝母、豆豉各9克，山栀6克，梨皮30克。

制法：将所有材料加水煮开，代茶饮。

功效：轻宣燥热，润肺止咳，治疗秋天干燥气候所引起的干咳无痰、头痛发热的秋燥症。

6. 生津代茶饮

原料：青果5个（捣碎），石斛6克，甘菊6克，荸荠5个（去皮），麦冬9克，鲜芦根2支（切碎），桑叶9克，竹茹6克，鲜藕10片，黄梨2个（去皮）。

制法：将所有材料加水煮开，代茶饮。

功效：生津育阴，清热润燥，治疗口干咽燥，烦渴干咳的秋燥症；亦治温病热盛，灼伤肺胃阴津，口中燥渴，咳唾白沫，黏滞不爽者。

滋阴润秋燥，百合、麦冬少不了

由于夏天出汗过多，体液损耗较大，身体各组织都会感觉缺水，人在秋季就容易出现口干舌燥、便秘、皮肤干燥等病症，也就是我们常说的“秋燥”。

中医百合入肺经，补肺阴，清肺热，润肺燥而止，对“肺脏热，烦闷咳嗽”有效。现代医学证实，百合除含有淀粉、蛋白质、脂肪及钙、磷、铁、维生素 B_1、维生素 B_2、维生素C等营养素外，还含有一些特殊的营养成分，如秋水仙碱等多种生物碱，这些成分综合作用于人体，不仅具有良好的营养滋补之功，而且还对秋季气候干燥引起的多种季节性疾病有一定的防治作用。有研究表明，

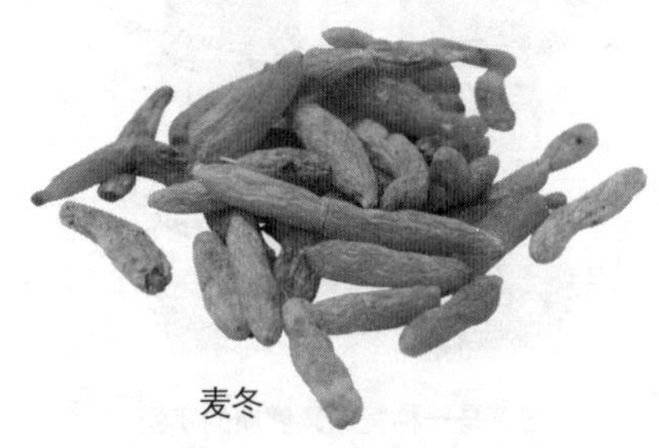

麦冬

百合具有明显的镇咳、平喘、止血等作用，提高淋巴细胞转化率和增加液体免疫功能的活性。百合还可以抑制肿瘤的生长。将百合洗净煮熟，放冰糖后冷却食用，既可清热润肺，又能滋补益中。

《本草纲目》里说，麦冬可以养阴生津、润肺清心，适用于肺燥干咳、津伤口渴、心烦失眠、内热消渴及肠燥便秘等。现代医学发现了麦冬的更多保健功效：提高人体免疫功能；对多种细菌有抑制作用；能增强垂体肾上腺皮质系统功能，提高机体适应能力；有抗心律失常和扩张外周血管的作用；能提高耐缺氧能力；有降血糖作用等。

因此，如果将百合和麦冬联合一起食用，润肺止咳的功效将大大提升。下面，我们就来介绍几款麦冬百合的秋季润肺止咳食谱：

1. 麦冬百合汤

原料：百合30克，麦冬15克，猪瘦肉50克，调味品(调味品食品)适量。

制法：将百合、麦冬、猪瘦肉分别洗净，同置锅中，加水适量煲汤，加调味品即成。

功效：百合润肺降气，麦冬滋阴养胃，两药均可滋燥敛火；猪瘦肉养血厚胃，用于胃阴不足，胃气上逆所致的呃逆，适用于那些烦躁、爱发脾气的人群，还可在将要打嗝之前饮用，能缓解打嗝。

2. 西洋参麦冬茶

秋季需要护气，尤其是肺气和心气，如平时应尽量少说话。不过，那样也只能减少气的消耗，而真正需要的是补气，而补气佳品非西洋参麦冬茶莫属。

原料：西洋参10克，麦冬10克。

制法：泡水，代茶饮，每天1次。

3. 蜜蒸百合

秋天多风少雨，气候干燥，皮肤更需要保养，多食百合有滋补、养颜、护肤的作用。但百合因甘寒质润，凡风寒咳嗽、大便稀溏、脾胃虚弱者忌用。关于具体的吃法，《本草纲目》中记载了这样一个润肺的方子。

原料：百合200克，蜂蜜适量。

制法：用新百合加蜜蒸软，时时含一片吞津。

早盐晚蜜多补水，抗秋燥防便秘

入秋以后，以干燥气候为主，空气中缺少水分，人体也缺少水分。为了适应秋天这种干燥的特点，我们就必须经常给自己的身体“补液”，以缓解干燥气候对人体的伤害。

不过，虽然秋天进行补水必不可少，但对付秋燥不能只喝白开水。最佳饮食良方应该是：“朝朝盐水，晚晚蜜汤。”即人们常说的“早盐晚蜜”。这是因为喝白开水，水易流失，若在白开水中加入少许食盐，可以有效减少水分流失。

而蜂蜜所含的营养成分特别丰富，主要成分是葡萄糖和果糖，两者的含量达70%，此外，还含有蛋白质、氨基酸、维生素A、维生素C、维生素D等。蜂蜜具有强健体魄、提高智力、增加血红蛋白、改善心肌等作用，久服可延年益寿。蜂蜜对神经衰弱、高血压、冠状动脉硬化、肺病等，均有疗效。在秋天经常服用蜂蜜，不仅有利于这些疾病的康复，而且还可以防止秋燥对人体的伤害，起到润肺、养肺的作用，从而使人健康长寿。

因此，营养学家建议人们白天喝点盐水，晚上则喝点蜜水，这既是补充人体水分的好方法，又是秋季养生、抗拒衰老的饮食良方，同时还可以防止因秋燥而引起的便秘，真是一举三得。

而且，人们还可以利用蜂蜜来缓解秋季容易出现的一些身体不适症状：

（1）蜂蜜萝卜：取鲜白萝卜洗净，切丁，放人沸水中煮沸捞出，控干水分，晾晒半日，然后放锅中加蜂蜜150克，用小火煮沸调匀，晾冷后服食。适用于消化不良、反胃、呕吐、干咳痰少等。

（2）蜂蜜鲜藕汁：取鲜藕适量，洗净，切片，榨取汁液，按1杯鲜藕汁加蜂蜜1汤匙比例调匀服食。每日2~3次。适用于热病烦渴、中暑口渴等。

（3）鲜百合蜂蜜：鲜百合50克，蜂蜜1~2匙。百合放碗中，加蜂蜜拌和，上屉蒸熟。睡前服，适宜于失眠患者常食。

（4）芹菜蜜汁：鲜芹菜100~150克，蜂蜜适量。芹菜洗净捣烂绞汁，与蜂蜜同炖温服。每日1次。适宜于肝炎患者饮用。

（5）蜂蜜核桃肉：蜂蜜1000毫升，核桃肉1000克，核桃肉捣烂，调入蜂蜜，和匀。每次服食1匙，每日2次，温开水送服。适宜于虚喘症。

此外，为维持身体代谢的正常，不仅需要使用早盐晚蜜法，还应尽量不吃或少吃辛辣烧烤类的食品，这些食品包括辣椒、花椒、桂皮、生姜、葱及酒等。这些食品属于热性，又在烹饪中失去不少水分，食后容易上火，加重秋燥对人体的危害。

特别是生姜，它含挥发油，可加速血液循环；同时含有姜辣素，具有刺激胃液分泌、兴奋肠道、促进消化的功能；生姜还含有姜酚，可减少胆结石的发生。生姜虽有利，但也有弊。尤其是在秋天最好少吃，因为秋天气候干燥、燥气伤肺，再加上吃辛辣的生姜，更容易伤害肺部，加剧人体失水、干燥。古代医书有记载：“一年之内，秋不食姜；一日之内，夜不食姜。”

秋季吃高维生素E的杏仁，补肺又养颜

中医认为，秋季干燥，气燥伤肺，肺气虚则机体对不良刺激的耐受性下降，易产生疾病，因为需要润燥、养阴、润肺。而杏仁中的苦杏仁味苦、性温，有小毒，入肺、大肠经，有止咳定喘、生津止渴、润肠通便之功效。《本草纲目》也记载："杏仁能散能降，故解肌、散风、降气、润燥、消积，治伤损药中用之。治疮杀虫，用其毒也。治风寒肺病药中，亦有连皮尖用者，取其发散也。”因此被人们视作秋季补肺润肠的良药。

现代医学也证实，苦杏仁中含有苦杏仁苷，苦杏仁苷在体内能被肠道微生物酶或苦杏仁本身所含的苦杏仁酶水解，产生微量的氢氰酸与苯甲醛，对呼吸中枢有抑制作用，达到镇咳、平喘作用。杏仁中富含脂肪油，脂肪油能提高肠内容物对黏膜的润滑作用，故杏仁有润肠通便之功能。

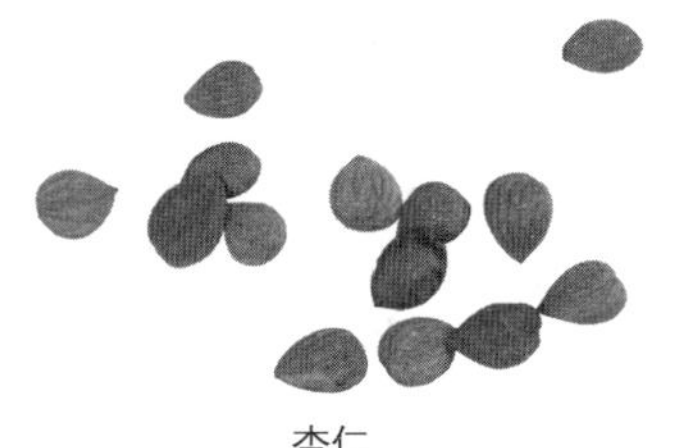

杏仁

杏仁还含有丰富的维生素E。研究发现，人体血液里维生素E的含量高时，肺癌发病率就会降低19%~23%。维生素E的这一防癌效果对于60岁以下，烟龄不到40年且吸烟不多的男性尤为明显，可以让他们的肺癌发病率降低40%~50%。如果经常进食富含维生素E的食物，可以使吸烟者的肺癌发病率大大降低。富含维生素E的食物包括杏仁、榛子以及全麦食品等。

此外，杏仁中的甜杏仁和日常吃的干果大杏仁偏于滋润，也有一定的补肺作用；杏仁还有美容功效，能促进皮肤微循环，起到润泽面容，减少面部皱纹形成和延缓皮肤衰老的作用，另外用其制成粉霜乳膏涂于面部，可在皮肤表面形成一层皮脂膜，既能滋润皮肤，保持皮肤弹性，又能治疗色素痣等各种皮肤病。

如果人们在秋季偶感风寒，咳嗽不止，可以试试下面介绍的杏仁药膳。

1. 杏仁茶

原料：甜杏仁、糯米面、白糖各适量。

制法：将甜杏仁磨细备用，锅中加清水适量煮沸后，放入甜杏仁及糯米面调匀，再下白糖，煮至熟即可服食。

2. 百合杏仁粥

原料：新鲜百合球根100克，杏仁粉20克，米100克，白胡椒粉，盐适量。

制法：百合球根洗净，剥成小瓣，加在米中与适量的水熬煮成粥。起锅前，再加入杏仁粉及调味料，拌匀即可。

功效：百合可润肺，调经活血，润滑皮肤，杏仁可排毒。皮肤粗糙干皱的人多多食用，可使肌肤丰满，肌肤润泽白皙。风寒咳嗽，聚痰，腹泻者忌食。

3. 杏仁百合猪肺汤

原料：苦杏仁20克，鲜百合2颗，鲜猪肺500克

制法：将鲜猪肺用水灌洗净，切粗件；杏仁捣碎；百合掰片；以上各物一同放进瓦煲内，加适量清水，先用武火，后用文火煲煮2小时，调味即可。

功效：清热润肺止咳。

注意，虽然杏仁有诸多的药用、食用价值，但不可以大量食用。因为杏仁含有毒物质氢氰酸（100克苦杏仁分解释放氢氰酸100~250毫克。氢氰酸致死剂量为60毫克。甜杏仁的氢氰酸含量约为苦杏仁的1/3），过量服用可致中毒。所以，食用前必须先在水中浸泡多次，并加热煮沸，减少以至消除其中的有毒物质；产妇、幼儿、湿热体质的人和糖尿病患者，不宜吃杏及其制品。部分小儿食后1~2小时出现症状。症状初期口中苦涩、流涎、恶心、呕吐，继之腹泻，伴有头痛、头晕、全身无力、心跳加快、四肢肢端麻痹，严重时还可出现呼吸困难、不规则、昏迷、惊厥，最终因呼吸肌麻痹而死亡。因此，家长一定要控制孩子的杏仁摄入量。

秋季多吃花生，润肺化痰补充蛋白质

在秋季收获的果实中，最值一提的当属有“植物肉”“素中之荤”之称的花生。这是因为花生仁中含蛋白质高达26%左右，相当于小麦的两倍，且容易被人体吸收利用；含脂肪达40%，其中不饱和脂肪酸占80%以上。由此可见，花生的营养价值比其他粮食高，可与鸡蛋、牛奶、肉类等一些动物性食物媲美。

而且，花生仁中含糖量高达20%左右，还含有硫胺素、核黄素、烟酸等多种维生素以及大量矿物质，特别是含有人体必需的氨基酸，有促进脑细胞发育，增强记忆的功能，因此花生又有“长寿果”之称。

此外，花生、花生油中含有一种生物活性很强的天然多酚类物质——白藜芦醇。它是肿瘤疾病的天然化学预防剂，同时还能降低血小板聚集，预防和治疗动

脉粥样硬化、心脑血管疾病。而白藜芦醇被列为最有效的抗衰老物质之一。而且，花生的内皮含有抗纤溶酶，可防治各种外伤出血、肝病出血、血友病等。

中医认为，花生味甘，性平，能补脾益气，润肺化痰，催乳，滑肠，止血。《本草纲目》记载："花生悦脾和胃润肺化痰、滋养补气、清咽止痒。"《药性考》也记载："食用花生养胃醒脾，滑肠润燥。"因此，在干燥的秋季，人们可通过多吃花生来润肺化痰，还能大量补充蛋白质以及多种维生素和矿物质，为身体提供充足的营养。

下面，就向大家推荐几款滋补脾胃和肺脏的花生食谱。

1. 花生小豆鲫鱼汤

原料：花生 200 克，赤小豆 120 克，鲫鱼 1 条。

制法：将花生、赤小豆分别洗净，沥去水分；鲫鱼剖腹去鳞及肚肠；将花生、赤小豆及洗净的鲫鱼同放碗中；加入料酒、精盐少许，用大火隔水炖，待沸后，改用小火炖至花生烂熟。

2. 花生粥

原料：花生 50 克，桑叶、冰糖各 15 克。

制法：取饱满花生洗净，沥去水分，桑叶拣去杂质；花生加水烧沸，加入桑叶及冰糖，改小火同煮至烂熟，去桑叶，其余服食。

3. 红枣花生衣汤

原料：红枣 50 克，花生 100 克，红糖适量。

制法：红枣洗净，用温水浸泡，去核；花生略煮一下，冷后剥衣；将红枣和花生衣放在锅内，加入煮过花生的水，再加适量的清水，用旺火煮沸后，改为小火再煮半小时左右；捞出花生衣，加红糖溶化，收汁即可。

4. 花生粳米粥

原料：花生 50 克，粳米 100 克，冰糖适量。

制法：将花生与粳米洗净加水同煮，沸后改用文火，待粥将成。放入冰糖稍煮即可。

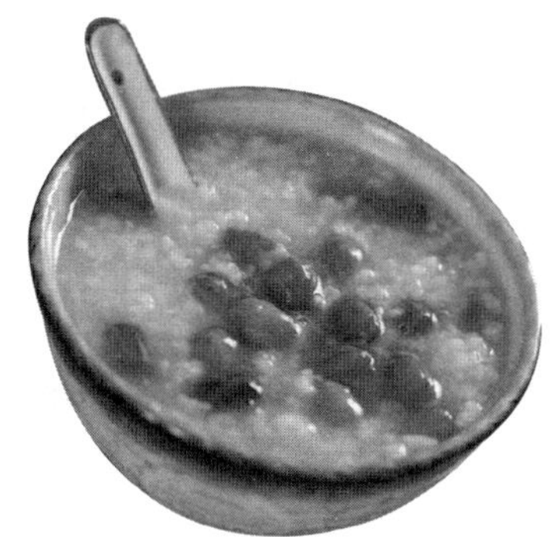

花生粳米粥

5. 花生蜂蜜羹

原料：蜂蜜 500 克，花生油 125~150 克。

制法：首先将蜂蜜 500 克倒入碗中用锅将 125~150 克花生油烧开，以沫消为止，然后将由倒入盛有蜂蜜的碗中，搅拌均匀即可，饭前20~30分钟服用一羹匙。早晚各一次，忌酒与辣。

需要注意的是，花生米很容易受潮变霉，产生致癌性很强的黄曲霉菌毒素。黄曲霉菌毒素可引起中毒性肝炎、肝硬化、肝癌。这种毒素耐高温，煎、炒、煮、炸等烹调方法都分解不了它。所以一定要注意不可吃发霉的花生米。

此外，还有四类人群不宜适合多食花生：

（1）花生中含有促凝血因子，跌打损伤、血脉瘀滞者食花生过多，会加重瘀肿。

（2）花生中含有丰富的油脂。肠炎、痢疾、消化不良等脾弱者食用后，会加重腹泻。

（3）花生中含有的脂肪需要胆汁帮助消化，胆囊病人不宜多食。

（4）花生中含脂肪较高，高脂血症病人食用后，会使血脂升高。

润肺消痰，首选富含维生素的茼蒿

湖北有一道“杜甫菜”，用茼蒿、菠菜、腊肉、糯米粉等制成。为什么要叫作杜甫菜呢？其中有这样一个传说：杜甫一生颠沛流离，疾病相袭，他在四川夔州时，肺病严重，生活无着。年迈的杜甫抱病离开夔州，到湖北公安，当地人做了一种菜给心力交瘁的

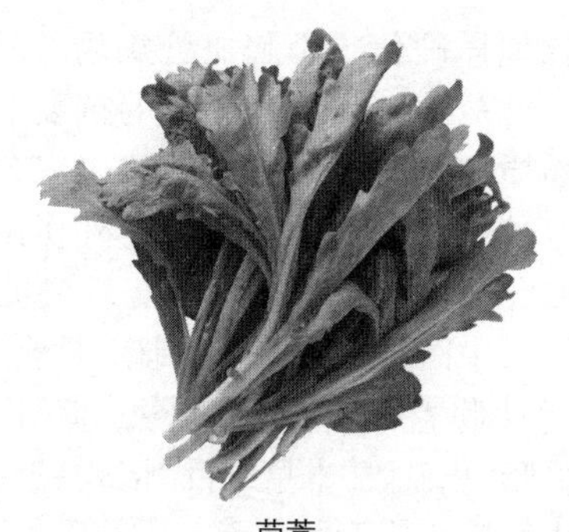

茼蒿

杜甫食用。杜甫食后赞不绝口，肺病也减轻了很多。后人便称此菜为“杜甫菜”，以此纪念这位伟大的诗人。

杜甫菜能有这种食疗效果，是因为它其中含有茼蒿。据《本草纲目》记载，茼蒿性温，味甘、涩，入肝、肾经，能够平补肝肾，宽中理气。主治痰多咳嗽、心悸、失眠多梦、心烦不安、腹泻、脘胀、夜尿频繁、腹痛寒疝等病症。

现代医学也证明了茼蒿的润肺功效：茼蒿内含丰富的维生素、胡萝卜素及多种氨基酸，性平、味甘，可以养心安神、润肺补肝、稳定情绪，防止记忆力减退；气味芬芳，也可以消痰开郁，避秽化浊。

此外，茼蒿中含有一种特殊香味的挥发油，有助于宽中理气、消食开胃、增加食欲，并且其所含粗纤维有助肠道蠕动，促进排便，可达到通腑利肠的目的，能有效预防秋燥引起的便利症状。茼蒿还含有一种挥发性的精油，以及胆碱

等物质，具有降血压、补脑的作用。

下面，我们就介绍几款润肺化痰的茼蒿食谱：

1. 茼蒿蛋白饮

原料：鲜茼蒿 250 克，鸡蛋 3 个。

制法：将鲜茼蒿洗净备用，鸡蛋取蛋清备用；茼蒿加适量水煎煮，快熟时，加入鸡蛋清煮片刻，调入油、盐即可。

功效：对咳嗽咳痰、睡眠不安者，有辅助治疗作用。

2. 蓬蒿汁

原料：茼蒿 250 克，火腿肉、笋、香菇各 50 克，豆粉、熟猪油各适量。

制法：取新鲜茼蒿洗净剁碎，捣取汁；将汁水拌生豆粉勾稀芡；火腿、笋、香菇洗净，切作小丁；清水煮沸后下火腿丁、笋丁、香菇丁，改小火烧 10 分钟，加盐，倒入茼蒿汁勾稀的豆粉，使成浅腻状，再浇上熟精油即成。

功效：此菜滑润爽口，鲜香开胃，具有安心神、养脾胃的作用，心烦不安，便秘口臭者可常食。

3. 茼蒿蜂蜜液

原料：茼蒿 120 克，蜂蜜 30 克。

制法：茼蒿菜切碎，加水煎汤取汁，加入蜂蜜，溶化后，分 2~3 次服。

功效：本方有润肺化痰、止咳作用。用于痰热咳嗽或肺燥咳嗽、痰浓稠等。

4. 茼蒿炒猪心

原料：茼蒿 350 克，猪心 250 克，葱花适量。

制法：将茼蒿去梗洗净切段，猪心洗净切片备用；锅中放油烧热，放葱花煸香，投入猪心片煸炒至水干，加入精盐、料酒、白糖，煸炒至熟。加入茼蒿继续煸炒至猪心片熟，茼蒿入味，加入味精即可。

功效：润肺止咳，开胃健脾，降压补脑。适用于心悸、烦躁不安、头昏失眠、神经衰弱等病症。

注意，选购茼蒿时，应以叶片无黄色斑点、鲜亮翠绿、根部肥满挺拔为宜。至于其储存，冷藏前应先用纸把茼蒿包起来，然后将根部朝下直立摆放在冰箱中，这样既可以保湿，又可避免过于潮湿而腐烂。此外，因茼蒿辛香滑利，胃虚腹泻者不宜多食。

深秋天凉，喝碗猪肚汤暖暖脾胃

中医认为，秋季进补，应该先把胃养好。这是因为进补的目的就是要让人体摄取营养，从而达到调补气血、补益健康之效，而脾胃是人体之本，进补前当然要调养好脾胃，尤其是脾胃虚弱之人。在养胃方面，《黄

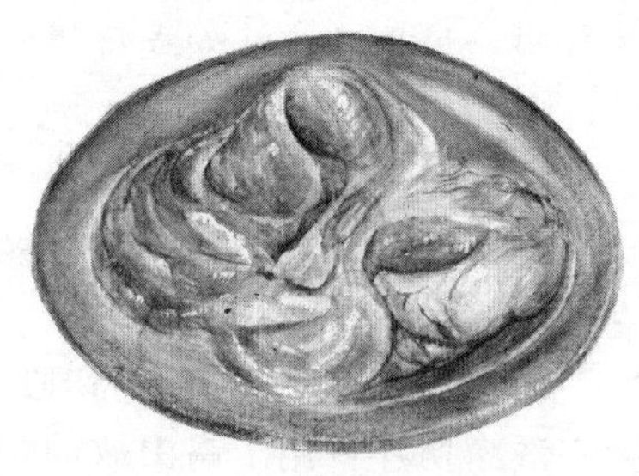

猪肚

帝内经》给了我们很好的启示：能够喝些适当的粥汤，可以使胃气慢慢恢复。

猪肚汤就具有很好的养脾健胃功效。中医认为，猪肚味甘，性温，补虚损，健脾胃。正如《本草经疏》所说："猪肚，为补脾之要品。脾胃得补，则中气益，利自止矣……补益脾胃，则精血自生，虚劳自愈。"

进入深秋之后，天气急剧转凉，空气越发干燥，人们的口、鼻、皮肤等部位往往会有不同程度的干燥感，因此，秋季饮食要选择既能增强人体抵抗力和免疫力，同时能生津养阴滋润多汁的食物，秋季食用猪肚，就能有效缓解这些症状。

因此，猪肚汤便成了秋季难得的滋补佳品：既能健肠胃，又能祛秋燥；既能滋阴，又具有补益之功效。

一般来说，猪肚汤有许多种，常见的有莲子猪肚汤、芡实猪肚汤、清炖猪肚汤、甘菊猪肚汤、白胡椒煲猪肚汤、霸王花猪肚汤、腐竹白果猪肚汤等，下面介绍普通猪肚汤的做法，其他猪肚汤的做法可触类旁通。

原料：猪肚 1 只，生姜 250 克。

制法：将猪肚洗净，塞入生姜（切碎），结扎好后放入瓦锅，加水适量，用文火煮至熟烂为度，使姜汁渗透进猪肚内即成。

功效：此汤最适于秋季服用，具有温胃散寒，营养补虚之功效，对老年脾胃虚寒及十二指肠溃疡疗效显著。

猪肚烧熟后，切成长条或长块，放在碗里，加点汤水，放进锅里蒸，猪肚会涨厚一倍，但注意不能先放盐，否则猪肚就会紧缩。

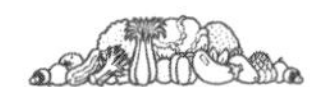

冬季营养补充方案

冬季的营养方案须遵循四个原则

人们往往习惯于冬季进补，为什么要冬季进补呢？因为冬三月，是养精蓄锐的大好时期，这时人的皮肤肌腠比较致密，汗出较少，摄入的营养物质也容易贮藏起来，况且在冬令季节里，人的食欲也比较旺盛，所以这时是进补的最好时节，冬至以后尤为相宜。

虽说冬季是进补的大好时机，但到底吃什么最好呢？

首先应该注意，对于一般无病而体弱者，冬补还是以“食补”为主，兼有慢性病者，则需食补加药补。许多食品为“药食两兼”物品，因此食补和药补并无严格区别，关键在于合理调配，对症施补。

而且在进补中要坚守四个原则：

一是多补充热源食物。因为冬季比较寒冷，膳食中应多补充产热营养素，如碳水化合物、脂肪、蛋白质，以提高机体对低温的耐受力。尤其应考虑补充富含蛋白质的食物，如瘦肉、鸡鸭肉、鸡蛋、鱼、牛奶、豆类及其制品等。

二是多补充含蛋氨酸的食物。因为蛋氨酸可为体提供一系列耐寒适应所必需的甲基。寒冷气候使得人体尿液中肌酸的排出量增多，脂肪代谢加快，而合成肌酸及脂酸、磷脂在线粒体内氧化、释放热量都需要甲基。因此，在冬季应多摄取含蛋氨酸较多的食物，如芝麻、葵花子、酵母、乳制品、叶菜等。

三是适量补充无机盐。医学研究表明，人怕冷与饮食中无机盐缺少有关系。专家建议冬季应多摄取根茎蔬菜，如胡萝卜、百合、山药、藕及青菜、大白菜等，因为蔬菜的根茎里所含无机盐较多。钙在人体内含量的多少可直接影响人体的心肌、血管及肌肉的伸缩性和兴奋性，补充钙可提高机体御寒能力。含钙较多的食物有：虾皮、牡蛎、花生、蛤蜊、牛奶等。

四是多吃含维生素 B_2、维生素 A、维生素 C 的食物。寒冷气候使得人体氧化功能加强，机体维生素代谢也发生了明显变化，饮食中要及时补充维生素 B_2（核黄素），以防口角炎、唇炎、舌炎等疾病的发生。维生素 B_2 主要存在于动物肝脏、鸡蛋、牛奶、豆类等食物中。维生素 A 能增强人体的耐寒力，应多吃些富含维生素 A 的肝脏、胡萝卜、南瓜、白薯等食物。维生素 C 可提高人体对寒冷的适应能力，对血管具有良好的保护作用，应注意摄取新鲜蔬菜和水果。

推荐冬季一周营养方案

1. 星期一

早餐：窝头 1 个（50 克），牛奶 1 杯（250 毫升），鸡蛋 1 个，凉拌豆芽 1 小碟。

午餐：米饭 1 碗（100 克），雪菜豆腐，肉丝炒芹菜。

晚餐：馒头 1 个（100 克），盐水大虾，鸡片炒油菜。

2. 星期二

早餐：全麦面包片（50 克），豆浆 1 杯(400 毫升),茶鸡蛋 1 个，凉拌苦瓜 1 小碟。

午餐：烙饼 2 块（100 块），口蘑冬瓜，牛肉丝炒胡萝卜。

晚餐：米饭 1 碗（100 克），鸡汤豆腐小白菜，清炒虾仁黄瓜。

3. 星期三

早餐：蔬菜包子 1 个(50 克)，小米粥 1 碗，鸡蛋 1 个，拌白菜心 1 小碟。

午餐：荞麦面条 1 碗（100 克），西红柿炒鸡蛋，素炒菠菜。

晚餐：紫米馒头 1 个（100 克），香菇菜心，砂锅小排骨。

4. 星期四

早餐：豆包 1 个（50 克），荷叶绿豆粥 1 碗，鸡蛋 1 个，凉拌三丝 1 小碟。

午餐：玉米面馒头 1 个（100 克），炒鱿鱼卷芹菜，素烧茄子。

晚餐：米饭 1 碗（100 克），葱花烧豆腐，椒油圆白菜。

5. 星期五

早餐：牛奶燕麦粥（牛奶 250 毫升，燕麦 25 克），鸡蛋羹（鸡蛋 1 个），海米拌芹菜 1 小碟。

午餐：荞麦大米饭 1 碗（100 克），青椒肉丝，香菇豆腐汤。

晚餐：花卷 1 个（100 克），醋椒鱼，西红柿炒扁豆。

6. 星期六

早餐：全麦小馒头 1 个（50 克），薏薏米粥 1 碗，鸡蛋 1 个，拌莴笋丝 1 小碟。

午餐：茭白鳝丝面（含面条

100克），醋熘大白菜。

晚餐：葱油饼（含面粉100克），芹菜香干，紫菜冬瓜汤。

7. 星期日

早餐：牛奶240毫升，鸡蛋1个，馒头50克。

午餐：烙饼100克，酱牛肉80克，醋烹豆芽菜。

晚餐：米饭100克，肉末烧豆腐，蒜蓉菠菜。

低脂肪的羊肉，是人们最爱的冬季暖身菜

寒冬腊月正是吃羊肉的最佳季节。在冬季，人体的阳气潜藏于体内，所以容易出现手足冰冷、气血循环不良的情况。从中医角度讲，羊肉味甘而不腻，性温而不燥，具有补肾壮阳、暖中祛寒、温补气血、开胃健脾的功效，所以冬天吃羊肉，既能抵御风寒，又可滋补身体，实在是一举两得的美事。

此外，羊肉含属于红肉的一种。红肉其实是营养学上的词语，指的是在烹饪前呈现红色的肉，像猪肉、牛肉、羊肉、鹿肉、兔肉等，简单地说，“红肉”就是红色的肉。红肉之所以会呈现出红色，是因为红肉中含有丰富的铁，可以为身体补充足够的铁，能起到补血的作用。人体血气足了，通畅了，内部循环才会通畅，身体才会温暖。因此，羊肉被视作冬季暖身的最佳选择。

此外，根据现代的医学研究，羊肉含有美容必需的维生素B_1、维生素B_2，能温补气血、驻颜、悦白皮肤。

与其他肉类相比，羊肉具有以下特点：

（1）羊肉的蛋白质含量高而脂肪含量低。其蛋白质含量低于牛肉、高于猪肉，脂肪含量高于牛肉而不及猪肉，而且脂肪层薄。

（2）羊肉中的氨基酸含量高于牛肉、猪肉。

（3）羊肉中含有丰富的维生素和钙、磷、铁等矿物质，铜和锌的含量明显超过其他肉类。

（4）羊肉中的胆固醇含量与其他肉类相比较低。如100克瘦肉中的胆固醇含量：羊肉为65毫克，猪肉为77毫克，鸭肉为80毫克，兔肉为83毫克，鸡肉为117毫克。

羊肉的食法众多，蒸、煮、炒、涮等无一不可。不过因为它有一股特殊的膻味，因此在烹调羊肉时，可以加入适量的料酒和生姜，这样不仅可以去膻气，还能保持羊肉原有的风味。如果将羊肉与其他食物或药物一起做成膳食，则其暖身抗寒的功效更好。

常见羊肉食谱如下：

1. 鸡蛋羊肉面

原料：白面120克，鸡蛋4个，

羊肉120克。

制法：先将羊肉剁细做羹，取鸡蛋清和白面做成面条，加适量的鸡蛋清面条于沸水中，煮面令熟，再加调料及羊肉羹。

2. 羊肉汤

原料：羊肉300克，食盐3克，黄芪、党参、当归、生姜片各25克。

制法：将羊肉洗净，切成小块，黄芪、党参、当归包在纱布里，用线捆扎好，和羊肉一起放在砂锅里，加水2千克，以小火煨煮至羊肉将烂时，放入生姜片、食盐，待羊肉熟烂即可。

3. 羊肉粳米粥

原料：羊肉150克，粳米100克，生姜5片。

制法：三者共煮粥，加食用油、食盐调味。

4. 羊肉山药粥

原料：羊肉250克，鲜山药500克，糯米250克。

制法：先把羊肉煮烂，再加入山药和糯米，煮成粥。早晚各食1次。

羊肉特别是山羊肉膻味较大，煮时放个山楂或加一些萝卜、绿豆，炒时放葱、姜、孜然等佐料可以去除膻味。吃涮肉时不可为了贪图肉嫩而不涮透。

为了防止吃羊肉热身热过头时，女性还可以搭配吃一些凉性蔬菜，如冬瓜、丝瓜、油菜、菠菜、白菜、金针菇、莲藕、笋等，能起到清凉、解毒、祛火的作用，既能利用羊肉的补益功效，又能消除羊肉的燥热之性。

此外，吃羊肉时忌饮茶，因为羊肉中的蛋白质含量丰富，而茶叶中含有较多的鞣酸，吃羊肉时喝茶，会产生鞣酸蛋白质，使肠的蠕动减弱，大便水分减少，进而诱发便秘，从而使得羊肉的暖身功效大打折扣。

冬季鲫鱼蛋白质含量高，可增强抗病力

在寒风瑟瑟、冷气袭人的冬季，鲫鱼肉肥籽多，味道鲜美，而且鲫鱼肉质细嫩，肉味甜美，营养价值很高，每百克肉含蛋白质13克、脂肪11克，并含有大量的钙、磷、铁等矿物质，能为身体提供充足营养。尤其是鲫鱼中含有丰富的蛋白质，不仅质优，而且齐全、易于消化吸收，是肝肾疾病、心脑血管疾病患者的良好蛋白质来源，常食可增强抗病能力。

而且，中医认为，鲫鱼药用价值极高，其性味甘、平、温，入胃、肾经，具有和中补虚、除湿利水、补虚羸、温胃进食、补中生气之功效。因此，民谚有“冬鲫夏鲤”之说。明代著名的医学家李时珍赞美冬鲫曰：“冬月肉厚子多，其味尤美。”《本草纲目》中记载：“鲫鱼性温，味甘；健脾利湿、和中

开胃、活血通络、温中下气。”对脾胃虚弱、水肿、溃疡、气管炎、哮喘、糖尿病患者有很好的滋补作用；产后妇女炖食鲫鱼汤，可补虚通乳；先天不足，后天失调，以及手术后、病后体虚形弱者，经常吃一些鲫鱼很有益；肝炎、肾炎、高血压、心脏病、慢性支气管炎等疾病的患者也可以经常食用，以补营养，增强抗病能力。另外，鲫鱼子能补肝养目，鲫鱼脑有健脑益智的作用。

吃鲫鱼时，清蒸或煮汤营养效果最佳，若经煎炸则会使鲫鱼的营养大打折扣。下面就介绍几种鲫鱼的食疗制法：

1. 清炖鲫鱼汤

原料：新鲜大鲫鱼一条，生姜、香葱、花椒、蒜片。

制法：将鲫鱼刮鳞、剖肚、去鳃，放入适量沸水中；加诸料慢慢地炖十几分钟，待汤汁白亮浓稠之后，加入适量精盐、陈醋；再稍炖片刻熄火，撒入香菜、味精，滴上少许香油便可。

功效：此汤可健脾利湿，促进血液循环，增进食欲，更具有通乳、下奶的功效。很适合产妇食用。

2. 鲫鱼砂蔻汤

原料：大鲫鱼 1 条（约 200 克），紫豆蔻 6 克，砂仁、陈皮各 3 克，生姜 3 克，胡椒 1 克。

制法：将鲫鱼去鳞、鳃及内脏，洗净。将砂仁、紫豆蔻填入鱼腹中，下锅，加水适量，煮沸后改为小火。起锅前加入胡椒、陈皮、生姜煮 1~2 分钟即可。

功效：此方具有健脾温胃、行气止痛的功效。适于虚寒型的胃炎、溃疡病。胃炎、溃疡病患者可选用。

3. 蛋奶鲫鱼汤

原料：鲫鱼 1 条，胡椒粒 5 颗，蛋奶（或牛奶）20 克，姜 10 克，葱 10 克，盐、鸡精各适量。

制法：将鲫鱼剖腹后，清洗干净待用。把鲫鱼放置 3 成热的油中过油，以去除鲫鱼的腥味。加入适量水和调料，用小火清炖 40 分钟。起锅时加入少许蛋奶，能使汤变得白皙浓稠，口感更佳。

功效：健脾利湿，美容除皱。

在烹饪鲫鱼汤时，人们大多会在鲫鱼下锅前刮鳞抠鳃、去脏，却很少有去掉其咽喉齿（位于鳃后咽喉部的牙齿）的，这样做出的鲫鱼——尤其是清炖、红烧时，其汤汁味道就欠佳，且有时泥腥

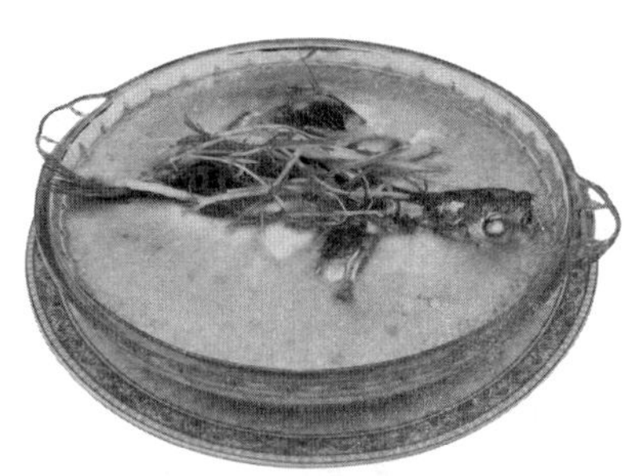

蛋奶鲫鱼汤

味较重。因此，人们最好在鲫鱼下锅前去掉其咽喉齿，才能保证鲫鱼汤的美味。

不过需要注意，幼儿脏腑娇嫩，不耐寒热，脾虚肝旺，外感风寒就会影响到肺或导致脾虚而失去正常功能，对久咳不愈的孩子可以用鲫鱼汤治疗，但汤不要过浓、过咸。

此外，鱼子中胆固醇含量较高，所以中老年人和高血脂、高胆固醇者应忌食。并注意鲫鱼不可同鸡、羊、狗、鹿肉同食，食之易生热，阳盛之体及素有内热者食之则不宜，易生热而生疮疡。鲫鱼还不宜与麦冬、沙参同用，不宜与芥菜同食。

萝卜纤维素最丰富，冬天帮你排肠毒

都说“冬吃萝卜夏吃姜，不用医生开药方。”说的就是萝卜的养生妙用。为什么提倡冬天多吃萝卜呢？冬季气温低，所以人们经常待在室内，饮食上还常进补。进补多而运动少，人的体内易生热生痰，尤其是中老年人，症状就更明显。而《本草纲目》中记载，萝卜可消积滞、化痰、下气宽中、解毒，所以萝卜可以用来消解油腻、去除火气，又利脾胃、益中气。

这里的萝卜是指大白萝卜。中医认为，冬天阳气向里向内，

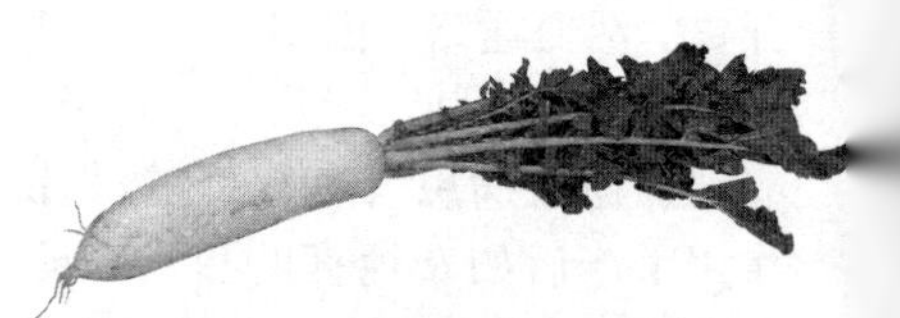

萝卜可调脾胃、益中气

人的机体容易出现“阳气在里，胃中烦热”的情况，易生痰热，出现咳嗽、哮喘、胃部不适等症状。而白萝卜生吃具有止渴、清内热作用，熟食可消食健脾。随着气温的下降，人们的户外活动逐渐减少，热性食物进食较多，比如羊肉等，容易让人体产生内热而导致消化不良。此时多吃白萝卜，也有助于消化。此外，冬吃白萝卜还可保暖防寒，温中健胃。

现代医学证实，萝卜有很高的营养价值：含有丰富的碳水化合物和多种维生素，其中维生素 C 的含量比梨高 8~10 倍；萝卜不含草酸，所以不会与食物中的钙结合，更有利于钙的吸收；富含抗坏血酸和胆碱，能降低血脂和预防脂肪肝；萝卜所含的纤维木质素可增强机体免疫力，并能抑制癌细胞的生长，对预防癌，抗癌有重要意义。有研究表明，萝卜中所含的微量元素和膳食纤维在生吃时才能发挥最好的效果。所以，冬天养生最好最简单的方法就是生吃白萝卜。

如果每晚睡觉前吃 30 克白萝卜，不但能消食化积，清热解毒，

还可延年益寿。一般情况下，儿童在冬季也应该多吃一些白萝卜。因为多数幼儿感冒时会出现喉干咽痛、反复咳嗽、有痰难吐等上呼吸道感染症状，吃点白萝卜可滋养咽喉，化痰顺气。但注意为幼儿选用色绿、水分多、辣味轻、甜味重的萝卜，因为幼儿肠胃较弱，不可食入太辣。

萝卜肉多汁浓，味道甘美，不仅能生吃，还有多种烹调方法。在餐桌上，摆上一碗萝卜炖羊肉，就是一家老小的养生大餐。具体做法是：将羊肉去筋膜洗净切成小方块，将萝卜去皮切成滚刀块。将羊肉块放入开水锅中，用微火煮20分钟后放入萝卜块，加入少许精盐、料酒、味精，煮5分钟后，撒上香菜末即成。

萝卜也经常用作食疗，以下是一些萝卜食疗方。

（1）治扁桃腺炎：萝卜汁100毫升（用鲜萝卜制成），调匀以温开水送服，每日2~3次。

（2）治哮喘：萝卜汁300毫升，调匀以温开水冲服，每次服100毫升，每日3次。若与甘蔗、梨、藕汁同饮，则效果更佳。

（3）治偏头痛：鲜萝卜捣烂取汁，加少许冰片调匀滴鼻，左侧头痛滴右鼻孔，右侧头痛滴左鼻孔。

（4）治咳嗽多痰：霜后萝卜适量，捣碎挤汁，加少许冰糖，炖后温服，每日2次，每次60毫升。

（5）治咽喉痛：萝卜300克，青果10个，共煎汤当茶饮，每日数次。

（6）健脾理气：猪或羊肉300克切块，加橘皮少许入锅炖熟，酌加盐、胡椒等，吃肉喝汤。注意不要加酱油。可加花椒、大料、姜、桂皮等辛温发散之物少许。

需要注意的是，吃萝卜也有禁忌。现代医学研究证明，萝卜不能与橘子、柿子、梨、苹果、葡萄等水果同食，因为萝卜与这些水果一同摄入后，产生的一些成分作用相加形成硫氰酸，会抑制甲状腺，从而诱发或导致甲状腺肿。此外，萝卜性凉，脾胃虚寒者不宜多食。此外，萝卜下气宽肠，气虚及泄泻者不宜多吃。萝卜皮含钙丰富，入膳最好不削皮。民间相传萝卜解中药，所以最好与服中药间隔2小时以上。一般不与人参、地黄、首乌同食。

冬季吃瓜子补维生素E，防止肌肤冻伤

在寒冷的冬天，人们常因环境温度过低、气候过于干燥而手足皲裂，甚至出现冻疮。这是因为寒冷导致皮肤血管收缩、血液瘀滞，会引起肌肤受冻。此外，自主神经功能紊乱、缺乏维生素及营养不良等，也是发生冻疮的

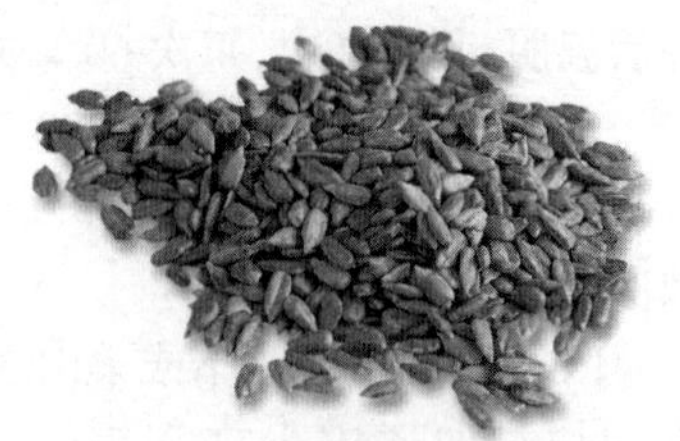

葵花子有助于保持皮肤细嫩

常见诱因。一般来说，手、脚、面颊和耳朵等是容易受冻的主要部位。

为了预防肌肤皲裂、冻伤，人们除了要注意添加衣服保暖外，还应注意补充维生素，尤其要注意补充维生素 E。因为维生素 E 是重要的抗氧化剂，有助于维持神经、肌肉组织的正常，使毛细血管壁更稳固，这样原本瘀滞的血液循环可以恢复顺畅。所以，有助于防止手足皲裂和冻疮生成。

而葵花子中含有蛋白质、脂肪、多种维生素和矿物质，其中亚油酸的含量尤为丰富，有助于保持皮肤细嫩，防止皮肤干燥和生成色斑。且葵花子是维生素 E 含量最为丰富的食品之一，同时葵花子中的热量也较高，每 100 克（去皮）所含的热量约为 610 千卡，比同等重量的米饭、猪肉、羊肉、鸡鸭肉所含的热量都要高。每天吃一把葵花子，就能补充人体一天所需的维生素 E。

冬季光照相对较少，人们的心情也会受其影响，特别容易引发或加重抑郁症，经常进食富含 B 族维生素的食物，对改善不良情绪及抑郁症将大有裨益，而葵花子中就含有大量的 B 族维生素。美国生物学研究证实葵花子能辅助治疗抑郁症、神经衰弱、失眠症等,还能增强人的记忆力。可见，经常吃点葵花子，即使在寒冷的冬季，也能让心情充满阳光。

此外，冬季是心脑血管疾病的多发季节，而葵花子中富含亚油酸，亚油酸则能起到预防高血压、动脉硬化等心脑血管疾病的作用。

需要注意的是，超市或商店里卖的一般都是炒好的葵花子，其中有不加任何调味剂的原味葵花子，还有加了甘草、奶油、绿茶、巧克力等不同配料炒制的多种口味的葵花子，如果只是作为零食吃，那可以依据自己的喜好随意选择；如果是想作为日常保健品，则最好选择没有经过炒制的原味葵花子，这样才能保证有较好的功效。

而且，因为葵花子热量较高，不宜多食，以每日 50 克为宜，以免上火、口舌生疮，肥胖者尤应注意。吃葵花子时,最好用手剥皮，这是因为经常用牙嗑葵花子，容易使口角糜烂，而且吐壳时将大量津液一同吐掉，时间久了容易导致口舌干燥、味觉迟钝、食欲减少。另外，过多食用葵花子会消耗体内的胆碱，从而影响肝细胞的正常生理功能，所以患有肝炎、肝硬化的病人，最好和葵花子保持距离。

此外，为了在冬天防止肌肤皲裂或冻伤，人们还应注重肌肤的保养：

（1）减少用凉水的次数，避免皮肤因受凉而减少对皮脂的分泌。

（2）晚上用热水浸泡手足后，涂上防裂油、甘油、凡士林等，再戴上手套或用塑料袋裹上，促进皮肤吸收营养。

（3）少用碱性强的肥皂，尽量避免直接接触酸、碱等化学品物质。

（4）每次洗手后都要涂抹护手霜。

冬食腌白菜，谨防亚硝酸盐中毒

冬季天气寒冷，人们都会穿得很厚，很多时间待在温暖的室内，人体的阳气处于潜藏的状态，这就需要食用一些滋阴潜阳理气之类的食物。而有解热除烦、通利肠胃、养胃生津功效的大白菜是冬季最主要的蔬菜种类，且大白菜营养丰富，味道清鲜适口，做法多种，又耐贮藏，有“菜中之王”的美称。因此大白菜是人们冬季餐桌上的常客。

而且大白菜热量低，还是肥胖病及糖尿病患者很好的辅助食品；它含有的微量元素钼，能阻断亚硝胺等致癌物质在人体内的生成，是很好的防癌佳品。除此之外，大白菜还是一款美容佳蔬，它含有丰富的纤维素，不仅可以促进肠道蠕动，帮助消化，防止大便干燥，还可用来防治结肠癌。特别值得推崇的是，大白菜中维生素E的含量比较高，可防治黄褐斑、老年斑，是一种经济健康的美容美颜蔬菜。因为维生素E是脂质抗氧化剂，能够抑制过氧化脂质的形成。皮肤出现色素沉着、老年斑就是由于过氧化脂质增多造成的。所以，常吃大白菜，能防止过氧化脂质引起的皮肤色素沉着，抗皮肤衰老，减缓老年斑的出现。

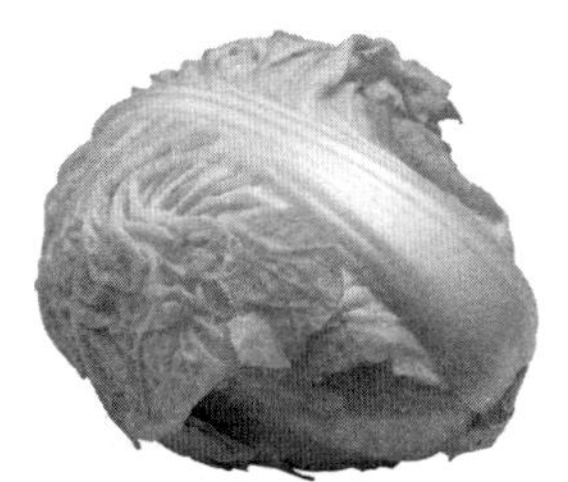

大白菜是人们冬季餐桌上的常客

虽然大白菜的营养价值很高，但是吃起来也要注意以下几点：

首先，白菜在凉拌和炖菜时最好与萝卜分开来，不要混在一起，因为那样可能会产生一些破坏营养成分的不利影响。

其次，北方地区的居民还经常把大白菜腌制成酸菜，但是专家提醒，经常吃酸菜对健康不利，特别是大白菜在腌制9天时，是亚硝酸盐含量最高的时候，因此腌制白菜至少要15天以后再食用，以免造成亚硝酸盐中毒。

再次，有的人在食用大白菜还喜欢炖着吃，而实际上各种蔬菜都是急火快炒较有营养，炖的过程中各种营养素尤其是维生素C的含量会损失较多。另外，有慢性胃炎和溃疡病的人，要少吃一些大白菜。

下面介绍两个大白菜食疗方：

1. 栗子炖白菜

原料：生栗子200克，白菜200克，鸭汤、盐、味精各适量。

制法：栗子去壳，切成两半，用鸭汤煨至熟透，白菜切条放入，加入盐、味精少许，白菜熟后勾芡即可。

功效：健脾补肾、补阴润燥。

2. 海米白菜汤

原料：白菜心250克，海米30克，高汤500克，火腿6克，水发冬菇2个，精盐3克，味精2克，鸡油6克。

制法：先将白菜心切成长条，用沸水稍烫，捞出控净水，海米用温水泡片刻，火腿切成长条状，把冬菇择洗净，挤干水后，切两半。然后在汤勺内加高汤、火腿、冬菇、海米、白菜条、精盐烧开，撇去浮沫，待白菜熟时加味精，淋上鸡油即成。

功效：排毒养颜、预防感冒。

最后，人们要注意食白菜的十不宜：不宜食用霉烂变质的白菜，服用维生素K时不宜食用白菜，不宜食用久放的熟白菜，白菜不宜焖煮后食用，不宜水浸泡后食用，不宜烫后挤汁做菜馅用，不宜食用酸菜过多，不宜和猪、羊肝同时食用，不应食用铜制器皿盛放或烹制的白菜，不宜多食偏食。

多吃含抗病毒成分的香菇，可预防冬季病

冬季是疾病多发的季节，而富含多种营养成分的香菇能有效增强免疫力，预防冬季病的发生。现代营养学证实，每100克香菇干品中含有蛋白质20克，膳食纤维31.6克，糖类30.9克，胡萝卜素20克微克和亚油酸、海藻糖、腺嘌呤、各种维生素及微量元素。

此外，香菇还含有抗病毒的成分——干扰素的诱发剂双链核糖核酸，可以诱导体内产生干扰素，具有预防感冒的作用；香菇含有的抗氧化剂含量是麦芽的12倍，鸡肝的4倍；香菇中含有的麦角固醇，可以在人体内转化成维生素D，预防小儿佝偻病；香菇中的多糖物质具有抗癌作用，在癌症手术后可用槐蕈10克，水煎服，每日1次，为辅助治疗方

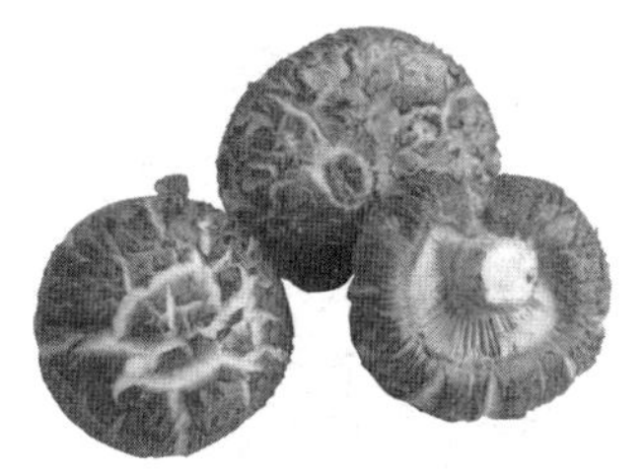

香菇

法；香菇中还含有一种核酸类物质，能抑制血清及肝脏中的胆固醇升高，阻止血管硬化及降低血压，是高血压、动脉硬化及糖尿病患者的食疗佳品；香菇中含有大量钾盐及其他矿质元素，被视为防止酸性食物中毒的理想食品。

中医也认为，香菇性味甘平，是冬令的滋补食品。《本草求真》中说："香蕈味甘性平，能益胃助食，及理小便不禁。"《日用本草》中也认为香菇："益气，不饥，治风破血。"总之，香菇具有益气补虚、健脾胃、去痘疹的功效，适用于久病体虚、食欲不振、小便频数、高血压、糖尿病、贫血、肿瘤、动脉硬化等病症。

因此，在寒冬的冬季，多吃香菇能起到全面维护健康的作用。下面，我们就来介绍一款最适合冬季食用的"双笋烩香菇"。

具体做法如下：

原料：芦笋，香菇，玉米笋，姜，盐，味精，胡椒粉，淀粉，色拉油。

制法：先将芦笋切段，和其他原料一起用沸水焯一下捞出来，锅内放油，下入姜片炒香，放入全部原料，调味后翻炒，勾芡，即成。

功效：芦笋中丰富的纤维素可有效促进肠道废物排出。玉米笋当中含有丰富的木聚糖和阿拉伯聚糖，不仅能促进肠道蠕动，还能包裹结合食物中的污染物质，从肠道排出。这道菜堪称食品中可溶性膳食纤维、不溶性膳食纤维、活性多糖类的大聚会，可以有效提高人体的抗污染和抗病能力。需要注意的是，不要反复洗泡香菇，洗净后用少量水发开即可，以免损失其中宝贵的多糖物质。

最后，要注意香菇与野生毒菇易混淆。毒菇有 80 多种，含有毒蕈碱、毒蕈溶血素等，食后会中毒，甚至死亡，应严格区分。

下面教大家几个简单鉴别香菇的方法：

第一，看香菇的外表形状和颜色。优质的香菇，肉厚，菇盖边缘向内卷成"铜锣形"，菇的盖面无皱褶，有明显裂纹或花斑，菌褶呈米黄色或胝白色，菌柄不超过菌盖直径的一半。

第二，闻香菇的气味。一般情况下，香菇应有其独特的清香，无腐烂、发霉味道。

第三，用手指按压。手指甲压菌盖上部及菌柄，如果坚硬、稍留有指甲痕，则说明水分基本符合要求。

第四，检查香菇中是否有虫蛀、发霉、烤焦以及非食用菌等杂物混入。

此外，还要注意香菇具有极强的吸附性，必须单独贮存，也就是装贮香菇的容器不得混装其他物品，贮存香菇的库房不宜混贮其他物资。另外，不得用有气味挥发的容器或有异味的容器装贮香菇。光线中的红外线会使香菇升温，紫外线会引发光化作用，从而加速香菇变质。因此，必须避免在强光下贮存香菇，同时也要避免用透光材料包装香菇。

富含淀粉的芡实，是冬季暖身的佳品

芡实，也叫鸡头米、水鸡头等，味甘，性平，入脾、肾、胃经，具有滋补强壮、补中益气、固肾涩精、补肾止泻、开胃进食之功效，因此中医将其看作冬季补虚不可或缺的佳品。

现代医学证实，芡实中确实含有大量对人体有益的营养物质和微量元素：每100克芡实中含蛋白质4.4克，脂肪0.2克，碳水化合物32克，粗纤维0.4克，灰分0.5克，钙9毫克，磷110毫克，铁0.4毫克，硫胺素0.40毫克，核黄素0.08毫克，烟酸2.5毫克，抗坏血酸6毫克，胡萝卜素微量。

芡实含有丰富的淀粉，可为

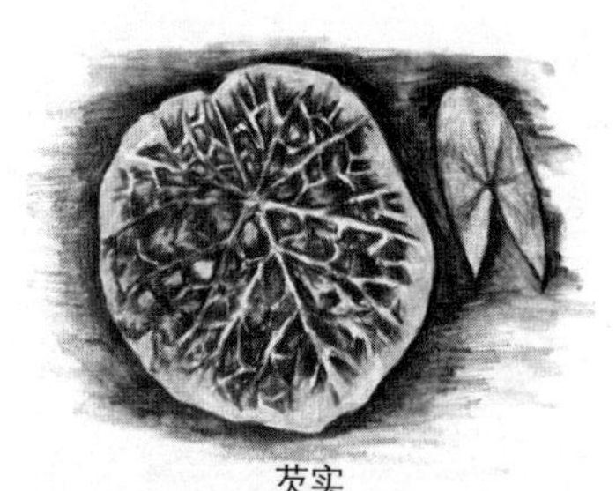

芡实

人体提供热能，因此是寒冷的冬季暖身的佳品。此外，芡实可以加强小肠吸收功能，提高尿木糖排泄率，增加血清胡萝卜素浓度；实验证明，血清胡萝卜素水平的提高，可使肺癌、胃癌的发病概率下降，大大减少癌症发生的机会。白带多、肾亏、腰脊背酸的妇女、体虚尿多的儿童、小便频繁的老人、遗精早泄者、慢性腹泻者、慢性肠炎者，吃芡实会有很好人疗效。但因为芡实有较强的收涩作用，所以便秘、尿赤者及妇女产后皆不宜食。

在食用芡实时，人们常将芡实烹饪成粥或汤食用，下面介绍几款芡实美食。

1. 芡实核桃粉粥

原料：芡实粉30克，核桃肉（打碎）15克，红枣（去核）5~7枚，糖适量。

制法：芡实粉先用凉开水打糊，放入滚开水中搅拌，再拌入核桃肉、红枣肉，煮熟成糊粥，加糖。

功效：滋补脾肾，固涩精气。

适用于脾肾气虚、精气不固而引起的遗精、滑泄、腰膝无力等。

2. 芡实糯米粥

原料：炒芡实25克，红枣8枚，炒扁豆20克，糯米100克。

制法：将所有材料加水煮粥，每日一次。

功效：可治老年人脾肾虚弱、便溏腹泻。

3. 芡实金樱粥

原料：生芡实40克，糯米100克，金樱肉15克。

制法：将所有材料煮粥食用。

功效：可治老年人肾气虚弱、夜尿频数。

4. 百合芡实汤

原料：百合30克,芡实50克。

制法：将百合、芡实加水煮熟。加糖调味后服用,每次1小碗,每日1~2次。

功效：补肾固精，养心安神，适用于肾虚引起的失眠多梦，遗精头昏者。

5. 芡实花生汤

原料：芡实50克,花生40克,红枣10枚。

制法：将所有材料加水煎煮。

功效：补脾肾、益气养血。对脾胃虚弱的产妇及贫血、体虚者有效。

6. 芡实补肾汤

原料：芡实、黄精、玄参、龟板、干地黄、沙参、女贞子、麦冬、天冬、白芍各9克。

制法：将所有材料水煎服，每日一剂。

功效：适于肾气不足引起的消瘦、心烦失眠、头昏耳鸣、腰酸遗精等。

7. 芡实山药汤

原料：芡实15克，薏薏米15克，山药20克，党参10克，白扁豆10克，白术9克。

制法：将所有材料加水煎服，每日一剂。

功效：可治脾虚腹泻、消化不良、久泻不止，有良效。

冬天喝汤，全面补充营养好驱寒

冬天天寒地冻，阴气盛而阳气衰，故冬天进补正当时，但进补有讲究，不是人人都需要进补，也不是单纯进补品、服补药就可以达到健身壮体的目的，一些家庭认为，天冷人不出汗，热量散发少，因此吃饭就不用做汤喝。

其实这是一个误解，不仅夏天要喝汤，冬天也要多喝汤，冬季喝汤不仅利于消化吸收，更能养身健身。冬天是进补养身的最佳时节，同时气候寒冷，人易患感冒，多喝汤是防治感冒的有效方法。鸡汤、骨头汤、鱼汤、菜汤可使人体得到充足的补充，增强人体抵抗力和净化血液的作用，能及时清除呼吸道的病毒，有效抵御感冒病毒的发生。此外将芝麻、猪排、海带、生姜放在一起烧汤喝，能起到清火、解毒、润肤、健肌的作用，并能增强体力。

下面就来介绍几种适宜冬天喝的汤及其功效，大家一定记得对症喝汤。

1. 多喝鸡汤抗感冒

冬季喝鸡汤对感冒、支气管炎等防治效果良好，它可加快咽喉部及支气管黏膜的血液循环，增加黏液分泌，及时清除呼吸道病毒，促进咳嗽、咽干、喉痛等症状的缓解，特别有益于体弱多病者。

2. 常喝骨汤抗衰老

50~59 岁这个年龄段，是人体微循环由盛到衰的转折期，老化速度逐渐加快，如果中老年人不注意保养，皮肤常常会慢慢变得干燥、松弛、弹性降低，出现皱纹，常有头晕、胸闷、神经衰弱等不适症状，这些都是微循环出现障碍的结果。骨汤中的特殊养分以及胶原蛋白等可疏通微循环，从而改善上述老化症状。

3. 多喝面汤可增强记忆

乙酰胆碱是一种神经传递介质，可强化人脑记忆功能。而补充脑内乙酰胆碱的最好办法就是多吃富含卵磷脂的食物，面条即是其中之一。卵磷脂有一个特点，极易与水结合，故煮面条时，大量的卵磷脂溶于汤中，因此，多喝面汤可补脑并增强记忆力。

4. 喝鱼汤可防哮喘

鱼汤中含有一种特殊的脂肪酸，具有抗炎作用，可阻止呼吸道发炎，防止哮喘病发作。每周喝 2~3 次鱼汤，可使因呼吸道感染而引起的哮喘病发生率减少 75%。喝鱼汤可防哮喘，而用大马哈鱼、金枪鱼、鲭鱼等多脂鲜鱼熬汤，防哮喘的效果更好。

5. 喝菜汤可增强人体抗污染能力

各种新鲜蔬菜含有大量碱性成分，并溶于汤中，喝蔬菜汤可使体内血液呈弱碱性，并使沉积于细胞中的污染物或毒性物质重新溶解，随尿排出体外，所以蔬菜汤有“最佳人体清洁剂”的美称。

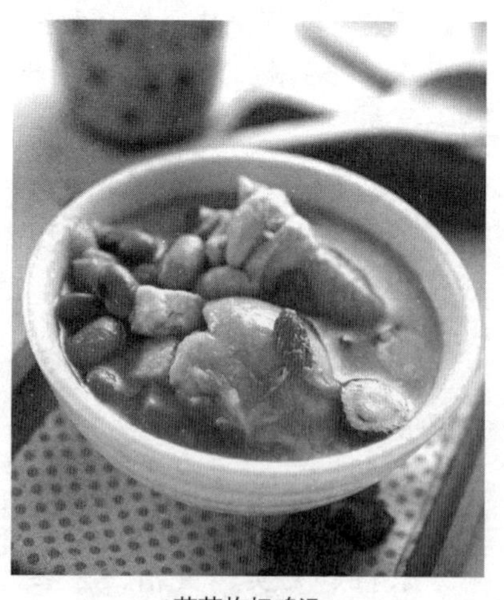

茯苓枸杞鸡汤

寒冬强身抗寒的最佳营养餐——腊八粥

冬季是各种疾病的多发季节，因此，保健就显得至关重要，喝粥是既方便又营养的选择。而我国自古就有喝腊八粥的习俗，腊八粥的原料没有规定，所有的五谷杂粮都可以入粥。冬天喝腊八粥可畅胃气、生津液，温暖滋补，可以祛寒。所以，腊八粥不应该仅仅成为腊八节的节日食品，而应该成为老百姓冬季餐桌上不可或缺的美食。

最早的腊八粥是红小豆和糯米来煮，后经演变，加之地方特色，逐渐丰富多彩起来。现在人们可以根据各人的口味和身体状况不同而做成各种各样的腊八粥。

1. 补脾健胃的薏米腊八粥

主要原料为粳米、糯米和薏米等。粳米含蛋白质、脂肪、碳水化合物、钙、磷、铁等成分，具有补中益气、养脾胃、和五脏、除烦止渴、益精等功用。糯米具有温脾益气的作用，适于脾胃功能低下者食用，对于虚寒泻痢、虚烦口渴、小便不利等症有一定的辅助治疗作用。薏米具有健脾、补肺、清热、渗湿的功能，经常食用对慢性肠炎、消化不良等症也有良效。

2. 养心补肾的果仁腊八粥

主要原料为花生、核桃仁、莲子、枸杞、大枣、松子、栗子、粳米等。花生有“长生果”之美称，具有润肺、和胃、止咳、利尿、下乳等功效。核桃仁具有补肾纳气、益智健脑、强筋壮骨的作用，还能够增进食欲、乌须生发，核桃仁中所含的维生素 E 更是医药学界公认的抗衰老药物。对于经常失眠的患者，如果在粥里加点桂圆肉、酸枣仁，将会起到很好的养心安神作用。莲子可补气健脾；枸杞具有延年益寿的作用，对血脂也有辅助的调节作用，是老年人的食疗佳品；大枣也是益气养血、健脾的食疗佳品。对脾胃虚弱、血虚萎黄和肺虚咳嗽等症有一定疗效；松子仁能滋润心肺、通调大肠；栗子能补肾益气、治腰酸腿软。

3. 降糖降脂的燕麦腊八粥

主要原料是燕麦、大麦、黑豆、红豆、绿豆、奶花芸豆、粳米等。燕麦具有降低血中胆固醇浓度的作用，对于糖尿病以及糖尿病合并心血管疾病患者很有好处。腊八粥中的各种豆能使蛋白互补，而且纤维素含量较高。糖尿病人喝腊八粥最好不需放糖，如果想吃甜食，可以放些甜菊糖、木糖醇等甜味剂。

4. 补充蛋白质的黄豆腊八粥

主要原料为黄豆、红豆、奶花芸豆、豌豆、绿豆、黑豆、粳米等。

黄豆含蛋白质、脂肪、碳水化合物、粗纤维、钙、磷、铁、胡萝卜素、硫胺素、核黄素、烟酸等，营养十分丰富，并且具有降低血中胆固醇、预防心血管病、抑制多种恶性肿瘤、预防骨质疏松等多种保健功效。红豆中含有蛋白质、脂肪、碳水化合物、粗纤维、钙、磷、铁、硫胺素、核黄素、烟酸等，具有健脾祛湿、利水消肿之功，对于脾虚腹泻以及水肿有一定的辅助治疗作用。

5. 滋阴益肾的黑米腊八粥

主要原料是黑米、枸杞、大枣、黑豆、糯米、葡萄干等。许多黑色食品都是绝好的美容食品。比如黑米，含有多种维生素和锌、铁、硒等营养物质。黑米能滋阴益肾、明目活血。黑豆蛋白质含量高、质量好，还含有丰富的不饱和脂肪酸和钙、铁、胡萝卜素及 B 族维生素。食用油脂中的饱和脂肪酸和不饱和脂肪酸的比值对人体健美影响很大。

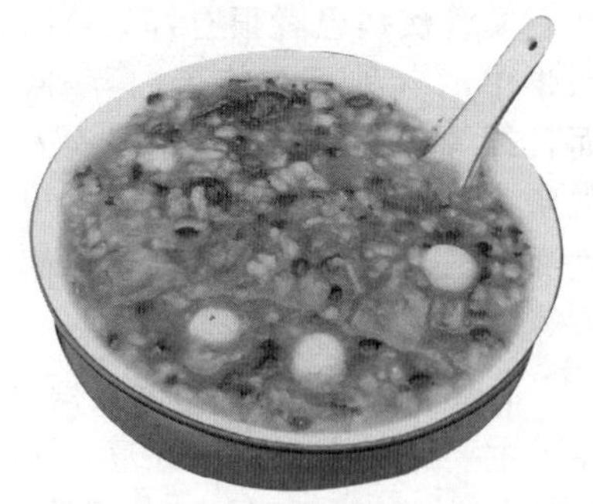

果仁腊八粥

6. 补气血的香软腊八粥

主要原料是大枣、黑豆、花生仁、核桃仁、黄豆、青豆、松子仁、莲子、桂圆肉、粳米等。用这些原料做出来的腊八粥具有补气养血的作用，是准妈妈和新妈妈的理想选择。

此外，不少女性都喜欢喝腊八粥来美容，但是不要舍弃粥油。粥油其实就是煮粥时反复煮沸而浮于粥面上的那层浓稠的液体，也称米油。中医认为，粥油味甘性平，其滋补之功胜于熟地，每日若能喝一碗米粥，黑瘦者不出百日即可变白。

冬饮体虚怕冷，就喝点滋补强身的药酒

药酒自古以来就有“百药之长”的说法。《千金要方》记载：“冬服药酒两三剂，立春则止，终身常乐，百病不生。”药酒制作方便，很适合家庭自制，在这里，大家介绍几种炮制方法简单、冬令服用有益于滋补强身的药酒，大家可根据自己的实际情况炮制饮用。

1. 鹿茸酒

鹿茸 3 克，白酒 500 克；将鹿茸装入纱布袋内，扎紧口，放入盛有白酒的瓶或罐内，密封，浸泡 7 天即可。补肾壮阳，适用于肝肾不足诸症。鹿茸味甘、咸，性温，归肝、肾经，为补阳之名

贵之品。《本草纲目》说其“生精补髓，养血益阳，强健筋骨，治一切虚损，耳聋，目暗，眩晕，虚痢”。素体阳盛者、阴虚阳亢者忌饮。

2. 灵芝人参酒

灵芝50克，人参25克，冰糖500克，白酒2000克。将灵芝洗净，切成薄片，人参切成薄片，放入盛有白酒的瓶或罐内，加入冰糖，浸泡15~30天即成。此酒大补元气、益肺健脾。适用于各种气虚之症，尤适用于脾肺气虚之食欲不振、倦怠无力、脘腹胀满、反胃及呼吸短促、喘促、久咳、肺痨等疾。

3. 海马酒

海马一对，白酒500克。将海马洗净，放入盛有白酒的瓶或罐中，浸泡半月即可。此酒温肾壮阳、活血化瘀、散结消肿。适用于肾阳不足之阳痿、遗精、遗尿及跌打损伤、瘀血痞块等，还可用于各种肿瘤、肿毒等。

4. 黑芝麻核桃酒

黑芝麻25克，核桃仁25克，白酒500克。将黑芝麻、核桃仁洗净，同放入瓶中，倒入白酒，密封浸泡半月左右即可。此酒润肺止咳、补肾固精、润肠通便、强壮身体、延缓衰老。适用于肺燥咳喘、肺阴虚的干咳少痰、肾虚咳喘、腰膝酸软、遗精、阳痿、小便频数、大便干燥等症。

5. 人参枸杞酒

人参10克，枸杞子20克，白酒500克，将人参切片，枸杞子洗净，放入盛有白酒的瓶中，浸泡半月左右即可。此酒大补元气、养肝明目。适用于一切气虚之症，如肺气虚之呼吸短促，脾气虚之食欲不振，肾气虚之小便频数、不禁，心气虚之心悸、失眠、中气不足之脱肛、胃下垂等。另外，还可用于肝肾不足之夜盲、视物不清等。

6. 西洋参酒

西洋参50克，白酒500克。将西洋参切片，放入盛有白酒的瓶中，浸泡半月即可。益气滋阴清热。适用于气血亏虚之少气、口干、咽干、声音嘶哑、干咳、午后潮热、咯血盗汗、肺结核等。西洋参为名贵补药，以益气养阴为主，补而不燥，泡酒常饮是益气养阴、疗虚损之上品，体质虚寒者忌食。有腹冷痛、寒性泄泻者禁饮。

冬季吃火锅，如何减少食物的营养损失

冬天天气寒冷，大家都吃热腾腾的火锅，但是火锅虽然好吃，却也有很多讲究，食用不当就容易造成营养严重流失，尤其容易导致肉类食物的营养大量流失。

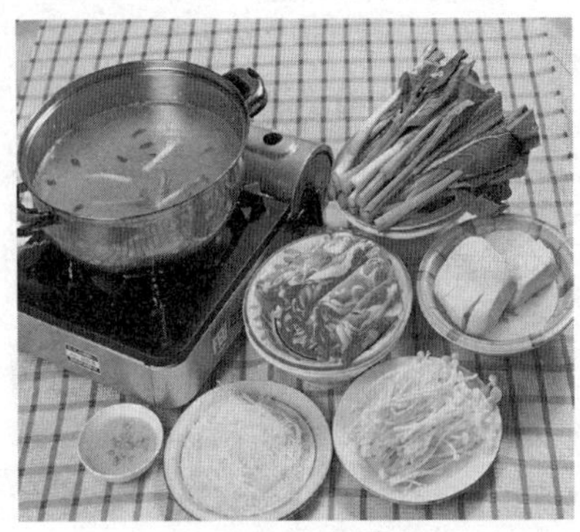

火锅好吃，但也要注意营养搭配

这是因为涮火锅时，肉片是不可缺少的一道材料。涮肉时，要注意以下几点：肉片越新鲜越好。肉片如果储存时间过长，其营养成分就会大量损失。新鲜肉片要切薄，若肉片厚，涮时不易杀死寄生虫卵，涮的时间过长还会导致营养的损失。一般来讲，薄肉片在沸腾的锅中烫1分钟左右，肉的颜色由鲜红色变为灰白，才可以吃。

除此之外，吃火锅还有以下五大忌：

1. 忌在火锅停用一段时间后立即使用

在使用火锅前一定要用布浸蘸食醋，再加点盐擦拭，把铜锈彻底刷洗干净再用。

2. 忌生食

有些人吃火锅为了鲜嫩，不等肉菜煮熟就夹出下肚，这样很不卫生。应该将生肉、生鱼或海鲜先煮一会再放蔬菜，待熟后再吃，以便使食物中所带的细菌或寄生虫卵致死。但也不宜将蔬菜煮得时间过长，以免破坏蔬菜中的营养。

3. 忌烫食

刚从火锅中取出鲜烫的食物，不宜马上送入口中，应放在碗内稍凉一下再吃，以免烫伤食道黏膜，造成溃疡或口腔起疱。

4. 忌过辣

有些人吃火锅时辣椒、蒜、葱等调料放得太多，对胃黏膜造成一定损害。特别是患有肺结核、痔疮、胃炎及十二指肠溃疡的人，更应少吃。

5. 忌把吃剩的菜和汤放在火锅中过夜

过夜的残菜和汤同样会含有过多的过氧化物，吃后容易引起中毒，轻者头晕、恶心，重者造成心、肝、肾损害。

第九章 不同人群的营养保健方法

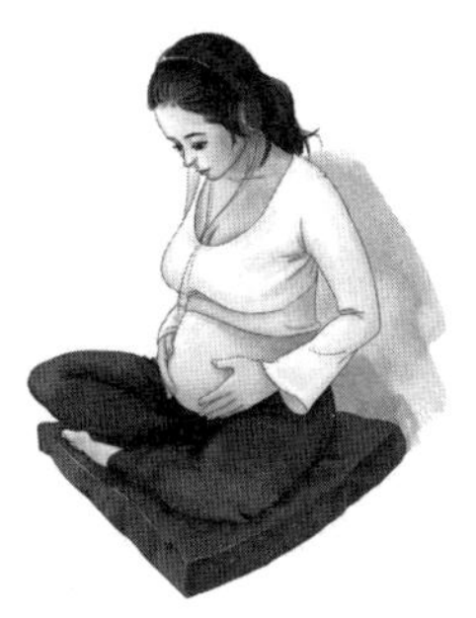

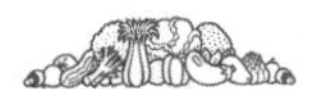

均衡营养，做个健康孕妇

好营养才有好宝宝

孕妇的营养状况是影响胎儿健康的重要因素。孕妇的营养不良，不仅影响胎儿的发育，也影响出生后婴儿的体格发育和智力发育。研究资料表明，营养缺乏可能干扰细胞的分裂，造成永久性损害；如果营养缺乏仅发生在细胞大小发育阶段，只要改善营养状态，细胞大小的变化可以恢复正常。当主要营养素缺乏时，则会干扰神经细胞的分裂，持续至幼儿2岁。因此，满足孕期的营养需要是产前护理的重要内容之一。

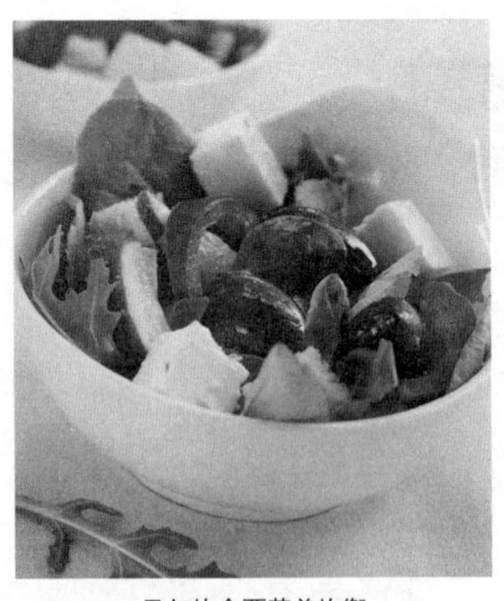

孕妇饮食要营养均衡

脂肪

脂肪为人体提供亚麻酸油，有利于胎儿神经系统的发育，它经过胎盘传输给胎儿。孕妇每日需要量为60克左右，主要来源于动植物。动物脂肪来源于肥肉与动物油，植物脂肪来源于豆油、菜油、花生油及芝麻与核桃等。

热量

孕妇的热量摄取，除满足本身的需要外，还要为胎儿提供足够的营养，所以孕妇在妊娠期间需要摄取比平时更多的营养，平均每日所需要热量较非孕期增加300千卡；每日总热量约需500千卡。

蛋白质

为机体提供足够的氨基酸，是积极参与发育的重要营养物质，如制造血液和肌肉，并起到增强胎盘和子宫的作用。妊娠期每日蛋白质总需量为 80~90 克。如果蛋白质的摄取量不足，不仅阻碍胎儿的发育，还会引起母体的代谢异常，引致贫血，削弱对病原菌的抵抗力，或成为产后母乳不足的原因。

维生素

维生素种类繁多，仅需微量便可调节身体各种器官的功能，是调节生理作用的重要物质。例如，叶酸缺乏可致贫血，过度缺乏会导致精神失常、口腔溃烂等，妊娠早期蛋白质的综合、吸收以及血液和细胞的形成都少不了叶酸。

维生素 A：是构成视觉细胞的感光物质，也是蛋白质合成的必要元素。

B 族维生素：构成新陈代谢过程中的多种辅助酶，使代谢正常运转，同时增进孕妇的食欲。

维生素 C：能促进胎儿对铁的吸收，减少缺铁性贫血的发生，并有利于免疫球蛋白的合成，增强机体的抵抗力。

维生素 D：能调节机体钙、磷的代谢，帮助肠道吸收钙、磷，有助于胎儿骨骼、牙齿的发育。

维生素 E：可以增强胎儿对缺氧状况的耐受性，并促进母乳的分泌。

矿物质

矿物质种类很多，其中与孕妇关系密切的有铁、钙、钠。

铁：是造血的重要物质。母乳中含铁量极少，婴儿出生后头 2~3 个月所需要的铁必须于胎儿期从母体吸收贮存备用。分娩时出血、产后的恢复以及母乳分泌等均需要铁，与非妊娠期相比，妊娠早期每天必须多摄取 3 毫克铁，从妊娠晚期到哺乳期每天需多摄取 8 毫克以上。妊娠期铁不足，会导致缺铁性贫血，也可能诱发心肌肥大、水肿等并发症。

钙：人体中的钙大部分存在于骨骼和牙齿中，血液、肌肉、神经组织里仅有极少一部分。妊娠期为了母体的贮备以及供胎儿骨组织生长和发育的需要，孕妇每天需钙约 1500 毫克。孕妇缺钙时，轻者感腰腿痛、牙疼、肌肉痉挛，重者可致骨软化症及牙齿松动，并影响胎儿的骨骼及全身发育。

钠：与身体内水、盐代谢关系密切，尤其要警惕钠过剩的倾向，日常的食盐为钠的主要来源。事实上，盐不仅用作调味品，在许多食品的加工中，往往已含有相当量的盐分。所以要提醒孕妇从预防妊娠高血压综合征的目的出发，调味宜淡，最好不吃咸辣食品，如咸菜、咸鱼、咸蛋等制品。

除上述元素外，妊娠期对多种微量元素如锌、镁、碘等需要量增加。缺乏这些元素则影响胎儿生长和某些脏器的发育。这些元素广泛存在于牛奶、肝脏、谷类及海产品中。一个人的营养状况深受个体饮食习惯及所接受指导的影响。为此，护理人员需要收集孕妇完整的饮食资料，全面评估她们的营养状况，鼓励孕妇及家属在护理人员指导下，积极参与共同制定合理的饮食计划。

孕妇十三条营养法则

怀孕，表明一个生命即将诞生，也代表一个女人真正成熟。一个将要做母亲的女人是美丽的，一个怀孕的女人，她脸上那种对新生命的惊喜与期待，以及随时流露出来的那种母爱的温柔足以为这个女人增添圣洁的光辉。下面我们就给孕中的准妈妈们准备了一些贴心提醒，希望她们能够顺利地孕育宝宝，做健康美丽的准妈妈。

妊娠期，因为胎儿血液循环、胎儿器官和骨骼生长发育、胎盘生长及其正常功能等，母体对营养的需求量大大增加。所以，妊娠期间，饮食的质比量更为重要。另外，生产后很难恢复正常体形是大部分孕妇所顾忌的，因此，既保证妊娠期的营养，又尽量不破坏美好的形体，是每一个孕妇所希望的。所以，要了解妊娠期不同阶段身体对营养的需求，只要保证营养充足就可以了，饮食量可根据自己的食欲而定。

早孕 3 个月内，正是胎儿的器官形成阶段，此时一定不要偏食，应多吃些粗制的或未精加工的食品，不要吃有刺激性的东西和精制糖块。妊娠 4~6 个月期间是孕妇重点营养阶段，胎儿此时生长迅速，需要大量营养，孕妇应适当提高饮食的质量，增加营养，但不要吃得太多。最后 3 个月接近分娩和哺乳的阶段，孕妇需要良好的营养，平衡饮食，注意减轻过重的体重有助于晚上的睡眠，为分娩和哺乳做好准备。此时应注意少吃不易消化的或可能引起便秘的食物。

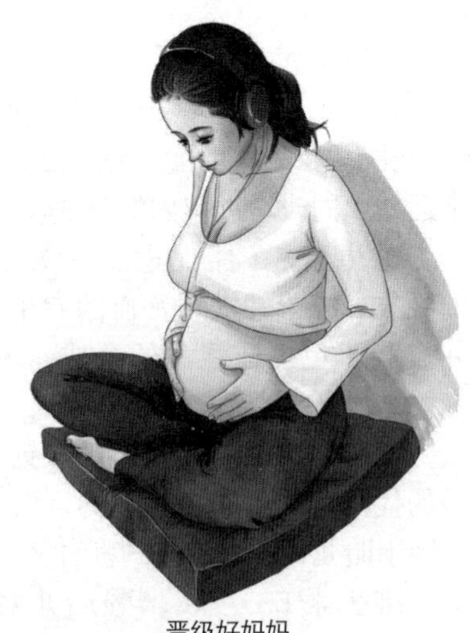

晋级好妈妈

具体来讲，孕妇应少吃的食品包括：油条、糖精、盐、酸性食物、咸鱼、黄芪等。孕妇应少吃的果品包括：山楂、桂圆、水果等。孕妇应少喝的饮料包括：茶、咖啡、糯米甜酒、可乐型饮料、冷饮等。

此外，女性在妊娠期不要一味地安胎静养，在妊娠早中期，身体尚灵活的时候，可以根据自己的身体素质和爱好，适当地参加一些体育活动。如打太极拳、散步、做简单的体操等。

妊娠期适当地进行体育活动能促进机体新陈代谢与血液循环；可增强心、肺功能，有助于消化；还能增进全身肌肉力量，减少分娩时的痛苦。

孕妇十三条营养法则为：

（1）各种营养素供给应充足；

（2）食物多样化，避免偏食；

（3）食物以清淡为主，不要摄入过多的糖、盐和油；

（4）摄入充足的水分；

（5）少食多餐；

（6）多吃新鲜蔬菜水果；

（7）少吃快餐及方便食品；

（8）少吃腌制、腊制及熏制食品；

（9）不喝碳酸饮料及可乐饮料；

（10）适量食用动物肝脏；

（11）多喝牛奶及奶制品；

（12）怀孕期不可以减体重；

（13）怀孕期不要饮浓茶及咖啡。

妊娠初期饮食质量至上

这时期胎儿生长速度缓慢，因此孕妇每日增长的热量只需30千卡就可以。由于受孕内分泌及精神因素影响，往往伴有轻度恶心、呕吐、厌食、偏食，影响消化吸收，脾胃功能降低，因此孕妇要以健脾和易消化的食物为主，避免油腻，少食多餐。主食以面食为好，最好是干品，如大麦、饼干、面包干、馒头干等。副食水果中健脾和胃之品也很多，如豆腐干、卤鸡蛋、糖炒栗子、苹果、山楂、熟藕、西红柿、卷心菜、茄子、苋菜等，这些食物中均含有丰富的蛋白质及B族维生素、维生素C。

妊娠初期的膳食安排：

1. 食谱举例

早餐：牛奶250毫升，白糖10克；馒头：标准粉100克；酱猪肝10克；芝麻酱10克；水果（苹果梨等）一小半或者一半。

午餐：米饭：大米100克；豆腐干炒芹菜：芹菜100克，豆腐干50克；排骨烧油菜：排骨50克。油菜100克；蛋花汤：鸡蛋50克，紫菜5克。

午餐后可加：草莓100克，面包50克。

晚餐：二米饭：大米50克，小米25克；鲜菇鸡片：鸡胸片50克，鲜蘑菇50克；生菜海蛎：海蛎肉20克，生菜200克。

晚点：牛奶250毫升。

一天的油用量不要超过20克。

说明：这个食谱是根据一般情况制订的，其中的菜品可以换成别的，可以适当加入鱼类的。

2. 食谱举例

早餐：豆浆250毫升，白糖10克，馒头：标准粉50克。

鸡蛋炒西红柿：蛋50克，西红柿150克。

午餐：米饭：大米100克。炒豆腐：豆腐100克。青椒炒肉：青椒100克，瘦肉60克。拌芹菜：芹菜100克（或炝菠菜100克）。

午点：水果150克（各种水果可以交替吃）。

晚餐：花卷：面粉100克；香椿拌豆腐：豆腐80克，香椿40克；鸡蛋炒蒜苗：蒜苗100克，鸡蛋50克。虾皮紫菜汤：虾皮10克，紫菜10克。

晚点：牛奶250毫升，饼干50克。

推荐两款对症孕早期反应的食疗方法：

健胃止呕——嫩姜拌莴笋

原料：嫩姜50克，莴笋200克，芥末仁150克，精盐5克，香油10克，白糖10克，香醋20克，酱油10克，味精2克。

制法：莴笋削去皮，切成长8厘米、粗4厘米的条，加精盐拌匀腌渍2小时，去其苦味，取出洗净，在沸水锅中略焯，控干后，加白糖（5克）、香醋（10克）、味精（1克）腌渍。芥末仁（芥末粗老的茎，撕剔其表皮后的嫩茎）切成长8厘米、粗4厘米的长条，放在沸水锅中炸熟，加酱油、白糖（5克）、味精（1克）、香醋（5克）腌渍2小时。

嫩姜刮去皮，切长细丝，浸泡后，加醋5克腌渍半小时。

以上丝条放在一起拌匀，淋上香油即成。

功效：此菜功能在于健胃止呕、化痰，增进食欲，并有利五脏、补筋骨、开膈热、通经脉、祛口气、白牙齿、明眼目之功效。

预防习惯性流产——巴戟天鸡腿汤

原料：巴戟天15克，杜仲9克，鸡腿1只，盐少许。

制法：巴戟天、杜仲以清水快速冲净。鸡腿切块，入热水中氽烫，捞起沥干，加4碗水与巴戟天、杜仲一起煮，大火开后转小火煮约20分钟，加盐调味即可。

功效：增强体力，预防习惯性流产。

妊娠中后期需食补

第四～七个月（中期）

此时期胎儿身体各系统组织迅速发育，体重、身长增长较快，出现胎动，可听到胎音。据统计，

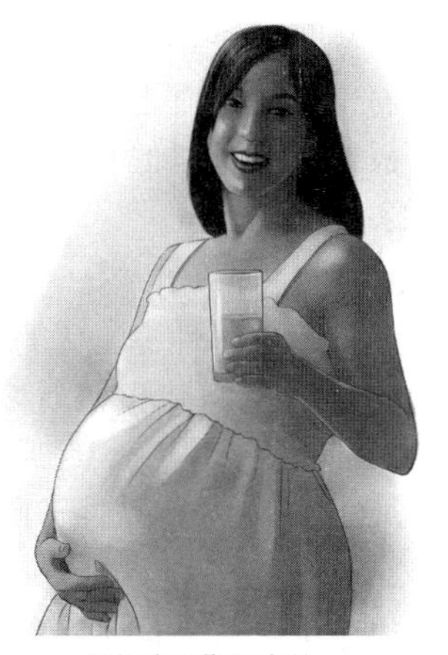

妊娠中后期要食补

胎儿每日增重 10 克，需大量蛋白质构成自己的肌肉和筋骨，尤其是长骨骼和大脑需补充大量的磷、钙，还必须保证一定量的碘、锌及各种维生素，而母亲也需要蛋白质供给子中、胎盘及乳房的发育。此时母体消耗大，对营养的需要量骤增，加之孕妇在此时期消化功能改善，孕吐反应亦停止。

此阶段孕妇应以补气养血为主。主食可多样化，除吃一般米面食品外，还可用小米煮食来补中益气，调养胃气。大麦蒸饭，久食可养五脏、壮血脉。副食中益气养血的食物很多，如鸡肉、鸡蛋、鹌鹑蛋、土豆、山药、豆制品、黄豆、虾等均为补气之品。猪肝、鸡肝、牛肉、牛奶、鳝鱼、黄花菜、菠菜、龙眼等皆为养血之物。以上这些都是高蛋白、低脂肪的食物，并含有人体所需的各种无机物、维生素。如小麦、小米在粮食中含锌量较高；菠菜、黄花菜中含铁量较高。平时应多吃蔬菜、水果。为了保证营养，孕妇从孕期第四个月起，可逐渐加服钙片、鱼肝油、叶酸、维生素 B_1，但应适量。

临产前的两个月（后期）

此时期胎儿体重增加很快，母体要储备营养为分娩的消耗做准备。所以此时期要求孕妇的食物营养要更丰富，质量更高。孕妇需要补气、养血、滋阴。可选用海参、墨鱼、蚌肉、淡菜、银鱼、瘦猪肉、银耳、桑葚等食品。若孕妇有水肿、高血压发生，应采用少盐、无盐膳食，或利尿膳食，如赤豆粥、冬瓜汤、鲤鱼汤。同时辅以蛋类、肝类及水果、蔬菜食用。若血色素在 8~9 克时，则要多食蛋黄、猪肝、豇豆、毛豆、油菜、菠菜、芥菜、红苋菜等含铁量高的食品。也可采用大枣与花生或大枣与小麦煮食的传统食疗方，用以补血。孕妇发生手足抽搐，是因为缺钙及维生素 B_1 所引起的，因此必须在其膳食中多配一些乳类、大豆、虾皮、海带、马铃薯等食品。麸皮中含维生素 B_1、维生素 E 很高，所以也可常用麦麸皮煮水喝。妊娠后期，往往出现便秘，孕妇除了多吃一些油菜、莴笋、芹菜等含纤维多的蔬菜外，还要吃一些清热生津的水果蔬菜，如苹果、西红柿、茄子、香蕉、菜瓜、枇杷、龙眼、葡萄、广柑等，并且多饮水。高纤维食物可增强肠蠕动，而清热生津食物可去肠热，并以津液润泽肠道，利于大便的排出。临产阶段，由于孕妇体力消耗较大，如进食不足，影响子宫收缩力和产程的正常进展，所以在将产时须进食，这样则气充胆壮。此时食用补气易消化的食物，如母鸡汁煮粳米粥、桂圆鹌鹑蛋花汤等，能补虚温中，营养丰富。

此外，孕妇不要吸烟、喝酒、滥用药物。同时还应防止食物过敏，不要吃辛辣刺激性食物。若食用虾、贝肉、蛋、奶等异性蛋白类食物时，必须烧熟煮透。

营养食物细细数

1. 红枣

红枣营养丰富，含有丰富的营养物质和多种微量元素。红枣含有的维生素 C 比苹果、梨、葡萄等水果均高，还含有维生素 P、维生素 A、B 族维生素和黄酮类物质等，十分有益于人体健康，故红枣又有“天然维生素”的美誉，对于孕妇补充营养及胎儿生长发育都有很大的帮助。

2. 板栗

板栗富含蛋白质、氨基酸、脂肪、碳水化合物、钙、磷、铁、锌以及多种维生素等营养成分，板栗是我国的特产，外国人称其为“人参果”，它有健脾养胃、补肾强筋、活血止血之功效。孕妇常吃板栗不仅可以健身壮骨，还有消除疲劳的作用。

3. 芹菜

芹菜味甘、性凉、无毒、具有健脾养胃、润肺止咳等功效。孕产妇的铁需求很大，经常食用芹菜，可有效预防缺铁性贫血。

4. 猪血

猪血中含有人体不可缺少的无机盐，如钠、钙、磷、钾、锌、铜、铁等，特别是猪血含铁丰富，每百克中含铁量 45 毫克，比猪肝几乎高 2 倍比鲤鱼高 20 倍。铁是造血所必需的重要物质，其有良好的补血功能。因此，妇女分娩后膳食中要常有猪血，既防治缺铁性贫血，又增补营养，对身体大有裨益。

5. 豆浆

豆浆是我国人民喜爱的饮品，又是一种老少皆宜的营养食品。豆浆含有丰富的植物蛋白和磷脂，还含有维生素 B_1、维生素 B_2 和烟酸。此外豆浆还含有铁、钙等矿物质，尤其是其所含的钙，比其他任何乳类都高，非常适合孕产妇饮用。

6. 牛奶

牛奶脂肪球颗粒小，呈高度乳化状态，易于消化吸收，而且胆固醇含量少，牛奶中存在多种免疫球蛋白，能增加人体免疫力，经常饮用还可以预防孕产妇缺钙。

7. 乌鸡

中医认为：乌鸡气味甘、微温、无毒，有补中止痛、滋补肝肾、益气补血、滋阴清热、调经活血、止崩治带等功效，特别是对妇女的气虚、血虚、脾虚、肾虚等症以及胎儿生长发育迟缓、妇女更年期综合征等尤为有效。

8. 香菇

香菇中含有的腺嘌呤，可降低胆固醇、预防心血管疾病和肝硬化。孕产妇经常食用能增强机体免疫力。

9. 鸡肉

鸡肉的肉质细嫩，味道鲜美，适合多种烹调方法，并富有营养，有滋补养身的作用。鸡肉不但适于热炒、炖汤，而且是比较适合冷食凉拌的肉类。

10. 虾

虾肉营养极为丰富，含蛋白质是鱼、蛋、奶的几倍到几十倍；还含有丰富的钾、碘、镁、磷等矿物质及维生素A、氨茶碱等成分，且其肉质和鱼一样松软，易消化，是孕产妇食用的营养佳品，对健康极有裨益，对身体虚弱以及病后需要调养的人，虾肉是极好的食物。虾中含有丰富的镁，经常食用可以补充镁的不足。虾的通乳作用较强，并且富含磷、钙，对小儿、孕妇尤有补益功效。

11. 菠菜

菠菜营养极为丰富，它是特别适合孕产妇的食品。菠菜中所含的酶对胃和胰腺的分泌功能能起到良好作用。

12. 橙子

现代医学研究认为：橙子中维生素C、胡萝卜素的含量高，能软化和保护血管、降低胆固醇和血脂，对皮肤干燥也很有效，非常适合在干燥的秋冬季节食用。橙子皮内含有的橙皮素还有健胃、祛痰、镇咳、止逆和止胃痛等功效，特别适合孕早期妇女食用。

13. 火龙果

营养丰富，功用独特，对人体健康有绝佳的功效。它含有一般植物少有的植物性白蛋白及花青素、丰富的维生素和水溶性膳食纤维。白蛋白是具黏性、胶质性的物质，对重金属中毒具有解毒的功效。白蛋白在人体内遇到重金属离子时，会自动与重金属离子结合，由排泄系统排出体外，起到解毒的作用。

14. 白菜

抗氧化效果与芦笋、花菜不相上下，其中以未完全成熟、叶形舒展的嫩株抗氧化效果更佳。硒被誉为“生命火种”，具有抗癌功效，白菜含硒量较高。另外，饮用白菜汁可辅助治疗感冒、头痛、支气管炎、咽喉炎。大白菜热量低，纤维素含量丰富，有利于肠道蠕动和废物的排出，可以排毒养颜，是预防糖尿病和肥胖症的理想食品。

15. 香蕉

良好的心情对孕产妇来说很重要，不仅有助于营养物质的吸收，还有助于产后的恢复。

另外，猪肝富含维生素 A，而孕妇缺乏维生素 A 可能导致胎儿畸形，服用维生素 A 过多，同样有些危险。如耳朵缺陷、独眼、胸腹发育不合等。由于猪肝中维生素 A 过于丰富，难于掌握摄入量，很容易突破 800 单位的最大限度，故不提倡孕妇吃猪肝。

孕妇七大最佳食物

怀孕是女人一生中的特殊阶段，生一个健康聪明的小宝宝，又是每个孕妇的最大心愿。科学地选择食物不仅有利于母体健康，更有益于胎儿的发育。

1. 最佳防吐食物

晨吐是孕妇最难受也是最常见的反应之一，给孕妇带来相当大的痛苦。选择适合孕妇口味的食物有良好的防吐作用，营养学家认为，柠檬和土豆含有多种维生素，对孕妇尤为合适。

2. 最佳保胎蔬菜

菠菜含有丰富的叶酸，每 100 克菠菜的叶酸含量高达 350 微克，名列蔬菜之首。

叶酸的最大功能在于保护胎儿免受脊髓分裂、脑积水、无脑等神经系统畸形之害。因此专家主张怀孕早期的两个月内应多吃菠菜或服用叶酸片。同时，菠菜中的大量 B 族维生素还可防止孕妇盆腔感染、精神抑郁、失眠等常见的孕期并发症。

3. 最佳饮料

孕妇喝什么最好，专家推荐喝绿茶，理由是绿茶乃微量元素的“富矿”，对胎儿发育作用突出的锌元素就是其中的一种。据测定，在食谱相同的情况下，常饮绿茶的孕妇比不饮者每天多摄取锌达 14 毫克之多。此外，绿茶含铁元素也不少，故常饮绿茶可防贫血。

但传统的观念是孕期不宜饮茶，主要原因是茶叶中的鞣酸可干扰食物中的锌、铁等元素的吸收。最近研究人员找到了两全其美的办法，那就是把握好饮茶的时机。一般来说，人在进餐后 30~60 分钟，食物中的铁质已基本吸收完毕，此时再饮茶便无干扰铁质吸收之弊而可尽收补锌之利了。

4. 最佳防早产食品

丹麦专家的研究表明，常吃鱼有防止早产的作用。他们调查了丹麦德乐群的孕妇，平均孕期比其他地区长 5 天以上，其奥妙

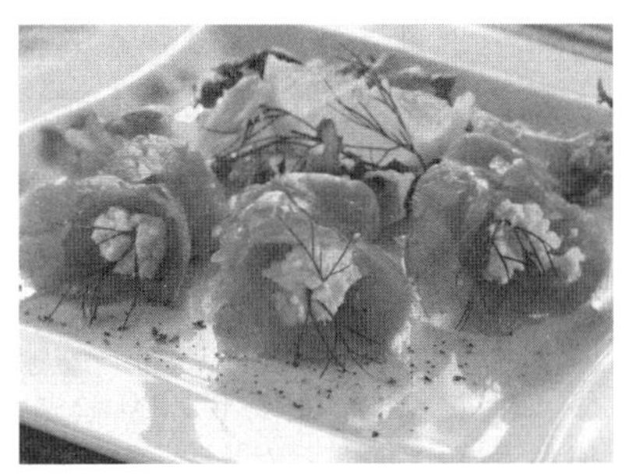

熏三文鱼沙拉

就在于食谱中鱼类所占比重较大，因而推测鱼肉中某种特殊脂肪酸起了积极作用。由于孕期延长，婴儿的平均出生体重也比其他地区高 107 克，为日后的发育打下了良好的基础，故此种饮食方法很值得借鉴。

5. 最佳零食

孕妇在正餐外，吃一点零食可拓宽养分的来源渠道。专家建议嗑瓜子，诸如葵花子、西瓜子、南瓜子等均有一定好处。如葵花子富含维生素 E；西瓜子亚油酸多，而亚油酸可转化成“脑黄金”，能促进胎儿大脑发育；南瓜子的优势则在于营养全面，蛋白质、脂肪、碳水化合物、钙、铁、磷、胡萝卜素、维生素 B_1、维生素 B_2、烟酸等应有尽有，而且养分比例比较平衡，有利于人体的吸收与利用。

6. 最佳酸味食品

孕妇往往对酸味食物感兴趣，而孕妇吃酸也确有好处。

女性怀孕后，胎盘分泌一种绒毛促性腺激素，可抑制胃酸的分泌致使消化酶降低，导致孕妇胃口减弱，消化功能下降，故吃酸味食物无疑是对此种反应的一种补救。同时，胎儿的发育，特别是骨骼发育需要大量矿物质，但钙盐要沉积下来形成骨骼，离不开酸味食物的协助。此外，酸味食物可促进肠道中铁质的吸收，对母亲和胎儿都有益处。

不过，孕妇吃酸味食物一定要严加选择，如人工腌制的酸菜、醋制品虽然可口，但养分多有被破坏，且亚硝酸盐等致癌物质也多；山楂中养分倒是不少，但可加速子宫收缩，有导致流产之风险，故孕期最好“敬而远之”；而番茄、草莓、樱桃、葡萄、柑橘、苹果等才是补酸佳品，孕妇宜多食之。

7. 最佳分娩食品

产妇分娩时需要足够的产力，而产力来源于食物，在各种食物中当以巧克力为最佳，美国产科医生称它为最佳分娩食品。

巧克力营养丰富、热量高，如 100 克巧克力含糖 50 克，且能在短时间内被人体吸收，并迅速转化成热能，巧克力的消化吸收速度为鸡蛋的 5 倍，对于急需热量的产妇来讲无疑是雪中送炭。故产妇临产时吃几块巧克力，可望缩短产程，顺利分娩。

准妈妈饮食原则：品种多样化，缺啥补啥

没有一样食品可以保证全方位的营养。有的孕妇每天食用好几个水果，会导致血糖升高、不容易控制，将可能患上糖尿病；有的孕妇主食摄入量很少，一天才吃二三两米饭，这样容易造成能量不足，而能量不足也将导致其他营养物质不能很好地被利用。

只有多样化摄入才能获得完全平衡的营养，其中包括足够的主食，一定的荤菜、奶制品、豆制品以及油脂。而对于缺少某种营养物质的孕妇来讲，可以“缺啥补啥”。

钙不足：增加奶和奶制品、虾皮、豆类、绿色蔬菜等的摄入。

铁不足：增加动物肝脏、动物血、瘦肉、绿色蔬菜等的摄入。

锌不足：补贝壳类海产品、动物内脏、瘦肉、干果类等。

维生素 A 不足：补动物肝脏、蛋黄或胡萝卜、番茄、橘。

维生素 B_1 不足：补谷类、豆类、坚果类、瘦猪肉及动物内脏。

维生素 B_2 不足：补充动物性食品特别是动物内脏，以及蛋、奶等的摄入。

维生素 C 不足：补水果和新鲜蔬菜，如所有绿色蔬菜、西红柿、卷心菜、猕猴桃。

至于每天各种营养元素的摄入量，专家建议，摄入钙不能多于 2000 毫克，保持在 1000~1200 毫克；摄入铁不能多于 60 毫克，保持在 28 毫克左右；摄入锌不能多于 35 毫克，保持在 20 毫克；摄入维生素 C 不能多于 1000 毫克，保持在 130 毫克左右。

孕期摄入营养避免两个极端

在怀孕期间，准妈妈的饮食非常重要，不仅关系到母亲自身的身体状况，也影响孩子的健康。所以，准妈妈要科学、合理地安排饮食，避免两个极端：营养不良和营养过剩。

1. 营养不良

胎儿成长所需的所有营养全部由妈妈供给。孕妇营养不良有可能使胎儿在子宫内生长发育迟缓，主要表现在脑、骨骼等的发育上。由于怀孕早期是脑细胞生长发育的第一个关键时期，如果孕妇营养失调，那么给胎儿大脑发育带来的不良影响以后将无法弥补。

如果准妈妈缺钙，则会使孩子患先天性佝偻病，孩子出生后因体内钙储备量不足，新生儿期容易出现手足搐搦症，表现为烦躁不安、肌肉抽搐、面色发青、喉痉挛、踝阵挛等。

准妈妈缺锌会影响胎儿的中

枢神经系统功能，临床曾有因孕妇缺锌产下无脑儿的病例，准妈妈缺锌还会使骨骼钙化延迟，生长激素分泌减少，影响胎儿骨骼的生长。准妈妈缺锌会使胎儿分泌的胰岛素减少，不能充分利用由母体输送的血糖，造成胎儿宫内发育迟缓，还会造成胎儿免疫力下降。

如果准妈妈缺铁，那么胎儿体内铁贮存量就会减少，出生后易患缺铁性贫血。大量数据证明，胎儿早产及低出生体重与孕妇缺铁有关。

如果准妈妈缺乏维生素 D，可能出现骨质软化症，并影响胎儿的骨骼发育，也能导致新生儿出现低钙血症、手足搐搦、婴儿牙釉质发育不良。

因此，每一位希望自己的孩子健康、聪明伶俐的母亲，都应特别注意孕期的营养补充，以满足胎儿生长发育的需要和母体自身器官的需要。

2. 营养过剩

早教专家介绍，有的孕妇胃口特别好，不但吃得多，活动也少。孕妇往往认为多吃水果对自己和孩子的皮肤好，还可以补充营养。其实这么吃造成的直接后果就是导致肥胖，不仅增加妊娠糖尿病、妊娠高血压综合征的发生概率，还可能导致巨大儿出生，增加难产的可能性，容易出现产伤。

很多孕妇不知道，营养过剩同营养缺乏一样，也会对胎儿造成危害。一般来说新生儿出生时正常体重是 2500~4000 克，超过 4000 克，孩子难以被自然娩出。巨大儿出生后容易出现低血糖、低血钙，而且会增加孩子心脏的负担，成年后容易患肥胖、糖尿病和心血管疾病。

早教专家提醒广大的准妈妈，要注意合理饮食，膳食品种要多样化，尽可能食用天然食品，少食高盐、高糖及刺激性食物，特别是一些高糖水果也不要多吃。怀孕期间，孕妇增加的体重以不超过 15 千克为宜，超过了就容易造成胎儿过大或者孕妇肥胖。孕妇体重增加的速度与增加的重量一样重要。在怀孕的头 3 个月，体重应增加 500~2000 克，而在怀孕 4~6 个月以及怀孕 7~9 个月时，每星期体重应增加 500 克。孕妇在合理膳食的基础上，要注意参加适当的运动，也可以做一些强度不大的家务活儿，促使孕妇体内的新陈代谢，消耗多余的脂肪，维持机体代谢的平衡，这样才有益于孕妇和胎儿的健康。

孕妇切忌喝浓茶

有些孕妇在怀孕前有喝茶的习惯。她们想知道，怀孕后能否继续喝茶？会不会影响腹中宝宝呢？应该说，这种顾虑是有道理的，由于孕妇的体质特殊，她们是不宜喝浓茶、红茶的。

茶叶中含有2%~5%的咖啡因，大量饮用较浓的茶水，尤其是红茶，对人体会有一定的兴奋作用，从而刺激胎动增加，甚至可能影响到胎儿的发育，使其体重减轻。

另外，茶叶中还含有鞣酸、茶碱、咖啡因等物质，尤其是鞣酸，可与铁元素结合成一种不能被机体吸收的复合物，妨碍孕妇对铁的吸收。因此如果过多饮用浓茶，就有引起妊娠贫血的危险，胎儿也可能因此罹患上先天性缺铁性贫血。

长期大量饮浓茶，还会使心跳加速，尿量增多，血液循环增快，这无疑会给本就体弱的孕妇带来心脏、肾脏的负担。因此，不主张孕妇喝大量的浓茶。

当然，茶叶中也含有锌、维生素C等有益成分，再加上有些孕妇由于妊娠反应，胃口不佳，喝茶不仅能补充自身及胎儿的所需，还可调节口味，增加食欲，因此，有饮茶习惯的孕妇仍可保持这个爱好，常常喝些淡茶水也未尝不可。只是切忌不要在空腹时饮用，一般可于饭后1小时喝上一杯稍淡的茶水。在茶叶的选择方面，绿茶、花茶都可以考虑，尽量选择纯天然、加工少的茶叶。

孕妇饮食“九宗罪”

孕妇，作为特殊的人群，在日常饮食生活中，不仅要重视加强营养，出了适量吃些营养丰富的食物，还要注意膳食结构、饮食烹调、饮食卫生以及食品选择等方面，以助优生。

罪状一：高脂肪饮食

大量医学研究资料证实，乳腺癌、卵巢癌和宫颈癌具有家族遗传倾向。如果孕妇长期高脂肪膳食，势必增加女儿罹患生殖系统癌瘤的危险。医学家指出，脂肪本身虽不会致癌，但长期多吃高脂肪食物，会使大肠内的胆酸和中性胆固醇浓度增加，这些物质的蓄积能诱发结肠癌。同时，高脂肪食物能增加催乳激素的合成，促使发生乳腺癌，不利母婴健康。

罪状二：高蛋白饮食

医学研究认为，蛋白质供应不足，易使孕妇体力衰弱，胎儿生长缓慢，产后恢复健康迟缓，乳汁分泌稀少。故孕妇每日蛋白质的需要量应达90~100克。但是，孕期高蛋白饮食，则可影响孕妇的食欲，增加胃肠道的负担，并影响其他营养物质摄入，使饮食营养失去平衡。研究证实，过多地摄入蛋白质，人体内可产生大量的硫化氢、组织胺等有害物质，容易引起腹胀、食欲减退、头晕、疲倦等现象。同时，蛋白质摄入过量，不仅可造成血中的氮质增高，而且也易导致胆固醇增高，加重肾脏的肾小球过滤的压力。有人认为，蛋白质过多地积存于人体结缔组织内，可引起组织和器官的变性，较易使人罹患癌症。

罪状三：高糖饮食

意大利比萨国家研究院的医学家们发现，血糖偏高组的孕妇生出体重过高胎儿的可能性、胎儿先天畸形的发生率、出现妊娠毒血症的机会或需要剖宫产的次数，分别是血糖偏低组孕妇的 3 倍、7 倍和 2 倍。另一方面，孕妇在妊娠期肾的排糖功能有不同程度的降低，如果血糖过高则会加重孕妇的肾脏负担，不利孕期保健。大量医学研究表明，摄入过多的糖分会削弱人体的免疫力，使孕妇机体抗病力降低，易受病菌、病毒感染，不利优生。

罪状四：高钙饮食

孕妇盲目地进行高钙饮食，大量饮用牛奶，加服钙片、维生素 D 等，对胎儿有害无益。营养学家认为，孕妇补钙过量，胎儿有可能得高血钙症，出世后，患儿会囟门太早关闭、腭骨变宽而突出、邱粱前倾、主动脉窄缩等，既不利健康地生长发育，又有损后代的颜面健美。一般说来，孕妇在妊娠前期每日需钙量为 800 毫克，后期可增加到 1100 毫克，这并不需要特别补充，只要从日常的鱼、肉、蛋等食物中合理摄取就够了。

罪状五：过度咸食

有些孕妇由于饮食习惯嗜好咸食，尤其是北方居民较严重，多咸食。现代医学研究认为，吃盐量与高血压率发病有一定关系，食盐摄入越多，高血压病的发病率也越高。众所周知，妊娠高血压综合征是妇女在孕期才会发病的一种特殊疾病，其主要症状为水肿、高血压和蛋白尿、严重者可伴有头痛、眼花、胸闷、晕眩等自觉症状，甚至发生子痫而危及母婴安康。因此，孕妇过度咸食，容易引发妊娠高血压综合征。为了孕期保健，专家建议每日食盐摄入量应为 6 克左右。

罪状六：酸性饮食中国美食

孕妇在妊娠早期可出现择食、食欲不振、恶心、呕吐等早孕症状，不少人嗜好酸性饮食。然而，联邦德国有关科学家研究发现，妊娠早期的胎儿酸度低，母体摄入的酸性药物或其他酸性物质，容易大量聚积于胎儿组织中，影响胚胎细胞的正常分裂增殖与发育生长，并易诱发遗传物质突变，导致胎儿畸形发育。妊娠后期，由于胎儿日趋发育成熟，其组织细胞内的酸碱度与母体相接近，受影响的危害性相应小些。因此，孕妇在妊娠初期大约 2 周时间内，不要服用酸性药物和酸性食物、酸性饮料等。

罪状七：滥服温热补品

孕妇由于周身的血液循环系统血流量明显增加，心脏负担加重，子宫颈、阴道壁和输卵管等部位的血管也处于扩张、充血状态。加上孕妇内分泌功能旺盛，分泌的醛固醇增加，容易导致水、钠潴留而产生水肿、高血压等病症。再者，孕妇由于胃酸分泌量减少，胃肠道功能减弱，会出现食欲不振、胃部胀气便秘等现象。在这种情况下，如果孕妇经常服用温热性的补药、补品，比如人参、鹿茸、鹿胎胶、鹿角胶、桂圆、荔枝、核桃肉等，势必导致阴虚阳亢，困气机失调，气盛阴耗、血热妄行、加剧孕吐、水肿、高血压、便秘等症状，甚至发生流产或死胎等。

罪状八：食用霉变食品

当孕妇食用了被霉菌毒素污染的农副产品和食品，不仅会发生急性或慢性食物中毒，甚至可殃及胎儿。因为在妊娠早期2~3个月，胚胎着床发育，胚体细胞正处高度增殖、分化阶段，由于霉菌毒素的侵害，使染色体断裂颤或畸变，有的停止发育而发生死胎、流产，有的产生遗传性疾病或胎儿畸形，如先天性心脏病、先天性愚型等。另一方面，在胎儿期，由于各器官功能不完善，特别是肝、肾的功能十分低弱，霉菌毒素都会对胎儿产生毒性作用，影响发育。大量医学研究资料证实，霉菌毒素是一种强致癌物质，可使母胎患肝癌、胃癌等癌症。此外，母体因食品中毒而发生昏迷、呕吐等症状，极不利胎儿的正常生长发育。

罪状九：长期素食

有些孕妇为了追求孕期的体态“健美”，或由于经济条件限制，长期素食，这不利胎儿发育。据研究认为，孕期不注意营养，由于蛋白质供给不足，可使胎儿脑细胞数且减少，影响日后的智力，还可使胎儿发生畸形或营养不良。如果脂肪摄入不足，容易导致低体重胎儿的出生，婴儿抵抗力低下，存活率较低。对于孕妇来说，也可能发生贫血，水肿和高血压。日本医学家研究发现，吃素食的妇女所生的婴儿，由于缺乏维生素B_{12}，往往会患不可逆的脑损害，婴儿出生三个月后，就逐渐显示出感情淡漠，丧失控制头部稳定的能力，出现头和腕等不自主运动，如不及时治疗，就易引起巨幼细胞性贫血活显著的神经系统损害。

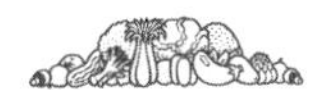

新妈妈的营养之道

月子里的营养法则

产妇在生产过程中要消耗大量的能量，并且马上又给孩子喂奶，所以对产妇进行适当的营养补充是极为重要的，下面我们介绍几种适合给产妇进补的营养食物。

1. 红糖水

新妈妈在阴道分娩时，精力和体力消耗非常大，加之失血，产后还要哺乳，故需要补充大量铁质。红糖水能够活血化瘀，还能够补血，并促进产后恶露排出，确实是新妈妈在产后的补益佳品。

不要以为红糖水喝得越多越好，如果喝得时间太长，反而会使恶露血量增多，引起贫血。一般来讲，产后喝红糖水的时间以7~10天为宜。

2. 鸡蛋

鸡蛋含蛋白质丰富，且利用率高，还含有卵磷脂、卵黄素及多种维生素和矿物质，尤其是其含有的脂肪易被吸收，有助于新妈妈恢复体力，维护神经系统的健康，减少抑郁情绪。

鸡蛋的吃法可采用多种形式，如熏蛋、水煮蛋、炒蛋、煎蛋等，每天吃2~3个鸡蛋已足够，最好分为两餐吃。每天吃10个鸡蛋的营养功效与吃3个鸡蛋几乎是一样的，过多摄取反而容易诱发其他营养疾病。

3. 小米

小米是传统的滋补食物，其中富含维生素 B_1 和维生素 B_2，膳食纤维素含量也很高。它可以帮助新妈妈恢复体力，并能刺激肠蠕动，增加食欲。

小米粥不宜煮得太稀，也不应完全以小米为“月子”里的主食，不然会营养不均衡，缺乏其他营养素。

4. 芝麻

芝麻中富含蛋白质、脂肪、钙、铁、维生素E等多种营养素，是新妈妈产后十分需要的营养，可以提高并改善饮食的营养质量。

最好选择黑色食品——黑芝麻，它的营养价值要比白芝麻更高一些。

5. 鸡汤、鱼汤、肉汤

"月子"里的新妈妈出汗多，加之分泌乳汁，需水量要高于普通人，故大量喝汤对身体补水及乳汁分泌都是十分有益的。这些汤类中含有易于人体吸收的蛋白质、维生素及矿物质，且味道鲜美，还可刺激胃液分泌，既可提高新妈妈的食欲，还可促进乳汁分泌。

猪蹄汤、瘦肉汤、鲜鱼汤、鸡汤等肉汤食中含有丰富的水溶性营养，产妇饮用后，不仅有利于体力恢复，而且可以促进乳汁分泌，可谓最佳营养品。事实上，产妇喝肉汤也有学问。如果产后乳汁迟迟不下或下得很少，就应早些喝点肉汤，以促使下乳；反之就应迟些喝肉汤，以免乳汁分泌过多造成乳汁瘀滞。肉汤越浓，脂肪含量就越高，乳汁中的脂肪含量也就越多。含有高脂肪的乳汁不易被婴儿吸收，往往会引起新生儿腹泻。因此，产妇喝肉汤不要过浓。

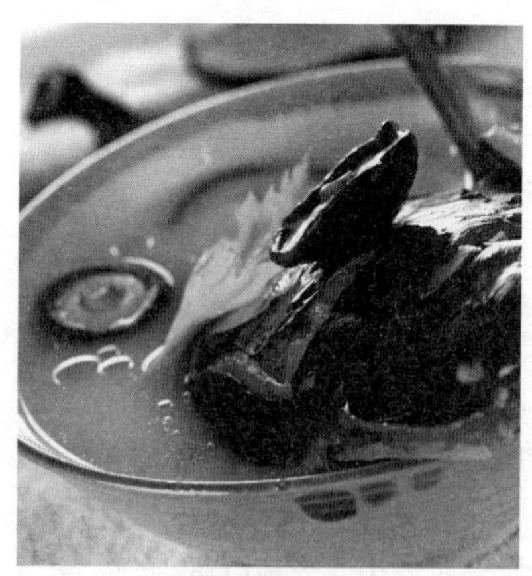

新妈妈多喝鱼汤补营养

喝汤还要注意适量，不要无限制，不然容易引起乳房胀痛。

6. 牛奶

有人把牛奶叫作"白色的血液"，这是非常有道理的。牛奶中含有较多的优质蛋白及钙，而且吸收率很高。这对于产后补充营养及哺乳都很有帮助。所以建议，产妇每天至少喝500毫升牛奶。

月子里的营养宜忌

生一个宝宝真不易！新妈妈身体消耗特别大，可还得有充足的奶水喂宝宝。因此，"月子"里的每一天都要"好好吃"。可很多新妈妈在"月子"里"疯"补营养，结果却不尽如人意。"月子"里补养身体固然很重要，但一定要掌握科学的饮食之道，不然会事与愿违。

宜：

1. 饮食要富含蛋白质

月子里要比平时多吃一些蛋白质，尤其是优质的动物蛋白质，如鸡、鱼、瘦肉。动物肝等；适量的牛奶、豆类也是新妈妈必不可少的补养佳品，但也不可过量摄取，不然会加重肝肾负担，还易造成肥胖，反而对身体不利，一般每天摄入90~95克蛋白质就可以了。

2. 主副食种类要多样化

不要偏食，粗粮和细粮都要吃，不能只吃精米精面，还要搭配杂粮，如小米、燕麦、玉米粉、糙米、标准粉、赤小豆、绿豆等。这样既可保证各种营养的摄取，还可使蛋白质起到互补的作用，提高食物的营养价值，对新妈妈恢复身体很有益处。应该每天增加25克左右的蛋白质，以避免影响乳汁分泌量，事实上，从饮食中摄取蛋白质不足时，对乳汁中的蛋白质含量影响并不明显，但这会影响乳汁的分泌量。

3. 多吃含钙丰富的食物

哺乳妈妈对钙的需求量很大，需要特别注意补充，每日除喝牛奶补充钙质以外，还需要多喝排骨汤，保证每日连续补充钙质。

4. 多吃含铁丰富的食物

对于产后出血及哺喂宝宝，补充铁也是非常必要的，不然容易发生贫血。如果在饮食中多注意吃一些含血红素铁的食物（如动物血或肝、瘦肉、鱼类、油菜、菠菜及豆类等），就可防止产后贫血。

5. 合理摄取必需的脂肪

要注意摄取必需的脂肪，其中脂肪酸对宝宝的大脑发育很有益，特别是不饱和脂肪酸，对中枢神经的发育特别重要。哺乳妈妈饮食中的脂肪含量及脂肪酸组成，会影响乳汁中的这些营养成分的含量。但也不能过度摄取脂肪，应保证脂肪所提供的热能低于总热能的1/3。

6. 多吃蔬菜、水果和海藻类

产后禁吃或少吃蔬菜水果的习惯应该纠正。新鲜的蔬菜和水果中富含丰富维生素、矿物质、果胶及足量的膳食纤维，海藻类还可提供适量的碘。这些食物既可以增加新妈妈的食欲，防止便秘、促进乳汁分泌，还可为其提供必需的营养素。

7. 多进食各种汤饮

一定要注意多喝汤。汤类味道鲜美，易消化吸收，还可促进乳汁分泌，如红糖水、鲫鱼汤、猪蹄汤、排骨汤等。需注意的是，一定要汤和肉一同进食。

忌：

1. 寒凉生冷食物

产后身体气血亏虚，应多食用温补食物，以利气血恢复。若产后进食生冷或寒凉食物，会不利气血的充实，容易导致脾胃消化吸收功能障碍，并且不利于恶露的排出和瘀血的去除。

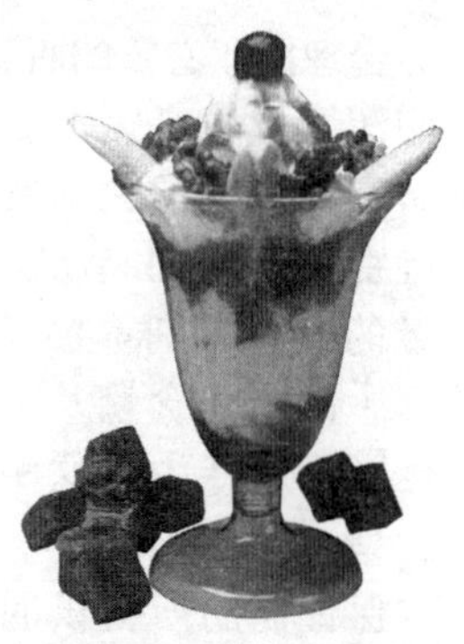

新妈妈应忌食冰冷食品

2. 辛辣食品

如辣椒，容易伤津、耗气损血，加重气血虚弱，并容易导致便秘，进入乳汁后对婴儿也不利。

3. 刺激性食品

如浓茶、咖啡、酒精，会影响睡眠及肠胃功能，亦对婴儿不利。

4. 酸涩收敛食品

如乌梅、南瓜等，以免阻滞血行，不利恶露的排出。

5. 冰冷食品

如雪糕、冰激凌、冰冻饮料等，不利于消化系统的恢复，还会给产妇的牙齿带来不良影响。

6. 过量食用味精

食用味精是有益无害的，但产妇不宜食用过量的味精。这是因为味精的主要成分是谷氨酸钠，哺乳的产妇在摄入高蛋白食物的同时，若再食用过量的味精，则大量的谷氨酸钠就会通过乳汁进入婴儿体内。谷氨酸钠能与婴儿体中的锌发生特异性结合，形成不能被身体吸收的谷氨锌而随尿排出，从而导致婴儿缺锌。婴幼儿缺锌不仅会出现味觉差、厌食等状况，还会造成智力减退、生长发育迟缓以及性晚熟等不良后果。

合理安排产后第一餐

当妈妈的都知道，自己身上很多老毛病都是月子里落下的病根，可她们也许不知道，产后第一餐的饮食不恰当，也可能成为月子病的根源。那么，产后第一餐吃什么更好呢?

新妈妈分娩后体内激素水平大大下降，身体过度耗气失血，阴血骤虚，在这种情形下，很容易受到疾病侵袭。因此依照个人体质，“产后第一餐”的饮食调养非常重要。“产后第一餐应首选易消化、营养丰富的流质食物”。北京协和医院营养科副教授于康说，糖水煮荷包蛋、蒸蛋羹、冲蛋花汤、藕粉等都是很好的选择。

吃对了“产后第一餐”，真正的产后营养大补充才刚刚开始。很多人都认为分娩时出血多，应当多吃一些鸡汤、猪蹄汤等滋补汤。殊不知，如果天天吃、顿顿吃，就会引起腹胀、腹泻等症状。产后第一周的食谱应多以清淡为主，比如鸡蛋汤、鱼汤等。鱼汤营养很丰富，但要先去掉上层的油，汤不要过咸。产后5~7天应以米粥、软饭、碎面等为主食，不要吃过多油腻的东西。

需要注意的是，产妇最好不要吃辛辣和生冷坚硬的食物，如韭菜、大蒜、辣椒、胡椒、茴香等，这些食物会使母体内热，通过乳汁会影响到婴儿。生产7天后，产妇舌苔无厚腻感时，才可以进补肉、蛋、鸡等食物，但不可过饱，可以一日多餐。

产后第一餐食谱：

1. 黄花杞子蒸瘦肉

原料：瘦猪肉200克，黄花菜15克，枸杞子10克，料酒、酱油、香油、淀粉、精盐各适量。

制法：将瘦猪肉洗净，切片。黄花菜用水泡发后，择洗干净，与瘦肉、枸杞一起剁成蓉。将猪肉、枸杞子、黄花碎蓉放入盆内，加入料酒、酱油、香油、淀粉、精盐搅拌至黏，摊平，入锅内隔水蒸熟即可。

功效：此菜由黄花菜和滋阴、润燥、补肾、益肝的猪瘦肉蒸制而成，具有补气、补血、催奶的作用。适于产后气血虚弱所致乳汁不足者食用。

2. 鲫鱼豆腐汤

原料：鲫鱼1条（约250克），豆腐400克，黄酒5克，葱花、姜片各3克，精盐2克，味精1克，食油30克。

制法：豆腐切5厘米厚的薄片，用盐沸水烫5分钟后沥干待用。

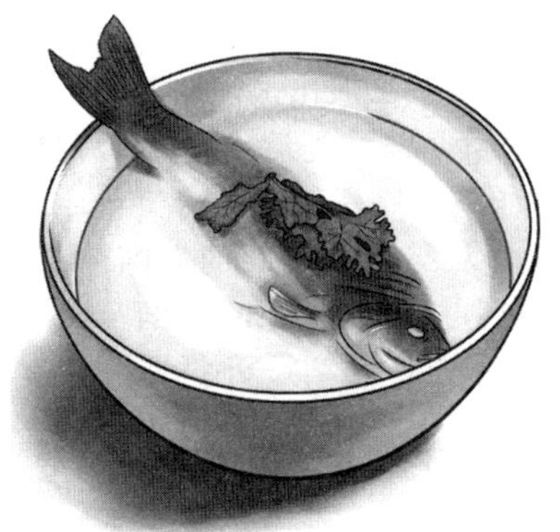

鲫鱼豆腐汤

鲫鱼去鳞、肠杂，抹上酒，盐渍10分钟。锅放炉火上，放入食油，烧至5分钟，爆香姜片，将鱼两面煎黄，加水适量，用小火煮沸30分钟，放入豆腐片，调味后勾薄芡，并撒上葱花。

功效：鲫鱼又称喜头鱼，意即生子有喜时食用。鲫鱼营养丰富，有良好的催乳作用，对母体身体恢复有很好的补益作用。配用豆腐，益气养血、健脾宽中，豆腐亦富有营养，含蛋白质较高，对于产后康复及乳汁分泌有很好的促进作用。

3. 清炖鸡参汤

原料：水发海参400克，童子鸡7500克，火腿片25克，水发冬菇、笋花片各50克，鸡肉500克，小排骨250克，精盐6克，料酒35克，葱、姜各10克，味精5克，高汤1000克。

制法：将发好的海参洗净，下开水锅汆一下取出。鸡骨、小排骨斩成块，与童子鸡一起下开水锅氽一下取出，洗净血秽。冬菇去蒂，洗净泥沙待用。将海参、童子鸡放在汤锅内，将笋花片放在海参与童子鸡间的空隙两头，火腿片放在中央，加入料酒、味精、精盐、葱姜、鸡骨、小排骨、高汤，盖上盖子，上笼蒸烂取出，除去鸡骨、排骨，捞去葱姜即可食用。

功效：补肾益精、养血润燥、健脾壮骨、培益脏腑，对于产后体虚食之有益。且富含磷、钙，对于婴儿骨质发育甚为有利；含蛋白质丰富，对于产后母体营养丰富具有很好的促进作用。

4. 龙眼贵妃翅

原料：肉鸡翅膀24个（约600克），龙眼、葱各250克，味精、酱油各10克，料酒、太白粉各15克，花生油150克，白糖20在，汤1250克，红葡萄酒100克。

制法：将鸡翅膀去毛洗净，用精盐、酱油腌好。将龙眼去皮核。将葱破开后切段。将鸡翅放入热油锅内炸至金黄色捞出，锅内留油少许，下100克葱，爆出香味，放入汤、红葡萄酒及鸡翅，调好色、味，将鸡翅烧熟后脱骨，整齐地排入盘中。将龙眼用汤烧热，围在鸡翅周围。将剩下的葱用油爆出香味，再把烧鸡翅的汁滤入，用太白粉勾芡，浇在鸡翅上即可。

功效：养血益气，壮筋健骨、补养脏腑，对产后气血虚弱之体有良好的补益作用，含钙、磷、铁等物质丰富，对于骨质发育及生血有显著功能，且含维生素丰富，有养肝明目之效。

产后饮食四大原则

终于生下了可爱的宝宝，不少新妈妈胃口大开，家人当然也千方百计送上好吃的。可怎么吃才是正确的，才对自己健康呢？据营养医生推荐，新妈妈产后饮食应以精、杂、稀、软为主要原则。

精是指量不宜过多。

产后过量的饮食除了能让产妇在孕期体重增加的基础上进一步肥胖外，对于产后的恢复并无益处。如果你是母乳喂养婴儿，奶水很多，食量可以比孕期稍增，最多增加1/5的量；如果你的奶量正好够宝宝吃，则与孕期等量即可；如果你没有奶水或是不准备母乳喂养，食量和非孕期差不多就可以了。

杂是指食物品种多样化。

产后饮食虽有讲究，但忌口不宜过，荤素搭配仍是很重要的。进食的品种越丰富，营养越平衡和全面。除了明确对身体无益的和吃后可能会过敏的食物外，荤素菜的品种应尽量丰富多样。

稀是指水分要多一些。

乳汁的分泌是新妈妈产后水

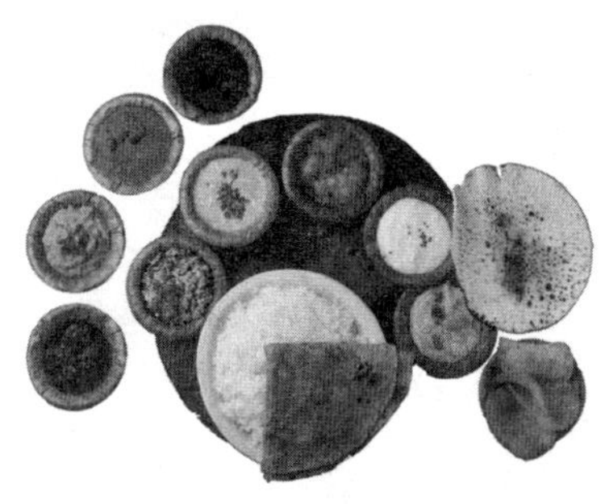

产妇饮食要均衡全面

的需要量增加的原因之一，此外，产妇大多出汗较多，体表的水分挥发也大于平时。因此，产妇饮食中的水分可以多一些，如多喝汤、牛奶、粥等。

软是指食物烧煮方式应以细软为主。

产妇的饭要煮得软一点，少吃油炸的食物，少吃坚硬的带壳的食物。因新妈妈产后体力透支，很多人会有牙齿松动的情况，过硬的食物一方面对牙齿不好，另外一方面也不利于消化吸收。

少放食盐和酱油

人们天天吃的食盐，其主要成分是氯化钠。钠是人体生命活动中不可缺少的物质。钠与氯在血浆中的浓度对渗透压有重要的影响，同时，对血浆与细胞间液量、酸碱平衡、维持体细胞的电子活性以及心血管系统的功能都是必不可少的。

人为了维持身体内环境的稳定，吃进去的钠与排出来的纳是相等的。当肾脏发生病变功能减退时，可使排钠减少，失去水电解质的平衡，引起血钾升高，导致心脏功能受损。因此，孕妇的食盐量应根据身体所需摄取。

如果孕妇多吃盐，就会加重水肿且使血压升高，甚至引起心力衰竭等疾病。由于钠离子是亲水性的，会造成体内水的潴留，开始时这会使细胞外液积聚，如果积聚过多，会导致孕妇水肿。过多的钠会加重妊娠中毒症的三个症状，即水肿、高血压和蛋白尿。

但是如果长期低盐或者不能从食物中摄取足够的钠时，就会使人食欲不振、疲乏无力、精神萎靡，严重时发生血压下降，甚至引起昏迷。如果身体内缺少盐分，水分也会减少。在这种情况下除了产生口渴的感觉外，血液也会变得黏稠，流动缓慢，以致养料不能及时地输送到身体的各个部位，废物也不能及时地排出体外。时间一长，对身体有害。

研究表明，正常孕妇每日的摄盐量以7~10克为宜。在一般情况下，怀孕后妇女和怀孕前妇女在钠的摄入上差别不是很大。同时，妊娠期间不应服用利尿剂，以免造成钠的损失。

酱油俗称豉油，是一种色、香、味、俱佳而又营养丰富的调料。在炒、煎、蒸、煮或凉拌时，加入适量的酱油，就会使菜肴色泽诱人，香气扑鼻，味道鲜美。那么，产妇可以吃酱油吗？我们都知道吃酱油会使伤口颜色加深，同理酱油会使剖宫产产妇的疤痕变黑，恰好如果小孩食用母乳可能还会影响小孩的肤色。但是鉴于酱油具有防癌、补钙功效，一般说来，产妇可以吃酱油，不宜多吃。

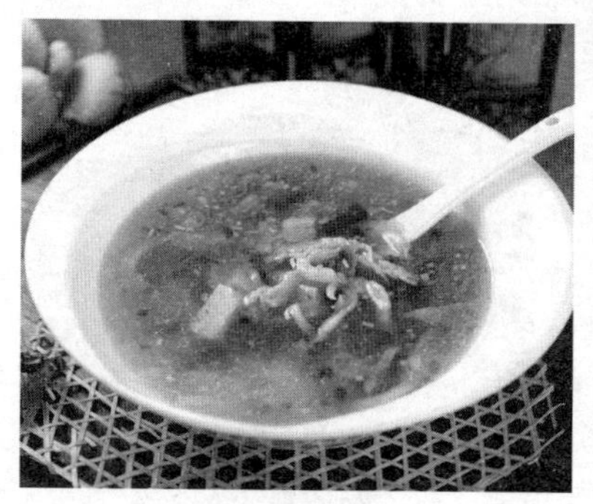
鲜蘑豆腐汤

产后喝点蘑菇汤

产后煲汤时尽量少用补剂。一般情况下，炖汤讲究药食同源，但药的数量和种类不能过多，也不主张多用参芪当归之类的补剂。相对而言，桂圆、栗子、蘑菇等煲汤更合适。由于产后失血多、体力消耗大，可多吃一些补血活血、补气健脾的食品，如红糖、阿胶枣、枸杞、山药等。

蘑菇的有效成分可增强淋巴细胞功能，从而提高机体抵御各种疾病的免疫力；巴西某研究从蘑菇中提取到一种物质具有镇痛、镇静的功效，据说其镇痛效果可代替吗啡；蘑菇中含有人体难以消化的粗纤维、半粗纤维和木质素，可保持肠内水分平衡，还可吸收余下的胆固醇、糖分，将其排出体外，对预防便秘、肠癌、动脉硬化、糖尿病等都十分有利；蘑菇含有酪氨酸酶，对降低血压有明显效果。在给孕妇煲汤时，可以放点蘑菇进去，这样可以起到平衡体内营养元素的功效，还能预防营养过剩引起的疾病。

许多女性产后为了催奶、补充体力，会喝许多大补的汤水。其实不然，刚生完孩子催奶一定要慎重，不应马上进补猪蹄汤、参鸡汤等营养高汤。因为此时初生婴儿吃得较少，如果再服催奶之品，反而会导致乳汁分泌不畅。因此，只需在正常饮食的基础上适量增加汤汁即可，三天后，再加喝滋补汤。在熬炖汤时，应除去汤中浮油，既能避免引起婴儿肠胃不适，也有助于产妇保持身材。

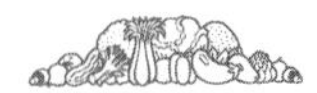

让孩子吃出营养来

婴儿：母乳喂养，食品辅助

婴儿是指从出生至一周岁的孩子。这是孩子生长发育最快的一年，一年内体重可以达到出生时的两倍，因此需要在营养上满足其快速生长发育的需求。

母乳是婴儿唯一理想的均衡食物，而且独具免疫物质，有利于婴儿的健康成长。母乳喂养也有利于母子双方的亲近和身心健康。一般而言，婴儿获得母乳喂养至少在4个月以上,最好能够维持一年。如果不能提供母乳，例如，孩子患先天性疾病，或者妈妈因病不能哺乳，这时候就应该为婴儿选择各种营养齐全的、经卫生部门许可出售的配方奶制品或其他同类产品，并严格根据产品使用说明喂养。

新妈妈们要谨记以下几点：一是在孕期就应做好哺乳的准备，做好乳房的保健，保证乳房的正常发育并保证营养。二是产后应尽早开奶，做到母婴同室。

坚持喂哺母乳一般可满足婴儿出生后4~6个月的营养需求，但为确保婴儿发育的需要与预防佝偻病的发生，应在出生一个月后，在哺乳的同时，补充安全量的维生素A及维生素D（或鱼肝油），但应避免过量补充维生素。

在母乳喂养4~6个月至一岁断奶之间，有一个长达4~6个月的断奶过渡期。此时应在坚持母乳喂养的条件下，有步骤地补充为婴儿所接受的辅助食品，以满足其发育需求，保证婴儿的营养，顺利地进入幼儿阶段。过早或过迟补充辅助食品都会影响婴儿的生长发育，但任何辅助食品均应在优先充分喂哺母乳的前提下供给。

乳类是供给婴儿期生长发育的主要营养来源，但它并非十全十美，还有许多营养物质需要乳类以外的食品供给。为生长发育的需要所添加的食物，叫作辅助食品，简称辅食。年龄愈小，生长发育愈快，所需营养的全面性也愈迫切，若有不足，即可造成严重影响。当婴儿长到3个月以后，胃肠道消化酶的分泌日趋完善，6个月婴儿渐出新牙，胃容量变大，这时在乳类之外，渐次加入半流质以及部分固体食物，无论从营养需要还是对消化器官适应性的锻炼上，都是必要的。5~6个月的婴儿，即使乳类充足，不加辅食也会导致某些营养素缺乏，从而导致抵抗力低下。民间俗称的“奶痨”或“积”，往往是缺乏辅食造成的。辅食还是乳类过渡到饭食的“桥梁”，这座桥如果搭得好，婴儿就能很自然地断奶，而后进入正规饮食。这是整个儿童时期营养的基础，打好这个基础极为重要。

婴儿辅食如此重要，但是有的年轻父母却不知道怎样给婴儿添加。有的嫌麻烦，大人吃什么就给婴儿吃什么；也有的父母不知道如何烹调制作，面对各种原料束手无策。谈烹调，人们就会想到煎炒烹炸、色香味形，而婴儿的辅食却不在这方面，关键是如何在烹调过程中保持必要的营养素，其次是利于消化，能适应婴儿不同发育阶段的消化能力，以期达到健康发育的目的。

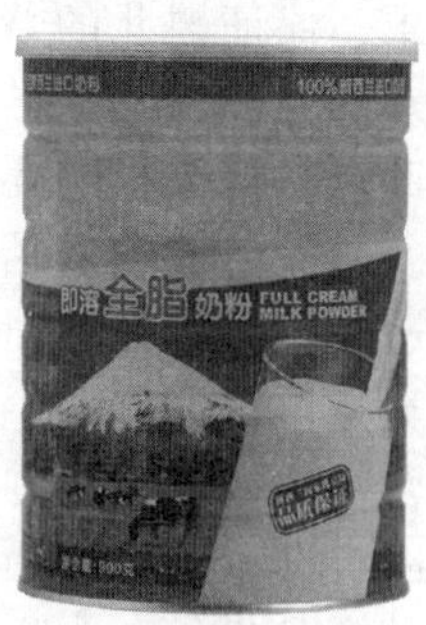

奶粉

婴儿胃肠功能不够完善，对新添食品适应能力弱，易发生消化吸收紊乱，故添加辅食必须遵照循序渐进的原则进行，不能操之过急。

第一，时间适宜，食物适当。过早地添加婴儿不易消化的辅食，容易造成婴儿消化紊乱；错过时机添加过晚，又会影响婴儿正常的生长发育。辅食不是零食，而是主食的有机部分，应在喂奶前后给予。

第二，添加从未吃过的新食物必须先试一种，待习惯后再试另一种，此时已习惯的第一种可适当加量。但遇婴儿生病时，可酌情暂停新添加的辅食。所添加的每种捕食，都应遵循由少到多的顺序，中途发生消化不良，应暂停，待查明原因后再作相应的变化。

第三，食物应从稀到稠，从流质到半流质，再到半固体，进而喂固体食物，如从米汤、薄粥、稀粥，最后到软饭。食物性质从细到粗，先喂菜汤、菜泥。逐渐试喂粗菜泥、碎菜和煮烂的蔬菜。

第四，对某种新添加的食品，婴儿不愿吃，切勿强迫，而应想些使之顺利接受又不反感的巧妙方法，如在饥渴前给予，就较易为婴儿摄取。如果你的宝宝喝牛奶还消化不良，那就晚一点给他添加辅食。

补充断奶过渡食品，应该由少量开始到适量，由一种到多种试用，密切注意婴儿食后的反应，并注意食物与食具的清洁卫生。在通常情况下，婴儿有可能对一些食物产生过敏反应或不耐受反应，例如，皮疹、腹泻等。因此每次开始供给孩子一种食物，都应从很少量开始，观察3天以上，然后才增加分量，或试用另一种食物。

辅助食物往往从谷类，尤以大米、面粉的糊或汤开始，以后逐步添加菜泥、果泥、奶及奶制品、蛋黄、肝末及极碎的肉泥等。这些食物应加入适量的食用油，但不必加入盐。

婴儿营养：超级宝宝的基础

自出生到生后1周年为婴儿期。此期机体刚离开母体来到一个陌生的世界，经历着生理和解剖的巨大变化，生长发育的速度甚快,1周岁时的体重为出生时(约3千克)的2~3倍，身长为初生时(约50厘米)的1.5倍。神经系统及内脏器官迅速发展，各系统功能从不成熟到初建和巩固。是人体生长发育的第一个高峰期。此期婴儿的消化器官变化很大，6~7个月时乳牙开始萌出，先出两个下切齿(下门牙)，周岁前再出两个上切齿(上门牙)和另两个下切齿,周岁左右共长出6~8个切齿。3个月前唾液分泌极少，4~5个月起唾液分泌增多。胃容积小，胃肠功能不完善，容易发生消化不良。肺泡数量少、肺容积含气量少，含血量多，适于病菌繁殖，容易发生小儿肺炎。婴儿期后半年是感情活动的敏感时期，婴儿期末幼儿期初，又是大脑结构发育的关键时期，这时期如果营养不良，脑就发育不好，小儿的智力将来就会降低。

小儿机体总是处在生长发育的动态变化过程中，但发育速度不均衡，一般体格生长年越小，增长越快，在婴儿期，尤其是头6

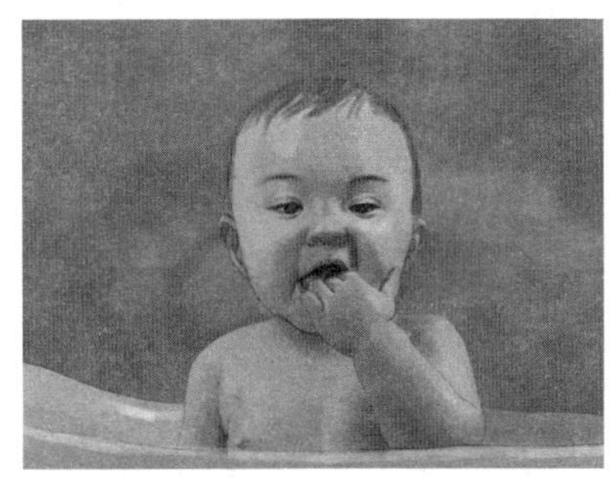

小儿机体处在生长发育的动态过程中

个月生长最快，可以说婴儿期是生长发育的加速期。

可见，婴幼儿期体格变迁的速度很大，而营养是保证婴幼儿生长发育的物质基础，每个细胞的增大和数目的增多，都需要大量蛋白质、脂肪、碳水化合物、维生素、矿物质、水等作为细胞构成的基本成分。与成人相比，一切营养物质不仅要供给能量及细胞组织更新的需要，而且要供给其生长发育的需要，因此，婴幼儿的营养需要不同于成人，按每千克体重计算，其营养需要比成人要多，且质量要好。婴儿期，尤其是出生后头6个月生长更快，这个时期营养需要量更大，要特别注意婴儿的合理喂养，预防营养不良。

蛋白质：婴幼儿正处在生长发育的旺盛阶段。一般来讲，年龄愈小，生长愈快，对蛋白质需求量愈多。尤其是半岁前的婴儿，正是大脑继续发育的关键时刻。此期如果缺乏蛋白质，即使以后补足蛋白质，也不能使脑细胞数目增多，以致造成终身缺陷。故蛋白质的供给一定要给予足够的重视。

婴儿蛋白质需要量，按每日每千克体重计算：母奶喂养2克，人工喂养3.5~4克。1~3岁平均每日40克，4~6岁每日50克。

脂肪：婴幼儿处于生长旺盛时期，需要的热能要比成人高。脂肪不仅供给热能，还能供给脂溶性维生素及必需脂肪酸。婴幼儿每日每千克体重需要脂肪4~6克。1~6岁幼儿每千克体重需要3克。

糖：新生儿由于肝脏不能很好地处理糖，故蔗糖摄入不宜太多；幼儿膳食中更应注意不要摄食过多的蔗糖、糖果等，以免影响其他营养素的摄入与发生龋齿。婴儿需要糖每日每千克体重10~12克。2岁以上10克。

维生素A：维生素A及胡萝卜素均在肠道内与脂肪一起被吸收，具有维持上皮组织健康，增强机体的抗病能力，促进生长发育与维持正常视觉的作用。婴幼儿维生素A摄入不足，会影响体重的增加，继而可出现缺乏疾病；摄入过量，可产生呕吐、昏睡、头痛、骨痛、皮疹等症状。

维生素D：维生素D能促进肠道钙、磷的吸收，并使钙、磷沉积于骨骼中，促进骨的形成，对生长发育旺盛的婴幼儿极为重要。如果小儿日光照射不足，食物中又缺乏维生素D，则容易产生佝偻病。故婴幼儿在温暖季节，生后1~2月即应在户外进行日光浴，晒太阳的时间可随年龄的增长而增加。夏季应在树苗或屋檐下，不要受阳光直射。

维生素C：维生意C能增强机体的抵抗力，在维持牙齿、骨骼、血管、肌肉的正常生理功能上具有十分重要的作用。母奶喂养的婴儿可直接由乳汁中获得维生素 C，一般不会缺乏。人工喂养的婴儿因牛奶本身维生素 C 含量低，又在加工煮沸过程中有所损失，因此应及时补充富含维生素 C 的菜汁、果汁或维生素 C 制剂。

B 族维生素：能促进婴幼儿生长、发育与增进食欲，主要有维生素 B_1、维生素 B_2 和烟酸。这几种维生素，都随热能需要的增加而增高。

1 岁以内婴儿每日需维生素 B 10.4 毫克，维生素 B_2 0.4 毫克，烟酸 4 毫克。而 1~3 岁幼儿每日需维生素 B 10.7 毫克，维生素 B_2 0.7 毫克，烟酸 7 毫克。3~6 岁小儿每日需维生素 B_1 1 毫克，维生素 $B_2$1 毫克，烟酸 10 毫克。

维生素 B_1 主要来源是豆类、米皮、麦曲和杂粮皮层等。

维生素 B_2 以肝脏、牛乳、蛋类、酵母等食品含量为最多，其次是肉类。

烟酸以肝脏、肾脏、蛋类、肉类较多，植物性食物如酵母、花生谷类皮层中也较丰富。

钙：钙是构成骨、齿的主要成分，对生长发育迅速地婴幼儿更加重要。新生儿体内的钙约占体重 0.8%，长大成人后则为体重的 1.5%。说明生长过程中需要存留大量的钙。钙的供给量是否能满足婴幼儿的需要，要看膳食中供给量是否充足。钙缺乏严重时，则产生佝偻病，如鸡胸，内翻或外翻型罗圈腿，手足抽搐症，严重影响孩子一生体型的健美。我国小儿佝偻病发病率较多，应重视膳食钙的补充。婴儿每 600 毫克，学龄前儿童 800 毫克。

铁：婴幼儿特别是 7 个月到不满 2 岁的小儿，是患营养性贫血的年龄。正常新生儿贮存的铁，足够出生后 3~4 个月之内使用的。但由于乳类含铁量很低，如在 4~5 个月以后不从辅食补充足够的铁，容易产生缺铁性贫血。正常婴儿最好从 3~4 个月开始补充含铁量较高的食品，如蛋黄、婴儿强化食品，以后增加菜泥、肝泥等。

锌：近年来儿童缺锌症相当多见，主要是儿童的偏食所造成的。其表现为生长发育迟缓、厌食、异食、重复感染，易发生口腔黏膜溃疡、多汗、视觉减退等，故从婴儿起要尽量多摄入母乳，因为母乳中含有锌的配位体。儿童要矫正偏食习惯。婴儿每日供给量 3~5 毫克，1~10 岁 10 毫克，11 岁与成人相同为 15 毫克。

幼儿：每日饮奶，不偏食不挑食

母乳是孩子出生后 0~4 个月的最佳食品，而后需要添加谷类辅食。到了 10~12 个月时应当断乳，也就是要停止母乳喂养，孩子此后的喂养主要依靠谷类与副食。传统对断乳的看法，似乎断乳意味着应断绝一切乳类，包括牛奶在内的各种乳汁，好像都不应再给1~2岁的幼儿喝。其实，这种看法不完全正确。

营养学家经过观察研究发现，缺少乳类的幼儿饮食，能够为1~2岁幼儿提供的优质蛋白质、脂溶性维生素及钙、磷、铁等矿物质偏少，无法满足幼儿生长发育需要。如果在这一时期每日给予孩子牛奶或配方奶500~800毫升，则可增加上述营养物质的供给量，对防止营养缺乏及增强幼儿体质大有帮助。因此，近年来营养学家建议，在婴儿断乳之后，不要忌讳其他乳类，还应当给孩子喝些牛奶或配方奶，且每日供应量不要少于500毫升，以满足婴幼儿营养需要，促进婴幼儿生长发育。

婴儿断乳后进入幼儿阶段（1~2岁）必须全靠摄取其他食物，以供全身对营养物质的需求。幼儿阶段机体处于生长发育高峰，饮食必须含有丰富的营养。

祖国医学对幼儿的食养卫生一贯非常重视，其幼儿食养的观点可归纳为以下两点：

第一，小儿脾胃不足。脾胃为后天之本，生化之源。由于小儿发育迅速，所需水谷精气的供养相对地比成人更为迫切，但饮食的质和量则必须与各个时期的需求恰当地配合。若乳食不当，或过饥过饱，均会影响其脾胃功能，导致疾病的发生。

第二，小儿为纯阳和稚阴稚阳之体。纯阳之体是指小儿犹如春天的花木，欣欣向荣，代谢异常旺盛，对水谷精气等营养物质要求殷切，需要不断补充。另一方面小儿机体柔弱，脏腑娇嫩，阴阳二气尚属不足，对水液的代谢需要也较成人为高，故易于伤阴而有失液之虞，这就是小儿的稚阴稚阳的情况。在小儿的食养中必须充分注意这些生理特点，调乳母、节饮食、慎医药是小儿食养的总原则。

幼儿处在不断发育成长的旺盛时期，尤以婴幼儿全身各种器官都在相应的按比例快速生长，是整个小儿时期中最旺盛的增长阶段，因此对热量和各种营养素的需要量也格外大些。

但值得注意的是，不要使营养过剩而导致不良后果。现在人们生活水平普遍提高，又均为独生子女，多备受父母溺爱。面对市场上琳琅满目的食品，父母总是顺应幼儿的心意，要啥就买啥，往往使幼儿过食、偏食及零食不离口，结果忽视了“食贵有节”而造成营养过剩因而，在幼儿的饮食中应避免使之养成偏食挑食的不良习惯。

学龄儿童：吃好早餐

早餐，犹如雪中送炭，能使激素分泌很快进入高潮，并给嗷嗷待哺的脑细胞提供渴望得到的能源，犹如解冻的“电源开关”，及时地给大脑接通了活动所需的电流。

现代生理学家研究表明，人在空腹时的正常血糖水平为80~120毫克/100毫升血。如果血糖水平过低，便会感到饥饿和疲乏，甚至出现头晕，站立不稳或心悸。体内血糖水平的维持，主要取决于一天当中第一餐的进食种类和数量。

研究还表明，人们在不吃早餐时，特别是青少年不吃早餐，会直接影响智力水平。有学者曾对8~13岁少年儿童的早餐类型与智力发育的关系进行研究发现，吃高蛋白质早餐的孩子其智商的平均得分最高，其次为吃高糖分早餐的孩子，而不吃早餐的孩子智商得分最低。由此说明，对于处在生长发育阶段的少年儿童，不但要按时吃早餐，同时还要注意早餐的质量。

儿童早餐必须具备的特色：

1. 提供足够的热能

上午，幼儿活动消耗较大，需要的能量也较多，况且幼儿除了因活动消耗能量需及时补充外，更需要大量营养素供给生长发育。安排幼儿的早餐必有淀粉类的食品，如：馒头、粥、蛋糕、蒸饺等主食构成，这样更利于其他营养素的利用和吸收，也有利于促进幼儿的生长发育。一般幼儿早餐的热能应占一日总热能的20%。

2. 增加适量的蛋白质

蛋白质是生命的物质基础，更是幼儿生长发育中最重要的营养物质之一，但机体不能储存过多的蛋白质，需要及时补充。应为幼儿有选择地增加优质蛋白质的动物性原料，每天早餐中可安排蛋类或肉类、也可安排优质植物蛋白质的豆类和豆制品，经常安排洋葱牛肉包子、胡萝卜鸡茸馒头、肉糜酱汁黄豆、开洋烩香干丝、奶黄包子等，从而满足幼儿健康成长的基本要求。

3. 选择合理的搭配

幼儿的早餐，直接影响到幼儿的健康。因此，在配制幼儿早餐时更应注重各种食物的搭配，

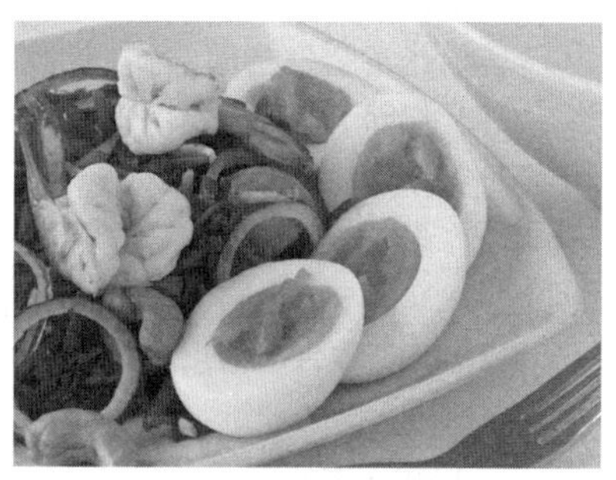

学龄儿童增加蛋白质的摄入

为幼儿补充水分也很重要，干稀搭配有利食物中各种营养素的吸纳，如：牛奶加水果小蛋糕；白粥加肉松和枣香莲芸包；赤豆米仁粥加洋葱心菜牛肉小蒸饺，菜丝肉糜烂面加白煮鹌鹑蛋等组合，有利于幼儿的消化和吸收。

4. 丰富多样的品种

早餐的品种是影响幼儿食欲的因素之一，品种单一，口味单调的早餐，营养价值再高，也激发不了幼儿的食欲，只有调配出口味丰富、品种多样的早餐，才能吸引幼儿，从而激发幼儿的食欲。通过甜咸搭配丰富幼儿早餐的口味，形态各异的点心，引起幼儿的兴趣，安排幼儿食用甜粥、甜羹时，加上咸干点；食用咸粥、咸羹、汤面时，配备甜干点。也有白粥加上适量的营养炒菜和小蛋糕；冰糖银耳白糯粥与海带小肉月芽酥饺的组成，还有香菜咸蛋麦片粥与松仁豆沙小兔包的组合，形成口味丰富，形态各异的儿童营养美食。

学龄儿童膳食指南：

（1）保证吃好早餐，食量应相当于全日量的1/3。

（2）多吃谷类，供给充足的能量。

（3）少吃零食，饮用清淡饮料，控制食糖摄入。

（4）每日饮奶。

（5）每天吃以下四大类食物：粮豆类400~500克；蔬菜水果类300~400克；奶及奶制品类200~300克；肉鱼蛋白质100~200克。

青少年：怎样吃饭最营养

孩子处于长身体的阶段，因此营养很重要，而孩子成长的营养主要来自饮食，那么，孩子怎样吃饭最健康呢？

（1）饮食要注意酸碱平衡：人体内存在自动调节酸碱平衡系统，只要饮食多样化，吃五谷杂粮，就能保持酸碱平衡。

（2）饭前喝汤好：小儿饭前喝少量的汤，可使消化器官活动起来，消化腺分泌足量的消化液，能使小儿很好地进食，且饭后感到舒服。

（3）吃好早餐：一日之计在于晨，早餐的好坏关系到小儿生长发育。如不注意，小儿在上学时就会迟钝、精力不足等，甚至发生低血糖。全日总量摄入中早餐占30%，午餐占40%，晚餐占30%。

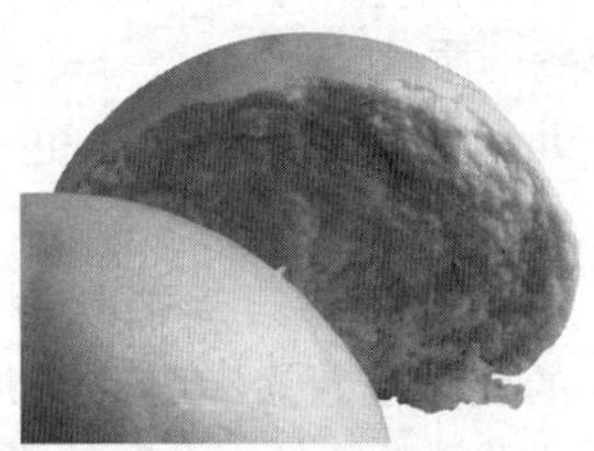

馒头能提供充足的碳水化合物

（4）午餐前不要饮纯果汁：果汁易于吸收营养，但午餐前40分钟不要让小儿饮果汁。因这样小儿在午餐时会少吃一些主食，而一日之内摄入量并无增加，失去的却是在应正常午餐中所获取的营养。

（5）馒头营养好：面包的色香味都比较好，但它是用烘炉烤出来的，面粉中赖氨酸会在高温中发生分解。而用蒸气蒸馒头则无此弊，蛋白质含量高，从营养价值来看，吃馒头比吃烤面包好。

（6）鲜鱼与豆腐合吃提高对钙的吸收：鱼最好和豆腐一起炖着吃，因为鱼体内含丰富维生素D，豆腐则含有较多的钙，若单吃豆腐，人体对钙就不能充分吸收，若将其与鱼一起食用，借助鱼体内丰富维生素D，可使人体对钙的吸收提高20倍。

（7）不易喝过多饮料：可乐里咖啡因对中枢神经系统有较强兴奋作用，是小儿多动症病因之一；汽水降低小儿胃液消化力、杀菌力，影响正常食欲。

（8）喝豆浆注意事项：鸡蛋中黏液性蛋白容易和豆浆中胰蛋白酶结合，产生不被体内吸收物使豆浆失去营养价值。红糖有机酸能够和豆浆中蛋白质结合产生变性沉淀物。

（9）谨防婴幼儿牛奶贫血症：孩子断奶后，不可全部依赖于牛奶喂养，忽视其他营养食物，应适当添加辅食，如菜泥、蛋、胡萝卜等，否则时间长了易得牛奶贫血症。

（10）不吃汤泡饭：汤和饭混在一起吃，食物在小儿口腔不嚼烂就同汤一起咽进胃里去了。舌头上的神经没受充分刺激，食物不能很好消化吸收，日子长了小儿变瘦，也会引起胃病。

青春期：营养均衡，控制体重

青少年时期是从儿童转到成人的过渡时期，从生理上的表现是从男、女性的特征出现开始，一直到体格、性发育停止为止。

从脱离儿童时期进入少年时期，再从少年过渡到青年，身心进入一个高速生长期。首先是身长和体重的迅速生长，尤其是体重的增加更为显著。一般女孩进入快速生长的时间比男孩平均早1~2年，即在12~13岁时往往达到生长的高峰期，男孩一般要到14~15岁时进入生长的最高速度。虽然男孩的快速生长期出现得较晚，但其增长的幅度却比女孩要大。

其次是机体各组织器官的生长发育迅速，两性特征的出现标志着青春期的来临。从性别特征的出现到发育转变为性成熟的青年，使男女两性的身体与心理的变化很大。这些身心的变化，使这一时期的男女青年脾胃功能旺盛，运化力强，食欲特别好。这时的食补以各种营养素的补充为主，以适应身体迅速发育的需要。

从身体方面看，这一时期将为其一生的健康状况打下基础，所以青少年食补应以充足的营养为主。如果调补得当，原来体质较差的儿童，一二年内就可从原来的孱弱体质变为健壮；有些在儿童期体弱多病的儿童，如患有哮喘、佝偻病、过敏性疾病以及小儿麻痹症等，通过食补可以显著减轻其症状，甚至使病症消失。同样，如果青春期忽视调补或摄食不当，那些尽管有些儿童期内体质并不算差的孩子，也往往会招致百病，比如，肺结核、月经不调等病症发生。

从人体所需的各种营养看，主要靠膳食来提供，因此，膳食构成合理与否，直接关系到青少年发育成长的好坏，体质的强弱，乃至寿命的长短，处在青春期的朋友要想在这一阶段身体得到充分发展，千万不能忽视合理的营养。

青少年时期要有足够的热能供给，对3大热能营养素要求保持适宜的比例：蛋白质、脂肪、碳水化合物的比例大致为1∶0.8∶7.5。膳食中这3种营养素的含量最大，代谢过程中这3种营养素的相互关联也最为密切，其中最为突出的是碳水化合物和脂肪对蛋白质的节约作用。膳食中有充足的碳水化合物和脂肪就可减少蛋白质为热能的分解，从而有助于蛋白质在体内的合理使用和储存。

青少年应摄取足够的粮食以补充热能。粮食是我国膳食中主要的能量来源，这也是中国人以植物性食物为主的特点之一。因此，从青少年开始就要养成吃五谷杂粮的好习惯，要粗细搭配、品种多样，改变人们现实生活中单纯追求精细（精面、精米）而不愿吃粗粮、杂粮的状况，这不仅能提高食品的营养价值，提供碳水化合物、蛋白质，还可以获得一部分B族维生素，而且可以改善主食花样，增进食欲。

医学认为，青春期是控制体重，而不是强制减肥。很多人没有医学知识和营养知识，在这种情况下节食减肥会很不安全。仅以身高为例，处于12~13岁时女孩平均每年身高增长5~7厘米，在这个时期营养不足、不均衡就会影响身高发育潜力的发挥。所以，青春期一个重要的问题是生长发育，这点与成年人明显不同，由于过度节食、缺乏营养而导致发育迟缓或者造成器官永久性损伤，严重的甚至会引起大脑萎缩。

学生青少年能量摄入量有推荐标准，如一位14岁女生，体重

50千克，每天所需热量应为2237千卡。单纯节食可能导致无法进行日常活动，更没有体力去读书。青春期控制体重应注重调整饮食结构，适当减少高脂肪、高热量的食物，提倡多运动增加消耗量。

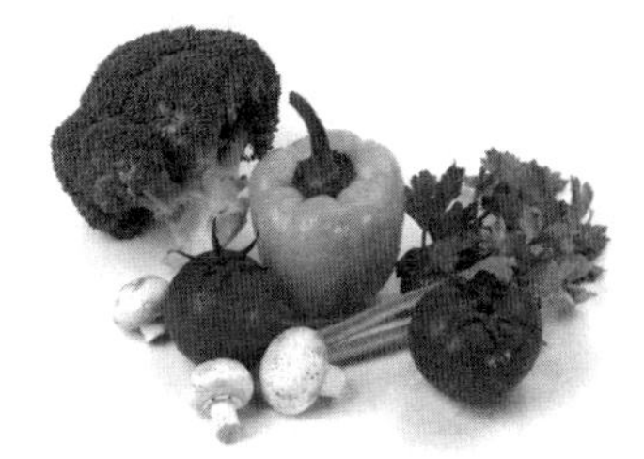

蔬菜能为考生补充充足的维生素

考生：注意营养“五关键”

家有考生，全家人都得紧张。无论是中考还是高考，这些考试不仅是对考生知识、能力的考查，也是对考生身体状态的重大考验。

如果你的孩子正在备考。请你从下面的五大方面注意孩子的营养补充。

关键一：选择食物为健脑

食物对大脑的功能和智力的维持与促进作用，主要是通过部分氨基酸和微量营养素等的协同作用完成的。应该说，健脑益智是个长期的过程，但临考前，适量增加有助于促进记忆、消除大脑疲劳的食物无疑是有意的。健脑益智食物的选择应本着几条基本原则：

（1）保证脂肪酸的摄入。它对大脑细胞有一定的保健功能，是维护智力、提高记忆力所必需的，其来源主要为深海鱼类。建议每周进食2~3次海鱼，每次3~4两。

（2）保证色氨酸供给，以提供大脑神经递质转化所需要的营养物质。色氨酸主要来自奶类及其制品、香蕉等。建议每日保证两袋牛奶（每袋250毫升，早晚各一次）或等量酸奶。此外，有意识地增加香蕉的摄入也不失为明智之举。

（3）保证碱性食物摄入，以消除脑的酸性代谢产物。水果和蔬菜是碱性食物的主要代表。建议考生每天应食用500克或更多的新鲜蔬菜和2~3个时令鲜果。

（4）适量进食富含亚油酸、亚麻酸等的食物，以保证为大脑组织的构成提供充沛的物质材料。建议每日进食25~50克的坚果，可选花生、核桃、葵花子、松子仁等。

（5）保证胆碱和卵磷脂摄入，这两者是维护和提高记忆力的重要营养成分。鸡蛋蛋黄中含有丰富的卵磷脂，具有益智健脑作用。等量鹌鹑蛋中卵磷脂含量比鸡蛋高5~6倍，健脑之效更胜一筹。建议每日完整鸡蛋一个，豆类及其制品2两。

（6）微量元素尤其是锌对维护和提高智力有明显作用，其日耗量约20毫克。锌主要来自牡蛎、海产品、瘦肉等。建议每日进食150~200克瘦肉，每周进食2次海产品。

关键二：熬夜饮食巧安排

首先，从合理的营养和维护健康的角度看。我们不提倡“熬夜”。万一不得不“开夜车”，考生需吃夜宵来补充能量和营养素。考生应多吃富含维生素B族的食物，如全谷类、瘦肉、肝脏、豆类等。睡眠不好的孩子可睡前喝半斤奶，或喝碗莲子红枣汤。应注意的是，尽量不要用吃零食、喝咖啡等作为“提神”的办法，零食和咖啡虽能暂时提神，但会加速消耗B族维生素。最终可能对大脑整体功能的维护不利。

关键三：管好早晚“两头”餐

不吃早餐最常见的症状是头晕乏力。大脑的能源来自血糖，如果不吃早餐，血液中的葡萄糖得不到补充，容易出现低血糖，大脑得不到充足的能量供给，从而造成“指挥”失灵，使人的反应迟钝，导致分析解题能力下降。

夜宵一般最好安排在晚上9点半到10点，食物数量不宜过多，以稀软宜消化为好。

关键四：每日保证2瓶水

水具有调整物质代谢的作用，它是血液的主要成分，不断将氧气和营养物质输送给大脑，又不停地将二氧化碳带走，使头脑思维敏捷，反应快，精力充沛。在所有的饮品中，温开水是最佳饮品，淡茶、绿豆汤等也可补充相当量的液体。饮水量应达到每日两千毫升，其中包括食物中的水。要养成定时喝水的习惯，不要等到“口渴”才想到喝水。

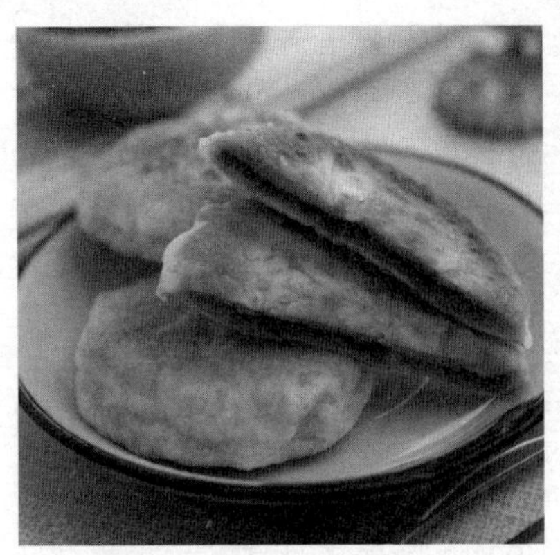

日常主食不能少

关键五：不可荒废“主食”

对于考生来说，主食提供的碳水化合物（糖类）是每日能量的基础，为维护大脑正常功能提供主要的动力。高中的考生每日应吃250克至500克的主食（米、面均可）。有些男生的饭量大，主食的摄入量还可以再加大。

在摄取适量主食的同时，应避免过多进食甜食，否则会刺激胰岛素大量分泌，使血糖急速降低，影响中枢神经活动，使人昏昏欲睡。不少女生喜欢以吃甜食来放松情绪，虽能带来满足感。却会造成如镁等矿物质流失，反而会增加紧张。

营养过剩不利于婴幼儿健康

小儿摄入的营养过多，不仅不利于孩子的健康成长，而且过多的饮食和营养素还会给孩子带来诸多疾病，这在医学上称为营养过剩。

1. 蛋白质过多

摄入蛋白质食物，代谢产物氮是经肾脏排出的，肾脏排氮量有一定限度，过多则不能负担。婴幼儿肾功能尚未发育完善，不能将体内过多的氮排出，若加之孩子发热、呕吐、腹泻时，人体内水分不足，小便浓缩，可致高氮血症，可引起患儿嗜睡，少尿或无尿，惊厥和昏迷等症状。若长期摄入蛋白质过多，可产生高脂血症。一般对婴幼儿的蛋白质供给以每千克体重计算不超过 3~4 克，注意供给定量的水分。

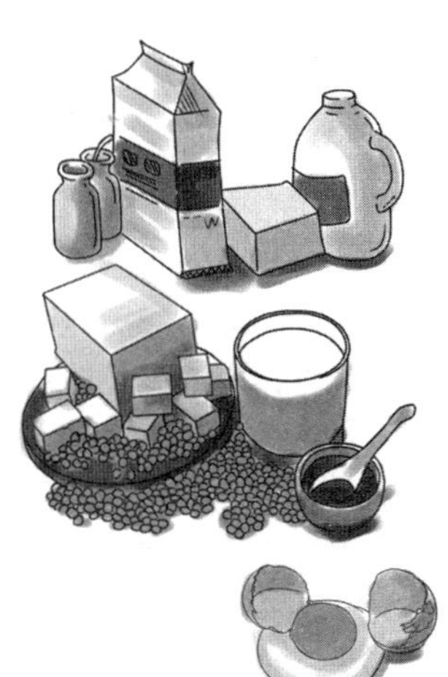

过多蛋白质不利于儿童健康

2. 脂肪过多

脂肪过多可发生肥胖症，儿童在 1 岁内摄入脂肪过多，大多数在成年患肥胖病。肥胖增加了心脏的负担，极易发生心血管病。

3. 碳水化合物过多

糖属于精制碳水化合物，摄入过多，除代谢需要外，其余转为脂肪储存于体内，最后也可发生肥胖症并导致心血管疾病。

4. 维生素 A 过多

如果服用维生素 A 制剂每日大于 50000 单位（相当于浓缩维生素 A 两粒、浓缩鱼肝油滴剂 30 滴），连续 3 个月可以发生中毒。症状为食欲不振、皮肤发痒、易激动、毛发脱落、骨膜增殖性改变（骨痛）、口腔黏膜脱落等。

5. 维生素 D 过多

如果每日服用 2000~5000 单位（相当于维生素 A、D 滴剂 10 克或浓剂 1 克，即约 30 滴），可发生中毒。症状为无力、食欲缺乏、恶心、呕吐、腹泻，甚至肾损害和血管钙化等，后果严重。

6. 维生素 C 过多

维生素 C 是水溶性维生素，一般认为过多可无害地从尿中排出，实际上过量的维生素 C 也有许多害处，主要易发生肾结石，可使钙磷从骨内移出，还会导致腹泻、腹痛等。

因此，对婴幼儿的营养补充要适度，否则有害而无利。

儿童的生长发育离不开脂肪

“心脏病要从儿童期开始预防”，此话不可否定，然而不少人却片面地把脂肪当作敌人，认为要从儿童期开始预防心脏病，首先要使孩子不吃或少吃脂肪。这个观点是错误的，对儿童身体生长发育很不利。科学的结论是：儿童生长发育离不开脂肪。

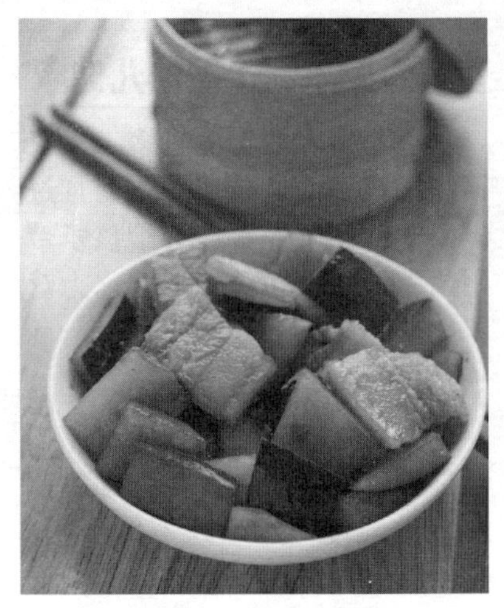

青少年应适量摄入脂肪

专家们认为，儿童每天所需热能的35%最好由脂肪来提供，这个比例比成人的25%~30%要高。适量的脂肪有助于饮食中脂溶性维生素的吸收利用，此外，脂肪还是好几种激素的前体，可促进儿童正常的性发育。不少孩子，尤其是女孩，怕发胖影响体形，不爱吃甚至不吃脂肪多的食物，更不沾肥肉，这都是不利于健康的。因为女孩子摄入脂肪过少，性成熟将会推迟或出现其他麻烦。

更重要的是，脂肪中的不饱和脂肪酸与磷脂是大脑及其他神经组织的重要原料，它们与儿童的智力发育关系密切。不少家长都希望自己的孩子聪明，但是，从不沾脂肪或肥肉的孩子是难得聪慧的。另外，脂肪中的亚油酸，更是细胞的组成部分，参与脂肪胆固醇的代谢，维护儿童微血管的功能。

理论和实践都表明，儿童膳食中脂肪的比例要比成人高，如此才能保证儿童身心、智能、性发育的需要。因此父母要督促与鼓励孩子适当进食些肥肉、奶油等，做菜时多放些植物油及少量猪油（一般可放7分植物油，3分猪油），调配食品时，亦宜放些新炼的猪油、麻油。这不但能使食品更加鲜香，增进孩子的食欲，又能补充部分脂肪。过量进食脂肪当然有害无益，而儿童饮食中的脂肪比例高于成人则有益无害，因为儿童生长离不开脂肪。

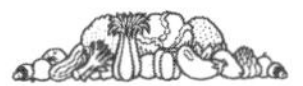

老年人的抗衰防病营养方

现代老年人的营养观念要更新

营养作为健康的支柱，已越来越引起人们的重视。饮食和营养是保证老年人精力充沛、身心健康、延年益寿的物质基础。长期以来，一些陈旧的观念使不少老年人产生年纪大了不需讲究营养的想法。但也有些老年人怕身体发胖和胆固醇增高，表现为这不敢吃，那不敢尝，其结果是直接影响老年人的健康。人体器官功能和细胞正常代谢都有赖于必需的营养的供给，营养不足可以引起许多疾病并使人衰老，营养过剩也会给老年人带来问题。诸如肥胖、高血压、冠心病、糖尿病、胆囊疾患、动脉硬化等。饮食过度和体重过重与结肠癌、前列腺癌、乳腺癌等发病有关，丰盛的饮食不一定能延长寿命。

营养不良包括营养不足和营养过剩两种概念，因此老年人摄取营养既不能缺乏也不能过量。老年人要讲究营养是由其特殊的生理状况所决定的。老年人生理变化的特点是衰老，即机体的各个器官系统衰老退化，如由于神经系统衰退除对外界环境反应迟钝外，另对体内代谢功能的调节减弱，影响了对某些营养素的吸收利用，如老年人储存糖原的能力降低，肝糖原变少，一旦葡萄糖不足，容易发生低血糖昏迷。其他如心血管衰老使胆固醇和载脂蛋白代谢失常而加快动脉硬化。

肾功能退化易使某些维生素和无机盐丢失，而无机盐沉积又使老年人更容易发生肾结石、膀胱结石等。消化器官的退化，使胃张力变弱，肠蠕动减弱，消化液分泌的减少，又直接影响营养的消化、吸收和利用。老年人营养供给不足，热量不够会加剧体内蛋白质的分解，使老年人消瘦、体弱、加快衰老进程。老年人饮食质量不好、种类不全易发生营养不良和贫血，如维生素 B_1 不足会影响对碳水化合物的利用，维生素 A 不足使老年人视力衰退快，皮肤易干枯，毛囊角质化。反之，摄入食物过多，使体内脂肪堆积，含氮物质增多，反而加重心血管、消化、泌尿系统的负担。因此当今的老年人正普遍开始讲究营养结构的合理性和科学性。

老年人的营养特点

随着年龄的增加，人体各器官的生理功能都会有不同程度的减退，尤其是消化和代谢功能，直接影响人体的营养状况，如牙齿脱落、消化液分泌减少、胃肠道蠕动缓慢，使机体营养成分吸收、利用下降。故老年人必须从膳食中获得足够的营养素，尤其是微量营养素。

老年人胃肠功能减退，应选择易消化的食物，以利于吸收利用。但食物不宜过精，应强调粗细搭配。一方面主食中应有粗细粮搭配，粗粮如燕麦、玉米所含膳食纤维较大米、小麦为多；另一方面食物加工不宜过精，谷类加工过精会使大量膳食纤维丢失，并将谷粒胚乳中含有的维生素和矿物质丢失。

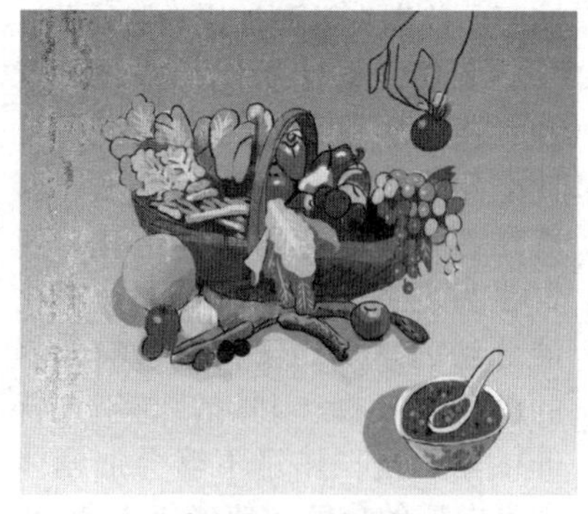

饮食清淡，易于消化

膳食纤维能增加肠蠕动，起到预防老年性便秘的作用。膳食纤维还能改善肠道菌群，使食物容易被消化吸收。近年的研究还说明膳食纤维尤其是可溶性纤维对血糖、血脂代谢都起着改善作用，这些功能对老年人特别有益。随着年龄的增长，非传染性慢性病如心脑血管疾病、糖尿病、癌症等发病率明显增加，膳食纤维还有利于这些疾病的预防。

胚乳中含有的维生素 E 是抗氧化维生素，在人体抗氧化功能中起着重要的作用。老年人抗氧化能力下降，使患非传染性慢性病的危险增加，故从膳食中摄入足够量的抗氧化营养素十分必要。另外，某些微量元素，如锌、铬对维持正常糖代谢有重要作用。

老年人基础代谢下降，从老年前期开始就容易发生超重或肥胖。肥胖将会增加患非传染性慢性病的危险，故老年人要积极参加适宜的体力活动或运动，如走路、打太极拳等，以改善其各种生理功能。但因老年人血管弹性降低，血流阻力增加，心脑血管功能减退，故活动不宜过量，否则超过心脑血管承受能力，反使功能受损，增加该类疾病的危险。因此老年人应特别重视合理调整进食量和体力活动的平衡关系，把体重维持在适宜范围内。

老年人膳食营养原则

老年，食补为先。老年人经受了几十年的人生坎坷，饥饱劳碌，五脏六腑的功能逐渐衰弱，尤其是肾气和肾精处于弱退之势，这就需要通过补养脾胃，以后天水谷的精气填补先天肾气和精气的亏虚，并用以滋养机体各脏腑，增强各器官的功能，维持健康长在。这一时期尤要考虑老人消化功能减弱的特点，重视脾胃的调养、宜忌，总的饮食要求是营养丰富、全面、质精而量不宜多。只有在日常生活中注意营养，才能打造老年人的黄金免疫力。

根据老年人的生活特点，各种营养素的补充应注意以下几方面：

热量。因为老年人身体组织萎缩，代谢过程降低，故老年人的基础代谢一般比成年人降低 10%~15%；又因为老年人体力活动减少，相应热量消耗也降低，故老年人膳食中的热量也相对减少，大约相当于青年人总量的 80%。所以老年人要补充热量，但这种热量不宜过多，否则会出现肥胖高血压、冠心病等。

蛋白质。蛋白质在老年人的营养上是非常重要的，因为老年人体内代谢过程以消耗（分解代谢）为主，所以需要较为丰富和质量高的蛋白质来补偿组织蛋白的消耗。以蛋白质的量来说，老年人每天需要的量一般为每千克体重 1 克。

碳水化合物。碳水化合物是多糖、蔗糖、麦芽糖、乳糖、葡萄糖的总称，是供给能量的主要来源。以我国的饮食习惯来说，它主要来自大米、小麦等粮食中的淀粉。对老年人来说，果糖相对比较适宜，因为它能比较迅速地转化为氨基酸，而转变为脂肪的可能性却比葡萄糖等小。所以在老年人的饮食中，可供给一部分含有果糖的碳水化合物，如蔗糖、蜂蜜、某些糖果等。但老年人，尤其是肥胖者及冠心病者仍需注意限制碳水化合物的摄入量。

脂肪。老年人体内脂肪组织随年龄而逐渐增加，因为过多的脂肪不但不利于心血管和肝脏，而且对其较虚弱的消化功能也是一种不利因素，故脂肪的摄入量一定要有所节制，可根据总热量的 17%~20%供给。尽量选用花生油、豆油、玉米油等植物油。

矿物质和水。老年人的饮食

中需保证钙和铁的含量。由于老年人的胃酸分泌减少，常会影响到铁和钙的吸收，易造成贫血、骨质疏松等情况，故平时要选择一些富含钙质而又较容易吸收的食物，以豆类、豆制品、奶类、奶制品等为佳；同时，也要补充含铁的食物。老年人对盐分一般并不缺少，钠的需要量每天 0.5 克左右即可，所以食盐的摄入量每天只需 2~3 克，若过量则对健康不利。老年人常缺碘，故应适当多吃一些海带、海蜇、紫菜一类的海产品。此外，老年人还应该每天保证一定量的饮水，因为老年人的结肠、直肠的肌肉萎缩而致排便能力较差，以及肠道黏液分泌量少，所以给予一定的水分是必需的。

维生素。老年人的消化和代谢功能下降，会影响维生素的利用，故在老年人的饮食中，维生素的供给要充足。新鲜的蔬菜、水果、肉类等都具有比较丰富的维生素，但因老年人消化功能减退，所以在对这些食品进行烹调和加工时，可制成果汁、菜泥、肉糜等形式食用。足够的维生素饮食可增强老年人的抵抗力，促进食欲。

此外，老年人进补不宜凡补必用肉，容易增加老年人消化器官的压力。合理的营养搭配才能补充老年人流失的营养，延缓人体器官的衰老，对疾病的抵抗力也大大增强。

老人饮食习惯遵照“3 + 3”原则

美国一项最新研究报告显示，零食可帮助 65 岁以上老人获得足够的热量。2000 名受访者通常每天平均摄入 2~5 次零食，每次可摄入 150 千卡热量，而且吃零食并不会影响老人的食欲。

零食可不是小朋友或年轻人的专利，老年人适当地吃些零食，对热量的补充和营养平衡是很有好处的。

专家建议，老年人每天除了三顿正餐外，还要有三顿加餐，一些小零食作为加餐最合适不过了。

老年人吃零食要吃得科学，65 岁以上老人早餐后 2~3 小时，约上午 10 时吃一次零食，可以选择维生素含量高的苹果、香蕉、橘子、猕猴桃、西瓜等新鲜水果。

午饭后小憩一会儿，等到下午 3 点左右来点种子类的零食是个不错的选择，如葵花子、花生、核桃仁、松子等。不过，种子类的零食虽然能够提供丰富的蛋白质、脂肪及多种微量元素，但唯一的缺点就是热量太高，因此不宜吃得过多。瓜子、花生、松子限制在 10 粒左右，核桃仁两个就足够了。

年轻人保持身材不主张睡前进食，但老年人在睡前稍吃些零食对身体有益，一小杯125毫升的酸奶加2片饼干，不仅能帮助老人更快入眠，还可以达到补钙、预防胆结石的功效。

人过中年以后的进食方式就应该像“羊吃草”那样，饿了就吃点，每次吃不多，胃肠总保持不饥不饱的状态。每天饮食遵照“3+3”原则，做到三顿正餐和三顿加餐，营养就能均衡了。

专家特别提醒，对于肥胖或有糖尿病的老年人来说，含糖量较高的各种糖类和巧克力，最好还是敬而远之吧。

为老年人配份“五色餐”

老年人膳食标准：60岁以上的老年人每天应供应热量2000千卡，蛋白质70克，其中主食500克。75岁以上的供应热能1800千卡，蛋白质65克，其中主食400克。80岁以上的热能1690千卡，蛋白质60克，主食225克。90岁以上的热能1200千卡，蛋白质59克，主食200克。

（1）每日一袋牛奶；

（2）每日250克左右主食（碳水化合物）；

（3）每日三份，早、午、晚餐各一份蛋白食品，每份用瘦肉、1个大鸡蛋、100克豆腐、100克鱼虾、100克鸡鸭；

（4）四句话。有粗有细，不咸不甜，三四五顿、七八分饱；

（5）每日500克蔬菜和水果（400克新鲜蔬菜，100克水果）

“五色餐”是指：

红：每日饮5~100毫升红葡萄酒；

黄：黄色蔬菜，如胡萝卜、红薯、南瓜、玉米、西红柿等富含胡萝卜素；

绿：绿茶及绿色蔬菜；

黑：黑木耳等黑色食品；

白：豆腐、燕麦粉和燕麦片。

老年人吃哪种肉才好

老人已经越来越注重健康了。而老人吃肉，是一个很现实而敏感的话题，实际上不少老人是喜欢吃肉的，但又怕吃出病来。那么，老年人到底能不能吃肉，怎样吃肉呢？还有的老人吃鱼，有什么讲究呢？

（1）吃瘦肉安全吗？有的人会说，不吃肥肉吃“瘦肉”总可

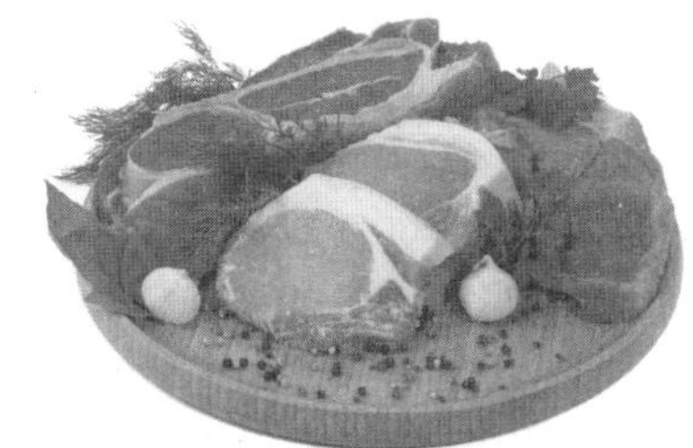

老年人食肉应以瘦肉为主

以吧。其实，以猪瘦肉为例，其中就有一些肉眼看不见的隐性脂肪，约占20%。这对于患有高脂血症、心脑血管病、动脉硬化及脂肪肝等病的老人，多吃也是不宜的。

（2）可以吃但有讲究。肉类营养丰富，含有多种人体必不可少的物质，也是解“馋”的首选食物。但老人进食过多脂肪显然有损健康。所以，吃猪、牛、羊肉，就不如吃鹅、鸭、鸡肉。故有人提出：“吃畜肉不如吃禽肉，吃禽肉不如吃鱼肉。”这话是很有道理的。

（3）肉与豆类搭配。这是因为豆制品中含有大量卵磷脂，可以乳化血浆，使胆固醇与脂肪颗粒变小，悬浮于血浆中，不向血管壁沉积，能防止动脉硬化斑块的形成。

（4）炖骨头汤喝最理想。喝汤比吃肉好，原因是肉汤不仅鲜香味美，其蛋白质、钙、镁、磷含量更高。故常炖骨头汤喝，脂肪可减少30%~50%，胆固醇下降，不饱和脂肪酸增多，是老人理想的营养品。

（5）鱼肉的优势。鱼之肉是肉食中最好的一种，其肉质细嫩，比畜肉、禽肉更易消化吸收。同时鱼肉中脂肪含量低，对防治心脑血管疾病更为妥当，常吃鱼还有健脑作用。因此，对中老年人提倡多吃鱼。

日本曾对数十名百岁老人的饮食习惯调查发现，大多数长寿老人除了爱劳动、爱活动、乐观外，几乎90%以上的人都爱吃炖烂的肥猪肉。而且这些老人没有一个得高血压、冠心病、肥胖症和动脉硬化的。

另外，老年人的餐桌上应该多加点鸭肉，因为鸭肉属于禽类白肉，和红肉相比，蛋白质含量高，但脂肪含量却很低，同时，鸭肉富含维生素E，能够帮助老年人利尿消肿、养胃、助消化，并有延缓衰老的作用。

老年人吃鸭肉，可以做成粳米鸭肉粥。用鸭肉和粳米搭配做成鸭肉粥，不用放油，在煮鸭肉时还要把漂在鸭汤上的浮沫和油花撇掉，这样一来，老年人的脂肪摄入就会保持在一个最合适的量上。对老人来说，鸭肉粥还有一个特别的作用，就是能够利湿消肿。老年人循环能力较弱，有时一觉醒来，会发现“胖头肿脸”，走路时间长了，腿脚也会“变粗”，如果不是器质性疾病造成的，可能就是生理性的水肿，要过一段时间才会慢慢消失，要是天天喝一碗鸭肉粥，大约10天左右，这种水肿就不会找上身了，因为水肿大都容易在早晨起床发生，所以鸭肉粥最好在前一天晚餐食用。

老年人该不该吃维生素

维生素是参与机体代谢必不可少的六大营养物质（蛋白质、脂肪、碳水化合物、维生素、无机盐和水）之一。维生素是维持生命的要素，是我们绝对不能缺少的有机化合物。

为什么这么说呢？这是因为：

在生理功能上，维生素既不是构成机体组织的原料，也不是供应机体的能量；而是机体不可缺少的一类物质，现已证明，大多数维生素是某些酶的辅酶组成成分，在物质代谢中起重要作用。没有维生素、酶就无法构成，无法发挥作用。而没有酶——生物化学反应的催化剂，人就无法维持生命。

机体缺乏维生素时，物质代谢就要发生障碍，影响正常生理功能，甚至引起某些疾病，如夜盲症、脚气病、佝偻病等。这些疾病统称为维生素缺乏症。

维生素对人体健康是至关重要的，但在一般情况下，只要正常进食，消化吸收功能正常，一般人不存在维生素缺乏的问题？不必另行补充。但如老年人患有慢性消耗性疾病或肠道吸收障碍时则易出现维生素缺乏现象，需要适当补充，但不可滥用。滥用维生素，不仅造成药物的浪费，而且还可引起维生素与维生素之间的不平衡，影响机体的正常功能，严重时还可造成中毒。

老年人缺乏维生素 B_1 时，可发生营养性糖尿病多发性神经炎，脚气病等。但长期大量盲目服用，可引起头痛，疲倦、烦躁、眼花、食欲减退、腹泻、水肿、心律失常等不良反应。静脉注射过快可导致血压下降或过敏反应（荨麻疹、支气管哮喘等）。

老年人缺乏维生素 B_6 时，可出现贫血，人体抵抗力下降，痉挛等缺乏症状。大量服用时，与左旋多巴呈明显拮抗作用，可消除左旋多巴的抗震颤麻痹作用；降低异烟肼的抗结核作用。大剂量维生素 B_6 注射，还可发生过敏反应。老年人缺乏维生素 B_{12} 时，可导致巨幼红细胞性贫血、神经障碍、舌炎等。但长期大量盲目服用，除可发生过敏反应，严重时可发生过敏休克，还有助于病毒 DNA 的合成，亦有利于病毒的生长，故不可滥用。

老年人缺乏维生素 C 时，可出现牙龈出血，牙齿松动等维生素 C 缺乏症状。但长期大量盲目服用，可引起恶心呕吐，胃部不适及泌尿系统结石症状；可破坏食物中的维生素 B_{12}，阻碍食物中钙离子的吸收,引起维生素 B_{12}、铜、锌缺乏。

叶酸，又称维生素 B_1，参与核酸的合成，具有生血作用。缺乏时，可造成巨幼红细胞性贫血。但过量服用时，可出现口苦、皮肤潮红、发热、恶心呕吐等不良反应。

老年人缺乏维生素A时，可出现弱光下视力下降、皮肤干燥、上皮生长不良等。但若长期大量盲目服用，则会出现毛发脱落，皮肤瘙痒，恶心呕吐，剧烈头痛等中毒症状。

老年人缺乏维生素D时，骨质疏松发生率高，易发生骨折。但长期大量盲目服用，可引起低热、烦躁；肝肾损害、骨骼硬化等。

老年人缺乏维生素E时，抗氧化作用减弱，但大量长期盲目服用可引起血小板聚集，血栓形成、胃肠功能紊乱、皮肤皲裂、荨麻疹、激素代谢紊乱、血脂升高、视力模糊、免疫功能减低等不良反应。

综上所述，老年人可以适当补充维生素，但应防止滥用维生素，更不可将维生素当成补药服用。

老年人饮茶要浓淡适宜

因为茶有提神醒脑、促进消化、有益健康的作用，所以许多人尤其是老年人都喜欢喝茶。然而，如果饮茶过浓，就会伤害身体。老年人经常性地大量饮用浓茶容易出现下列身体不适状态：

（1）造成胃液稀释，不能正常消化。一个人每天正常分泌胃液是1.5~2.5升，这些胃液能够对一个人每天所摄取的食物进行合理消化。当大量饮用浓茶后就会稀释胃液，降低其浓度，使其不能正常消化食物，从而产生消化不良、腹胀、腹痛等症，有的甚至还会引起十二指肠溃疡。

老年人饮茶要适量

（2）阻碍人体对铁的吸收。茶叶中含有鞣酸，红茶约含5%，绿茶约含10%。人大量饮用浓茶，鞣酸与铁质的结合会更加活跃，给人体对铁的吸收带来障碍和影响，使人体表现为缺铁性贫血。

（3）易产生便秘症。茶叶中的鞣酸不但能与铁质结合，还能与食物中的蛋白质结合生成一种块状的、不易消化吸收的鞣酸蛋白，导致便秘症的产生。而患有便秘症的老年人便秘会更加严重。

（4）导致血压升高和心力衰竭。浓茶中的咖啡因，能致使人体心跳加快，从而使血压升高；同时，浓茶液大量进入血管，能加重心脏负担，产生胸闷、心悸等不适症状，加重心力衰竭程度。

凡事有度。饮淡茶可以养生，饮浓茶则有损健康。为了延年益寿安度晚年，望饮茶时的老年人能弃“浓”择“淡”。

软烂精细食物并不适合老年人

老年人常因牙齿不好或消化功能减退，而以精细食物为上选，认为这样有利于消化。殊不知，老年人并不宜吃软烂精细的食物。

吃软烂的食物，可导致老年人营养缺乏。这是因为软烂的食物不需在口腔内反复咀嚼即咽下，唾液酶分泌减少，不利于食物的消化吸收。

老人也不宜吃精细的食物。精细的食物在加工过程中，所含的各种营养素如蛋白质、维生素、矿物质和纤维素等都受到不同程度的破坏，而这些营养恰恰都是人体最需要的，老年人倘若常吃这些精细食物，更会导致营养素的缺乏。

所以，老人除了吃米饭、馒头、发面饼外，还要吃新鲜的蔬菜和水果。另外，牛奶和豆制品、鱼及适量的动物肉也不可缺少。

老人怎样吃蔬菜营养价值更高

现实生活中，不少老年人在吃蔬菜的方法上存在误区，这让本来就食量有限的他们又丧失了很多获得营养的机会。

首先是深色大叶菜吃得不够。最近的一项调查显示，老年人日常所吃的蔬菜中深色菜只占1/3，再加上脂肪、热量和盐摄入不平衡，就导致了中国老人体内钾、钠比例严重失衡。

其实，提倡多吃深色大叶菜是有道理的。菠菜、油菜、西蓝花等深绿色蔬菜的维生素K、钙和核黄素含量比浅色蔬菜高很多倍。红、黄、绿等深色蔬菜中各种维生素的含量比浅色蔬菜和水果高。此外，深色叶菜中钙的含量也非常高。

还有就是，牙齿不好是老年人生活中最烦恼的事情，为了方便吃蔬菜，他们更愿意做些蔬菜汁、蔬菜汤什么的，可就是这些做菜方法让蔬菜的大部分营养白白流失了。

生活中不少老人，喜欢先将蔬菜焯一遍，然后就放在水里长时间煮，做成菠菜汤、白菜汤什么的。其实这就将蔬菜中不少水溶性的维生素都给煮没了，到最后就只吃了点纤维，没有什么营养价值。所以,老人们最好别用“烂菜汤”式做法。

菠菜、空心菜、苋菜这些草酸含量高的菜，是不能直接炖汤喝的，喝了这种汤会影响体内钙质的吸收,对容易骨质疏松的老人来说，这样吃就不仅让营养流失了，而且不利于日常钙质的消化吸收，从而加速骨质疏松等症的发生。

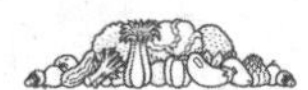

上班族的营养补充

上班族的营养饮食安排

每个工作的人都希望自己有充沛的精力和健康的身体，但要实现这一美好愿望，其中一个不可忽视的重要因素便是一日三餐的科学饮食。那么，怎样才能做到科学饮食？这就牵涉到饮食的合理安排和饮食营养方面需要注意的一些问题。

1. 吃好早餐

早餐其实并不复杂——一大杯牛奶、一把香蕉片、一片面包再加一片火腿足够。如果准备这些仍让你觉得占用了早晨宝贵的时间，完全可以在前一天晚上准备好。

吃上这么一顿早餐会使你一天都精神抖擞。

2. 选择健康的午餐

中午 12 点，上班族开始苦思，今天该吃点什么？去哪里吃？不同的餐厅，懒白领有不同的招数。

（1）中式餐厅，原则是多吃新鲜蔬菜，少吃荤菜，以清淡为主,忌油炸。建议菜谱：豆泡油菜、宫保鸡丁、米饭、水果盘。

（2）西饼店。建议菜谱：金枪鱼生菜三明治、酸奶或水果。

（3）快餐店。建议菜谱：粟米棒、蔬菜沙拉、土豆泥、橙汁。

（4）比萨饼店。建议菜谱：蔬菜比萨、水果沙拉。

3. 晚餐营养吃法

忙碌了一天，相信你已没有力气亲自做晚餐了，各式各样的餐厅，哪儿才是理想的选择呢？其实，只要掌握在外饮食的技巧，

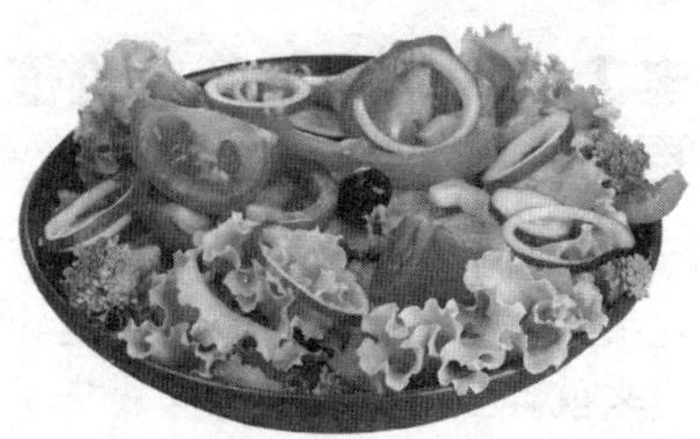

蔬菜沙拉

不管在哪儿，你都能吃足、吃好。

晚餐原则：偏素，以富含碳水化合物的食物为主，蛋白质和脂肪类食物越少越好。

（1）中式自助餐

食物特点：三高一少，即高油、高盐、高味精，青菜少。

专家建议：适宜选择蒸、煮、烤、炖、熏、凉拌的食物。沾粉或勾芡等黏稠的食物不宜吃，适用清汤替代浓汤。吃汤面时可要求将高汤换成清汤。

（2）日式料理

食物特点：煮类食品多，较清淡。

专家建议：料理类火锅和生鱼片适量选择，饭、寿司或拉面的量也要适中。多吃凉拌青菜和日式生菜，汤类可选味噌汤或蔬菜汤。

（3）西餐

食物特点：高油、肉多、青菜少。

专家建议：喝清汤。小餐包、玉米及土豆都宜选用。海鲜或鸡肉，烹调方式以烤为佳，甜点选择新鲜水果或无糖果冻。饮料选茶或咖啡加袋糖。

（4）快餐

食物特点：高油、肉多、青菜少。

专家建议：选用烤制的汉堡，喝健怡可乐，鸡肉吃时去皮，尽量不吃鸡块，沙拉不加酱。

（5）火锅

食物特点：煮的烹调方式很健康且可自行决定吃多少。

专家建议：调料忌用沙茶酱，用清汤代替高汤，多选用新鲜肉类、鱼类以及海鲜，多吃蔬菜，喝汤时把上面的浮油捞出。

上班族的日常膳食调理

上班族工作及社交活动十分频繁，所以就更应注意做好日常膳食调理工作。

1. 健脑饮食

首先，应多食含氨基酸的鱼、奶、蛋等食物。

其次，多食些富含维生素C的食物，如水果、蔬菜和豆类等。

再次，适当补充含磷脂的食物，如蛋黄、肉、鱼、白菜、大豆和胡萝卜等，一般认为每天补充10克以上的磷脂，可使大脑活动功能增强，提高工作效率。

此外，多吃葱、蒜亦有良好的健脑功能。

2. 减肥降脂饮食

补充大量的膳食纤维素，如各种豆类和谷类、粗黑面包、燕麦麸、卷心菜和韭菜等。多吃水果和蔬菜，如樱桃、草莓、柚、桃和梨以及莴苣、芹菜等。适量摄入蛋白质如低脂类的大豆、鱼禽肉、酸乳酪蛋白质。学会少吃多餐，少吃零食，减少糖分的摄入。

减肥更要降血脂，要少吃动物脂肪或含胆固醇较高的食物，如肥肉、动物的心、肝、肾、脑、鱼子、蛋黄、鹌鹑蛋、鱿鱼、鳗鱼、牡蛎等，尽可能食用豆油、菜油、麻油、玉米油等，不要食椰子油。多吃富含维生素、蛋白质的食物，如瘦肉、鸡肉、鲤鱼、鲍鱼、豆制品等。

少吃蔗糖、果糖及含糖的甜品。多吃黑木耳、麦粉或燕麦片，它们具有良好的降血脂作用。

3. 平衡合理营养

每日喝一袋牛奶，内含250毫克钙，可有效地补充膳食中钙摄入量偏低的现象。

每日摄入碳水化合物250~350克。

每日进食3~4份高蛋白食物，每份指：瘦肉50克、鸡蛋2个、家禽肉100克、鱼虾100克，以鱼类、豆类蛋白较好。

每日吃500克新鲜蔬菜及水果是保证健康、预防癌症的有效措施。

蔬菜应多选食黄色的，如胡萝卜、红薯、南瓜、西红柿等，因其含丰富的胡萝卜素，具有提高免疫力的作用。

多饮绿茶，因绿茶有明显的抗肿瘤、抗感染作用。饮食原则应有粗有细（粗细粮搭配）、不甜不咸。合理安排饮食，你身体既健康又美丽。

过劳族的营养补充

是否有这种现象：原来健康的身体，忽然开始一而再，再而三地出现不明原因的疲劳。即使经过了充分休息，仍然会感觉倦怠、疲乏；每天早晨都是睡不醒，常常拖着疲惫的身子去上班，依赖咖啡提神，强迫自己振作精神。不知为什么，总是觉得有些力不从心，发自内心的“累”。上班族怎么样抵抗疲劳呢？上班劳累通过饮食调理就可以解决。

1. 饮食平衡是关键

平衡的饮食肯定是多样化的，这样才可以避免营养不良引起的身体虚弱。

以下规则需要遵守：每餐一个水果；每天两次蔬菜；食用含有淀粉的食物，但不要过量；每天一次肉、鱼或者蛋；最后还有每餐必不可少的奶制品。

2. 适当补充糖分和碳水化合物

作为最基本的营养成分，糖

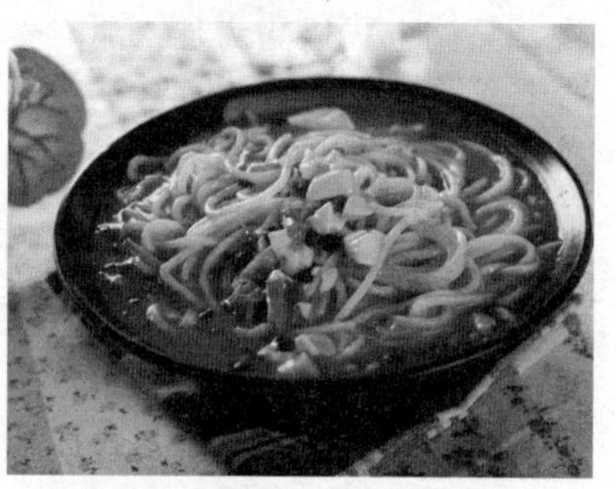

适量摄入面食

分和碳水化合物是体能的主要来源。人们所有器官的运行，尤其是大脑，都需要消耗糖分。每天50%~55%的体能补充都要依靠糖分。

最为有利的是复合糖，因为它不会很快被身体消耗，可以长时间补充能量。以下食品都含有丰富的复合糖：面点、米饭、面包、干菜等。不过，没有必要每餐都食用，一天一次就足够了。

3. 别忘了维生素C

维生素C的抗疲劳功效是众所周知的，此外，它还有助于增强免疫功能。

猕猴桃、柑橘类水果，红色水果，色彩鲜艳的蔬菜都含有大量的维生素C。

大脑正常工作需要多种维生素和矿物质。B族维生素和维生素C对于维持人体的智力和体力尤为重要。叶酸是人体生长发育以及神经系统运行所不可缺少的维生素，有利于提高学习能力和记忆力。绿色带叶蔬菜、甜瓜和草莓中叶酸的含量最高。维生素C有助于保持认识活动的有效进行。维生素C含量多的蔬菜和水果有番石榴、香芹、甜椒、猕猴桃、草莓和橙子等。所以每天保证要吃1~2个水果，500克的蔬菜。

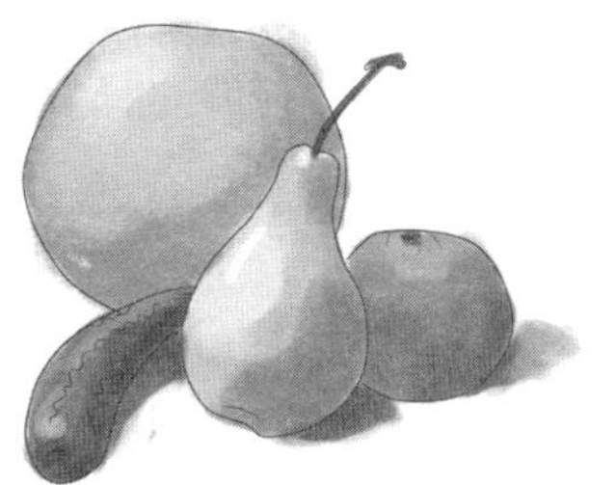

水果可为人体提供维生素

4. 铁的吸收不容忽视

许多女性都不喜欢吃红肉，然而，红肉所含的铁是红细胞的基本成分，可以保证向身体的所有器官供氧。缺铁会导致贫血，表现为极度疲乏。铁的最好来源是血肠，肝，红肉类，乳鸽，贻贝等。

5. 干果是能量补充剂

在进行体力和脑力活动之后，可以嚼一些干果或果干等，能快速补充体力。所以应常在书包里放一些杏干、杏仁或榛子等，以备不时之需。

6. 牛奶很重要

每餐最好至少要食用一种乳制品。牛奶可以提供丰富的钙，而钙则是强健骨骼的重要元素。

失眠的时候，喝一杯温热的牛奶：它的色氨酸可以促使形成5-羟基色胺，这种物质可以协助大脑调解睡眠。

电脑族的营养选择

对于操作电脑的人来说，饮食营养更为重要，除了正常的饮食习惯和食物摄入外，更要增加各类营养物质的摄取。

这里为电脑族开一剂营养良方，让你在轻松的工作中和饮食中，获得更多的营养。

1. 维生素 A

维生素 A 和视力有着直接的关系，是和视网膜相关的营养素。近距离、长时间地看电视、电脑屏幕，会消耗大量的维生素 A。

食物推荐：动物肝脏、河鳗、胡萝卜等黄绿色蔬菜、甘薯（红）、杧果、蛋、鱼肝油等。

2.B 族维生素

B 族维生素，尤其是其中的维生素 B_1、维生素 B_2、维生素 B_{12} 与视神经的健康和保护角膜有关系。电脑族由于工作压力大，饮食中的 B 族维生素却摄取不足，缺乏的情况很普遍。

食物推荐：主食尽可能吃糙米、胚芽米、全麦面包等全谷类食物，多吃动物肝脏、酵母、酸醋、豆类、牛奶、瘦肉、绿叶蔬菜等。

3. 抗自由基物质

自由基会对眼球和视网膜造成伤害，电离产生的电磁波会使体内产生自由基。有助于消除自由基的营养素，如维生素 C、维生素 E、维生素 B_2 及矿物质中的硒，对于护眼和防止电磁波辐射是非常重要的。

食物推荐：维生素 C 富含于蔬菜、橘子、杧果、木瓜等新鲜水果及果汁中。维生素 E 富含于全谷类、植物油、绿叶蔬菜、甘薯、豆制品、蛋类食物中。硒在海产类食物中的含量较高，此外，肝肾及其他肉类中也有。

4. 有益视力的矿物质

电脑族们还应注意矿物质中的钙、锌等的充分摄取，以增强防止眼球的弹性近视。

食物推荐：乳品是最好的钙质来源，锌则存在于海产品、肝脏、蛋黄、乳品等食物中。

5. 有害的食物

有些食物如汽水、可乐、酒、零食、垃圾食物及过度精致加工食物、西式快餐等是电脑族们经常吃的东西。其实，这些食物的摄取对身体本身而言，就是一种无形的“压力”，它们会增加以上所说的营养素的消耗，因此不宜常吃。

职业女性急需的八种营养

现代女性工作繁忙，往往忽视身体的健康，下面是女性身体最需要的八种维生素和矿物质，以及最佳用量和摄取途径。

1. 叶酸：400 微克 / 日

最佳来源：芦笋、甜菜、椰菜、强化麦片。

2. 维生素 B_6：1.5 毫克 / 日

最佳来源：比目鱼、鲱鱼、金枪鱼、瘦牛排、鸡脯肉、香蕉、土豆。

3. 维生素 C：75 毫克 / 日

最佳来源：哈密瓜、椰菜、葡萄汁、橙汁、草莓、菜椒。

4. 维生素 E：23 个国际单位，15 毫克 / 日

最佳来源：花生酱、葵花油、红花油、榛子、葵花子、水果。

5. 钙：1000 毫克 / 日，50 岁以上 1200 毫克 / 日

最佳来源：甘蓝、脱脂奶、酸奶酪、沙丁鱼。

6. 铁：15 毫克 / 日，50 岁以上 10 毫克 / 日

最佳来源：瘦牛排、虾、加强型早餐奶酪、小麦、扁豆、杏脯、豆腐、牡蛎。

7. 镁：320 毫克 / 日

最佳来源：荞麦、豆腐、杏仁、葵花子。

8. 锌：12 毫克 / 日

最佳来源：牛排、猪排、小牛肉、豆腐、牡蛎。

熬夜提神，茶比咖啡好

现在人们的工作压力越来越大，熬夜加班已经成了司空见惯的事。不过人们到了夜里就会精神不济，所以很多熬夜的白领们喜欢喝上好几杯浓咖啡来提神。虽然咖啡中所含的咖啡因会刺激大脑皮质，消除睡意，能作为调节心脏功能的强心剂。当你喝下一杯咖啡之后，半个小时以后就会觉得神清气爽，工作起来也更带劲儿。但是长此以往，就会发现身体实在消受不了。

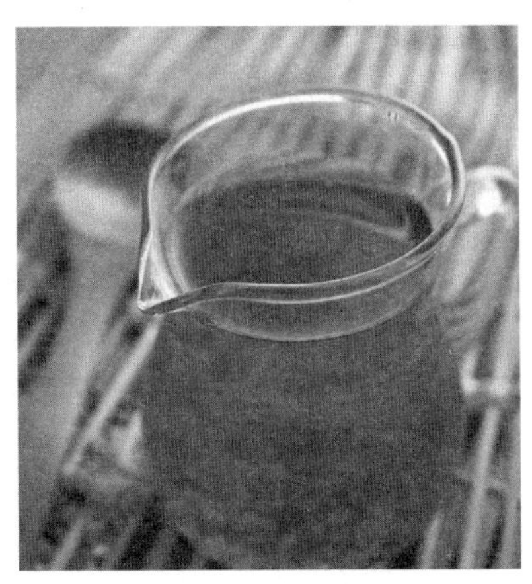

熬夜提神，最好喝茶

通常一杯咖啡，含咖啡因60~65 毫克。如果摄取过多的咖啡因，就容易发生耳鸣心肌亢进，你就会觉得心脏跳动过快，很慌张的感觉。经常这样就会伤害到你的心脏。本身熬夜就是最伤身体的事情，再加上几杯浓浓的咖啡，你的身体自然吃不消了。

其实，如果真的要熬夜，最好选择茶做你的提神饮料。《本草纲目》中有："茶苦而寒……最能降火。火为百病，火清则上清矣。"这说明茶叶能降火，不仅如此，茶叶归心、肺、胃经，有醒脑清神、生津止渴、利尿止泻的功效。熬夜最易让人上火，喝茶不仅提神还可以降火。胃肠不好的人，最好改喝枸杞子泡水的茶，可以解压，还可以明目。

现代医学研究证实，茶叶有延长动物平均寿命、清除自由基、抗脂质过氧化和提高抗氧化酶活性的作用。茶叶能够降低总胆固醇、甘油三酯和升高高密度脂蛋白胆固醇，具有一定的抗动脉粥样硬化作用。茶叶还有增强免疫功能、抗肿瘤、抗辐射和减肥等作用。临床观察也发现饮用乌龙茶可以降低毛细血管的脆性，增强其抗力，改善血液的黏滞性和微循环，防止血栓的形成，可降低心脑血管疾病的发病率。所以，不仅是熬夜的时候可以喝茶提神，我们平时也可以喝茶养生。

另外要提醒大家的是，熬夜很消耗人体气血，工作一族总有些时候不得不加班熬夜，就一定要控制频率，每周最多一两次。另外，白天要充分休息，最好是靠午休来补觉，但时间不可过长，以免让生物钟颠倒，夜间又难以入睡了。夜间比较凉，要注意室内保温，同时应该让室内空气保持通畅。熬夜时加餐忌生冷，食物要加热后再食用。最好不要吃得过饱，熬一些稀粥既不会给肠胃造成过多负担，又能补充元气。

饮食让你远离“过劳死”

在竞争日趋激烈的当今社会，越来越多的职业女性感到身心疲惫，像患了重病一样难受可到医院检查却又查出不出病来。这种症状在医学上被称作“慢性疲劳综合征”，若不及时治疗，就有可能转变成“过劳死”。其实我们是可以通过饮食来让自己远离过劳死。

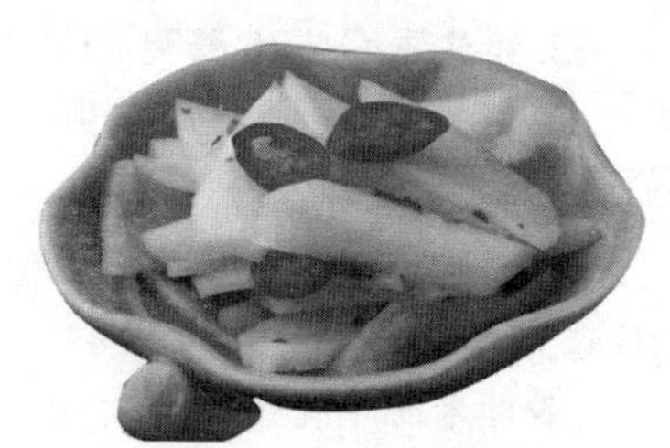

萝卜常被作为顺气食物

1. 多吃顺气解郁的食物

许多食物都有顺气、解郁、舒肝等调节情绪的功能。如萝卜自古以来就是顺气食物，当然这是指青萝卜，而且生吃最好；希望能养心安神的人不妨吃点莲藕，健脾又通气；生气后感觉胸腹胀闷或疼痛的人可多吃些山楂、鲜金橘或糖制的橘饼；爱喝茶的人情绪不好时，可以在茶水中添几朵玫瑰花，吸吮香气，顺气宁神。

感觉疲劳时，可适量吃点甜食，其中的糖能比一般的食物更快地被血液吸收,以补充体能。再者，当情绪不好时，口味不要太油腻，清淡些为好，最好不要添加过多的辛辣刺激之物来“火上浇油”。

2. 多吃碱性食物

健康者的 pH 值应在 7.35~7.45

之间，为碱性体质，如果低于这个值，就为酸性体质，会表现出易疲劳、易怒、嗜睡、皮肤晦暗等症。如果生活工作压力大，而进食的碱性食物又少，会使疲劳加重。常见的碱性食物有萝卜、甘蓝、菠菜、番茄、海带、洋葱、橘子、草莓、葡萄、苹果、香蕉等。

3. 补充必需脂肪酸

亚油酸和亚麻酸为人体的必需脂肪酸，前者可衍生出花生四烯酸，后者可衍生出人们熟悉的二十碳五烯酸和二十二碳六烯酸，即 EPA 和 DHA。

DHA 是视网膜光受体中最丰富的多不饱和脂肪酸，是维持视紫红质正常功能所必需的物质。它与 EPA 在体内具有降血脂、改善血液循环、抑制动脉粥样硬化斑块和血栓形成等功效，对心脑血管疾病有良好的防治效果。

亚油酸在玉米油、花生油、大豆油、芝麻油、葵花子油中存在较多，亚麻酸在亚麻仁油中最多，其次是菜籽油、大豆油、葵花子油。

4. 补充常量元素和微量元素

常量元素中的钙可谓天然的神经系统稳定剂。人在承受某种压力时，通过尿液排出体外的钙会增加，所以，心情不好时，要有意识地多吃一些含钙丰富的食物，如牛奶、酸奶、蛋黄、虾皮、豆类及其制品、可连骨一起吃的小鱼小虾等。

同为常量元素的镁是一种重要的神经传导物质，能够维护神经肌肉的兴奋性。绿叶蔬菜、坚果、糙米、肉类、豆类、牛奶、淀粉类等食物中都含有丰富或中等含量的镁。

微量元素中的锌具有重要的催化和调节功能，我们体内有近百种酶依赖锌的催化，它还是维持血糖平衡的重要因素，当血糖过低时，人的情绪即会受到影响。含锌多的食物有牡蛎、虾皮、紫菜、动物内脏、芝麻、黄豆、鸡蛋、粗粮、坚果等。

5. 补充维生素

B 族维生素是很好的减压剂，它能够调节内分泌，平衡情绪，松弛神经。含 B 族维生素丰富的食物有：粗加工的谷类食物、全麦面包、牛奶、深色蔬菜、葵花子、瘦肉、鸡蛋等。有研究表明，人在承受巨大的心理压力时，体内会消耗大量的维生素 C，其数量是平时的 8 倍。所以，平时要多吃新鲜的蔬菜水果，以补充足够的维生素 C。

时差病，调节饮食来避免

因工作的需要，很多职业女性经常出差，但在长途旅行之后，常因时差的原因会感到身体不适。这是由于人们的日常生活和工作的各种活动，均受体内生物钟的控制，并与外界时间相互协调。如果这种协调关系被打乱，即使是几小时的差异，也会影响人的生活规律和正常生理功能，于是便出现“时差病”。改变人体生物钟并不是一件容易的事，但生物学研究发现，通过调节饮食能收到预防时差病的效果。

蛋白质中有一种称为色氨酸的氨基酸，神经细胞可利用它合成5-羟色胺，5-羟色胺对中枢神经产生抑制作用，使人感到困倦。但是色氨酸在与其他氨基酸争夺脑血屏障通路时常处于不利地位，这就必须依靠碳水化合物帮助色氨酸打开通路。因为碳水化合物可促进机体内胰岛素的分泌，胰岛素可以将血液中的其他氨基酸“驱入”肌肉细胞。这样，更多的色氨酸便可顺利进入大脑，有利于5-羟色胺的合成。到了晚上，白天摄入的氨基酸多停留在血液中，此时食用一些富含碳水化合物的食品，就可起到催人入睡的效果。

用饮食预防时差病的具体方法是：

（1）出发前第三天的早餐和午餐吃高蛋白食物，尤其应注意吃些含色氨酸丰富的食物，如肉类、豆类、蛋等；晚餐则宜食用高碳水化合物类食物，可挑选一些淀粉类食物或甜食，如巧克力、面包、土豆等，还应减少饮食中的蛋白质含量。在临睡前半小时，最好能再吃1次甜点或喝1杯糖水，使人尽快入睡。

（2）出发前最后两天，饮食则宜清淡少量，以低热能食物为主，只要能维持日常生活所需即可，以使肝糖的储量降低，并应适当补充一些维生素C和维生素B_1，因为它们具有增强机体耐受力、减轻旅途疲劳的作用。

（3）出发前一天，可选择米饭、蔬菜、水果及核桃、栗子等，不要食用动物内脏及肉食，以免增加过多的热能。

（4）出发当日则与前两天一样，应相对少食，这样，当到达目的地时，就会更容易适应当地的时间。

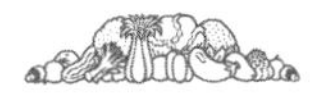

开车族的营养补充

开车族保健所需营养

随着车价的不断下降，汽车已经作为代步工具飞入寻常百姓家。但是在享受有车生活的同时，做司机却并不是那么好做的，在车内的久待会造成许多隐性疾病，所以拥有私家车的车主还是需要在营养方面多注意一些。

不仅是私车车主，跑运营的司机因为职业的特殊性更应关注自身的身体健康。“眼睛要盯着顾客，手要转动方向盘，脚要踩刹车离合，开一天车下来浑身都不自在。”很多司机的饮食健康也不能完全保证。早上七点钟出车，大多要等到下午两点多生意淡了才能吃午饭，经常随便在路边小店里凑合一顿了事。所以，颈椎病、腰椎间盘突出、胃溃疡等都是出租车司机的职业病。出租车司机由于长时间精神紧张，在狭小空间里长时间保持坐姿，近80%的出租车司机患有不同程度的胃病、颈椎病。

下面我们介绍几种司机普遍性缺乏的营养素，希望能够给你的有车生活带来帮助。

维生素A：它又称视黄醇，它是人体必需的13种维生素之一，是一种脂溶性抗氧化剂，在人体中起到维持视力的作用。缺乏维生素A会导致眼睛对强光感到刺眼，甚至夜盲症。视力疲劳综合征也是司机朋友开车时经常出现的症状，开车时眼睛时刻都要注视路面的车辆和行人的情况。倘若汽车的挡风玻璃质量粗糙，或高低不平，厚薄不一，便可直接影响司机的视力，导致视力疲劳综合征，即在开车过程中，出现头晕、视物模糊、两眼胀痛等症状。眼睛是司机观察路况不可或缺的人体器官，看不清前方路面会导致非常严重的后果，所以司机补充维生素A必不可少。

蛋白质：蛋白质是生命的物质基础，它是与生命及与各种形式的生命活动紧密联系在一起的物质。开车作为一项大量消耗体力的活动，补充蛋白质可以缓解疲劳，特别对于容易疲劳驾驶的跑长途的司机是非常有效的。而且蛋白质有修复体内组织的功能，饥一顿、饱一顿的饮食状况，导致许多出租车司机患有不同程度的胃病，有的司机因为长时间憋尿导致肾功能损伤。补充蛋白质能够起到一定的修补这些损伤部位的作用。

钙：钙是人体骨骼生长发育不可缺少的无机物，司机在驾驶舱的久坐和腰部前倾容易形成腰椎间盘突出等症状，再加上中国人饮食中普遍缺钙，所以钙可以作为常备保健营养素放置家中。不过，补钙的同时，维生素 C 可以一起服用，能够促进钙的吸收。

B 族维生素：针对车主容易发生前列腺炎的问题，应该适时适量的补充 B 族维生素，维生素 B_2 和维生素 A 能够有效预防这一疾病的发生。

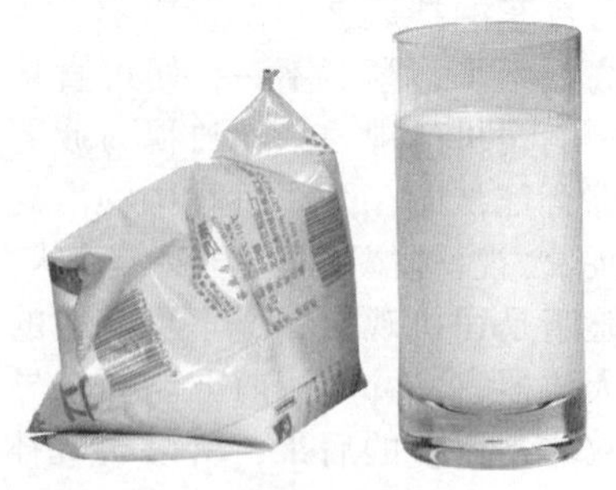

多喝牛奶可补钙

当然以上推荐的营养素都需要是天然的，如果是化学合成的维生素，过量容易引发疾病甚至中毒，所以最好是通过食物补充或者是摄取提取自天然食物的营养素，才能够有效保证你的健康。

给开车族的营养套餐

说到整天奔波在外，无法按时进餐而导致胃病的人群，人们首先就会想到司机。很多司机因不能定时用餐，患上了消化道疾病。有关专家分析，此类疾病多和长期驾车养成的不良生活方式有关。

一些职业司机在饮食方面主要存在以下几个问题：

（1）总热量摄入太多，消耗太少。吃油炸食品、肉类较多，运动少，这样一来身体中聚集了很多热量。（这也是许多司机过于肥胖的原因）

（2）脂肪摄入过多，膳食纤维摄入不足。（这是造成司机常便秘的因素）

（3）高血压司机应少食盐。因为食盐易吸收水分，如果摄入食盐过多，从而引起机体总的血容量增大，于是血压上升，因此我们说应该限制食盐的摄入量。比较科学的食盐量是每天 6 克左右。如果出现了某些疾病的征兆，食盐的摄入量应该减少到3克。

汽车司机驾车，神经系统治处于高度。兴奋紧张状态，势必影响消化液的分泌，而汽车司机的工作姿势是长时间屈膝而坐，容易使全身血液循环缓慢，导致肝脏、胃肠等消化器官血流不畅或供血不足,影响消化功能。同时，汽车司机常工作匆忙，忽略正常的进食时间，就餐无规律，加之运输途中，不加选择进食，也能引起食欲下降，消化不良。

综合上述因素，汽车司机长期这样，不但会导致胃肠功能紊乱，影响营养素的摄取，而且会引起头痛、失眠、多梦、烦躁、记忆力下降等神经衰弱症状。如果空腹行车还会导致眼花、头晕、注意力不集中、工作能力下降，容易因此而发生交通事故。所以，汽车司机一定要注意合理调节营养，养成良好的饮食习惯。

多吃一些高能量、易消化的食品和一些生物活性物质丰富的副食品，如主食以馒头和豆类食品为主，可适量吃点米饭。副食要提倡多吃水果、蔬菜、花生、核桃等，增加体内的维生素和无机盐，应避免高脂肪膳食，但蛋类、瘦肉、鱼虾、猪肝、猪肝、牛肉等不妨多吃一些，以补充蛋白质和维生素A。

另外，饭菜要求细软可口，

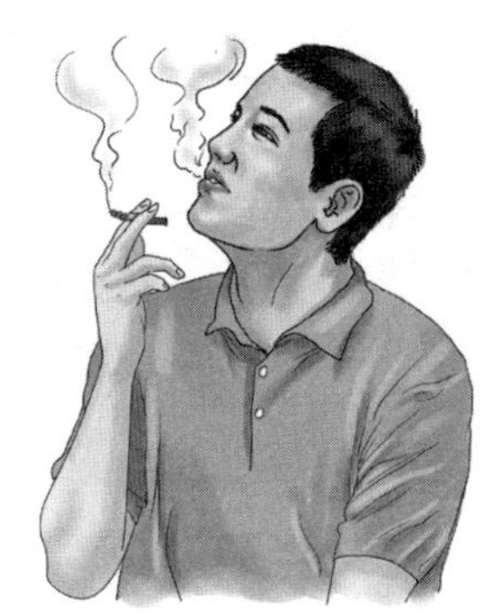

开车族应少吸烟

容易消化，外出时，适量饮用一些果汁、牛奶、酸奶等饮料，便于消化，比如饮茶和咖啡，回来时，可适当喝点低度酒，可以促进血液循环，消除疲劳。

注意事项：

（1）要求定时、定量进餐。

（2）切忌早晨空腹行车。

（3）少吸烟，尤忌饭后吸烟。因为长期大量吸烟，可引起血管狭窄，血液循环发生障碍，影响胃肠功能，另外，吸烟还可造成视功能减退。

卷心菜，对抗开车族隐患

随着经济水平的提高，有车一族日渐庞大。汽车改变了人们的出行方式，丰富了人们的多彩生活。但是，汽车在带给我们便捷生活的同时，很多车主却被“汽车病”缠上，出现路怒症、腰背痛、视疲劳的车主越来越多。驾驶者在车里待的时间太久，狭隘的空

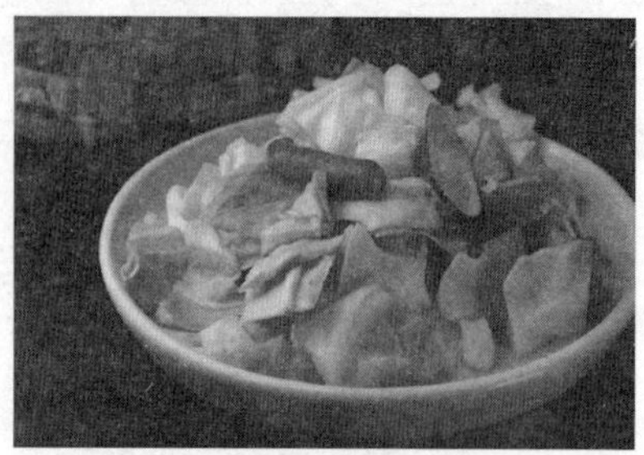
开车族应多吃卷心菜

间，长期受噪声、振动、一氧化碳等有害因素的影响，易引起自主神经功能紊乱，进一步影响其他器官，极易降低驾驶者对突发情况的应变能力和判断力。驾驶室内较强的噪声主要集中在低频段。长期接触一定强度的噪声，可引起烦恼，易激动、疲劳等烦躁情绪，长此以往驾驶者的心理会产生厌倦开车的情绪，威胁驾驶安全。医生建议，重视、预防这些疾病是非常重要的，因为很多大的问题都是由这些小毛病引起的。

专家提醒开车族多吃卷心菜能够预防和减缓此类症状。卷心菜第一大功效是提高人体免疫力，可预防感冒。卷心菜的第二大功效是具有较强的抗氧化、防衰老作用，卷心菜的叶子抗氧化作用最强，叶子可以用来吸收人体皮肤衰老的成分，并能促进皮肤的血液循环。卷心菜中的维生素 C 和钾对防治高血压很有益处。卷心菜中还含有较多的维生素 K，有助于增强骨质。卷心菜中含有一定量的维生素 U 是它的最大特点，它具有保护黏膜细胞的作用，对胃炎及胃溃疡的防治有较好的临床效果。对于饮食不规律，饮食结构不科学的开车族来说，食用卷心菜能够保护肠胃健康。卷心菜对长时间受噪声、振动影响的开车族可以起到缓解情绪，保护听力和集中注意力的作用。

一杯营养果汁，帮你缓解疲劳

众所周知，蔬菜和水果能够很快地缓解疲劳躯体和情绪，一杯混合的美味蔬果汁能够使人既能享受制作乐趣，又能轻松畅体。下面就为大家介绍一款既营养又美味的蔬果汁。

原料：胡萝卜半根，苹果1个，芹菜半根，饮用水 200 毫升。

制法：将胡萝卜洗净去皮，切成块状；将苹果洗净去核，切成块状；将芹菜洗净，切成块状；将胡萝卜、苹果、芹菜和饮用水一起放入榨汁机榨汁。

春困秋乏，头脑不够清醒，肢体疲乏，影响司机的反应能力和应变能力，给安全行车带来潜在隐患。多吃些防止疲倦的食物是改善的好办法，维生素是真正的清醒剂，不妨多吃些胡萝卜、大白菜、韭菜、马铃薯、柑橘之类富含维生素的食物。胡萝卜不仅可以使清醒头脑，缓解疲劳症状，还能够改善眼睛疲劳，提高注意力。长期熬夜、喝酒、超时工作或服用大量药物的人，都会加重肝脏负担；而维生素A本来就是肝脏中重要的营养素，可帮助肝脏细胞的修复。

印度医学家有专题研究。人眼的正常视网膜含硒7微克，而鹰眼的视网膜含硒量是人的100倍，表明鹰的敏锐视力与硒含量高有关。有些人在黄昏时视物不清，是因为缺乏维生素A而使视紫红素合成减少所致。苹果含有维生素A和微量元素硒，那么，常吃些苹果，可保护视力。

芹菜是我国人民喜食的蔬菜品种，我国栽培的主要有“本芹”，即中国芹菜，叶柄较细长，有白芹、青芹，品种很多。近些年从国外引入，已广泛栽培并深受百姓喜爱的“西芹”，叶柄宽厚，单株叶片数多，重量大，可达1千克以上。芹菜富含矿物质元素，非常适合处于生长发育期的少年儿童

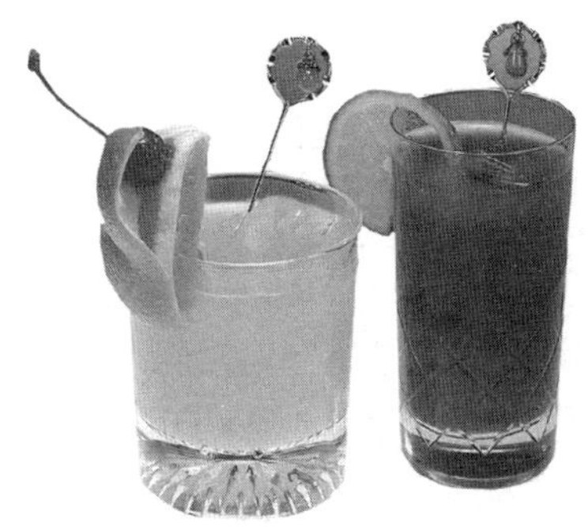

果汁可有效缓解疲劳

以及孕妇、正在哺乳期的妇女食用，更宜多吃芹菜，以增加体内的钙和铁。同时，芹菜还含有挥发性的芳香油，香味诱人，吃些芹菜对增进食欲，帮助消化、吸收都大有好处。

胡萝卜、苹果、芹菜均含有对眼睛有益的成分，三者结合，对于开车族缓解疲劳、调整视力十分有效。

菠菜蜜饮，提高注意力的法宝

由弗吉尼亚州科技运输协会和美国全国高速公路安全局在一份为期1年共同完成的调查结果显示，研究人员通过对数千小时的录像资料进行研究得出结论认为，在已经发生的交通事故或者一些诸如碰撞、剐蹭及其他小摩擦事故中，开车人注意力分散是最重要的原因。研究报告说，在已经发生的车祸中，属注意力不集中引起的占80%。而在差一点发生车祸的交通事故中，有65%都是由于开车人的注意力不集中造成的。开车人注意力不集中是造成车祸发生的最主要原因，比如开车人在开车时打电话、看报纸、抹口红等。当然，严重睡眠不足也会引起开车人在开车时的注意力不集中。

开车族面对这一难题，除了

时刻做到自身警戒外，也可以通过日常饮食进行调理。菠菜虽廉价而不起眼，但它属健脑蔬菜。由于菠菜中含有丰富的维生素A、维生素C、维生素B_1和维生素B_2，是脑细胞代谢的“最佳供给者”之一。此外，它还含有大量叶绿素，也具有健脑益智作用。菠菜含有丰富的镁，镁是一种能使人头脑和身体放松的矿物质。菠菜和一些墨绿色多叶的蔬菜都是镁的主要来源。菠菜富含的矿物质铁，有助于提高警觉度和注意力。

在饮食中，菠菜炖牛肉对于提高注意力很有帮助。不过还有最简单便捷的办法，那就是将菠菜榨汁。具体的方法是：将菠菜洗净切成段，放入榨汁机再加入适量饮用水进行榨汁机搅拌。再根据口味在榨好的菠菜汁内加入适量蜂蜜搅拌均匀即可。

开车族的饮食注意事项

1. 饭后一个橙子

正常人饭后食橙子或饮橙汁，还有解油腻、消积食、止渴、醒酒的作用。橙子中还有含量丰富的维生素C、维生素P，能增加机体抵抗力，增加毛细血管的弹性，降低血中胆固醇，因此也非常适合高脂血症、高血压、动脉硬化者食用。

2. 多喝白开水

有不少驾车族喜欢喝浓茶或者咖啡提神，然而，经常饮用浓茶或者咖啡，随着时间的积累，人体会对浓茶或者咖啡产生耐受性，而耐受性的产生，必然引起浓茶或者咖啡用量的增大，浓茶或者咖啡用量的增大又会因利尿太过而损伤阴津。

因此，驾车族应尽量喝白开水，根据天气的冷暖及当时身体的状态，饮用凉白开水或热白开水。而提神的最好办法是强制自己休息，哪怕是短暂的休息，休息之后自然就有神了。

3. 多吃红枣、燕麦

开车的朋友由于要集中精力，睁大眼睛，观察前方情况，故较费眼神，尤其是在夜间开车，更是用眼过度，易耗肝血，中医认为肝开窍于目，目受血则能视，久视则耗伤肝血，故驾车族应多食用

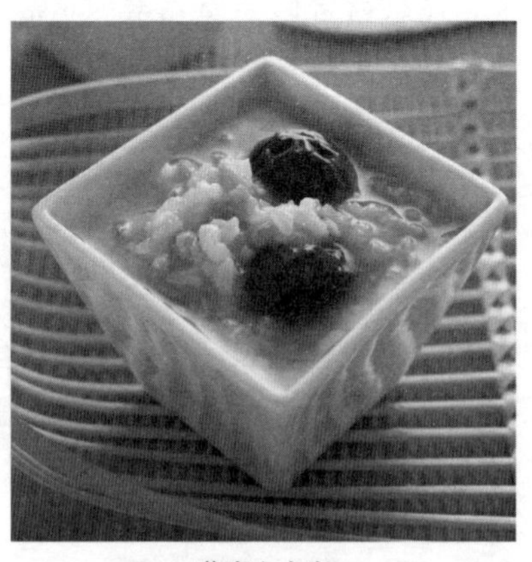

燕麦大枣粥

如糯米、黑米、高粱、黍米、燕麦；蔬果类，如刀豆、南瓜、扁豆、红枣、桂圆、核桃、栗子等滋补肝血，以达明目养肝之目的。

4. 避免饮食过量

开车消耗体能较少，许多人又缺乏健身运动，身体大多偏胖，因此，驾车族应尽量减少油脂摄入，避免饮食过量，这样可防止头晕、困倦，饱餐之后血液分配至消化系统较多，影响心脑供血，往往出现心脑轻度缺血缺氧，驾车人容易头脑不清醒，造成事故。

此外，有车族应尽量减少夜间活动和夜宵，日出而作，日落而息的生物节律是人类有史以来自然形成的，随意打乱这个节律，人体会有很多不适，正常生物节律被打乱，睡眠不足也会影响次日驾车的安全性。

开车族——别吃太多甜食

中国日报网站消息：根据美国国家公路交通安全管理局公布的数字显示，美国每年有10万名司机因为开车“打盹儿”酿成车祸，并至少造成1500人死亡和多达125亿美元的经济损失。

同时，美国营养学家经过调查发现，许多车祸的发生都与肇事者因空腹导致的血糖水平过低、反应迟钝有关。尤其是清晨上路的司机，经过一夜睡眠，大约10个小时没有进餐，肠胃空虚，血糖水平很低，容易感到倦怠疲劳、头晕眼花，反应迟钝，失去方向感。

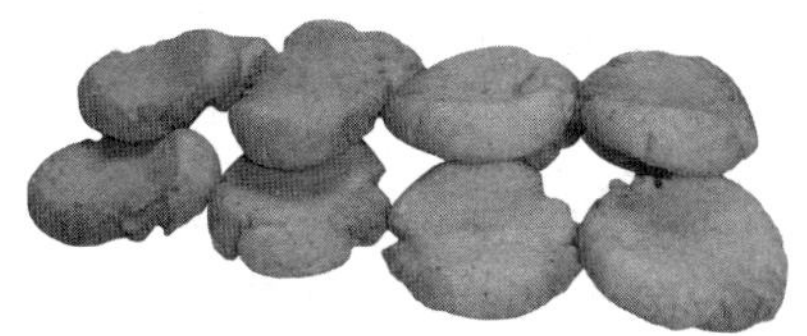

开车族应少吃甜食

为此，专家提醒司机：“给自己的身体加油和给汽车加油一样重要”。营养学家警告说：一定要吃饱再上路，如果准备开长途车，更要在出发前几天就规律饮食。

特级厨师吉米·施密特因为在法国汽车拉力赛中负责给运动员制订食谱而享有盛誉，他擅长从饮食的角度保证参赛选手在整个比赛过程中保持高度清醒与警觉。根据他的经验，除了要保证人体必需的营养之外，还要保证摄取最高能量，在行车中保持精力充沛。施密特的饮食原则是：限制糖、碳水化合物和脂肪的摄入。这些物质虽然是维持人体活动所必需，但是摄入量要有限度，否则就会加速胰岛素的分泌，多余部分还会被作为脂肪储存，这都是导致身体能量流失的因素，也是让司机感到困倦的重要原因。

施密特建议司机多吃肉食、鸡蛋、坚果、花生酱、全麦饼干、麦片和酸奶等富含蛋白质的食物，多吃水果蔬菜。因为它们不仅包含了人体所必需的营养，而且不会导致能量流失，有助于司机在更长时间内保持旺盛的精力。另外，在吃水果时要避免太甜或含糖分太多的桃子、荔枝、香蕉等；如果喜欢吃面食，可以用粗粒麦粉代替富强粉；偏好甜食的司机可以用蜂蜜来替代白糖。

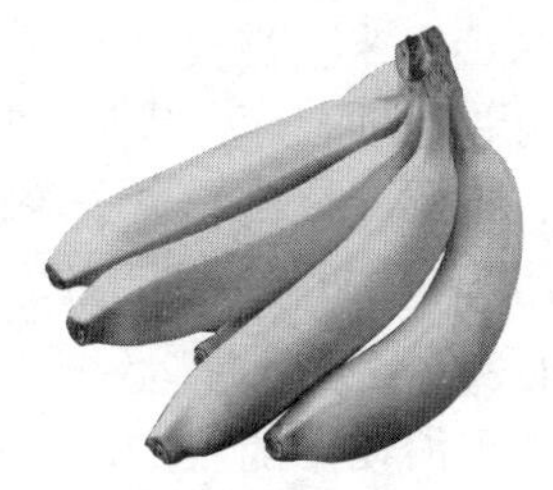
开车族不宜多吃香蕉

开车劳累，不宜多吃香蕉

开车劳累，人体会消耗大量的热量，热量主要来源于食物中的糖类，香蕉的含糖量高达20%，是补充糖类的理想食物。但是，香蕉含有大量的镁，当空腹大量食用时，血镁大幅度增加，会对心血管系统产生抑制作用。人体体液中镁、钙（钙食品）比值改变，会出现明显的感觉麻木、肌肉麻痹、嗜睡乏力的现象。在这种情况下开车最容易发生交通事故。

国外交警部门曾对嗜吃香蕉的128名汽车司机进行调查，结果发现，他们在开车途中出现肢体麻木感的占25%，有嗜睡现象的占33%，曾发生过交通意外的占19%。因此，开车时不要空腹大量食用香蕉，更不可用香蕉充饥。

正常人的空腹血糖为80~120毫克/100毫升，当血糖浓度低于80毫克/100毫升时，会出现一些低血糖症状：饥饿、心慌、手抖、头晕、出汗、烦躁、焦虑、全身无力。有的患者还可能有恶心、呕吐、过度兴奋或反应迟钝、注意力不集中等，甚至发生抽搐和昏迷。司机发生低血糖是很危险的。而吃荔枝会引起低血糖（血糖食品）。

香蕉所含的糖是果糖，这种果糖进入人体后，很快就会进入血液，但果糖只能通过肝脏内一系列转化酶的催化变成葡萄糖后，才能转变为糖原贮存，以供身体利用。

如果过多的果糖进入血液，肝内转化酶一时难以应付，果糖就会充斥于血液内，无法转为葡萄（葡萄食品）糖。大量香蕉肉进入胃肠道，香蕉所含的大量水分会稀释消化（消化食品）液，引起食欲不振及消化不良，造成暂时性低血糖症。因此，司机在开车前或开车时不宜多吃香蕉。

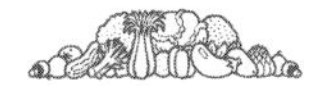

烟瘾族的营养补充

吸烟者的营养饮食

吸烟对人体的危害，大多是由于氧化损害所至。就是指高活性氧对细胞膜、血清胆固醇和某些化合物的侵害，并在体内转化成致癌物质。而抗氧化物能有效防止高活性氧对人体细胞的侵袭。这种抗氧化物，主要是维生素C、维生素E、β-胡萝卜素、Ω-3脂肪酸以及微量元素硒。这些有益的物质存在于人们司空见惯的日常饮食中。

喜欢吃胡萝卜的吸烟者比很少吃或者不吃胡萝卜的人发病率要低。因为胡萝卜中含有β-胡萝卜素，它在人体内可转化成维生素A，这是一种天然的维生素。能抵消香烟中多种化学物质对呼吸道黏膜组织的侵蚀，维护上皮细胞的完整和正常的新陈代谢。此外，胡萝卜中的木质素等一些免疫物质，也能使机体免疫功能增加，从而有效防止上皮细胞发生变异，减少肺癌发病机会。值得注意的是，生吃胡萝卜时，消化利用率很低，应该用油脂炒熟后再吃。含有β-胡萝卜素的食品还包括一些有色蔬菜，如绿色的菠菜、豌豆苗、青椒、红色的油椒、地瓜、苜蓿、橙黄色的杏、柿子、杧果及黄桃等。

吸烟者对维生素C的消耗量增大，而维生素C又是人体内最好的抗氧化物质，吸烟者应每天吃一定数量的鲜果鲜菜，如鲜枣、柑橘、草莓、猕猴桃、西红柿及中式或西式凉拌生蔬菜。生吃瓜果蔬菜要一洗二泡三冲净，将残留农药、化肥、虫卵等有害物处理干净吃。

微量元素硒和维生素E也具有抗氧化特性，海鱼、全麦面包、通心粉、大蒜、香菇、牛奶中均含有硒。但维生素E则很难从食物中获得，仅在人造黄油及少量海鱼中含有，因此可以适当补充1~2粒维生素E制剂。

Ω-3脂肪酸不仅能减少心脏病的突发，而且对减轻吸烟危害也有益处。它的不饱和脂肪酸在鱼类中含量丰富，吸烟者应在每周的膳食中食鱼1~2次。

吸烟者的饮食保健

烟草最早的享用者是美洲印第安人中的巫师，印第安人发明的吸食烟草之所以迅速传播到世界各地，是由于最初人们认为它有一定的药用功能。

随着科学的进步，特别是医学研究的不断深入，人们更加认识到了吸烟的危害，越来越多的疾病被证实与吸烟有直接或间接的关系。近年来，医药科技人员对其毒性及其解毒方法进行了大量的研究，发现食品中有多种氨基酸具有中和尼古丁毒性的作用，如果调配得当，对于那些一时无法戒烟的“瘾君子”，可以作为一种权宜之计。

1. 多食富含组氨酸、阿斯巴酸、干酪素的食品

氨基酸的组氨酸、阿斯巴酸、干酪素有降解尼古丁毒性的作用。当人吸烟之后，食用含有这些成分的食品，就可吸附位于喉、食管、胃肠道的尼古丁，并与苯并芘、亚硝胺等致癌物质相结合，改变这些有害物质的结构，使毒性降低。在100克牛奶中含组氨酸约311毫克，100克花生粉中含阿斯巴酸8.2毫克，足以中和一支香烟所含的尼古丁。豆浆、面食、淡水鱼、牛肉、兔肉、瘦猪肉、动物内脏、鸡蛋清、芝麻等食品中都含有丰富的干酪素，具有减轻尼古丁毒性的作用。

2. 多食有色果蔬

胡萝卜素可以迅速降解血液中尼古丁的含量。胡萝卜素普遍存在于有色水果和蔬菜中，尤以绿色和黄色果菜中含量最为丰富，如胡萝卜、番茄、菠菜、南瓜、芹菜、韭菜、芥菜等。不过在食用时必须与有油脂的食物一起食用，如油炒、油炸，或同肉丝、肉片炒成荤菜，或用较多的香油凉拌。这样才能使更多的胡萝卜素被吸收和利用。每天抽1支烟会消耗大约25克维生素C，皮肤容易出

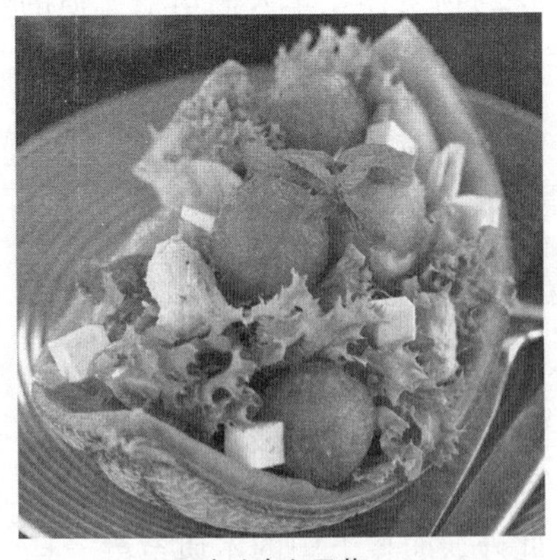

多吃有色果蔬

现皱纹或开始老化、长雀斑、头发枯黄等，因此每天抽1包烟以上者，同时应服用500毫克的维生素C。多吃蔬菜、水果也能补充部分维生素C，如柑橘类水果、椒类、甜瓜和草莓等。

3. 多食鱼类

吸烟者是肺病（尤其是肺癌）的高危人群，其患肺癌的可能性是非吸烟者的20倍以上。而食用鱼类越多，患肺病的可能性越小，尤其是深海鱼类效果更明显，每周吃4次以上，发生慢性阻塞性肺病的可能性会减少一半，支气管炎发病率可降低1/3。

4. 多饮茶

茶叶营养丰富，能保护人体多种器官不发生癌变。日本人吸烟比例比美国人多1倍，但患肺癌死亡率只是美国人的一半，主要原因是日本人每天都喝茶。

给烟民的特定营养食品

今年世界无烟日的主题是“烟草健康警示”，口号是“图形警示揭露烟害真相”。上面的宣传画很棒，因为无烟日总是在儿童节前一天，所以，关注吸烟对儿童健康的影响也就成了更直接的联想。

不管烟还抽不抽，不能治本，就治治标吧。看看吸烟的人可以从吃的方面做些什么吧。

（1）补充维生素烟气中的某些化合物，可以使维生素A、维生素C、维生素E等的活性大为降低，并使体内的这些维生素得到大量的消耗。因此，吸烟者宜经常多吃一些富含这些维生素的食物，如牛奶胡萝卜花生玉米面豆芽白菜植物油等，这样既可补充由于吸烟所引起的维生素缺乏，又可增强人体的自身免疫功能。

（2）经常多喝茶。因为烟气中含有的一些化合物可以导致动脉内膜增厚，胃酸分泌量显著减少及血糖增高等症，而茶叶中所特有的儿茶素等可有效地防止胆固醇在血管壁上沉积，增加胃肠蠕动及降低血尿糖等。吸烟者宜经常多喝茶，以降低吸烟所带来的这些病症的发作；同时，茶能利尿解毒，还可使烟中的一些有毒物随尿液排出，减少其在体内的停留时间。

（3）经常吸烟易导致人体血液中的硒元素含量偏低，而硒又是防癌抗癌所不可缺少的一种微量元素。因此，吸烟者应经常多吃一些含硒丰富的食物，如动物肝脏海藻及虾类等。

（4）吸烟者可以适当补充含铁丰富的食物，如动物肝脏、肉、海带、豆类。

（5）因为吸烟可使血管中的胆固醇及脂肪沉积量加大，大脑供血量减少，易致脑萎缩，加速大脑老化等。因此，吸烟者在饮食上宜少吃含饱和脂肪酸的肥肉等，而应增加一些能够降低或抑制胆固醇合成的食物，如牛奶鱼类豆制品及一些高纤维性食物，如辣椒粉肉桂及水果蔬菜等。

（6）美国国家癌症研究所提前发表的一项调查报告指出，坚果和粗粮等含维生素 E 的食物可使吸烟者得肺癌的发病率降低大约 20%。富含维生素 E 的食物包括豆油和其他植物种子榨成的油；杏、扁桃、榛果和榛子、核桃、葵花子以及粗粮。

（7）β－胡萝卜素对吸烟者更有益处，富含 β－胡萝卜素的碱性食物能有效地抑制吸烟者的烟瘾，对减少吸烟量和戒烟都有一定的作用。富含 β－胡萝卜素的食物有胡萝卜菠菜豌豆苗苜蓿辣椒等，吸烟者可以适量多吃。

猕猴桃芹菜汁，净化口腔空气

吸烟有害健康，人所共知。可每年还是有数以万计的人们加入烟民的大军，抽烟对他们来说是一种精神享受，这里抛开抽烟会引起肺癌，呼吸系统等疾病不说，单盘点下抽烟对口腔的危害。

吸烟是口腔癌的最主要的因素。口腔癌前病变的白斑，绝大多数是由吸烟引起的，只要戒烟，大部分的口腔黏膜白斑会自动消失，产生口腔癌症的可能性就会大大降低。吸烟是口臭的重要来源之一。吸烟的人多半有一股令人讨厌的口臭。吸烟往往使牙齿染上黑色，特别是下前牙的舌侧牙颈部，刷牙也不易刷掉，每次一张嘴，就露出黑兮兮的牙齿，尤其在社交场合这种尴尬局面很难挽回吸烟者给初次见面者留下难以忘掉的不良影响。牙龈出血也是烟瘾人群常见的现象。这些问题主要是由于吸烟导致的体内维生素缺乏而引起的。口腔口气、牙龈健康与维生素 C 息息相关。缺乏维生素 C 的人牙龈变得脆弱，常常出血、肿胀，甚至引起牙齿松动。猕猴桃的维生素 C 含量是所有水果中最丰富的，因而也是最有益于牙龈健康的水果。长期吸烟的肺部积聚大量毒素，功能受损，猕猴桃中所含有效成分能提高细胞新陈代谢率，帮助肺部细胞排毒。另外，猕猴桃还具有祛痰作用，并能缓解因吸烟引起的呼吸道发炎、痒痛等不适症状。芹菜质地鲜嫩，有诱人的芳香气味，能够清热解毒、开胃健脾、增进食欲，将芹菜放入口中慢慢咀嚼，气味芳香，能很好地起到去除口腔异味的作用，对清洁口腔很有好处。

将猕猴桃和芹菜一起榨汁饮用，对于净化口腔空气，保护牙齿有着重要作用。

原料：猕猴桃2个，芹菜半根，

饮用水 200 毫升。

制法：将芹菜洗净，切成块状；将猕猴桃去皮洗净，切成块状；将准备好的猕猴桃、芹菜和饮用水一起放入榨汁机榨汁。

卷心菜百合汁，增强肺部功能

由于吸烟会造成气管与支气管的腺体增生，吸烟初期小呼吸道会有溃疡炎性反应，所以常吸烟的人常会咳嗽并有多痰的现象。随着吸烟时间的增长，黏膜纤毛长期暴露在香烟的烟雾中，会使人体呼吸道黏膜纤维的消除能力受阻碍，而发生急性支气管炎。已证实，吸烟会导致肺气肿。据估计，有 80%~90% 的慢性阻塞性肺疾病的发病和死亡与吸烟有关系。吸烟使人的肺功能降低，特别是吸烟量大的人，肺功能降低更为明显。

每支香烟经过燃烧可产生 4000 余种化合物，其中部分散播于空气中。部分被吸入肺部组织内，这些化合物包括：尼古丁、焦油、一氧化碳、数十种刺激物质及 40 种以上的致癌物，其中：尼古丁具有中枢神经兴奋剂、提神的作用，是造成香烟成瘾的主要物质，瘾君子为了获得尼古丁，伴随吸入了更多毒害物质及引致细胞病变的致癌物，另外尼古丁会增快心跳速率，提高血压及引起末梢血管的收缩，长期易致心脏血管疾病。

除了用戒烟和食疗的办法来预防吸烟带来的疾病和危害外，也有最简便有效的办法。即对症蔬果汁。中医认为百合具有润肺止咳、清心安神的作用，尤其是鲜百合更甘甜味美。百合特别适合养肺、养胃的人食用，比如慢性咳嗽、肺结核、口舌生疮、口干、口臭的患者，一些心悸患者也可以适量食用。百合中含有多种营养物质，如矿物质、维生素等，这些物质能促进机体营养代谢，使机体抗疲劳、耐缺氧能力增强，同时能清除体内的有害物质，延缓衰老。百合除含有维生素 B_1、B_2、淀粉、蛋白质、脂肪及钙、磷、铁、C 等营养素外，还含有一些特殊的营养成分，如秋水仙碱等多种生物碱，对白细胞减少症有预防作用，能升高血细胞，对化疗及放射性治疗后细胞减少症有治疗作用。

原料：卷心菜 2 片，饮用水 200 毫升，百合、蜂蜜适量。

制法：将卷心菜洗净切碎；将准备好的卷心菜、百合和饮用水一起放入榨汁机榨汁。

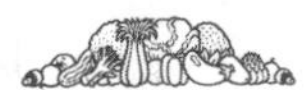

应酬族的营养补充

吃得好，没营养——应酬族的营养现状

应酬族最大的特征就是出入各种高档饭店，奔走各种美食餐桌。很多人认为吃得好就等于有营养，有人认为，多吃鸡、鸭、鱼、肉等高档食品就是有营养，而且食品的价格越高，营养也就越好。其实，有些食品的价格便宜，但营养价值却较高。比如胡萝卜的价格比冬笋便宜得多，而胡萝卜的营养价值却比冬笋高得多。又如，莴苣只吃茎不吃叶，其实叶子的营养价值要比茎高得多，只要采用适宜烹调方式，叶子仍可制成美味的菜肴。

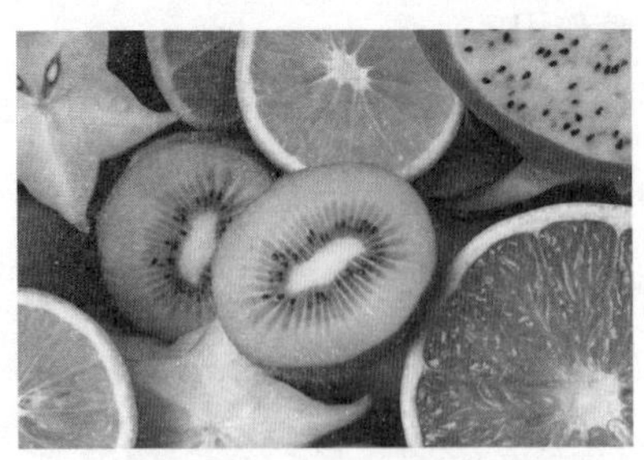
吃水果要有选择

植物油历来就是餐桌宠儿。然而，美国生化学家在美国癌症研究所召开的会议上报告说："植物油中的不饱和脂肪酸虽不是致癌物质，但它有助于癌发生和发育的作用"。他担心地说："很多人为了预防心脏病只吃植物油，但愿将来，这不致成为癌患者增加的原因。"正确的办法是要注重饮食的合理搭配，适当地吃一些动物性食品，对身体健康是有益的。

大多数的人认为水果都含有丰富的维生素 C，经常在外就餐的就以吃水果来补充身体所需的维生素，这种意识是好的，但是所有水果都含有丰富的维生素 C 的看法是片面的，以 100 克水果的维生素 C 的含量来计算，猕猴桃含 420 毫克、鲜枣含 380 毫克、草莓含 80 毫克、橙含 49 毫克、枇杷含36毫克、橘含30毫克、柿子含30毫克。但葡萄、无花果、苹果各自只有5毫克，香蕉、桃子各合10毫克，梨仅合4毫克。所以，要想补充足够的维生素C，吃水果时应有所选择。

应酬族的饮食结构具有相当的局限性和不合理性，因而，在生活中更应该多加关注，要注意各种营养的均衡。

糖尿病与“应酬族”

有关资料表明，应酬比较多、年龄在三四十岁的人，位于糖尿病临界线或已经是糖尿病的人数增加了很多，他们已经逐渐成为糖尿病的“主力军”。

糖尿病的发病过程非常缓慢，很多人患病初期并没有任何明显症状，但是万一引起急性代谢紊乱，则会危及生命。

专家指出，由于糖尿病无法根治，所以，一旦“沾上”糖尿病就需终身用药。

现在，从临床、体检和门诊来看，糖尿病人的数量有增长的趋势，大多是中年“应酬族”。

这部分人坐得多、动得少，平时饮食也经常不注意，很多人都是外出就餐大鱼大肉喝酒，特别是那些大腹便便的男性，更容易被糖尿病“盯上”。

“应酬族”每天大鱼大肉喝酒，

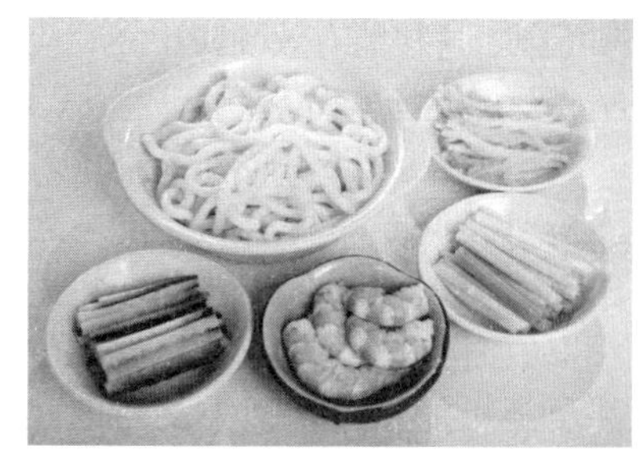

在外面吃饭，主食不能少

容易导致营养过剩，使胰岛每天在过度工作。久而久之，胰岛负担过大，导致血糖不能正常控制，结果在“应酬族”中糖尿病患者明显增多。

因此，专家指出，中年“应酬族”在应酬时，可以先吃些蔬菜和主食垫垫，不要空腹进食高糖分或者太油腻的食物，也不要暴饮暴食，避免积聚过多热量，使身体肥胖；注意营养均衡，多吃高纤维食物，例如蔬菜、水果等；增加运动。

另外，要坚持定期体检，有糖尿病的人更要定期进行血糖监测，随时记录下来，以了解自身的血糖控制情况，以便调整治疗方案。

这些长期应酬的健康人群或处于临界状态的人，可以按照糖尿病人食谱的营养比例来调整日常饮食，如一日三餐中碳水化合物的比例为65%，蛋白质的比例为15%，脂肪的比例为25%。根据个人的身高和体重，按此比例来配制，这样能有效预防中年“应酬族”患上糖尿病。

不少人以为“只吃菜、不吃饭”能瘦身，但专家指出，事实与之相反，饭少吃了，菜吃多了，菜肴中的油和蛋白质的摄入量很高，甚至还可能超过米饭中淀粉的热量，导致热量超标、营养过剩。

研究表明，1克油中，大约有9千卡热量；在1克蛋白质中，大约有4千卡热量；相比之下，1克米饭中，也就只有4千卡热量。因此，只吃菜、不吃饭，会导致饮食中油多、蛋白质多，热量猛增，容易患上糖尿病。

应酬族、精细族怎样吃才营养均衡

1. 应酬族：主食不能少

中午一到吃饭的点就呼朋引伴，相约到外面下馆子。晚上聚会多，常常一晚无奈赶两三场，带着还未完全消化的前一顿赶到下一顿。

营养陷阱：即使同样的菜肴，餐馆做出来的也和自家的大相径庭。常言说，“油多不坏菜”，在追求色香味俱全的饭店里，通常采用煎、炒、炸的方法，并将“高油、高盐、高糖”发挥到了极致。一道家常的鱼香肉丝，进到饭店里，就能用掉60~70克的油。就连一道炒青菜，往往也要经过“明油亮芡”的工艺，又多吃了十几克油。

营养补充清单：馆子下多了，食盐的摄入量自然会高。而钾是钠的克星，能排出人体内多余的钠。含钾较丰富的蔬菜有紫菜、海带、香菇、芦笋、豌豆苗、莴笋、芹菜等。

荤菜几乎都是酸性食品（奶类、血制品除外），富含蛋白质、碳水化合物、脂肪等，所以要和碱性食物搭配着吃。含碱量最高的要数海带，其次是青菜、莴笋、生菜、芹菜、香菇、胡萝卜、萝卜等。

外面吃饭普遍存在一个问题，就是荤菜点得太多、素菜几乎没有。一般推荐一桌菜中，荤素各半。即使荤菜中也常配有香菇、木耳、冬笋，可以有意识地把筷子伸向这些食品。点菜时，应适当点一些调味清爽的菜肴，如清蒸、白灼、清炖的菜肴。有一两个浓味菜肴过瘾即可。再配上酸辣小菜，用来提神醒胃。

主食建议选蒸煮的，比如清汤面、蒸窝头、野菜团子等，素馅包子也不错，发面的皮容易消化，馅也不油腻。此外，要少吃葱油饼、榴梿酥。

推荐菜品：淀粉食品（如荞麦面、蕨根粉等）、根茎类食品（如藕片、山药等）和水果沙拉等素食为主，配上一两个少油脂的鱼肉类和豆制品，凉菜不妨点个生拌蔬菜。

2. 精细族：多吃点渣

在这一族群的眼里，精细是一种态度和生活品质，吃饭也要精雕细琢，这是原则。

营养陷阱：只吃精米细粮、色香味俱全的菜肴，因为过度加工，一些营养素流失殆尽，比如膳食纤维和B族维生素。此外，对饮食精致主义者来说，最常摆在面前的健康问题就是便秘。

营养补充清单：粗纤维食物属于“多渣食品”，多吃这类食物能消除“少渣食品”对人体造成的危害。含粗纤维较多的食物主要有小米、玉米、麦片、花生、水果、卷心菜、萝卜等。

粗粮至少占到全天主食量的一半以上，只有长期坚持这个量，才能达到吃粗粮的功效。煮粥时在大米中加上一把小米或者切几块红薯进去，做饭时加点黑米做成二米饭，不想做饭就用窝头做主食，都是省时省力的摄入粗粮的好办法。

如果你已经便秘，不妨每天喝一杯益生菌含量高的酸奶，并多选用一些豆类、薯类、菇类食物，这些食物与蔬菜水果都是膳食纤维的良好来源，可以让你的肠道动起来。

推荐菜品：小玉米饼。

应酬六秘诀，营养又健康

每当节假日来临，各种各样的饭局不断，应酬族饭局那更是一个接一个。饭局大多以荤菜为主，喝酒更是难以避免的，下面为应酬族们支几招，让你的聚会既有气氛又吃得营养。

招数1：赴宴之前饼干垫底

赴宴前最好先吃些苏打饼干、土司，甚至用水果来垫底。一来可以增加饱足感，二来可避免在筵席中摄取过多的肉类与油脂。

招数2：盘饰青菜多多进食

筵席中往往缺少蔬菜类，建议不妨多吃盘饰中的青菜或水果，以补充纤维与维生素的不足。蔬荤比掌握在3∶1至4∶1，这样即使脂肪吃多了，也能随蔬菜中的膳食纤维排出体外。

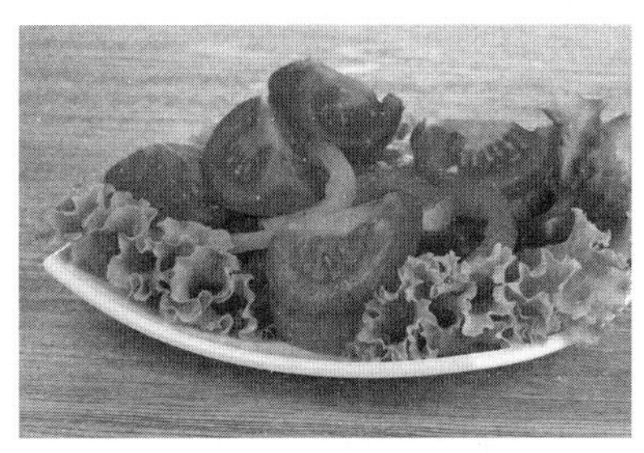

青菜要多吃

招数3：汤汁鱼肉少量摄取

如果希望在餐桌上减少油脂的摄取，建议少吃油炸的菜肴，或者将裹粉及肉类的外皮去除，而汤汁、浓汤和菜汁尽可能也少喝。

此外，避免摄取过多的蛋白质与胆固醇。鸡、鸭、肉等动物性食物要避免过量，否则人体呈酸性体质，容易疲劳。螃蟹、鳗鱼、虾等海鲜，胆固醇含量较高，最好不要过量食用。尤其在吃自助餐时，应当少吃此类食物，切忌吃得过饱，以免导致胃肠道、肝脏的负担加重。饮食顺序为：汤、蔬菜、主食、海鲜、肉等。

招数 4：酒加冰块降低浓度

在用餐当中，饮料也是必要的；怕胖的人，建议最好选择矿泉水或无糖的乌龙茶，若要喝酒助兴，就多加一些冰块，以降低酒精的摄取量。

饮酒要限量，少许酒可促进胃液分泌，有助于消化，促进血液循环。选择红葡萄酒最为适宜。劝酒、嗜酒和醉酒都不利于健康。另外，用餐最后一定要吃一点米饭。

招数 5：最好选择菊花茶

宴会中，不少女性认为，多喝饮料容易胖，不如用喝茶来替代。其实这种做法并不健康。因为茶叶中含有鞣酸和茶碱，这两种物质都会影响人体对食物的消化。在吃饭过程中和饭后半小时内应忌喝茶。饭前最好也少喝茶，如果要喝，应该选用菊花茶等淡茶。

招数 6：饭后不要马上吃水果

饭后马上吃水果不利于身体健康，这是因为食物进入胃以后，需要 1~2 小时的时间消化，才能缓慢排出。如果在饭后立即吃水果，就会被先吃的食物阻滞在胃内，水果中的果糖不能及时进入肠道，以至在胃中发酵，产生有机酸，引起腹胀和腹泻。长期如此，就会导致消化功能紊乱而致病变。

在此，需要提醒大家注意的是，在外出赴宴回到家之后的饮食一定要保持清淡，以素食为主，少油少盐，更要优先补充宴席上所缺乏的蔬菜、水果、杂粮、豆制品等，以保持整体的饮食平衡。另外，如果是晚上赴宴，无法及时改变饮食，那么饭后建议出去散步 40 分钟以上，第二天再从饮食上加以调整。

第十章

不同体质，吃不同的食物

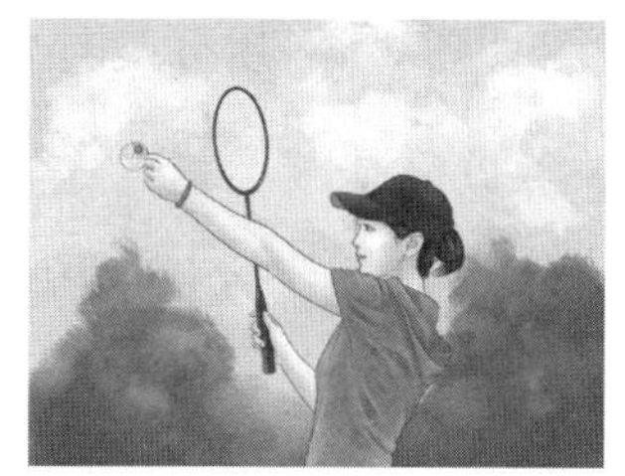

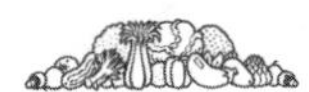

体质分九种，饮食大不同

你了解自己的体质吗

所谓“体质”，指的就是机体素质，是指人体秉承先天（指父母）遗传，同时受后天多种因素影响，所形成的与自然、社会环境相适应的功能、形态上相对稳定的固有特性。它反映机体内阴阳运动形式的特殊性，这种特殊性由脏腑盛衰决定，并以气血为基础。

祖国医学一贯重视对体质的研究，最早的记载是在两千多年前成书的《黄帝内经》里。后来，张仲景、王叔和、孙思邈等医学大家都对体质学说进行了深入的探讨，并应用在临床实践中，强调营养补充必须要根据人的体质不同而有所区别。

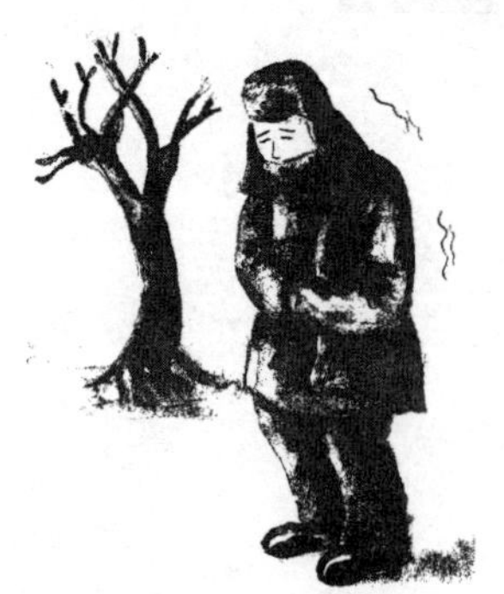

人体禀赋有强有弱

2009 年 4 月 9 日，《中医体质分类与判定》标准正式发布。该标准是我国第一部指导和规范中医体质研究以及应用的文件，书中将中国人的体质分为了九个类型：

1. 阴虚体质

阴虚体质的人大多体形偏瘦，体内阴液亏少，经常会感到口燥咽干、手足心热。拥有这种体质的人大多性情急躁，外向好动，性格活泼。阴虚体质的人耐寒不耐热，平时喜爱喝冷饮，容易出现失眠、精神不振等症状。

2. 阳虚体质

阳虚体质的人一般不会拥有

结实的肌肉，他们往往畏寒怕冷、手足发凉。这种体质的人大多性格沉静、内向。他们往往喜欢比较热的饮食，平时容易精神不振，身体容易出现肿胀、泄泻、风寒感冒等病症。

3. 气虚体质

气虚体质的人性格较为内向，平时不喜欢冒险，这种人说话语音低弱，气短懒言，很容易便会感到疲乏，也很容易出现精神不振、容易出汗等生理特征。这种人耐受风、寒、暑、湿的能力较强，平时容易患感冒、内脏下垂等病，并且病后康复缓慢。

4. 痰湿体质

痰湿体质的人体形肥胖，腹部肥满松软。这种人的性格比较温和、稳重，大多数痰湿体质的人都比较善于忍耐。他们经常会出现面部皮肤油脂较多，多汗，胸闷，痰多，口黏腻或口甜等症状，同时痰湿体质的人还很喜欢进食肥甘甜黏的食物。他们对于梅雨季节以及湿重环境的适应能力较差。

5. 血瘀体质

无论是胖人还是瘦人，均有可能是血瘀体质。这种类型的人由于血行不畅，会出现肤色晦暗、舌质紫黯等特征。平时容易出现烦躁、健忘的症状。这种人不耐受寒邪，容易出现肿块或者是出血症。

6. 湿热体质

湿热体质的人大多形体中等或者是偏瘦。这种人由于湿热内蕴，会出现面垢油光、口苦等湿热表现。平时容易心烦、急躁，很难适应夏末秋初的湿热气候。

7. 气郁体质

气郁体质的人大多形体瘦弱、神情抑郁、情感脆弱，这种人的性格往往内向、不稳定、敏感多虑，对精神刺激和阴雨天气的适应能力均较差。容易患上脏躁、梅核气、百合病及抑郁症等病症。

8. 特禀体质

特禀体质者先天失常，以生理缺陷、过敏反应等为主要特征。

特禀体质者经常会出现哮喘、风团、咽痒、鼻塞、喷嚏等症状。特禀体质者通常适应能力差，每当遇到易致过敏季节的时候，便很容易引发宿疾。

9. 平和体质

平和体质者的阴阳气血调和，一般情况下具有体态匀称健壮、面色红润、精力充沛等主要特征。

拥有平和体质的人面色、肤色都比较润泽，头发稠密且又富有光泽，目光有神，鼻色明润，嗅觉通利，唇色红润，身体不容易疲劳，精力充沛，耐受寒热，睡眠良好，同时性格也是随和开朗的，对自然环境和社会环境适应能力较强，平时患病较少。

根据以上九大类型体质的表现特征，你可以测一测自己属于哪种体质，这样在进行营养补充的时候，便可以根据自己体质的特殊需要“辨体施养”，选择最有效的方法和途径了。

让体质变化的一些因素

“人之生也，有刚有柔，有弱有强，有短有长，有阴有阳。”《黄帝内经・灵枢・寿夭刚柔》中的这个说法，说明了每个人的体质基调都是由其先天禀赋所决定的，在人的一生当中，体质并非是一成不变的。

先天禀赋可以说是生命乐章的主旋律，它指的就是父母遗传给我们的基因，这种先天禀赋虽然是生来就具备的，但是也会在后天各种因素的影响下产生变化。具体来说，会对人的体质产生影响，令其发生变化的因素共有以下几种：

1. 饮食营养是决定体质强弱的重要因素

水谷是人体的根本，保证合理的膳食结构，科学的饮食习惯以及适当的营养水平，是非常有利于维护和增强体质的。人的体质不同，其对营养物质的新陈代谢功能也不一样。因此，科学、合理的营养饮食应包含必须和适当两层含义。长期营养不良、低下，或者是不当，会使体内某些成分发生变化，从而影响体质，以至于引发疾病。《黄帝内经》中曾多次谈到饮食偏嗜对机体的危害。诸如“肥者令人内热，甘者令人中满”，“膏粱之变，足生大丁”，以及五味偏嗜会引起人体脏气偏盛或偏衰而产生病变等。

2. 年龄同样影响体质

随着年龄的增长，人体的结构、功能与代谢都会发生规律性的变化，所以说年龄也是影响体质的重要因素之一。总体来说，人的生命历程都是从少儿、青年到中年，再转向老年的。中医学在《素问・上古天真论》和《灵枢・天年》中深刻地论述了人体脏腑气血盛衰与年龄的关系。在生长、发育、壮盛以至衰老、死亡的过程中，脏腑气血由盛而衰，影响着人体的生理功能，决定着人体的体质，这个时候便要注重饮食、起居和运动养生，以免体质出现偏颇。

3. 性别

通常情况下，性别是指男性和女性。男为阳，女为阴，所以男性多禀阳刚之气，体魄健壮魁梧，女性多具阴柔之质，体形小巧苗条。男子以气（精）为本，女子以血为先，所以说，男子以肾为先天，女子以肝为先天。《医门法律》中有这样的说法，“男子多用气，故气常不足；女子多用血，故血常不足。所以男子病多在气分，女子病多在血分”。《妇科玉尺》中则有“男子之病，多由伤精；女子之病,多由伤血”的记载。可见,男女性别不同,其遗传性征、身体形态、脏腑结构与生理功能、物质代谢乃至心理特征等都有所不同，体质上也必然会存在着由于性别所导致的差异。

4. 劳动和运动

劳动的性质和条件，也深刻地影响着人们体质的强弱。一般情况下，劳动分为体力劳动和脑力劳动两大类。一般来说，适当的体力劳动对体质的增强有积极的作用。但是，过于繁重的体力劳动，在恶劣环境下的体力劳动，令精神经常处于紧张状态下的劳动，促使身体局部片面发展的劳动等，都会对人的体质产生不利影响。反之，过度安逸又有可能会导致机体气血运行迟缓，气机阻滞，从而令脏腑功能减弱，正气不足，这样会令体质朝着不好的方向发展。所以说，在劳动的过程中一定要注意劳逸适度。

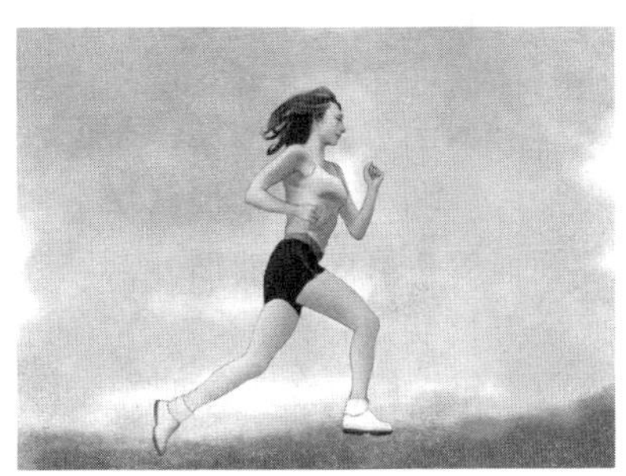

劳动和运动对人们的体质也有影响

“流水不腐，户枢不蠹”，古往今来，人们都从自然规律中体会到了“生命在于运动”的真谛，将体育锻炼视为改善体质的法宝。历代医家所总结的“养生导引之法”，诸如太极拳、五禽戏等，就都是以运动来调养体质的典范。现代运动生理学研究也证明，经常进行适当的体育锻炼，可使神经系统更为活跃、灵敏，肌肉的耐力、收缩强度增强，内分泌系统平衡得到调整，血液循环得到改善，新陈代谢更加旺盛，废物的排泄也更为顺利，这样便可以使病理体质向正常体质转化。

5. 地理环境因素

人们生活在不同的地理环境条件下，由于受不同水土性质、气候类型，以及生活习惯等的影响，形成了不同的体质。中国幅员广大，人体体质的地区性差异颇为明显。早在《素问·异法方宜论》中就曾详细的论述过东西南北中各地人的体质特征。环境科学表明：当自然环境中，地壳、空气、水等的化学组成的变化，超过了人体适应和调节能力时，就会影响人的体质，甚至会形成地方病和流行病。

在了解了这几大影响体质的因素之后，在日常生活当中便要引起注意，尽可能地让自己的体质向着良性的方向发展。

饮食不当易催生不同体质

人的体质同饮食有着千丝万缕的联系，如果饮食不当，便有可能丧失原有的平和体质。

人的一日三餐是不可或缺的，正所谓“安身立命，必资于食”。但是疾病也大多都是从口而入的。食品质量、饮食结构、吃多吃少、进食方式等，都会对体质产生深远的影响，所以在某种程度上来说，体质就是吃出来的。

1. 营养过剩促生气虚或者痰湿体质

营养过剩分为绝对的和相对的两种。绝对的营养过剩就是食物太好吃，并且还吃了很多；相对的营养过剩就是虽然摄入的食物量看起来不多，但是相对于热量消耗、基础代谢来说却偏多了，像肥甘厚腻和精细加工的食物都属于这种。一个人长期营养过剩、食量过多，最后明显的结果就是形成痰湿体质。

另外，食物摄入过多还会影响到脾胃。脾胃就像是一个工厂，如果它的加工能力是100，但你却非要给它120的原料，那么勉强加工出来的部分就都是半成品，这种半成品不是人所需要的气血精微，而是不能利用的废物——痰湿，并且这些痰湿停在皮下就成了肥胖，停在血液里面便会引发高血脂，停在肝脏内就是脂肪肝……总之，痰湿会引发一系列的病变。

长期营养过剩还会引发气虚体质。可能有的人要问了，营养过剩怎么会引发气虚呢？有一句话叫作“水谷与元气不相两立”，这句话的意思便是，水谷在体内的消化、吸收、转化、输布、代谢和排泄这一过程需要元气的推动和激发，是要消耗元气的。如果长期营养过剩，消耗的元气也自然就非常多了。营养过剩而又元气不足的结果就是令人气虚而又肥胖。

2. 营养不足促生气虚或者阳虚体质

在现代社会当中，营养不足要比从前少了很多。现代生活当中的营养不足，往往是由于从小养成了不良的饮食习惯，比如偏食和节食而造成的，这种偏食和节食会促生和加重气虚或者是阳虚的体质。

3. 饮食过咸促生阳虚间夹痰湿、血瘀体质

饮食过咸是促生痰湿体质、血瘀体质的重要因素。这是由于多盐既会引发水钠潴留，使人水肿郁胀，酿生痰湿水饮，又会伤害到血管，影响血液循环，导致血瘀。长期饮食过咸的人，在进入中老年之后，常常会外强中干、本虚标实，这样的人往往外形肥胖、皮肤油腻粗糙、肤色偏暗、舌苔白厚，具有一定的痰湿体质特征，而舌质淡紫、脉象沉细、夜尿却又反映出阳虚间夹血瘀的体质特征。

4. 长期吃辣会加重湿热和阴虚体质

在那些常年气候潮湿的地区，人们往往通过进食辛辣的食物来适应环境，因为辛辣可以祛湿。但是长期吃辛辣食物，又会促生和加重湿热和阴虚体质。同时由于辛辣刺激食欲，会让人在不自觉间加快进食速度，增加饭量，这样便有可能导致营养过剩，促生痰湿。

5. 常食寒凉食物会促生阳虚或者血瘀体质

很多人都有吃冰冻食品或是饮冰镇饮料的习惯，在冰箱普及之后，有这种习惯的人也越来越多了。中医认为，脾胃消化食物，靠的是脾胃阳气，而冰冻寒凉最伤脾败胃，戕害阳气。血脉喜温恶寒，得温则行，遇寒则凝，因此经常进食冰冻寒凉饮食，是很影响血脉运行的。长期阳气受损，阳虚就在所难免；血脉经常不通，血瘀就会出现。过量食用冰冻寒凉食物的人，特别是女性，经常会出现阳虚与血瘀间夹的体质。

6. 常吃夜宵会促生痰湿体质

在夜晚的时候，阳气也是需要休息的，所以它应该被潜藏起来，而不是被调动起来消化食物。如果经常吃夜宵，便要经常在夜间消耗阳气，时间久了，便会对阳气造成伤害，并促生痰湿体质。

7. 不吃早餐会促生气郁或者痰湿体质

在繁忙的都市生活当中，不吃早餐在上班族当中似乎已经成为普遍现象。殊不知，这是一个非常影响身体健康的做法。因为不吃早餐会影响到肝胆的功能。一天之计在于晨，早上，胆囊里边储满了胆汁，蓄势待发，为消化早餐做好了准备。这个时候不吃早餐，胃里面便是空的，肯定会影响胆汁的排泄。胆汁长期排泄不规律，就会严重影响到肝胆疏泄条达，促发或加重气郁体质，进而影响脾胃运化，促生痰湿，这个时候便会出现越不吃早餐越肥胖的情况。

如果你本身拥有平和体质，对于这些可能会令你体质变糟的饮食习惯，便要加以注意了，千万不要因为管不住自己的嘴而丧失令人羡慕的体质。不是平和体质的人也可以对照这些不良的饮食习惯，来约束自己，这样有利于改善现有体质的不足之处。

辨体施食才是健康之本

不同类型的体质都具有其各自的优缺点，所以不同体质的人在进食的时候也要讲究“辨体施食”。这样才能够针对不同个体的生理和病理特点，有效地进行食养以及食疗。辨体首先要着眼于对体质类型进行分析，然后才可以正确地进行营养补充。辨体是决定具体营养补充方案的前提和依据，施食则是实施该营养补充方案的具体手段和方法。下面我们就一起来看一下不同体质的人在饮食方面具有哪些宜忌。

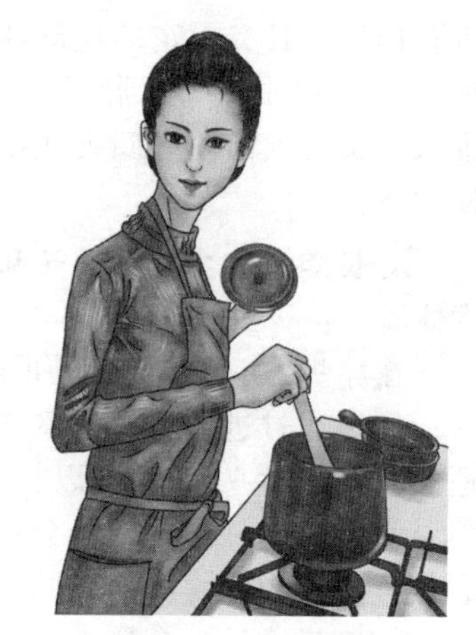

不同体质的人饮食也不同

1. 阴虚体质

阴虚体质的人适宜食用寒凉清润的食物，比如海参、绿豆、百合、黄瓜、丝瓜、苦瓜、葡萄、西瓜、梨、番茄、绿茶、菊花等。

不适宜食用温燥、辛辣、香浓的食物，如辣椒、花椒、胡椒、韭菜、茴香、羊肉、葱、姜、蒜、酒、咖啡等。

2. 阳虚体质

阳虚体质的人适宜食用温热、甘缓的食物，如牛肉、羊肉、鹌鹑肉、黄鳝、洋葱、香菇、韭菜、芥菜、樱桃、荔枝、桂圆、板栗、糯米、红糖、辣椒、胡椒、姜、酒、咖啡等。

不适宜食用生冷、苦寒、黏腻的食物，如鸭肉、蟹肉、田螺、冬瓜、黄瓜、丝瓜、苦瓜、芹菜、茄子、百合、绿豆、甘蔗、李子、梨、西瓜、绿茶等。

3. 气虚体质

气虚体质的人适宜食用性平偏温，具有益气健脾作用的食物，如母鸡、羊肉、鹌鹑肉、黄鱼、黄鳝、胡萝卜、南瓜、香菇、山药、莲子、红枣、糯米、苹果、桂圆、葡萄干、蜂蜜、饴糖等。

不适宜食用萝卜、芥菜、萝卜缨、荷叶、荸荠、金橘、佛手柑、柚子、山楂、槟榔、橙子、荞麦、蒜、薄荷、烟、酒等具有耗气作用的食物。

4. 痰湿体质

痰湿体质的人适宜食用清淡祛湿的食物，如白萝卜、扁豆、冬瓜、红豆、白果、锅巴、黄豆芽、鲤鱼、鲫鱼、鲈鱼等。

不适宜食用猪肉、鳜鱼、鳖肉、西瓜、李子、香蕉、杏、桃、橘子、枇杷、梨、甘蔗、柚子、燕窝、银耳、百合、醋、饴糖、砂糖、甜饮料等食物。

5. 血瘀体质

血瘀体质的人适宜食用黑豆、洋葱、木耳、韭菜、香菇、茄子、藕、柠檬、山楂、玫瑰花、茉莉花、螃蟹、酒等具有健胃、行气、活血功效的食物。

不适宜食用肥肉、鱼子、奶油、蟹黄、蛋黄、鳗鱼、巧克力、油炸食品、蛋糕、点心、糖果、蚕豆、红薯、芋头、板栗、冰激凌、冰块、冰镇西瓜、冰水、味精、盐等食物。

6. 湿热体质

湿热体质的人适宜食用冬瓜、丝瓜、苦瓜、黄瓜、西瓜、红豆、绿豆、芹菜、莴笋、薏薏米、萝卜、豆腐、海带、鲫鱼、泥鳅、葫芦、大麦等清淡祛湿的食物。

不适宜食用猪肉、羊肉、动物内脏、海参、甲鱼、菠萝、山楂、橘子、石榴、辣椒、银耳、葱、姜、蒜、烟、酒等性热生湿、肥甘厚腻的食物，另外还要注意戒除烟酒。

7. 气郁体质

气郁体制者适宜食用佛手、金橘、橙子、陈皮、山楂、黄花菜、玫瑰花、海带、茴香菜、荞麦、酒等具有行气解郁、消食醒神的食物。

不适宜食用辛辣、肥甘厚腻的食物，浓茶和咖啡也要少喝。

8. 特禀体质

特禀体质的人适宜食用山药、燕窝、灵芝、糯米、红枣、黄芪、人参、太子参、泥鳅等食物。

不适宜食用牛肉、鹅肉、茄子、辣椒、芹菜、蚕豆、白扁豆、鲤鱼、虾、蟹、海鲜、荞麦、浓茶、咖啡、酒等食物。

9. 平和体质

如果你的体质平和，那么便没有什么特别的饮食禁忌，只要注意在日常养生中采取中庸之道，避免暴饮暴食、烟酒无度，吃得既不过饱，也不过饥，不过冷也不过热，多吃五谷杂粮、蔬菜瓜果，少食过于油腻及辛辣之物。根据自身需要合理补充营养元素即可。

在了解了体质与食物的这些关系之后，便要在辨别好自身体质的前提下，切实将这些饮食注意事项落到实处。只有这样，才能够正确地补充营养，让自己的体质处于一个健康的状态。

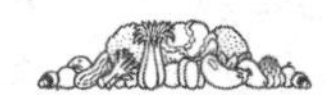

阴虚体质

阴虚体质的外在表现

在中医学中有个专业词语，那就是“阴液”。这个词语是指脏腑的阴精，同时也泛指身体内包括血液、精液、唾液、汗液等在内的所有营养液体。而阴虚体质，通俗一点来说，就是指体内少水，阴分不足。由于水火是相矛盾的，所以少水则必然会导致火盛。这样就不仅会令人体缺乏滋润，容易出现干涩干枯的现象，还会导致人体内火偏盛，令人容易由于内热而引发上火。

阴虚内热在中焦的反应就是胃火旺，具体会表现为“消谷善饥”，也就是食欲大增，并且吃什么都会觉得很有滋味，但是却怎么吃都不会胖。阴虚的人虽然看起来瘦瘦的，但是形体却往往十分紧凑精悍，肌肉不松弛。

“五心烦热”也是阴虚人的典型表现。“五心”指的是手心、脚心和胸口，阴虚的人经常会感觉这些部位发热，但是体温却是正常的。之所以叫作烦热，是因为这种热会令人心烦不安，甚至影响到思考、工作、学习和睡眠。有些阴虚体质的人，甚至在读书或者是工作的时候，总要随时用凉水或者是其他东西来为自己降温，否则便会热得无法静下心来。这便是内热作用的结果。内热会让人显得精力旺盛，非常活

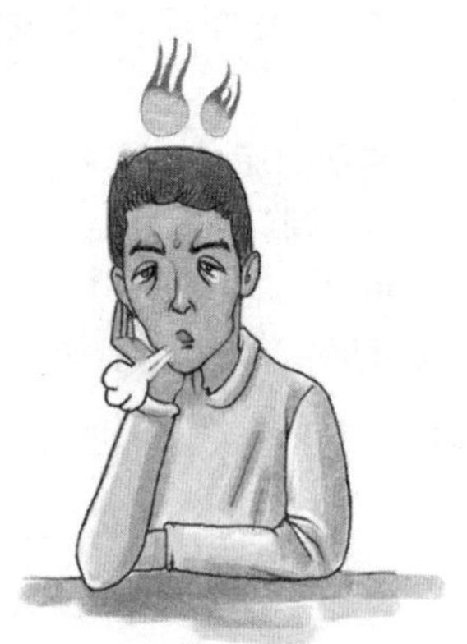

阴虚体质

跃，但是过分活跃，就会显现为躁动不安了。

除此之外，阴虚的人还经常会出现眼睛、关节、皮肤干燥涩滞，口唇又红又干，舌头伸出来也是红红的，舌苔较少，脉象又细又快等现象。同时，拥有这种体质的人往往情绪波动较大，容易感到心烦，或者是压抑、敏感，睡眠质量也会较差，睡着之后老是流汗不止。

阴虚体质是怎样产生的

阴虚体质的形成，是由先天不足、后天失养和外界因素共同导致的，其中先天因素包括怀孕时期母体体质柔弱，或者是高龄受孕、早产等；后天失养则包括过度劳累、性生活频繁、纵欲耗精等。另外，像季节变化、饮食不节等外界因素，也同样能够促使阴虚体质形成。

具体来说，导致阴虚体质的因素共有以下几个方面：

1. 先天不足

传统医学认为，孕妇的饮食要富含营养，又要易于消化，还要饥饱适中。妇女在怀孕期间应该忌食肥甘厚味，忌食生冷、炙烤、辛辣。肥甘厚味，就是指肥腻甘甜不易消化的食物，这种食物容易损伤脾胃。生冷，指的是生冷食物、瓜果，过食也容易损伤脾胃。炙烤，是指煎炸、油炸、火烤的食物；辛辣，是指辛辣的食物。炙烤与辛辣食物都属于热性食物，能够助长人体内的湿热。孕妇如果湿热内盛，就会影响到胎儿。另外，如果妈妈不愿意进行母乳喂养，而是给婴儿喂牛奶，也有可能会令孩子形成阴虚体质。因为母乳不热不寒，是婴儿成长唯一最自然、最安全、最完整的天然食物，它含有婴儿成长所需要的所有营养和抗体，特别是母乳含有50%的脂肪，除了供给宝宝身体热量之外，还能满足宝宝脑部发育所需的脂肪。而牛奶是热性的，本来小孩阴就不足，就容易生热生燥，人工喂养牛奶久了以后，往往会出现阴虚。

2. 熬夜

在阴虚体质者当中，有很多是年轻人。他们的阴虚体质是由于生活节奏很快，压力特别大，每天都要应对纷繁复杂的生活和工作，熬夜也就成了家常便饭，这样会引发思虑过度，精神消耗过大，体力和精力都明显透支，时间久了，阴虚体质就会找上他们。

3. 男性纵欲耗精

男性阴虚体质并不多见，但长期纵欲的男性极易因为精气耗伤过度而出现肾阴虚的问题，不仅平时易于口渴，而且还可能出现烦躁、腰酸、多汗等征象。

4. 过多食用辛辣、煎烤食品

辛辣、煎烤食品大多性燥，非常容易耗伤阴津，长期食用可能会导致阴津不足。

5. 长期发热

某些慢性疾病如果表现为长期发热，就很容易在热退之后出现阴虚体质，因为汗为阴液，发热时不停地出汗最容易导致人体阴液耗伤。

以上所说的这些，便是造成阴虚体质的一些主要原因，如果发现自己有哪些行为和上面所说的一致，便一定要注意改正，因为只有这样才能够避免自己的体质走向偏颇。

阴虚体质者易得疾病

一般情况下，每一种体质，都具有其偏向性的疾病。不过也并不是说某种疾病就是因为某一类型的疾病而产生的。

下面要介绍的这些疾病，都是同阴虚体质相对应的，但并不是说阴虚体质就一定会引发这些疾病。

1. 习惯性便秘

多出现于中老年人身上的习惯性便秘，常常是由于阴虚津液匮乏所导致。

2. 干燥综合征

体内津液缺乏，常常会引发眼睛、口鼻、皮肤干燥，全身分泌腺萎缩或者是功能丧失，患者的体型大多为干燥体型。

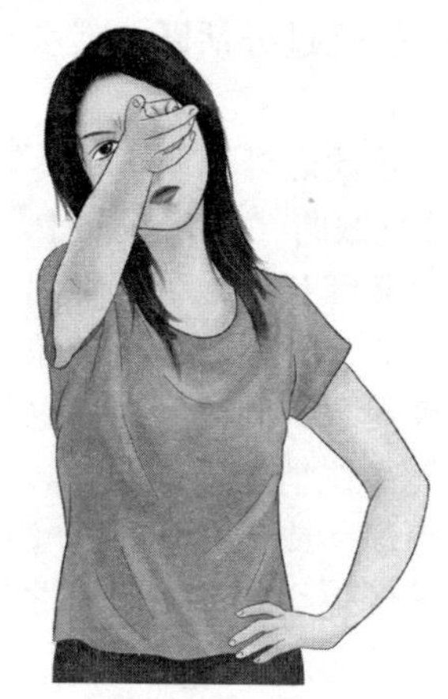

更年期女性体质容易阴虚

3. 烦躁不安

阴虚往往会伴随着血虚，阴血不足，心神就得不到足够的营养；阴虚不能制约阳气，就会出现阳热偏盛，扰乱心神，从而引发烦躁不安的症状。

4. 失眠

有一大部分失眠患者的症状，是源自阴血不足、心神失养。

5. 卵巢功能衰退

阴虚体质是导致女性卵巢功能早衰的主要原因。由于阴血不足，身体没有多余的阴血排出体外，从而出现女性年纪轻轻就月经量少、周期延长，甚至闭经，出现卵巢功能早衰。

6. 高血压

并非高血压患者都是阴虚体质，但是却是有着阴虚这方面原由。一些临近更年期的女人，就有经期血压升高的表现。

7. 红斑狼疮

从体质上来看，红斑狼疮病人也以阴虚体质的较多。红斑狼疮是一种抵抗力系统疾病，患者中的百分之八九十以上是女人，并且是比较伶俐标致的女人，相对来说比较优秀，长进心强。那么是否好胜心强的女人更易阴虚？好胜心强的女人，就会极力去做好工作，压力一般会比较大，想得比较多，支付的精力也会比别人多，津液损耗相对较多。

8. 性冷淡

女人的性冷淡，也是同阴虚有着密不可分的联系。月经停止，便会令女人在心理上出现对性需求的削减。

阴虚体质的易感人群

阴虚体质向来都是对女性朋友青睐有加的，在现代女性的身上，担负着和男人们一样重的压力，她们要在外面为工作忙碌、为事业打拼，严重的体力透支使得阴虚很容易便会找上她们。并且，特殊的生理原因令女性天生便显得要比男人柔弱许多。女性在生命活动中大都会经历经、带、胎、产四个重要的过程，它们都大大地消耗了女性身体里的阴液，特别是从青春期到更年期贯穿女性人生中几十年的月经，更是损耗着阴液的基础——血液。所以，阴虚便非常容易找上女性，尤其是在女性进入更年期之后。

更年期的女性，由于性激素减少，会出现一系列与之有关的特殊症状，如早期的潮热、出汗、情绪不稳定、易激动，晚期的外阴瘙痒、阴道干痛、尿频、尿急、尿失禁、反复膀胱炎，以及一些属于心理或精神方面的非特殊症状，像倦怠、头晕、头痛、抑郁、失眠等，这些更年期症状的出现是和阴虚有着很大关系的。

多数妇女能够平稳地度过更年期，但也有少数妇女由于更年期生理与心理变化较大，被一系列症状所困扰，影响身心健康。因此每个到了更年期的妇女都要注意加强自我保健，保证顺利地度过人生转折的这一时期。

在更年期时期首先要注意的，便是饮食营养的问题。

对于更年期有头昏、失眠、情绪不稳定等症状的人，要选择富含B族维生素的食物，如粗粮（小米、麦片）、豆类和瘦肉、牛奶。牛奶中含有的色氨酸，有镇静安眠的功效；绿叶菜、水果含有丰富的B族维生素。这些食品对维持神经系统的功能、促进消化都有一定的作用。此外，要少吃盐（以普通盐量减半为宜），避免吃刺激性食品，如酒、咖啡、浓茶、胡椒等。

月经频繁、经血量多，甚至引起贫血的人，可选择蛋白质含量较高的食物，如鸡蛋、瘦肉、豆类等。平时还应多食一些猪肝、蔬菜和水果。如果食欲不好，厌油腻，可用红枣、桂圆加红糖做成红枣桂圆汤饮用，或用红枣、红豆煮粥当点心，可以起到健脾补血的功效。

身体发胖，胆固醇增高者，应选择含优质蛋白质和低胆固醇的食物，如瘦肉、鸭肉、鱼类，多吃豆类及豆制品也是不错的选择，大豆中含有丰富的钙、磷、铁和维生素 B_1、维生素 B_2，另外大豆中的亚麻酸和亚油酸还具有降低胆固醇的作用。

除去补充必要的营养之外，还要保持乐观、愉快的情绪和良好的仪表、举止、风度，再适当地进行一些身体锻炼，便更加有助于缓解更年期女性的阴虚症状，从而保证她们顺利地度过这一人生的特殊时期。

阴虚体质者的饮食宜忌

阴虚体质的人，外貌经常会受到这种体质的影响。通常情况下，他们的皮肤偏干，没有光泽且容易脱屑，颜面潮红或是偏红，易生皱纹，还经常会出现黑眼圈、睫毛短稀、唇燥干瘪的现象，头发也会由于得不到滋养而显得干枯，甚至会出现白发。

阴虚体质的人经常会出现怕热，容易出汗的症状，生活当中还经常会感觉手脚心发热，皮肤、口舌干燥，这种体质的人很容易便会觉得饥饿，进食量也不大，情绪容易烦躁，还容易受到失眠多梦、大便干结、小便短小的困扰。

可以说，阴虚体质是会影响到人的健康和美丽的。所以，如果出现了阴虚体质特征，便要引起注意，想办法令这种体质得到改善，以免影响到身心健康和正常生活。下面便从饮食方面为阴虚体质的人提一些建议。

阴虚体质的人，由于身体内阴液不足而导致内热，这种内热往往会加旺胃火，具体的表现便是能吃能喝，却怎么也不胖。这时候可要提醒阴虚体质者注意了，虽然胃口好，能吃能喝，但是也要管住自己的嘴，该吃的吃，不该吃的一定要忌口，否则便对身体健康无益。

在阴虚者的体内，就如同有一个小火炉一样，随时都在蒸发着体内的阴液，所以阴虚体质者平时应该多食用甘凉滋润的食物，如糯米、瘦猪肉、猪蹄、鸭肉、鹅肉、鳖、乌龟、黑鱼、海参、海蜇、鸡蛋、豆腐、金针菇、枸杞、藕、冬瓜、苦瓜、丝瓜、黄瓜、西瓜、石榴、葡萄、荸荠、生梨、苹果、甘蔗、燕窝、百合、银耳、黑芝麻、蜂蜜等，这样可以滋补肝肾。

而对于那些会损耗阴液的烤炸、辛辣或性温燥烈的食物，如羊肉、獐肉、锅巴、炒花生、炒黄豆、炒瓜子、爆米花、荔枝、龙眼肉、佛手柑、杨梅、大蒜、韭菜、芥菜、辣椒、薤白、生姜、砂仁、肉桂、草豆蔻、花椒、白豆蔻、大茴香、小茴香、丁香、薄荷、白酒、香烟、红参、肉苁蓉、锁阳等要忌食或少食；高热量的巧克力等食物也尽量不要食用，同时还要戒除烟酒。

适当服用一些中药药膳对于阴虚体质者也是十分有益的，比如银耳、燕窝、冬虫夏草、阿胶、麦冬、玉竹、百合可使皮肤光洁，减少色斑。到了秋天，空气很干燥，用沙参、麦冬、玉竹、雪梨煲瘦猪肉，对阴虚者是上等的疗养食物。

阴虚体质的调理方式

除去饮食方面需要注意之外，阴虚体质者还要在其他方面进行锻炼和调摄，只有这样，才能够缓解阴虚体质的不良影响。

1. 运动锻炼

对于阴虚者来说，运动锻炼也是不可或缺的。阴虚者可以选择进行中等强度的体育锻炼，一般的球类、跑步、游泳、爬山等常见的运动都可以；其中游泳能够滋润肌肤，减少皮肤的干燥感，尤其适宜皮肤干燥者。而太极拳、太极剑、气功、八段锦、五禽戏等动静结合、形神并练的传统项目更为适宜，尤其是静气功锻炼对于人体内分泌具有双向的调节作用，如“恬愉”养生功法等。

2. 作息调摄

阴虚体质者，由于体内阳气过于旺盛，从而容易引发阳亢、过度兴奋，这样便很容易失眠，所以阴虚体质者一定要注意保证充足的睡眠时间，这样有利于藏养阴气。除此之外，在睡前也不应该过度劳心，而是要舒缓心情，以降低失眠的概率。像过于紧张的工作，熬夜，剧烈运动，高温酷暑的工作、生活环境等都可能加重阴虚倾向，所以要尽量避免。

上面提到的这两点，是改善阴虚体质所必不可少的。另外，阴虚体质的人性格大多外向、活泼、好动，而性情偏急躁。长此

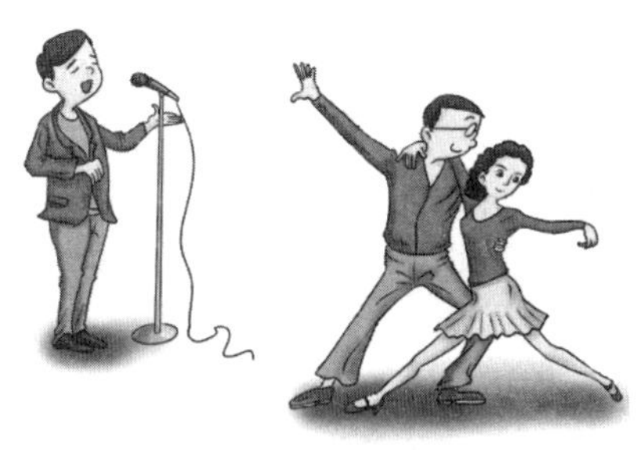

对于阴虚者来说，运动锻炼也是不可或缺的

以往，这样的负面情绪便更容易令阴虚体质的偏颇加重，所以生活当中，阴虚体质者要注意舒缓情志，戒怒戒躁，以使志定、神安、心平。

喝汤补营养，滋阴胜过良药方

人们常说“饭前先喝汤，滋阴胜过良药方”，这话是有道理的。因为，从口腔、咽喉、食道到胃，犹如一条通道，是食物的必经之路。尤其是午饭，作为一天当中最重要的一餐，吃饭前先喝几口汤，等于给这段消化道加点“润滑剂”，使食物能顺利下咽，防止干硬食物刺激消化道黏膜。

若饭前不喝汤，则饭后会因胃液的大量分泌使体液丧失过多而产生口渴感，这时才喝水，反而会冲淡胃液，影响食物的消化和吸收。

但是这饭前要喝的是什么样的汤呢？最好是要喝肉汤。这里的肉汤可以是鸡汤、牛筋汤、猪蹄汤、鱼汤、肉皮汤、羊蹄汤、牛肉汤、排骨汤等。不同的汤可以起到不同的抗病防疾效果。

鸡汤抗感冒：鸡汤，特别是母鸡汤中含有多种氨基酸和蛋白质，以及一些人体所必需的微量元素，可加快咽喉部及支气管膜的血液循环，增强黏液分泌，及时清除呼吸道病毒，缓解咳嗽、咽干、喉痛等症状。煲制鸡汤时，可以放一些海带、香菇等。

排骨汤抗衰老：排骨汤中所含的蛋白质、脂肪、维生素、磷酸钙、骨胶原、骨黏蛋白等养分，可以促进微循环，50~59 岁是人体微循环由盛到衰的转折期，骨骼老化速度快，多喝骨头汤可收到药物难以达到的功效。

鱼汤防哮喘：鱼汤中含有一种特殊的脂肪酸，它具有抗炎作用，可以治疗呼吸道炎症，预防哮喘发作，对儿童哮喘病最为有效。

所以，饭前喝汤是日常养生的一个重要细节。但这并不是说喝得越多就越好，要因人而异。一般中晚餐前以半碗汤为宜，而早餐前可适当多些，因为经过一夜睡眠后，人体水分损失较多。进汤时间以饭前 20 分钟左右为好，吃饭时也可缓慢少量进汤。总之，进汤以胃部舒适为度，饭前饭后切忌“狂饮”。

在这里，顺便再讲一下应该如何熬制营养而又鲜美的肉汤。

1. 熬汤用陈年瓦罐效果最佳

熬汤时，瓦罐能均衡而持久地把外界热能传递给里面的原料，而相对平衡的环境温度，又有利于水分子与食物的相互渗透，这种相互渗透的时间维持得越长，鲜香成分溢出得越多，熬出的汤就越鲜醇，原料也就越软烂。

2. 火候要适当

熬汤的要诀是：旺火烧沸，小火慢煨。这样才能把原料内的蛋白质浸出物等鲜香物质尽可能多地溶解出来，使熬出的汤更加鲜醇味美。只有文火才能使营养物质溶出得更多，而且汤色清澈，味道浓醇。

3. 配水要合理

水温的变化，用量的多少，对汤的营养和风味有着直接的影响。用水量一般是熬汤的主要原料重量的 3 倍，而且要使食品与冷水共同受热。熬汤不宜用热水，如果一开始就往锅里倒热水或者开水，肉的表面突然受到高温，外层蛋白质就会马上凝固，使里层蛋白质不能充分溶解到汤里。此外，如果熬汤的中途往锅里加凉水，蛋白质也不能充分溶解到汤里，汤的味道就不够鲜美，而且汤色也不够清澈。

4. 熬汤时不宜先放盐

因为盐具有渗透作用，会使原料中的水分排出、蛋白质凝固，鲜味不足。

5. 熬制时间不要过长

长时间加热能破坏煲类菜肴中的维生素；加热 1~1.5 小时，即可获得比较理想的营养峰值，此时的能耗和营养价值比例较佳。

甘蔗滋阴赛过参

阴虚体质者最明显的一个特征就是感觉有热，易有干、渴的症状。这种情况下，甘蔗便可以助阴虚体质者一臂之力了。作为一种甘凉滋养的食疗佳品，甘蔗自古以来便一直被人们广为称道。唐代诗人王维曾在诗中写道："饮食不须愁内热，大官还有蔗浆寒。"这就指出了甘蔗具有除胃热、滋阴的功效。

甘蔗是水果中唯一的茎用水果，也是水果中含纤维最多的一种。甘蔗含糖量高，浆汁甜美，被称为"糖水仓库"，在给食用者带来甜蜜享受的同时，还可以提供相当多的热量和营养。

在甘蔗当中含有比较多的水分。另外，甘蔗的含糖量也非常丰富，其中的蔗糖、葡萄糖及果糖，含量达 12%，极易被人体吸收利用。此外，甘蔗当中还含有人体所需的其他物质，如铁、钙、磷、锰、锌等人体所必需的微量元素，其中铁的含量特别多，居水果之首，甘蔗也因此获得了"补血果"的美称。此外甘蔗当中还含有天门冬氨酸、谷氨酸、丝氨酸、丙氨酸等多种有利于人体的氨基酸，以及维生素 B_1、维生素 B_2、维生素 B_6 和维生素 C 等等。

《本草纲目》言：甘蔗性平，

有清热下气、助脾健胃、利大小肠、止渴消痰、除烦解酒之功效，可改善心烦口渴、便秘、酒醉、口臭，肺热咳嗽、咽喉肿痛等症。阴虚体质者多食用甘蔗，是一个非常不错的改善体质的方法。

甘蔗削去外皮后即可嚼食，很多人因为怕麻烦或担心割伤嘴角而不愿吃甘蔗。其实，将甘蔗去皮、切块，榨汁饮用，不仅吃起来安全，味道也会更加甘洌。

吃甘蔗时要注意，应该从顶端吃起，这样才能越吃越甜，越吃越可口。反之，如果从根部吃起，则会越吃越淡，剩余一半的时候，可能你就没有胃口再吃下去了。

将甘蔗切成20~30厘米的段，放入锅里煮十来分钟后，捞起趁热削皮吃，会比生吃更甜。

总之，对于胃阴不足、虚热内扰所致的胃部不适症状，甘蔗具有一定的缓解作用，阴虚体质者可以经常食用甘蔗来养胃、补阴、清热。

鸭肉是阴虚人的上乘补品

鸭子是餐桌上的上乘佳肴，也是人们进补的优良食品。鸭肉的营养价值与鸡肉相仿。但是由于鸭子吃的食物多为水生物，所以鸭肉性味是甘、寒的，具有清热解毒、滋阴降火、止血痢和滋补的功效。

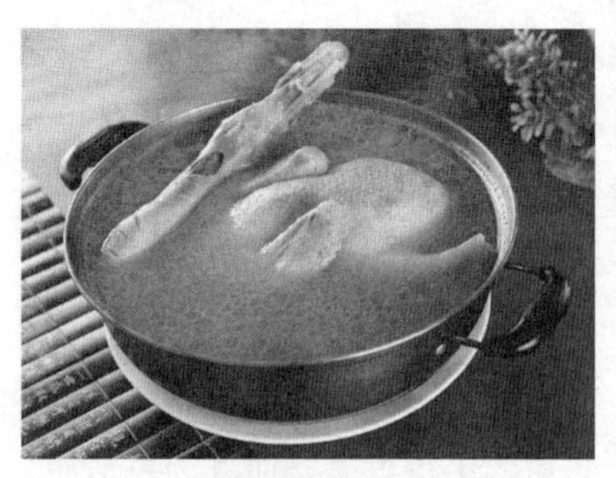

鸭肉营养丰富

现代营养学认为，鸭肉含蛋白质、脂肪、碳水化合物、钙、磷、铁、维生素 B_1、维生素 B_2、烟酸等营养成分。凡体内有湿热、虚火过重的人适合吃鸭肉，因此，鸭肉是阴虚者的上乘调补食品。

鸭可以做成各种各样风味不同的美食，如烤鸭、笼蒸全鸭、香酥肥鸭、鸭火锅等。再比如以北京鸭为原料做成的世界闻名的北京烤鸭、南京盐水鸭；“老土鸭火锅”采用青头老鸭，加入几十种名贵中草药和香料经浸、卤精制而成，是色香味俱全，回味无穷的保健食品。

其中，盐水鸭是南京有名的特产，久负盛名，至今已有1000多年的历史。这种鸭皮白、肉嫩、肥而不腻、鲜香味美，具有香、嫩的特点。而且每年中秋前后的盐水鸭色味最佳，因为是在桂花盛开的季节制作的，所以给它取了一个非常美的名字叫“桂花鸭”。

《白门食谱》记载：“金陵八月时期，盐水鸭最著名，人人以为肉内有桂花香也。”桂花鸭，是下酒佳品。逢年过节或平日家中来客，上街去买一只盐水鸭，似乎已成为南京世俗的礼节。

南京人的餐桌上素有“无鸭不成席”之说,且食鸭很有讲究，除去盐水鸭之外，还有很多种食鸭的方法。如春天吃的是春板鸭和烤鸭，夏季用琵琶鸭煨汤去暑清热，冬季则是板鸭风靡市场，桂花盐水鸭则四季都有，煮了吃，煎汤或者红烧当菜食用。在食用鸭子的时候，可以借鉴他们的制作方法，这样既可以收到滋阴的效果，又能够让人一饱口福。

鸭肉虽然营养丰富，但也并不是任何时候任何人都适合食用的，肥胖、动脉硬化患者，感冒患者，慢性肠炎患者以及腹部疼痛、腹泻、腰痛患者都不要食用鸭肉，以免加重病情。在食用鸭肉的时候尽量不要选择烟熏的，因为这种烹调方式会产生致癌物质。

调理阴虚体质食疗方

《黄帝内经》指出，人是天地所生的，天以气养人的阳，地以食物养人的阴。说到这里，很多朋友会问：“那什么食物最适合我们养阴呢？山珍海味吗？”其实，我们身边有些最简单、最实惠的食材往往就是我们最需要、也最有效的选择。将身边的这些食材充分利用起来，便可以为身体补充必要的营养，从而轻轻松松起到滋阴的作用。下面就向大家推荐几种阴虚体质的保健食疗方。

1. 小米蛋奶粥

原料：小米 100 克，牛奶 300 克，鸡蛋 75 克，白砂糖 10 克。

制法：将小米淘洗干净，用冷水浸泡，沥水备用。锅内加入冷水约 800 毫升，放入小米，先用旺火煮至小米涨开，加入牛奶继续煮至米粒松软烂熟。将鸡蛋打入碗中，用筷子打散，淋入奶粥中，加白砂糖熬化即可。

功效：小米中含有丰富的 B 族维生素，具有防止消化不良及口角生疮的功效。牛奶的营养成分很高，除了我们所熟知的钙以外，磷、铁、锌、铜、锰、钼的

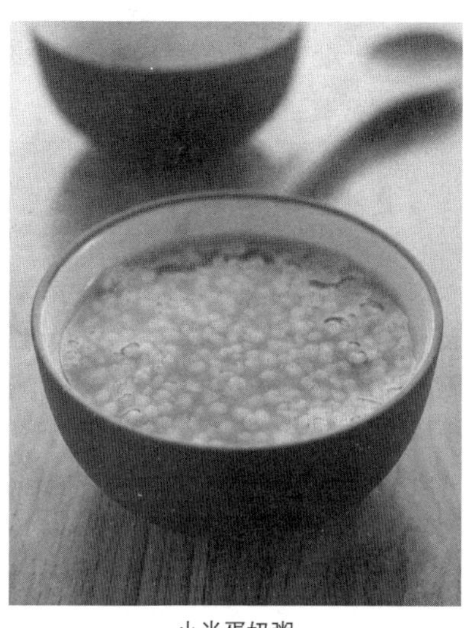

小米蛋奶粥

含量都很多。鸡蛋中含有多种维生素和微量元素，能够养心安神、补血、滋阴润燥。注意在制作的时候不要将小米粥做得太稀薄。

2. 菠菜炒猪肝

原料：猪肝 50 克，菠菜 200 克，酱油 25 克，植物油 15 克，盐、料酒、葱、姜各少许。

制法：将猪肝切成薄片，用酱油、葱、姜、料酒腌渍；把菠菜洗净切成段，茎、叶分开放置。锅置火上，放油烧热，放入猪肝快炒后盛出备用，再把油加热后加盐，先炒菜茎，翻炒片刻后加入菜叶，炒至半熟，放入猪肝，并倒入余下的酱油、料酒，仍用旺火快炒几下即成。

功效：这道菜富含维生素和钙、磷、铁等多种营养素，还富含蛋白质、脂肪等，营养丰富，可改善阴虚体质所引发的不适。

3. 蜜蒸百合

原料：百合 200 克，蜂蜜适量。

制法：用新百合加蜜蒸软，时时含一片吞津。

功效：百合除含有淀粉、蛋白质、脂肪及钙、磷、铁、维生素 B_1、维生素 B_2、维生素 C 等营养素外，还含有一些特殊的营养成分，如秋水仙碱等多种生物碱。

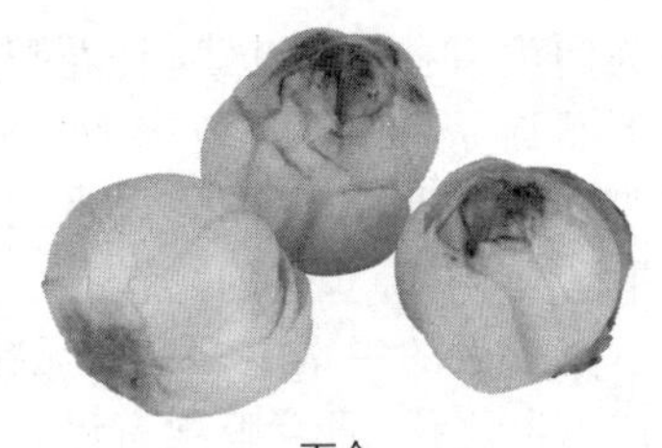

百合

这些成分综合作用于人体，不仅具有良好的营养滋补功效，对于阴虚肺燥也有不错的疗效。

4. 首乌黑豆煲鸡爪

原料：鸡爪 8 只，猪瘦肉 100 克，黑豆 20 克，去核红枣 5 颗，首乌 10 克，盐适量。

制法：将鸡爪斩去趾甲，清洗干净，放入沸水中汆烫，捞出后过冷，将猪瘦肉洗净备用。红枣、首乌洗净备用。将黑豆洗净，放入干锅中炒至豆子裂开盛入盘中，待用。把处理好的所有材料全部放入煲，加入适量清水，小火慢煲，3 小时后，用盐调味即可。

功效：这道汤中富含钙质和胶原蛋白，经常饮用，不但能够滋阴补虚、软化血管，还具有美容护肤的功效，对因身体虚弱、早衰引起的脱发，具有良好的食疗作用。

看好了这些滋阴药膳的做法后，你只要亲自动手，便可以让自己的体质获得改善了。

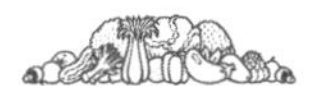

阳虚体质

阳虚体质的外在表现

研究发现，所有体质类型中所占比例最大的一种便是阳虚体质。同时，在所有体质当中，阳虚体质也是导致疾病最多的体质类型，下面是阳虚体质的一些特征，如果你具有以下症状，便说明你属于阳虚体质。

1. 畏寒怕冷是阳虚体质的主要表现

阳虚体质的人是非常怕冷的，

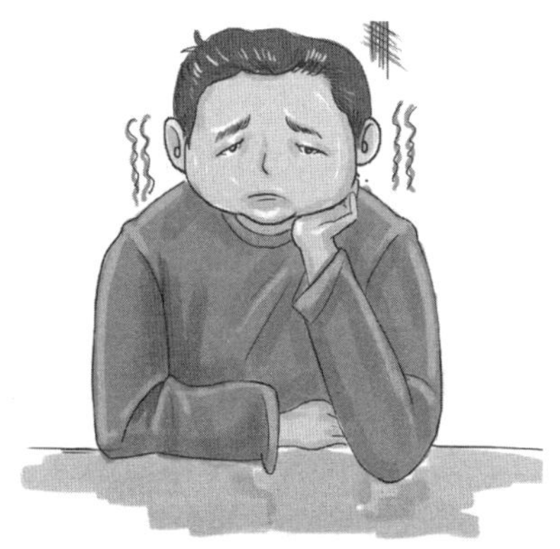

阳虚体质

尤其是背部和腹部，到了冬天的时候，就会手冷过肘，足冷过膝。有些人手脚发凉，仅仅是手指、脚趾发凉或者是发凉不超过腕、踝关节，那就不一定是阳虚体质造成的，而是与血虚、气虚、气郁、肌肉松弛无力有关。

如果自己是阳虚体质，就要特别注意保护后背和前腹部，尤其是小腹部肚脐丹田处和腰骶部，一定不能暴露在外而迎风见雨受湿。它们是元阳所在部位，又位于盆腔，月经期盆腔充血蓄势待发，准备来月经了，结果你下身前露肚脐、后露股沟，冷风一吹，盆腔内血液循环肯定受影响，就会引发痛经或者是导致月经减少、月经延迟。如果总是这样，就会经血瘀滞，令月经、生育都受到影响。

2. 夜尿频多是阳虚体质的重要特征

阳虚体质者经常会出现夜尿

多、小便多、小便清清白白的现象。他们喝进去的水是穿肠而过，直接尿出来的，没有在体内蒸腾汽化。阳虚体质者不仅白天小便多，晚上还会多次起夜。小孩子尿床、中年人和青年人经常夜尿，都是阳虚的表现，平时要注意不能多吃寒凉冰冻的食物，尽量少用抗生素和清热解毒的药物，以保护阳气。

在夜尿频多的人群当中，老年人夜尿多是阳气正常衰减造成的；还有的人是意念引导性的夜尿多，一到睡觉前或者是紧张、见到厕所的时候就反复想要不要小便，这常见于神经质、敏感的人；有的女性为了皮肤美容，不管需要不需要就喝很多水，这样也会导致尿多。但是以上所说这些都不能算是阳虚。

3. 腹泻是阳虚体质的另一特征

阳虚体质者会经常拉肚子，特别是五更早起的时候。这是因为阳虚没有火力，水谷转化得不彻底。更严重的是吃什么拉什么，比如吃青菜的时候吃得太急，嚼得又不彻底，拉出来的还会有菜叶、菜梗。

4. 阳虚体质的一些其他表现

阳虚体质主要是同肾阳相对不足有关。肾主生殖，主骨，主下焦少腹水液蒸腾。所以，在进入中年之后，阳虚体质者会较早出现性欲减退、性冷淡或是脚跟腰腿疼痛、容易下肢肿胀等只有老年人才常见的肾阳衰老之象。女性可见白带偏多，清稀透明，每当受寒或者疲劳时白带就增多。

头发稀少、黑眼圈、口唇发暗等现象也经常会出现在阳虚体质者身上。毛发虽然长在头部，但是营养根基、生长动力则来源于肾,所以“肾其华在发”。肾藏精，精生血，血养发，毛发生长的动力在于肾阳，因此自幼毛发就稀疏黄软的，常见于阳虚、血虚体质。而出现黑眼圈或者口唇色晦暗，则是和眼圈、口唇能够反应脾脏问题有关，肾阳虚通常拖累脾胃阳气而导致脾肾阳虚，这时候眼圈和口唇颜色则会发暗。

一般情况下，阳虚体质者的舌头看上去会很嫩，就像婴儿的舌头一样；脉象会很细沉，由于阳气鼓动力不够，在刚开始摸的时候，似乎都摸不到，再往下深摸，才发现脉藏在里面，很弱很弱，这是因为阳气鼓动力不够。

对照一下吧，以上这些特征你有一点以上则可能是阳虚体质，判断好自己的体质之后，才能更好地进行调治。

我们的身体为什么会阳虚

阳虚体质者由于体内阳气不够，所以大多性格都会比较沉静，在情绪方面则会显得比较消沉。

想要改变这种不良的情绪便要对阳虚体质进行调养，这样，首先需要弄清楚的，便是阳虚体质形成的原因。具体来说，形成阳虚体质的原因共有以下几种：

1. 首先是先天禀赋，和遗传有很大关系

阳虚体质主要来自先天禀赋，和父母体质有着很大关系。如果父母为阳虚体质、婚育年龄太大，便会对胎儿造成影响，促生孩子的阳虚体质。

2. 孕妇在怀孕时，吃了太多寒凉的东西

不知道大家是否听说过“产前一盆火，产后一盆冰”这句话，这句话的意思就是妇女在怀孕和产后,体质会产生180度的大变化。在产前，孕妇往往会觉得身体发热，所以很多妇女在怀孕的时候会吃很多凉东西，而凉东西吃得太多以后，便会影响到胎儿。

3. 阳虚体质与长期服用药物也有关系

如果在幼年时期用过大量的抗生素、激素，或者是清热解毒药物，便会影响到体质，令其朝着阳虚的方向发展。比如广东人非常爱喝的凉茶，具有清热解毒的功效，但是凉茶却是非常伤阳气的。

4. 性生活过度

性生活过频、过度，也会伤到体内的阳气，从而引发阳虚体质。

5. 日常摄入太多冰冻食物

如果平时摄入了太多冰冻食物，像冰镇后的西瓜、饮料等，会令体内的阳气变得虚少，从而导致阳虚体质。

6. 衰老也会带来阳虚体质

从某种意义上来说，阳虚体质是任何人都无法避免的，随着年龄的增长，机体的衰老，人在进入老年以后，阳气一定是逐渐虚弱的。俗话说，“人活一口气”，这个“气”指的就是阳气，阳气灭了，人也就死了。

7. 工作环境也会催生阳虚体质

有些阳虚体质的产生还与工作环境有关系，像罐头厂的女工，由于手长期浸在冷水里边，会大大消耗体内的阳气。另外，矿工、肉联加工厂和冰冻仓库里的工人也会出现类似的情况。因为这些工作都是在寒湿的环境里完成的，日积月累下来，寒气湿气便会影响到他们的体质，到了中老年的时候阳虚体质便形成了。

了解了产生阳虚体质的这些原因之外，平日生活当中便要注意了，一定要以不伤阳气，温化水湿，畅通气血为原则，对自己的身体进行养护。当阳虚体质没有出现明显偏颇时，只要做到不伤不损阳气就可以了。

心肝脾肾都可能引发阳虚

中医认为，心、肝、脾、肾这四种脏器均可以引发阳虚症状，并且由这四种脏器所引发的阳虚症状是不同的。

1. 心阳虚

所谓的心阳虚，指的就是中医所说的“心阳不足”，心阳不足的结果便是导致心脏失去充足阳气的濡养，这个时候便有可能会出现胸闷气短、心慌、心悸、心痛、失眠多梦等症状。由于阳气不足，心脏这个人体的血液泵运输血液的能力就会下降，造成血液流动不畅，导致心阳虚的人脸色差,呈现出不健康的白色。同时，心阳虚者还会手脚冰凉，嘴唇和舌头的颜色也比正常人的要暗些，看起来是紫青色的。

2. 肝阳虚

肝阳虚证指的是肝气虚进一步发展到阳虚生寒，肝的作用减弱以至于肝功能全面衰退的病机，及其一系列临床表现，常见于惊恐、阳痿、虚损等疾病当中。肝阳虚大多是由惊恐过甚或者是久居逆境、阳气消沉，或直中寒邪、日久失治、消磨阳气而来的。

肝阳虚体质者，经常会感到压抑郁闷、疑神疑鬼、多思善虑，脾气也会变得急躁起来，同时还会出现腰腹疼痛、头晕目眩、月经不调、两肋隐隐作痛等症状，手、脚和关节也显得不是那么灵活了。

3. 脾阳虚

脾阳虚又叫作脾脏虚寒，是由于脾脏阳气不足、阴寒过剩而导致的脾脏运化功能失调，中医学观点认为，脾为后天之本，可以把饮食的精华运往身体的各个部位，即脾脏具有运化水谷精微的功能。食欲不振、消化不良、恶心、呃逆、大便稀薄、腹胀纳少、神疲懒言、畏寒肢冷等都是脾阳虚所致的症状。

4. 肾阳虚

在中医学当中，肾脏阳气虚衰的现象被称为肾阳虚，素体阳虚、久病伤肾、年老肾亏、房劳过度等都是引发肾阳虚的主要原因。腰膝酸软、小便频数、畏寒肢冷、头晕目眩、阳痿早泄、女子宫冷不孕、带下清稀、经少、经闭或男子不育等都是肾阳虚的表现。

除去前面所说的这四种阳虚类型之外，还有一种脾肾阳虚，这种阳虚可同时有脾阳虚和肾阳虚两种症状，在进行治疗和改善的时候，可以采用适用于脾阳虚和肾阳虚两类阳虚的方法。

阳虚体质者的易得疾病

前面已经说过，阳虚体质是所有体质当中导致疾病最多的一种，它有可能会引发一系列的疾病，具体是些什么样的疾病，接下来就让我们一起来看一下：

1. 过敏性鼻炎

过敏性鼻炎是很多人阳虚症状的表现，有的甚至会持续十几年，发展成鼻翼肥厚、息肉内生等，更有甚者还会发展成哮喘。这种过敏性鼻炎，实际上是人体阳气虚的表现之一，具体说来是由于肺阳虚所导致的，因为肺开窍于鼻，通过温补肺阳，就可以得到很好的改善。

2. 神经性头痛

《黄帝内经》中有着“清阳出上窍”的说法，这便说明，只有依靠阳气的温养，头面七窍才可以目能视物，耳能听声，思维敏捷，头目清醒。当人体内阳气虚，不能温养头目时，阴浊之气就像天空中的阴霾一样充斥着，人就会出现昏沉不清，甚至头痛的症状。这种阳虚性头痛，常会在劳累、失眠后加重。

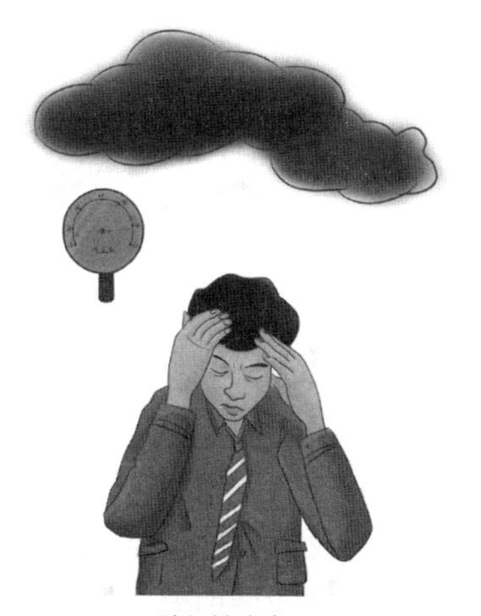

神经性头痛

3. 冠心病

如果人体内阳气不足，在五脏当中，最受影响的便是心脏了，因为心在五行属火，为阳中之阳脏。阳气不足可以引发心胸憋闷、疼痛、心悸等症状，西医学检查可能会出现冠心病、心动过缓、房室传导阻滞等疾病。

4. 脾胃虚寒症

差不多超过一半的阳虚体质者会出现脾胃功能异常，具体表现便是畏惧寒凉食物，或是稍食则出现胃痛，平时易于腹胀、腹泻、消化不良，或容易出现堵塞感、呃逆、泛酸等症状。

5. 背部发凉

人体的阳经汇聚在背部，总体统率人体阳气的督脉行于背部脊柱之内，足太阳经也分布在脊柱两侧。同时，如果从人体部位上分阴阳，则上为阳，下为阴；背为阳，腹为阴。因此，背部是集中体现人体阳气状况的部位。一个人背部发凉，便是阳气开始亏虚的表现。

6. 腰部酸痛不适或发冷

“腰为肾之府”，所以说“肾”阳充足与否完全可以通过腰的感觉来进行判断。大多肾阳虚的病人，都会有腰痛欲折，腰部酸软或者是腰部发凉的症状。

7. 白带增多且清稀

大量清稀带下的出现也是女性阳气虚、寒气内盛的常见症状。因为，在人体阳气充足时，子宫内膜会按时、彻底地脱落，不出现残留物；但当阳气虚，寒气内盛时，子宫内膜脱落不彻底，或局部血液运行不畅，均会使子宫内水湿加重，而以带下的方式向外排泄。

8. 女性生殖系统疾病

如果人体内阳气不足，气血运行也就会不畅，甚至会凝滞不行,表现为一系列“宫寒”的征象。具体说来有可能会导致月经紊乱，还可能引发剧烈的痛经，或者是月经延期、月经量少、颜色发黑、血崩等。

人体的雌性激素大部分都是在子宫、卵巢内产生的，因此，宫寒的患者往往会精神疲惫，面色苍老。阳虚体质的女性，最容易出现子宫肌瘤、卵巢囊肿、子宫内膜异位症等病症。

9. 男性性功能减退

如果男性是阳虚体质，便多数会出现性功能减退的情况，有的在30多岁就出现了阳痿、早泄等，同时还会伴有容易疲劳、腰膝酸软、精力不足、脱发、失眠等征象。

10. 失眠、烦躁或嗜睡

如果人体阳气循环得正常，是白天行于表、行于经，晚上行于里、行于五脏的，行于表则人神清气爽，精力充沛；行于脏则人进入睡眠状态。如果阳气极度虚弱，不能维系正常的巡行，就会令人出现白天精神委顿、疲惫，晚间烦躁不安、难以入睡的情况。

11. 全身小骨节疼痛

当阳气虚到不能温养周身的时候，人体还容易出现四肢小关节疼痛的现象，这种疼痛在触及冷水或者天气寒冷后会加重。

由于失于阳气的温养造成寒邪内盛，人体的诸多部位均可引发相应的疾病，如骨关节功能退化出现的疼痛、萎缩性胃炎、乳腺肿瘤、记忆力衰退、失眠等。因此，拥有充足阳气的人，就同时拥有了健康与青春；保护好人体的阳气，就握住了通往健康、长寿与美丽的金钥匙。

如果你已经出现了以上征象中的一项，那么便表示着阳气已经不足，阴寒内盛；如果出现了2项以上，就说明你的阳气已经大虚，需要进行一定的养护或者治疗了。

阳虚体质的易感人群

在阳虚体质的形成原因当中，先天因素仅仅是很小的一部分，后天因素才是最关键的部分。有很多阳虚体质者的偏颇体质都是由于吹空调、吃冷饮、熬夜、过服抗生素等耗伤阳气的不良生活习惯所造成的。

在炎热的季节，人们已经养成了吹空调、吹电扇的习惯，时间一长就会消耗身体的阳气；另外，经常吃一些清热寒凉性食物，尤其是夜宵、冰冷寒凉饮食，久而久之就会耗伤身体阳气，使体质逐渐变得虚弱起来。

还有很多人有熬夜的习惯，这些习惯不仅大大耗伤身体的元阳之气，而且也影响和阻碍了阳气的升发。按照中医养生观点，晚上十一点到子夜一点正是胆经当令的时辰，胆经属少阳经脉，子时正是身体元阳之气萌发的时刻。此时按时入睡，阳气才能正常升发，所以熬夜也是导致阳虚的一大祸害。

还有很多人为了保持身材，很少吃甚至是不吃肉类食品，这样便会致使体内热量摄取过少；还有，很多女孩子都很爱美，一年四季都穿得很少，而且怕晒黑，不去户外活动，不去晒太阳，这样人的阳气自然就不够了，天长日久，就形成了阳虚。

很多人都有一种感受，就是在服用几天抗生素之后，都会出现一定的胃肠不适感，要么胃痛、胃胀，要么食欲不振，要么腹泻等。我们一般会说抗生素有一定的刺激胃肠的副作用，这种副作用从中医角度来讲，就是损伤人体的阳气。因为抗生素有抗菌消炎的作用，均为苦寒之性，口服之后，最易伤脾胃。所以，长期服用、滥用抗生素，对人体的损伤不仅仅是损害肝肾功能，最重要的是伤阳气，导致生命力的整体衰弱。

阳虚的朋友，首先是要戒掉不良生活习惯，采取一些适当的养生措施，才可能把阳气保养好，才能让身体的阳气发挥应有的温暖身体、卫外防病的重要作用。

阳虚体质者的饮食宜忌

在了解了阳虚体质是怎样产生的之后，你是不是要问，那么阳虚体质是不是可以避免或者是令其不良症状得以减轻呢？答案是可以的。只要在日常生活当中注意以下几点就可以了：

1. 多食用温热性的食物

平时多食用温热性的食物，有利于为身体补充阳气。温热性的食物包括以下几类：

（1）果品类

包括荔枝、榴梿、樱桃以及龙眼肉、板栗、大枣、核桃、腰果、松子等。干果中最典型的就是核桃，这些果品都可以温肾阳，最适合腰膝酸软、夜尿多的人食用。

（2）蔬菜类

包括生姜、韭菜、辣椒、南瓜、胡萝卜、山药、黄豆芽等。阳虚体质者在秋冬季经常喝些山药板栗红枣糯米粥，不仅暖身暖胃，还能补阳气。

（3）肉食类

包括羊肉、牛肉、鹿肉、鸡肉等。羊肉性温、柔和，补阳、补气又补血。在煲羊肉汤的时候，里边可以放一些当归、白芍，吃起来又补阳气又补血。一到冬天就手脚冷、麻的人，可以喝当归生姜羊肉汤，这是东汉张仲景的食疗方子。

（4）水产类

包括虾、黄鳝、海参、鲍鱼、淡菜等。有两道很好吃的菜——韭菜炒虾仁和韭菜炒核桃，可以改善阳虚体质,尤其适合男性食用。

（5）调料类

包括麦芽糖、红茶、花椒、姜、茴香、桂皮等。冬季用花椒、生姜、茴香、桂皮等炖肉食较好。

2. 尽量少吃或不吃生冷、冰冻的食品

阳虚体质者受寒性食品的影响较大。在饮品方面，冰镇饮料、冰镇果汁和新鲜椰子汁都属于生冷饮品；水果和蔬菜方面，则包括柑橘、柚子、香蕉、西瓜、甜瓜、火龙果、马蹄、梨、柿子、枇杷、甘蔗、苦瓜、黄瓜、丝瓜、芹菜、竹笋；其他像绿豆、绿茶、海带、紫菜、田螺和螃蟹等也都属于生冷食品。少吃这些食品有利于保住体内的阳气。如果非吃不可则要注意，一要量少；二是可以配温热食物；三是蔬菜尽量不要凉拌生吃，最好在开水中烫一下或者是进行炖、蒸、煮后再吃。

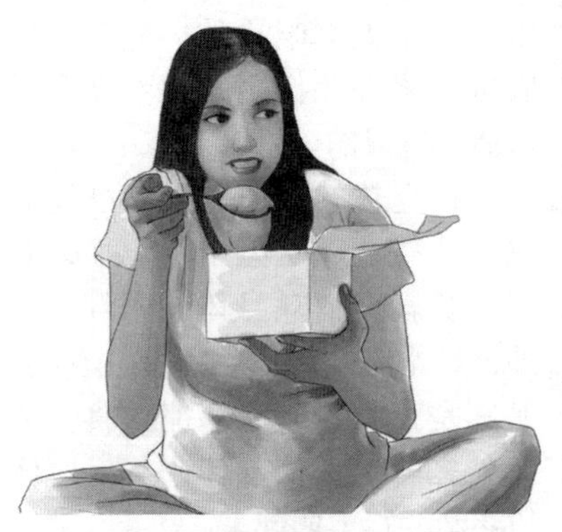

阳虚体质者尽量避免生冷、冰冻食品

3. 可以适当调整烹调方式

当体质出现了较为明显的寒热虚实偏颇时，最好是选择焖、蒸、炖、煮的烹调方法。首先，这些方法能够保证食物的天然冲和之味，也就是鲜味。“食在广州”，粤菜最大的特点之一就是追求食物的“原汁原味”。所以广州人说汤、菜好吃，一般不说“香”，而说“鲜”。其次，这些烹调方式能够平抑食物的寒热之性。

所以说，阳虚体质者在吃寒性食物时，应该选择焖、蒸、炖、煮的方法，以减轻食物的寒性。

另外，由于阳虚体质者的性格以安静、沉静、内敛较为常见，所以应该因势利导，不可强行令其兴奋、张扬，保持安静，同时避免消沉是最好的。

韭菜子是最好的起阳草

如果想要改善阳虚体质，从日常生活着手便是非常不错的选择，平日里我们所接触的一些食物，只要加以充分利用便都可以对阳虚体质起到一定的改善作用。其中韭菜子便是很不错的一种。

韭菜子，即我们日常食用的韭菜的种子。韭菜子具有极高的营养价值，含有蛋白质、脂肪、碳水化合物、粗纤维、钙、磷、胡萝卜素、维生素 B_1、维生素 B_2、抗坏血酸等营养成分，具有温中下气、补肾益阳等功效。据《本草纲目》记载，韭菜子的功效为补肝肾、暖腰膝、助阳、固精，主要用于阳痿、早泄、遗精、遗尿、小便频数、腰膝酸软、冷痛、白带过多等症的治疗。据现代医学分析，韭菜子具有如下保健功效：

1. 补肾温阳

韭菜子性温，味辛，具有补肾温阳作用，故可用于治疗阳痿、遗精、早泄等病症。

2. 益肝健胃

韭菜子含有挥发性精油及硫化物等特殊成分，散发出一种独特的辛香气味，有助于疏调肝气，增进食欲，增强消化功能。

3. 行气理血

韭菜子的辛辣气味有散瘀活血、行气导滞的作用，适用于跌打损伤、反胃、肠炎、吐血、胸痛等症。

4. 润肠通便

韭菜子含有大量维生素和粗纤维，能够增进胃肠蠕动，可用来治疗便秘，预防肠癌。

平时可以多食用韭菜子，这样，不仅有利于改善阳虚体质，同时还可以对一系列的疾病起到一定的治疗作用，可谓是一举多得，能够收到治病和保健的双重功效。但是要注意，阴虚火旺者忌服。

核桃是阳虚者的福音

核桃与扁桃、腰果和榛子一起,并列为世界四大干果,素有“万岁子”“长寿果”“养人之宝”的美称。其卓著的健脑效果和丰富的营养价值，已经被越来越多的人所推崇。

《本草纲目》中有这样的记载：核桃仁有“补气养血，润燥化痰，益命门，利三焦，温肺润肠，治虚寒喘咳，腰脚重疼，心腹疝痛，血痢肠风”的功效。对于由肾阳虚所引起的腰膝冷痛、乏力、白发早生，肺阳虚所致的咳嗽、气短、畏寒以及肠燥便秘等症状，都有很好的防治作用。同时还能够强身健体、益寿延年。此外，核桃与其他补品或补药同时使用时，有增强滋补的作用。

核桃最适合阳虚体质脑力工

作者，因为这部分人往往用脑过度，很耗伤心血，常吃核桃能够补脑，改善脑循环，增强脑力。同时还有乌发、使皮肤光润的作用，因为“发者血之余”，血旺则发黑，而且核桃中富含多种维生素，可以提高人体皮肤的生理活性，所以对女性而言是美容佳品。据说著名的京剧表演艺术家梅兰芳生前每天都吃核桃粥，因而皮肤舒展细嫩，面色光润。

核桃仁有多种吃法，可生吃、水煮、烧菜、糖蘸、煮粥、浸酒等，也可制成核桃粉、核桃仁蜜饯、核桃仁糕点和糖果。阳虚体质者有咳嗽、失眠、头晕、痰喘等症状时，每天生吃30克核桃仁即可见效。阳虚体质者有腰背下肢寒痛、健忘、耳鸣现象时，可加盐煮熟后食用。此外，核桃仁与其他菜肴搭配炒食、制汤，还可以温胃消食、补肾益肠。

阳虚体质者肾阳不足，有腰膝酸软、冷痛，头发早白，头昏耳鸣，心神不宁，记忆力减退等现象时，可常食核桃仁糖。只需将250克黑芝麻、250克核桃仁炒香，再将其放入用文火煎熬至黏稠状的红糖中搅拌均匀，然后倒入涂有食用油的瓷盘上，待冷凉后切成小块，每次吃3块，每日早晚各食1次。

调理阳虚体质食疗方

针对阳虚体质的特点，可以对症制作一些具有补阳气作用的菜品或者粥品，这样，原材料中的营养元素便能够充分发挥作用了，让阳虚体质者在一日三餐当中轻松改善自己的偏颇体质，实用又省事。下面便来介绍几种适合阳虚体质者使用的食谱：

1. 蘑菇烧牛肉

原料：牛肉200克，土豆1个，蘑菇50克，胡萝卜、笋尖各少许，淀粉、胡椒粉、大料、酱油、味精、盐、醋、葱姜末各适量。

制法：将牛肉洗净切成小方块；土豆、胡萝卜洗净去皮，切成滚刀块；蘑菇、笋尖洗净控水。锅内加油烧至八成热，下土豆块稍炸后捞出。另起锅加油烧热，下葱姜末爆香，放牛肉块煸炒，加酱油、胡椒粉、大料和适量水烧开。待牛肉煮熟时，放入土豆、胡萝卜、蘑菇同煮，加盐、味精

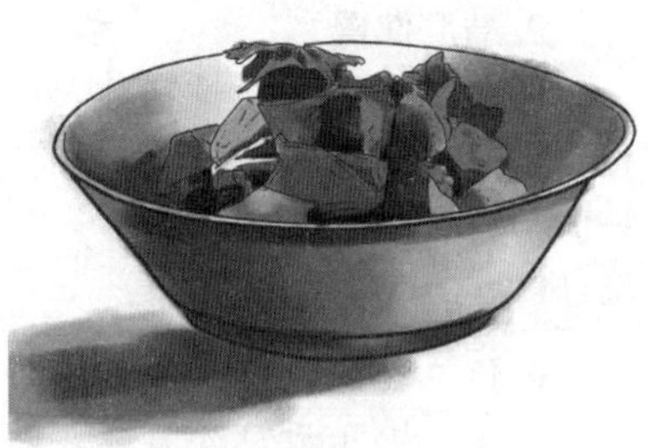

蘑菇烧牛肉

和少许醋，小火慢炖至汤汁渐收，用淀粉勾芡，撒入笋尖即成。

功效：蘑菇中的蛋白质、维生素、纤维素等营养成分可增强淋巴细胞功能，从而提高机体的免疫力。牛肉是温性食物，能暖脏腑、补阳气、增强体质，在天寒地冻的季节，理所当然地要成为阳虚体质者进补的佳品。

2. 枸杞肉丝

原料：枸杞子 100 克，青笋 150 克，猪瘦肉 250 克，调料适量。

制法：将猪肉丝洗净、切丝、勾芡；青笋洗净、切丝；锅中放入大油烧热后，下肉丝、笋丝，烹入料酒，加白糖、食盐、味精炒匀，再下枸杞，翻炒数次，淋入芝麻油，炒熟即成。

功效：枸杞当中含有多种氨基酸，并含有甜菜碱、玉蜀黄素、酸浆果红素等特殊营养成分，这道枸杞肉丝可以阴阳同补，适用于阴阳两虚之身，对于肢体乏力，视物模糊，头晕目眩等症具有一定疗效。

3. 栗子鹌鹑汤

原料：栗子 5 枚（60~70 克），大枣 2 枚，鹌鹑 1 只（80~100 克）。

制法：将鹌鹑扭颈宰杀去毛（不放血），去除心、肝以外的内脏，洗净放入锅中；栗子洗净打碎，大枣去核，与适当调味品同放入锅内，倒入清水 250 毫升；用旺火煮沸 15 分钟后，改用文火炖 90 分钟；炖至鹌鹑熟烂即可，饮汤吃肉。

功效：栗子中含有丰富的不饱和脂肪酸、多种维生素和矿物质，能够补脾健胃、补肾强筋；大枣富含糖类、脂肪、蛋白质和维生素 C，可以健脾益气生津；鹌鹑也能够补中益气。三者合炖，可用于腰椎间盘突出症或手术后身体虚弱的恢复，具有补阳补虚的功效。

4. 荔枝粥

原料：干荔枝 5~7 枚，粳米或糯米 50 克。

制法：将干荔枝去掉壳，粳米或糯米放入锅中，加入适量水煮成稀粥。

功效：荔枝当中含有丰富的糖分、维生素和蛋白质，具有温阳益气、生津养血的功效。荔枝粥可以当成晚餐来食用，对于改善阳虚体质具有不错的效果。

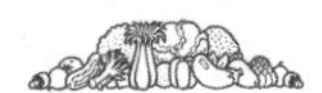

气虚体质

气足，才能百病不生

在中医学上，“气”是个非常重要的概念，因为它被视为人体的生长发育、脏腑运转、体内物质运输、传递和排泄的基本推动能源。俗话讲的“断气”表明一个机体的死亡，没了气就没了命，故《庄子·知北游》谓：“人之生也，气之聚也，聚则为生，散则为死。”

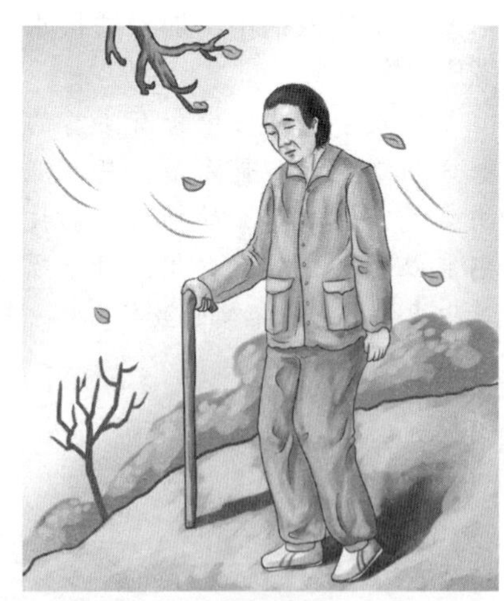

气虚体质

著名医学家朱丹溪曾经说过：“气血冲和，万病不生”。就是说人身上的气血达到一种平衡、协调、通畅、有序的冲和平衡状态之中，就能保持精力充沛，身心舒畅，体魄强健，益寿延年。

关于气，我们生活里的日常语言就更多了，“受气”“生气”“没力气”“中气不足”等。如果我们身体上的“气”不好好工作就会生病，表现出各种症状，如气滞、气郁、气逆、气陷等。

“气滞”——就是气的运行不畅，最典型的症状就是胀痛。根据气滞的部位不同，出现的胀痛部位也就不同了。比如：月经引起的小腹胀痛，这是典型的气滞引起的妇科疾病。

“气郁”——指的是气结聚在内，不能通行周身。如果气郁结在内，不能正常运动，我们人体脏腑的运转、物质的运输和排泄都会出现一定程度的障碍。如：女性胸闷憋气、冬天经常会感到手脚冰冷，其实就是气运行不畅所导致的。所以，冬天一定要多吃多运动才能保证气血的正常运行。

“气陷”——和“气逆”正好相反，上升不足或下降太过。上升不足则会导致头部缺血低氧或脏腑不能固定在原来的位置，出现崩漏、头晕、健忘、眼前发黑、精神不振等症；下降太过则会导致食物的传递过快或代谢物的过度排出，从而出现腹泻、小便频数等症。

“气逆”——指的是体内气上升太过、下降不及给人体造成的疾病。气在人体中的运动是升降有序的，上升作用能保证将体内的营养物质运输到头部，维持各脏器在体内的位置；下降则是使进入人体的物质能自上而下地依次传递，并能将各种代谢物向下汇集，通过大小便排出体外。如果上升作用过强就会头部过度充血，出现头昏脑涨，面红目赤、头痛易怒、月经过多、两肋胀痛，甚至昏迷、半身瘫痪、口角歪斜等症，下降作用过弱则会饮食传递失常，出现泛酸、恶心、呕吐等症。

所以气虚体质的人要多注意养护身体，尽量不要让身体产生这些症状，给自己心理和生理方面都造成不适。

这些是引发气虚体质的元凶

“伤元气”这个说法，是我们大家经常听到的。那么，通常情况下，人的元气是如何“受伤”的，气虚到底是怎样产生的呢？

中医观点认为，人的元气是父母给的，它来源于肾，属于先天之气，在后天当中，这种气又经过不断补充、滋养，是一种功能的状态。所以说，造成气虚体质也有先天不足和后天失养两方面的原因，接下来就让我们来具体看一下：

1. 先天不足

如果父母的体质比较虚弱，那么他们所孕育出的新生命来到世界上的时候，很可能就会出现体内气不足，比别的孩子体质差的情况，这样的孩子在长大之后形成气虚体质的概率也会大大增加。早产的孩子也会由于先天的原因而形成气虚体质。

2. 后天失养

（1）大病伤气

如果长期患有慢性、消耗性疾病，或者是动过大手术，身体里的气便会受到严重的损耗，如果再加上饮食不合理、营养补充不足，便非常容易被气虚缠上身。

（2）过度劳累

中医讲究“劳则气耗”。因

为气是一种能量，无时无刻不在发挥它的生理功能。工作、学习，都靠这种功能的发挥。如果你在一个正常的范围内利用这些能量，再有规律地用足够的物质去补充，转化为新的能量，那么你的气就损耗得慢。但是如果你消耗太过了，又没有及时补充，能量的支出与供给处于一个不平衡状态，这个气肯定是损耗得快，以至越来越少，还可以把这种能量比喻成我们生命的本钱，年轻的时候透支了，上了年纪就得过穷日子。

（3）缺乏运动

《黄帝内经》中有着“久卧伤气”的说法。因为气的特点是运动，但是如果总是躺着不动，气就不能正常地舒展运动，这样就会造成气运行速度减慢，气机受损。气机受损最先累及的就是脾，再加上四肢不运动，自然更会影响脾的运化。所以长期缺乏运动的人食欲差，运化不好，吸收水谷精微的功能就降低，后天之气的生成也就少了，自然就伤到气了。

除去上面所说的这些原因之外，在女性当中，有些人的经期月经量大、时长；有些人性生活没有节制，房劳过度；有些人偏食、厌食，这都极容易形成气虚体质。还有些老年朋友随着年龄的增大而造成气弱，体质也就转变成了气虚体质。

气虚体质的外在表现

在某些方面，气虚体质是同阳虚体质较为相近的，但是这两种体质又各自具有其特点。阳气虚、热量不够、缺乏温煦、畏寒怕冷是阳虚体质的主要表现；而气虚体质虽然具有阳虚的倾向，但是其最主要的反映还是脏腑功能低下，特别是肺脏和脾脏的功能要相对弱一点。

俗话说，“人活一口气”，这口气指的便是源自肾中的元气，同时这元气又靠脾化生的水谷精微、肺吸进来的氧气不断补充。“脾是生气之源”，“肺是主气之枢”，脾肺相对不足就会气虚。

如果人是气虚体质，说话语声会低怯，呼吸气息轻浅。肺主皮毛，如果肺气虚，人对环境的适应能力差，冬天怕冷，容易受寒；夏天怕热，容易伤暑。

脾气虚的人胃口不是很好，饭量小，经常会出现腹胀的情况，大便也会显得困难。也有的人胃强脾弱，这样的人食欲很好，食速很快，这是胃强能吃的表现；同时在饭后腹胀会变得明显，容易疲乏无力，这是脾虚难化的表现。

脾虚的人经常会出现面色萎黄，口唇色淡的表现，这是因为脾虚气血化源不足，面色就会发黄、缺乏血色。

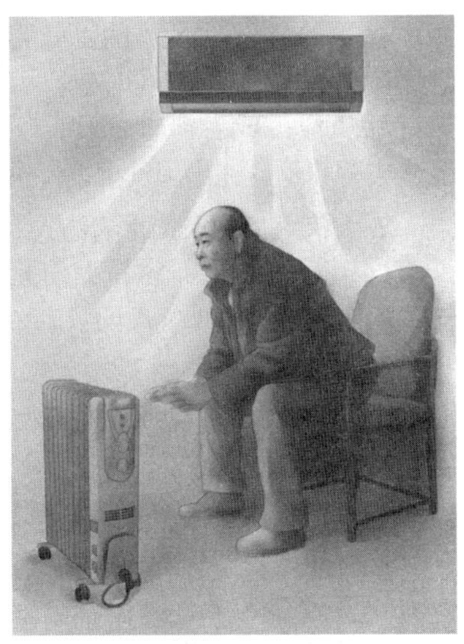

气虚体质者冬天怕冷

由于脾主肌肉和四肢。所以当脾气虚的时候，人的四肢肌肉就会松软无力。气虚无力提升，因此形体会显得比较松弛、无力、不挺拔，臀部和乳房都会下垂。一旦发胖，腹部特别松，尤其是气虚体质的女性，在怀孕生完孩子之后，肚皮会变得非常松，没有丝毫的弹力。还经常会出现头晕、血压偏低的症状。

气虚体质者的易得疾病

气虚体质是可以被分为不同种类的，不同类型的气虚，会与不同类型的疾病有关。只有了解了气虚体质的分类，了解了引发气虚体质的不同原因，才能够找到更加准确的营养补充方法。

1. 心虚胆怯

这种气虚是指心中空虚、容易恐惧的一种症候。多因心血不足、心气衰弱所致，同时与精神因素也有着一定的关系。这种气虚多见于某些虚弱证、贫血、神经官能症等病症。

2. 心肾不交

这种气虚是由于心阳与肾阴的生理关系失常所造成的。心居上焦，肾居下焦。正常情况下，心与肾相互协调、相互制约、彼此相通，保持动态平衡。如肾阴不足或心火扰动，两者的协调状态便会失去，这就称为心肾不交。这种类型的气虚主要症状有心烦、失眠、多梦、怔忡、心悸、遗精等。多见于神经官能症及慢性虚弱病人。

3. 中气不足

中气指的便是中焦脾胃之气，所以中气不足是指脾胃虚弱。脾胃虚弱会引起脾胃功能衰退，运化无力，从而不能令精气上输。具体表现为食欲不振、食后易胀、面色淡白、眩晕倦怠、气虚乏力、胃痛喜按和大便稀烂等。

4. 气虚下陷

气虚下陷又被称为“脾气下陷”，这是中气不足的进一步发展。这种气虚的主要症状有面色淡白、眩晕易汗、短气、倦怠、食少、便溏、腹部重坠、便意频数、小便淋沥等。多见于胃下垂、肾下垂、子宫下垂、脱肛及慢性肠炎、慢性痢疾等病。

5. 脾肺两虚

在五脏当中，脾主运化，它的作用便是摄取营养，把精气上输于肺以养全身。如果脾虚，精气就会不足，以致肺气也虚，这时候，人便会出现面色苍白、手足不温、食少、便溏、短气、咳嗽、痰多、肌肉瘦削、舌淡苔白、脉细弱等症状。这种气虚多见于肺结核、慢性支气管炎、慢性消化不良病的患者。

以上这些便是对气虚体质分类所做出的分析，在对气虚体质分类有所了解之后，再对照自身的条件，来选择适当的营养补充方法，才能够实现调养偏颇体质，预防疾病的目的。

气虚体质的易感人群

没有人愿意自己气虚，所以，哪些人群容易气虚，一定要做到心中有数，以便防患于未然。接下来便具体说一说，气虚体质的易感人群到底是哪些。

1. 父母是气虚体质的人

气虚体质同父母的遗传也有着很大的关系。所以，我们成为父母的时候，就一定要记得好好保养自己的身体，以免留下一些偏颇的体质给孩子。比如怀孕前，父亲过度纵欲、饮食调节不当，脾胃不好或者熬夜抽烟常感冒，那你播下的种子就是弱的，就容易气虚；母亲在怀孕的时候，因为妊娠反应，或者严重偏食，便会造成营养不良，出现气虚。

2. 大病之后、久病之后的人

这个时候的人，容易大伤元气，从而令身体出现气虚的状态。

3. 长期用脑过度的人

思虑过度，就会劳伤心脾，便容易形成气虚体质。

4. 运动员、重体力劳动者

长时间地耗费体力就会伤气。体力耗费过多的人，身体看起来貌似很强壮，但是当到了中老年的时候，便容易出现气虚。

5. 长期纵欲的人

性生活无度、长期纵欲的人，也会容易出现气虚。

6. 长期心情不畅的人

长期心情抑郁，会导致肝气郁结不展，这样便会出现中医五行上所说的肝木克脾土的现象，气虚也就自然产生了。

7. 经常服用清热解毒类药的人

经常服用清热、解毒、败火的药物，或者是经常服用或注射抗生素、消炎镇痛药、激素等，均会促生或者加重气虚体质。

以上便是气虚体质的易感人群，现在可以对照看一下，自己是不是这七类人当中的一类，或者是同时具有好几类人的不良习惯。如果是，便要当心自己变成气虚体质了，一定要注意克服这些不良习惯才行。

改变气虚体质，你要做到这些

想要改善气虚体质的话，重点是要补脾健脾。而补脾健脾的关键是不要伤害它。过度思虑伤脾，过度的体力活动伤脾，还有一个最重要的，不开心也会伤脾，所以日常生活当中，一定要注意这三个方面。

另外，气虚的人清阳容易下陷，所以说如果想要改善气虚体质，就要注意适当地升举阳气，在饮食、起居、进补等方面都要加以注意。

1. 饮食方面

小米、白扁豆、鸡肉、红枣、龙眼肉、淮山、莲子等食品，性质温和、偏温，具有补益作用，气虚者平时可以多吃一些。但是气虚体质者在进补的时候要注意，一定要缓缓去补，不要蛮补、呆补。因为在五脏当中，脾胃是偏虚的，如果一下给它放进去的东西太多，不仅不能起到补益作用，还会把脾胃给积滞住，造成肚子发胀等不良现象，所以气虚者在进补的时候要注意细水长流。

2. 中药进补方面

有些人在意识到自己是气虚体质之后，便会连忙买上一大堆补品，自己开始大补特补，结果却是将自己补得口干鼻燥，甚至是鼻出血。这个时候，可能气虚的人还会感到不理解，为什么进补反而补出了毛病呢？其实，这就是平常人们所常说的“虚不受补”的现象，因为气虚体质的人补养身体时，需要缓补，这才是最正确也是最有利于身体健康的补法。

具体来说，气虚体质的人可以在食用大补食物之前，先进食几个月具有补元气、养肺和肾功效的食物，在这之后，就可以进食具有大补功效的补品了。

3. 生活起居方面

每当季节变换的时候，最先病倒的，往往就是气虚体质的人。气虚体质者最怕季节转换、气温骤升骤降以及环境的变化。所以在日常生活当中，气虚者就要注意预防，衣服的增减、空气的流通、保暖、避暑等都是需要注意的方面。

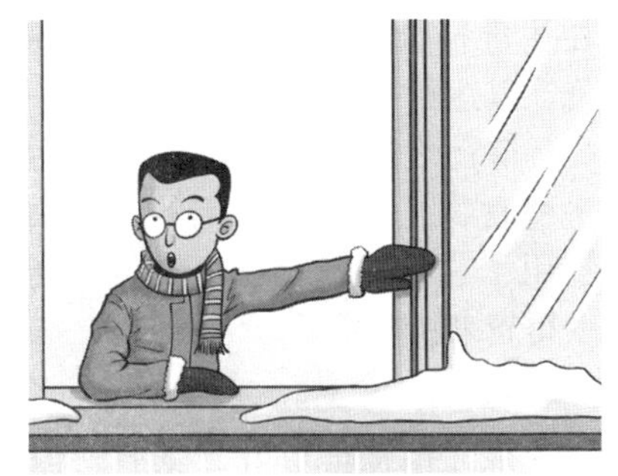

要注意空气流通

气虚体质是一个比较娇嫩的体质，不太能经得起过于沉重的生活负担和生活压力，所以气虚者要注意不能太劳累，也不能太忧思。

气虚体质者的饮食宜忌

气虚体质在饮食方面要注意忌冷抑热，平时最好多吃一些甘温补气的食物，如粳米、糯米、小米等谷物都有养胃气的功效。山药、莲子、黄豆、薏仁、胡萝卜、香菇、鸡肉、牛肉等食物也有补气、健脾胃的功效。人参、党参、黄芪、白扁豆等中药也具有补气的功效，用这些中药和补气的食物做成药膳，常吃可以促使身体正气的生长。

中年女性是较为常见的出现气虚症状的人群，平时可常吃大枣、南瓜，多喝一些山药粥、鱼汤等补气的食物，注意摄入各种优质蛋白，对补气都大有好处。气虚往往和血虚同时出现，因此在注重补血的时候，更要注意补气，以达到气血平衡。

除此之外，气虚者还要注意，一些食物是不适合食用的，如果食用了这些耗气食物，体质就会变得越来越糟糕了。

1. 山楂

虽然山楂能够开胃消食，但是同时又有耗气破气之害。正气不足、气虚下陷的人，是不可以过多食用的。正如《随息居饮食谱》中所言："多食耗气，羸弱人或虚病后忌之。"

2. 大蒜

大蒜味道辛辣，刺激性大，吃得太多会动火耗血。《本草纲目》说它"辛能散气"。《本草经疏》又说："气虚血弱之人，切勿沾唇。"《本草衍义补遗》中还指出："其伤脾伤气之祸，积久自见。"由此可以看出，气虚的人要忌吃大蒜才好。

3. 萝卜缨

萝卜缨就是萝卜叶，是一种具有行气破气副作用的食物。气虚体弱、气短乏力的人，不宜多吃常吃。关于萝卜缨，正如《饮片新参》中所言："气虚血弱者禁用。"此外，萝卜籽的破气之力更强，《本草从新》还说："虚弱者服之，气喘难布息。"由此可见，气虚的人更应该忌食萝卜籽。

4. 芫荽

芫荽就是通常所说的香菜。如《医林纂要》中说它"多食昏目、耗气"。《本草经疏》也明确告诫："气虚人不宜食。"这些都是古代医家的经验，告诫大家，气虚的人不宜多吃久吃芫荽。

5. 芜菁

芜菁俗称为大头菜，能够开胃、消食、下气。芜菁的功效与萝卜相似，这在《医林纂要》中有着明确的记载，“下气宽中，功用略同萝卜。”它也有类似萝卜行气耗气的弊端，所以气虚的人不宜多吃久吃。《千金·食治》所谓“不可多食，令人气胀，”实指过食芫菁耗伤正气，会引发脘腹虚胀，也就是《本草衍义》中“过食动气”的意思。

6. 胡椒

胡椒味道辛辣，是一种大热的调味品，多吃久吃会动火耗气。元代名医朱丹溪曾指出：“胡椒，大伤脾胃肺气，久则气大伤，凡病气疾人，益大其祸也。”清代黄宫绣亦云：“胡椒比之蜀椒，其热更甚。况走气动火，阴热气薄，最其所忌。”由此可见，无论是脾气虚还是肺气虚，皆不宜食。

7. 荜茇

荜茇为南方常用的调料食品，味道辛辣，性大热，食用过多会损气耗气。如宋代医家在《本草衍义》中指出：“多服走泄真气。”明代李时珍也认为：“辛热耗散，多食令人目昏，食料尤不宜之。”所以，作为调味品，气虚者勿食。

8. 紫苏叶

而紫苏叶则是另外一种民间常用调味佐料，这种调料还具有解色蟹之毒的功能，但是它同样具有耗气的弊端。如《本草通会》指出：“久服泄人真气。”清代王孟英也认为“气弱多汗者忌食”。这都说明但凡气虚的人，都不适宜多食、常食紫苏叶。

9. 薄荷

薄荷性凉，味甘辛，能够疏散风热，但是同时也会耗伤正气。《本草从新》中指出：薄荷“辛香伐气，虚者远之。”《本草求真》亦认为：“不敢多用，恐其有泄真元耳。”清代医家汪谢诚还说过：“薄荷多服，耗散真气，致生百病，余尝亲受其累，不可不知！”由此可见，气虚体弱的人，是一定不能食用薄荷的。

10. 荷叶

荷叶性平，味甘涩，但是食用过多过久，则会耗气。正如清代医家吴仪洛在《本草从新》中指出：“荷叶，升散消耗，虚者禁之。”因此，气虚体弱的人，应该注意不要食用荷叶。

此外，像荞麦、柚子、柑、金橘、金橘饼、橙子、荸荠、生萝卜、地骷髅、芥菜、薤白、君达菜、砂仁、菊花、茶叶等也会损气耗气，气虚体质者要注意忌食或少食，同时，还要注意戒掉烟酒。

越细碎的食物越补气血

对于气虚体质的人来说，多一些健脾的食物便可以补气，除此之外，在饮食过程中还应当注意把食物弄得细碎些，这样食物的补气功效就更大了。

我们知道，食物的消化和吸收是通过消化系统各个器官的协调合作完成的。日常所吃的食物中，除了维生素、无机盐和水可被直接吸收外，蛋白质、脂肪和糖类都是复杂的大分子有机物，都必须先经过消化道，被分解成结构简单的小分子物质后，才能通过消化道内的黏膜进入血液，送到身体各处供组织细胞利用，使各个脏器发挥正常的功能，保证身体的生长。食物在消化道内的这种分解过程叫作“消化”。

消化道对食物的消化通过两种方式：一种是通过消化道肌肉的收缩活动，将食物磨碎，并使其与消化液充分混合，不断地向消化道的下方推进，这种方式叫作“机械化消化”；另一种是通过消化腺分泌消化液中的各种酶，将食物中的蛋白质、脂肪、糖类等充分化学分解，使之成为可以被吸收的小分子物质，这种消化方式叫作“化学性消化”。在正常情况下，机械性消化和化学性消化是同时进行，互相配合的。

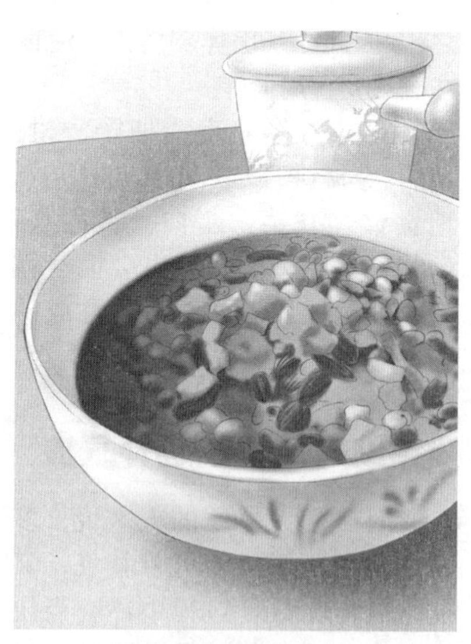

越细碎的食物越补气血

两种消化方式的目的都是将食物磨碎，分解成小分子物质，顺利通过消化道的黏膜进入血液，而大分子物质只能通过粪便排出。西医的营养学里有一种叫“要素饮食”的方法，就是将各种营养食物打成粉状，进入消化道后，即使在人体没有消化液的情况下，也能被直接吸收，这种方法是在不能吃饭的重症病人配鼻饲营养液时常用到的。由此看来，消化、吸收的关键与食物的形态有很大关系，液体的、糊状的食物因分子结构小可以直接通过消化道的黏膜上皮细胞进入血液循环来滋养人体。

所以说，只有胃、肠功能正常，吃进去的食物才能转变成血液，源源不断地供给全身的每一个器官，而当胃、肠的功能开始减弱，我们就应该往胃、肠输送液体或糊状的营养物质，这样才能很快地消化、吸收，使这些营养物质直接生成血，反过来又滋养胃、肠，帮助虚弱的胃、肠起死回生。

所以，气虚体质的人，如婴

儿或者大病初愈、久病体弱的成年人或老年人需要补养肠胃时，都应该多吃细碎的食物，这样才能加快气血的生成以及保证身体的康健。

调理气虚体质食疗方

许多人因为工作的缘故，即使身体已经很疲劳了，还在硬撑着。其实，疲劳是身体需要恢复体力和精力的正常反应，同时，也是人们所具有的一种自动控制信号和警告。如果不按警告立即采取措施，那么就容易损害人体正气，最终积劳成疾，百病缠身。尤其是对于气虚体质的人来说，本身就经常会感到周身乏力、肌肉酸痛、头昏眼花、思维迟钝、精神不振、心悸、心跳和呼吸加快等症状，如果再不注意休息，“硬熬”下去，可能就离“过劳死”不远了，这绝对不是危言耸听。

气虚体质者，可以通过饮食的方法来进行调养，只要吃对吃好，便可以补充元气，简单而又有效，下面便向大家推荐几款具有补气效果的食疗方：

1. 红枣鱼肚汤

原料：水发鱼肚 200 克，鲜黄鱼肉 200 克，红枣 10 枚，桂圆肉 20 克，核桃仁 3 个，米酒 10 克，油 25 克，盐、味精、葱、姜末适量。

制法：将鱼肚、鱼肉切成块；桂圆肉、红枣、核桃仁加水炖至半熟，取出待用；油锅入葱、姜末爆香，入鱼片、鱼肚炒几下，加入米酒去腥；再加入红枣、桂圆肉、核桃仁及调料，烧熟即成。

功效：大枣中富含钙和铁，鱼肚富含胶原蛋白、蛋白质、钙、铁、磷、锌、硒等多种微量元素和多种维生素。这道红枣鱼肚汤能够调经、活血、补气、止咳。特别适用于女性产前产后和术后的久咳不愈、气虚、贫血。

2. 金沙玉米粥

原料：玉米粒 80 克，糯米 40 克，红糖 40 克（玉米和糯米要用清水浸泡 2 个小时）。

制法：将玉米粒、糯米加水适量，用大火煮沸后，再用小火煮至软熟，加入糖再煮 5 分钟即可。

功效：玉米中含有抗氧化剂等对人体健康有益的成分，所以，食用此粥有利于气虚体弱者强身健体。

3. 山药桂圆粥

原料：山药 100 克，桂圆肉 15 克，荔枝 3 个，五味子 3 克，白糖适量。

制法：把山药去皮切成薄片。将山药片、桂圆、荔枝肉、五味子同煮，煮好后加入白糖即成。

功效：此粥可补中益气、益肺固精、壮筋强骨、生长肌肉。山药中含有淀粉酶等营养成分，对气虚体质者颇有益处。

4. 胖头鱼炖豆腐

原料：胖头鱼一条、豆腐、葱段、姜片、蒜末、干辣椒、香菜末、料酒、生抽、糖、醋、盐适量。

制法：将胖头鱼洗净后切成几段，鱼头劈成两半，用料酒和盐拌匀腌制 10~15 分钟；豆腐切块；锅热后倒入油，待油温九成热时先煎鱼头，煎成金黄色时盛出，再煎其他鱼段。煎好后把鱼头再放回锅内，放入料酒、生抽、葱、姜、蒜、干辣椒、糖、醋、盐，加水，倒入豆腐块（水要没过豆腐）。用大火烧开转中火炖。锅里汤剩下三分之一时，加香菜末出锅。

功效：胖头鱼属高蛋白、低脂肪、低胆固醇鱼类，能够温中健脾、补气、壮筋骨。

在食疗过程中，气虚者还可以进行一些健身活动以配合治疗，如太极拳、太极剑、散步、保健操等，适量进行这些活动，可以起到固肾气、壮筋骨的效果。

老年气虚者的营养补充方案

在气虚体质者当中，有很大一部分都是老年人，这是因为人在步入老年之后，容易脾胃虚弱，而老年人的身体又具有同年轻人所不同的特点，所以，老年人在进补的时候，便要针对其特殊的身体状况而选择适合自身的方式。

其中，藕粉便是一种非常适合老年人的补气佳品。

莲藕当中含有鞣质，具有一定的健脾止泻作用，能增进食欲，促进消化，开胃健中，有利于补气养体。

李时珍在《本草纲目》中称藕为“灵根”，民间早有“新采嫩藕胜太医”之说。将鲜藕加工成藕粉，会具有更好的养胃滋阴、健脾益气作用，这时的藕既富有营养，又易于消化。平时脾胃不好的老年朋友，不妨趁着新鲜秋藕上市的时候多买一些，自己在家做藕粉。

藕粉的制作方法非常简单：把藕连皮切成薄片，为了加快干燥速度，可以先蒸上 5 分钟；然后，把藕片平铺在干净的纱布上晒干；等晒干、晒透后，放入研钵中捣成粉末即可。

早餐时，用开水冲上一小碗

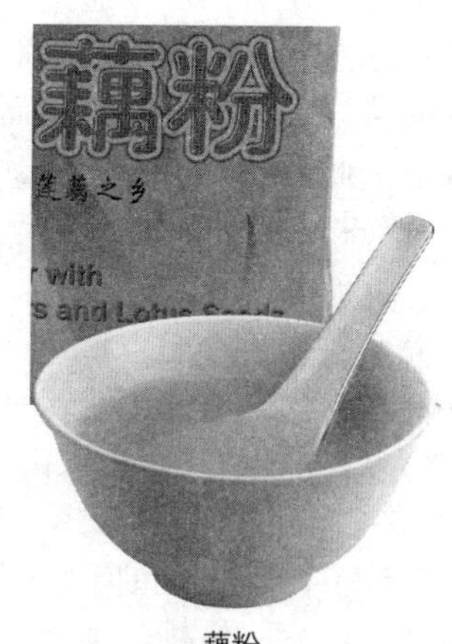

藕粉

晶莹剔透的藕粉，淡淡的藕香特别有助于老人开胃。老年人常有喝粥的习惯，不妨偶尔换换口味，来点藕粉，如果喜欢吃甜的，还可以适当加点蜂蜜、红糖或者是桂花。

除了藕粉之外，以下这三个食疗方也是非常适合老年人补脾胃的：

1. 豉汁鲫鱼

原料：鲫鱼250克，豉汁、胡椒、莳萝、姜、橘皮各适量，盐适量。

制法：将鲫鱼入豉汁中煮熟，加胡椒、莳萝、姜、橘皮，空腹食用。

功效：鲫鱼中含有大量的铁、钙、磷等矿物质，除此之外，还含有丰富的蛋白质、脂肪、维生素A、B族维生素等营养元素。这道豉汁鲫鱼能够补气治胃虚。

2. 蒸猪肚

原料：猪肚1个，参末15克，橘皮末15克，猪脾2枚（细切），葱白少许，饭半盘，椒姜等调料适量。

制法：在猪肚内放入参末、橘皮、猪脾、葱白、饭、椒姜，缝合口，蒸烂食之。

功效：猪肚含有蛋白质、脂肪、碳水化合物、维生素及钙、磷、铁等，具有补虚损、健脾胃的功效，蒸猪肚可治老年人脾虚气弱。

3. 鸡肉馄饨

原料：黄雌鸡肉150克，白面210克，葱白少许、胡椒、姜、五香粉、盐适量。

制法：上述材料做成馄饨，加椒姜五味调和，煮熟空腹食之。

功效：鸡肉中蛋白质的含量较高，氨基酸种类多，而且消化率高，很容易被人体吸收利用，有增强体力、强壮身体的作用。鸡肉馄饨能够益补脏腑、悦泽颜色。

这几道药膳都是针对老年气虚者的特征量身打造的，老年朋友们可以试用一下，有助于保持良好的精气神，安心、快乐地度过晚年。

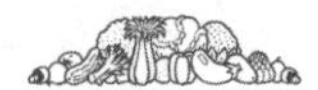

痰湿体质

痰与湿是怎样形成的

“痰”所涵盖的是一个广泛的概念，不仅是指吐出来的痰，只要你的津液积聚了，停留了，处于一个不正常的运行状态，它都叫痰。

痰形成的原因主要有以下几点：

（1）体质虚弱，中气不足，由于脾虚不运，可以使水湿停留，凝聚为痰。

（2）脾胃薄弱，宿滞逗留，损伤脾胃；或恣食生食、瓜果，中阳被伤；或因热病饮水过多，脾运不及等都可以使水湿停留，聚集为痰；还有恣食肥甘，胃中浊气郁蒸，酿湿生热也可以化为痰浊。

（3）外感失治，或体弱屡患外感，肺气被伤，不能输津四布，通调水道下输膀胱，使水液停留，也可成痰。痰贮于肺，肺气不利，痰涌气道而发，必致咳嗽痰多。

中医认为，痰的产生主要与肺、脾两脏有关。肺主呼吸，调节宗气（元气）的出入和升降。如肺失肃降，就可能会出现咳喘、卧不平等症。风邪或寒邪侵肺时，肺内的津液便会凝聚成痰。脾主运化，即消化和运送营养物质至各脏器。如果湿邪侵犯人体，或思虑过度、劳倦及饮食不节，都有可能伤脾而使其失去运化功能，造成水湿内滞凝结成痰。

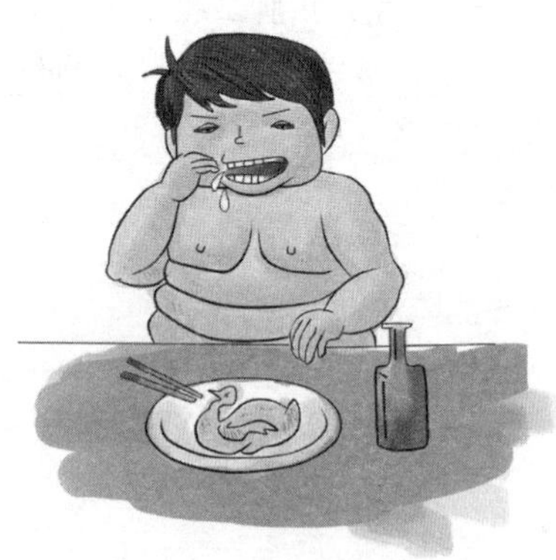

痰湿体质

一般来说，“炼液为痰”是一个复杂的过程，因为痰开始都是液态的，是停滞的水液，但是淤在那里时间长了，就成了有形的物质。比如身上长了一个肉疙瘩，西医叫脂肪瘤，中医叫作痰核。实际上它就是人体脂肪代谢失常的病理产物。从这个角度来说，“痰”是千变万化的。很多疾病的表现都可以归结于痰，比如男性的阴茎硬结症，组织里长了一个硬东西，影响了勃起功能，手摸上去能感觉到硬结，这就是痰核。而女性的子宫肌瘤当然也在痰核的范畴内。

痰湿体质的外在表现

日常生活当中，那些爱吃甜食、大鱼大肉的人，往往都是痰湿体质的人。因为这些食物滋腻厚重，不容易消化，这样，便会令脾气的运化功能出现障碍，无法将摄入的食物正常运化成为水谷精微，反而会令其变成痰湿内蕴。痰湿体质的人在外貌上的具体表现往往是这样的：

1. 比较容易脱发

中医认为，头发主要是与肝血和肾精有关的。肾精决定了头发的多少，头发的软硬荣枯，先天肾精不足，可以导致头发枯黄稀疏；另一方面肝肾精血负责头发的日常养护。这种情况下，多吃补益肝肾精血的黑五类食品和一些坚果可以乌发、美发。但是，痰湿体质的脱发很不同，这种脱发就不是枯黄干脱的，而是因为痰湿内生，血瘀血热，熏蒸发根，令头发、头皮出现油腻瘙痒，进而引发的脱发。

2. 额头泛油光，出现肿眼泡

仔细看看痰湿体质者的额头，会发现他们的额头总是油光可鉴的。痰湿体质有一个虚实互杂的问题，既有以脾失健运为主的正虚，又有痰湿交阻的邪实。湿性重、浊、黏、腻，所以皮肤排出来的就是油状的湿。

而肿眼泡也是痰湿体质者中较常见的一个现象。中医认为肉轮与脾是同属的，肉轮就是指我们的上下眼睑。脾气健运与否决定了肉轮是否臃肿荣润，肉轮的颜色、形态也体现了脾气功能的强弱。痰湿体质的人，脾失健运，痰湿内蕴。由于痰湿自身黏腻的特点，阻碍了气的上下运行，导致代谢不利，容易造成痰湿的堆积，甚至出现脾气下陷。所以在肉轮这个特殊的脾气反映点上就出现了眼泡肿，眼皮下垂的表现。

3. 中年时期会出现大肚子

痰湿是人体代谢所产生的废物，自然表现出一派过剩和拥塞的景象。并且，中年前后是人最容易胖肚子的时期，因为在这个时候，人的脾胃代谢功能会有所降低，再加上没有调理的生活方式，都会影响到脾胃的运化功能，运动的机会又非常少，气血是不可能不壅滞的，大肚子也自然就产生了。

4. 爱出汗

如果在生活当中留心观察，可能你会发现，特别容易出汗的，往往是肥胖的人，这跟痰湿体质是密切相关的。爱出汗是因为“气道”被痰湿堵住了。

因为大量的痰湿在体内堆积，会使得气道不畅，气机阻滞，郁而化热，热又熏蒸津液，导致人动辄就会出汗，甚至连吃饭、走路都要比别人出的汗多。

以上这四点，是痰湿体质者的主要生理特征，如果你有一点或者几点符合，就要多注意一下，看看自己到底是不是痰湿体质了。

痰湿体质者的易患疾病

“胖人多痰湿，瘦人多内热”，根据临床观察，这话是有一定道理的。痰湿体质的人易感单纯性肥胖症。

痰湿体质的人还往往逃不脱高血压的纠缠。尤其经常有胸闷、恶心、眩晕、肿胀的高血压，多数是产生于痰湿体质。

在辨证辩体的基础上，糖尿病还经常使用益气健脾化痰燥湿方药进行治疗，这也说明糖尿病与脾虚痰湿是有关系的。

痰湿会对血脉造成阻滞，这便很容易形成月经延后、月经量少甚至是闭经的症状。一旦闭经还会加重痰湿体质，促生肥胖；而痰湿肥胖者也容易出现月经不调。

痰湿体质的女性最容易患带下病。清代名医傅青主有一个治疗带下病的经典方——完带汤，其中主要的药物都是用于健脾祛湿的。有时用完带汤改善痰湿体质偏颇也不错。

如果出现眩晕的症状，同时还伴有恶心、呕吐、胸闷、面目郁胀，并且这种症状常于潮湿天气加重，那么不论是梅尼埃综合征还是颈椎病、直立性低血压，都多数和痰湿体质相关。

出现经常性失眠，并且同时还伴有口干口苦，舌苔厚腻不退症状，平时便要注意调理痰湿体质了。

在典型痰湿体质者中，以油性皮肤的人居多，因此痰湿体质还很容易引发痤疮，并且由于痰湿具有缠绵黏滞的特点，所以说不管什么疾病，只要是和顽痰湿浊搅和到一起，治疗起来就会比较麻烦，由于痤疮反复发作，还会令本来就不细腻光洁的脸，因色素叠加而更加显得粗糙起来。

痰湿体质的易感人群

生活越来越方便，交通工具越来越多，生活的环境表面是越来越舒适，室内有空调，冬暖夏凉，人们似乎忘记了自然环境的规律。出门骑车，就连上下楼的楼梯都有电梯取而代之，有些人甚至就住二楼也要坐电梯。这种缺乏运动的生活习惯，在不自觉中就让人变成了痰湿体质。

痰湿体质可能是人类社会发展到一定程度的结果：为了适应不可遏制的发展，人类迟早要进化出一种适应这种生活方式的体质。遗憾的是，人类进化总是落后于环境、社会的变化和发展，有一个时间差，我们就生活在这个时间差里，饱受环境巨变、社会发展、生活方式变化所带来的一切生存困扰和矛盾煎熬。大量痰湿体质的涌现就是这一切所酿就的苦果。具体来说，以下这几种人群最容易出现痰湿体质：

1. 喜欢食用深加工食品的人

现代生活当中，堆积在人们餐桌上的都是经过深度加工的食品，膏粱厚味、肥甘油腻。而经常食用这些食品，人的脾胃就会消受不起。最后，脾胃怠工，吃喝进来的食物不少化成了半成品造成了痰湿，甚至还会引发疾病。

2. 暴饮暴食，喜食寒凉食物的人

另外，暴饮暴食，食用冰冻寒凉食物，青少年的痰湿体质多数和这个有关。小时候吃冰冻寒凉的东西太多，会在先天遗传的基础上，促生或加重体质的痰湿偏颇。

3. 拥有伤肝胆习惯的人

凡是伤肝胆的习惯也都会不可避免地伤到脾，因为它们的关系太密切了。所谓的“见肝之病”就“知肝传脾”。肝将军不高兴，总是找脾发泄。经常生气、情志不舒展、不吃早餐、熬夜吃夜宵等都是肝胆最不喜欢的，肝木克脾土，脾伤则生痰湿。经常熬夜的人，舌象是典型的痰湿壅盛舌象，即舌苔厚腻、久久不退。夜里 11 点到凌晨1点，是胆经当令的时候，熬夜影响胆气的疏泄，肝胆相照，必然影响到肝脏，进而影响到脾。

所以，对治痰湿体质一要多运动，注重饮食调理，更重要的

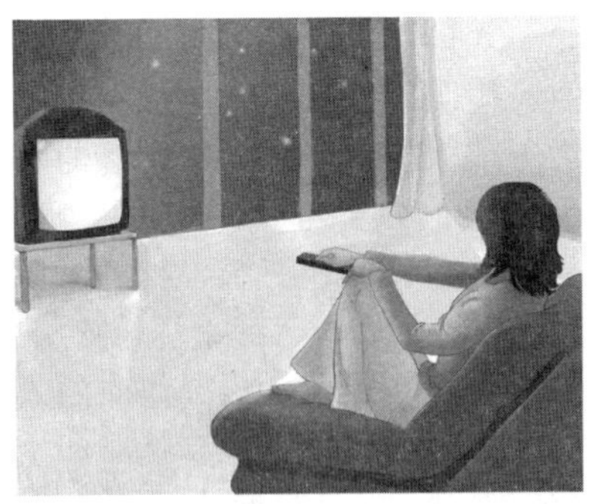

不要深夜看电视，以保护肝脏

是养好肝脾。

痰湿体质者的饮食宜忌

随着生活条件的改善，很多人已经习惯了大鱼大肉、精米白面，岂不知，在你吃这些精细食物的同时，糖尿病、高血脂、高血压等富贵病也会追随而来。尤其是对于痰湿体质的人来说，正是太多的细粮造成了体内的痰湿，要想改变体质，必须要逆向而行。所以，我们不如换换口味，吃适量的粗粮。那么哪些食物称得上粗粮呢?

玉米、小米、红米、紫米、高粱、大麦、燕麦、荞麦等都属于粗粮。除了这些谷物，还有很多豆类，比如黄豆、绿豆、红豆、黑豆、芸豆、蚕豆等；另外，像红薯、土豆、山药，也属于粗粮。有些蔬菜比如芹菜、韭菜，也都富含丰富的膳食纤维。

除此之外，痰湿体质者在进食的时候要遵循的养生原则是：入口的食物一定要清淡。同时，痰湿体质者不要吃太饱，吃饭不要太快；不适合吃太多的水果；适合多吃一些偏温燥的食物，如荸荠、紫菜、海蜇、枇杷、白果、大枣、扁豆、红小豆、蚕豆，还可以多吃点姜；痰湿体质的人应该少吃酸性、寒凉、腻滞和生涩的食物，尤其是酸的，如乌梅、山楂等更要少吃。

另外，在此还要提醒痰湿体质者，如果要通过中药进行养生，那么一定要注意选择一些具有健脾胃、祛痰湿功效的中药草。祛肺部、上焦的痰湿可用白芥子、陈皮；陈皮和党参、白扁豆合在一起，是治中焦的痰湿；赤小豆主要是让湿气从小便排出。

面色暗沉少光泽，多吃冬瓜没有错

中国人健康的肤色，应该是红黄隐隐、明亮、润泽，并夹有血色。而不健康的黄色，往往是淡黄、暗沉、没有光泽的，就像植物缺乏养分或枯萎的样子，没有神采奕奕的感觉。《黄帝内经》中说“黄欲如罗裹黄，不欲如黄土”，是指肤色要像薄薄的绸缎裹着黄、白里透黄，黄得有光泽，而不是如黄土般的

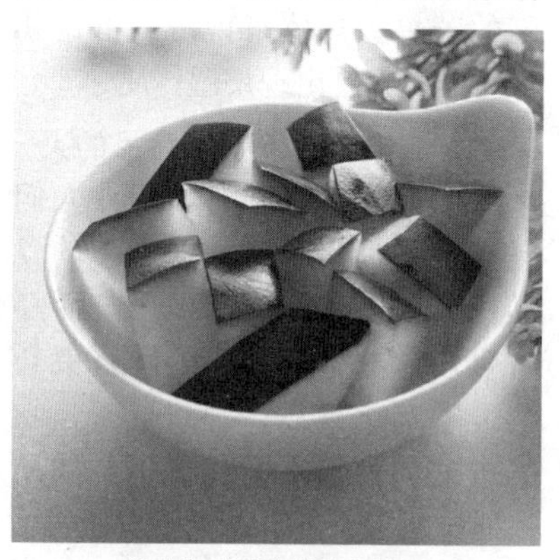

多吃冬瓜可改善面色暗沉

干燥、暗沉的黄。

痰湿体质的人，脸色往往暗黄。因脾气虚衰、湿邪内盛引起面色暗沉、少光泽。脾为人的后天之本，气血生化之源。脾胃功能健运，营养能及时润养皮肤，皮肤就会柔润、有光泽，并保持弹性，防止衰老。水湿困脾，脾失健运，水液不能正常代谢，无法濡养颜面，就会出现面色淡黄而晦暗、不泽的现象。所以，病根在脾，而搽护肤品是解决不了问题的，只有去除脾湿，才能达到标本兼治的效果。

冬瓜历来被认为是兼具美容和减肥效果的佳品，《本草纲目》中记载冬瓜："令人好颜色，益气不饥，久服轻身耐老。"常食冬瓜可养颜护肤、畅通气机，具有减肥、延缓衰老的功效。现代研究发现，冬瓜中含有丰富的维生素 C，对肌肤的胶原蛋白和弹力纤维都具有很好的滋润效果。经常食用可使肌肤柔润、白嫩，并能有效预防皱纹的生成。《本草再新》中说冬瓜："利湿祛风，消肿止渴，解暑化热。"这就指出冬瓜有祛湿消肿、止渴解暑的功效。

常食冬瓜能够健脾燥湿、化痰行气、利水消肿，从而能够去除面色淡黄暗沉、无光泽的现象。对于痰湿体质者来说，还有一个意外的收获，那就是在收获美丽的同时，体重也可以减轻不少。

黄瓜、竹笋，都是清热利水的好手

人体内的湿、热等蕴久便会成毒，热毒上攻会引发各类病症，包括水肿、长痘痘，等等。《黄帝内经》中也有类似的论述，如"湿热不攘,大筋？短,小筋弛长。""因于气，为肿。"

所以说，痰湿体质者要改善体质，就要从清热、利水的角度来为身体排毒。

《本草纲目》中说，黄瓜有清热、解渴、利水、消肿的功效。其对肺、胃、心、肝及排泄系统都非常有益，能使人的身体各器官保持通畅，避免堆积过多的体内垃圾，生吃能起到排毒清肠的作用，还能化解口渴、烦躁等症。

现代医学研究还发现，黄瓜富含蛋白质、糖类、维生素 B_2、维生素 C、维生素 E、胡萝卜素、烟酸、钙、磷、铁等营养成分，同时黄瓜还含有丙醇二酸、葫芦素、柔软的细纤维等成分，是难得的排毒养颜食品。所以，黄瓜就像是人身体内的"清道夫"，可以认认真真地打扫着人的内环境，保持着它的清洁和健康。

竹笋同样是排毒的好手。中医认为，竹笋味甘，微寒，在药用上有清热化痰、益气和胃、养肝健脾、治消渴、消油腻、利水道、利膈的功效，能用来治疗水肿、腹水、足肿、急性肾炎水肿、喘咳、消渴烦热等症。由于竹笋具有低脂肪、低糖、多纤维、淀粉含量少的特点，因此也是痰湿体质者的减肥佳品。竹笋一年四季皆有，但只有春笋、冬笋味道最佳。竹笋能做出许多美味佳肴，痰湿体质的人常食用这些膳食，能达到养生健体的效果。

需要注意的是，黄瓜性凉，患有慢性支气管炎、结肠炎、胃溃疡的人宜少食为妥，这类人如果要食用一定要炒熟后再食用。而竹笋，患有胃溃疡、胃出血、肾炎、肝硬化、肠炎、尿路结石等病的人不宜多吃。

调理痰湿体质食疗方

痰湿体质是目前比较常见的一种体质类型，当人体脏腑、阴阳失调，气血津液运化失调，易形成痰湿时，便可以认为这种体质状态为痰湿体质，多见于肥胖人。这种体质的人非常容易患高血压、糖尿病、肥胖症、高脂血症、哮喘、痛风、冠心病、代谢综合征、脑血管疾病等疾病，所以说，痰湿体质也是有着其显著弊端的，日常生活当中一定要想办法对其进行调节才会更加有利于健康。

可能有人会觉得，想要改善这样一种体质是非常辛苦的事，

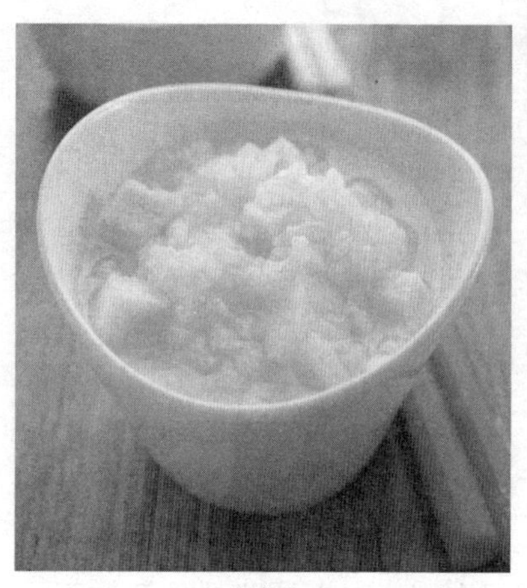
大米粥

事实上，只要从日常饮食入手就可以了。有些食物是具有改善痰湿体质的功效的，下面就为大家推荐几款食疗方。

1. 大米粥

原料：大米、白砂糖各适量。

制法：将大米淘净，放入锅中，加清水适量，煮为稀粥服食，每日 1~2 剂。喜欢甜食的人，可加白糖适量同煮服食。不过切忌过甜，否则伤肾。

功效：大米是提供 B 族维生素的主要来源，米粥具有补脾、和胃、清肺的功效。米汤有益气、养阴、润燥的功能，能刺激胃液的分泌，有助于消化。

2. 红薯粥

原料：新鲜红薯，大米。

制法：将红薯洗净，连皮切为薄片，加水与大米同煮为稀粥，待熟时，调入白糖，再煮一两沸

即成，每日1剂。

功效：红薯含有蛋白质、磷、钙、铁、胡萝卜素、维生素等多种人体必需的营养物质，具有补益脾胃、生津止渴、通利大便的功效。煮粥服食，有健脾胃、益中气的效果。

3. 枇杷膏

原料：枇杷肉500克，冰糖600克。

制法：将冰糖入沸水中煮熬至此，加入枇杷肉继续煮至浓稠的膏状即成。

功效：枇杷中所含的有机酸，能够刺激消化腺分泌消化液，对增进食欲、帮助消化吸收具有显著的效果。

4. 竹笋西瓜皮鲤鱼汤

原料：鲤鱼1条（约500克），鲜竹笋500克，西瓜皮500克，眉豆60克，红枣（去核）10枚，生姜、盐、味精、料酒适量。

制法：将鲜竹笋去壳，削皮，切片。将西瓜皮外面的硬皮削去，切成小块。将鲤鱼洗净后，划出“十”字纹。然后把鲤鱼、竹笋片、西瓜皮块、眉豆、生姜放入锅中，加入开水和料酒，用大火煮沸，再转小火煲2小时。调入盐、味精，煮5分钟即成。

功效：鲤鱼中含有丰富的蛋白质、氨基酸、矿物质、维生素A和维生素D，能够健脾除湿、益胃消肿。竹笋西瓜皮鲤鱼汤可祛湿降浊、健脾利水。痰湿体质者若有因湿浊内盛而引起的身重困倦、足部水肿麻木、肥胖等症状，或有高血压、高血脂时都可食用。

5. 驴肉炒竹笋

原料：卤驴肉300克、竹笋150克、葱10克、盐6克、味精3克。

制法：竹笋洗净切成片；驴肉洗净切成片；葱洗净切成段。锅中放油。再加入竹笋片、香葱段，然后下入驴肉，炒匀后，调入盐、味精炒香，炒入味即可出锅。

功效：驴肉是一种高蛋白、低脂肪、高氨基酸、低胆固醇的食物，驴肉炒竹笋具有滋阴凉血、开胃健脾的功效。

这些膳食制作起来都非常简单，只要动动手，便可以轻松完成了，所以痰湿体质的人不用发愁了，想要改善自己的体质，勤动手就好了。

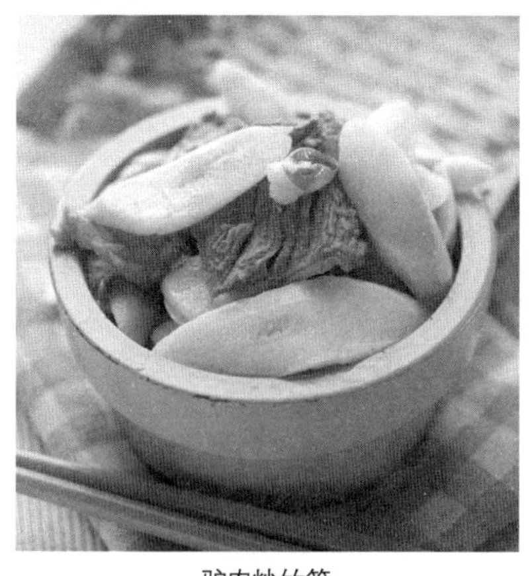

驴肉炒竹笋

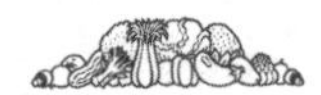

血瘀体质

血瘀体质是怎样产生的

血瘀体质占我国人群的比例约为7.95%，以南方人、脑力劳动者和女性多见。

血瘀体质主要有四种成因：

一是由人的情绪失调引起的。《仁术便览》中说："死血作痛，瘦人多怒者常患此。"那些容易发怒的瘦人容易出现这种体质。

二是疾病长期绵延，深入经络，使得气血受损从而引起血瘀体质。《黄帝内经·素问·痹论》中说："病久入深，荣卫之行涩，经络时疏，故不通。"如果病程时间长、病情较重，气血运行迟滞，经络就会不畅通，所以出现瘀滞。确实如果一个人常年有病，病就会深入经络，拖延得过久，气血就会受损，处于"饥饿"的状态，气运行受阻，最后会出现瘀血。

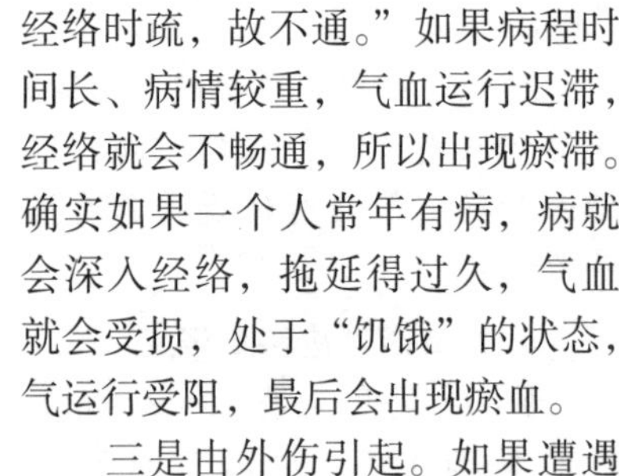

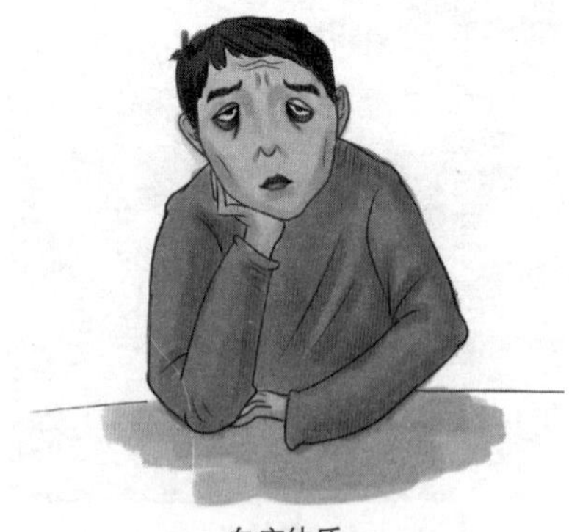

血瘀体质

三是由外伤引起。如果遭遇跌打损伤之后，瘀血没有消除，时间过久气血会运行缓慢或出现妄语或有健忘的现象，这些都是瘀血引起的症状。

四是由于人体的衰老引起的。我们都知道，比起年轻人，老年人由于身体各功能下降，因此气血运行不畅。气血运行缓慢和不畅都会导致血瘀体质的形成。

《黄帝内经·灵枢·生气通天论》中说："太阴之人，多阴之人，多阴而无阳，其阴血浊，其气涩以迟。"也就是说，血瘀体质者有气血凝滞、瘀浊不畅的特点。

因此，在日常生活中，血瘀体质的人要注意心态平和，特别是老人要注意针对这种体质进行相应的保健。

血瘀体质的外在表现

血瘀体质者养生的一个重要前提，便是要弄懂血瘀体质的特征是什么。只有这样，才能够根据血瘀体质的特征，制订出适合其养生的方法，那么，接下来就让我们对血瘀体质的特征进行一下详细了解吧。

典型的血瘀体质，以形体偏瘦者居多。“瘀血不去,新血不生”，微循环不畅通，直接影响组织营养，就算摄入的营养并不少，也无法前往该去的地方发挥营养作用，这会直接影响到人的外在。

血瘀体质者的皮肤往往会比较干燥。皮肤干燥常引起瘙痒，中医认为这是风，“治风先治血，血行风自灭”。瘀痒是血脉不畅通在皮肤上的反映。

血瘀体质者很难见到白白净净、清清爽爽的面容。在血瘀者的脸上，往往很容易生出色斑。同时，血瘀者还会出现面色晦暗，口唇发暗，眼睛浑浊有红血丝，容易脱发，并且脱发病证很不好治的症状。也常见以难以透脓的黯紫小丘疹或结节为主的痤疮，痤疮之后的暗疮印很难消散。

另外，血瘀者由于面部肌肉不是很活，所以容易出现抑郁呆板，整个人看起来不是活灵活现的情况，时间久了，血瘀体质的人会较其他人更早地出现健忘、记忆力下降等症状，并且还会时常感觉心烦。

关于血瘀体质的特征，我们除了要考虑上述共性因素之外，还要根据患者的具体情况进行分析，只有全面考虑血瘀体质的特征，才会得到更准确地养生方法。

血瘀体质者的易得疾病

在生活中，我们偶尔会看到一些人的四肢上会暴露出一条条可怕的青筋。我们都知道，人体的血管有静脉和动脉之分，人体通过动脉把心脏的血液输送到全身，通过静脉把血液回收到心脏。当静脉血液回流受阻，压力增高时，青筋常常在人体表面出现凸起、曲张、扭曲变色等反映状。如果身体中有各种瘀血、痰湿、热毒、积滞等生理废物不能排出体外,就会导致青筋的产生。因此，一般青筋暴露者都属于血瘀体质。

事实上，我们不仅可能通过青筋判断血瘀体质，还可以根据青筋的分布，判断出人体内不同的病情：

1. 头部青筋

（1）当太阳穴青筋凸起时，

往往提示头晕、头痛；当太阳穴青筋凸起、扭曲时，表示脑动脉硬化；紫黑时，则容易中风。

（2）鼻梁有青筋，提示肠胃积滞，容易胃痛、腹胀、消化不良、大便不利，紫色时则情况更加严重。

（3）嘴角腮下有青筋，往往提示妇科疾病，带下湿重，疲倦乏力，腰膝酸软，下肢风湿。

2. 手部青筋

（1）手背青筋。手背青筋提示腰背部有积滞，容易导致腰肌劳损，疲劳乏力，常见腰酸背痛，甚至出现肌肉紧张、硬结节。

（2）手指青筋。小孩手指青筋，提示肠胃积滞消化不良。成人手指青筋，不但提示消化系统有问题，且还反映了头部血管微循环障碍，脑血管供血不足，头部不适，严重者会出现头晕、头痛、中风等。

（3）手掌青筋。手掌到处可见青筋，表示胃肠积滞，血脂高，血黏稠，血压高，血液酸性高，含氧量低，血液容易凝聚积滞，则容易出现头晕、头痛、疲倦乏力、身体虚弱等。

3. 胸腹部青筋

（1）胸腹部青筋，多注意乳腺增生。

（2）腹部青筋，即俗话说的“青筋过肚”，这已经是比较严重的积滞，一般是肝硬化的表现。

4. 下肢青筋

（1）膝部青筋提示膝关节肿大、风湿性关节炎。

（2）小腿有青筋多是静脉曲张，此病严重者往往发生腰腿疾病、风湿关节痛。多见于久站的老师和久行的农民。

人体任何地方出现青筋，都是身体废物积滞的反映，这不但会影响外表的美观，更重要的是还预示着体内可能出现了疾病，所以一定要引起高度的重视。

血瘀体质的易感人群

在血瘀体质者当中，有很多都是上班族女性。之所以会出现这样的情况，一方面是和久坐不动有关，一方面则是因为上班族大多从事的都是脑力劳动，膀胱经位于臀部和大腿部位，久坐不动会对膀胱经造成压迫。这样便会令膀胱经的气血运行不畅，从而导致膀胱功能失常，而肾经与膀胱经相表里，这样就会引发肾功能异常，所谓“久坐伤肾”就是这个道理。而肾气不足慢慢就

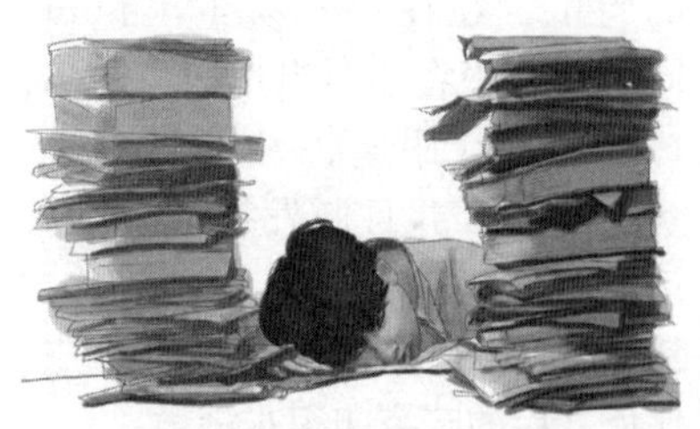

脑力工作者

会导致气血双虚，出现皮肤瘙痒、面色苍白或黝黑、失眠多梦、心情烦躁、便秘、经血量少等。而这些问题反映在颜面上会表现为可怕的色斑。色斑的出现其实是身体在告诉我们：它的内部气血发生了淤堵，即中医所说的气滞血瘀。

另外，脑力劳动还会让人思虑过多，从而消耗掉过多的精气。而中医认为思虑过多会伤脾，脾是后天精气的生化之源，脾伤了，生化精气的能力减弱，则人体气血供养就会不及时，也不充足。而血的运行又是靠气来推动的，气行不足当然就会血行不畅，最后导致气血淤堵也就是必然的了。

这种原因所造成的气滞血瘀对于女性来说，是非常可怕的。因为连续七八个小时都保持一成不变的坐姿，会导致下腹腔包括盆腔在内等器官的血液循环不畅，造成卵巢供血不足而缺氧，或者气滞血瘀使输卵管不通，有可能会引发不孕症的产生。

改善血瘀体质的妙方

既然血瘀体质并不是一种十分健康的体质，那么就一定要想办法对这种体质进行改善才行。日常生活中，血瘀体质者一定要注意以下这几点：

1. 行气活血最重要

血瘀体质的人，平日里要多吃一些具有行气活血作用的食物，比如山楂、黑豆、木耳等这些日常生活中比较常见的食材，都可以用来改善血瘀体质。他们都能够行气活血，气行了，血活了，血瘀自然也就可以远离人体，由血瘀体质所导致的种种身体上的不适自然也就消失了。

2. 尽量不要吃零食

目前市面上出售的零食种类繁多，味道鲜美。但是，如果想要改善自己的血瘀体质，就尽量不要食用这些零食。因为像这些零食往往都是油炸和膨化食品，或者是一些甜食、烧烤食品。这种零食会令血液的黏稠度增加，还会提高血液胆固醇的含量。即便是原本健康的血液，也会在这些零食的作用下变得浓稠起来，血液变浓之后，运行速度便会逐渐趋缓，甚至有些还会淤积在血管当中，所以说，如果想要摆脱血瘀体质，便一定要从管住自己的嘴巴开始。

3. 多喝水也会有帮助

水是组成血液的主要物质，人体内的水分会通过呼吸、皮肤蒸发和大小便排出。如不及时对其进行补充，血液中的水分便会减少，从而导致血黏度增高，血行缓慢。所以，气滞血瘀体质者平时宜多饮水，每天摄入量不低于2000毫升为宜。

4. 保持愉快的情绪

血瘀体质者在精神调养上，要注意培养乐观的情绪。精神愉快则气血和畅，血液流通，有利于血瘀体质的改善。反之，此种体质者如果陷入苦闷、忧郁的情绪当中则会加重血瘀的倾向。保持心情的舒适顺畅对于血瘀体质者的身体健康是非常有益的，平时血瘀体质者一定要避免大怒、惊恐和忧思等不良情绪。

5. 运动必不可少

血瘀体质者要尽量多做一些有益于血脉的活动，如各种舞蹈、太极拳、八段锦、动桩功、长寿功、内养操等。总体来说，在选择运动种类的时候，要以全身各部都能活动到，可以助气血运行为原则。

6. 保暖有助于健康

“寒则气滞”“寒则血凝”，气滞血瘀体质者除去注意衣被一定要保暖之外，还要时刻提醒自己，不能在寒冷的环境内停留过久。冬季室温应不低于20度。夏季使用空调降温，室温也不宜过低，一般宜保持在25~26度左右。另外，每天用热水泡浴，还有利于改善血瘀体质者全身气血的运行。

这些方面，都是关系到血瘀体质者健康的大问题，所以血瘀体质者要牢牢地将其记在心里，并且在生活当中真正实践起来，相信血瘀体质便会得到改善了。

血瘀体质者的饮食宜忌

血瘀体质的人，日常饮食中最需要引起注意的便是少饮酒，因为酒虽然有活血作用，但是伤肝。活血短暂，伤肝永久，要论取舍，少喝为佳，而是要多摄入一些具有活血化瘀功效的食物。

具有活血化瘀功效的食物有很多，下面进行分类、具体的介绍。

果品类中最具有代表性的是山楂和金橘。山楂可以用于血瘀体质的调养。金橘无活血作用，但是能够疏肝理气，对于血瘀体质也具有一定的调理作用。

蔬菜中性温活血的有韭菜、洋葱、大蒜、桂皮、生姜等，适合血瘀体质者在冬季食用。但是如果吃后出现眼屎增多、眼睛模糊，就说明吃得太多，或不合时宜了。性凉活血的有生藕、黑木耳、竹笋、紫皮茄子、魔芋等，适合血瘀体质者在夏天食用。但是，由于血脉毕竟有喜温恶寒的特点，因此，不宜大量吃，或者需要配温性食物一起吃。

菇类具有养肝护肝、防癌抗癌的功效，因此也非常适合血瘀体质者食用。

水产类中适合血瘀体质者食用的有螃蟹、海参。螃蟹主要用于消散外伤后遗留的瘀血。海参对于血瘀体质所造成的形体干枯、皮肤干燥具有不错的效果。

血瘀体质者还可以用玫瑰花、茉莉花泡茶喝，能够收到疏肝理气、活血化瘀的功效，但是要注意，血瘀者不适宜吃收涩、寒凉、冰冻的东西。

“希望之果”——杧果的行气润燥功效

杧果色、香、味俱佳，营养丰富，每百克果肉含维生素C56.4~137.5毫克，有的可高达189毫克；含糖量14%~16%；种子中含蛋白质5.6%；脂肪16.1%；碳水化合物69.3%。食用杧果具有益胃、解渴、利尿的功用。

每年12月就有少量早熟的杧果上市，来年的1月到6月都是杧果大量上市的时期。在此期间，血瘀体质者可常食杧果，能改善食欲不振、消化不良、晕眩呕吐的症状。其性微凉，可去烦，润燥，清热，生津，明目，治疗口渴、咽干、咽喉肿痛的现象。有的血瘀体质的患者常感身体燥热，并有声音嘶哑，喉咙肿痛，口吐酸水，眼睛干涩、容易疲劳等症状，取一杧果，洗净切开，加500毫升清水煎煮，每天当茶饮用，几天之后，症状就会有所好转。

由于杧果为微凉食物，因此血瘀体质者在食用时需要注重搭配方式。需要特别注意的是，杧果经高温加热后，极易软烂出水，不仅香味会散发掉，还会使营养流失。因此烹制时间不宜过长。未成熟的杧果含有更多的刺激物，所以，血瘀体质者不要轻易食用。此外，由于杧果中含有的果酸、氨基酸、各种蛋白质等刺激性物质比较多，血瘀体质者食用可能容易引起过敏症状，尤其是眼部、面颊等处，易有红肿、发炎、疼痛的现象。因此，吃杧果时，最好将果肉切成小块，直接送入口中。吃完杧果后，及时漱口、洗脸，避免果汁残留。

另外，饱饭后不要立即食用杧果，不可以在食用杧果的同时食用大蒜等辛辣物质，患有皮肤病，皮肤易过敏的人士最好少吃或避免吃杧果，哮喘患者也不宜吃杧果。

通利血脉，葡萄酒还你好气色

大家都知道酗酒是有害身体健康的，但少量的饮酒则可以疏经活血。酒在中医中，可以作为药引，人体从内到体表、从上到下都能到达。有节制地少量饮用，有养脾补肝、美容驻颜、滋润肌肤、通利血脉的功效。《本草新编》中就有这样的描述：“酒，味苦、甘、辛，气大热，有毒。无经不达，能引经药，势尤捷速，通行一身之表，高中下皆可至也。少饮有节，养脾扶肝，驻颜色，荣肌肤，通血脉。”

前面已经说过，对于血瘀体质来说，酒是尽量要避开的，但是葡萄酒却除外。

葡萄是一种营养非常丰富的水果。据分析，每百克葡萄当中含水分87.9克，蛋白质0.4克，脂肪0.6克，碳水化合物8.2克，粗纤维2.6克，钙4.0毫克，磷7.0毫克，铁0.8毫克，并含有胡萝卜素、维生素B_1、维生素B_2、维生素C、维生素P、维生素PP等，此外，葡萄当中还含有人体所需的十多种氨基酸及多量果酸。葡萄酒是一种低度饮料，含有十几种氨基酸和丰富的维生素B_{12}和维生素P，共分为红葡萄酒和白葡萄酒两种，红葡萄酒由红葡萄带皮浸渍发酵而成，白葡萄酒则是葡萄汁发酵而成的。葡萄酒能够活血化瘀、祛除疲劳、开胃消食、美容养颜、益寿延年。所以，对于血瘀体质者来说，每天饮用50~80毫升的葡萄酒，尤其是对女性血瘀体质者和老年血瘀体质者，都有很好的活血化瘀的作用。葡萄酒不仅能活血脉、通经络、散瘀结，对于女性朋友来说，其最大的优点是还能改善许多面部问题，可以驻颜美容、延缓衰老。

葡萄酒还可以调整肠胃的功能，可以帮助消化和排除毒素，有促进血液循环、化瘀消肿、防治心脑血管疾病的功效。另外，还可以解除疲劳、养心除烦，有助于提高睡眠质量、治疗失眠。所以，饮用葡萄酒的最佳时间是在晚餐时，或晚餐后至睡觉前这段时间。

血瘀体质者还可以试一试水果和葡萄酒的组合。葡萄酒与苹果、菠萝、梨、桃、樱桃、橘子等水果煮汤食用，内可活血化瘀、通经活络，外能养颜、美肤、靓肤。对缓解衰老有很好的保养作用。喜欢生吃水果的朋友还可做成葡萄酒水果沙拉，这样吃还可以清火润肠，也更加方便易做。

除了活血化瘀，葡萄酒还有预防心脑血管疾病和癌症的功效。红葡萄酒中的多酚物质，还能抑制血小板的凝集，防止血栓形成。葡萄皮中含有的白藜芦醇，具有相当不错的抗癌性能，可以防止正常细胞癌变，同时还能够抑制癌细胞的扩散。

但是需要注意的是，葡萄酒虽好，但也是酒类饮品，一定要适量饮用，否则，不但起不到保健的效果，还会适得其反。

补血祛瘀的“黑豆盛宴”

黑豆是我们日常见到的一种豆类粮食，具有非常全面的营养，含有丰富的蛋白质、维生素、矿物质，能够活血、利水、祛风、解毒；黑豆中微量元素如锌、铜、镁、钼、硒、氟等的含量都很高，而这些微量元素对延缓人体衰老、降低血液黏稠度等非常重要。

食用黑豆可以补钙，还能够预防缺铁性贫血，同时由于黑豆富含卵磷脂，所以对于动脉硬化也具有一定的预防作用，是植物中营养最丰富的保健佳品，在医疗中也具有较为广泛的药用价值。《血证论》中说："不补血而去瘀，瘀又安能尽去哉？"意思是说，不补血而去瘀，瘀血是不能完全消除的。所以黑豆这种既能够补血又能够去瘀血的食物，是非常适合血瘀体质的人食用的，具有非常强大的祛除瘀血的效果。

《本草纲目》和《本草纲目拾遗》中都说到"常食用黑豆，可百病不生""终其身无病"。血瘀体质者食用黑豆，能起到益补身体、"不生病"的效果。这里结合血瘀体质者的特征给大家介绍两种家常食用方式。

1. 黑豆浆

原料：黑豆、白糖和水各适量。

制法：将黑豆洗净，用温水泡8小时。泡软以后，放入豆浆机，根据豆浆机的说明加入相应的水，一般十多分钟就可以打好煮好了。要注意，豆浆要彻底煮熟了才能喝。再根据个人的口味加入适量的糖，这样口味更好。糖尿病患者不加糖，或可以加入适量的木糖醇调味。

功效：黑豆浆营养丰富，可活血补血，益气安神，延缓衰老。还可以加入芝麻、红枣、枸杞等一起打豆浆，这样保健作用就更好。

2. 黑豆鱼尾汤

原料：鱼尾1条，黑豆100克，盐、黄酒、白糖适量。

制法：将鱼尾收拾洗净，在锅里放入黑豆，加水用大火烧开，然后用小火煮一小时。放入鱼尾、黄酒、白糖，用小火煮一小时后加盐调味即可。

功效：黑豆鱼尾汤能够健脾益胃、去瘀生血、养血明目。鱼尾性温、味甘，有温中益气，填精补髓，活血调经作用。此汤有祛斑增白功效，适用于颜面起黑斑者。

血瘀体质者虽可常食黑豆，不过孙思邈提醒说："黑豆少食醒脾，多食损脾。"《本草汇言》中说："黑豆性利而质坚滑，多食令人腹胀而痢下。"所以，血瘀体质者可常食久食，但更要适量食用，因人而异，避免因食用过量对身体造成不必要的损害。

调理血瘀体质食疗方

血瘀体质者，平时可多吃些行气、活血、化瘀的食物，比如杧果、油菜、绿茶等具有活血祛瘀作用的食品，这些食物有助于清除血管壁上的淤积，将这些食品作为原料，加工成菜肴食用，更会收到意想不到的效果，不过在烹调的过程中，一定要注意少吃盐和味精，以免令血黏度增高，加重血瘀的程度。

适合血瘀体质者食用的菜肴有很多，接下来便具体介绍一下这些菜肴的做法和功效：

1. 当归田七乌鸡汤

原料：乌鸡 1 只，当归 15 克，田七 5 克，生姜1块。

制法：首先把当归和田七放进清水中浸泡清洗，把乌鸡择洗干净装进一个合适的炖盅内，然后把洗好的当归、田七、生姜一起码放在乌鸡上面，再加入适量的盐和清水（注意清水一定要没过乌鸡）。把蒸锅内加水，大火烧开后放入炖盅，隔水蒸 3 个小时，鸡肉烂熟之后，这道美味滋养的当归田七乌鸡汤就可以食用了。

功效：乌鸡内含丰富的黑色素，蛋白质，B 族维生素等 18 种氨基酸和 18 种微量元素，乌鸡汤以能起到活血养血的作用。所以这道当归田七鸡汤能够有效地改善气血的运行，消散体内的血瘀，从根本上改善血瘀体质。

2. 杧果鸡丁

原料：杧果 100 克，鸡肉 200 克，芹菜 50 克，鸡蛋清 1 个，胡萝卜、松仁、干香菇各 20 克，葱末、姜末、料酒、淀粉、胡椒粉、盐适量。

制法：鸡肉切丁，将鸡丁用鸡蛋清上浆。将杧果洗净，去皮，切成丁。将芹菜洗净后切小段。将胡萝卜洗净，去皮，切丁。干香菇用水泡发后切丁。松仁用油炸脆。油锅烧热后，放入鸡丁放入油锅划散盛出。锅内留少许底油，下葱末、姜末煸香。倒入鸡丁翻炒均匀后，放入料酒、胡椒粉、盐。然后加入杧果、胡萝卜、松仁、香菇和少许清水，最后用水淀粉勾芡，用勺轻轻翻炒 1 分钟即可出锅。

功效：杧果中的维生素 A 含量高达 3.8%，另外还含有维生素 C、糖、蛋白质及钙、磷、铁等营养成分，均为人体所必需。杧果鸡丁可以益补脾胃，理气活血，生津止渴，润肠通便。

3. 海米油菜

原料：小油菜 500 克，海米 40 克。盐、胡椒粉、淀粉、鸡粉各适量。

制法：海米洗净后用温水泡软。锅中放适量油，烧热，放入油菜和海米煸炒一下，再加水、鸡粉、盐、胡椒粉烧开。油菜烧透后，捞出放在盘中，海米放在油菜上。锅中汤汁再烧开，加入淀粉和少量水调好的汁，淋在海米和油菜上即可。

功效：油菜中含有丰富的钙、

铁和维生素C、胡萝卜素也很丰富，能够促进血液循环，散血消肿。海米油菜能够散瘀补血，润肠通便，益气安神。

4. 葡萄酒焖鸭子

原料：鸭子1只，葱花、姜末、韭菜少许。葡萄酒30克，酱油、盐、味精各适量。

制法：鸭子洗净，剁成小块，入沸水中焯一下捞出控水；韭菜洗净切成末。把鸭块入油锅中滑一下，捞出。锅内另加适量油烧至八成热，倒入鸭块，淋上葡萄酒翻炒均匀，再淋上少许酱油，加盐、味精调味；起锅时，撒上葱花、姜末、韭菜末即可。

功效：葡萄酒中含有的抗氧化成分和丰富的酚类化合物，可防止动脉硬化和血小板凝结，保护并维持心脑血管系统的正常生理功能，葡萄酒焖鸭子能够活血化瘀、消食润肠、美肤养颜，血瘀体质者常食可使肌肤变的红润、有光泽、有弹性。

5. 龙井虾仁

原料：大河虾200克，龙井新茶适量。葱、绍酒、盐、味精、鸡蛋清、水淀粉各适量。

制法：将河虾洗净，盛入碗中，加盐、鸡蛋清搅拌至黏性时，入水淀粉、味精拌匀，静置1小时，使虾仁入味。锅置火上，加油烧热，下虾仁，迅速用筷子划散，至虾仁呈现玉白色时捞出沥油。取茶杯一个，放进龙井新茶，用沸水沏泡1分钟后，去除茶汁，剩下茶叶和余汁待用。锅内留底油烧热，入葱煸香，依次放入虾仁、绍酒、茶叶及余汁，将锅转动两下，装盘即可。

功效：龙井中所含的泛酸，能够活血生血。龙井虾仁补血补钙，活血化瘀、补肾益气、对高血脂、高血糖和高血压也有调节作用。

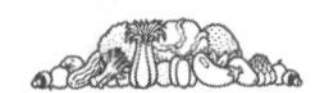

湿热体质

湿热体质的外在表现

湿热体质的人会有什么症状表现？这是一个关系到湿热体质者调理养生的关键问题，下面就让我们一起来看看湿热体质者的外在表现。

由于体内湿热所在部位的不同，具体表现也会有所差别：在皮肉则为湿疹或疔疱；在关节筋脉则局部肿痛。但通常所说的湿热多指湿热深入脏腑，当湿热在脾胃的时候，可见脘闷腹满，恶心厌食，便溏稀，尿短赤；其他如肝胆湿热表现为肝区胀痛，口苦食欲差，或身目发黄，或发热怕冷交替；膀胱湿热会表现为尿频、尿急，尿液颜色黄浊；大肠湿热会表现腹痛腹泻，甚至里急后重，泻下脓血便，肛门灼热、口渴。

从外观上来看，湿热体质的人是非常容易就能够辨认出来的，因为湿热体质的人脸上容易长痘痘，所以通常湿热体质者也被大家称为“长痘派”。人体内湿热过重，又不通风，所以无法排出体外的湿热只能成为痘痘往外挤。

除了上述的这些症状之外，男性的体质湿热的人阴囊部位容易潮湿，而女性湿热体质的人则会带下增多，其脉象以滑数多见。湿热体质的人比较难适应湿或者是热的环境，特别是在夏末秋初的时候，湿热交替则会更难受。

湿热体质是这样产生的

在日常生活当中，湿热体质是比较常见的一种体质类型，在判断出自己的湿热体质之后，可能有的人要问了，我的湿热体质到底是怎样产生的呢？接下来就向大家解释一下这个问题。

从字形上看，“湿”带有三点水，一定是和水有关的。而热是

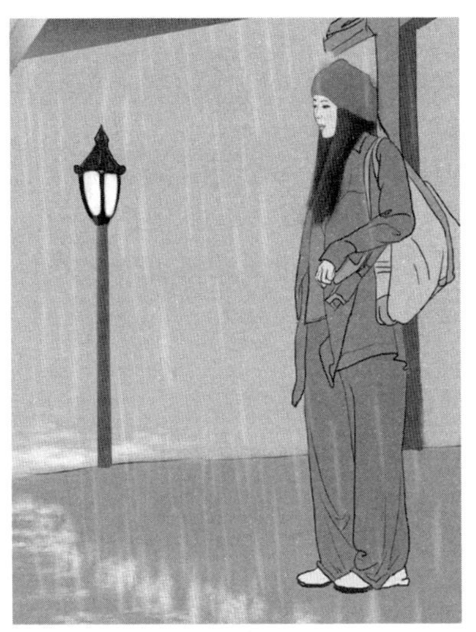

外来的水湿侵入人体

很容易伴随着湿胶结在一起，也就是黏合在一起，就像油和面一样。比如到了夏季的时候，我们除了感觉热以外，还会感觉到湿气很重，汗液黏黏糊糊的，有时候闷得让人喘不过气来，这就是我们经常说的桑拿天。

桑拿天的时候，也就是湿和热相互胶着最厉害的时候。这个气候特征在长夏季节也是最明显的。我们打开一本日历，可以发现长夏涵盖了小暑、大暑、立秋、处暑四个节气，湿热蒸腾是长夏典型的物候特征，尤其表现在我国南方地区。成都、广州这种城市中，湿和热的感受是最明显的。这个时候的湿是大家理解的一般意义上的湿，就是外湿，比如空气潮湿、涉水了、淋雨了、居住的地方潮湿了。这些外来的水湿可以进入人体，所以长期在这样湿热的环境中生活的人，就比较容易受到外来湿热的侵袭，这种环境是湿热体质形成的重要原因。

另外还有一方面的原因，那就是我们身体自身的原因。在湿热季节的时候，人可能会有一个最明显的感觉，那就是胃口开始变得不好了，不怎么想吃东西了。这是为什么呢？因为我们的胃口是与我们脾胃的功能密切相关的。脾的特性就是喜燥恶湿,《素问·脏气法时论》说过“脾主长夏”，就是说，脾容易被长夏的湿邪所困。另外，如果经常饮酒过量，过食生冷食物，还会影响到脾运化水湿的功能，时间久了，必然会是湿热混杂，缠绵难解。如果脾的功能出现了问题，水液和食物就变成了水湿，这个时候机体是阳热之体，体内有热，湿就会和热缠绵不休。

上面所提到的这两点原因，便是造成湿热体质的主要因素了，懂得了这两点原因，便要在生活中多多爱护自己了，为了不让自己的体质出问题，便要从学会照顾自己开始。

湿热体质者的易得疾病

如果自己属于湿热体质，那么便要好好进行调理了，因为这种体质易引发疾病，给人带来痛苦。

那么到底哪些疾病与湿热有因果关系呢？接下来就具体看一下：

1. 口腔溃疡

口腔溃疡不是什么大毛病，但是这种毛病所引发的疼痛却是让人无法忍受的。口腔溃疡与体内的湿热关系密切，过多地食用一些辛辣肥美的食物导致“火热内生，循经上攻，熏蒸口舌，并常耗伤心肺肾之阴津”，或者“外感六淫，主要是燥、火两邪，燥邪干涩，易伤津液，火为阳邪，其性炎上，津伤火灼”，最后就造成了口腔溃疡。

2. 黄疸

黄疸是由于血清中胆红素升高，而令皮肤、黏膜和巩膜发黄的症状。湿热包围肝胆的时候会导致肝胆的疏泄、通畅功能失常，这些湿热如果不及时清除就会一直熏蒸着我们的肝胆，时间长了就会导致胆液外泄，进而引发黄疸。

3. 胆囊炎

当患者患上胆囊炎的时候，大多会出现胸闷、口苦、恶心、食欲不振、腹胀等症状。胆囊炎大多都是由于肝胆郁热、疏泄失常所导致的，这是因为患者体内的湿热包围了肝胆，导致肝胆的疏泄、通畅功能失常。

4. 带下症

如果白带的量出现了明显增多，同时其色、质、气味也发生了异常，或伴全身、局部症状的时候，就有可能是患上了带下症。湿热是诱发带下症的元凶，不论是湿从内生还是外来的湿邪损伤都会引发带下症。

5. 湿疹

湿疹在任何年龄的人身上都有可能发生。湿疹患者的身体受着湿和热两种病邪的困扰，身体里的热毒不能通过肝脏的疏泄排毒功能从大小便排出体外，只能从毛孔排出，遇到毛孔闭塞或者微循环系统欠佳，热毒就会积聚在身体里，达到某种程度之后或者吃了致敏食物就会形成湿疹。

在了解了这些湿热体质者常患的疾病之后，湿热体质者便可以进行有针对性的预防和治疗了。

湿热体质易感人群

湿热体质的人也是具有一定共同特征的，他们或者是具有一些不良的生活习惯，或者是不良情绪影响到了体质，还有可能是因为身处的环境造成了体质的改变。

抽烟、喝酒的人，体质容易向湿热方向转变。因为这些行为都会伤害到肝胆，进而伤到脾胃。

饮食习惯不好的人也容易产生湿热体质，因为长期的不良饮

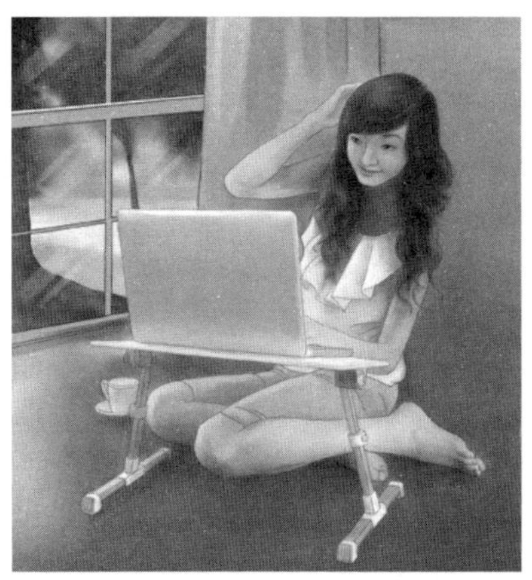

晚睡易造成肝火旺盛

食习惯，暴饮暴食，食用夜宵等均会导致肝胆脾胃功能的紊乱，容易促使湿热体质产生。

另外，长期处于压抑状态下的人，体质也容易向着湿热的方向转化。因为情绪长期压抑，也会伤到肝胆，这样便会导致体内湿热无法疏泄，如果这个时候再借酒消愁，便会容易生出湿热体质。

如果本来体内就已经有内热的倾向，再加上进补过度，便会容易生出湿热体质。因此，湿热的人不要大补。

长期在湿热环境当中生活的人，要比其他人更容易促生湿热体质。

很多人因为职业的关系，不得不白天休息、晚上工作，甚至有些还是“夜猫子”习性，只有到了晚上才能够精神百倍，经常大半夜的时候还在看电影、看书、听音乐，这样昼夜颠倒的生活不仅伤神、伤阴、耗血，还在很大程度上影响着肝脏和脾胃的功能，这样便会造成肝火旺盛、脾被湿困。这样体质便会向着湿热发展，一旦湿热内困，想要恢复健康体质就没有那么轻松了。

湿热体质者的饮食宜忌

湿热体质者都会出现消化道的症状，如食欲不大，经常想呕吐，以及腹胀等症状。这是因为湿热之邪最容易侵犯的脏腑就是脾胃和肝胆，而脾胃和肝胆与消化、饮食都有着重要的关系。所以湿热体质者更要注意调整饮食结构，饮食和湿热之间相互影响，如果本身就是湿热体质，再加上饮食结构不合理，便会加重湿热的各种症状，甚至还会引发不可救治的疾病。

湿热体质者最忌讳烟酒和甜食，燥湿散热助排毒。湿热的饮食应定时定量，少食多餐，不宜过饱。少食多餐可刺激胆汁分泌。在饮食结构上，应保持低脂肪、低胆固醇、高碳水化合物。严格控制油炸食品、动物内脏、蛋黄的摄入量。多食蔬菜，可以吃少量的豆制品。应补充水果或果汁，这样既利于稀释胆汁，又可以弥补炎症所造成的津液和维生素损失。湿热体质者在饮食过程当中要注意忌食辛辣、咖啡、浓茶等刺激品，少食肥甘厚味的食物。

湿热体质在日常生活中必须要关注自己的饮食，哪些该吃哪些少吃或者不该吃都要做到心里有数，下面我们就简单地介绍一下适合湿热体质的饮食结构：

1. 主食及豆类

在主食上湿热体质要多吃五谷，中医说五谷为养，米面粮食不仅是日常饮食的主要食材，谷物所含有的碳水化合物更是构成人的机体组织的重要物质，吃对、吃好主食，对湿热体质者是非常重要的。豆类的营养价值很高，是植物性蛋白质的好来源，也是B族维生素族和矿物质的好来源。比较适合湿热体质者食用的主食和豆类有小麦、荞麦、粳米、高粱皮、刀豆、麦芽、豌豆、大豆及其制品等。

2. 肉蛋奶

湿热体质者在对肉类进行选择的时候，应该避免辛温的肉类，比如羊肉、牛肉，而应选用偏寒凉或平性且脂肪含量较低的肉类，像鱼肉就很不错。另外还可以多吃一些乳类和蛋类。

3. 蔬菜

蔬菜含有大量的维生素，湿热体质对蔬菜的选择范围较广，建议湿热体质多吃蔬菜。比较适合的蔬菜有萝卜、佛手瓜、薤白、甘蓝、大头菜、韭菜、茴香菜、大蒜、紫苏、松蘑、香菇等。其中萝卜既有利胆作用，又能促进脂肪的消化与吸收，是湿热体质者的最佳选择。

4. 水果

水果的营养成分和营养价值与蔬菜相似，是人体维生素和无机盐的重要来源之一。各种水果当中普遍都含有较多的糖类和维生素，而且还含有多种具有生物活性的特殊物质，因而具有较高的营养价值和保健功能，其所含成分主要有糖类、维生素、无机盐等。但现代水果由于改良的原因，含糖量太高，建议湿热体质吃水果要适量，这样才能有利于身体健康。比较适合湿热体质的水果包括柑、橘、猕猴桃、柚、荔枝、柠檬、山楂等。

想要祛湿热，还可以喝一些凉茶，但是却不能喝得太多。也可以吃一些车前草、淡竹叶、溪黄草、木棉花等，但是这些东西不是很平和，所以说不能够久吃。

这里再给大家列出湿热体质的膳食搭配，作为参考。早餐：紫米、鸡蛋、牛奶、小麦面粉、猪肉、小白菜、甘蓝等。午餐：鲤鱼、番茄、橘子、佛手瓜、白菜、豆腐、大米等。晚餐：百合、莲子、粳米、香菇、油菜、小麦面粉等。

湿热体质者食薏米，食疗又美肤

薏米在我国栽培历史悠久，是我国古老的药食皆佳的粮种之一。由于薏米的营养价值很高，被誉为“世界禾本科植物之王”；在欧洲，它被称为“生命健康之禾”；在日本最近又被列为防癌食品，因此身价倍增。薏米具有容易消化吸收的特点，具有非常好的滋补作用。能够利水消肿、健脾去湿、舒筋除痹、清热排脓，下面便具体为大家介绍一下薏米的功效：

（1）薏米能补益肠胃。薏米的成分包括碳水化合物，蛋白质、脂肪、多种氨基酸、薏苡素及维生素 B_1，有健脾补肺，清热利湿疗效，能促进新陈代谢和减少胃肠负担，可作为病中或病后体弱患者的补益食品，经常食用薏米食品对慢性肠炎、消化不良等症也有效果。

（2）薏米还具有防癌的作用。其抗癌的有效成分中包括硒元素，能有效抑制癌细胞的增殖，可用于胃癌、子宫颈癌的辅助治疗。健康人常吃薏米，能使身体轻捷，减少肿瘤发病机会。

（3）薏米是一种美容食品。其中含有一定的维生素 E，常食可以保持人体皮肤光泽细腻，改善肤色，消除粉刺、雀斑、老年斑、妊娠斑、蝴蝶斑，对脱屑、痤疮、皲裂、皮肤粗糙等都有良好疗效。并且它对于由病毒感染引起的赘疣等有一定的治疗作用。另外，它还对紫外线有吸收能力，其提炼物加入化妆品中还可达到防晒和防紫外线的效果。

（4）薏米还适用于风湿患者。因为薏米能渗湿，又能舒筋脉，缓解痉挛。若风湿身痛发热者，经常将薏米与麻黄、杏仁、甘草同用，如服用麻杏苡甘汤，就可以有效缓解症状。若风湿久痹，筋脉挛急、水肿，用薏米煮粥服食，像《食医心镜》就推荐服用薏米粥。若湿郁热蒸，蕴于经络，可用薏米与滑石、连翘一起做成宣痹汤。

（5）薏米对肺痈、肠痈有奇效，可清肺肠之热，排脓消痈。若患者出现肺痈胸痛，咳吐脓痰时，可把薏米与苇茎、冬瓜仁、桃仁等同用，做成《千金方》中的“苇茎汤”：若患者是肠痈，则用薏米与败酱草、丹皮、桃仁等配伍，名为“附子薏苡败酱散”。

（6）薏米最常见的功效是对治小便不利、水肿、脚气及脾虚泄泻等疾病，尤其适用于脾虚湿胜者。凡出现水肿腹胀，食少泄泻，脚气水肿等脾虚湿胜症状，可用薏米与茯苓、白术、黄芪等药配伍。因薏米性偏凉，能清利湿热，亦可用于湿热等症，如《杨氏经验方》单用薏仁煎服，治疗砂石热淋。

由薏米的这些功效可以看出，

薏米的清热祛湿效果非常不错，是一种适合湿热体质者食用的佳品。但需要注意的是，薏米化湿滑利的效果显著，孕妇食用薏米可能会引起流产等意外，遗精、遗尿患者也不宜食用。在选购薏米的时候，以粒大、饱满、色白者为佳。另外薏米较难煮熟，在煮之前需以温水浸泡 2~3 小时，让它充分吸收水分，在吸收了水分后再与其他米类一起煮就很容易熟了。

三食法养脾，脾好告别湿热烦恼

对于湿热体质的人来说，最害怕的当然就是湿热天气，而在一年中的长夏（阴历 6 月、阳历 7~8 月）可以说正是这种“桑拿天”最集中的时节。在这种时候，普通人都可以说是度日如年，更何况湿热体质，所以有的人就称之为“苦夏”。中医学认为，人体五脏之气的衰旺与四时变换相关，长夏时期应脾，就是说，此时与人体脾的关系最大。长夏的气候特点是偏湿，“湿”与人体的脾关系最大,所谓“湿气通于脾”,所以，脾应于长夏。那么，我们应该怎样来安然度过这个所谓的“苦夏”呢？方法很简单，只要补对营养，养好脾就可以了。

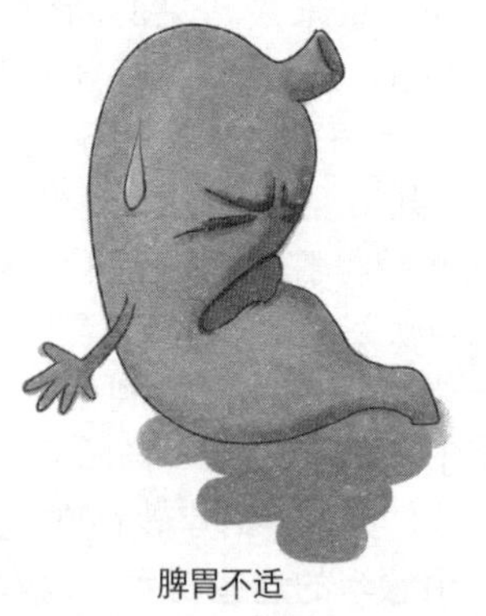

脾胃不适

之所以说养脾对于轻松度过长夏非常关键，是因为在夏季，我国大部分地区均见持续炎热，雨水偏多，暑湿偏盛，故极易造成脾胃功能下降而厌食困倦。夏天人体消耗较大，需要加强脾的“工作”，才能不断地从食物中吸收营养。同时，夏天人们大量食冷饮和瓜果，易损伤脾胃，有很多人容易表现出不思饮食、乏力等症状。而通过健脾益气则往往能达到开胃增食、振作精神的效果。因此，在酷暑的夏季，湿热体质者尤其要注意调理好脾胃功能。

下面，我们给大家推荐非常有效的“养脾三法”，对于夏季健脾益气极有帮助：

1. 醒脾法

取生蒜泥 10 克，以糖醋少许拌食，不仅有醒脾健胃之功，而且还可以预防肠道疾病。也可常取山楂条 20 克、生姜丝 50 克，以糖、醋少许拌食，有开胃健脾之功用。

2. 健脾法

选用各种药粥健脾祛湿，如

莲子、白扁豆、薏仁米煮粥食，或银耳、百合、糯米煮粥食，或山药、土茯苓、炒焦粳米煮粥食。

3. 暖脾法

因食生冷过多，容易寒积脾胃，影响日后的消化功能。此时可用较厚的纱布袋，内装炒热的食盐 100 克，置于脐上三横指处，有温中散寒止痛之功。

当然，无论是夏季还是日常，调理脾胃还要因人而异。脾胃功能正常者，适量冷饮不会影响脾胃功能，但不宜过量。例如“醒脾法”中提倡经常食用生蒜泥、山楂虽可以减少肠道疾病、消食导滞，但若过食，又有伤胃之嫌，尤其胃炎泛酸患者当慎用。

此外，睡眠时还应注意加强脘腹部保暖，炒菜时不妨加点生姜末，饮茶者选喝红茶等，都不失为护脾的养生上策。

总之，无论在什么季节，调理脾胃都应根据自身实际情况而定：胃热者以清降为主，脾虚脾寒者当温补。但无论药补还是食补，均以服后感觉舒适为宜。

调理湿热体质食疗方

同其他体质一样，湿热体质也是可以通过食疗补充营养的方式来得到改善的。只要你找对了方法，湿热体质的偏颇便可以被你轻轻松松地“吃”掉。

下面便来介绍几种能够改善湿热体质的膳食。

1. 黄瓜去湿汤

原料：老黄瓜 800 克，陈皮 25 克，粳米 25 克，鸭肾 2 个，清水适量。

制法：将老黄瓜去掉核囊，切成大块，陈皮略微浸泡、刮囊、洗净，鸭肾洗净、飞水、切片，粳米淘洗干净；在砂锅内加入清水，放入老黄瓜、陈皮、粳米、鸭肾，先用猛火将其煲开，然后转小火煲 2 小时即可调味饮用。

功效：黄瓜中含有的黄瓜酶，具有很强的生物活性，能有效地促进机体的新陈代谢。这道汤具有清热解毒的功效，非常适合湿热体质者饮用。对于烦热，咽喉痛，小便赤热等症均具有一定疗效。

2. 薏米冬瓜老鸭汤

原料：老鸭半只、薏米 100 克、生姜五片、冬瓜 1500 克、食盐适量。

制法：将鸭洗净，过滚水；冬瓜洗净、切片；薏米和生姜都清洗干净；取清水适量，加入这些食材煲汤，再加入食盐调味，即可食用。

功效：薏米含有多种维生素和矿物质，有促进新陈代谢和减少胃肠负担的作用，薏米冬瓜老鸭汤能够健脾益肺、清补兼备，非常适合体弱的湿热体质者饮用。

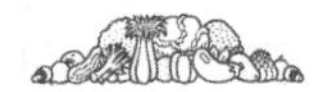

气郁体质

气郁体质的外在表现

时至今日，气郁体质已经成了非常常见的一种体质类型，在工作压力大的人群当中尤为常见，并且女性要多于男性。

想要判断是否为气郁体质，只要从身体和性格两方面去进行判断就可以了。

由身体方面来看，气郁体质者大多体型偏瘦；脸色发黄、无光泽。如果郁结厉害的，脸色还会发青黄。

气郁体质者还经常会感到咽喉不利，觉得咽部有异物，但是吐又吐不出来。

月经前的乳房胀痛和少腹胀痛也是气郁者的特征，并且这种胀痛还会比较明显，这种情况是因为气郁导致的瘀滞造成的。

气郁体质者的阴阳之气运行不顺，出阳入阴也不顺，所以他们的睡眠也不会太好；同时由于内气瘀滞，会使粪便在肠道内待的时间过长，这样水分就会被吸收的更多一些，大便就会变得干燥。所以气郁者大多大便发干。

由性格方面来看，大多数气郁者的性格都以内向为主，性格内向有两种情况：一种是真正的内向，内心平稳，话也不多，遇到事情反应也不激烈，所谓的有钝感力；还有一种不太好的就是很内向，不说那么多，可是心里

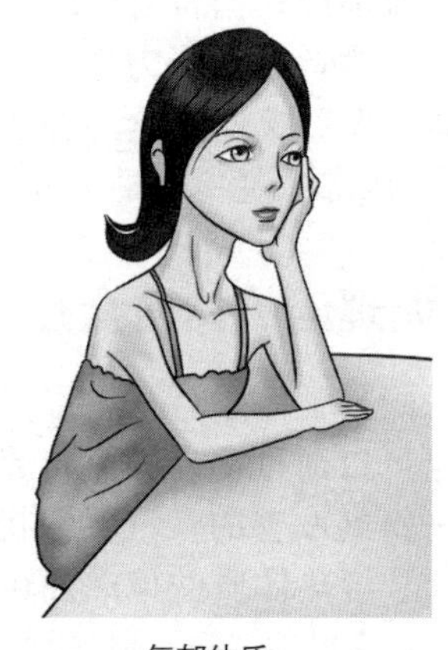

气郁体质

边门精，高度敏感又高度内向，这个是很折磨人的，这种人极容易憋出病来，也有可能不发作为精神方面的疾病或者是抑郁症，但却总会以各种症状表现出来：皮肤不好、肠胃不好、月经不调。另外气郁者还会经常不开心，叹气。这是因为气机瘀滞造成的，气不顺就会无意识地通过叹气来舒展气机。

这两个方面便是气郁体质者最显著的特征了，如果觉得自己有气郁征象，就赶紧对照一下吧。气郁体质并不是非常好的体质，这种人对精神刺激的承受能力比较差一点，常常郁郁寡欢，并且气郁体质还容易引发各种各样的疾病，平日里气郁者一定要多对自己的身体进行关注才行。

气郁体质者的易得疾病

气郁体质是一种比较常见的体质，并且这种体质会引发一些疾病，对人的身体是有一定伤害的，所以有很多人都很恐惧气郁体质，其实只要认真了解气郁体质疾病，便可以帮助大家积极地预防这些疾病的发生。接下来就看一下这些疾病到底是什么。

1. 消化道溃疡

多数大便不爽，有很多气郁体质的人一不高兴时，第一反应就是马上肚子疼，接着肚子还会咕噜咕噜叫，这个时候往往就会拉肚子了，等腹泻完后，肚子也就不疼了，情绪也会转好，这种腹泻是和郁闷有着非常密切的关系的。

2. 月经不调

气郁体质者可能会出现月经周期紊乱，因为气郁体质者往往肝会受到影响。“女子以肝为先天。”很多妇科病都是从肝这条线过来的，如果肝受到了影响，便会影响到月经周期，造成月经周期紊乱。

3. 痛经

在月经前或者第一天经血要出未出时，气郁体质者会感觉腹部特别疼痛，大多数从月经多的那天开始，痛经便会有所缓解。

另外，慢性咽喉炎，颈项部的瘿瘤和甲亢也都是气郁体质者的多发病，生活中一定要引起注意。

气郁体质易感人群

在知道了气郁体质可能引发的疾病之后，可能有人要问了，一般什么样的人容易成为气郁体质者呢？如果了解了其成因，是不是可以防止其形成，这样其不良影响也就不会干扰到我们的生活呢？在某种意义上来说，这是可以的。下面就先来看一下气郁体质的易感人群。

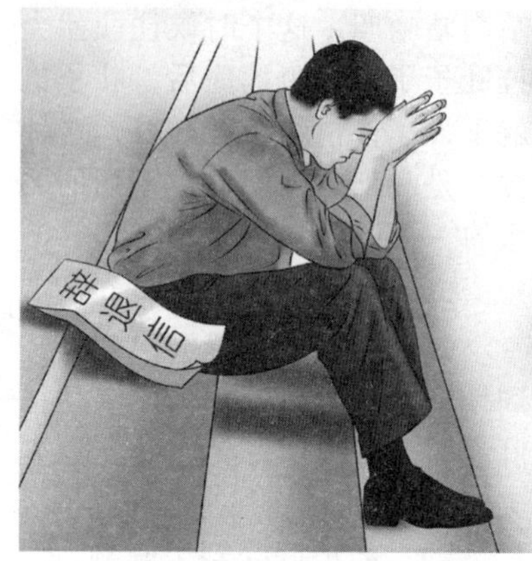

环境或社会因素造成气郁体质

首先，有一部分气郁体质者，其体质的形成是和先天遗传密不可分的。先天的遗传为体质形成奠定了基础。气郁体质者那些自卑、自责、悲观等情绪或说是性格特点就和先天是分不开的。悲观和抑郁可以说是相伴相生的。先天悲观主义者就喜欢用消极的心态对待一切事物，总是用消极的思维方式去处理问题。问题越多，麻烦越多，就越消极。反过来越消极就越悲观，越悲观也就越抑郁。

有很多人先天性格就很内向，不善于表达，心里面有很多想法，却整天憋在心里，就是不说。这样想着想着，想不开就走向了极端，具备了这样的气质也就有了忧郁的潜质，然后在特定的环境中，受到一个刺激，经历了一件什么事情，就会把这方面的潜质引发出来。

其次，气郁体质者当中，还有一部分是由于情感受到了伤害，而引发了这种体质。随着现代生活节奏的日趋加快，人们的竞争意识越来越强，人际关系也变得日渐复杂了。客观上的精神压力以及随之而来的榜上无名、失业、失恋、工作变动、家庭矛盾、离婚、失去亲人、经济损失等心理打击都会导致人的情绪低落。

情感方面所受到的伤害，首先冲击到的便是我们的肝脏。情怀不畅可能会使肝气失去条达的能力，直接导致气郁不舒，甚至有的人还会因此出现郁而化火，火性上延，就会扰动我们的心神，神不得安则不寐。这就是为什么气郁体质的人除了有精神状态方面的改变外，还会出现失眠的原因了。

再次，忧愁过度的人也在气郁体质者中占据了相当大的比例。通常我们可以发现，在身边的气郁者当中，有相当一部分是完美主义者，事事都要求完美。可是世界上的事情是不可能全部完美的。

完美主义者追求完美的欲望，是建立在觉得事事都不完美的基础之上的，因而他们就陷入了深深的矛盾之中。要知道世上本来就没有十全十美的东西，完美主义者却具有一股与生俱有的冲动，他们将这股精力投注到那些与他们生活息息相关的事情上面，努力去改善它们，尽量使其完美，乐此不疲。通俗地说，就是把自己逼得太紧了，总是很急迫或者强求自己做一些做不到的事情，在这个过程中就会产生忧愁的心绪。

忧愁过度就会导致气机郁结，反过来说，这些问题又会影响到心理的平衡，时间久了，气不顺畅了，堵住了，就出问题了。

气郁体质者的饮食宜忌

工作压力比较大的人，或者是幼年生活经历比较曲折，比如父母离异，或者是寄人篱下的人，大多容易是气郁体质。气郁者性格内向，一般分为两种：一种是内向的同时，情绪平稳，话不多，所谓的“钝感力”，让人感觉比较温和迟钝；一种是内向话少，但是心里什么都清楚，而且非常敏感，斤斤计较。前面已经讲过了这种体质的弊端，所以日常生活当中，一定要注意调养。由于人的情绪是与肝的功能息息相关的，所以气郁体质者在补充营养的时候，一定要注意多进食一些能够补充肝血的食物。

那么，具体来说，气郁体质者在饮食方面要注意什么呢？针对这个问题，营养专家为我们分析如下：

首先，气郁体质者是最怕不吃早餐的。

不吃早餐会影响肝胆功能，专家说，一天之计在于晨，每天早上胆囊里储满胆汁，蓄势待发，为早餐做好了消化准备。可是很多人却按兵不动，不吃早餐，胃中没有食物肯定影响胆汁的排泄。肝胆主气机舒畅，气顺不顺、消化好不好、大便通不通、情绪畅不畅，都和肝胆的功能状态有关。如果总是胆汁该排泄的时候不能排泄，就会严重影响肝胆疏泄条达。所以气郁体质者首先要做到的，便是要保证按时进食早餐。

另外，气郁者应该多吃一些能够行气的食物。

由于气郁体质者具有气机郁结而不舒畅的潜在倾向，所以气郁体质者可以多吃一些具有行气效果的食物，如佛手、橙子、橘皮、香橼、荞麦、韭菜、大蒜、高粱、豌豆等，以及一些活气的食物，如桃仁、油菜、黑大豆等，醋也可多吃一些。忌食辛辣、咖啡、浓茶等刺激品，少食肥甘厚味的食物。

按照上面的介绍，相信大家对气郁体质饮食要注意什么这个问题已经有所了解了，按照这些建议做下去，有利于补充肝血，改善肝功能，这样才可以更好地调理自己的身体，以达到理想的改善体质的效果。

最能让你感觉快乐的10种食物

愉快的心情不仅仅来自日常生活的感受，也可以来自饮食。科学研究证明，心情愉快与大脑分泌某些激素的多少有关，而这些激素的分泌可以通过饮食控制，这样就可以达到使人快乐的目的。所以气郁者不妨经常食用这些能够令人感觉到快乐的食物，这样是非常有利于身心健康地。经研究发现以下食物具有这种作用。

1. 鱼油

哈佛大学的研究报告指出，鱼油中的Ω-3脂肪酸，与常用的抗忧郁药有类似作用，即阻断神经传导路径，增加血清素的分泌量。这项研究将解开精神病患者在消化脂肪酸的酵素上，是否有生理的先天缺陷。

2. 香蕉

香蕉含有一种称为生物碱的物质，生物碱可以振奋精神和提高信心，而且香蕉是色胺素和维生素 B_6 的超级来源，这些都可以帮助大脑制造血清素。

3. 葡萄柚

葡萄柚有强烈的香味，可以净化繁杂思绪，也可以提神，此外，葡萄柚里高量的维生素C，不仅可以维持血红细胞的浓度，使身体有抵抗力，而且维生素也可以抗压。

最重要的是，在制造多巴胺、肾上腺素时，维生素C是重要成分之一。一项有趣的研究发现，吃维生素C，可以平均提高学童智力5分。

4. 全麦面包

碳水化合物可以帮助血清素增加，麻省理工学院的渥特曼博士就说：“有些人把面食、点心，这类食物当作一种可以吃的抗忧郁剂。”但吃复合性的碳水化合物，如全麦面包、苏打饼干，虽然效果慢一点，更合乎健康原则。

更令人欣喜的是，近来发现微量矿物质硒能提振情绪，全谷类也富含硒。而且别忘了全麦面包的嚼劲、口感，也是为它得分的因素之一。

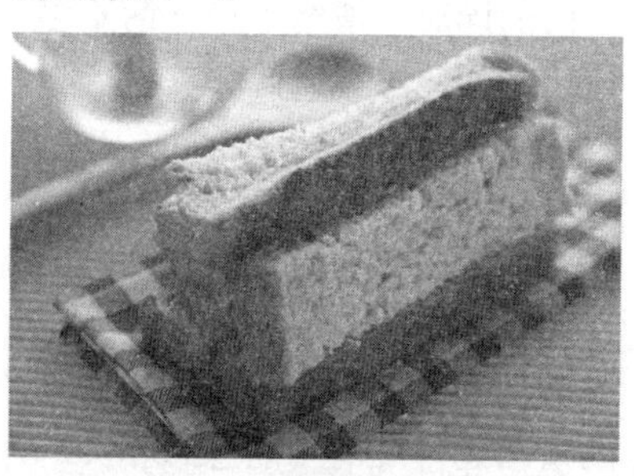

全麦面包

5. 菠菜

卡通中大力水手吃了菠菜后会大力无穷，但你可否知道吃了菠菜也会心情大好？医学文献一致指出，缺乏叶酸也会导致精神疾病，包括忧郁症及早发性的失智等。

麦克吉尔大学的研究发现，那些被控制无法摄取足够叶酸的人，在5个月后，都出现无法入睡、健忘、焦虑等症状，研究人员推论，缺乏叶酸，会导致脑中的血清素减少，导致忧郁症。

什么是富含叶酸的食物？菠菜中叶酸含量很多，几乎所有的绿色蔬菜、水果都含有叶酸。

6. 樱桃

鲜艳欲滴的樱桃可以让你放松心情。你经痛时，可以试试樱桃。美国密西根大学的研究发现，樱桃中有一种叫作花青素的物质，可以降低发炎，科学家们认为，吃20粒樱桃比吃阿司匹林有效。

7. 大蒜

大蒜虽然会带来不好的口气，却会带来好心情。德国一项针对大蒜对胆固醇的功效研究，从病人回答的问卷发现，他们吃了大蒜制剂之后，感觉比较不疲倦、不焦虑、不容易发怒，研究人员万万没想到，大蒜竟有这种特别的“副作用”。

8. 南瓜

南瓜之所以和好心情有关，是因为它们富含维生素 B_6 和铁，这两种营养素都能帮助身体所储存的血糖，转变成葡萄糖，葡萄糖正是脑部唯一的燃料。

南瓜派也被认为是菜单上“最聪明”的甜点。因为每吃一口南瓜派，就会同时摄取3种类胡萝卜素，这对预防心脏病、抗老化都十分有用。而南瓜既可中式调理，也可吃西式的南瓜汤、南瓜派等。

9. 低脂牛奶

看来妈妈老是说“多喝牛奶”是对的。

纽约的西奈山医药中心研究发现，让有经前症候群的妇女吃了1000毫克的钙片3个月之后，四分之三的人都比较不紧张、暴躁或焦虑。

日常生活中，钙的最佳来源是牛奶、乳酪和酸乳酪。幸运的是，低脂或脱脂的牛奶拥有最多的钙。

10. 鸡肉

英国心理学家班顿和库克给受试者吃了100微克的硒之后，受试者普遍反映精神很好、更为协调，美国农业部也发表过类似的报告。硒的丰富来源有鸡肉、海鲜、全谷类等。

大家知道，气郁体质者是非常容易感到忧郁的，所以这10种食物是非常适合气郁体质者食用的，它们能够帮助气郁体质者快乐起来。

5种食物帮你解除疲劳

疲劳是身体内的组织，器官的功能或反应能力减弱的结果。引起疲劳的因素多种多样，而气郁体质者是非常容易感到疲劳的，并且有很多气郁体质者都在为这个问题所烦恼。其实，这个问题是可以通过饮食来解决的，现在就来认识一下究竟有哪些食物可以为我们保存体力吧。

1. 苦瓜

许多人都有这种体会，吃一餐苦瓜就能健脾开胃，增加食欲。这是因为苦瓜当中含有苦瓜苷和苦味素，苦瓜的这种苦味能刺激人体分泌唾液，促进胃液分泌，恢复脾胃运化之功，增进食欲。

2. 大枣

红枣中含有的环磷酸腺苷是人体能量代谢的必需物质，能增强肌力，缓解疲劳，扩张血管，增加心肌收缩力,改善心肌营养。此外，红枣对于眼病、夜盲症、头发枯干、皮肤粗裂、心情烦躁、记忆力减退以及失眠等症状均有一定疗效。

3. 葡萄

葡萄营养丰富、味甜可口。据分析，每 100 克葡萄中约含蛋白质 0.4 克，脂肪 0.6 克，碳水化合物 10.25 克（高者可达 30 克），并含有钙、磷、铁等矿物质和胡萝卜素、维生素 B_1、维生素 B_2、维生素 C、维生素 P 等。此外，还含有 10 多种人体所需的氨基酸。因此，常食葡萄对神经衰弱和过度疲劳均有补益。

4. 银耳

银耳味甘性平，具有滋阴润肺、益胃生津、补脑强心之食疗效用。银耳入肺、胃、肾三经，能养肺阴、济肾燥、提神益气。中医常用其来滋补调养身体。经分析表明，银耳含蛋白质、脂肪、粗纤维、钙、硫、磷、铁、镁、钠、钾、维生素、多糖等。药理研究发现、银耳还具有缓解肌肉疲劳、防止放射性损伤、增加机体免疫力等作用。

5. 蜂蜜

蜂蜜中富含钙和磷，B 族维生素含量与鸡蛋相等，服用蜂蜜能够较好地消除脑疲劳。蜂蜜是高能量食品，不管体力劳动者，还是脑力劳动者，睡前饮 1 杯用 20~25 克蜂蜜冲成的蜂蜜水，对促进睡眠和消除疲劳有很好的效果。

想牵健康之手，就要对垃圾食品说不

在我们日常所接触的食物中，没有哪一种可以称得上是蛋白质、脂肪、碳水化合物、维生素、矿物元素及膳食纤维素的含量齐全、搭配合理，因此无论高热量还是低热量的食物，单一、大量地食用都对人体有害。可是多数人都偏爱那些高热量、高脂肪、高糖的食品，比如汉堡、薯条、炸鸡翅、烤肠等，很少有人爱吃淡而无味的低脂食品。

“三高”食物通常口味较重，对人的味觉产生刺激，而人的味觉一旦接受了这种刺激后就会上瘾,很难再拒绝食欲的诱惑。另外，“垃圾食品”使人上瘾是因为某些油炸或加工食品中含有很多香料、色素、调味剂、膨化剂等人工添加剂，这些化学制剂使食物在颜色、味道、形状上对人产生巨大的诱惑，令人难以抗拒。还有些不法商贩在食物中加入使人上瘾的药物，这些药物会影响人体的中枢神经系统，使人产生依赖，以此让消费者对这些食物难以割舍。

长期食用这些“垃圾食品”可能导致膳食失衡，即能量过剩、脂肪超标，而蛋白质、膳食纤维、维生素和矿物质等却不足，其危害可表现为：超重或肥胖、免疫力降低、便秘、学习或工作效率降低、活动能力下降等。

事实上，大部分的饼干、蛋糕等都含有高脂肪和糖分，多吃容易发胖，并增加患心脏病的机会。此外像薯条和虾片等油炸食品，其中的饱和脂肪对身体危害也不小，多吃后会增加成年后得心脏病、高血压和糖尿病的风险。

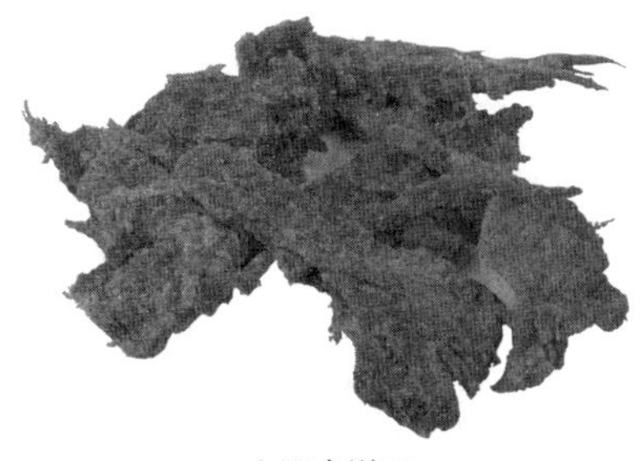

向零食说不

为此，提醒朋友们，少吃汉堡包、比萨饼，多吃水果、蔬菜和谷物，远离“垃圾食品”，养成饮食的好习惯。

8种让你摆脱压力的食品

食物为百药之源，从日常生活随手可得的食材中，或许就能得到缓解压力的能量来源。营养师推荐15种优质食材，在营养价值上，对缓解压力有一定程度的帮助。虽然食物对解压的作用并不会有立竿见影的效果，不过在不知不觉中，它的确能慢慢释放身体压力，让身心轻松起来，压力是引发气郁体质所引发的不良症状也就不妨一起试试。

1. 番茄

热量低、多种维生素含量丰富的番茄，其中热门成分茄红素，是一款优质的抗氧化物，它能在压力产生时保护人体不受自由基伤害，减少各种慢性老化疾病产生。

2. 全谷类食品

含有丰富纤维质及B族维生素族，除了改善肠胃道问题，还能避免身体产生疲倦感。例如全麦面包、糙米、麦片等，都是不错的全谷类食品。

3. 深海鱼

研究发现，全世界住在海边的人更容易快乐。这不只是因为大海让人神清气爽，还因为住在海边的人更多地吃鱼。哈佛大学的研究指出，海鱼中的 Ω~3 脂肪酸与常用的抗忧郁药如碳酸锂有类似作用，能阻断神经传导路径，增加血清素的分泌量。

4. 茉莉

茉莉有清新怡人的香味，一般接受度高，泡成花草茶饮用，可以使人精神安定、提神、缓和紧张情绪、安抚焦虑心情，并有消除疲劳效果。

5. 蔬菜沙拉

蔬菜水果中含丰富纤维质可帮助肠道正常消化，还有抗氧化效果超优的维生素 C，搭配乳酪做成调酱，来场无负担的轻饮食运动。

6. 菠萝

除了丰富的 B 族维生素、维生素 C，可消除疲劳、释放压力之外，菠萝中还含有酵素成分，能够帮助蛋白质消化分解，减轻肠胃负担。

7. 薄荷

草本植物中的薄荷，散发出来的清凉感可以直窜鼻腔，让人精神一振，具有消除疲劳、让情绪缓和下来的效果。

8. 南瓜子

含丰富不饱和脂肪酸、维生素、锌、铁等营养素。锌对男性前列腺有保护作用，具有安抚情绪、消除疲劳的作用。

由于气郁体质而经常压力过大的人，可以多多关注一下这八种食物，并令其在自己的食谱当中占据应有的比重，这样有助于通过食物来减轻自己的压力。

晚餐清淡，让你不再失眠

有人因为疾病疼痛难以入眠，有人因为生活压力心烦意乱，但是你大概忽略了一个和生活最贴近的原因，那就是每天吃的食物。这些食物可能在不知不觉中让你夜夜辗转反侧，偷走你的睡眠。气郁体质是最容易失眠的体质，更应该注意日常饮食。

睡眠好的人总是精神愉快，肌肤明亮，不易疲劳。而良好的睡眠却与饮食息息相关，那么睡前饮食应该忌什么呢?

1. 晚餐丰盛油腻

晚上吃得太多，或进食一堆高脂肪的食物，会延长其在胃内的消化时间，导致夜里无法安然入睡。聪明的做法是，把最丰盛的一餐安排在早餐或午餐，晚餐则吃得少一点、清淡一点，最好选择一些低脂但含有蛋白质的食物，例如鱼类、鸡肉或是瘦肉。这种吃法还有一个好处，就是避免发胖。

2. 含咖啡因的饮料或食物

不少人睡不好的原因是咖啡喝得太多了，刺激神经，导致失眠。

3. 助眠不可靠小酒

很多人会靠着喝些小酒来让自己睡好。但是，睡前小酌一杯，付出的代价可能是睡眠无法持续，一个晚上醒来好几次，或是隔天起来，觉得精神状况糟透了。另外有研究指出，一些有酗酒习惯的人常常出现睡眠障碍，在半夜醒来数次。因此,有酗酒习惯的人，他们可能花很多时间在床上，但是睡眠质量却很差。

4. 有些食物让你不舒服

肚子胀满了气，令人不舒服也睡不着。那么少吃一些产气食物也许会有帮助。可能导致腹部胀气的食物包括：豆类、包心菜、洋葱、菜花、甘蓝、青椒、茄子、马铃薯、地瓜、芋头、玉米、香蕉、面包、柑橘类水果、柚子和添加山梨糖醇（甜味剂）的饮料及甜点等。

经研究发现，辛辣食物干扰睡眠。辣椒、大蒜及生洋葱等辛辣的食物会造成某些人胃部灼热及消化不良，从而干扰睡眠，因此在晚餐时应尽量少吃这些食品。

小小食物对症解决不良情绪

人有七情六欲，都会悲伤，难过，恐惧……尤其是气郁体质者更应注意调节自己的情绪。如何才能对付这些负面情绪呢？那些小小的食物可以帮助我们。

1. 孤单抑郁时

孤单了，抑郁了，想家了，就多吃些鱼吧，特别是鲑鱼、沙丁鱼和鲭鱼。鱼肉中的脂肪酸和维生素 B_{12} 会帮你赶走消极的情绪。

2. 悲伤委屈时

人生不如意十之八九，总有悲伤委屈时。这时，吃些香蕉吧。香蕉含有一种称为生物碱的物质，可以振奋精神和提高信心，而且香蕉是色胺酸和维生素 B_6 的一大来源，这些都可以帮助大脑制造对人体有益的血清素，能使人自尊心受挫、意志力消沉、抑郁不振时，心情愉快。

3. 茫然无绪时

这个时候试一试葡萄柚吧。葡萄柚有强烈的香味，可以净化繁杂的思绪，也可以提神。此外，葡萄柚里高含量的维生素 C，不仅可以维持红细胞的浓度，使身体具有抵抗力，而且还可以抗压。

4. 压抑时

心情压抑的时候吃点菠菜。菠菜含有丰富的镁，镁是一种能使人头脑和身体放松的矿物质。菠菜和一些墨绿色、多叶的蔬菜都是镁的主要来源，例如羽衣甘蓝。菠菜还富含另一种降压营养物质：维生素 C。

5. 昏昏欲睡时

眼睛实在睁不开了，真的想睡觉。这时试试吃几个鸡蛋吧。

鸡蛋富含胆碱，胆碱是B族维生素复合体的一种，有助于提高记忆力，使注意力更加集中。

6. 愤怒时

有时候情感会失控。那不妨吃点瓜子吧，瓜子或许会让你口干舌燥，却不会让你火冒三丈。因为瓜子富含可以消除火气的B族维生素和镁，还能够令你血糖平稳，有助于你心情平静。

7. 焦虑时

生活节奏快，有很多事情令人焦虑。你可以在早上喝上一碗麦片粥。燕麦富含B族维生素，而B族维生素有助于平衡中枢神经系统，使你慢慢平静下来。麦片粥还能缓慢释放能量。不会出现血糖忽然升高的情况。

8. 麻木时

时常觉得什么都无所谓，没感觉了，麻木了，那就吃点豆腐吧。豆腐里面丰富的蛋白质会增加人的警觉水平，并增强行事的动机，使人处于比较主动的情绪之中。

气郁体质者，当你意识到这些不良情绪再次光顾你的时候，便不妨对照一下，看看到底是哪种情绪又在困扰你，然后适当进行一下食疗，补充身体所缺的营养，坏情绪自然也就离你而去了。

调理气郁体质食疗方

气郁体质在日常生活中，良好的情绪管理是最主要的调养方式。应努力保持心情舒畅，培养乐观、快乐的情绪，主动参加有益的社会活动，多吃一些能够赶走低沉情绪的菜肴。

1. 百合莲子汤

原料：干百合100克，干莲子75克，冰糖75克。

制法：将百合浸泡一夜后，冲洗干净。莲子浸泡4小时，冲洗干净。将百合、莲子置入清水锅内，武火煮沸后，加入冰糖，改用文火继续煮40分钟即可。

功效：安神养心，健脾和胃。

2. 橘皮粥

原料：干橘皮50克，粳米100克。

制法：将橘皮研成细末备用。粳米淘洗干净，放入锅内，加入清水，煮至粥将成时，加入橘皮，再煮10分钟即成。

功效：本品理气运脾，可用于脘腹胀满，不思饮食。

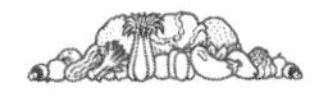

特禀体质

特禀体质的外在表现

作为一种特异性体质，引发特禀体质这种体质缺陷的原因有很多，其中最主要的外在表现有九种，大家不妨对照一下，看看自己是否出现了特禀体质的特征。

（1）明明不是感冒，却会经常出现鼻塞、流鼻涕、打喷嚏、流眼泪等类似于感冒的症状。

（2）当季节转变、天气变化的时候，经常会感到不适应，出现流泪、流鼻涕的情况。

（3）皮肤被无意地碰一下，也会出现明显的痕迹。

（4）容易患上荨麻疹、风疹、风疙瘩等皮肤疾病。

（5）皮肤会由于过敏而出现紫癜。

（6）眼睛会经常发痒、红肿，出现红血丝。

（7）容易对于一些食物，或者是药物、油漆、涂料等过敏。

（8）在春季和秋季，会因为漫天飞舞的花粉和刺激性气味而引发过敏。

（9）当接触了宠物、金属以及花粉等易导致过敏的东西，或者是食用了致敏食物之后，脸上常常出现血丝。

如果你在近一年的时间内，出现了5种以上特禀体质的特征，那么说明你的体质属于特禀体质，需要在日常生活中加以注意了。

特禀体质者的易得疾病

人类几十万年已经形成的和环境相容的基因组成已经面临着生存环境聚变的巨大挑战，这一点在医院里表现得特别明显。在近50年中，人类面临的各类疾病——癌症、心血管疾病、呼吸道疾病、消化道疾病……都呈现出异常的增长。现在变态反应，即过敏——这个能够发生在人体

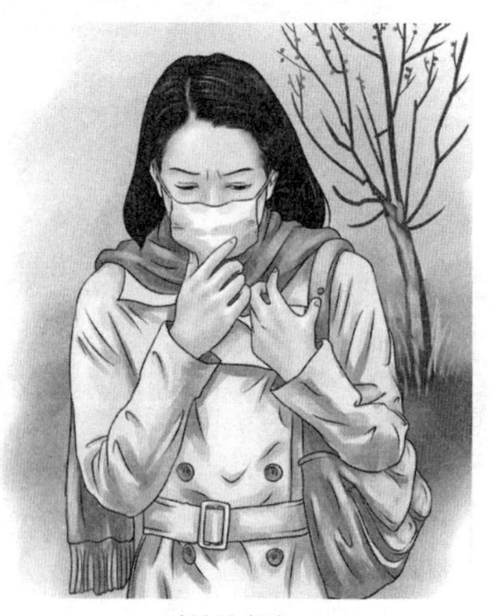
过敏性鼻炎

各个器官、累及人体各种组织的疾病已经越来越频繁地出现在我们面前。

现代中医体质学把过敏作为一种独立的体质，即特禀体质，足见其对人类健康的影响有多么严重。那么，过敏能让人体有什么样的症状呢？根据每个人不同的调节状况，变应原内源性和外源性的不同，过敏能够导致不同的病症。

（1）过敏性鼻炎常年或者季节性发作，一连几十个喷嚏，鼻黏膜分泌物不断、鼻塞，不仅严重影响工作、学习、休息，还有可能发生癌变。

（2）过敏性哮喘。

（3）荨麻疹和湿疹也是让人觉得痛苦的一类疾病，能让人无法正常地工作、休息。

（4）食物性变应原能让人的肠道长期受变应原刺激，改变肠道黏膜组织结构，使人体处于长期的免疫负担下，极易导致人体各种慢性疾病的发生。

（5）过敏性紫癜也是近年常见病了，多见于儿童、妇女。

（6）牛皮癣也是和变态反应关联十分紧密的疾病。

除此之外，小儿多动症、部分癫痫病人、长期偏头疼、各种慢性肠道疾病、各种慢性口腔疾病都和过敏有着直接的关系。对内源性变应原，常能够导致人体的自身免疫性疾病，也就是风湿病，包括系统性红斑狼疮、皮肌炎、多发性肌炎、强直性脊椎炎、干燥综合征等疾病。现在常见的变态反应疾病有50多种了。

特禀体质易感人群

通常情况下，体质的形成都会包括先天禀赋和后天获得两个方面，所以先天不足者、后天饮食失宜者、生活习惯不良者、精神欠佳者、身处被污染环境中的人都有可能成为特禀体质。

1. 先天不足型特禀体质者

先天因素在特禀体质的行程过程中，起着极其重要的作用。在体质遗传方面，父母对下一代的影响是非常大的，如《幼科发挥》提出“肥瘦长短，大小妍媸，皆肖父母”，并提出“胎疾”一词。

《景岳全书》云："凡小儿之病，本不易察，但其为病之源，多有所因。……虽父母之气？有所禀，但母气之应在近，父气之应在远，或以一强一弱而偏得一人之气者，是皆不可不察。"从以上这些说法当中可以看出，在体质的形成过程中，先天因素起着关键性的作用。当父母都是过敏体质时，其子女有 70% 的可能性会获得过敏体质；单纯母亲是过敏体质，其子女有 50% 的遗传机会；单纯父亲是过敏体质，其子女有 30% 的遗传机会。

2. 后天因素

人出生之后赖以生存的各种因素的总和就是后天因素，主要包括饮食营养、生活起居、精神状态、环境、疾病以及药物因素等多个方面。各种后天因素共同作用于人体，使体质状况在后天不断发展变化着。

（1）饮食失宜型特禀体质者

饮食对于人体的重要性是不言而喻的，它是人体获取营养，维持机体生命活动，从而完成各种生理功能所不可或缺的。不同的饮食含有不同的营养成分，人们长期的饮食习惯和相对固定的饮食结构，都可以通过脾胃运化影响脏腑气血阴阳的盛衰偏颇，形成稳定的功能趋向和体质特征。因此，如果一个人的饮食营养失宜，便有可能成为特禀体质者了。

（2）生活习惯不良的特禀体质者

人的生活起居是否有规律，是会对脏腑气血、阴阳盛衰偏颇造成不同影响的，这样也就形成了体质上的差异。

如果人过度劳累和安逸，则会对体质产生不良的影响。如长期劳作过度，易损伤筋骨肌肉，消耗气血阴阳，致使脏腑精气不足，功能减退，多形成虚性体质。而过度的安逸，长期养尊处优，四体不勤，易使人体气血不畅，脾胃功能减退，亦可形成虚性体质。如《灵枢·根结》称："血食之君，身体柔脆，肌肉软弱。"而过敏体质，则主要是在脏腑功能失调、人体正气亏虚、抵抗力下降、痰独内生时，在外邪入侵下才形成的，所以说，生活习惯不好，人也容易变成特禀体质。

3. 精神欠佳型体质者

情志共包括喜、怒、忧、思、悲、恐、惊这七种心理活动，人的精神状态大多会受到情志因素的直接影响。精神情志活动与脏腑气血阴阳有着密切的关系。同时人的精神状态和七情的变化，也时刻影响着脏腑气血的功能活动，进而影响到人体的体质。如果长期情志不舒，会导致脏腑功能低下，机体免疫功能低下或紊乱，从而容易诱发过敏性疾病；母亲受孕期间情志不调，也将会直接影响子代的体质，有可能会导致后代形成特禀体质。

4. 身处被污染环境中的特禀体质者

生活在不同地理环境条件下的人们，受不同水土性质、气候类型，以及由水土和气候而形成的生活习惯等的影响，形成了不同的体质。人类在生产、生活过程中产生的有害物质，如化学及放射性物质、病原体、噪声、废气、废水等环境污染物，在引起环境质量下降的同时，也影响着人的体质。对冷空气或空调敏感的特禀体质者，大多是因为长期处于上述不良环境当中。

以上这几种，便是容易出现特禀体质的人群。如果不想让特禀体质找上你，平时便要注意，远离这些可能导致特禀体质的环境，克服可能导致特禀体质的不良习惯。

远离致敏源，远离特禀体质

如果你本身是过敏体质，那么就必须知道一些有关过敏的常识。当然，最主要的还是要认识什么是致敏原。在医学上来讲，可以引起过敏反应的物质就叫致敏原。常见的致敏原主要有食物、化学物质或是环境中的某些成分。

（1）食物。任何食物都可能是诱因，但最常见的是：牛奶、鱼、虾、肉、蛋、豆子和干果，因为这类食物中含有丰富的蛋白质。

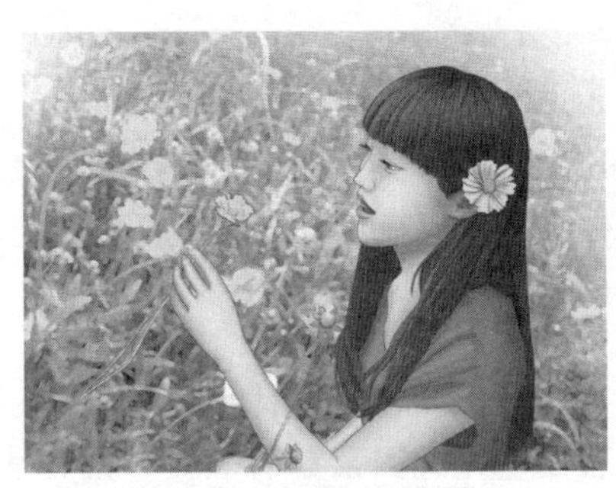
远离变应原

（2）化学物质。服用了青霉素、阿司匹林、巴比妥、抗抑郁药、疫苗等药物，或食用了被药物污染的肉类，可引起过敏症状。此外，由于食品加工业的发展，大量食品中含有添加剂、保鲜剂、食物色素、抗氧化剂，这些也是不容忽视的致敏原。

（3）环境成分。空气中的花粉、柳絮、尘螨或农田中的农药挥发物可被吸入鼻腔，引起强烈的刺激、流涕、咳喘等症状。

（4）皮肤接触物。某些内衣纤维材料、有刺激性的化妆品、各种射线，包括过强的阳光中的紫外线照射。

虽然过敏的症状变化莫测，来去无常，但许多有过敏症的人都有类似的经历：休假、旅游时心情轻松愉快，经常发作的过敏就会放你一马，即使偶尔来拜访一下，症状也很轻微，而且很快就会好转。但如果赶上考试、出差、工作忙碌，过敏症就缠上你了，会十分严重而且迟迟不愈。人的情绪变化与免疫系统有着非常密切的联系，因而也会对过敏症状有影响。所以，当过敏症发作的时候，干脆还是好好休息一下，让自己放松情绪，早日痊愈。

特禀体质者的饮食宜忌

生活中，我们总能遇到这样一类人：有些是很容易对气味、花粉、季节、药物、食物过敏，即使不感冒也经常鼻塞、打喷嚏、流鼻涕，很容易患哮喘；有些是皮肤很容易起荨麻疹，常因过敏出现紫红色的瘀斑、瘀点，皮肤常一抓就红，并出现抓痕。

其实，上述这类人群就是我们常说的特禀质人群。他们属于因先天禀赋不足和遗传等因素造成的一种特殊体质，包括先天性、遗传性的生理缺陷与疾病，过敏反应等。

特禀体质者在呼吸系统及皮肤上反映出来的症状，源头往往是在肺脏。也就是说，这种体质养生，需要从肺上下功夫。《黄帝内经》指出：形体受寒，又饮冷水，两寒相迫，就会使肺脏受伤，进而发生喘、咳嗽等病变。

所以特禀体质人群一定要离“寒”远一点。不仅在身体防寒保暖方面，饮食方面更需要注意，尽量不要吃寒性食物。

以典型的寒性食物猕猴桃为例，台湾中医曾经做过一个猕猴桃对过敏性体质者的影响的研究。通过观察197名患者，发现猕猴桃吃太多的人，体内过敏免疫球蛋白数值都会比较高，鼻炎状况也相对比较严重。由此说明，过敏性体质要慎用猕猴桃等寒性食物。如果你是过敏性鼻炎患者，或者经常产生一些过敏性反应，就一定要少吃或者忌吃这些寒性食物。

除猕猴桃之外，常见的寒性食物主要有苦瓜、番茄、荸荠、菱肉、百合、藕、竹笋、鱼腥草、马齿苋、蕨菜、荠菜、香椿、莼菜、黑鱼、鲤鱼、河蟹、泥螺、海带、紫菜、田螺、河蚌、蛤蜊、桑葚、甘蔗、梨、西瓜、柿子、香蕉等。

此外，过敏体质人群想改善体质还可以多吃鸡和鸭等温补类食物，水果方面像龙眼、荔枝等，都有一定的滋补功效。

特禀体质要慎重补充维生素

每个人的体质都是不一样的，当然对药物的反应也就有所不同。我们知道维生素的种类有很多，由此也就带来了许多人对不同维生素的过敏。在过敏研究中，B族维生素、维生素C和维生素E易成为引发维生素过敏的罪魁祸首。

1.B族维生素导致过敏

B族维生素是中国居民普遍缺乏的维生素之一，大概有30%的人都不同程度地缺乏B族维生素。但一些人在补充B族维生素时会出现过敏反应，尤其是那些有过药物性过敏经历的人，在服用B族维生素2~3天后，面部及全身皮肤出现弥漫性红色斑样丘疹，局部皮肤可出现瘙痒、发红、轻度肿胀，口唇肿胀、灼热，口腔周围出现红斑等情况，就是B族维生素导致过敏的表现。所以，当你真的需要B族维生素时，千万不要自己盲目购买和服用复合B族维生素，还是先要征求医生的意见。

2. 维生素E导致过敏

维生素E可以内服，还可以外用，比如，许多女孩子就把它直接涂抹在脸部，或者加入面膜中，对皮肤大有好处。但不是所有人都能“享受”维生素E的美容待遇，而是以皮肤红肿、出现白色的小粉粒等“丑容”行为来回报维生素E。如果你要用维生素E美容，最好先把其涂抹在胳膊上，试一试自己是否有过敏反应，然后再使用到脸上。

3. 维生素C导致过敏

在维生素家族中，维生素C是抗过敏效果最好的。但是有人会出现维生素C过敏的症状，比如皮疹、扰乱正常呼吸等。

在使用维生素之前，许多人都不知道自己是过敏体质。当过敏产生之后，立即停用维生素是最好的摆脱过敏的办法。为了避免维生素过敏反应，还是尽量采取从食物中摄取维生素的方式。

在服用维生素之前，最好去医院检查一下自己是否属于过敏体质，才能避免在补充维生素时出现不良反应。

让人不过敏的“天然饮食法”

最近一些年关于“绿色食品”的饮食概念非常流行。直到今天，大家都普遍认同纯天然的食物对人体更加有益。专家也指出，天然植物和食品对人体增强免疫力、强身健体有长远的益处，里面蕴含许多保健养生精髓，因此采取“天然饮食法”的饮食方式更有利于身体健康。它的具体原则如下：

（1）选择无基因改良食物，尽量以有机糙米、全麦面条为主食，搭配高纤维蔬菜。

（2）选择标有有机认证的蔬果。有机与自然食物能提高人体

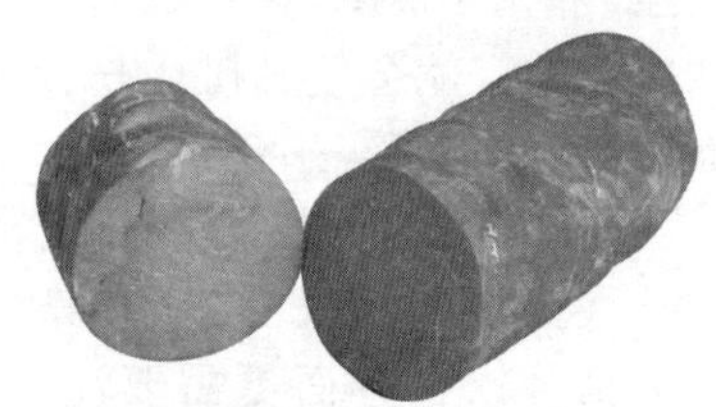

尽量避免摄入加工食品

的自愈功能，对先天性慢性疾病及过敏体质有显著食疗功能。

（3）购买食品时，细读标签，不买含有不明添加剂的食品，不使用以化学方法合成的调味料。

（4）改变不良用餐习惯，调整用餐顺序，正确的顺序为：水果、汤品、芽菜、蔬菜、根茎类、淀粉类、蛋白质类食物。

（5）养成吃“饭前果”的好习惯，以刺激胃酸分泌，帮助消化。如果需要补充“饭后果”，进食时间宜在用餐一小时后。

（6）适量生吃芽菜，多喝绿色蔬果汁，尽量不吃加工食品，如罐头、火腿类以及腌制的食品。

（7）避免从动物体内摄取过多抗生素、荷尔蒙及酸性毒素，减少成为慢性疾病患者及加入高危人群的机会。

（8）不过度加工、烹调食物，尽可能地保留食物的原有营养成分。

（9）海鲜要吃新鲜的。不新鲜的海产品会滋生细菌，促使蛋白质分解成氨基酸，提高致敏物质如组织胺的浓度，更容易诱发过敏，就算健康的人吃了也可能过敏。

（10）少吃加工类食品。加工食品中的添加物如色素、防腐剂、香料、人工甜味剂等，目前已知硫化物如亚硫酸盐、二氧化硫（多添加在蜜饯、金针菇中），会诱发哮喘，有哮喘病史的人购买时一定要注意标签。

这些天然饮食大法要牢记心中，并且在日常生活当中时刻注意，只有管住了自己的嘴巴，按照健康的方式进食，才能够让过敏远离自己的身体。

教你一点一点“吃掉”过敏

日常生活中常见到一些人，对很多东西都过敏。比如现在女人们都爱美，经常会染发，烫发，可是那些过敏的人却只能对染发望而生畏了，因为她们的身体容易过敏，根本无法承受染发剂药水的“威力”，只能看着别人漂亮的头发暗暗心酸了。

其实这种伤心大可不必，因为过敏性的偏颇体质是可以调理过来的，只要从简单的饮食调理开始即可。

食疗又称食治，即利用食物来影响机体各方面的功能，使其获得健康或愈疾防病的一种方法。食疗是中国人的传统习惯，通过饮食对人体进行营养补充，可以增强细胞营养代谢功能，使细胞获得强大的能量，最终达到调理身体、强壮体魄的目的。

能够起到预防和治疗特禀体质的食疗方法有很多，我们这里给大家简单地介绍一些具有补益“正气”的食物：

1. 植物类

糯米：含蛋白质、脂肪、糖类、

钙、磷、铁、维生素，具有暖脾胃、补中益气的功能。

玉米：具有调和脾胃、降低血脂的功能。

黑豆：含脂肪、糖类、蛋白质、维生素、异黄酮苷、多种皂苷、胆碱及有机酸等，具有解表热、滋养健脾的功效。

黄豆：具有清热解毒、利大小便、清除水肿等功效。

红薯：具有健脾胃、通乳汁、止泻的功效。

2. 肉类

猪肝：含蛋白质、脂肪、钙、磷、铁、维生素，具有补肝明目、养血生津的效果。

牛肉：含蛋白质、脂肪、钙、磷、铁、维生素，具有补气养血、强筋壮骨的功效。

羊肉：含有蛋白质、脂肪、钙、磷、铁、维生素、胆固醇、糖类等成分，具有益气补虚温中暖下的功效。

鸡肉：含有蛋白质、脂肪、钙、磷、铁、钾、钠、维生素、烟酸，具有温中益气、补精添髓的功效。

3. 水产类

带鱼：含蛋白质、脂肪、钙、磷、铁、维生素、烟酸等成分，具有和中补虚、祛风杀虫、健胃护肤的功效。

乌贼：含蛋白质、脂肪、糖、钙、磷、铁等成分，具有养血滋阴、通经化瘀的功效。

虾：含蛋白质、脂肪、糖、维生素、烟酸，具有补肾壮阳、通乳滋阴的功效。

泥鳅：含有蛋白质、脂肪、糖、钙、磷、铁、维生素、烟酸，具有补中益气、祛湿壮阳的功效。

鱼鳖：含有蛋白质、脂肪、糖、钙、磷、铁、维生素、烟酸，具有滋阴壮阳、补血益气、滋润肠胃等功效。

以上东西虽然都不能直接治疗过敏，但是他们可以增加人体的“正气”，增强身体的抵抗能力，使容易引起过敏的“外邪”不宜入侵，从而使我们远离过敏。

调理特禀体质食疗方

动不动就会身体发红、发痒的感觉相信每个特禀体质的人都不陌生，这种体质为人带来的不仅是身体上的痛苦，还令人丧失了很多生活的乐趣。当看着许许多多的美食不能张嘴的时候，当满园春色却无法身入其中时，想必容易过敏的人内心一定不是滋味。他们渴望能有方法改善自己的体质，只是苦于找不到方法。

其实不用这么烦恼的。要想让自己不再过敏不是什么难事，只要平时注意吃好就行了。不信，就看看下面的内容吧。

1. 扁鹊三豆饮

原料：红豆50克、绿豆50克、

黑豆 50 克、清水、冰糖适量。

制法：将三种豆洗净，用开水浸泡 30~60 分钟；将三豆及泡豆的水放入砂锅，补足清水，大火烧开，小火煮到豆烂，加入冰糖煮到融化即可。

功效：红豆富含维生素 B_1、B_2、蛋白质及多种矿物质；绿豆中含有多种维生素、钙、磷、铁等矿物质；黑豆营养全面，含有丰富的蛋白质、维生素、矿物质，以这三种豆子为原料制成的扁鹊三豆饮，具有消肿解毒、利水除湿等作用。三种豆煮熟吃豆喝汤，能增强机体免疫功能，提高抗病能力。

2. 三黑汁

原料：黑芝麻 9 克，黑枣 9 克，黑豆 30 克。

制法：将上述三种材料蒸熟后，打汁去渣。每日服用 1 剂，可以经常服用。

功效：黑芝麻含有大量的脂肪和蛋白质，还有糖类、维生素 A、维生素 E、卵磷脂、钙、铁、铬等营养成分；黑枣中含有丰富的维生素与矿物质；黑豆更是一种营养非常全面的谷物。三黑汁可以温肾健脾，增加免疫力。主要用于过敏体质缓解期。

3. 固表粥

原料：乌梅 15 克，黄芪 20 克、当归 12 克。

制法：将上面的材料放入砂锅中加水煎开，再用小火慢煎成浓汁，取出药汁后，再加水煎开后取汁，用汁煮粳米 100 克成粥，加冰糖趁热食用，

功效：乌梅内含丰富的蛋白质、脂肪、碳水化合物、无机盐、维生素 C、钙、磷、铁等营养元素，可以有效为人体补充必需的营养，提高人体免疫能力。固表粥可以养血消风，扶正固表。对于过敏体质，各种过敏性疾病都可以选用。

4. 辛夷花茶

原料：辛夷花 6 克（用纱布包裹），紫苏叶 9 克。

制法：把辛夷药包先入锅加水 1000 毫升煎煮 20 分钟，再加入紫苏叶煎煮 15 分钟，取药汁分 2 次服完。

功效：本方祛风，抗过敏，解虾、蟹及异性蛋白质食物毒。所含的挥发油，也有抗过敏的作用。紫苏叶含挥发油，能解虾、蟹及异性蛋白质食物之毒，祛风，抗过敏，行气和胃。对食物过敏者可配生姜煎水服。

如果你属于过敏体质，那么不妨按照上面的方法对营养进行补充，多食用一些可以抗过敏的食物单品，相信用不了多久，你便可以摆脱过敏的烦扰了。

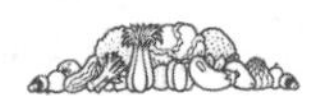

平和体质

平和体质的外在表现

在九种体质当中，最健康的体质就是平和体质。今天就简单为大家介绍一下什么是平和体质。

所谓平和体质，就是体内阴阳均衡，五脏功能配合得很好，气虚畅达，健康少病。其主要表现为形神和谐，情绪稳定，性格平和，喜怒忧思悲恐惊七情较为适度，思维不偏激。

平和体质的人形体比较匀称，通常不会太高大，很少弯腰驼背，体重适中，且波动不大。这种人的食欲长期稳定，饮食规律。体重稳定反映情绪平稳、代谢正常，吃进去的水谷，最后变成大小便、汗液排出来，整个过程很畅通。所以通常汗出畅通或在天热、热食、热饮、洗澡、运动情况下汗出比别人更多些。

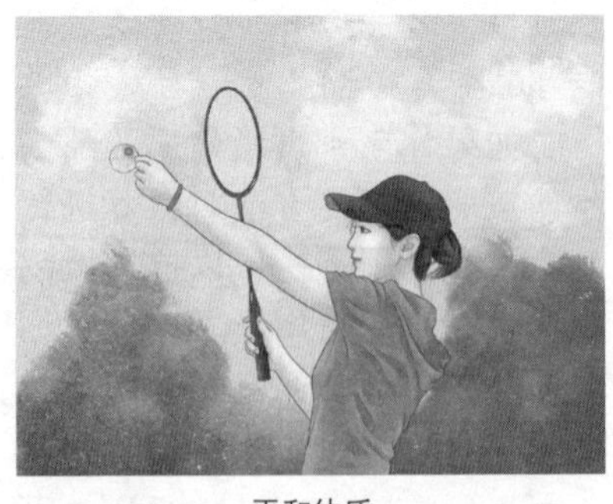

平和体质

拥有这种体质的人通常二便畅通，皮肤可偏干偏油。皮肤偏油的人也不会出痘，皮肤偏干的人也不会长斑。这种体质的人，就算出痘长斑，也很容易治愈。

平和体质的人皮肤光泽洁净。这是因为血液循环好、代谢畅通。“半亩方塘一鉴开，天光云影共徘徊。问渠哪得清如许，为有源头活水来”。水为什么这么清澈、干净、清爽？因为这塘水是活水，有进有出。人也是这样，但凡水谷精微、气血津液的新陈代谢、出出进进，包括中间环节，是畅通无阻的，外形多数都是光泽洁净的。舌头是淡红的，苔是薄薄的，这个就是正常的舌象。

平和体质的人不用特别费心思去进补，只要他按照原有的生活习惯，身体就会一直维持这种良好的运作状态。

平和体质者的饮食宜忌

平和体质的人，通俗地说就是非常健康的人。他们不易生病，生活规律，情绪稳定，对于环境和气候的变化适应能力也比较强，即使生病了，也很容易治愈。对于这类人，“养生之道，莫先于食。”

古人云：“是药三分毒”，我们平时之所以用药，就是要借助药性，对“病”进行矫枉过正，使身体达到平和，而对于平和体质来说，本身就已经平和了，就不必再用什么“补药”对身体进行补益了，因为这样一来，不仅达不到强壮体质的效果，甚至还会造成意想不到的危害。《黄帝内经》同样也认为药补不如食补。

那么，平和体质的人应该怎样通过膳食进行营养补充呢？总体来说，应该注意以下四个原则：

1. 合理膳食

饮食合理搭配就是要做到粗细粮混食，粗粮细做，干稀搭配；副食最好荤素搭配，忌偏食或饮食单调。在食物选择方面，早餐应选择体积小而富有热量的食物，午餐应选择富含优质蛋白质的食物，晚餐则应吃低热量、易消化的食物。在摄入量上，应做到“早饭吃好，中饭吃饱，晚饭吃少”。

2. 清淡为主

古代医学家和养生学家都强调，饮食宜清淡，不宜过咸。据调查，每日食盐量超过 15 克以上者，高血压的发病率约为 10%。因此，正常人一般每天摄入盐要控制在 10 克以下。如患有高血压、冠心病或动脉硬化者，必须控制在 5 克以下。不过饮食清淡也不应该绝对化，比如盛夏季节，人体因大量出汗，会令体内盐分丢失过多，这时就应注意及时补充盐分。

3. 饮食有节

这一点对于中老年人尤为重要，因为随着年龄的增长，生理功能逐渐减退，机体的新陈代谢水平逐渐减弱，加之活动量减少，体内所需热能物质也逐渐减少。因此，每日三餐所摄入的热能食物也应减少，这样才能更好地维持体内能量的代谢平衡。

如果到了中老年阶段饭量仍不减当年，摄入能量食物过多，势必造成体内能量过剩，多余能量就会转化为脂肪，使身体发胖，并影响心脏功能。这也是诱发高血压、冠心病、动脉粥样硬化等心血管疾病的主要原因。所以，中老年人应适当地节制饮食，饮食应当少而精，富于营养又易于消化，多吃新鲜蔬菜、水果，限制高脂肪、高热能食物的摄入量。每餐的食量应适可而止。一般以七八分饱为宜。

4. 注意细节

吃饭时细嚼慢咽，不可狼吞虎咽，以利于消化吸收；吃饭时要专心，不要一边吃饭，一边想其他的事情，或看书、看电视，既影响食欲，也影响消化液的分泌，久之可引起胃病；吃饭时要有愉快的情绪，才能促进胃液分泌，有助于食物的消化。如果情绪过于激动，兴奋、愤怒等情绪之下勉强进食，会引起胃部的胀满甚至疼痛；饭后不要躺卧和剧烈运动。

平和体质，阴阳平衡最可贵

健康人士一般体形匀称，面色、肤色润泽，头发稠密有光泽，目光有神，鼻色明润，嗅觉通利，味觉正常，唇色红润，精力充沛，不易疲劳，耐受寒热，睡眠安和，胃口良好，两便正常，舌色淡红，苔薄白，脉和有神，这类人属于平和体质。

对于平和体质的人来说，不需要补充什么特殊的营养来完善体质，只要合理饮食便可以实现阴阳平和的目的。平和体质的人在进食的时候，首先要记住“谨和五味”。饮食应该清淡，不宜有偏嗜，否则会破坏身体的平衡状态。

在维持自身阴阳平衡的同时，平和体质的人还应该注意自然界的四时阴阳变化，饮食应该顺应此变化，以保持自身与自然界的整体阴阳平衡。这个时候，平和体质的人在进食的时候，可以酌量选食具有缓补阴阳作用的食物，以增强体质。

具有缓补阴阳效果的食物有：粳米、薏薏米、豇豆、韭菜、甘薯、南瓜、银杏、核桃、龙眼、莲子、鸡肉、牛肉、羊肉等。平和体质的人春季阳气初生，宜食辛甘之品以发散，而不宜食酸收之味，像韭菜、香菜、豆豉、萝卜、枣、猪肉等都非常适合在春季食用。夏季心火当令，宜多食辛味助肺以制心，且饮食宜清淡而不宜肥甘厚味，这个季节可以多吃一些菠菜、黄瓜、丝瓜、冬瓜、桃、李、绿豆、鸡肉、鸭肉等。秋季干燥易伤津液，宜食性润之品以生津液，而不宜食辛散之品，像银耳、杏、梨、白扁豆、蚕豆、鸭肉、猪肉等都是适合在秋季食用的食物。冬季阳气衰微，故宜食温补之品以保护阳气，而不宜进食寒凉之品，这个时候多吃一些大白菜、板栗、枣、黑豆、刀豆、羊肉等绝对是没有错的。

按照这些方式去补充营养，便可以轻轻松松将平和体质维持到底了。相信健康也会永远伴随着你。

摄入多种食物才能养护平和体质

“民以食为天”，这是我们每个人都熟知的老话，可见，“吃”在人们生活中所占的地位之重要，它被视为和“天”一样崇高。它是人类生存的必需。现在，人们的生活水平普遍提高了，逐渐开始讲究养生之道，所以对“吃”的要求更上了一个台阶。也只有现在，研究“吃”这个问题才有条件，才能堂而皇之地进入人们生活的视野。以前物质不丰富的时候，能吃饱肚子就行，根本谈不上“膳食结构”,讲求“营养均衡”简直就是一种奢望。

现在，就一般食品而言，我们绝大部分人可以说是想吃什么就买什么，想吃多少就吃多少，再也不用为吃了上顿没有下顿而一筹莫展了。然而，这并不意味着我们对膳食问题已经解决得“完全彻底”，可以高枕无忧。许多疾病现在伴随着“吃”的问题接踵而至。例如，众所周知的冠心病、糖尿病、肥胖、痛风，以及大量的消化系统疾病等，现代医学已经证明，它们都与不合理的“吃”有很大的关系。于是，有许多人又走向了另一个极端，即“远离荤食，只是吃素”，凡是肉、蛋类食物一概拒绝，日常只与瓜菜为伍。但这样做的结果，往往又会陷入营养不良的误区，导致身体因缺乏某种营养而免疫力下降。这对健康也是不利的，非常不利于维护已有的平和体质。

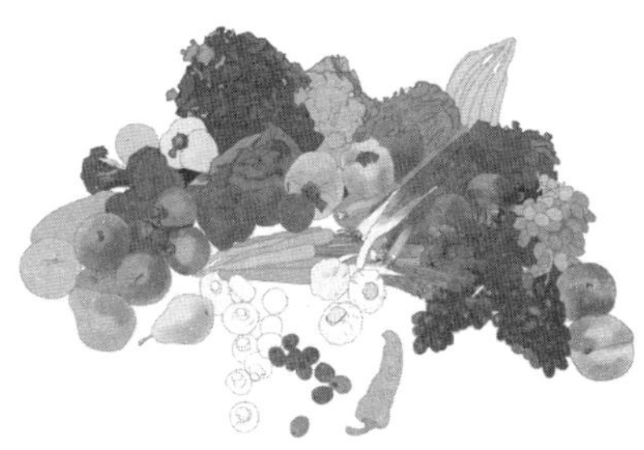

摄入多种食物

那么，究竟怎样才能使我们的膳食保持平衡，日常怎样“吃”才能保证我们既不缺乏营养也不致营养过剩，是我们每一个人都应该知道的事情。人类的食物是多种多样的，各种食物所含的营养成分不完全相同。任何一种天然食物都不能提供人体所需的全食部营养素。平衡膳食必须由多种食物组成，才能满足人体各种营养需要，达到合理营养、促进健康的目的，因而要提倡人们广泛食用多种食物。多种食物应包括以下五大类：

第一类为谷类及薯类：谷类包括米、面、杂粮等，薯类包括马铃薯、甘薯、木薯等，主要提供碳水化合物、蛋白质、膳食纤维和 B 族维生素。

第二类为动物性维生素，包括肉、禽、鱼、奶、蛋，主要提供矿物质、脂肪、蛋白质、维生素 A 和 B 族维生素。

第三类为豆类及其制品，主要提供矿物质、脂肪、蛋白质、维生素、膳食纤维、矿物质和 B 族维生素。

第四类为蔬菜水果类，包括鲜豆、根茎、叶菜、水果等，主要提供膳食纤维、矿物质、维生素 C 和胡萝卜素。

第五类为纯热能食物，包括动植物油、淀粉、食用糖和酒类，主要提供能量和植物油，还可提供维生素 E 和必需脂肪酸。

在日常生活中，我们应减少咸菜等盐腌制食品的摄入。食盐的适宜摄入量为：健康人每天不多于 6 克。相当于啤酒瓶盖子的容量大小。高血压、糖尿病、高血脂、肥胖者每天不应多于 4 克。肾功能和心功能不全者如摄入食盐则应由医生进行指导。

平和体质者，别拿主食不当回事儿

在现实生活当中，有很多人为了让自己看起来更漂亮，都在努力地减肥，并且减肥方式大多都以节食为主。要么是将一日三餐改为两餐，要么就是只吃菜不吃主食，虽然说这种流行在时尚达人当中的减肥方法有可能会在短期内便收到效果，但是却会严重地影响人的身体。可能有些人自以为是平和体质，身体素质好便不会出什么大的问题。但是过了一段时间以后，体重减下去了，皮肤却会变得暗淡无光，气色也开始变差。更有甚者，甚至会在一天天变瘦的过程当中，不知不觉地便丢掉了自己的平和体质。

在此提醒大家，在日常生活中，平和体质者更要注意主食摄入，像大米、玉米、高粱、地瓜、胡萝卜、土豆等主食要尽可能多吃，只有这样才能够令自己的平和体质很好地保持下去。

为了减肥，有的人尽量少吃主食多吃菜，甚至一点主食都不吃的做法是不可取的。肥胖的根本原因在于摄取热量过多而消耗过少造成热量在体内的过度蓄积，而产生热量最多的营养成分是脂肪，所以胖人往往在食量过大、吃肉过多而运动过少的人群中产生。单从饮食上讲，米、面等主食中含有的脂肪成分并不算多，而往往由副食中的油和肉类中获得。多吃蔬菜不是坏事，但大部分蔬菜要用油烹调才可口，这样不仅容易造成热量蓄积，达到减肥的目的，而且吃下去还容易得病。

前面我们也提到主食的摄取量长期不足，会对身体健康极为不利。

按照中国人的平和体质的状况，一个成人每天应当至少吃300克米饭，否则，如果长期吃含有高蛋白、高脂肪、低纤维的菜，极容易得高血压、心血管病和肥胖病。即便没有，亚健康也会悄悄袭向你的身体。所以，我们一定要抛弃“少吃饭，多吃菜”的观点，把主食与副食科学合理地搭配。

平和体质者不要过量食盐

俗话说“多吃一口盐，少活十来年”。平和体质者，日常饮食中要注意少吃盐。

盐是我们生活中很重要的一部分，吃饭时菜里如果不放盐，即使山珍海味也会味同嚼蜡。盐不仅是重要的调味品，也是维持人体正常发育所不可缺少的物质。人吃盐过少会造成体内含钠量过低，从而引发食欲不振、四肢无力、晕眩等现象；严重时还会出现厌食、恶心、呕吐、心率加速，脉搏细弱、肌肉痉挛、视力模糊、反射减弱等症状。

但吃盐多了也对人体有害。长期食盐过量，可导致高血压、中风、冠心病等心脑血管疾病。如果你原本拥有令人羡慕的平和体质，由于食盐过多也会对其造成影响。世界卫生组织建议，健康人通过饮食摄取盐，每人每日最佳食盐量不应超过6克。下面我们就推荐一些限盐的方法：

（1）烹调时应尽量少放盐和含盐调味品，多用酱油、豆酱、芝麻酱调味，或用葱、姜、蒜等香料提味。这样，5克酱油、20克豆酱所含的盐分才相当于1克盐，而且做出的菜比直接用盐味道更好。

（2）适当改善口味，用甜、酸、辣味代替咸味。比如灵活运用蔗糖烹制糖醋风味菜，或用醋拌凉菜，既能弥补咸味的不足，还可以促进食欲。

（3）可以利用蔬菜本身的强烈风味，如番茄、洋葱、香菇等，和味道清淡的食物一起烹煮提味，如番茄炒蛋。

（4）尽量改变青菜的烹调方法，能生吃生吃，不能生吃就凉拌，实在不行再炒，这样既可以减少青菜中水溶性维生素的流失，还可以省油、控烟、调节用盐量。

（5）炒菜出锅时再放盐，这样盐分不会渗入菜中，而是均匀散在表面，能减少摄盐量。或把盐直接撒在菜上，舌部味蕾受到强烈刺激，能唤起食欲。

（6）鲜鱼类可采用清蒸、油浸等少油、少盐的方法；肉类也可以做成蒜泥白肉、麻辣白肉等菜肴，既可以改善风味又能够减少盐的摄入。

（7）喝汤时最好喝淡汤，完

全不需放盐，用蘑菇、木耳、海带等提色提鲜就足够了。

（8）另外，酱肉、香肠、烧鸡、熏肉等熟食的含盐量要比一般菜肴高1~2倍，食用这些食品时都要注意减盐。

虽然说食盐太多不利于身体健康，但是，人体对盐的摄入也不是绝对宜少不宜多的，有时候需要酌情而定。酷暑盛夏季节，因大量出汗，人体内的盐分会丢失过多，这个时候就需要随时对丢失的盐进行补充。否则，体内的盐太少会引起肌肉酸痛、无力，甚至发生昏迷抽搐的热痉挛。所以，炎热的夏季，吃饭可以稍咸一些，出汗多时可在饮用水中加入0.2~0.3克的食盐，以满足人体的生理需要。

总之，养成低盐的饮食习惯，需要有意识地对自己进行控制，长期坚持下来，就会习惯口味偏淡的饮食，这样是非常有利于维护平和体质的，身体从中得到的益处也会在以后的生活中体现出来。

荠菜让你的体质永远平和

荠菜是最早报春的时鲜野菜，古诗云："城中桃李愁风雨，春到溪头荠菜花。"李时珍说："冬至后生苗，二、三月起茎五六寸，开细白花，整整如一。"荠菜清香可口，可炒食、凉拌、做菜馅、菜羹，食用方法多样，风味特殊。

在我国，吃荠菜的历史可谓是源远流长，《诗经》里有"甘之如荠"之句，可见大约在春秋战国时期，古人就知道荠菜味道之美了；到了唐朝，人们开始用荠菜做春饼，有在立春这天吃荠菜春饼的风俗。许多文人名士也对荠菜情有独钟，杜甫因为家贫，就常靠"墙阴老春荠"来糊口，范仲淹也曾在《荠赋》中写道："陶家瓮内，腌成碧绿青黄，措入口中，嚼生宫商角徵。"苏东坡喜欢用荠菜、萝卜、米做羹，命名为"东坡羹"。

荠菜中含有相当多的营养元素，像荠菜酸、胡萝卜素、维生素C等，可以为人体补充多种必需的营养，此外还含有大量的粗纤维，食用后可增强大肠蠕动，促进排泄，从而增进人体新陈代谢，非常适合平和体质的人食用。

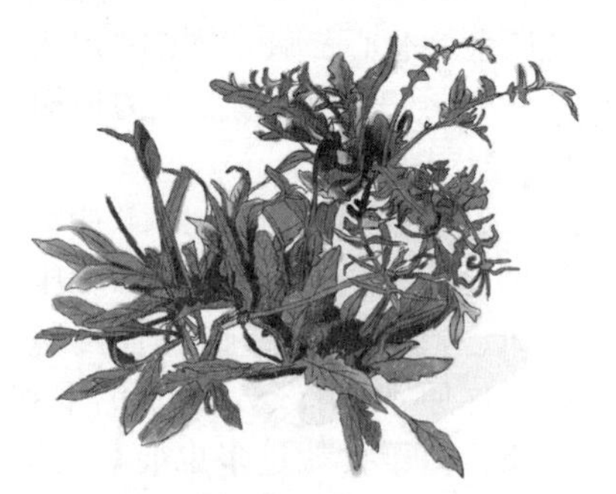

荠菜

另外，平和体质者在春天多吃荠菜还与民谚“春捂秋冻”有关系。冬天结束，春季到来，天气转暖，但是春寒料峭，“春捂”就是要人们不要急于脱下厚重的冬衣，以免受风着凉。按照中医的观点，春季阳气生发，阳气是人的生命之本，“捂”就是要阳气不外露。春天多吃荠菜也是一样的道理，荠菜性平温补，能养阳气，又是在春季生长，春天吃荠菜也符合中医顺时养生的基本原则。

平和体质者，食用荠菜不仅能够起到缓补阴阳的作用，同时还能够明目、清凉、解热、利尿、治痢，所以说，荠菜是平和体质的好伙伴，一定要随时想起它才行。

平和体质者的滋养食谱

由于平和体质本身就是一种比较理想的体质，所以在进食的时候，只要注意能够补充人体所必需的营养，能够缓补阴阳便可以了。下面推荐的这些菜谱，便非常适合平和体质者补养身体：

1. 韭菜炒墨斗

原料：墨斗鱼 500 克，韭菜 150 克，醋、盐、味精各少许。

制法：将墨斗鱼清洗干净，入锅煮熟后剥去皮，切成丝；韭菜洗净切成段；锅内加油烧热，放入墨斗丝，快速翻炒，放醋，然后放入韭菜，一起翻炒，最后放盐、味精调味即可。

功效：韭菜是铁、钾和维生素 A 的上等来源，墨鱼含丰富的蛋白质，这道菜能够补肾助阳，对于腰酸、尿频等症状具有一定的防治作用。

2. 香椿拌豆腐

原料：豆腐 2 块，香椿 150 克，香油、精盐、味精各少许。

制法：将香椿择洗干净，入沸水锅中汆一下，去掉涩味，捞出后沥水，切成段；豆腐也入开水汆一下，去掉涩味，捞出后切成小片；把香椿、豆腐都放进盆里，放入适量的精盐和味精拌匀，最后淋上香油即可。

功效：香椿当中含有香椿素等挥发性芳香族有机物，香椿拌豆腐可以清热解毒，健脾和胃。

3. 莲子百合汤

原料：干百合 50 克，干莲子 75 克，冰糖 75 克。

制法：将百合浸泡一夜后冲洗干净；莲子浸泡 4 小时后冲洗干净；将百合、莲子放入清水锅中，武火煮沸后，改文火续煮半小时左右，加冰糖调味即可食用。

功效：百合含有淀粉、蛋白质、脂肪及钙、磷、铁、镁、锌、硒、维生素 B_1、维生素 B_2、维生素 C，泛酸、胡萝卜素等营养素，能够润肺清心，可止咳、安神；莲子中含有丰富的钙、磷、钾，可以帮助睡眠。此汤能有效缓解安心宁神，有效缓解烦躁易怒等症状。

4. 荠菜饺子

原料：面团，荠菜500克，猪肉馅400克，绍酒1大匙，葱末、姜末、盐、香油各适量。

制法：荠菜摘除老叶及根，洗净后放入加有少许盐的开水内汆烫，捞出后马上用冷水浸泡。猪肉馅剁细，拌入所有调味料后，放入加了油的热锅中煸炒至八分熟。沥干水分的荠菜切碎，放入晾凉的肉馅中拌匀，加入香油。饺子皮做好后包入适量的馅料并捏好形状。水开后下饺子，煮至浮起时，反复点水两次即可捞出食用。

功效：每100克荠菜含蛋白质5.2克，脂肪0.4克，碳水化合物6克，钙420毫克，磷73毫克，铁6.3毫克，核黄素0.19毫克，维生素55毫克，烟酸0.7毫克，所以说荠菜具有很高的营养价值，经常食用荠菜饺子可以柔肝养肺。

5. 番茄莲子咸肉汤

原料：鲜猪肉50克，番茄200克，红萝卜30克，莲子25克，油少许，盐8克，葱1根。

制法：将猪肉洗净，抹干水，肉块用盐搽匀，腌过夜，第二天切小块。番茄洗净，切块；红萝卜去皮，洗净，切厚块；葱洗净，切葱花；莲子洗净。将肉、红萝卜、莲子放入清水锅内，大火煮滚，改小火煲20分钟，加入番茄再煲5分钟，放入葱花，加油、盐调味即可。

功效：番茄中的番茄红素能防御紫外线，抑制黑色素的形成。红萝卜富含胡萝卜素、B族维生素、维生素C，可润泽肌肤、抗氧化、抗衰老。

按照上面所说的这些方法吃下去，你便不用担心自己的平和体质跑掉了，轻轻松松享用美食的同时，又能维护好自己的好体质，一定要加油，按照这些方法去做。

第十一章

营养固护五脏：构筑体内健康长城

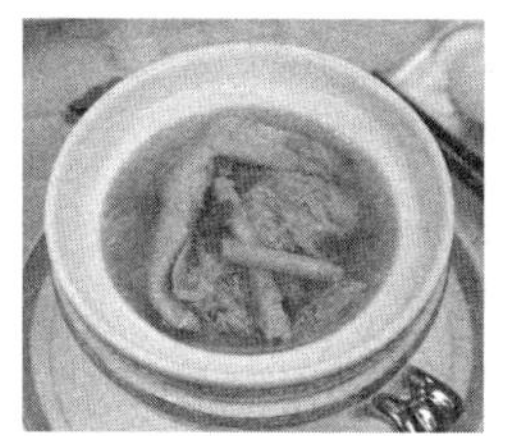

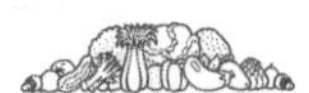

养心护心的营养策略

红色食物养心，大大增强气血功能

如何保护心脏，是人们非常关心的问题。营养学家指出，心脏的健康和日常饮食有着密切联系。富含不饱和脂肪酸、维生素A、叶酸等的食物，如胡萝卜、红辣椒、番茄、西瓜、山楂、红枣、草莓、红薯、苹果等红色食物，不仅能起到清除血脂、保护心血管的作用，同时它们还是保护心脏的好手。

中医认为，心属火、对应红色。因此中医将红色食物视为养心的佳品。红色蔬果保护心脏，使人精神抖擞、心情喜悦，增强自信及意志力；改善焦虑、紧张、烦躁不安的情绪，刺激人的视觉神经，是防止心情抑郁的首选。

现代医学也证实，红色食物进入人体后可入心、入血，大多具有益气补血和促进血液、淋巴液生成的作用。而且，红色食物一般具有极强的抗氧化性，富含番茄红素、丹宁酸等，可以保护细胞，具有抗炎作用。例如，易受感冒病毒侵袭的人，多食胡萝卜等红色食物，即可增强抗御感冒的能力。此外，红色食物还能为人体提供丰富的优质蛋白和大量无机盐、维生素以及微量元素，可大大增强人的心脏和气血功能。

下面，就介绍常见的几种红色食物：

（1）红枣：中医认为大枣“性味甘温，养胃健脾，益血壮身”。现代营养学研究表明，大枣含有的环磷酸腺，对保养心脏十分有益。

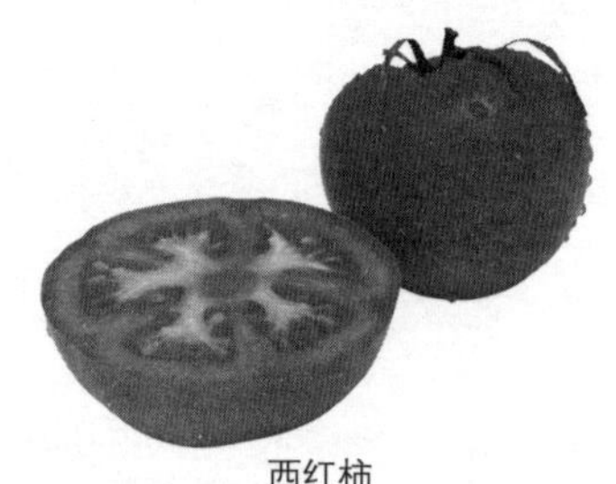

西红柿

（2）西红柿：含有丰富的维生素C和维生素A，能增强人的体力和缓解因工作生活压力造成的疲劳。尤其是番茄红素对心血管具有保护作用，有独特的氧化能力、保护体内细胞、使脱氧核糖核酸及免疫基因免遭破坏、减少癌变危害、降低胆固醇、防止便秘。

（3）樱桃：樱桃是目前所有营养组织公认的具有超强“祛除人体毒素及不洁体液”的水果，樱桃的含铁量很高，能促进血红蛋白再生，提高身体的免疫力。

（4）葡萄柚：果肉粉红柔嫩，多汁爽口，味道偏苦，但这也是心脏所喜欢的。葡萄柚还含有钾，却不含钠，真正称得上是维护心血管的佳品了。

（5）胡萝卜：胡萝卜是很好的护心食品，它含有丰富的维生素A能帮助清除体内的自由基。

（6）赤小豆：夏日多吃赤小豆，可缓解夏天出现的口渴烦躁等症，尤其是在正午时分，是心火最旺之时，容易出现心烦易怒，因此这个阶段，避免心火过亢，食用赤小豆最适宜不过了。

（7）红曲：可降低胆固醇，还能预防心血管疾病，因此红曲保健品十分盛行。中国人吃了一千多年的红曲，吃红糟肉、红糟鳗、红曲醋、喝红露酒。现代科学研究出这种古老的食品有降低胆固醇的功效，与中医所说红色食物养心护心不谋而合。但人们在服用抗生素红霉素或维生素B_3时，不可食用红曲。

太咸太甜不益心，饮食甜咸要均衡

在人们日常饮食中，甜、咸是最基本的味道。中医认为，甘（甜即甘）入脾，咸入肾，而肾为先天之本，脾胃为后天之本，由此可见甜与咸的重要性。

如果饮食过咸或过甜，不仅养护不了肾和脾胃，还会对五脏六腑之君主的心造成伤害。吃了过多咸味的食物，就会使肾脏受到伤害，一旦肾水滞留，也就是当肾虚导致水液停滞体内，不能正常排泄时，水气就会上逆停聚到胸膈，从而影响心阳，抑制心气，使人出现心悸、气促等症状。而如果吃了过多甜味的食物，使脾胃难以承受和消化，又会使气血滞留在上焦心胸部位，最终导致心气郁结胀满，难以抒泄。正如《黄帝内经·素问·生气通天论》中所说：“味过于咸，大骨气劳，短

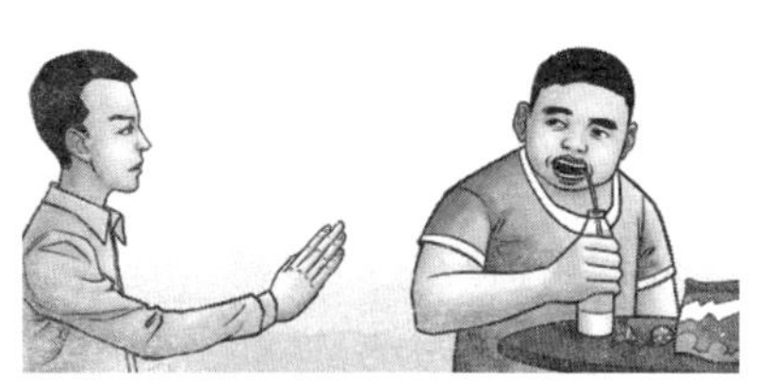

控制进食含糖多的糕点

肌，心气抑；味过于甘，心气喘满，色黑，肾气不衡。”

现代医学也证实，饮食过咸，容易加重心脏和肾脏的负荷，是心脑血管疾病的祸根。因为食盐的主要成分是氯化钠，但人体对钠的生理需要量很低，成人每天需要氯化钠为3~5克，如摄取过多可造成体内水潴留，血管内压力升高，阻力增大，使心脏负荷加重。因此，低盐饮食成了高血压患者的基础治疗方法之一，高血压早期或轻度高血压，单纯限盐就可能使血压恢复正常，有益于养护心脏健康。

要保证低盐饮食，人们不仅要控制用盐量，普通人每日的食盐摄入量以不超过6克为宜。少吃酱肉、香肠、烧鸡、熏肉等高盐熟食，还要在做菜时用酱油、豆酱、芝麻酱调味，或用葱姜蒜等提味。以酸代咸也是个好办法，灵活运用糖醋风味菜或醋拌凉菜，既能弥补咸味的不足，还可促进食欲。也可利用蔬菜本身的强烈风味，如番茄、洋葱等，加入其他味道清淡的食物一起烹煮来提味。还应推迟放盐的时间，即待炒菜出锅时再放盐，这样盐分会均匀散在表面，从而减少摄盐量。

高糖的饮食可导致肥胖，肥胖导致高血压、高血糖、高血脂三高，三高等导致三病：心脑血管疾病、癌症、糖尿病。因此，人们要适当控制甜食的摄入，不让饮食过甜，才能有效养护心脏健康。

许多人吃糖后回感到“胃灼热”，就是因为过食甜味导致脾气不足，难以使进入体内的水谷精微运输到全身，而一旦这些营养和能量不能被身体有效利用，便会堆积在体内，造成肥胖、高血压、糖尿病、心血管疾病等隐患。

当然，人们也不能完全不吃甜味食物，只是尽量用一些水果、干果等来代替糖果，而如果已出现了上火的症状，还可以饮一些凉茶，或吃些性凉、味苦的食物来调节，如黄瓜、苦瓜等，才能避免高糖饮食危害心脏健康。

每天喝点红酒，可以养护心脏

红酒就是人们常说的葡萄酒，并不特指红葡萄酒。红酒含有200多种对人体有益的营养成分，其中包括糖、有机酸、氨基酸、维生素、多酚、无机盐等，它在提高人体免疫力的同时，还能有效促进血液循环，预防冠心病、高血压。

现代医学证实：每天饮用用2~3杯红酒，可减少25%~45%的心肌梗死发病率。红葡萄酒中的抗氧化剂成分如白藜芦醇、类黄酮儿茶素及五羟黄酮，可以通过显著减缓动脉壁上胆固醇的堆积而保护心脏，有效预防心血管、中风。红酒中含有丰富的酚类化合物，如红色素、黄烷醇类物质、单宁等，可防止动脉硬化并维持血管的渗透性，也有益于养护心脏。

英国研究发现，洋葱中一种称为槲皮素的化学物质，能有效预防造成血管壁增厚的慢性炎症，从而降低心脏病和中风的风险。每周吃2~3次、每次吃100~200克洋葱，就能达到最佳的养心效果。而将洋葱与同样具有养心功效的红酒搭配在一起，使得养心的功效更加突出。

红酒泡洋葱的具体方法是：用不加糖的红葡萄酒一瓶（500毫升），和1~2个去皮切碎的洋葱放入大口玻璃瓶中密封浸泡。一周后，拿出来将洋葱过滤掉即可饮用。一般人每天喝50毫升，老年人酌情喝20~30毫升，最好能把泡过的洋葱一起吃下。

除此之外，还有以下红酒食谱供大家选用：

1. 红酒浸雪梨

原料：雪梨1个，红酒适量，香叶和冰糖少许。

制法：将梨去皮放在砂锅中，加红酒和香叶后烧开，放入冰糖，慢火炖半小时，使梨的颜色变成红色；将炖好的梨放在碗中，再将红酒汁倒在四周。

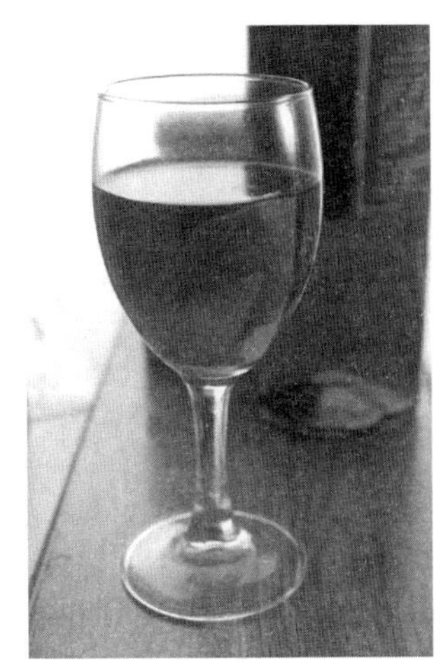

红酒雪梨

2. 红酒炖苹果

原料：苹果1个，红酒适量。

制法：苹果去皮，切成瓣状；把苹果放入锅里（深一点的奶锅），倒入红酒没过苹果即可；用中火炖煮苹果15分钟后关火，让苹果在红酒中浸泡2小时后食用。

红酒还可以美容养颜：自古以来，红酒作为美容养颜的佳品，备受人们喜爱。红酒的美容功能源于酒中含有大量超强抗氧化剂，其中的SOD能中和身体所产生的自由基，保护细胞和器官免受氧化，令肌肤恢复美白光泽红葡萄酒能防衰抗老，这就包括延缓皮肤的衰老，使皮肤少生皱纹。将红酒外搽于面部及体表，其中的低浓度的果酸有抗皱洁肤的作用。

此外，红酒是唯一碱性的酒精性饮品，可以中和现代人每天吃下的大鱼大肉以及米麦类酸性物质。而且，红酒中含有丰富的单宁酸，可预防蛀牙及防止辐射伤害。对男人而言，红酒可以活血化瘀，祛除疲劳，放松身心，帮助激活免疫神经系统，起到减缓生殖系统衰老的作用。

粗制的粮食是心脏的“守护神”

近些年来，人们渐渐认识到粗粮对人体需求的重要性，老百姓开始知道，生活好了，也不能总吃细粮。

经过精加工的食物，不仅丢失了皮中的营养，而且丧失了胚芽中的营养。胚芽是生命的起点，它可以直接进入人体的心系统，对人的心脏有非常好的保健作用。

而且，粗粮中含有大量的纤维素，纤维素本身会对大肠产生机械性刺激，促进肠蠕动，使大便变软畅通，这对于预防肠癌和由于血脂过高而导致的心脑血管疾病十分有利。

因此，人们要保护好心脏，平时一定要多吃粗制的食物，特别是心脏不好的人，在选购粮食时，一定要记得多给自己的心脏选点粗制的粮食，尽量买胚芽没有被加工掉的粮食。比如：全麦、燕麦、糙米等。这些食物都是心脏的“守护神”。

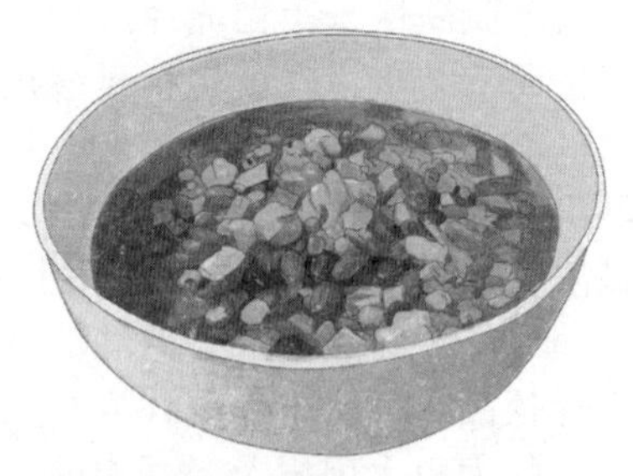
粗粮粥

不过，虽然粗粮好处多多，但营养专家指出，吃粗粮还要懂得因年龄段而行。

1.60 岁以上年龄段的人

60 岁以上年龄段的人容易得癌症、心脏病和中风等各种慢性病。而燕麦等粗粮富含的纤维素会与体内的重金属和食物中的有害代谢物结合使其排出体外。所以这个年龄段的人，应食用含纤维素较多的黄豆、绿豆等。

2.45 岁至 60 岁年龄段的人

45 岁至 60 岁年龄段的人，可以通过有目的地食用粗粮调理和补充营养。生活中，这些人可以常吃一些燕麦等。如妇女到了绝经时，可多食豆类产品，这能把骨损耗减轻到最低程度。

3.35 岁至 45 岁年龄段的人

35 岁至 45 岁这个年龄段，新陈代谢率开始放慢，应少食高甜度的食物，宜食用各种干果、粗杂粮、大豆、新鲜水果等。

4.25 岁至 35 岁年龄段的人

25 岁至 35 岁的人，久食、多食粗粮会影响人体对蛋白质、无机盐和某些微量元素的吸收，甚至影响生育能力。如长期过多进食高纤维食物，会使人的蛋白质补充受阻，脂肪摄入量大减，微量元素缺乏，以至造成骨骼、心脏、血液等脏器功能的损害，降低人体的免疫力。所以这个年龄段的人，每周吃粗粮天数不要吃过超过三天，或者喝一些粗粮制作的饮料也比较合适。

另外，如果不是很喜欢吃粗粮，那么可以选择粗细搭配的食物，比如表面撒了一层麦麸的面包等。

小麦胚芽、大麦纤维，都是养心的良药

中医认为，小麦入心、脾、肾经，具有养心、益肾、除热、止渴的作用。《本草再新》把小麦的功能归纳为四种：养心，益肾，活血，健脾。《医林纂要》又概括了它的四大用途：除烦，止血，利尿，润燥。失眠、心烦、莫名悲伤者可用带皮的全小麦熬粥喝，症状严重者可加入甘草、大枣一起加水煎煮，温服，可以起到疏肝理气、调畅心气的作用。

现代医学证实，小麦的营养价值很高，所含碳水化合物约占75%，蛋白质约占10%，是补充热量和植物蛋白的重要来源。小麦还含有脂肪、钙、磷、铁及B族维生素等多种营养成分。小麦胚芽更是被誉为“人类天然的营养宝库”，食用可增强记忆力、解除疲劳，尤其能养护心脏、神经和血管。

对于更年期妇女，食用未精制的小麦能缓解更年期综合征。并且小麦粉（面粉）还具有良好的嫩肤、除皱、祛斑等功效。

因心血不足而导致失眠多梦、心悸不安、多哈欠的人适宜食用；患有脚气病和末梢神经炎的人也适宜食用，但食用时以全麦食品为佳。但是糖尿病患者不宜食精面粉，这类人可吃含麦麸较多的全麦食品或粗面粉。

大麦也是养心的佳品。《本草经疏》中记载：“大麦，功用与小麦相似，而其性更平凉滑腻，故人以之佐粳米同食。或歉岁全食之，益气补中、实五脏、厚肠胃之功，不亚于粳米。”

现代医学证实：大麦还含有大量的膳食纤维，不仅可刺激肠胃蠕动，达到通便作用，还可抑制肠内致癌物质产生，降低血中胆固醇，预防动脉硬化，因此巴基斯坦人又誉其为“心脏病良药”。

研究证实：谷类食品、面包和其他含有完整或粉碎的大麦颗粒的食品，有减少患心脏疾病危险的功效。大麦能降低人体总胆固醇水平和低密度脂蛋白胆固醇水平。如果每天吃100克大麦麸，

能有效降低人体血浆中胆固醇和糖的浓度。

下面推荐一些养生食谱。

1. 小麦鸡血粥

原料：小麦150克，鲜鸡血、米酒各100克，冰糖适量。

制法：小麦淘净，加水适量煮粥，粥快熟时下鸡血、米酒、冰糖，熬至粥熟。

功效：养心补血，益智健脑。

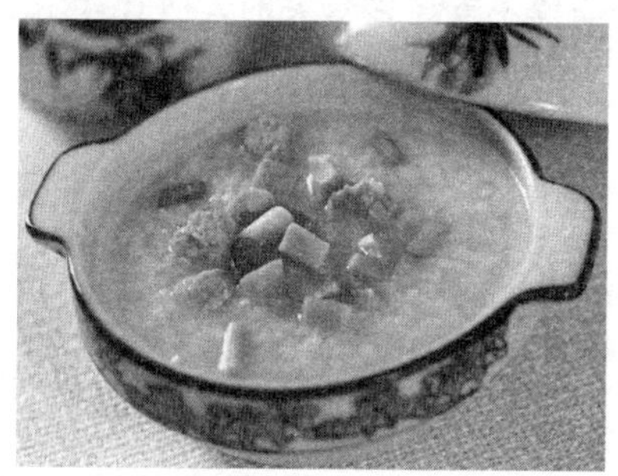

小麦鸡血粥

2. 大麦粥

原料：大麦米50克，红糖适量。

制法：将大麦米浸泡打碎，煮粥加红糖适量。

功效：益气养心，消积进食。适用于小儿疳积、脾胃虚弱、面黄肌瘦、少气乏力等疾患。

富含生物碱的莲子，最是养心助睡眠

莲子是一味以补为主，以收为辅，兼有一定清热作用的药物和食品，物美价廉，集养生、抗病治病于一体，应用广泛，喜食者甚多。

中医认为，莲子性平、味甘涩，入心、脾、肾经，善于补五脏不足，通利十二经脉气血，使气血畅而不腐。

现代医学证实，莲子含有丰富的淀粉、蛋白质、脂肪、钙、磷、铁等营养物质。莲子所含非结晶形生物碱N-9有降血压作用；莲子心味道极苦，却有显著的强心作用，能扩张外周血管，降低血压；莲心还有很好的去心火功效，可以治疗口舌生疮，并有助于睡眠。

此外，莲子所含氧化黄心树宁碱对鼻咽癌有抑制作用；莲子中所含的棉籽糖，是老少皆宜的滋补品，对于久病、产后或老年体虚者，更是常用营养佳品；莲子碱有平抑性欲的作用，青年人梦多、遗精频繁或滑精者，服食莲子有良好的止遗涩精作用。

莲子的服用方式，主要以煎汤内服为主，常规剂量为6~12克。另外，莲子还可煮成各种药粥，或制成多种营养丰富的佳肴和点心。

莲子以个大、饱满、无皱、整齐者为佳；变黄发霉的莲子不要食用。另外，平素大便干结难解，或腹部胀满之人忌食。

推荐食谱如下：

1. 莲子淮山粥

原料：莲子20克，淮山药20

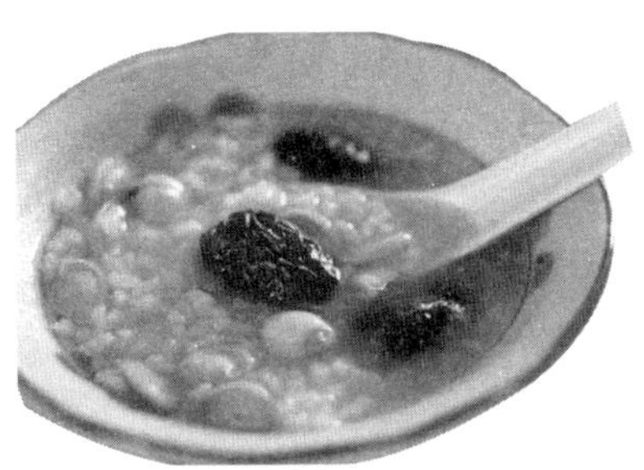

莲子淮山粥

克，红枣5颗，粳米100克。

制法：将莲子发胀后，在水中用刷把擦去表层，抽去莲心冲洗干净后放入锅内，加清水在火上煮烂熟，备用；将粳米淘洗干净，放入锅中加清水煮成薄粥，粥熟后掺入莲子，可加冰糖或白糖搅匀，再稍炖，趁热服用。

2. 莲子百合麦冬汤

原料：莲子15克（带心），百合30克，麦门冬12克。

制法：将所有材料加水煎服。

3. 莲子莲藕红枣汤

原料：莲藕2截，红枣200克，莲子100克。

制法：莲藕两大截去皮切块洗净沥干，红枣、莲子用水浸泡至软后捞起；将藕块和红枣、莲子加冰糖适量水煮一个半小时，至食材软透。

4. 银耳莲子羹

原料：莲子50克，干银耳10克，鲜百合60克，香蕉1根，枸杞5克，冰糖50克。

制法：(1)干银耳泡水2小时，拣去老蒂及杂质后撕成小朵，加4杯水入蒸笼蒸半个小时取出备用；

(2)新鲜百合拔开洗净去老蒂，香蕉洗净去皮，切为0.3厘米片；

(3)将所有材料放入炖盅中，加调味料入蒸笼蒸半个小时即可。

5. 莲子百合红豆沙

原料：莲子9克，百合9克，龙眼肉9克，银耳6克，枸杞子6克，冰糖适量。

制法：将莲子、百合用开水浸泡30分钟左右，洗净，同龙眼肉、银耳、冰糖、枸杞子放入碗中，加水适量，隔水蒸透即可。

荷叶不仅祛火，还是养心佳品

炎炎酷暑，望着满塘碧绿荷叶，人们心中往往会顿觉一片清凉。其实，荷叶还是夏季去火、养心的难得佳品。

荷叶入药首见《食疗本草》。一般6~9月采收，除去叶柄，晒干。新鲜的叶子随时采用。

中医认为，荷叶味苦，性平，归肝、脾、胃经，有清热解暑、生发清阳、凉血止血的功用，鲜品、干品均可入药，常用于治疗暑热烦渴、暑湿泄泻、脾虚泄泻以及血热引起的各种出血症。而荷叶的去火功能更让它成为当之无愧的养心佳品。

现代医学也证实，荷叶含有

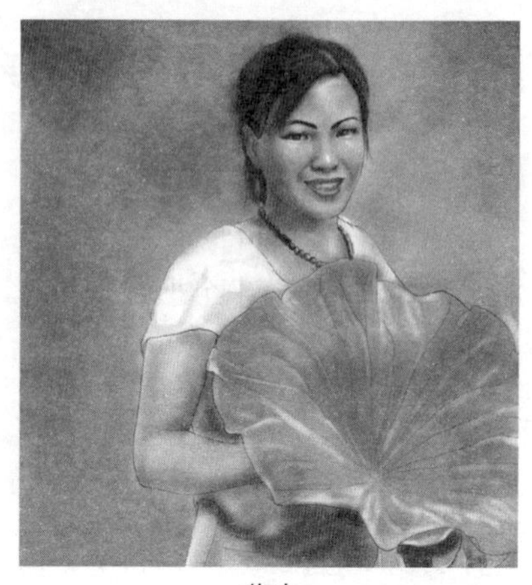
荷叶

莲碱、原荷叶碱和荷叶碱等多种生物碱及维生素C、多糖，有清热解毒、凉血、止血的作用，能有效养护血管和心脏健康。

荷叶入馔可制作出时令佳肴，取鲜嫩碧绿的荷叶，用开水略烫后，用来包鸡、包肉，蒸后食用，清香可口，可增食欲。

荷叶也多用来制作夏季解暑饮料，比如荷叶粥，取新鲜荷叶一张，洗净煎汤，再用荷叶汤与大米或绿豆共同煮成稀粥，可加少许冰糖，碧绿馨香、清爽可口、解暑生津。荷叶粥对暑热，头昏脑涨、胸闷烦渴、小便短赤等症有效。

而且，荷叶还具有降血压、降血脂、减肥的功效，因此，高血压、高血脂、肥胖症患者，除了经常喝点荷叶粥外，还可以每日单用干荷叶9克或鲜荷叶30克左右，煎汤代茶饮，如果再放点儿山楂、决明子同饮，则有更好的减肥、降脂、降压之效。

取荷叶适量，洗净，加水煮半小时，冷却后用来洗澡，不仅可以防止起痱子，而且具有润肤美容的作用。

推荐食谱如下：

1. 清暑荷叶饮

原料：荷叶15克，金银花10克，竹叶心6克。

制法：沸水浸泡，代茶饮。

2. 荷叶饭

原料：荷叶15克，陈皮6克，粳米150克。

制法：用粳米加水煮饭，待米近熟时，在饭上放荷叶、陈皮，蒸至饭熟。

3. 生地荷叶饮

原料：生地30克，荷叶半张。

制法：生地煎水取汁，荷叶捣烂绞汁或煎水取汁，两汁混合饮用。

4. 荷香东坡鱼

原料：青鱼500克，五花肉适量，荷叶一张，葱段、姜片、盐、鸡精、胡椒粉、老抽、糖、色拉油各适量。

制法：青鱼取中段洗净，下油锅炸至金黄色，捞出；荷叶用水泡开；油锅烧热，放葱段、姜片煸香，入鱼段、五花肉，加其余调料一起卤制，待鱼肉入味收汁，倒入垫荷叶的盘中即可。

心悸失眠，就吃富含微量元素的桂圆

桂圆，又称龙眼。之所以得龙眼这个名字，是因为它的种子圆黑光泽，种脐突起呈白色，看似传说中“龙”的眼睛。新鲜的龙眼肉质细嫩，汁多甜蜜，美味可口。鲜龙眼制成干果后，即为中药里的桂圆。

《本草纲目》记载，桂圆味甘，性温，无毒，入心脾二经，有补血安神、健脑益智、补养心脾的功效。桂圆还有补益作用，对病后需要调养及体质虚弱的人有辅助疗效。

现代医学证实：桂圆的营养成分非常丰富，每100克鲜桂圆中含蛋白质1.2克，脂肪0.1克，碳水化合物16.2克，钙13毫克，磷26毫克，铁0.4毫克，硫胺素0.04毫克，核黄素0.03毫克，烟酸1.0毫克，抗坏血酸60毫克。干品中蛋白质和碳水化合物及矿物质含量明显提高，但受加工影响，抗坏血酸含量则下降。碳水化合物主要以葡萄糖、蔗糖形式存在，故味甜。此外，还含有腺嘌呤、胆碱、酒石酸等物质。

桂圆中的葡萄糖、蔗糖、酒石酸、蛋白质、脂肪、鞣质和维生素A、B族维生素等成分，能营养神经和脑组织，从而调整大脑皮层功能，改善甚至消除失眠与健忘，增强记忆力，也能补益心脏健康。

一般人都可以食用桂圆，尤其适合心悸、失眠、神经衰弱、记忆力低下、贫血等患者食用，也适宜于老年人气血亏虚及妇女产后虚弱乏力者食用。因桂圆含糖分较高，糖尿病患者当少食或不食；凡外感未清，或内有郁火、痰饮气滞及湿阻中满者忌食龙眼。因龙眼肉中含有嘌呤类物质，故痛风患者不宜食用。

桂圆每次食用不可过量，否则会生火助热。桂圆熬粥煮汤都十分美味，看看下面一道桂圆美食。

山药桂圆粥

原料：山药90克，桂圆肉1.5克，荔枝3~5个，五味子3克，白糖适量。

制法：先将山药去皮切成薄片，与桂圆肉、荔枝肉（鲜者更佳）、五味子同煮粥，加入白糖适量调味即成。

功效：本品可以补益心肾，止渴固涩。适用于心肾之阴不足

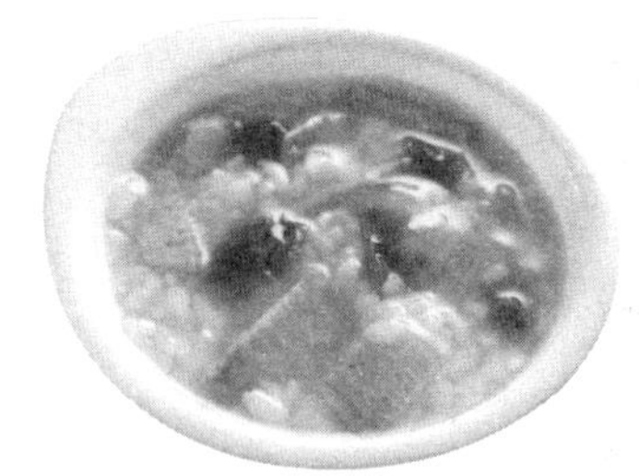

山药桂圆粥

而引起的消渴、小便频数、遗精、泄泻、心悸失眠、腰部酸痛等症。

猪心营养丰富，多吃可增强心肌收缩力

自古即有“以脏补脏”“以心补心”的说法，因此人们认为猪心能补心，治疗心悸、心跳、怔忡。中医也认为，猪心性平，味甘咸，入心经，有补虚、安神定惊、养心补血的功效，主治心虚失眠、惊悸、自汗、精神恍惚等症。适宜心虚多汗、自汗、惊悸恍惚、怔忡、失眠多梦之人、精神分裂症、癫痫、癔症者食用。但因为猪心胆固醇含量偏高，高胆固醇血症者应忌食。

现代医学也证实：猪心富含多种营养，其含有蛋白质、脂肪、钙、磷、铁、维生素 B_1、维生素 C 以及烟酸等，对加强心肌营养，增强心肌收缩力有很大的作用。临床有关资料说明，许多心脏疾患与心肌的活动力正常与否有着密切的关系。也就是说，猪心虽不能完全改善心脏器质性病变，但可以增强心肌，营养心肌，有利于功能性或神经性心脏疾病的痊愈。

注意，猪心通常有股异味，如果处理不好，菜肴的味道就会大打折扣。可在买回猪心后，立即在少量面粉中站一下，放置 1 小时左右，然后再用清水洗净，这样烹炒出来的猪心味美纯正。

推荐食谱如下：

1. 柏子仁酸枣仁炖猪心

原料：柏子仁 15 克，酸枣仁 20 克，猪心 1 个，食盐适量。

制法：柏子仁、酸枣仁研细成末；猪心洗净血污，把柏子仁、酸枣仁末放入猪心中，用砂锅加水适量炖至熟即可食用。食猪心、喝汤。每次适量服用。每周一次。

功效：养心安神，适用于心慌气短，失眠盗汗，大便秘结，五心烦热等心阴不足者。

2. 玫瑰枣仁心

原料：猪心 1 个，枣仁 20 克，玫瑰花 10 克。

制法：将猪心去脂膜，洗净；枣仁略炒与玫瑰花共研末，灌入猪心中；将灌药的猪心盛碗中，隔水蒸或上笼屉蒸至熟透。食用时去心内药末，切片，拌调料服。

功效：养心血，宁心神。适用于心血不足所致的心悸怔忡、失眠健忘等症。

3. 三七猪心

原料：三七粉 4 克，猪心 200 克。绍酒、生姜、水发木耳、面粉、香油各 2 克，酱油 3 克，精盐、胡椒粉各 1 克，味精 5 克，蛋清 50 克，淀粉 10 克。

制法：将猪心用刀切成薄片，放碗内加蛋清、精盐、胡椒粉、淀粉浆好；再把三七粉、绍酒、

酱油、白糖、味精、姜末加水兑成卤汁，炒勺内放油适量，烧至四五熟时，把浆好的猪心片，放入油中滑开，倒入漏勺内，再炒几下,淋入香油即成。佐餐吃猪心，每天1个，每周2次。

功效：活血止血，补心安神。适用于气虚血瘀所致的中风偏瘫、心悸、胸痛，可以防治冠心病心绞痛、急性脑血管病，血栓性静脉炎等。

4. 人参桂圆炖猪心

原料：人参10克，鲜桂圆15克,猪心1个,姜10克,奶汤600克，盐5克，鸡精3克，糖1克，胡椒粉1克。

制法：猪心切片氽水，人参、桂圆洗净，姜切片待用；取净锅上火，放入猪心、奶汤、人参、桂圆、姜片，大火烧开转小火炖30分钟调味即成。

功效：人参补五脏、安精神、定魂魄、止心悸，尤其对心脏虚弱、心悸失眠有相当的食疗作用。桂圆可理气、止痛、养血。

注意，此菜中的奶汤相对清汤较浓，一般由鸡500克、肘子500克、清水8000克、生姜30克大火煲至乳白色而成。

5. 猪心菠菜汤

原料：猪心150克，菠菜150克，料酒、盐、鸡精、胡椒粉、葱汁、姜汁、清汤各适量。

制法：将菠菜洗净切段。把猪心切成片，在沸水锅中焯透捞出。砂锅内加入清汤，放入猪心，加入料酒、葱汁、姜汁，炖至猪心熟透，倒入菠段，加入精盐、胡椒粉，待汤烧开，加适量鸡精调味即可。

功效：补血益气、养心宁神、止渴润肠、滋阴平肝、敛汗通脉，适用失眠多梦、惊悸恍惚、怔忡、心虚多汗、自汗等症。高胆固醇症患者忌食。

6. 莲子茯神猪心汤

原料：猪心1只,莲子200克，茯神25克，葱两棵，盐2小匙。

制法：猪心氽烫去血水，捞起，再放入清水中处理干净。莲子、茯神洗净入锅，加4碗水熬汤，以大火煮开后转小火约煮20分钟。猪心切片，放入做好的材料煮滚后加葱段、盐，即可起锅。

功效：莲子养心安神、补脾止泻，茯神健脾宁心，对心脾两虚、失眠多梦、便稀腹泻者有很好的疗效。

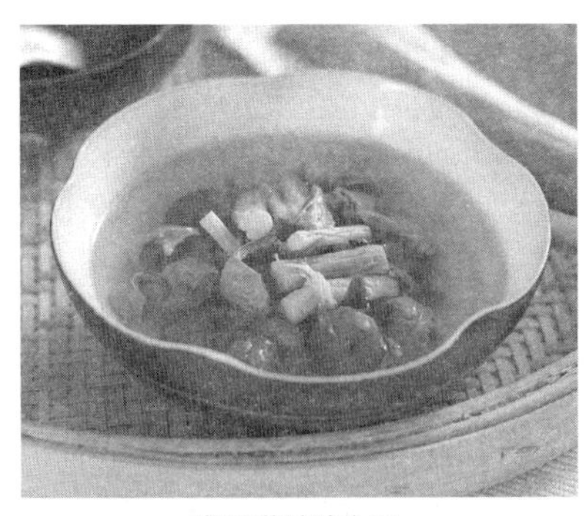

莲子茯神猪心汤

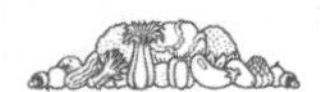

补益肝脏的营养策略

多食绿色食物，才是养肝护肝的根本

中医认为，绿色（含青色和蓝色）入肝，有益肝气循环、代谢，还能消除疲劳、舒缓肝郁，能平复激动或紧张的情绪，同时能使人富有生机与活力。多吃些深色或绿色的食物能起到养肝护肝的作用，它们是良好的人体“排毒剂”。平和体质者感觉精神压力大或有悲伤情绪时，吃一些绿色食物则能缓解精神压力，消除悲观的情绪。

常见的绿色食物有菠菜、黄瓜、青椒、生菜、猕猴桃、荷兰豆、花菜、芹菜、绿豆、雪里蕻、油菜、莴苣、卷心菜、贝壳菜、韭菜、豆瓣菜、小松菜、香菜、萝卜、豆苗、大葱等。

另外，五行中青绿克黄（木克土，肝制脾），所以绿色食物还能起到调节脾胃消化吸收功能的作用。可见，绿色食物始终扮演着生命健康“清道夫”和“守护神”的角色，因而备受人们青睐。

现代医学也证实，多吃绿色蔬菜能帮助人体肝脏更好地排毒。因为它们含有叶绿素和多种维生素，能清理肠胃，防止便秘，减少直肠癌的发病；它们的净化能力很强，在帮助人体排出“垃圾”的同时，还能补充维生素和矿物质，激发体内的原动力，促进消化和吸收。

此外，富含中含有丰富的叶酸成分，而叶酸已被证实是人体新陈代谢过程中最为重要的维生素之一，可有效消除血液中过多的同型半胱氨酸，从而保护心脏和肝脏的健康。绿色食物还是钙元素的最佳来源，对于一些正处在生长发育期或患有骨质疏松症的人们，常食绿色蔬菜无疑是补钙佳品。

推荐食谱如下：

1. 辣椒炒苦瓜

原料：辣椒（青、尖）250 克，苦瓜 250 克。盐 4 克，味精 2 克，香油 10 克各适量。

制法：将青椒去蒂、子，洗净；将苦瓜洗净，剖成两半，挖去瓤，斜切成厚片。锅架火上，不放油，用小火分别将青椒和苦瓜片煸去水分，锅放油烧热，下入青椒、苦瓜片煸炒，继而下入精盐、味精炒匀，淋入麻油即成。

功效：养肝去火。

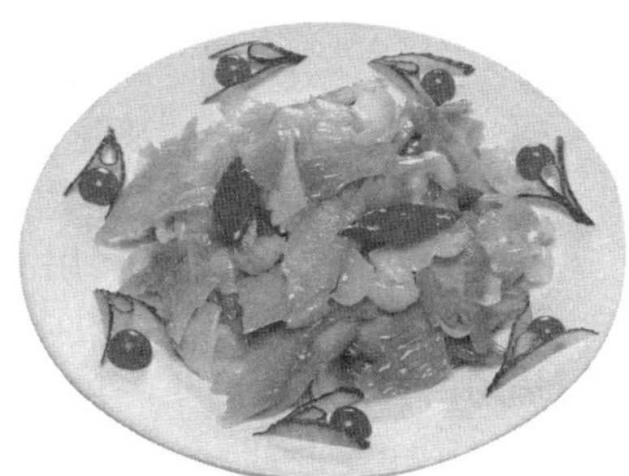

辣椒炒苦瓜

2. 三鲜烩

原料：鸡脯肉、胡萝卜丁各 100 克，鸡蛋（取蛋清），嫩豌豆 25 克，番茄丁 50 克，肉汤、料酒、牛奶、鸡油、淀粉、盐各适量。

制法：将鸡脯肉洗净，剁成肉泥；将少许淀粉用牛奶调和成汁；把鸡蛋清和鸡肉泥放在一起拌匀；把肉汤入锅中煮沸，下豌豆、胡萝卜丁、番茄丁，待肉汤滚沸后离火，用筷子把鸡肉泥从碗边一点一点地拨进锅内，每个鸡肉泥要和豌豆大小一样，待拨完后将锅烧沸，最后把淀粉汁倒入锅中勾芡，放入盐、鸡油、料酒，煮沸，盛出即可。

功效：大补气血，养肝明目，健脾开胃，能够促进产后康复。对于平素肝血不足、视力较差者则更为适宜。

要保肝明目，就来杯三七茶

中医认为，在春季或每天凌晨 1~3 点体内的肝胆经脉旺盛活跃，若能在此时好好调养肝脏，便可以增强免疫力，让身体维持在最佳状态。而三七花具有保肝明目、降血压、降血脂、生津止渴、提神补气之功效。

现代研究也证实，三七具有抗肝损伤作用。有研究显示，三七中的 PNS 可显著降低 CCl4 肝损伤小鼠血清 ALT 活性，其中的甲醇提取物对 CCl4、D- 半乳糖胺引起的大鼠肝损伤，能显著降低大鼠血清中 AST 及乳酸脱氢酶（LDH）活性，使肝细胞变性坏死减轻。

三七也具有抗肝纤维化作用，对二甲基亚硝胺中毒大鼠肝损伤，以三七粉治疗 4 周，使肝细胞变性坏死减轻，肝细胞间胶原纤维减少。有研究显示，对 CCl4 中毒肝纤维化大鼠，在给 CCl4 造型的同时，口服三七粉进行防治 9 周，可减轻肝脏脂肪变性、炎症细胞

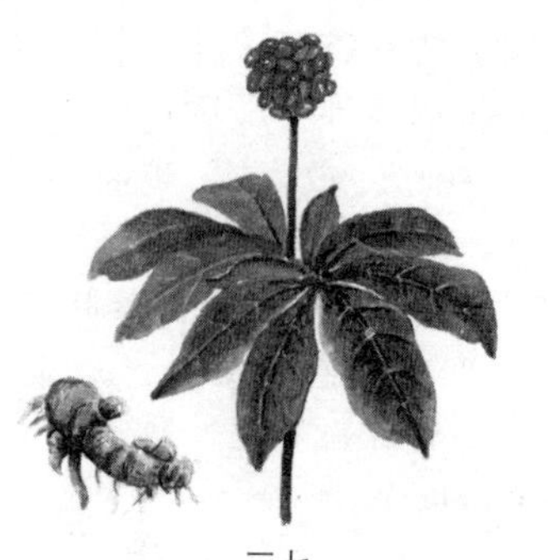

三七

浸润、肝细胞变性坏死，减少成纤维细胞和胶原的增生。

此外，三七还能促进肝脏蛋白质合成，增加3H-TdR对受损肝脏DNA的掺入速率，增加3H-亮氨酸对肝脏蛋白质的掺入速率。

因此，为了调节肝气，维护肝脏健康，女人在春季要适当摄入一些三七，比如每天喝一杯三七茶，不仅保肝，而且可治疗多种疾病。

下面，就来介绍一些常用的三七茶疗方：

（1）清热、平肝、降压：将三七花10克揉碎，用开水冲泡，代茶饮。

（2）眩晕：将三七花10克与鸡蛋2个同煮至熟，捞出蛋敲碎壳，再次放入煮至30分钟，食蛋饮汤，可分两次食饮。

（3）耳鸣：将三七花5~10克与酒50克混匀，入锅中放水煮沸，待冷食用；连服1周为1个疗程。

（4）急性咽喉炎：将三七花3克与青果5克，盛入瓷杯中，冲入沸水泡至微冷时，可代茶饮；每日按此比例泡3次饮用。

（5）高血压病：将三七花、槐花、菊花各10克混匀，分3~5次放入瓷杯中，用沸水冲泡，温浸片刻，代茶饮用。

三七花不仅可代茶饮，而且还能做成美味的食物：

1. 三七花茄汁香蕉

原料：香蕉500克，干三七花末5克，番茄汁150克，全蛋淀粉、白糖、油、精盐、苏打粉、湿淀粉各适量。

制法：香蕉去皮，切成滚刀块，加全蛋淀粉、苏打粉、精盐粘裹均匀；干三七花末泡软备用；净锅加油，烧至六成热时，投入粘裹均匀的香蕉块，炸至外皮酥脆、色泽呈金黄时捞起，滗去余油；锅内留底油，下入番茄酱、白糖、泡软的三七花末翻炒，待白糖熔化后，用湿淀粉勾芡，然后投入炸好的香蕉块，推匀起锅即可。

功效：清热平肝，消炎降压，润肺止咳，开胃滑肠。

2. 三七花煮鹅肝汤

原料：三七花10克，鹅肝150克，绿菜心50克，姜葱汁30克，湿淀粉25克，高汤、香油、鸡精、胡椒粉、精盐各适量。

制法：鹅肝切成片，加精盐、胡椒粉、湿淀粉拌匀入味；绿菜心洗净备用；汤烧沸，下姜葱汁、精盐、三七花、鹅肝片，至鹅肝片断生时，下绿菜心、鸡精推匀，起锅盛入汤碗内，淋香油即可。上述方法也可以煮肉、煮鸡。

功效：将鹅肝与三七花同烹，其味清鲜滑嫩可口。食之可补肝平肝、清热明目、降压降脂。

别让酒精加重肝脏的排毒负担

中医认为，吸烟喝酒会损害肝脏健康。肝脏是人体内最大的化工厂，摄入到体内的酒精有90%以上要通过肝脏代谢。在平时，少量饮酒对健康有好处，因为少量饮酒可以起到活血、化瘀、通经、生发阳气的作用，酒精也可以被肝脏分解、解毒和排泄。但是，如果大量饮酒（每天饮用量大于80克），就超过了肝脏的解毒能力，人就容易酒精中毒，甚至引发酒精性肝病。

酒精中的乙醇对肝脏的伤害最直接，也最大。它能使肝细胞发生变性和坏死，一次大量饮酒，会杀伤大量的肝细胞，引起转氨酶急剧升高；如果长期过量饮酒，就会导致酒精性脂肪肝、酒精性肝炎，甚至酒精性肝硬化。

因为过量饮酒而引起的肝病，是一个逐步发展的过程，在多数情况下，人们并不知道自己患上了酒精性肝病，等到出现如肝区疼痛、全身无力、消化不良、食欲不振、恶心呕吐、腹胀等症状时，再到医院检查，就会发现肝功能已经出现异常，如转氨酶、转肽酶升高，这已是酒精性肝炎。如果不及时治疗则很容易发展成为酒精性肝纤维化和酒精性肝硬化，甚至危及生命。

所以，我们在平时饮酒一定要适量，如果出现酒精性肝病的症状，最好是马上戒酒并及时进行治疗。

最重要的是，人们要掌握一些喝酒的技巧，做到既喝了酒还护了肝。

1. 喝盐水

“醒酒水”是缓解酒后不适的方法之一。在满满的一杯水中混入三小撮盐并一口喝下去，会刺激胃使食物易吐出。

2. 饮用运动型饮料和果汁

含无机盐和糖分的饮料，除了有水分补给作用之外，还有消

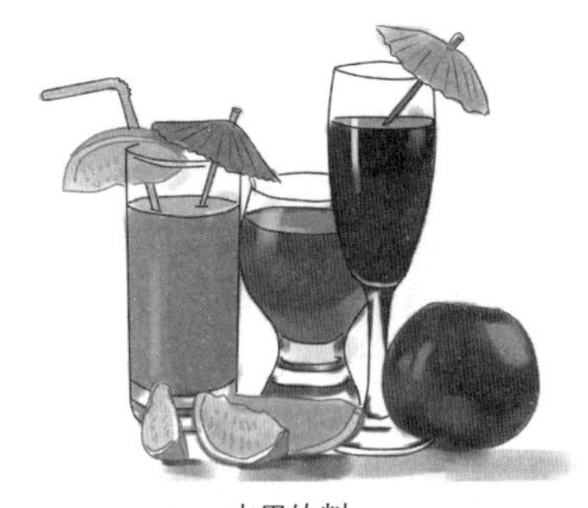

水果饮料

除体内酒精的作用。运动型饮料和果汁效果就很好，特别是运动型饮料，其成分构成接近人的体液，易被人体吸收，不仅对宿醉有效，饮酒时如果一起喝，也可防止醉得太厉害。

此外，用含有茶多酚和维生素C的茶，或者用柠檬和蜂蜜做成的蜂蜜柠檬水，对于宿醉也很有效。但要注意饮料不要喝冰凉的，而要喝温热的。

3. 吃柿子

柿子古时即被用作防止醉酒和消除宿醉。甜柿中所含的涩味成分，可以分解酒精，所含的钾有利尿作用。

柿子叶也含有相当于柑橘数十倍的维生素C，其鲜嫩的幼芽可以炸着吃，或者干燥后做柿叶茶喝。

4. 喝芦荟汁

在饮酒之前，如果喝些芦荟汁，对预防酒后头痛和恶心、脸红等症状很有效。

此外，芦荟中的苦味成分芦荟素有健胃作用，可治疗宿醉引起的反胃和恶心等。

5. 吃富含蛋白质的食物

蛋白质和脂肪在胃内停留的时间最长，所以最适合作为下酒菜。为避免摄入过多高蛋白质食物导致发胖，最好选择瘦肉、鸡肉、豆制品、蛋、奶酪等。含有优质蛋白质的牛奶和奶酪等乳制品、鸡蛋、豆腐、扇贝，以及用这些食物制成的汤，对肝脏功能有益，且不会对胃造成负担。

有人喝酒后喜欢吃口味重的食物，如油分多的拉面，这些食物很容易给胃肠带来负担，延长醉酒的不适感。因此,应选择水果、加蜂蜜的牛奶、酸奶、鸡蛋等易消化且能提高肝脏功能的食品。

山楂富含熊果酸，养肝又去脂

中医认为，肝主疏泄、以通为顺，如果肝气不舒，人的周身气血运行就紊乱，会导致高血压、消化系统紊乱等疾病。对于如今的中年男性来说，精神压力大，情绪压抑，容易造成肝郁不舒、烦躁、易怒、焦虑、食欲不振等症；男性应酬多，喝酒难免伤肝，还易形成脂肪肝；长期面对电脑，久视伤肝；加上现在乙肝病人的增多，保护肝脏更是刻不容缓。

具有养肝去脂功效的有益食品当首推山楂。山楂,又叫山里红、胭脂果，它具有很高的营养和药用价值。山楂含多种维生素、山楂酸、酒石酸、柠檬酸、苹果酸等，还含有黄酮类、内酯、糖类、蛋白质、脂肪和钙、磷、铁等矿物质，所含的解脂酶能促进脂肪类食物的消化，能有效促进胃液分泌和增加胃内酶素等功能。也就是说，山楂入胃后，能增强酶的作用，促进肉食消化，有助于胆固醇转化，它含有熊果酸，能降低动物脂肪在血管壁的沉积。

除了可以多吃些鲜山楂、山楂食品外，平常还可用干山楂泡水喝，在炖肉时也可适当加入，既可调味，也能帮助消化。对于脂肪肝或是肥胖者来说，吃些山楂、山楂片、山楂丸或用山楂泡水喝等，均可消食去脂，是很好的保肝食品，也是防治心血管病的理想保健食品。长期食用山楂，具有降低血压、血脂的作用，可防治高血压、冠心病、动脉硬化等疾病。

推荐食谱如下：

1. 山楂粥

原料：山楂 30~40 克，粳米 100 克，砂糖 10 克。

制法：先将山楂入砂锅煎取浓汁，去渣，然后加入粳米、砂糖煮粥。可在两餐之间当点心服食，不宜空腹食，以 7~10 天为一疗程。

2. 山楂汤

原料：山楂 500 克，白糖 200 克，可依自己口味酌量增加。

制法：以水清洗山楂，去蒂，去子，然后用水煮，煮至快熟时将水倒出重新加水，并加糖。将山楂煮开花后即可食用。

3. 山楂茶

原料：山楂 500 克，干荷叶 200 克，薏薏米 200 克，甘草 100 克。

制法：将以上几味共研细末，分为 10 包，每日取一包沸水冲泡，代茶饮，以茶淡为度。

注意，老年人吃山楂要以北山楂为宜。健康的人食用山楂也应有所节制，尤其是儿童，正处于牙齿更替时期，长时间贪食山楂或山楂片、山楂糕等，对牙齿生长不利。另外，山楂片、果丹皮含有大量糖分，儿童进食过多会使血糖保持在较高水平，没有饥饿感，影响进食，长期大量食用会导致营养不良、贫血等。山楂酸味较浓，故胃酸过多者应慎用。山楂内含有鞣酸，食用过多或与甘薯类同食，易形成胃结石或肠结石而造成梗阻。糖尿病患者不宜食用山楂制品，可适当食用山楂鲜果。食用后要注意及时漱口刷牙，以防损害牙齿。

柴胡中的柴胡多糖可促进肝脏排毒

中医认为，柴胡性凉味苦，微寒入肝、胆二经，具有和解退热、疏肝解郁、升举阳气的作用，常用以治疗肝经郁火、内伤胁痛、疟疾、寒热往来、口苦目眩、月经不调、子宫脱垂、脱肛等症。《本草纲目》记载其“治阳气下陷，平肝胆三焦包络相火”，《景岳全书·柴胡疏肝散》也提到柴胡能“疏肝解郁：用于肝郁气滞，胁肋胀满疼痛，及肝郁血虚，月经不调等”。

值得一提的是，柴胡对肝炎有特殊疗效。目前，中医治疗传染性肝炎的肝气郁滞型，就是用的柴胡疏肝散，其中主药就是柴胡。

另外，柴胡还组成许多复方，如小柴胡汤为和解少阳之要药；逍遥散能治疗肝气郁结所致的胸胁胀痛、头晕目眩、耳鸣及月经不调；补中益气汤的主药有柴胡、升麻、党参、黄芪等，能治疗气虚下陷所致的气短、倦怠、脱肛等症；柴胡疏肝散还能治疗乳腺小叶增生症。但值得注意的是，肝阳上亢、肝风内动、阴虚火旺及气机上逆者忌用或慎用。

而且，柴胡中的柴胡多糖也能使得肝脏排毒功能增强：吞噬功能增强、自然杀伤细胞功能增强，提高病毒特异性抗体滴度，提高淋巴细胞转核率，提高皮肤迟发性过敏反应。柴胡中的挥发油柴胡皂苷对伤寒、副伤寒疫苗、大肠杆菌、发酵牛奶、酵母等所致发热有明显解热作用。

推荐食谱如下：

1. 柴胡粥

原料：柴胡 10 克，大米 100 克，白糖适量。

制法：将柴胡择净，放入锅中，加清水适量，水煎取汁，加大米煮粥，待熟时调入白糖，再煮一二沸即成，每日 1~2 剂，连续 3~5 天。

功效：和解退热，疏肝解郁，升举阳气。适用于外感发热，少阳寒热往来，肝郁气滞所致的胸胁乳房胀痛，月经不调，痛经，脏器下垂等。

2. 柴胡疏肝散

原料：陈皮（醋炒）、柴胡各 6 克，川芎、枳壳（麸炒）、芍药各 4.5 克，甘草（炙）1.5 克，香附 4.5 克。

制法：用水 220 毫升，煎至 180 毫升，空腹时服。

功效：疏肝解郁。

3. 加减柴胡疏肝散

原料：柴胡、川芎、枳实、香附、陈皮、厚朴各 10 克，白芍、半夏各 6 克，甘草 5 克。

制法：每日 1 剂，水煎 300 毫升，早晚各服 1 次。

功效：疏肝和胃、理气止痛。胃神经症（肝气郁结，横逆犯胃型），症状为腹痛、腹胀、食欲缺乏、嗳气，伴有失眠、健忘、腹泻、易激动、大便时溏时结、恶心呕吐、舌质淡、苔薄白、脉弦。

春季多吃清淡营养的春笋，有效排肝毒

血对于人体来说，就如同水对于土地一样重要。血液是人体的能量库，也是人体输送营养和

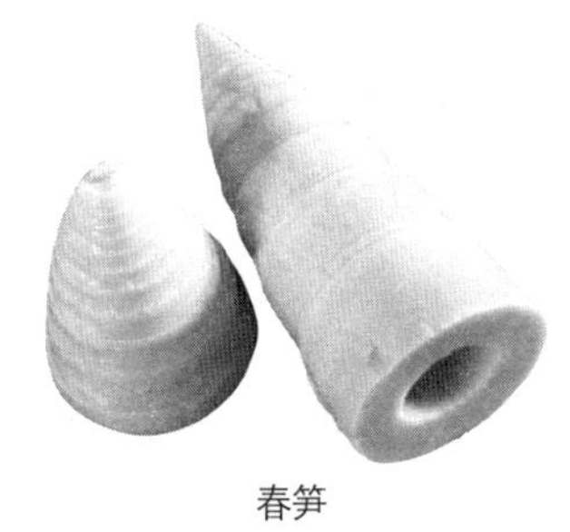
春笋

运输垃圾的载体。它每天在人体的各个器官组织中流动，把营养送到五脏六腑，再把新陈代谢制造的垃圾带回，经过肝脏和肾脏进行净化，生成新鲜血液。

中医里，肝藏血，肝是身体的大血库，而且还具有解毒功能。如果肝被毒素侵袭了，就无法实现藏血的功能，还会影响人体解毒排毒的功能，影响人体免疫功能和许多物质的代谢。所以，人们一定好好地养肝护肝，让肝脏远离毒素污染。

许多人一定会问："我怎么知道肝有没有毒呢？"其实，肝脏是否有毒素是会通过身体表现出来的。中医认为"肝主筋"，指甲是"筋"的一部分，所以毒素在肝脏蓄积时，指甲上会有明显的信号。如果你的指甲表面有凸起的棱线，或是向下凹陷，则表示肝脏有毒素。

有些女性的乳腺会出现增生，尤其是经前乳腺的胀痛明显增加。这是因为乳腺属于肝经循行路线上的要塞，一旦肝经中有"毒"存在，乳腺增生就会随即产生，尤其在经血即将排出时，气血的充盛会使乳腺的胀痛更明显。所以，这类女性想要治本，就需要给肝排毒。

由于肝脏是体内调控情绪的脏器，一旦肝内的毒素不能及时排出，阻塞气的运行，就会产生明显的不良情绪。那些终日郁郁寡欢的女性，普遍是肝脏有毒所致。

很多女性有偏头痛，脸部的两侧长满痘痘，以及出现痛经等症状，其实也要到肝上找解救自己的答案。因为，脸部两侧以及小腹是肝经和它的搭档胆经的"统辖范围"，一旦肝的排毒不畅，在身体上就会表现为头疼、长痘痘和痛经等。

根据这些表征，你自己就可以判断肝脏是否受到毒素的侵袭。如果是，你就要注意好好利用春笋排毒了。

春笋含有充足的水分、丰富的植物蛋白以及钙、磷、铁等人体必需的营养成分和微量元素，特别是纤维素含量很高，常食有帮助消化、防止便秘的功能。中医认为，春笋有"利九窍、通血脉、化痰涎、消食胀"的功效，现代医学也证实，吃笋有滋阴、益血、化痰、消食、利便、养肝明目等功效。

也就是说，春笋是疏肝护肝

的美食，不仅如此，春笋还具有吸附脂肪、促进食物发酵、助消化和排泄的作用。春天的时候常吃，可以帮助人们把整个冬天蓄积在身体里的毒素统统排出去，这也是有人说春笋是春季减肥理想食物的主要原因。

推荐食谱如下：

1. 油焖春笋

原料：春笋500克，花椒10粒，糖、酱油、香油各适量。

制法：将笋肉洗净，对剖开，用刀拍松，切成1.5寸长的段；烧热锅，下油至五成熟时，放入花椒粒炸香后捞去，将春笋段入锅煸炒至色呈微黄时，加入酱油、糖和适量水，用大火煮滚，改用小火烤5分钟，待汤汁收浓时，放入味精，淋上香油即可。

2. 干烧春笋

原料：春笋250克，榨菜15克，葱末、姜末各5克，酱油5克，豆瓣辣酱10克，白糖3克，盐5克，料酒5克，味精少许。

制法：春笋去壳，洗净，切成4厘米长的条，放入沸水中焯透，捞出、沥干；榨菜洗净、切末；锅置火上，放油烧热，放入葱末、姜末煸炒出香味，捞出葱、姜，加入豆瓣辣酱煸炒，再放入春笋条，炒至色深，放酱油、料酒、白糖、盐及适量水，用小火烧焖片刻，放入榨菜末、味精，翻炒均匀即可。

清肝利水，就找富含氨基酸的李子

李子又名李实、嘉应子，是蔷薇科落叶乔木植物李树的果实。它饱满圆润，形态美艳，口味甘甜，还可以加工制成李干、蜜饯、果酱、果酒、李汁饮料等，是人们喜食的传统果品之一。

中医认为，李子味甘酸、性凉，具有清肝涤热、生津液、利小便之功效，对肝病有较好的保养作用。唐代名医孙思邈评价李子说："肝病宜食之。"

现代医学也证实，新鲜李肉中含多种氨基酸，如谷酰胺、丝氨酸、氨基酸、脯氨酸等，生食之于治疗肝硬化腹水有帮助。发热、口渴、虚痨骨蒸、肝病腹水者，教师、演员音哑或失音者，慢性肝炎、肝硬化者尤益食用。

此外，李子中的维生素B_{12}，有促进血红蛋白再生的作用，贫血者适度食用李子对健康大有益处。而且，经常食用鲜李子，能使颜面光洁如玉，实为现代美容养颜不可多得的天然精华。

注意，未熟透的李子不要吃，鉴别方法是：手捏李子，感觉很硬，尝之带有涩味者则太生；感觉略有弹性，尝之脆甜适度者，则成熟度适中；感觉柔软，尝之甜蜜者，成熟度太高，不利于贮存。

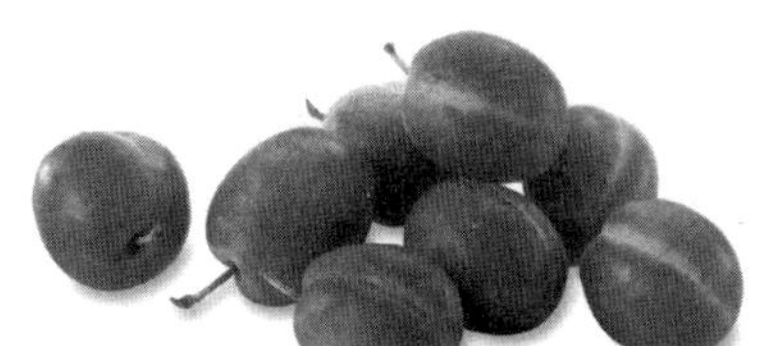

李子

也不宜多食李子，每次4~8个（60克左右）即可。因为李子的含量高，过量食用易引起胃痛。因此俗话常说："桃养人，杏伤人，李子树下抬死人。"此外，多食李子会使人生痰、助湿，甚至令人发虚热、头脑发胀，故脾胃虚弱者及小儿宜少吃。肾病患者也不能食用李子，因为李子中的酸性含量很大。在吃李子时，不可同时吃蜜及雀肉、鸡肉、鸡蛋、鸭肉、鸭蛋食，损五脏。

推荐食谱如下：

1. 腌李子

原料：李子600克，甘草1克，盐20克，赤砂糖300克。

制法：将小李子洗净沥干水分，加入海盐搓揉均匀，再将多余的盐除去；加入甘草粉（磨碎）、赤砂糖与姜汁泥拌匀，腌渍一天即可。

功效：补益肝脏。

2. 鲜李汁

原料：李子100~120克。

制法：将李子去核捣碎，绞取汁液，加蜂蜜少许服用。

功效：清肝经虚热，又能养胃阴、生津液。用于胃阴不足。此外，也可用于气阴不足之人对夏令炎热不适应。

3. 驻色酒

原料：鲜李子250克，米酒250毫升。

制法：将李子绞取汁液，和米酒兑匀，夏初服用，每次1小杯。

功效：夏日（立夏）饮李汁酒，可使妇女容颜美丽，故称驻色酒。

4. 冰冻李子羹

原料：李子10枚，蜂蜜25毫升，清水适量。

制法：李子洗净切片，与核入锅煮沸至深红色，去核加蜂蜜，烧开片刻，将李子水去渣盛入碗中，再置冰箱冷藏，等冷冻后饮用。

功效：清肝益胃，生津润燥，适用于咽干唇燥、虚劳久咳、阴虚内热、糖尿病、便秘等病症。

富含齐墩果酸的木瓜，为肝的健康护航

木瓜是一种营养丰富、有百益而无一害的果中珍品。《本草纲目》中论述："木瓜性温味酸，平肝和胃，舒筋络，活筋骨，降血压。"

现代医学也证实，木瓜果实中含番木瓜碱、木瓜蛋白酶、凝乳酶、胡萝卜素等；并富含17种以上氨基酸及多种营养元素。

木瓜富含维生素C，能够清除氧自由基、增加肝细胞的抵抗

力，稳定肝细胞膜，促进肝细胞再生和肝糖原合成，从而促进受损肝脏的修复，还能阻止人体致癌物质亚硝胺的合成，能很好地预防各种消化道肿瘤。

木瓜中的齐墩果酸成分是一种具有护肝降酶、抗炎抑菌、降低血脂等功效的化合物。

木瓜中的木瓜冲剂能减轻大鼠皮下注射四氯化碳引起的肝细胞脂变及肝细胞坏死，防止肝细胞肿胀和气球样变，能促进肝细胞的修复，使血清谷丙转氨酶水平显著降低。

木瓜的乳液中含有一种蛋白酶，能够分解肉食中的蛋白质，有效缓解慢性肝病患者常有的食欲减退、饭后饱胀不适等消化功能减退的症状。尤其是肝不好、常喝酒或压力过大的人，每天吃半个木瓜，可为肝的健康保驾护航。

木瓜中所含的番木瓜碱具有抗肿瘤的作用，并能阻止人体致癌物质亚硝酸胺的合成，对淋巴细胞性白血病具有强烈抗癌活性。

此外，木瓜在中国素有万寿果之称，顾名思义，多吃可延年益寿。木瓜所含酵素近似人体生长激素，多吃可令人保持青春。木瓜所具有的抗菌消炎、舒筋活络、软化血管、抗衰养颜、祛风止痛等功能，能为女性的健康提供多重保护，从而防范各种胸部及乳腺疾病的发生。

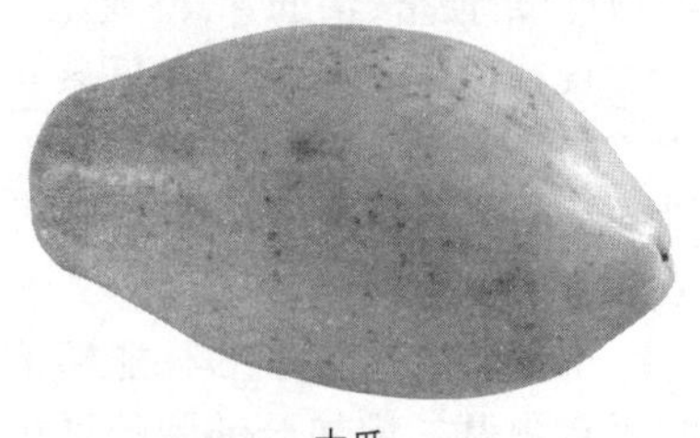

木瓜

推荐食谱如下：

1. 木瓜沙拉

原料：青木瓜150克，胡萝卜50克，生菜叶两片，蒜茸、干辣椒末适量，柠檬汁、糖少许。

制法：生菜洗净垫在盘底，木瓜、胡萝卜切成细丝放入柠檬汁、蒜茸、辣椒末搅拌均匀盛在生菜叶上即可。

功效：护肝降脂。

2. 木瓜牛奶

原料：木瓜半个，蛋黄1个，蜂蜜1大匙，牛奶200毫升，柠檬半个。

制法：将木瓜切成块，连同牛奶、蛋黄一起打成汁，再加入柠檬汁及蜂蜜，味道更好。如果再加上一点威士忌酒，就可作为正餐的饮品。

功效：护肝降脂，但下部腰膝无力，由于精血虚、真阴不足者，以及伤食脾胃未虚、积滞多者，不宜用。

3. 木瓜烧带鱼

原料：鲜带鱼350克，生木

瓜400克，葱段、姜片、醋、精盐、酱油、黄酒、味精各适量。

制法：将带鱼去鳃、内脏，洗净，切成3厘米长的段；生木瓜洗净，削去瓜皮，除去瓜核，切成3厘米长、2厘米厚的块。砂锅置火上，加入适量清水、带鱼、木瓜块、葱段、姜片，醋、精盐、酱油、黄酒、烧至熟时，放入味精即成。

功效：养肝补虚、通乳，适于产后乳汁缺乏者食用。

蘑菇富含硒元素，多吃可帮你远离肝病

现代医学证实，微量硒元素对肝癌细胞具有选择性杀伤和抑制作用，对正常肝细胞却没有明显影响，补硒可成人们预防肝癌、防治肝病的有效措施。然而，人体内存储硒的能力很弱，因此需要经常食用含硒较高的食品才能获得足够的硒。除了大蒜外，蘑菇就是硒的最好来源。因为蘑菇中所含的硒元素，不但量较高，而且容易被人体吸收，所以应多吃些。尤其是喜欢喝酒的人，蘑菇能够帮助远离肝病。

蘑菇，又称肉蕈、白蘑菇、蘑菇蕈，它是世界上人工栽培最广泛、产量最多，消费量最大的食用菌。蘑菇鲜香可口，含有丰富的蛋白质、多糖、维生素、核苷酸和不饱和脂肪酸，具有很高

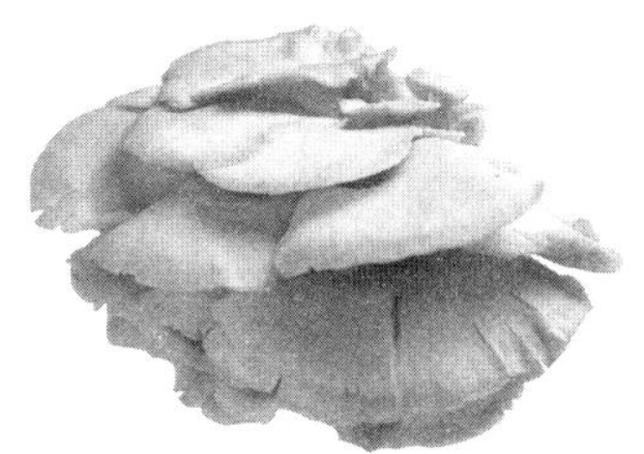

蘑菇

的医疗保健作用，深受人们的喜爱，在西方甚至享有“上帝食品”的美称。

蘑菇还具有健脾开胃、理气化痰等功能，可治体虚纳少、痰多腹胀、恶心、泄泻等症，并可治高血压病、高脂血症、糖尿病等多种疾病。常食可增强人体抗病能力，起到预防人体各种黏膜和皮肤发炎及毛细血管破裂的作用，还能降低血液中胆固醇的含量，预防动脉硬化和肝硬化。蘑菇的浸出液中有多种的“多糖体”，含有干扰素诱导剂，能大大增强人体对癌症的抵抗能力，被称为“天然抗癌良药”。

因此，高脂血症、贫血症、糖尿病、肝炎、肥胖症及癌症等患者适宜食用蘑菇，中老年人也宜经常食用蘑菇来预防肝病。但脾胃虚寒者和慢性病患者要少食蘑菇。

而且，蘑菇还是较好的减肥美容食品。蘑菇含有维生素及蛋白质等成分，作为减肥食品最优秀之处在于它含有高于所有植物的纤维素，具有防止便秘、降低

血液中胆固醇含量的作用。而且蘑菇属于低热量食品，几乎没什么热量，不用担心食用过量的问题。蘑菇还有解毒作用，帮助各种有害物质排出体外。

推荐食谱如下：

1. 蘑菇炖豆腐

原料：鲜蘑菇250克，豆腐250克，精制植物油、盐、味精各适量。

制法：洗净鲜蘑菇后将其撕开，豆腐洗净后切成小块；炒锅开火放入精制植物油烧热，先倒下蘑菇煸炒片刻，然后加入豆腐块和适量水一起炖烧，起锅前放入盐、少量味精调匀即可。

功效：护肝防癌、降压降脂，对治疗高血压、高血脂、动脉硬化、冠心病等疾病有效。

2. 蘑菇青菜

原料：鲜蘑菇250克，青菜心500克。

制法：将蘑菇和青菜心择洗干净后切片，另起油锅煸炒，并加入盐和味精等调料后食用。

功效：清热平肝，降脂降压。适用于高脂血症、高血压及冠心病等。

每天喝点花草茶，清肝又明目

要养肝护肝，人们除了多吃养肝的药物和食物外，还可以选

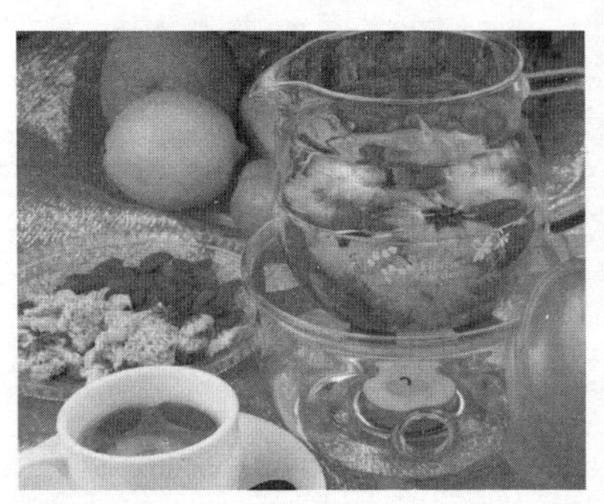

菊花茶

择具有养肝护肝功效的花草茶，以达到护肝明目的目的。以花草茶养肝排毒，不仅功效佳，而且口感好，花朵在水的浸泡下绽开，赏心悦目，给人以美的享受。因此，以花草茶养肝也逐渐成为时尚人士的最佳选择。

常见的具有养肝功效的花草茶搭配主要有以下几种：

1. 玫瑰花、桂花、薄荷、欧石楠茶

玫瑰花含有多种维生素和微量元素，可以平衡内分泌、补气血，对胃及肝有调理作用，具有疏肝理气、活血化瘀、治肝气痛的功效。此种花草茶含有多种有助于肝功能的花草，能够促进肝脏代谢排毒。它适合因吸烟喝酒引起的肝功能欠佳人士。

2. 决明子、红枣、枸杞子茶

决明子和枸杞子有助于肝脏排毒，使身体的气血通畅，从而对眼睛也起到保健作用，而红枣有补元气和润肤作用，对体质虚

冷的女性朋友有益气活血的功效。

3. 贡菊、枸杞子、甘草茶

菊花有清肝热、抗病毒、养肝补肾的功效，甘草具有益气养脾、清热解毒的作用，三者结合，可起到保肝护目的作用。

此外，金盏花、白梅花也具有养肝明目的功效。洛神花具有利尿、消除油脂和降血压的作用，还有抗肿瘤、保护心血管、保护肝脏的作用。

推荐养肝茶如下：

1. 五味养肝茶

原料：乌梅、山楂片、菊花、枸杞子、栀子。

制法：取五种原料各适量，放入锅中开锅转中火煮20分钟，冷热饮用均可。

功效：健肝养肝、明目的功效，适合易长痤疮、怕热出汗、视力下降的人。

2. 明目菊花茶

原料：菊花、枸杞子。

制法：取枸杞子10克，白菊花10克，开水冲泡之后饮用即可。

功效：有滋补肝肾、清热明目的功效，适合视力下降伴有腰膝酸痛者饮用。

3. 槐菊茶

原料：槐花9克，菊花9克，绿茶9克。

制法：将上述3味，一同入杯，用沸水冲泡，加盖闷5分钟即成。每日1剂，分3次冲泡，代茶饮用。

功效：清热凉血、平肝明目，适用于高血压引起的头痛、眩晕、目糊者。

4. 菊花决明茶

原料：菊花9克，决明子9克。

制法：上述2味，入锅，加清水适量浸泡20分钟后，煎煮至沸，即成。每日2次，代茶饮服。

功效：平肝息风、清肝明目，适用于高血压及头痛、头晕、目赤肿痛者。

5. 杞菊绿茶

原料：枸杞2克，杭白菊1克，绿茶3克。

制法：上述3味，入杯沸水冲泡，加盖闷5分钟即成。每日1剂，分次代茶饮服。

功效：养肝明目、散风清热，适用于肝火上炎、视力减退者。

6. 枸杞红茶

原料：枸杞60克，红茶30克。

制法：将枸杞、红茶拌和均匀，备用。每日2次，每次取10克，用沸水冲泡，代茶饮用。

功效：养肝补血、清热明目、延缓衰老，适用于肝阴不足、肝血亏损所致头昏目花、眼目干涩、未老先衰者。

以肝补肝，别忘了搭配蔬菜

中医理论有“以脏养脏”之学说，民间也流传着“以肝补肝”

的食疗法。因为肝脏是动物内储存养料和解毒的重要器官，含有丰富的营养物质，具有营养保健功能，是最理想的补血佳品之一。

尤其是动物肝中维生素 A 的含量远远超过奶、蛋、肉、鱼等食品，具有维持人体正常生长和生殖功能的作用；能保护眼睛，维持正常视力，防止眼睛干涩、疲劳；能维持健康的肤色，对皮肤的健美具有重要的意义。

肝中还具有一般肉类食品不含的维生素 C 和微量元素硒，能增强人体的免疫反应，抗氧化，防衰老，并能抑制肿瘤细胞的产生。

动物肝脏含铁丰富，铁质是产生红细胞必需的元素，一旦缺乏便会感觉疲倦，面色青白。适量进食动物肝脏可使皮肤红润。经常食用动物肝还能补充维生素 B_2，它这对补充机体重要的辅酶，完成机体对一些有毒成分的去毒有重要作用。此外，维生素 B_2 在细胞增殖及皮肤生长中发挥着间接作用。所有，常食动物肝脏有益于皮肤健康生长。

然而，一提起动物肝脏，很多人是又爱又恨。爱它是因为肝脏含有丰富的营养物质，对身体健康大有裨益；恨它则是顾虑肝脏胆固醇含量太高，摄入过多会使血清中的胆固醇含量升高，增加患心血管疾病的风险，很多老人甚至对各种肝脏“望而生畏”。

因此，营养学家建议人们首选鸭肝，其次是羊肝、猪肝、鸡肝。但肝病患者、肾病、痛风患者对动物肝脏的食用要慎重，因为动物肝脏除含有对人体有利的物质外，还含有大量的胆固醇及一些有毒物质，这些物质都会增加人体肝脏的负担，甚至有可能加重病情。另外，这种补法只适合耳鸣、眼睛干涩、四肢麻木、关节不利等体质虚弱的肝虚者，平时体质不错的根本没必要进补。

其实，只要人们在吃肝脏的时候，搭配一些蔬菜、水果、豆类食物，就不会让身体会吸收过多的胆固醇。因为人们吃了含胆固醇的食物，不会直接变成血液中的胆固醇，需要一个吸收与合成的过程。这时和富含膳食纤维、维生素和微量元素的蔬菜、水果和五谷杂粮等食物一起吃，既可以增加胆固醇的排泄，又可以减少胆固醇在体内的合成和吸收，有效避免了增高血脂、罹患动脉粥样硬化的风险。

此外，动物肝脏在烹调时，千万不要为了追求鲜嫩而“落锅即起”，烹饪的时间应尽量长一点，以确保食用安全。肝中含有的维生素 A 性质比较稳定，不必担心过分冲洗和长时间烹调而使其营养遭到破坏。

推荐食谱如下：

1. 鸭肝菜心汤

原料：鸭肝 150 克，酱油半茶匙，生粉 1 茶匙，菜油 1 汤匙，高汤 400 毫升，清水 500 毫升，新鲜香菇 1 个，姜 4 片，白胡椒粉 1 捏，盐 1 匙，油菜心 100 克。

制法：将鸭肝洗净，切成薄片，用酱油，生粉调匀。香菇洗净，切成片。油菜洗净，撕成碎片；高汤、水、新鲜香菇、姜、白胡椒粉和盐放汤锅里在大火上烧开，约 5 分钟。加菜心，煮 2 分钟；烧汤的同时，炒锅置大火上预热。倒菜油，热至八成，下调好的鸭肝，煎 2 分钟，至七成熟（肝片带一点红色），铲出，沥去油，再放入烧开的汤锅里，煮 2 分钟即可。

2. 枸杞羊肝汤

原料：羊肝 100 克，草菇 20 克，枸杞 5 克，胡萝卜 5 克，香葱 2 棵，生姜 1 小块，高汤 15 大匙，料酒 1 大匙，胡椒粉 1/4 小匙，精盐 1/2 小匙。

制法：香葱、生姜、胡萝卜、草菇洗净均切薄片；枸杞用冷水浸泡、洗净备用；羊肝洗净切厚片，加入生姜片、料酒，拌匀腌 10 分钟，再放入沸水汆烫一下，捞出洗净；把高汤煮开，再放香葱片、生姜片、胡萝卜片、枸杞、草菇片、精盐、料酒、胡椒粉烧开，再放入羊肝片烧开即可。

3. 猪肝泥

原料：猪肝 50 克，香油 1 克，酱油、精盐各少许。

制法：将猪肝洗净，横剖开，去掉筋膜和脂肪，放在菜板上，用刀轻轻剁成泥状；将肝放入碗内，加入香油、酱油及精盐调匀，上笼蒸 20~30 分钟即成。

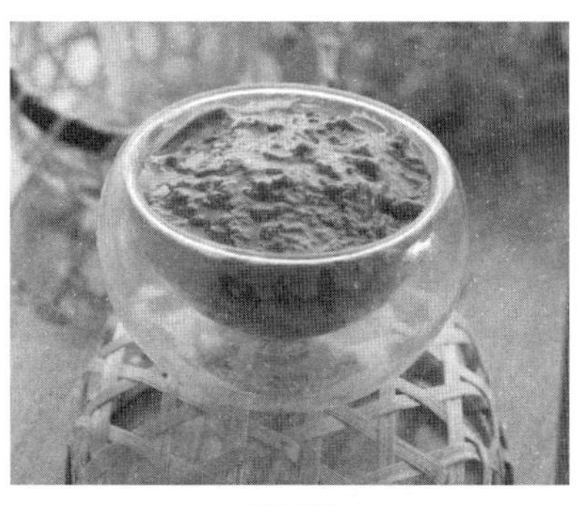

猪肝泥

4. 何首乌炒猪肝

原料：何首乌 20 克，猪肝 300 克，韭菜花 250 克，清水 240 毫升，淀粉、盐、香油各适量。

制法：猪肝切片，入开水中汆烫，捞出沥干。韭菜花切小段；将何首乌放入清水中煮沸，转小火续煮 10 分钟后离火，滤取药汁与淀粉混合拌匀。起油锅，放入沥干的猪肝、韭菜花拌炒片刻，加入盐和香油拌炒均匀，淋上药汁勾芡即可。

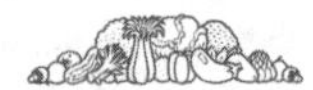

健脾益胃的营养策略

黄色食物富含淀粉、维生素，可滋养脾、胃

中医认为，五行中的土对应黄色，因此，当黄色食物被人体摄入后，其营养物质主要集中在中医所说的中土（脾胃）区域。黄色对应人体五脏的脾和六腑的胃，所以黄色食物如地瓜、黄豆等，都可以保护脾胃健康，维持脾主运化、主升清、脾统血的功能；这些功能主要是将吃进的食物转化为营养，再将这些营养物质传送至全身，并代谢身体的废弃物，是身体血液、精气、身体动力的来源，五脏六腑都仰赖脾胃的滋养，也就是说人体的健康与否，都看脾胃功能是否良好。

黄色食物多半味甘，气香，性属土，大多入足太阴脾经和足阳明胃经。现代医学也证实，黄色食物多为五谷根茎淀粉类，如香蕉、橙子、地瓜、番瓜、木瓜、胚芽米等，它们主要含淀粉和糖，是人体能量的主要来源，可滋养脾、胃。南瓜、玉米、花生、大豆、土豆、杏等黄色食物，可提供优质蛋白、脂肪、维生素和微量元素等，常食对脾胃大有裨益。此外，在黄色食物中，维生素 A、维生素 D 的含量均比较丰富。维生素 A 能保护肠道、呼吸道黏膜，可以减少胃炎、胃溃疡等疾患发生；维生素 D 有促进钙、磷元素吸收的作用，进而起到壮骨强筋之功。

而且，黄色食物还能通过保护脾脏来能刺激神经，使人心情开朗，能增强记忆力，精神更集中，有助于提高逻辑思维能力，提高人的学习和工作效率。所以，在学习、工作中如果注意力总是不能集中，喝一杯甘菊茶就能使你的思维进入集中的状态。

推荐食谱如下：

1. 杧果炒鲜贝

原料：杧果 2 个，鲜贝 8 颗，

红椒1个，芦笋1支，葱适量，蒜头适量，油盐糖适量、太白粉适量。

制法：(1) 将杧果去皮切厚片，红椒洗净切片，芦笋洗净切段，葱切段，蒜头切薄片，鲜贝斜切一开二；

(2) 将香菇、芦笋、红椒、鲜贝先烫热，然后沥干水分；

(3) 锅中放油，先把蒜、葱爆香，然后加入一大匙水及调味料（太白粉除外），再加入全部材料，轻拌数下，最后加入少许太白粉水勾芡即可。

功效：杧果含丰富的糖类、有机酸、维生素A、维生素B_1、维生素B_2、维生素C及磷、钙、铁等，和鲜贝一起做菜，有益胃、止呕、解渴及利尿的功效。

2. 胡萝卜草菇鸡肝粥

原料：胡萝卜100克，草菇30克，鸡肝50克，粳米100克，香菜末适量，味精适量，胡椒粉适量，植物油适量，香油适量，盐适量。

制法：(1) 将草菇和胡萝卜切成丝，鸡肝洗净切成片；

(2) 煲内放入植物油，油热后放入胡萝卜、草菇和鸡肝稍炒后加粳米和适量清水煮开；

(3) 然后用大火煮沸，再改成文火煮至米烂，再放一些香菜末、盐、味精、胡椒粉，搅拌均匀，稍煮即可，食用时淋上香油。

功效：养肝明目、健胃益脾。适于食欲不振、体倦乏力、消化不良、食积胀满、肝虚目暗。草菇富含抗癌物质草菇多糖、维生素C和异种蛋白。草菇浸出液可抑制癌细胞的生长。

益气补脾，富含淀粉酶的山药当仁不让

我们知道脾为后天之本，是人体存活的根本，只有脾好了，人的身体才能正常运转，生活中的你如果经常流口水、眼皮耷拉，说明你的脾就不好，这个时候一定要好好补脾。那么补脾最好的东西是什么呢？山药是最好的选择。

山药又称薯蓣、薯药、长薯，为薯蓣科多年生缠绕草本植物。山药中以淮（怀）山药为最，是一种具有高营养价值的健康食品，外国人称其为“中国人参”。山药口味甘甜，性质滋润平和，归脾、肺、肾经。中医认为它能补益脾胃、生津益肺、补肾固精。对于平素

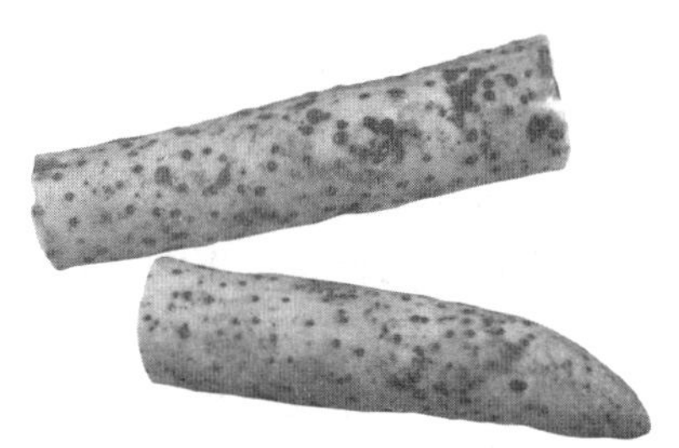

山药

脾胃虚弱、肺脾不足或脾肾两虚的体质虚弱，以及病后脾虚泄泻、虚劳咳嗽、遗精、带下、小便频数等非常适宜。

《本草纲目》对山药的记载是："益肾气，健脾胃，止泻痢，化痰涎，润皮毛。"因为山药的作用温和，不寒不热，所以对于补养脾胃非常有好处，适合胃功能不强，脾虚食少、消化不良、腹泻的人食用。患有糖尿病、高血脂的老年人也可以适当多吃山药。

现代医学证实，山药含有淀粉酶、多酚氧化酶等物质，有利于脾胃消化吸收功能，是一味平补脾胃的药食两用之品。不论脾阳亏或胃阴虚，皆可食用。临床上常与胃肠饮同用治脾胃虚弱、食少体倦、泄泻等病症。

推荐食谱如下：

1. 山药茯苓粥

原料：山药50克、茯苓50克、炒焦粳米250克。

制法：将所有材料加水煮成粥。

功效：健脾养胃。

2. 扁豆山药羹

原料：扁豆100克，红糖30克，新鲜山药50克。

制法：先将扁豆用淘米水浸泡后去皮，山药去皮洗净切成小块，与扁豆一起放入锅中，加水1000毫升，然后加红糖调匀即可。

功效：健脾化湿。

3. 山药羊肉汤

原料：羊肉500克，山药150克，姜、葱、胡椒、绍酒、食盐适量。

制法：(1) 羊肉洗净切块，入沸水锅内，焯去血水；姜、葱洗净，用刀拍松备用；

(2) 淮山片清水浸透与羊肉一起置于锅中，放入适量清水，将其他配料一同投入锅中，大火煮沸后改用文火炖至熟烂即可。

功效：补脾胃，益肺肾。

注意，山药切片后需立即浸泡在盐水中，以防止氧化发黑；新鲜山药切开时会有黏液，极易滑刀伤手，可以先用清水加少许醋洗，这样可减少黏液。山药不要生吃，因为生山药里有一定的毒素。山药也不可与碱性药物同服。

此外，山药皮中所含的皂角素或黏液里含的植物碱，少数人接触会引起山药过敏而发痒，处理山药时应避免直接接触。所以最好用削皮的方式，并且削完山药的手不要乱碰，马上多洗几遍手，要不然就会抓哪儿哪儿痒。

茯苓富含茯苓聚糖，益脾又安神

茯苓是菌科植物，生长在赤松或马尾松的根上，可食也可入药。《本草纲目》记载，茯苓性平、味甘淡，功能益脾安神、利水渗湿，

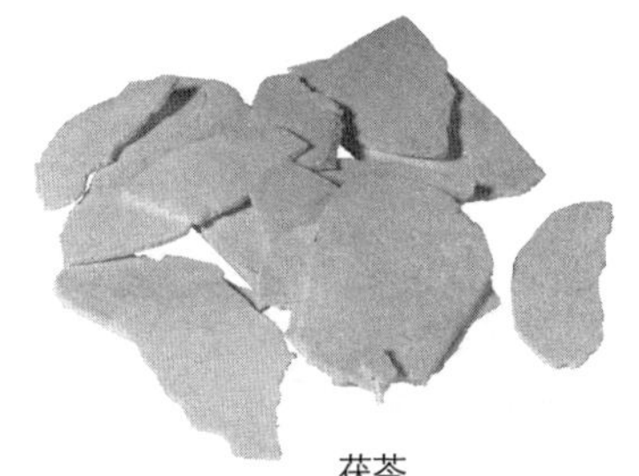
茯苓

主治脾虚泄泻、心悸失眠、水肿等症。如果用牛奶等乳制品调和后食用，能增添它的美味与营养。

现代医学研究证实，茯苓有利尿的作用，有实验证明：25%茯苓醇浸剂给正常兔腹腔注射0.5g/kg，出现利尿作用，用切除肾上腺的大鼠实验证明，利尿作用与影响肾小管 Na^+ 的吸收有关。

茯苓对四氯化碳所引起的小鼠肝损伤有明显的保护作用，能使谷丙转氨酶活性明显降低，防止肝细胞坏死，茯苓浸剂对家兔离体肠管有直接松弛作用，使平滑肌收缩幅度降低，张力下降，对大鼠幽门结扎所致溃疡有抑制作用，并能降低胃液分泌及游离酸含量。

茯苓还能激活T淋巴细胞和B淋巴细胞，其中的β-茯苓聚糖具有增强人体免疫功能的作用，经常服用可增强人体抗病、抗癌能力。

此外，茯苓的水提取物、乙醇提取物、乙醚提取物均能使心肌收缩力加强，心率增快，因此有益于养心安神。

推荐食谱如下：

1. 茯苓牛奶

原料：茯苓粉10克，热牛奶1杯。

制法：将茯苓粉用水冲化，再用一杯热牛奶冲饮，每天早晨饮用。

功效：安心神、补脾胃，适用于消化不良、贫血、神经衰弱患者饮用。

2. 参苓粥

原料：人参、茯苓各10克。

制法：将所有材料加水500毫升，煎20分钟取汁，再加水300毫升，煎20分钟取汁，两次药汁合为一处，放砂锅内，加粳米100克，煮至粥熟即可。

功效：健脾益气，适用于贫血、营养不良、体虚等症。

3. 茯苓包子

原料：茯苓30克，面粉1000克，发面300克，猪肉500克，酱油、姜末、胡椒、香油、料酒、盐、葱末、骨头汤适量。

制法：（1）茯苓切块放入砂锅中，每次加水250毫升，每次煮沸60分钟，将三次药汁合为一处；

（2）面粉1000克，加发面300克及温热茯苓水500毫升，使成发酵面团；

（3）猪肉500克剁茸，加酱油、姜末、胡椒、香油、料酒、盐、葱末、骨头汤搅拌成馅，包成包子蒸熟即成。

功效：养心安神、健脾开胃、除湿化痰、利水肿，适用于脾胃虚弱、小便不利、心悸失眠、痰饮咳逆等症。

常见的药疗方如下：

（1）补虚弱、健脾胃、助消化、安心神：茯苓 30 克切碎，浸入 500 毫升黄酒中，七日后每天早晚各服 1~2 匙。

（2）水肿、小便不利：茯苓皮 30 克、椒目 9 克，水煎服。

（3）水肿：茯苓 15 克、白术 10 克、郁李仁 7 克，加生姜煎服。

（4）湿泻：茯苓（去皮）38 克、白术 50 克，切细水煎，分两天饭前服。

（5）心悸、遗精、白带浑浊：白茯苓末 10 克，米汤调服。

（6）慢性胃肠炎、慢性肝炎、慢性肾炎：白茯苓 25 克、白术 50 克捣碎，浸入 250 毫升黄酒中 1~2 星期后即成，每日饮 3 次，每次 10~15 毫升。

香菜的挥发油，总能调动人们的胃口

胃是一个特殊的器官，酸甜苦辣、荤素五谷都要在胃里消化，而胃又是一个颇为娇嫩的器官，不注意保养便可能出现问题。有些人吃饭不定时，有的饥一顿饱一顿，有的经常吃刺激性较大的食物，这都对人们的胃口造成了伤害。长此以往，人就会失去原来的“好胃口”。这里介绍一样让你找回好胃口的本草——香菜。

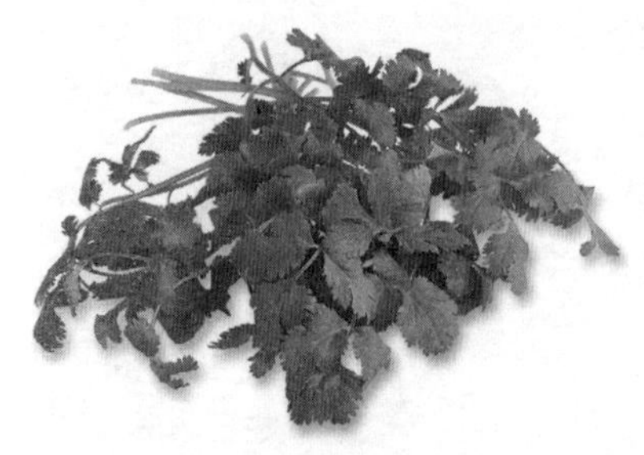
香菜

香菜是一种人们经常食用的蔬菜，具有增加食欲、促进消化等功能。《本草纲目》曾记载香菜有：“性味辛温香窜，内通心脾，外达四肢。”香菜还具有和胃调中的功效，因为香菜辛香升散，能促进胃肠蠕动，具有开胃醒脾的作用。

现代医学证实，香菜营养丰富，内含维生素 C、胡萝卜素、维生素 B_1、维生素 B_2 等，同时还含有丰富的矿物质，如钙、铁、磷、镁等。香菜内还含有苹果酸钾等。香菜中含的维生素 C 的量比普通蔬菜高得多，一般人食用 7~10 克香菜叶就能满足人体对维生素 C 的需求量；香菜中所含的胡萝卜素要比西红柿、菜豆、黄瓜等高出 10 倍多。

而且，香菜中含有许多挥发

油，其特殊的香气就是挥发油散发出来的。它能祛除肉类的腥膻味，因此在一些菜肴中加些香菜，能起到去腥膻、增味道的独特功效。香菜提取液具有显著的发汗、清热、透疹的功能，其特殊香味能刺激汗腺分泌，促使机体发汗、透疹。

一般人均可食用香菜。患风寒外感者、脱肛及食欲不振者、小儿出麻疹者尤其适合。人们可以再饭前先吃一点开胃的菜和汤，使胃液分泌活跃起来，使胃处于消化吸收的准备状态。

但是患口臭、狐臭、严重龋齿、胃溃疡、生疮、感冒者要少吃香菜，麻疹已透或虽未透出而热毒壅滞者不宜食用。

对于一些常见的脾胃小症状，香菜有很好的缓解效果：

（1）胃寒痛：香菜叶 1000 克，葡萄酒 500 毫升，将香菜浸入，3 日后去叶饮酒，痛时服 15 毫升。

（2）痔疮肿疼与脱肛：香菜煮汤，用此汤熏洗患处。

（3）消化不良、食欲不振：香菜子（果实）6 克，陈皮、六曲各 9 克，生姜 3 片，水煎服。

（4）呃逆：香菜叶 6 克（鲜叶加倍），生姜 3 片，开水泡或煎一沸，趁热服。

（5）呕吐反胃：新鲜香菜适量捣汁一匙，甘蔗汁二匙，加温服，一日 2 次。

推荐食谱如下：

1. 拌香菜

原料：香菜 450 克，葱、香油、盐少许。

制法：将香菜择洗干净切成段，把葱切丝，再和香油、盐一起与香菜段、葱丝拌匀即可。

2. 香菜梗炒肚丝

原料：熟猪肚 200 克，香菜 150 克，清油 100 克（约耗 10 克），料酒 25 克，盐 3 克，味精 5 克，米醋 10 克，葱姜丝、蒜片各 2 克，香油 10 克。

制法：（1）将熟猪肚洗净，切成长 4 厘米的细丝，放入沸水锅里焯一下水，捞出沥水待用；将香菜择洗干净，去叶切成寸段，待用；

（2）锅置旺火上，放油烧至六成热时，将肚丝滑油，然后将肚丝捞出沥油，原锅中留些许底油，烧至七成热时，将肚丝、香菜段及调味料加入，快速颠锅拌匀，然后勾芡、淋油，出锅装盘即成。

功效：补虚健脾胃，适用于大小肠出血、便血。

党参多糖，可补气生血、增强脾胃功能

党参为中国常用的传统补益药，古代以山西上党地区出产的党参为上品，具有补中益气、健

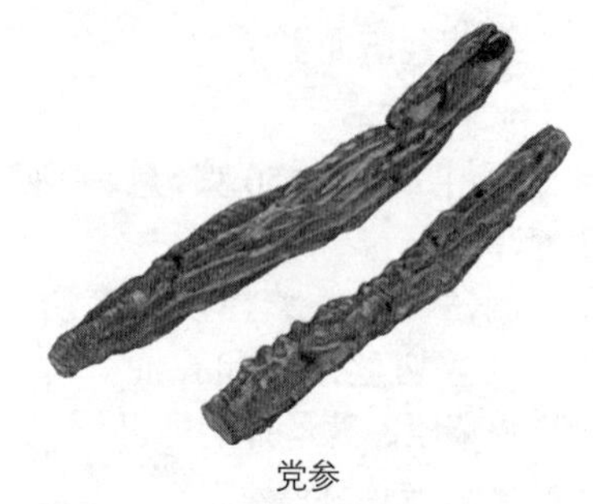

党参

脾益肺之功效。《本草从新》记载党参能“补中益气、和脾胃、除烦渴。中气微弱，用以调补，甚为平妥。”

现代研究证实，党参能调整胃肠运动功能，为补中益气之要药，能纠正病理状态的胃肠运动功能紊乱。党参还具有抗溃疡作用机：抑制胃酸分泌，降低胃液酸度；促进胃黏液的分泌，增强胃黏液－碳酸氢盐屏障；增加对胃黏膜有保护作用的内源性前列腺素（PGEZ）含量。

而且党参含多种糖类、酚类、甾醇、挥发油、黄芩素葡萄糖苷、皂苷及微量生物碱，具有增强免疫力、扩张血管、降压、改善微循环、增强造血功能等作用。此外还对化疗放疗引起的白细胞下降有提升作用。

临床实践证明党参适用于脾胃之气不足，可出现四肢困倦、短气乏力、食欲不振、大便溏软等症，能增强脾胃功能而益气，可配合白术、茯苓、甘草、陈皮（五味异功散）或白术、山药、扁豆、芡实、莲肉、薏米、茯苓（参苓白术散）等同用。

此外，党参还能益气补血，适用于气血两虚的症候（气短、懒倦、面白、舌淡，甚或虚胖、脉细弱等），可用党参配合白术、茯苓、甘草、当归、熟地、白芍、川芎等同用（如八珍汤），以达气血双补的作用。再者，前人经验认为益气可以促进补血，健脾可以帮助生血，所以在治疗血虚证时，也常配用党参益气、健脾而帮助补血。例如配白术、茯苓、甘草、当归、熟地、白芍、远志、五味子、陈皮等为人参养荣汤（党参代人参）；配黄芪、白术、当归、白芍、陈皮、龙眼肉、木香、远志等为归脾汤，都是常用的益气补血的方剂。据近代实验证明党参能通过脾脏刺激增加血色素和红细胞。近些年来常以该品配合当归、白芍、生地、熟地等，治疗各种贫血。

推荐食谱如下：

1. 参苓粥

原料：党参、茯苓、生姜各10克，粳米100克。

制法：先将党参等三味煎水取汁，后下米煮成粥。可加盐调味食。

功效：源于《圣济总录》。本方以党参、茯苓补脾益胃，生姜温中健胃、止呕，粳米益脾养胃。用于脾胃虚弱，少食欲呕，消瘦

乏力。

2. 参枣米饭

原料：党参10克，大枣10个，糯米150克。

制法：先将参、枣洗净，煎水取汁，另将糯米隔水蒸熟后反扣于碗中，上浇参、枣及其汁液，放入适量白糖。每日可食二次。

功效：源于《醒园录》。本方以党参补脾益气，大枣、糯米与党参协同奏效。用于脾虚气弱。

3. 参芪粳米粥

原料：党参、黄芪各10克，粳米100克。

制法：参、芪煎水取汁，下粳米煮成粥。以白糖调味食。

功效：本方取参、芪均能补益脾肺之气，黄芪又能固表止汗。用于肺、脾气虚，体倦乏力，短气自汗，少食便溏。

葛根“十宝粥”——补养脾胃的佳品

现代社会，人们的生活节奏普遍加快，许多人不能按时吃饭，因此肠胃经常出问题，找个时间给自己补补脾胃，是解决问题的根本之道。而有着“千年人参”美誉的葛根就是补养脾胃不错的选择。

葛根为豆科植物野葛的根，是中国南方一些省区的一种常食蔬菜，其味甘凉可口，常作煲汤之用。中医认为，葛根味甘微辛，气清香，性凉，主入脾胃经。有发表解肌，升阳透疹，解热生津之功效。用于治疗脾虚泄泻、热病口渴、主治外感发热，头颈痛强，麻疹透发不畅，温病口渴，消渴，酒毒，胸痹心痛等病症。

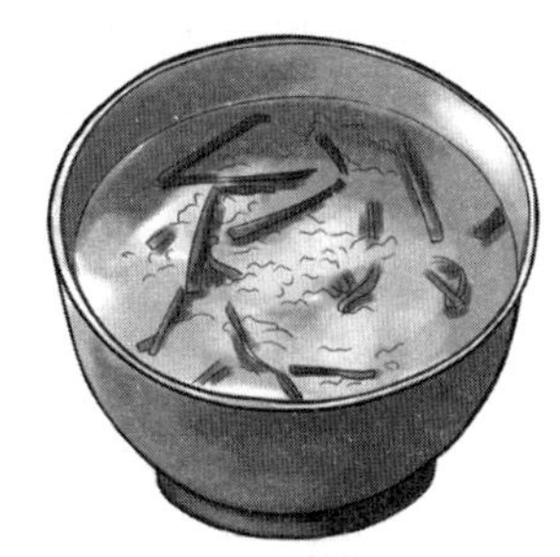

葛根粉粥

现代医学证实，葛根主要成分是淀粉，此外含有约12%的黄酮类化合物，包括大豆（黄豆）苷、大豆苷元、葛根素、花生素等10余种；并含有胡萝卜苷、氨基酸、香豆素类等，还有蛋白质、氨基酸、糖和人体必需的铁、钙、铜、硒等矿物质，是老少皆宜的名贵滋补品，可作为药物应用。常食葛粉能调节人体功能，增强体质，提高机体抗病能力，抗衰延年，永葆青春活力。

推荐食谱如下：

1. 十宝粥

原料：茯苓50克，枸杞子20克，党参25克，松子仁20克，葛根50克，玉米2个，山药50克，冬菇6朵，银耳20克，粳米20克。

制法：(1)将山药先用水浸透，葛根用水洗净，取出晾干；

(2)茯苓、党参用水冲洗后，把党参横切成小段；

(3)银耳用水泡开，去蒂后撕成瓣状；

(4)玉米洗净，每个横切成五段；

(5)冬菇泡发后，去蒂切薄片；

(6)枸杞子、松子仁用水冲洗，晾干；

(7)粳米浸泡后洗净，备用；

(8)将葛根、茯苓、党参三味药放入药袋；

(9)取砂锅加适量水，放入药袋、山药、玉米，用大火煮开；

(10)水开后，用文火熬一小时，取出药袋（去药渣不用）及玉米，再放入银耳、枸杞子、冬菇、粳米，等水开后，用文火熬一小时（期间多搅动，防止粘锅）；

(11)煮至粥浓稠，放入玉米粒、松子仁，再煮沸5~10分钟，加调料，美味的十宝粥就做成了。

功效：十宝粥的原料既有食品又有药品，具有补脾胃、强益肝肺肾、强身体、抗病毒、抗衰老及延年益寿的作用。

2. 桂花葛粉羹

原料：桂花糖5克，葛根粉50克。

制法：先用凉开水适量调葛根粉，再用沸水冲化葛根粉，使之成晶莹透明状，加入桂花糖调拌均匀即成。

功效：迟热生津，解肌发表，适用于发热、口渴、心烦、口舌溃疡等病症。

3. 葛根粉粥

原料：葛根粉200克，粟米300克。

制法：用清水浸粟米一晚，第二天捞出，与葛粉同拌均匀，按常法煮粥，粥成后酌加调味品。

功效：清香沁脾，具有营养机体，时举阳气的功效，适用于防治心脑血管病症。高血压、糖尿病、腹泻、痢疾患者宜常食之。

4. 葛粉饭

原料：葛粉200克，粟米饭500克。

制法：先用滚开水将饭淋湿，加入葛粉拌匀，放入豆豉汁水适量，在旺火上煮熟。适当拌以调味品即可食。

功效：清心醒脾，促进智力的作用。适用于狂症、心神恍惚、言语失常、记忆衰退等病症。

脾胃虚弱，吃点碱性的小米补一补

中医认为小米有和胃温中的作用，小米味甘咸，有清热解渴、健胃除湿、和胃安眠等功效，内热者及脾胃虚弱者更适合食用它。有的人胃口不好，吃了小米后能开胃又能养胃，具有健胃消食、防止反胃、呕吐的功效。

在所有健胃食品中，小米是最绿色也最没有副作用的，它营养价值较高，每100克小米含蛋白质9.7克，比大米高，脂肪1.7克，碳水化合物76.1克，都不低于稻、麦。一般粮食中不含有的胡萝卜素，小米每100克含量达0.12毫克，维生素B_1的含量更是位居所有粮食之首。由于小米不需精制，它保存了许多的维生素和无机盐。除了丰富的铁质外，小米也有蛋白质，B族维生素、钙、钾、纤维素等等。因为小米性质是碱性的，所以烹煮时不需要加太多的盐或干脆不用盐煮。

而且，小米非常易被人体消化吸收，故被营养专家称为“保健米”。对于老弱病人和产妇来说，小米是最理想的滋补品。

我国北方许多妇女在生育后，用小米加红糖来调养身体。小米熬粥营养价值丰富，有“代参汤”之美称。小米之所以受到产妇的青睐，皆因等量的小米中含铁量比大米高一倍，其含铁量高，所以对于产妇产后滋阴养血大有功效，可以使产妇虚寒的体质得到调养。

小米粥是健康食品，可单独煮熬，亦可添加大枣、红豆、红薯、莲子、百合等，熬成风味各异的营养粥。对脾胃虚弱，或者在夏季经常腹泻的人来说，小米有很好的补益作用。与山药熬粥，可强健脾胃；加莲子同熬，可温中止泻；食欲不振者，可将小米加糯米与猪肚同煮而食，方法是将小米和糯米浸泡半小时后，装到猪肚内，炖熟后吃肉喝汤，内装的小米和糯米取出晾干，分次食用。小米磨成粉，可制糕点，美味可口。但注意淘米时不要用手搓，忌长时间浸泡或用热水淘米，因为这样容易导致小米中的营养素流失。

美中不足的是，小米的蛋白质营养价值没有大米高，因此不论是产妇，还是老弱人群，都不能完全以小米为主食，应合理搭配，避免缺乏其他营养。

推荐食谱如下：

1. 小米红糖粥

原料：小米45克，红糖适量。

制法：煮粥如常法，加糖适量。

功效：开肠胃，补虚损，益丹田，可用于气血亏损，体质虚弱，

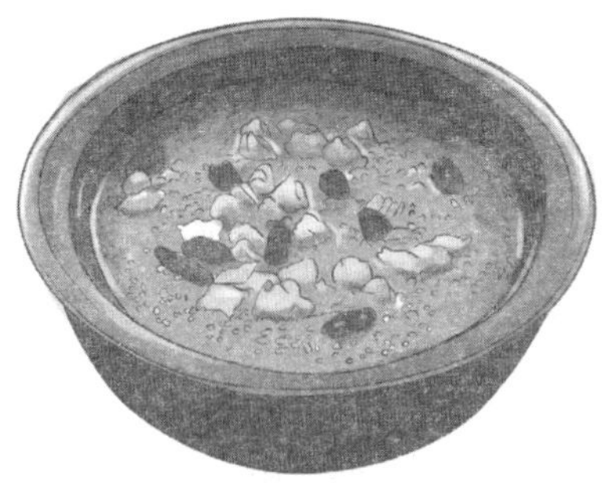

红枣小米粥

胃纳欠佳者进补，适于产妇乳少，产后虚损而引起的乏力倦怠，饮食不香，可作早餐食用。冬春季小米粥更适于产妇。

2. 小米面茶

原料：小米面 1000 克，麻酱 250 克，芝麻仁 10 克，香油、精盐、碱面、姜粉各适量。

制法：（1）将芝麻仁去杂，用水冲洗净，沥干水分，入锅炒焦黄色，擀碎，加入精盐拌和在一起；

（2）锅置火上，放入适量清水、姜粉，烧开后将小米面和成稀糊倒入锅内，放入一点碱，略加搅拌，开锅后盛入碗内；

（3）将麻酱和香油调匀，用小勺淋入碗内，再撒入芝麻盐，即可食用。

功效：清热和中、利尿通淋、润肠通便、补肺益气、助脾长肌、滋补肝肾、益阴润燥、养血补血、填髓脑等功效。尤其在冬季适于产妇临产前食之，能补中益气、增加营养、助顺产。

脾胃不好，喝喝补中益气汤

中医认为，气是维持人体生命活动的基本物质。古时判断一个人的生死，常常摸一摸这个人嘴里还有没有气，有气则生，无气则死。而气的来源主要有两个，一个是肺从自然界吸入的清气，另一个则是脾胃所化生的水谷精微之气。明代医学家李时珍认为，人体的元气有赖于脾胃之滋生，脾胃生理功能正常，人体元气就能得到滋养而充实，身体才会健康。因此，古人有“内伤脾胃，百病由生”的说法，即一个人如果脾胃不好，阳气就会不足，各种疾病也就随之而来。

宋金时期著名医学家李东垣是“补土派”（五行中“胃”对应“土”）的代表人物，他以“人以脾胃中元气为本”的原则，结合当时人们由于饮食不节、起居不时、寒温失所导致的胃气亏乏的现状，创制了调理脾胃的代表方剂——补中益气汤。方药组成如下：

组成：黄芪 1.5 克（病甚劳役，热甚者 3 克），甘草 1.5 克（炙），人参 0.9 克（去芦），当归身 0.3 克（酒焙干或晒干），橘皮 0.6~0.9 克升麻 0.6~0.9 克（不去白），柴胡 0.6~0.9 克，白术 0.9 克。

用法：上药切碎，用水 300 毫升，煎至 150 毫升，去滓，空腹时稍热服。

功效：补中益气，升阳举陷。

主治：脾胃气虚，少气懒言，四肢无力，困倦少食，饮食乏味，不耐劳累，动则气短；或气虚发热，气高而喘，身热而烦，渴喜热饮，其脉洪大，按之无力，皮肤不任风寒，而生寒热头痛；或气虚下陷，久泻脱肛。

对于补中益气汤，专家指出：方中黄芪补中益气、升阳固表为君；人参、白术、甘草甘温益气，补益脾胃为臣；陈皮调理气机，当归补血和营为佐；升麻、柴胡协同参、芪升举清阳为使。综合全方，一则补气健脾，使后天生化有源，脾胃气虚诸证自可痊愈；一则升提中气，恢复中焦升降之功能，使下脱、下垂之症自复其位。

另外，专家还指出，补中益气汤的适应指征为脾胃气虚，凡因脾胃气虚而导致的各类疾患，均能适用，一般作汤剂加减。使用药物的分量，也可相应提高。一般用量为：黄芪、党参、白术、当归各 9 克，升麻、柴胡、陈皮各 5 克，炙甘草 3 克，加生姜二片，红枣 5 枚，或制丸剂，缓缓图功。

补虚健脾，猪肚功效颇佳

猪肚即猪胃，含有蛋白质、脂肪、碳水化合物、维生素及钙、磷、铁等，具有补虚损、健脾胃的功效，适用于气血虚损、脾胃虚弱、食欲不振、中气不足、气虚下陷等症的食疗。

中医认为，猪肚味甘，微温。《本草经疏》说："猪肚，为补脾之要品。脾胃得补，则中气益，利自止矣……补益脾胃，则精血自生，虚劳自愈。"常配其他的食疗药物，装入猪胃，扎紧，煮熟或蒸熟用。如配党参、白术、薏米、莲子、陈皮煮熟食用，可治小儿消瘦，脾虚少食。

猪肚适于爆、烧、拌、蒸和煲汤，其做法都能保存猪肚的营养成分，可根据自己的喜好烹饪出适合自己口味的猪肚菜肴。

挑选猪肚要有方法，新鲜猪肚黄白色，手摸劲挺黏液多，肚内无块和硬粒，弹性较足。猪肚的清洗也很关键，将猪肚用清水洗几次，然后放进水快开的锅里，不停地翻动，不等水开就把猪肚取出来，再把猪肚两面的污物除掉即可。

下面给大家介绍一款猪肚的食谱：

砂仁大蒜煮猪肚

原料：猪肚 500 克，大蒜 50 克，砂仁 6 克，香菜 10 克，盐 6 克，大葱 5 克，姜 5 克，胡椒粉 3 克。

制法：将猪肚洗净，大蒜去皮，砂仁研成粉，姜拍松，葱切段。大蒜、砂仁、葱、姜一同放入猪肚内，用白棉线缝合。炖锅置火上，入水烧沸，放入猪肚，小火炖熟，最后加入盐、胡椒粉拌匀即可。

功效：补虚损，健脾胃。

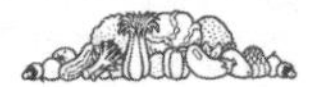

润肺化痰的营养策略

白色食物为人体提供热量、补益肺气

在中医五行理论中，五行中的木、火、土、金、水，分别与五脏中的肝、心、脾、肺、肾和五色中的青、赤、黄、白、黑相对应。也就是说，肺脏与白色都属金，肺与白色相对应，故吃白色食物可收到养肺效果。

尤其是平日容易感冒，或是肺与支气管常不舒服、易咳嗽的人，要多吃一些白色的食物，如白萝卜、白菜、花菜、洋菰、白木耳（雪耳）、甘蔗；中药材有杏仁、山药、茯苓、白芝麻、百合、白芍等等，但有过敏性体质者则选温性、补元气的白色食物。

现代医学认为，尽管和其他颜色的食物相比，白色食物往往缺少人体所必需的氨基酸，因此其营养价值要稍差一些，但却是三大营养素——碳水化合物、脂肪和蛋白质的重要来源，能够给人类提供最基本的营养物质，尤其能给人体提供所需的热能，补益肺气，保持体温，对维持生命有重要意义。

此外，白色的水果和蔬菜给人一种汁洁味鲜的感觉，经常实用可调节视力、安定情绪，还可以辅助治疗心脑血管疾病，属较佳的天然保健食物。经常坐在电脑前的人可多吃梨，它能清心降火、润肺补肾，并且能保护视力。

在用白色食物养肺时，人们还要注意，白色食物性偏寒凉，生吃容易伤脾胃，对于脾胃虚寒（表现为腹胀、腹泻、喜食热、怕冷等）的人来说，将其煮熟后吃，可减轻它的寒凉之性，既养肺又不伤脾胃。此外，由于每种白色食物都具有不同的养肺功效，若把几种搭配在一起吃，往往能收到更好的养肺效果。

推荐食谱如下：

1. 雪耳猪骨汤

原料：猪脊骨750克，雪耳50克，青木瓜1个（约750克），红枣5个。

制法：将猪脊骨和木瓜煮滚后，改文火煮2个小时，最后放入雪耳煮半小时。

功效：清燥润肺、健脾生津。

2. 雪耳红萝卜汤

原料：红萝卜500克，瘦肉200克，雪耳100克。

制法：红萝卜去皮切件，雪耳先行浸发，瘦肉洗干净，水4碗，同煲2小时。

功效：清润滋阴，化痰止咳。治咳频而痰稠、肺燥久咳、肺热咳血痰、日间多咳、喘咳胸痛。

3. 蜂蜜白萝卜汤

原料：白萝卜100克，蜂蜜20克。

制法：(1) 先将白萝卜洗净去皮切丁块，放入砂锅内，加适量清水煮熟；

(2) 在白萝卜汤中加入适量蜂蜜调味，即可饮用。

功效：润肺化痰、止咳，适于痰热犯肺型支气管哮喘患者食用。

“全科医生”梨，可改善呼吸系统和肺功能

梨，性甘寒、微酸，无毒，有润肺、清心、止热咳、消痰水等功效。因其肉脆多汁，甘甜清香，风味独特，营养丰富，故有“百果之宗”之美誉。

民间有“八月甜梨口水滴”的谚语，也就是说，八月初秋正是吃梨的好时节。这是因为秋季在传统中医以气候分类的观念中，归属燥气；故入秋后，人们经常会感觉皮肤燥痒，口鼻、咽喉等呼吸道干燥，干咳无痰，甚至出现大便干结、小便短赤等现象，这些皆因燥性易耗伤人体中肺与胃中的津液，以致产生各种秋燥的症候群。而中医认为梨性寒凉，含水量多，且含糖分高，食后满口清凉，既有营养，又解热证，可止咳生津、清心润喉、降火解暑，实为秋季养生之清凉果品；又可润肺、止咳、化痰，对患感冒、咳嗽、急慢性气管炎患者有效。梨的果实、果皮以及根、皮、枝、叶均可入药。

现代医学研究证明，梨所含的苷及鞣酸等成分，能祛痰止咳，可改善呼吸系统和肺功能，保护

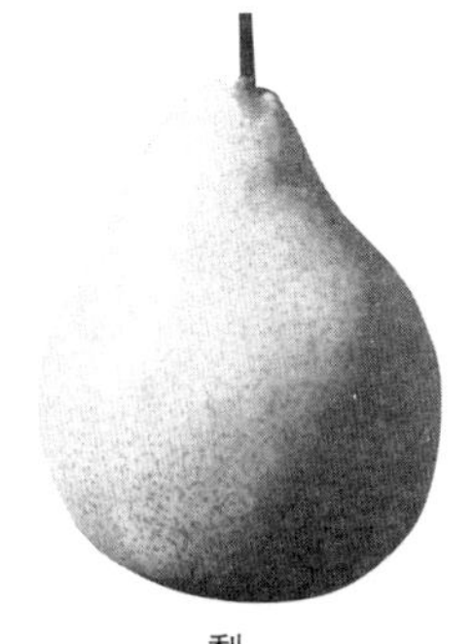

梨

肺部免受空气中灰尘和烟尘的影响，还对咽喉有养护作用。而且，梨所含营养十分丰富，每100克梨的可食部分中，约含蛋白质0.1克，脂肪0.1克，糖类9克，钙5毫克，磷6毫克，铁0.2毫克，维生素A原（胡萝卜素）0.01毫克，维生素$B_1$0.02毫克，维生素$B_2$0.01毫克，维生素C 4毫克，烟酸0.2毫克，能有效提高人体免疫力，因此有科学家和医师把梨称为“全方位的健康水果”或称为“全科医生”。

此外，梨中含有较多的苷和鞣酸成分以及多种维生素，对高血压、心肺病、肝炎、肝硬化病人出现头昏目眩、心悸耳鸣时，常吃梨大有好处。肝炎病人吃梨能起到保肝、助消化、增食欲的作用。

推荐食谱如下：

1. 梨膏（梨汁）

原料：梨2000克，蜂蜜适量。

制法：将梨切碎捣烂，绞取汁液（或煎取汁液），小火熬至浓稠，加入蜂蜜，混匀并煎沸，待冷即成。每次服1~2匙，温开水冲服。若临时急用，可用梨绞取汁液服，或生嚼鲜果。

功效：源于《普济方》，养阴生津、润燥止渴，用于阴虚火炽，津液亏耗，口渴心烦，咽痛喉干，失音，肺燥咳嗽。

2. 川贝蒸梨

原料：梨1个（个大的），川贝母3克，冰糖适量。

制法：将梨顶端2/5处切开，挖去梨核，再将川贝母研末，和冰糖一起放入挖空的梨中，封好，煮熟或蒸熟。

功效：川贝母为润肺化痰、止咳要药，梨、冰糖均能清热润肺化痰。用于肺部燥热，咳嗽痰黄稠，咽喉干燥。

吃梨的禁忌如下：

（1）梨性质寒凉，脾胃虚寒的人，更应慎食。

（2）梨含果酸较多，胃酸多者，不可多食。

（3）梨有利尿作用，夜尿频者，睡前少吃梨。

（4）血虚、畏寒、腹泻、手脚发凉的患者不可多吃梨，并且最好煮熟再吃，以防湿寒症状加重。

（5）梨含有糖量高，糖尿病者当慎。

（6）梨含果酸多，不宜与碱性药同用，如氨茶碱、小苏打等。梨不应与螃蟹同吃，以防引起腹泻。

（7）用以止咳化痰者，不宜选择含糖量太高的梨。

润肺化痰，多吃富含糖分、维生素C的柿子

在秋冬季节，人们喜欢吃柿子，它甜腻可口、营养丰富。柿

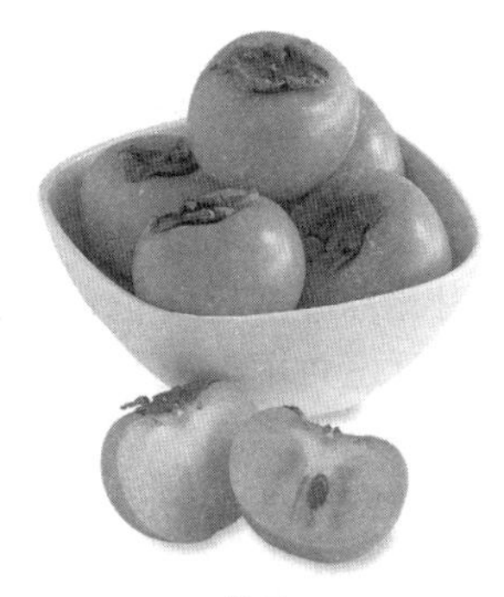

柿子

子含有丰富的蔗糖、葡萄糖、果糖、蛋白质、胡萝卜素、维生素 C、瓜氨酸、碘、钙、磷、铁，其所含维生素和糖分比一般水果高 1~2 倍左右。假如一个人一天吃 1 个柿子，所摄取的维生素 C 基本上就能满足一天需要量的一半。

此外，新鲜柿子含碘很高，能够防治甲状腺肿大。柿子富含果胶，它是一种水溶性的膳食纤维，有良好的润肠通便作用，对于纠正便秘，保持肠道正常菌群生长等有很好的作用。

在中医看来，柿子最大的功效是润肺化痰。柿子味甘、涩，性寒，归肺经。《本草纲目》中记载“柿乃脾、肺、血分之果也。其味甘而气平，性涩而能收，故有健脾涩肠，治嗽止血之功。”同时，柿蒂、柿叶均可入药。柿蒂有清热去燥、润肺化痰、软坚、止渴生津、健脾、治痢、止血等功能，可以缓解大便干结、痔疮疼痛或出血、干咳、喉痛、高血压等症。如果用柿子叶煎服或冲开水当茶饮，也有促进机体新陈代谢、降低血压、增加冠状动脉血流量及镇咳化痰的作用。

如果柿子还没有成熟，可以装入纸箱，里面放点青苹果，或者放点梨，这样可以促使柿子的成熟。

推荐食谱如下：

1. 枣柿饼

原料：软红柿子肉 100 克，红枣 30 克，白面粉 200 克，植物油少许。

制法：红枣洗净去核。将柿肉、红枣碾烂，与面粉混匀，加清水适量，制成小饼。用植物油将小饼烙熟即可。可作早、晚餐食用，每周 1~2 次。

功效：清热解毒，生津止渴，润肺通便，用于辅治肝阴不足导致的耳鸣、耳聋、口苦目眩、食少、倦怠、乏力等症。

2. 柿饼粥

原料：柿饼 2~3 枚，大米 100 克。

制法：将柿饼去蒂切小块，和大米一起煮粥，用冰糖或白糖调味食用。

功效：有健脾润肺、涩肠止血作用，适用于体虚吐血、干咳咯血、久痢便血、小便带血、痔疮下血等出血症。

3. 冰糖蒸柿饼

原料：柿饼 3 枚（去蒂），清水和冰糖适量。

制法：将柿饼蒸至绵软后食用。

功效：有润肺、化痰、止血作用，适用于高血压、痔疮出血、慢性支气管炎干咳、咽痛等症。

吃柿子时应注意如下禁忌：

（1）空腹吃柿子可能会引起“胃石症”，柿子含有大量的柿胶，当空腹进食柿子时，柿胶会与胃部分泌的胃酸在胃内凝聚成硬块；当硬块越积越大时，可能导致无法排出，医学上称为“胃石病”。

（2）患有缺铁性贫血和正在服用铁剂的患者不能吃柿子。因为柿子含有的某种物质会妨碍铁的吸收。

（3）不要与含高蛋白的蟹、鱼、虾等食品一起吃，因为中医学认为，螃蟹与柿子都属寒性食物，不能同食。从现代医学的角度来看，含高蛋白的蟹、鱼、虾在鞣酸的作用下，很易凝固成块，形成胃柿石。

（4）柿子不能与红薯、菠菜同食。

含水分、糖分充足的甘蔗，补肺润燥效果好

中医认为，甘蔗入肺、胃二经，具有清热、生津、下气、润燥、补肺益胃的特殊效果。甘蔗可治疗因热病引起的伤津，心烦口渴，反胃呕吐，肺燥引发的咳嗽气喘。尤其是皮色青黄的黄皮蔗，俗称黄皮果蔗，味甘而性凉，有清热之效，能解肺热和肠胃热肺热咳嗽。

因此，痰多且痰色黄稠浓浊的人，可用竹蔗汁配梨汁或生莲藕汁，增强润燥清肺热的功效，有效缓解肺热咳和咳至吐血的症状。此外，甘蔗还可以通便解结，饮其汁还可缓解酒精中毒。因此，中国古代医学家将甘蔗列入“补益药”。

现代医学证实，甘蔗含有水分比较多，水分占甘蔗的 84%。甘蔗含糖量最为丰富，其中的蔗糖、葡萄糖及果糖，含量达 12%。此外，经科学分析，甘蔗还含有人体所需的其他物质，如蛋白质 0.2 克、脂肪 0.5 克、钙 8 毫克、磷 4 毫克、铁 1.3 毫克。另外，甘蔗还含有天门冬氨酸、谷氨酸、丝氨酸、丙氨酸等多种有利于人体的氨基酸，以及维生素 B_1、维生素 B_2、维生素 B_6 和维生素 C 等。甘蔗的含铁量在各种水果中，雄踞“冠军”宝座。

在选择甘蔗时，要遵循“摸、看、闻”的原则，摸就是检验甘蔗的软硬度；看就是看甘蔗的瓤部是否新鲜（新鲜甘蔗质地坚硬，瓤部呈乳白色，有清香味）；闻就是鉴别甘蔗有无气味。霉变的甘蔗质地较软，瓤部颜色略深、呈淡褐色，闻之无味或略有酒糟味。

注意，患有胃寒、呕吐、便泄、咳嗽、痰多等症的病人，暂时不吃或少吃甘蔗，以免加重病情。

还要注意甘蔗的保管，以免霉变。那种表面带“死色”的甘蔗，切开甘蔗，其断面呈黄色或猪肝色，闻之有霉味，咬一口带酸味、酒糟味的甘蔗误食后容易引起霉菌中毒，导致视神经或中枢神经系统受到损害，严重者还会使人双目失明，患全身痉挛性瘫痪等难以治愈疾病。甘蔗渣属于粗纤维质，人类的肠胃并无法消化这种纤维，还有可能会造成消化道受伤。

推荐食谱如下：

1. 蔗浆粟米粥

原料：甘蔗500克，粟米（青粱米）60克。

制法：将甘蔗切碎略捣，绞取汁液，加粟米，加水适量，煮成稀粥食。

功效：源于《董氏方》。本方取甘蔗汁益胃生津、润肺燥，取粟米益脾胃；二者又皆能除热。用于脾肺不足，阴虚肺燥，烦热咳嗽，咽喉不利。

2. 鲜藕甘蔗汁

原料：鲜藕500克，甘蔗500克

制法：将鲜藕、甘蔗去皮，去渣取汁，混匀装瓶。

功效：鲜藕性寒味甘，可润肺、消炎，甘蔗具有滋阴润燥、和胃止呕及清热解毒之功效。

乌梅富含抗菌成分，能有效敛肺止咳

人们都知道，咳嗽与肺脏关系最为密切。肺脏虚弱可引起患者咳嗽长期不愈，往往出现干咳少痰或无痰的情况。而乌梅性平，味酸、涩，归肝、脾、肺、大肠经，善于收敛耗散的肺气，故对于肺虚久咳具有敛肺止咳的效果。但需要注意的是，咳嗽初期不宜应用乌梅，只有肺脏虚弱引起的长期咳嗽才可食用乌梅。

现代医学证实，乌梅能有效祛除肺部细菌。因为乌梅含有柠檬酸、苹果酸、琥珀酸、糖类、谷甾醇、维生素C等成分，具有理想的抗菌作用。体外实验表明：乌梅水50%煎液（纸片法）对百日咳杆菌和脑膜炎球菌作用最强，对肺炎球菌和溶血性链球菌作用中等，对牛型布杆菌和白喉杆菌也有作用。

乌梅适宜虚热口渴、胃呆食少、胃酸缺乏（包括萎缩性胃炎胃酸过少者）、消化不良、慢性痢

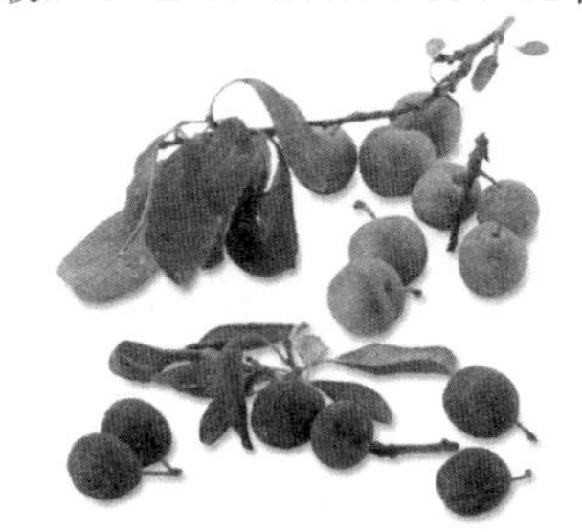

青梅

疾肠炎之人食用；也适宜孕妇妊娠恶阻者、胆道蛔虫者食用。还适宜夏季与砂糖煎水做成酸梅汤饮料以清凉解暑，生津止渴。

但感冒发热、咳嗽多痰、胸膈痞闷之人忌食；菌痢、肠炎者初期忌食。妇女正常月经期以及怀孕妇人产前产后忌食之。

推荐食谱如下：

1. 乌梅汤

原料：乌梅、冰糖或白糖适量。

制法：将乌梅洗净后在水中浸泡约30分钟，再将乌梅连带浸泡的水一起入锅煮，先用大火把水烧开，然后再用小火煮，看到乌梅的皮被煮成渣掉出来为止，全过程约30分钟。最后加入适量的冰糖或白糖。

2. 乌梅大枣银耳汤

原料：乌梅20克，大枣100克，银耳50克，清水1200克，冰糖20克。

制法：（1）将乌梅、大枣浸泡30分钟洗去浮尘，银耳用水泡发择洗干净待用；

（2）取净锅上火，放入清水、大枣、乌梅、银耳、冰糖用文火炖40分钟调味即成。

3. 玫瑰乌梅茶

原料：粉紫色玫瑰5朵，乌梅3颗。

制法：用热水将茶杯烫过，将玫瑰、乌梅放入杯中，冲入沸水闷5分钟至出味即可。

4. 乌梅粥

原料：粳米100克，乌梅30克，冰糖15克。

制法：（1）乌梅洗净，去核；粳米淘洗干净，用冷水浸泡半小时，捞出，沥干水分；

（2）锅中加入适量冷水，放入乌梅，煮沸约15分钟，去渣留汁；

（3）将粳米放入乌梅汁中，先用旺火烧沸，再改用小火熬煮成粥，加入冰糖拌匀，即可盛起食用。

生津润肺，就找富含荸荠英的荸荠

荸荠皮色紫黑，肉质洁白，味甜多汁，清脆可口，自古有地下雪梨之美誉，北方人视之为江南人参。荸荠既可作为水果，又可算作蔬菜，是大众喜爱的时令之品。

中医认为，荸荠味甘、微寒，滑、无毒，具有清肺热，又富含黏液质，有生津润肺、化痰利肠、通淋利尿、消痈解毒、凉血化湿、

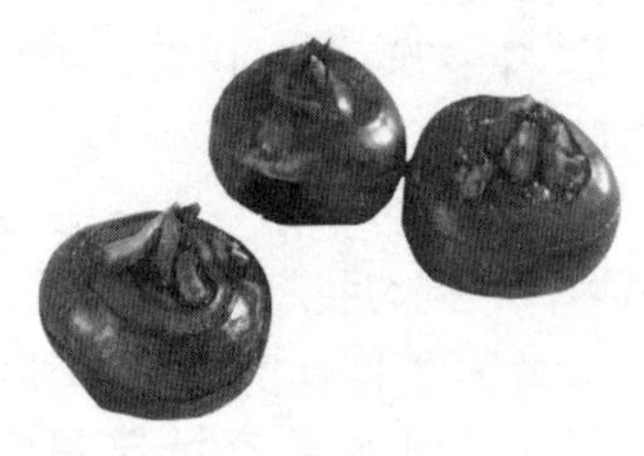

荸荠

消食除胀的功效。因此中医将荸荠当作一味润肺止咳的药物使用，比如，对于肺热咳嗽、痰浓难咳的症状，可用荸荠汁1杯，川贝1.5克（研成粉），拌匀服，每天2~3次，既能清热生津，又可补充营养，最宜用于发热病人。

现代医学证实，英国在对荸荠的研究中发现了一种不耐热的抗菌成分——荸荠英。这种物质对金黄色葡萄球菌、大肠杆菌、产气杆菌及绿脓杆菌均有一定的抑制作用，对降低血压也有一定效果；还对肺部、食道和乳腺的癌肿有防治作用。荸荠还有预防急性传染病的功能，在麻疹、流行性脑膜炎较易发生的春季，荸荠是很好的防病食品。

此外，荸荠是根茎蔬菜中含有磷最高的食品，它能促进人体生长发育和维持生理功能，对牙齿骨骼的发育有很大好处，同时可促进体内的糖、脂肪、蛋白质三大物质的代谢，调节酸碱平衡。

因为荸荠生长在泥中，外皮和内部都有可能附着较多的细菌和寄生虫，所以不宜生吃，一定要洗净煮透后方可食用，而且煮熟的荸荠更甜。荸荠的熟食多用于做配料，也可用于炒、烧或做馅心。而且，荸荠属于生冷食物，对脾肾虚寒和有血瘀的人来说不太适合。

推荐食谱如下：

1. 宫保素丁

原料：荸荠6粒，胡萝卜1/2个，洋菇6粒，小马铃薯1个，罐头玉米粒2大匙，毛豆、花生各1大匙，黑木耳50克，大蒜5瓣，绍兴酒、番茄酱、红色辣椒酱各1大匙，豆瓣酱、盐、糖、香油各1小匙，素高汤2大匙。

制法：（1）荸荠去皮、切丁；胡萝卜、马铃薯分别去皮、切丁，放入滚水氽烫，捞出冲凉；毛豆、洋菇分别洗净，放滚水烫熟，捞出、切丁；黑木耳泡软，冲净、切小块，大蒜去皮，切末；

（2）干锅烧热，放入花生炒香，盛起；

（3）锅中倒入2大匙油烧热，爆香蒜末，放入材料（除了毛豆、花生）拌炒，加入绍兴酒、番茄酱、辣椒酱、豆瓣酱、盐、糖、香油、素高汤炒匀，最后加入毛豆拌匀，盛出，撒上炒香的花生即可。

2. 海蜇荸荠汤

原料：海蜇皮50克，荸荠100克。

制法：海蜇皮洗净，荸荠去皮切片同煮汤，吃海蜇皮、荸荠，饮汤，每日2次。

功效：清热化痰，滋阴润肺。适用于阴虚阳亢的高血压患者。

3. 当归荸荠薏米粥

原料：当归15克，荸荠30克，

薏米100克。

制法：将当归切成片，入锅煮30分钟，去渣后加入荸荠和薏米煮成粥，出锅后加蜂蜜食用。

功效：清热解毒，活血止痛，健脾利湿。适于咽喉肿痛、痰热咳嗽、心烦口渴。

枇杷中含有苦杏仁苷，能够润肺止咳、祛痰

民间有“天上王母蟠桃，地上三潭枇杷”之说，枇杷与樱桃、梅子并称为“三友”。祖国医学认为，枇杷性甘、酸、凉，具有润肺、化痰、止咳等功效。《本草纲目》中说：枇杷“止渴下气，利肺气，止吐逆，主上焦热，润五脏”，“枇杷叶，治肺胃之病，大都取其下气之功耳，气下则火降，而逆者不逆，呕者不呕，渴者不渴，咳者不咳矣”。

现代医学认为枇杷中含有苦杏仁苷，能够润肺止咳、祛痰，治疗各种咳嗽；枇杷果实及叶有抑制流感病毒作用，常吃可以预防四时感冒；枇杷叶可晾干制成茶叶，有泄热下气、和胃降逆的功效，为止呕良品，可治疗各种呕吐呃逆。

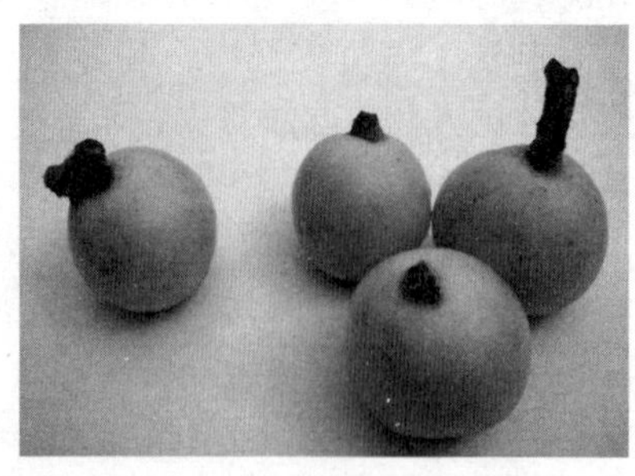

枇杷

枇杷表面一般都会有一层茸毛和浅浅的果粉。茸毛完整、果粉保存完好者，就说明它在运输过程中没受什么损伤，比较新鲜，其中的维生素C等营养成分含量也比较高。此外，中等大小的枇杷果实，口感会更好一些。太大的可能用了膨大剂，太小的说明同一棵树上果实结得比较多，营养会差一些。颜色越深的枇杷，说明其成熟度越好，口感也更甜，风味浓郁；而色彩淡黄、发青、果肉硬、果皮不容易剥开的，都是不成熟或非正常成熟的枇杷。

推荐食谱如下：

1. 枇杷冻

原料：枇杷500克，琼脂10克，白糖150克。

制法：将琼脂用水泡软；将枇杷洗净，去皮，一剖为二，去核。锅置火上，放入适量清水、糖和琼脂，熬成汁；将枇杷放入碗中，倒入琼脂汁，凉凉，放入冰箱内冷冻即成。

2. 秋梨枇杷膏

原料：雪梨6个，枇杷叶5片，蜜糖5汤匙，南杏10粒，蜜枣2颗，砂纸1张。

制法：先将5个雪梨切去1/5做盖，再把梨肉和梨心挖去。把

枇杷叶、南杏和蜜枣洗净，放进梨内。余下的1个梨削皮、去心、切小块，将所有梨肉和蜜糖拌匀，分放入雪梨内，盖上雪梨盖，放在炖盅里，封上砂纸，以小火炖2小时，即成。

3. 枇杷红枣粥

原料：粳米100克，枇杷6颗，蜂蜜适量。

制法：（1）将枇杷洗净，撕去外皮，把枇杷核去掉；

（2）将粳米洗净，用冷水泡一个小时后捞出，沥干水分；

（3）在锅中加入适量的水，再加入粳米、红枣，用大火烧开后加入枇杷，改成小火熬成粥，最后调入蜜糖即可。

要注意的是，脾虚泄泻者忌食枇杷。另外，因为枇杷含糖量高，糖尿病患者也要忌食。而枇杷仁有毒，千万不可食用。

味甘性凉、营养丰富的橄榄，润肺又养胃

橄榄果别名青果，因果实尚呈青绿色时即可供鲜食而得名。又称忠果、谏果，因初吃时味涩，久嚼后，香甜可口，余味无穷，比喻忠谏之言，虽逆耳，而于人终有益。

中医认为，橄榄性味甘、酸、平，入脾、胃、肺经，有清热解毒，利咽化痰，生津止渴，治咽

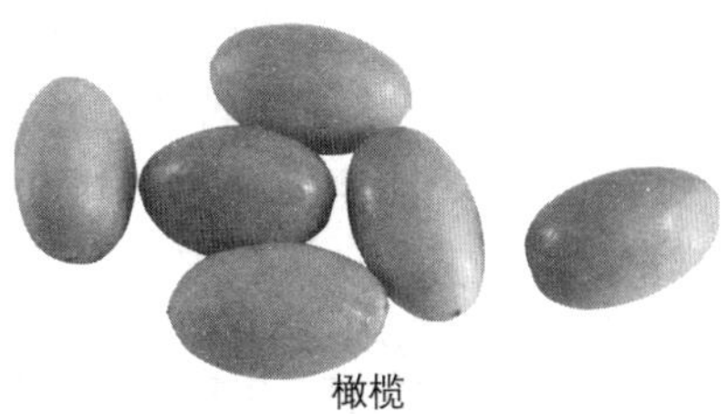
橄榄

炎喉咙嗓子不适问题，除烦醒酒，化刺除鲠之功，冬春季节，每日嚼食2~3枚鲜橄榄，可防止上呼吸道感染。李时珍在《本草纲目》中记载："橄榄生津液、止烦渴、治咽喉痛，咀嚼咽汁能解一切蟹毒。"用现代的话来解释，就是说橄榄有清热解毒、利咽化痰、生津止渴的作用，可用于辅助治疗各种疾病所引起的咽喉肿痛、烦渴、咳嗽痰血等。

因此，中医素来称橄榄为"肺胃之果"，对于肺热咳嗽、咯血颇有益。《王氏医案》中的"青龙白虎汤"，就是将15克鲜橄榄和250克鲜萝卜切碎或切片，加水煎汤服，取橄榄清热解毒利咽，萝卜清热泻火，用来治疗肺胃热盛、咽喉肿痛等症。

现代医学也证实，橄榄营养丰富，含有17种人体所需要的氨基酸，蛋白质、碳水化合物、脂肪、维生素C以及钙、磷、铁等矿物质，其中维生素C的含量是苹果的10倍，梨、桃的5倍。其含钙量也很高，且易被人体吸收。

在挑选橄榄时，要果实饱满，

成熟度适中者。色泽特别青绿的橄榄果如果没有一点黄色，说明已经用矾水浸泡过，为的是好看，最好不要食用或漂洗干净再吃。色泽变黄且有黑点的橄榄说明已不新鲜，食用前要用水洗净。生食前宜用盐水泡洗。

青橄榄可用来炖汤或剁碎了蒸鱼，也可蜜渍或盐藏，简单做法是：先把生橄榄洗净晾干，稍为捶扁，再用适量糖和蜜腌渍，或用盐腌后密封十天半月便可食用。注意，青橄榄怕湿，存放时可放在米缸里，利用大米的吸湿作用来保鲜。

尽管橄榄营养丰富，但脾胃虚弱者不宜多吃，食后容易上火。

民间橄榄食疗的方法颇多，现介绍几则：

1. 腌橄榄

原料：鲜橄榄 6 枚，盐适量。

制法：将鲜橄榄用刀将每个橄榄割 4 条纵纹，取细盐少量纳入纹内。每次服 1~2 个每日 3 次。

功效：清肺利咽，适用于咽喉肿痛、扁桃体炎。

2. 橄榄冰糖汁

原料：鲜橄榄5枚，冰糖15克。

制法：将鲜橄榄绞碎、榨汁，加入冰糖，炖熟服，每日 3 次。

功效：清热润肺，适用于肺热咳嗽及百日咳。

3. 橄榄茶

原料：鲜橄榄3枚，绿茶适量。

制法：将鲜橄榄用刀割纹，水煎 5 分钟，然后泡入绿茶，慢慢饮用。

功效：清热生津，适用于烦热干渴、失声、咽喉炎。

4. 橄榄粥

原料：鲜橄榄 10 枚，白萝卜 1 个，粳米 100 克。

制法：将鲜橄榄取肉切丁，白萝卜切丁，加粳米和水，文火慢熬成粥。

功效：清热解毒、生津止渴，经常食用，有助于消除咽喉肿痛、烦渴等症状。

人参富含皂苷，适当进补可补肺益气

人参是举世闻名的珍贵药材，在中药养生中占有重要的地位，中医认为它是增长精力、大补元气的要药，更认为多年生的野山参药用价值最高。对于气虚体质的人来说，人参可以说是保命强身的良药。

据《本草纲目》记载，人参性平，味甘，微苦；归脾、肺、心经。其功重在大补正元之气，以壮生命之本，进而固脱、益损、止渴、安神。故男女一切虚证，阴阳气血诸不足均可应用，为虚劳内伤第一要药。既能单用，又常与其他药物配伍。人参也为补肺要药，可改善短气喘促、懒言声微等肺气虚衰症状。治肺气咳喘、痰多者，常与五味子、苏子、杏仁等药同用，如补肺汤。

现代医学研究证实，人参果皂苷和人参芦头皂苷有保护心、肝和肺等组织的作用。将身短、质较次的高丽参，用沸水烫煮片刻，浸糖汁中，然后晒干，成为白参（糖参），性最平和，效力相对较小，适用于健脾益肺。

一味人参，煎成汤剂，就是“独参汤”。不过这种独参汤只用在危急情况，一般情况下切勿使用。常常需要与其他药物配伍使用。如：提气需加柴胡、升麻；健脾应加茯苓、白术；止咳要加薄荷、苏叶；防痰则要加半夏、白芥子；降胃火应加石膏、知母等。

不过在大多数情况下，人参还是以补为主，不仅能大补元气，用于气虚欲脱的重证。表现为气息微弱、呼吸短促、肢冷汗出、脉搏微弱等；还能补肺益气，用于肺气不足、气短喘促、少气乏力、体质虚弱。

用人参滋补，可采用蒸服、炖服、嚼服、浸酒服等方式。蒸、炖人参，可用人参3~5克，蒸或炖三次，前两天服汁，第三天连汁带渣一起服下；嚼服人参，不要超过1克，要细嚼，最后连渣一起咽下；浸酒要在10日之后服，早晚各一次，每次两匙。

推荐食谱如下：

1. 人参营养饭

原料：大米3杯，新鲜人参2根，大枣5粒，栗子4粒，红豆5大匙，黑豆3匙，水3杯。

制法：（1）新鲜人参洗净后切块；大米洗净放在水里泡30分钟后沥干水分；大枣去子后切丝；栗子切厚块；红豆和黑豆泡水待软；

（2）将大米和其他材料一起加水煮粥，待米汤开后用微火焖好。

2. 八宝人参汤

原料：人参1克，菠萝、苹果、鲜桃、蜜桃、梨、莲子各15克，青丝、红丝、瓜条各5克，冰糖、香蕉精、水淀粉各适量。

制法：（1）将人参放碗内，再加入水和冰糖上笼蒸4小时；

（2）将莲子泡洗干净，放盆内，加水、冰糖上笼蒸烂取出；

（3）将苹果、梨去皮切开去核。青丝、红丝、瓜条用水稍泡一下；桃掰开去核、剥皮。蜜柑去核；人参、菠萝、苹果、梨、桃、蜜柑、莲子都切成小片；

（4）锅内放入开水，将蒸人参的原汁倒入锅内，再将切好的人参、苹果、莲子等各种小片放入锅内，加冰糖用水淀粉勾芡，用筷子蘸一滴香蕉精放入锅内，盛在碗内即成。

3. 人参莲枣炖乌鸡

原料：人参15克，红枣10枚，

山药75克，乌鸡500克，莲子50克，食用油、味精、盐适量。

制法：(1)将乌鸡去毛杂，洗净；人参、红枣、莲子、山药用水略冲。(2)将乌鸡、人参、红枣、莲子、山药置锅中，加水用小火炖烂。(3)调入油、味精、盐服食即可。

功效：人参大补元气；红枣、乌鸡均能补益气血；山药可健脾补气，助脾统血；莲子补肾健脾；以上几味配伍同用，有益气摄血的功效，对气虚引起的内分泌失调、功能性子宫出血的患者大有益处。

甘草中的甘草次酸，有明显的润肺镇咳作用

古代医家对甘草的使用非常广泛，直到今天，甘草依然是中医常用药。中国传统医学认为它味甘，性平，归心、肺、脾、胃经，具有补脾益气、润肺止咳、缓急止痛、缓和药性之功效。临床应用分“生用”与“蜜炙”之别。生用主治咽喉肿痛、痛疽疮疡、胃肠道溃疡以及解药毒、食物中毒等；蜜炙主治脾胃功能减退，大便溏薄，乏力发热以及咳嗽、心悸等。

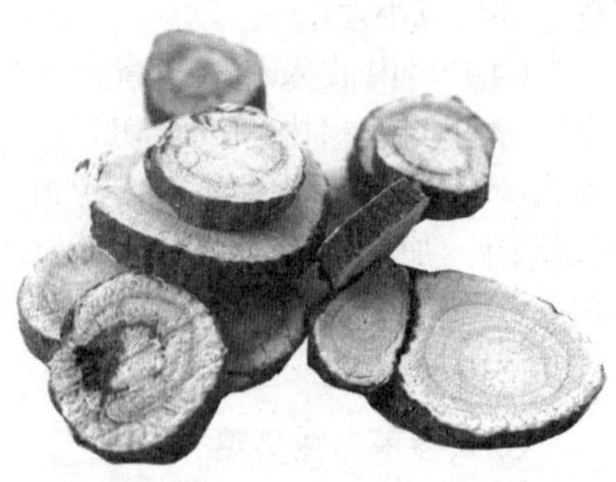

甘草

用甘草治疗气喘咳嗽时，可单用，亦可配伍其他药物应用。如治湿痰咳嗽的二陈汤；治寒痰咳喘的苓甘五味姜辛汤；治燥痰咳嗽的桑杏汤；治热毒而致肺痈咳唾腥臭脓痰的桔梗汤；治咳痰的甘草干姜汤等。另风热咳嗽、风寒咳嗽、热痰咳嗽亦常配伍应用。

现代医学证实，甘草中的甘草次酸有明显的中枢性镇咳作用，大剂量的甘草次酸可使小鼠呼吸抑制。甘草酸、甘草次酸盐尚有抗炎症及抗过敏、抗肝损伤、抗促癌、抗菌、抗艾滋病毒（甘草酸）作用。

此外，甘草含有甘草酸、甘草苷、有机酸等成分，有解毒、抗利尿作用，并可抗炎症、抗过敏。对临床上病因较复杂的阿狄森氏病、尿崩症、希恩综合征，以及消化性溃疡等有明显的治疗效果。

但需要引起警惕的是，长期大量使用甘草，会引起水肿、高血压、胸腹胀满、呕吐等不良反应。同时，中医认为甘草不可与海藻、大戟、甘遂、芫花同用，以免发

生毒副作用。

推荐食谱如下：

1. 甘草蜜枣汤

原料：蜜枣10枚，生甘草6克。

制法：将所有材料放入砂锅内，加水2碗，煮至1碗（约300毫升），去渣饮服，每日2次。

功效：补中益气、润肺止咳的功效，常用于治疗慢性支气管炎所致的咳嗽、咽干喉痛等症。

2. 甘草丝瓜汤

原料：甘草10克，丝瓜1根，瘦肉片200克，鸡高汤500克，清水600克，盐3克。

制法：（1）甘草、肉片加高汤、清水，入汤煲煮沸，转文火煲30分钟。

（2）丝瓜去皮，切块，加入汤中，转旺火煲10分钟，最后加盐调味。

功效：润肺止咳，清热利肠，凉血解毒，对于脾胃虚弱、中气不足、气短乏力有很好的改善作用。常喝还能使皮肤洁白细嫩，是很好的美容汤品。

3. 甘草茶

原料：甘草5克，绿茶3克。

制法：用200毫升开水冲泡后饮用，冲饮至味淡。

功效：和中缓急，润肺解毒；抗炎，解毒，镇痛，抗惊厥，镇咳，利尿，抗肿瘤。

4. 童参甘草汤

原料：乌梅15克，太子参15克，甘草6克，白砂糖30克

制法：（1）将童参、乌梅、甘草三味药放入砂锅里；

（2）加适量清水同煮约30分钟，再加适量白糖即可。

功效：补肺健脾、补气生津，适于肺虚咳嗽、自汗者用。

鹅肉中的免疫球蛋白，是颐养肺腑的宝物

中医认为，鹅肉性平、味甘；归脾、肺经，具有益气补虚、和胃止渴、止咳化痰，解铅毒等作用，适宜身体虚弱、气血不足、营养不良之人食用，对咳嗽、气肿、哮喘、痰壅等病症有很好的预防和治疗效果。

中医还认为，“五脏六腑皆令人咳，非独肺也”。意思是说，咳嗽不仅是人体肺的病变，而且与人体的五脏六腑都有关。心肝脾肺肾五脏功能失常，都能引起咳嗽。《随息居饮食谱》记载，鹅肉补虚益气，暖胃生津，尤适宜于气津不足之人，凡时常口渴、气短、乏力、食欲不振者，可常食鹅肉；此外，用鹅肉炖萝卜还可大利肺气，止咳化痰平喘。有的人秋冬容易感冒，经常吃鹅肉，对治疗感冒和急慢性气管炎有良效。

现代医学证实，鹅血中含有

较高浓度的免疫球蛋白，对艾氏腹水癌的抑制率达40%以上，可增强机体的免疫功能，升高白细胞，促进淋巴细胞的吞噬功能。鹅血中还含有一种抗癌因子，能增强人体体液免疫而产生抗体。

而且鹅肉营养丰富，脂肪含量低，不饱和脂肪酸含量高，对人体健康十分有利。根据测定，鹅肉蛋白质含量比鸭肉、鸡肉、牛肉、猪肉都高，赖氨酸含量比肉仔鸡高。因此，鹅肉于2002年被联合国粮农组织列为21世纪重点发展的绿色食品之一。

注意，温热内蕴者、皮肤疮毒、瘙痒症者、痼疾者忌食、高血压病、血脂血症、动脉硬化之人忌食鹅肉。鹅肉不可与柿子、鸭梨、鸡蛋同食，易损伤脾胃。鹅肉也不宜过量食用，食多不易消化，每餐约100克即可。

推荐食谱如下：

1. 鹅肉炖宽粉

原料：鹅肉500克，宽粉条250克，酱油20克，盐10克，大葱25克，姜25克，味精3克，料酒6克，八角2克，花椒2克，香油30克，植物油50克。

制法：(1)将带骨鹅肉剁成块，放入沸水锅中焯透，捞出备用。

(2)宽粉条切成段；香菜洗净切段。

(3)在锅内放入植物油烧热，放入鹅肉块煸炒，见鹅肉紧缩，边缘似有离骨时放葱段、姜片炒出香味。

(4)添入高汤1000克，加酱油、料酒、精盐、大料、花椒，盖上锅盖，用大火烧开。

(5)用小火保持沸腾状，大约10分钟，然后停火焐锅。

2. 黄芪山药鹅肉煲

原料：鹅700克，黄芪30克，党参15克，山药30克，枣(干)10克。

制法：(1)将鹅宰杀，去毛及内脏，洗净。

(2)黄芪、党参、山药、红枣洗净，塞入鹅肚内，用线缝合，放入砂锅中，加清水适量，用旺火煮沸。

(3)转小火慢炖至鹅肉熟烂，加精盐调味，去掉鹅肚内的药材即可。

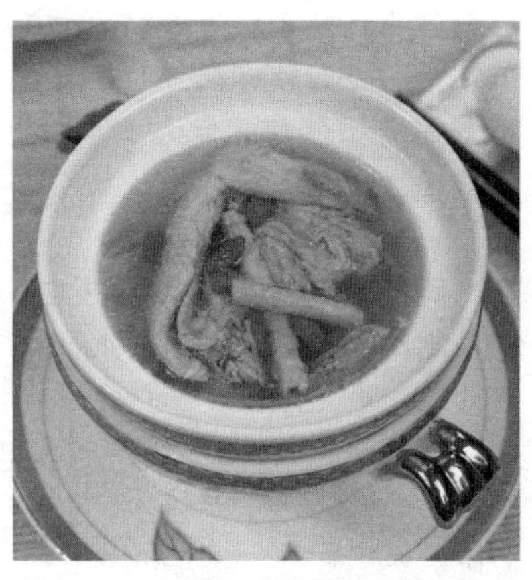

黄芪山药鹅肉煲

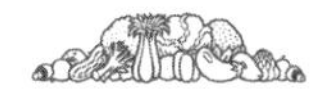

强肾固精的营养策略

常食黑色食物，给肾脏最佳的营养补充

虽然大家都向往皮肤越白越好，但营养学家却推荐，吃的食物越黑越健康。传统中医学把不同颜色的食物或药物归属于人体的五脏：红色入心，青色入肝，黄色入脾，白色入肺，黑色入肾。所以，多吃黑色食品可以对肾起到很好的滋养和呵护作用，这点也已经被营养专家的肯定。

黑色食物一般含有丰富的微量元素和维生素，包括黑米、黑豆、黑芝麻、黑枣、核桃，就是最典型的代表。如果仔细研究它们的营养，就会发现，其中个个都是养肾的“好手”。米中的珍品——黑米，也被称为“黑珍珠”，含有丰富的蛋白质、氨基酸以及铁、钙、锰、锌等微量元素，有开胃益中、滑涩补精、健脾暖肝、舒筋活血等功效；豆被古人誉为肾之谷，黑豆味甘性平，不仅形状像肾，还有补肾强身、活血利水、解毒、润肤的功效，特别适合肾虚患者；有“营养仓库”之称的黑枣性温味甘，有补中益气、补肾养胃补血的功能；核桃则有补肾固精、利尿消石、润肠通便、温肺定喘的作用，常用于肾虚腰痛、尿路结石等症；黑芝麻性平味甘，有补肝肾、润五脏的作用，对因肝肾精血不足引起的眩晕、白发、脱发、腰膝酸软、肠燥便秘等有较好的食疗保健作用。黑色食品个个都是养肾的好手，如果这五种食物一起熬粥，更是难得的养肾佳品。

除了上述食品之外，黑荞麦也是补肾的好手。它可药用，具有消食、化积滞、止汗之功效。除富含油酸、亚油酸外，还含叶绿素、芦丁以及烟酸，有降低体内胆固醇、降血脂和血压、保护血管功能的作用。它在人体内形成血糖的峰值比较延后，适宜糖尿病人、代谢综合征病人食用。

黑木耳也是养肾佳品。中医认为其具有清肺益气、活血益胃、润燥滋补强身之效。现在研究表明，黑木耳胶体具有较强吸附力，能够清洁肠胃。还含有核酸、卵磷脂成分，具有健美、美容，延缓衰老之效。黑木耳是一种可溶性的膳食纤维，能补血，高血脂、心梗、脑梗患者多食可溶栓，降低血小板数量。

此外，李子、乌鸡、乌梅、紫菜、板栗、海参、香菇、海带、黑葡萄等都是营养十分丰富的食物。肾不好的人可以每周吃一次葱烧海参，将黑木耳和香菇配合在一起炒，或炖肉时放点板栗，都是补肾的好方法。

总之，平时要多吃一些黑色的食物，肾不好可补肾，肾好的也可养肾。

壮阳补肾，一定要多吃鳗鱼

鳗鱼，别名鳗鲡，又称鳝，分为河鳗和海鳗两种。它肉质鲜美、细嫩，纤维质很少，富含多种营养成分，具有补虚养血、祛湿、抗结核等功效，是久病、虚弱、贫血、肺结核等病人的良好营养品。因此，有“水中人参”“鱼类软黄金”的美誉。

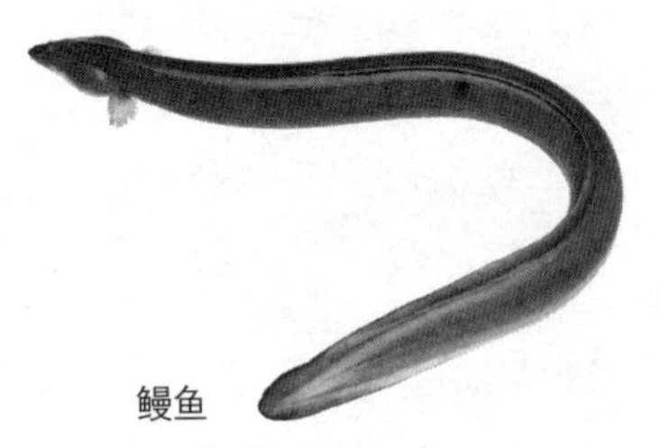

鳗鱼

不仅如此，由于鳗鱼体内还含有一种很稀有的西河洛克蛋白，而这种物质可以强精壮肾，所以，多吃鳗鱼还能达到壮阳补肾的功效。《本草纲目》中记载鳗鱼“性平，味甘；强肾壮精、祛风杀虫”，可见鳗鱼壮阳补肾的功效在李时珍的论述中也得到了证实。

世界上对鳗鱼最情有独钟的要数日本，还形成一种独特的吃鳗文化：每年7月的时候，家家都要吃鳗鱼，就像中国端午节吃粽子一样。日本人认为：唯鳗鱼最“壮阳补肾”，不吃鳗鱼为“人生一大遗憾”。

鳗鱼富含优质蛋白质，可提供机体所需要的各种必要的氨基酸，还有助于提高人体的免疫力，促进生殖细胞的成长和活动力。而枸杞也是中医在配伍药膳中经常用到的一种食材，除了具有滋补肝肾、益精明目等功效，还能改善体虚乏力、头晕眼花等不适症状。这两种原料都有壮阳的功效，搭配在一起更是威力无穷，通常用于熬汤。

关于具体做法，非常简单：

（1）先将500克鳗鱼处理干净，

去除内脏，洗净切段，放入沸水中汆烫，捞出备用。

（2）然后，准备一个炖锅，将所有材料放入锅中，加水盖过材料，撒入15克枸杞之后武火煮沸。

（3）煮沸后，再加入一些水，转用文火煲煮30~40分钟，煲至快熟时加入少量盐和15克米酒调味即成。

事实上，鳗鱼除了补肾之外，也是富含钙质的水产品，经常食用，能使血钙值有所增加，使身体强壮。鳗鱼的肝脏含有丰富的维生素A，是夜盲人的优质食品，还具有滋阴润肺、补虚祛风、杀虫等作用。适用于防治肺结核、妇女劳损和白带过多等症。但是，患有慢性疾病和水产品过敏史的人应忌食。

锁阳，锁住肾之真阳

锁阳是一种神奇而名贵的天然野生植物，自古有“金锁阳、银人参”的美誉。它生于沙漠戈壁地带，自身无根系，寄生于蒺藜科植物白刺的根上，有沙漠“不老药”之称，锁阳富含多种活性成分和对人体有益的氨基酸、糖、有机酸类、黄酮类、柑橘类、甾体类、三花类、聚酯类、矿物质元素等，油性足，味道鲜美。

提到锁阳，首先要说的应该是它的外形，锁阳的外形非常类似男性的阳根，其名称也是因此得来。依照中国人以像补像的观点，锁阳补肾壮阳的功效应该是毫无疑问了。锁阳可以滋阴壮阳，对于中老年尿频和阳痿早泄、便秘、腰膝酸软、失眠、脱发有着非常神奇的功效，故为历代名医所珍重。锁阳的作用早在《本草纲目》就有“锁阳性温、补肾、润肠通便，用于骨蒸潮热、腰膝痿弱、筋骨无力、肠燥便秘”的记载。

现代研究发现：锁阳中的油酸及棕分别有抗肿瘤及抗炎作用。锁阳能够促进人体细胞再生和新陈代谢，增强免疫调节能力，具有抗胃溃疡、抑制血小板聚集、抗艾滋病病毒蛋白酶和抗癌等作用。锁阳生长之地，环境非常恶劣，但是生活在那里的人们的健康水平和平均寿命都大大高于其他地方的人，这就是锁阳的功劳。

锁阳的食用方法很多，可泡酒、煲汤、炖肉、做菜、泡茶、入药等。为大家介绍一种药粥的做法。准备锁阳10克，精羊肉100克，粳米100克。先将羊肉洗净切细，先煎锁阳，去渣，后入羊肉与米同煮为粥，空腹食用。这款粥适用于平素体阳虚、腰膝酸软、肢冷畏寒、早泄、老年便秘等症，大便溏泻及早泄者慎用。

用锁阳泡酒的方法很简单，只要将30克的锁阳洗净切片后，放入500克的白酒内浸泡7日，即可饮用。

锁阳是补肾助阳的名药，不过它跟一般的补阳药不太一样，那就是锁阳在扶阳的时候，能够补阴，调节阴阳平衡，阴虚了补阴，阳虚了补阳，所以适用范围比较广。

海狗鞭，聚集精华的补肾良品

肾气在推动人体生、长、壮、老、死中起着重要作用。肾气不足，五脏六腑功能减退，就会出现诸如性功能减退、精神疲惫、腰膝酸痛、须发早白、齿摇脱落等现象。

海狗鞭作为一种中药，在我国很早便是重要的补肾良品。据《海药本草》《开宝本草》《本草纲目》等书籍中记载，历代皇亲国戚把海狗鞭奉为“补品中之极品”，古代药店把它作为“镇店之宝”。据史料记载，汉朝时期在我国渤海尚有海狗繁衍生息。有“智圣”之称的东方朔将海狗鞭献给汉武帝，汉武帝服用后自感进补效果百倍于鹿鞭、虎鞭，龙颜大悦。自此，汉武帝就将海狗鞭视为宫廷至品，诏令天下进贡。

为什么海狗鞭会有如此神奇的补肾效果呢？看看海狗的生活习性就知道了。海狗多以捕食鳕鱼和鲑鱼为生，白天在近海游弋猎食，夜晚上岸休息，除繁殖期外，无固定栖息场所。每年的春末夏初，海狗进入繁殖季节。一般一头雄海狗要和15~60头雌海狗交配。如此强劲的生命活力，也难怪海狗鞭的补肾效果这样神奇。

那么，海狗鞭作为一种补肾佳品，与抗衰老又有什么关系呢？中医认为，人体在生、长、壮、老的生命过程中，必将不断消耗能量而伤及肾气，进入老年阶段而出现身体自衰。《素问·阴阳应象大论》说：“年过四十，而阴气自半也，起居衰矣，年六十，阴痿，气大衰。”由此可知，肾气的虚衰是人体衰老的根本动力，故而补肾也就成了一种延缓衰老的重要途径。

板栗“肾之果”，吃法很重要

板栗又称毛栗、栗子等，性味甘糯爽口、营养丰富，素有“干果之王”的美誉。在国外，它还被称为“人参果”。栗子对人体有着很强的滋补功能，可与人参、黄芪、当归等媲美，故又被称为“肾之果”。

中医认为，栗子能壮腰补肾，活血止血。中医认为栗子味甘，性温，无毒，入脾、胃、肾三经，功能为补脾健肾、补肾强筋、活血止血，适用于脾胃虚寒引起的

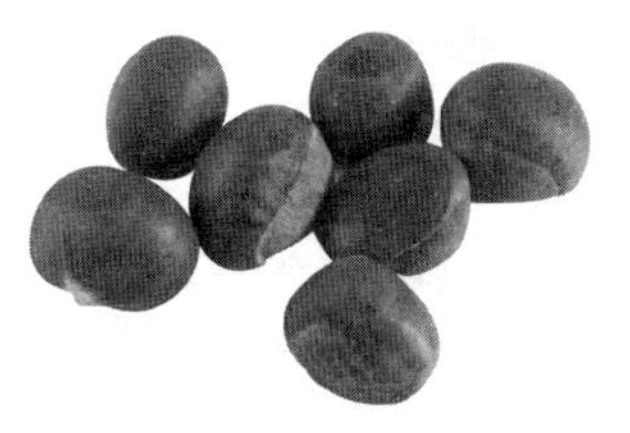

板栗

慢性腹泻，肾虚所致的腰膝酸软、腰肢不遂、小便频数以及金疮等症。唐代孙思邈说："栗，肾之果也，肾病宜食之。"《本草纲目》中指出："治肾虚、腰脚无力，以袋盛生栗悬干。每日吃十余颗，次吃猪肾粥助之，久必强健。"所以肾虚者不妨多吃栗子。

但是板栗的吃法也有讲究。我国民间用板栗补养、治病的方法很多，但多数人都是熟吃，殊不知，板栗生食补肾的效果更好。早在唐代，医药学家孙思邈就在《千金方·食治》中说："（板栗）生食之，治腰脚不遂。"强调了"生吃"这一方法。

唐宋八大家之一的苏轼，有首诗中写道："老去自添腰腿病，山翁服栗旧传方，客来为说晨兴晚，三咽徐妆白玉浆。"这其中所提到的"服栗旧传方"就是指把新鲜的栗子放在口中细细咀嚼，直到满口白浆，然后再慢慢吞咽下去。这也正是食栗补肾的科学方法。

人到中老年，由于阳气渐渐衰退，不仅会出现腰膝酸软、四肢疼痛，还可能出现牙齿松动甚至脱落，这些都是肾气不足的表现，当从补肾入手，及早预防，食用生板栗就是可行的方法之一。每天早晨和晚上，把新鲜的栗子放在口中细细咀嚼，直到满口白浆，然后再慢慢吞咽下去，就能收到不错的补益治病效果。中老年人若养成每日早晚各吃风干生板栗5~10枚的习惯，就可以达到有效预防和治疗肾虚、腰酸腿痛的目的。

需要说明的是，脾胃不好的人生食板栗不宜超过5枚。栗子富含膳食纤维，血糖指数比米饭低，只要加工烹调中没有加入糖，糖尿病人也可适量品尝。

此外，生食板栗有止血的功效，可治吐血、衄血、便血等常见出血症。将生板栗去壳，捣烂成泥，涂于患处可以治跌打损伤、瘀血肿痛等，中医临床证明有一定疗效。

而且，栗子中含有丰富的不饱和脂肪酸和维生素、矿物质，能预防高血压、冠心病、动脉硬化、骨质疏松等疾病，是补肾抗衰老、延年益寿的滋补佳品。栗子含有核黄素，常吃栗子对日久难愈的小儿口舌生疮和成人口腔溃疡有益。栗子是碳水化合物含量较高的干果品种，能供给人体较多的热能，并能帮助脂肪代谢，具有益气健脾、厚补胃肠的作用。栗子含有丰富的维生素C，能够维持牙齿、骨骼等的正常功用，可以延缓人体衰老，是老年人理想的保健果品。

但是，栗子含糖分高，糖尿病患者应当少食；脾胃虚弱、消化不良或患有风湿病的人也不宜食用。

营养专家推荐的三款补肾饮品

现在很流行补肾，补肾的方法也很多，但如果食补，还是喝汤、粥、酒这些饮品比较好，因为这些饮品更容易被身体吸收。在这里，营养专家为大家介绍几款方便又实用的补肾良方：

1. 人参核桃饮

原料：人参5克，核桃肉3个。

制法：将人参切片，核桃肉掰成蚕豆大小，把两者放入锅中加水适量用文火熬煮1小时即可。

功效：代茶饮，可长期服用。此饮具有益气固肾的作用，常用于肾气不足而出现的头昏健忘，耳鸣失眠，须发早白，神疲乏力，汗多气短等。

2. 灵芝人参果杞酒

原料：灵芝50克，人参（西洋参、种洋参、生晒参均可）30克，果杞50克，冰糖100克，白酒500毫升。

制法：灵芝洗净切薄片、人参切片、果杞洗净置于酒罐中，加入冰糖、白酒，密封罐口，浸泡15天即成。

功效：每日两次，每次10毫升，可长期饮用。此酒的功效在于益气补肾，抗衰老。适用于须发早白，失眠健忘，腰酸耳鸣，头昏眼花，气短乏力等肾气不足者。

3. 枸杞莲药粥

原料：枸杞30克，莲子50克，新鲜山药100克，白糖适量。

制法：新鲜山药去皮洗净切片；枸杞、莲子淘洗干净；将以上三物加清水适量置于文火上煮熬成粥，加糖食用。

功效：每日早晚温服，可长期服用。常喝枸杞莲药粥可补肾健脾，养心安神。此粥适用于脾肾虚弱而致的健忘失眠，心悸气短，神疲乏力等症。

第十二章

营养强体质：打造不生病的体魄

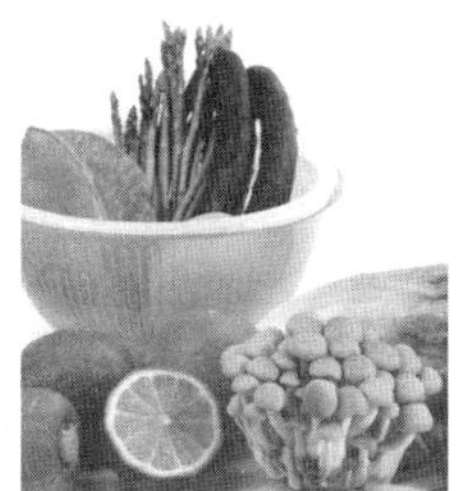

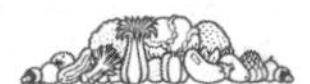

提高免疫力的营养方案

食物有七色，免疫功效各不同

科学研究发现，不同颜色的食物所含的营养成分和具有的功效有所不同，每种颜色的食物对免疫系统的作用也不同。下面我们就介绍七种不同颜色的食物的特殊功效，让你在满足口福同时，也使身体获得均衡的营养。

1. 黄色食物——维生素 C 的天然源泉

黄色食品是高蛋白、低脂肪食品中的佳品，最宜患有高脂血症的中老年人食用。黄色源于胡萝卜素和维生素 C，二者功效广泛而强大，在抗击氧化、提高免疫力、维护皮肤健康等方面更有协同作用。

玉米和黄豆是黄色食品的代表。玉米提供碳水化合物、膳食纤维和 B 族维生素等，可刺激胃肠蠕动，加速粪便成形和排出，防治便秘、肠炎和肠癌，还可调节血脂，在一定程度上预防高血压和冠心病的发生。香蕉是很好的垃圾清理剂，能强化消化系统功能，并且还可以将血液毒素及时清除。

2. 红色食物——添加能量

红色食物有助于减轻疲劳，有驱寒作用，并且让人精神焕发，充满力量。红色源于番茄红素、胡萝卜素、铁、部分氨基酸等。红色食物对治疗男性的前列腺炎有益。

红豆、红薯等是优质蛋白质、碳水化合物、膳食纤维、B 族维生素和多种无机盐的重要来源，可弥补大米、白面中缺失的营养，经常食用可提高人体对主食中营养的利用率。不过进食过量会引起不安、心情暴躁，使人易怒，所以切记要适可而止。

3. 绿色食物——肠胃的天然“清道夫”

大部分的绿色食物都含有纤维素，可以让肠胃得到清理，从而防止便秘，降低直肠癌的发病率。另外，常吃绿色食物能让我们的身体保持酸碱平衡的状态，在更大程度上避免癌症的发生。另外，绿色食品还有缓解压力、预防偏头痛的功能。

4. 紫色食物——延年益寿

甘蓝、茄子以及紫菜都是含碘丰富的食品。另外，葡萄中还富含维生素 B_1、维生素 B_2，可以加速血液循环，保持心脏健康；同时，某些紫色食品还具有壮阳的功效，比如洋葱。

5. 蓝色食物——稳定情绪

蓝色的食物并不常见，主要包括蓝莓及一些浆果类食物。从营养学角度来看，蓝色食物具有镇定作用，情绪紧张时可以吃一些。不过,吃得太多也会过犹不及，导致情绪低落。为了避免这种情况，可以配合橙色食物吃。

6. 黑色食物——益脾补肝

黑色的食物都是滋阴的佳品。蘑菇中含有促进皮肤新陈代谢和抗衰老的抗氧化物质——硒，它有助于加速血液循环，防止皱纹产生。另外，黑米中含有多种氨基酸，还含有铁、锰、钙等多种微量元素。而黑芝麻中的维生素 E 含量极丰富，具有益脾补肝的作用。

7. 白色食物——蛋白质和钙质的丰富源泉

通常说，白色食品如豆腐、奶酪等是钙质丰富的食物，吃白色食物可以强壮骨骼。同时，各种蛋类和牛奶制品还是富含蛋白质的优质食品，而我们常吃的白米则富含碳水化合物，是饮食金字塔根基的一部分，更是身体不可或缺的能量之一。

食物的颜色影响营养价值还反映在同类蔬菜的不同品种中，例如红皮甘薯的营养价值高于白皮甘薯，黑木耳所含维生素高于白木耳，红色胡萝卜所含胡萝卜素高于黄色胡萝卜。另外，即使是同一株蔬菜，因不同部位的颜色深浅有别，其营养价值的差异也有所区别，例如葱的绿色部分所含维生素是葱白部位的 4~5 倍，芹菜绿叶所含维生素 C 是茎白部位的 4 倍以上。

膳食求均衡，为免疫加加油

世界上没有一种食物可以提供身体需要的全部营养素，人们只能通过选择各种食物来摄取多样的营养，从而维持免疫系统的正常工作。据有关专家分析，人体需要的营养成分多达四十多种，一旦饮食吃得不均衡，又有偏食或挑食的不良习惯时，就容易导致营养失调或免疫力低下。

人们要注重膳食平衡，所谓平衡膳食，是指膳食中所含的营养素种类齐全、数量充足、比例

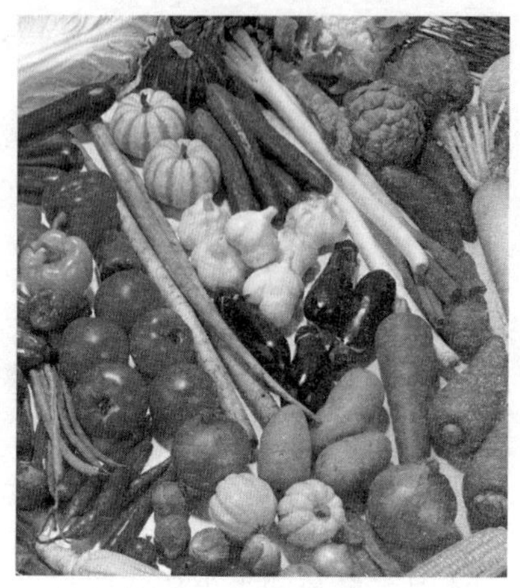
膳食营养要均衡

恰当，膳食中所供给的营养素与机体需要保持平衡。平衡膳食不仅能满足机体的各种生理需要，也能预防多种疾病的发生。膳食的平衡需具备以下特点：

摄取的食物要多样化。我们知道，各种食物中所含的营养素不尽相同，而人体需要多种营养素，因此需要吃各种食物，如果只吃一两种或少数几种食物，不能满足人体的营养需求，如果长期摄入单调的营养物质，那么对生长发育和身体健康十分不利。

各种食物的比例要合适。人体需要的各种营养素在人体内发挥作用是互相依赖、互相影响、互相制约的。如人体需要较多的钙，而钙的消化吸收必须有维生素D参与完成。维生素D是脂溶性维生素，如果肠道里缺少脂肪，它也不能很好地被肠道吸收，只有在吃维生素D的同时，吃一定数量的脂肪，维生素D才能被吸收。而脂肪的消化吸收，必须有胆汁才能发挥作用，胆汁是肝脏分泌的，要使肝脏分泌胆汁，又必须保证蛋白质的供给。

那么，蛋白质、脂肪、糖这三大营养素又怎样相互作用呢？如果人体摄入的糖和脂肪不足，体内的热量供应不够，就会分解体内的蛋白质来释放热量，以补充糖和脂肪。但蛋白质是构成人体的“建筑材料”，体内缺少了它，会严重影响健康。如果在摄入蛋白质的同时，又摄入足够的糖和脂肪，就可以减少蛋白质的分解，而充分利用它来修补和建造新的细胞和组织。由此可见，各种营养素之间存在一种非常密切的关系，为了使各种营养素在人体内充分发挥作用，不但要注意各种营养素齐全，还必须注意各种营养素比例适当。

总之，为了保证身体的健康，我们必须保持食物种类的丰富性与营养物质的互补和平衡，这样才能为健康加分，为生命注入活力。

早、中、晚，黄金配制餐桌上的三餐

营养学家一致推崇膳食要均衡，在这样一个物质丰富的时代，吃得健康绝不是把粮油蛋菜一股脑儿地送给舌头和胃，而应懂得如何让身体的免疫系统运转得更健康、更长久。从某种程度上说，我们的身体实际上是由食物造就的。所以每天一定要关注我们的三餐营养是否均衡，同时要坚持少肉、少油、少盐；早餐要吃好、中餐要吃饱、晚餐要吃少的原则。

1. 早餐：并非可有可无

许多人没有吃早餐的习惯，认为早餐没那么重要。他们这样就想大错特错了。不吃早餐使身体在适宜时间段没有吸收到相应的营养，会导致种种疾病的滋生。轻则使人感到疲劳，反应迟钝，注意力不集中，精神萎靡，重则可能引起消化道疾病、胆结石、肥胖症、心血管疾病等。

因此，早餐要吃好，米粥、全麦面包、低脂食物和高碳水化合物的合理搭配就是早餐的上上之选。吃早餐利于长寿，许多百岁老人长寿的秘诀之一就是规律地吃早餐。

早餐的最佳时间：7~8 点，吃得过早，势必会干扰胃肠的休息，使消化系统长期处于疲劳应战的状态，扰乱肠胃的蠕动节奏。所以在 7 点左右起床后 20~30 分钟再吃早餐最合适，因为这时人的食欲最旺盛。另外，早餐与中餐间隔 4~5 小时为好，也就是说早餐最好在 7~8 点之间。

2. 午餐：补充全方位的营养

午餐是每日饮食中最主要的一餐，发挥着重要的“承上启下”作用：既要补偿早餐后至午餐前约 4~5 个小时的能量消耗，又要为下午 3~4 个小时的工作和学习做好必要的营养储备。如果午餐不吃饱吃好，人往往在工作数小时后（特别是下午 3~5 点钟）出现明显的低血糖反应，表现为头晕、嗜睡、工作效率降低，甚至心慌、出虚汗等，严重的还会导致昏迷。

午餐食物的选择大有学问。午餐所提供的能量应占全天总能量的 35%，这些能量来自足够的主食、适量的肉类、油脂和蔬菜。与早餐一样，午餐也不宜吃得过于油腻。具有抗衰老、抗癌作用的西蓝花，包含丰富蛋白质的鱼肉，有降脂作用的洋葱，具有抗氧化效果的豆腐，有利于保持活力的卷心菜和美容养颜的水果蔬菜等食物是午餐的最佳选择。

吃午餐时可以有意识地选择食物的种类，尽量保持营养均衡。

3. 晚餐：科学配餐，才能有效防病

晚餐搭配不科学是导致疾病丛生的重要原因之一，因此要重视晚餐的营养搭配。

晚饭宜量少，这是决定健康的重要因素。不过，随着工作和生活节奏的加快，越来越多的人

对早饭和午饭忽视或者弃而不顾，却在晚饭时大吃特吃，以弥补一天的能量损失。这极大地损害了人体健康，导致肥胖症、糖尿病等众多生活方式病滋生。所以我们说晚餐要吃少，就是吃得简单一点，不要大鱼大肉的，熬点粥，做点清淡的蔬菜，吃到七八分饱就可以了，这样不仅身体舒服，也不容易发胖。

健康晚餐的几条原则：

（1）傍晚 6 点左右吃晚餐最合适；

（2）晚餐吃素可防癌；

（3）晚餐避甜防肥胖；

（4）晚餐适量睡得香。

餐桌上健康免疫的“金字塔”

“民以食为天，健以食为先”，为了从日常饮食中获取更多的营养，增强自身的免疫力，我们要了解食物的营养，学会在食物的营养之间取舍，这些直接影响着人类的免疫健康。

20 世纪末，美国农业部开始根据“美国人饮食指南”建立了日常食物金字塔。后来又推出了新版食物金字塔，纠正了过去的一些疏漏。哈佛大学公共健康学院的专家们依靠所获得的最科学的证据，根据食物与健康之间的关系，建立了新的健康饮食金字塔。它修补了美国农业部食物金字塔的基础漏洞，在关于吃什么的问题上，提出了更好的建议。

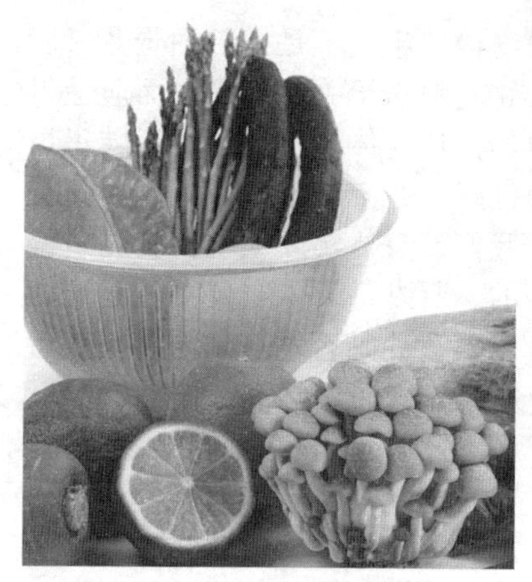

多吃水果蔬菜

健康饮食金字塔是建立在每日运动和控制体重的基础之上的，因为这两个因素对人们保持健康来说十分重要。它们也会关系到人们吃什么和如何吃的问题，以及人们吃的食物如何影响自身的健康。从健康饮食金字塔的底座往上看，其中包括：

底架：尽量多吃谷麦类，如面包、米饭等。

功能：供应热能，补充消耗，保持体温。

营养成分：含淀粉质、少量 B 族维生素及植物性蛋白质；全麦食物含纤维素。

健康摄取量：常被人们作为主食，总摄取量远高于其他类食物。

第二层：多吃水果蔬菜。

功能：增强抵抗能力，维持

细胞健康，防止便秘。

营养成分：含丰富维生素A和C，各种矿物质及纤维素。

健康摄取量：多吃蔬菜水果对健康与美容均有益，蔬菜每日最少350克，水果每日最少2~3个。

第三层：适量进食鱼类、蛋类、家禽、全瘦肉类、豆类、乳类。

功能：肉类等可助生长发育，维持新陈代谢，奶类有助于牙齿及骨骼健康。

营养成分：肉类及奶类等食物均含丰富蛋白质、多种维生素及脂肪；肉类中的铁质及奶类中的钙质含量特别丰富。

健康摄取量：适量，乳类食品每日250~500毫升，瘦肉、家禽类、鱼类、豆类及蛋类每日合计摄取150~350克。

架顶：尽量少吃高脂肪、高糖分的食物。

功能与养分：脂肪与糖直接或间接提供人体生理运行及活动所需热能，在一定限度内对身体有利，摄取过多则有害。

健康摄取量：其他层类的食物中所含的脂肪与糖分一般已能满足人体所需，故应尽量避免额外进食。

只要我们注意在餐桌上构建起健康的饮食“金字塔”，就一定可以吃得更营养、更健康。

免疫力可以根据血型“补”出来

人类依靠着血液繁衍生息，每一个家族都是由同样“血统”的人构成，我国古代就有“滴血认亲”的传统。那么，是什么东西在这神秘血液里作祟，使个体与个体之间相似而又有区别呢？

现代医学研究发现，血液含有数以万计的基因记忆组，在这些基因组中有这样一组密码，生活中它们以鲜红的均匀同质的液体形制存在。然而，将它们放在显微镜底下时发现，它们是由淡黄色液体和一些鲜红的细胞构成的。鲜红的细胞含有一种特殊的铁质，这种铁质能够携带氧气，并且使血液呈现锈红的颜色，保卫身体免受感染的物质，就是神秘的抗原。

抗原是一种特殊的在体内存在的化学模式，每种生命形式都有抗原。在医学上，抗原也被称为血凝原，而与之对应的抗体则被称为血凝素。

细胞中数量仅次于红细胞的白细胞，就像个永远保持警戒的护卫小组，在血管里来回巡逻，保护身体免受感染；流动着的血液里也含有负责运送养分的蛋白质、帮助凝结的血小板，以及能够捍卫免疫系统的血浆。这些物质构成了人类身体最原始的免疫系统。

每一种血型都有不同的抗原，而且抗原都很敏感。当你的体内一旦出现“异徒”，如来自细菌的外来抗原，或者外力运输血液抗原等，你的抗原立刻就会对其进行判断，并采取或融合或凝集的方式，进行裁决，从而坚强有效地捍卫自身免疫系统。

血型与抗原有者非常密切的关联。血型的结构，就像一只被称为“海藻糖”的链状糖类所组成的触角，从细胞表面向外伸出来。单独的海藻糖结构构成了人体最原始的血型——O型，由于O型的海藻糖的原始性和包容性，它成就了其他血型形成的基础。

O型血在发展过程中，适应了新的气候、环境和食物资源，结合不同的糖类，从而产生了新的血型——A型、B型、AB型。

过去，我们一直认为血型并不重要，只有在医护急救时才能派上用场。然而，事实上血型对于整个人体的免疫系统来说非常重要。免疫系统本身是一种自我防御集合，当有病毒或其他外来抗原侵入时，它通过本身血液中的抗体，控制着病毒、细菌、传染病、化学物质、压力等对身体的影响，而且由于不同血型中所含有的抗体不同，血液应付各种可能危及免疫系统的入侵者或情况也略有差异。

血液中的抗原非常重要的原因，就是因为它的敏感性，当外来抗原一入侵，它立刻就判别出哪些是自己的，哪些是外来的。就是因为血液有这种特殊的功能，免疫系统才不会攻击自己的细胞组织，保护自己的有机体不让危险靠近重要器官，从而维护身体的健康安全。

1.O型增强免疫力的食补大法

从人类史上看，O型血是一种非常古老的血型，有着远古时代狩猎者的体质。O型的人的体质与原始人比较接近，他们可以适应并消化大量的动物性蛋白质，但对植物性食物吸收则有些不大适应。可以说，O型的人具有狩猎者的特征，是高蛋白肉食的良好吸收者。

O型的人新陈代谢快,效率高。在免疫系统方面，由于O型血液中，既不含A型抗原，也没有B型抗原，所以在面临细菌以及其他血凝素时，O型的人不得不通过一种新的融合方式，来减少这些物质对自己的伤害。在长期的进化过程中，就形成了O型血强悍的自身免疫功能和抵抗力，保护自己不受各种疾病和病毒的侵袭。

O型同其他血型一样也有易缺乏的营养。由于O型的人的消化系统具有易消化动物高蛋白，不易吸收植物营养素的特点，因此，轻易缺乏植物营养素。

（1）维生素K。O型血具有红细胞没有A、B抗原的特点，而且某些对血液有凝固功用的元素含量也偏低，维生素K就是其中一种。O型的人经常出现血液不能凝固而流血不止的情况，这就是因为缺乏维生素K的缘故。维生素K具有帮助血液凝固的特殊功能，所以O型的人必须保证进食一定量的含有足够的维生素K的食物这是非常重要的。

（2）矿物质钙、碘、锰。由于在O型的人的饮食中，奶制品是他们应该避免的一类食品。因为奶制品中包含一种血凝素易与O型血液中某些物质发生凝集反应，不利于其消化。所以O型的人易缺乏奶制品补充的钙质。

一般来说，O型的人应当遵循下面的饮食原则：

宜多食：牛肉、羊肉或鹿肉；鳟鱼、鲑鱼、沙丁鱼、鲈鱼、鳕鱼、鸡蛋、牛奶或豆腐；新鲜奶酪；大蒜、萝卜、莴苣、洋葱、欧芹、甘薯和南瓜等；橄榄油或亚麻子油；苹果、柚子、葡萄、梨、西瓜和桃子。

适量食用：肥猪肉、火腿和鹅肉等；梭子鱼、鱼子酱、章鱼等；各种类型的奶酪、冰激凌、酸奶、全脂奶、鳄梨、圆白菜、蘑菇、橄榄、土豆、白玉米等；玉米油或葵花子油；椰子、甜瓜、橘子、草莓、杧果和柑橘子等。

对O型的人而言，易增加体重的食物有小麦及其副产品：白面包、甜面包、面饼、饼干、馅饼、玉米、四季豆、小扁豆、洋白菜和花等。

2.A型增强免疫力的食补大法

A型血是指在血液中红细胞上带有A型抗原，血浆中含有B型凝集素的血型。此类血型在免疫系统、消化系统，以及人物性格方面，体现出与众不同的特征。

A型的人自身的免疫功能和抵抗力都相对弱一些，因此比较容易受到多种疾病和病毒的侵袭。A血型的人消化系统的功能也不是很强，胃酸的含量比较低，胃中缺少消化酶，这会影响人体对某些营养物质的消化吸收，特别是动物蛋白质。但是对于植物类食物，A型的人却消化效率较高，而且新陈代谢快。因此在日常饮食中，大多数A型的人都有以素食为主的进餐特点。

专家发现，A型的人患癌的概率要比其他血型高很多，对于易患癌症的A型人群来说，要想杜绝疾病，除了平日应该坚持适合自己血型的饮食和体育运动，以增强自身免疫系统的功能外。也要以提高人体抵抗力为目标，定期进行身体检查，并且要保持健康的心态和良好的生活方式，这对预防癌症具有非常重要的作用。因此，血型饮食研究者对A型的人提出了以下建议：

（1）专家认为，A 型的人保健的第一原则是多吃高纤维的植物食品，也就是素食。不要吃太多动物性食物或去除了纤维、矿物质、维生素的加工食品，如白糖、白米和白面包等。

（2）多吃绿色蔬菜和豆制品，增强免疫系统功能，提高自身的抵抗力。最好每餐都进食一些新鲜、没有烹煮过的水果、蔬菜和芽菜。它们所含的维生素对预防胃癌很有帮助。

（3）多吃蚕豆和蘑菇，它们所含的血凝素对 A 型的人很有帮助，可预防结肠癌。

（4）保持和控制你的体重。尽量不要抽烟、喝酒、超负荷工作，注意多休息。

（5）保持愉快的心情，排除压力的影响。

此外，A 型的人最容易缺乏的就是维生素和矿物质类营养，其中维生素包括维生素 B_{12}，维生素 C 和维生素 E，而矿物质主要是钙，以及一些微量元素的缺乏。因此 A 型的人在饮食中，需要通过特别方式来补充这些营养素。

一般来说，A 型的人饮食应当遵循下面的原则：

宜多食：鳕鱼、鳟鱼、鲑鱼、沙丁鱼、鲈鱼、鲤鱼等；鸡蛋（一周 3 个）、奶酪、豆奶、天然酸奶、奶油等；葡萄籽油和亚麻子油；洋蓟、萝卜、洋葱、南瓜、菠菜和大蒜等；柠檬、菠萝、李子、苹果、桃、番石榴、葡萄干、樱桃、柚子汁和芹菜等。

适量食用：所有肉类（每周只可吃一次飞禽类），包括肥猪肉、羊肉、火腿和鸭肉等；鱼子酱、小龙虾、小鳗鱼、大牡蛎、贻贝、舌鳎等；各种奶酪、全脂奶和冰激凌；各类蔬菜油、圆白菜、茄子、辣椒、土豆、橄榄、胡椒、香蕉、椰子、杧果、橘子、木瓜。

可增加体重的食物：肉类、乳制品、菜豆和小麦。

可减肥的食物：橄榄油、大豆、绿叶蔬菜和菠萝。

3.B 型增强免疫力的食补大法

B 型的人也有其自身的特点。B 型血液是指红细胞表面有 B 抗原，血清中会产生对抗 A 型抗原的抗体的血液类型。按照 B 型血来说，红细胞上的 B 型抗原，与血清中的抗 A 抗原的抗体能够很好地结合，形成一个很强的自身免疫系统。可以说 B 型的人是在四种血型中，最健康、免疫力最强的血型。B 型血强健的免疫系统，能够快速地保护人体不受各种疾病和病毒的侵袭。

在饮食上，B 型血的人所摄取的食物，要远比 A 型血的人广泛。所有的食物似乎都适合 B 型血的身体特点，都能被 B 型血者吸收利用，如果一个 B 型血的人能够认真地坚持和遵循B型血的饮食计划，他天生强健的免疫系统和抵抗力，会得到进一步的增强，从而防止各种严重疾病的发生。

无论怎么完美的机体也有他缺憾的地方，对于B型的人来说，各类细菌好像对B型的人特别钟爱，而且较其他三种血型，毒素也容易在B型的人体内积累。B型的人不得不通过提高新陈代谢的效率来加快排毒速度。因此B型的人唯一需要补充的营养物质便是矿物质镁。当身体内镁物质缺乏时，强健的B型的人会发现自己很容易罹患病毒感染、疲倦、忧郁沮丧以及神经系统失调，对生活、学习都可产生不小的影响。因此，B型的人需要补充一些富含矿物质镁元素的食物。尤其是患有湿疹的B型血儿童，补充镁质对其缓解病情有良好疗效。富含矿物质镁的食物有：谷类、豆类、绿色蔬菜、蛋黄、牛肉、河鲜产品、花生、芝麻、香蕉等。豆腐中也含有较高的镁成分，经常吃些卤水豆腐，可解决由于缺镁引起的“抽搐病”。

一般来说，B型的人饮食应当遵循下面的原则：

可多食：新鲜奶酪、奶油；橄榄油和鱼肝油；燕麦、大米、谷物等；圆白菜、胡萝卜、欧芹、青椒、花椰菜等；葡萄、香蕉、苹果、番石榴、葡萄汁、菠萝或木瓜汁等都很适合此血型者食用。

适量食用：肥猪肉、鸡肉、鸭肉、鹅肉、火腿、蛤蜊、龙虾、章鱼、虾、奶酪、冰激凌；蔬菜油；各类坚果、花生、黄瓜、芝麻、苋菜类、麦芽；非稻米类面包；鳄梨、玉米、南瓜、萝卜、椰子、石榴、西红柿汁等。玉米、扁豆、花生、芝麻、小麦、面包、饼干等。

可增加体重的食物：绿叶蔬菜、肉类、鸡蛋、奶酪、酸奶等可能会给该血型者的体重带来麻烦。

4.AB型增强免疫力的食补大法

AB型的人的长处是思想敏锐、观察仔细、热心、认真、富于同情心和自我牺牲精神、善于反省。性情急躁、反复无常、忧郁、爱发牢骚等是AB型的人的缺点。

由于AB型血液中同时含有A型血抗原和B型血抗原两种血型抗原，本该具有A型血或者B型血的特性。而在生理特征方面，AB型的人与A型的人非常相似，却很少有B型血的特性。

在免疫系统方面，AB型的人承袭了A型的人的特点，自身的免疫功能和抵抗力都不是很强，而且极易受到多种疾病和病毒的侵袭，而A型的人易患的疾病，大部分AB型的人也容易罹患，特别是癌症和心血管疾病，AB型的人发病率相对较高，要特别注意预防。

AB型的这种复合特性的表现，要视具体情况而定，但饮食可以影响AB型的人的这种复合表现。基本上大部分对A型或B型的人不利的食物，都可能不适合AB型的人，但还是有一些例外，如含有泛血球凝素的食物。泛血球凝素是一种能胶凝所有血型的血凝素，但似乎适合AB型的人，可能是因为血凝素的反应被双效的A型与B型抗体抵消了，而西红柿就是一种含有泛血球凝素的食物。

任何看似完美的事物，都有其缺憾。AB型的人不易缺乏营养物质，但是由于其本身生理特点，维生素C和矿物质硒依然是AB型的人应注意补充的食物。适合AB型人的富含维生素C食物：浆果类、樱桃、葡萄柚、柠檬、菠萝、甘蓝。

一般来说，AB型的人饮食应当遵循下面的原则：

可多食：小羊肉、兔肉、羊肉、火鸡肉；小米、燕麦、米糠、大米；大豆、斑豆、红豆、大红豆、豆腐；葡萄、草莓、李子与浆果等碱性水果；杏子、无花果、菠萝。

适量食用：培根、牛肉、鸭肉、猪肉、鹅肉、小牛肉、水牛肉、火腿、鹌鹑；小麦、荞麦、玉米；菜豆、青豆；香蕉、杧果、菠萝、柑橘等热带水果。

另外，AB型血的减肥食物可同时参照A型和B型。

多吃鸡肉调和脾胃，提升免疫力

现代营养学上一直有“红肉”和“白肉”之分，前者指的是猪、牛、羊等肉类；后者指的是禽类和海鲜等，其营养价值要高于红肉。鸡肉就是白肉中的代表，其增强人体免疫力的作用主要体现在它所含有的牛磺酸上。牛磺酸可以增强人的消化能力，起到抗氧化和一定的解毒作用。在改善心脑功能、促进儿童智力发育方面,具有较好的作用。尤其是乌鸡、火鸡等品种中，牛磺酸的含量更高，比普通鸡肉的滋补作用更强。

鸡肉具有温中益气、补精填髓、益五脏、补虚损的功效，可以治疗由身体虚弱而引起的乏力、头晕等症状。对于男性来说，由肾精不足所导致的小便频繁、耳聋、精少精冷等症状，也可以通过吃鸡肉得到一定的缓解。鸡不同部位的肉的营养成分有所差异。鸡脯肉的脂肪含量很低，而且含有大量维生素，如B族维生素和烟酸，B族维生素具有消除疲劳、保护皮肤的作用；烟酸则能起到一定的降低胆固醇的作用；鸡翅膀中含有丰富的骨胶原蛋白，具有强化血管、肌肉、肌腱的功能；鸡大腿肉中含有较多的铁质，可

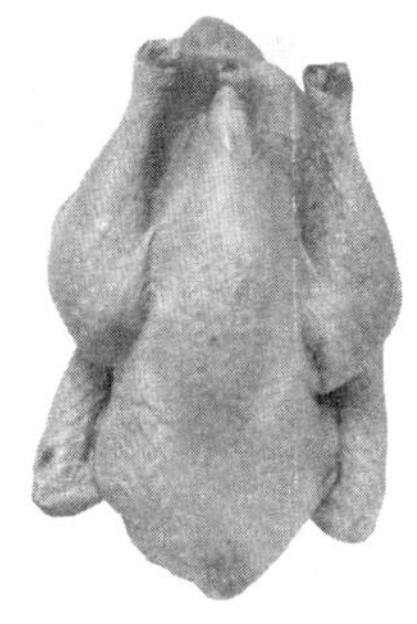
鸡肉

改善缺铁性贫血。一般来说，老鸡的脂肪含量高于小鸡；鸡肝中的胆固醇很高，与猪肝的含量基本接近，胆固醇高的人不要吃。

由于鸡肉具有很强的滋补作用，现代社会中天天忙忙碌碌、常处于亚健康状态的白领最好多吃一些，以增强免疫力，减少患病概率。但鸡肉中丰富的蛋白质会加重肾脏负担，因此有肾病的人应尽量少吃尤其是尿毒症患者应该禁食。

紫菜——海中鲜味清肠道

紫菜，俗称长寿菜，属红藻门类红毛菜科食用海藻，是一种不含胆固醇的纯天然野生食品，且含有高量蛋白质、钙、铁、碘等以及各种人体所需维生素和无机盐类，历来被人们视为海味珍品，具有化痰软坚、清热利水、补肾养心等功效。

作为一种零食，紫菜热量很低，纤维含量却很高，几乎没有令人发胖的风险，是女性和孩子可以放心食用的美味小食。在日本和韩国，紫菜是家庭中必不可少的食品。不论是紫菜饭团，还是紫菜泡饭，紫菜一直都是餐桌上的亮点之一。

紫菜的好处不仅在营养方面，它的保健效果更令人称道。英国研究人员在20世纪90年代就发现紫菜可杀死癌细胞，增强免疫力。紫菜中所含藻胆蛋白具有降血糖、抗肿瘤的作用，其中的多糖具有抗衰老、降血脂、抗肿瘤等多方面的生物活性。紫菜中所含的藻朊酸，还有助于清除人体内带毒性的金属，如锶和镉等。医疗人员还从紫菜中开发出具有独特活性的海洋药物和保健食品，能有效预防神经老化，调节机体的新陈代谢。此外，紫菜能预防和治疗消化性溃疡，延缓衰老，帮助女性保持皮肤的润滑健康。民间还有让产后的妇女吃些紫菜的偏方，有明显的催乳效果。

紫菜除了作为零食以外，还有很多吃法，如吃饭的时候，配一些切成小片的调味紫菜，味道鲜美，增加食欲；调制凉菜和沙拉的时候，加一点紫菜丝，可以当作调味品；拌馅的时候，可以加入紫菜，然后制作饺子和包子等。

紫菜虽有种种好处，但脾胃虚寒、容易腹胀的人不宜多吃，因为中医认为紫菜味甘咸，性寒。

此外，需要控盐的人也要适当克制调味紫菜的食用量，可以适当吃些没有调味的紫菜片。

下面，再为大家介绍紫菜的简单吃法，能够提升免疫力——芝麻拌紫菜。

原料：紫菜100克，黑芝麻20克，白芝麻20克。

制法：先把紫菜剪成长条状细丝，然后再把黑色、白色的芝麻用研碎碾碎，最后把磨碎的芝麻和紫菜拌在一起放进瓶子里储存，吃饭时舀几匙出来和白饭拌着一起吃别有风味。

茯苓——健脾利湿，能最快提升人体免疫力

茯苓的功效十分多：健脾、安神、镇静、利尿，能全方位地增强人体的免疫能力，被誉为中药“四君八珍”之一。

茯苓生长在土壤中，而且是大树根部附近，它能收敛阴气，让其趋向收藏。

“人过四十，阴气减半”，如果人的肝木之气得不到足够的阴精制约，就会渐渐偏离常道在体内妄行，导致头晕、手足摇动等肝风太过的症状出现。茯苓对中老人而言绝对是延年益寿的良药。

在古代，人们对茯苓推崇备至，因为他们认为那是大树之精

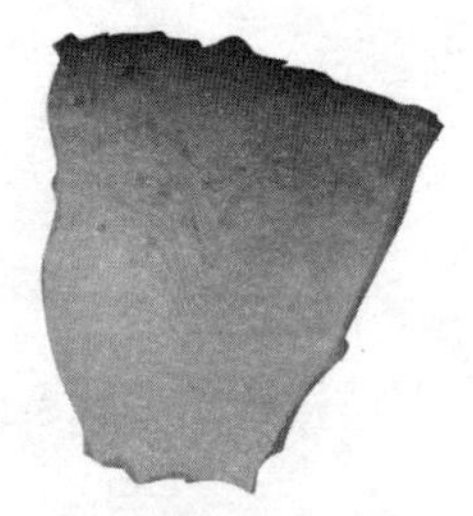

茯苓

华生的奇物，有十分好的养生功效，据说慈禧太后长年内服的13个保健长寿药方中，约有一半的药方都含有茯苓。

白茯苓有多种食用方法，最简单的做法是把茯苓切成块之后煮着吃，还可以在煮粥的时候放进去。另外，可以把茯苓打成粉，在粥煮好的时候放进去，这样人体就更容易吸收了。

对于中老年人，茯苓具有补益的功效，但对于正处在生长发育期的儿童与青少年就不太适合了。因为孩子处在发育阶段，生机盎然，正需要肝木之气的生发之性来支持，而此时的人体也完全足够的阴精来与肝木的生发之性相抗衡，所以人体能像树木那样长高长壮。

给未成年人吃茯苓，等于在扼杀他们的生发之机，给健康带来不利。未成年人只有在生病等非常特殊的情况下，经过医生的检查后才能服用茯苓，作为家长，千万不要自作主张煎煮茯苓给孩子吃。

推荐食谱：

1. 茯苓山药肚

原料：茯苓50克，山药20克，猪肚250克，调味品适量。

做法：将猪肚洗净，纳茯苓、山药于猪肚内，扎紧肚口，淋上料酒，撒上食盐，加水炖烂，去药渣，将猪肚切片，调味服食。

功效：可健脾益肾，适用于脾虚精亏，性交不射精、面色少华、倦怠乏力、头晕耳鸣等。

2. 白术茯苓田鸡汤

原料：白术、茯苓各15克，白扁豆30克，芡实20克，田鸡4只（约200克），盐5克。

制法：白术、茯苓均洗净，投入砂锅，加入适量清水，用小火约煲30分钟后，倒出药汁，除去药渣。田鸡宰洗干净，去皮斩块，备用；芡实、白扁豆均洗净，投入砂锅内大火煮开后转小火炖煮20分钟，再将田鸡放入锅中炖煮。加入盐与药汁，一同煲至熟烂即可。

功效：白术、茯苓健脾益气、利水消肿，白扁豆、田鸡可健脾利水、清热解毒；四者同用，对脾虚水湿内停所致的妊娠水肿有很好的食疗效果。

3. 胡萝卜茯苓炖鸡腰

原料：胡萝卜、马蹄各100克，鸡腰150克，茯苓、淮山、枸杞子、黄芪各10克，姜5克，盐、料酒、味精各适量。

制法：胡萝卜、马蹄均洗净，胡萝卜去皮切菱形，马蹄去皮；茯苓、淮山、枸杞子、黄芪均洗净，鸡腰收拾干净。

胡萝卜、马蹄下锅汆水；鸡腰加盐、料酒、味精腌渍后下锅汆水。所有材料放入锅中，加适量清水，大火烧沸后转小火煲熟，加盐、味精调味即可。

功效：马蹄、茯苓均有利水消肿的作用；黄芪、山药可健脾益气，助脾运湿，帮助消除水肿。

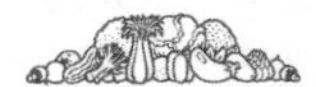

强健骨骼的营养方案

矿物质 + 维生素 D，强健骨骼的好兄弟

钙与磷等矿物质作为骨骼的重要组成物质，是骨骼坚实的基础；维生素 D 是调节体内钙、磷代谢的主要成分，使骨骼正常生长。两者如同一对好兄弟，互相帮助、扶持，共同打造出人体坚实、健康的骨骼。一般公认，牛奶是最佳的钙质来源，且其中的维生素 D 也能促进钙质的吸收。更重要的是，牛奶中有一种特殊的蛋白质，能够促进骨骼的形成，改善骨骼新陈代谢的状况。

此外，镁、钾等矿物质对增加骨骼的硬度也很有帮助，可以中和粮食、肉类中的酸性物质，维持酸碱平衡，利于骨骼健康。这类物质主要来源于香蕉、柑橘、甜瓜、番茄、马铃薯、各种绿叶蔬菜等。

推荐食谱如下：

1. 猪腰煲杜仲

原料：杜仲 15~30 克，猪腰 1 个。

制法：杜仲先置锅里，微火小炒，并洒上盐水炒至微黄，然后与洗干净的猪腰一起放进瓦煲内，加入清水 1000 毫升(约 4 碗水量)，先旺火煮沸后，改用文火煲一个半小时，调入适量食盐便可。

功效：常言道“腰骨痛，猪腰煲杜仲”。此汤有补养肝肾、强筋健骨的功效，对足膝酸软、腰背痛以及盗汗等有良好的辅助治疗作用，是理想的补腰骨汤品。

2. 莲藕红枣猪脊髓骨汤

原料：莲藕 250 克，红枣 5 个，猪脊髓骨 500 克，生姜 2~3 片。

制法：莲藕洗净、去节；红枣去核，洗净稍浸泡；猪脊髓骨洗净，用刀背打碎。然后一起放进瓦煲内，加入清水 2500 毫升（约 10 碗水量），先用旺火煲沸后，改用文火煲 2 个半小时，调入适量

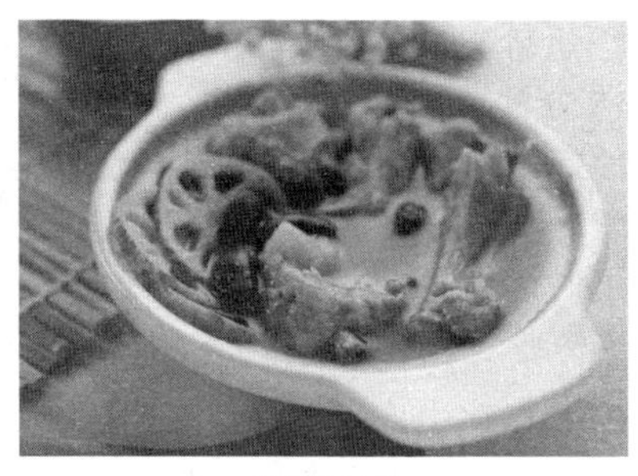

莲藕炖排骨

食盐便成。此量可供 2~4 人用。

功效：此汤具有补阴益髓、健身壮骨的功效，对陈旧性腰脊损伤，虚性、慢性腰痛有辅助治疗的作用，同时可治病后气血虚弱者之面色苍白、腰膝酸软、四肢乏力等症。

补肾即壮骨，补出健康的“身子骨”

“肾主骨生髓”，这一理念中医很早就提出来了。《黄帝内经》就明确指出，骨骼起着支持人体的作用，是人身的支架，骨之所以有这样的作用，主要依赖于骨髓的营养，而骨髓则由肾精所化生。也就是说，肾藏精，精生髓，髓藏于骨腔之中，髓养骨，促其生长发育。因此，肾、精、髓、骨组成一个系统，肾精充足，髓化生有源，骨质得养，则发育旺盛，骨质致密，坚固有力。反之，如肾精亏虚，骨髓化生无源，骨骼失其滋养，在小儿，就会骨骼发育不良或生长迟缓，骨软无力，囟门迟闭等；在成人，则可见腰膝酸软，步履蹒跚，甚则不能行动；在老年，则骨质脆弱，易骨折等。

肾主骨这一理论，经过现代医学实验研究，也进一步得到证实。例如研究发现，某些补肾药物能增加骨的坚韧度，对于某些骨折的病人，采用补肾的药治疗，多能加速骨质愈合。近年来，根据肾主骨的理论，从治肾入手治疗多种骨的病变，都取得满意疗效。以牙齿为例，“齿为骨之余”，牙齿是骨的一部分，所以也依赖于肾中精气所充养。肾精充足，则牙齿坚固、齐全；若精髓不足，则牙齿松动，甚或脱落。对于牙齿松动等病症，在临床上采用补肾的方法治疗，多能有良效。

由此可见，壮骨的根源在于养肾，所以健康的骨骼实际上是补出来的。下面给大家介绍几种常见又易做的壮骨食疗方，仅供参考：

1. 桑葚牛骨汤

原料：桑葚 25 克，牛骨 500 克，黄酒、白糖、生姜、葱各适量。

制法：将桑葚洗净，加黄酒、白糖少许蒸制；另将牛骨置锅中，水煮开锅后去浮沫，加入姜、葱再煮。牛骨发白时，加入已蒸制的桑葚。开锅后去浮沫，调味后即可饮用。

功效：滋阴补血，益肾强筋。适用于骨质疏松症、更年期综合

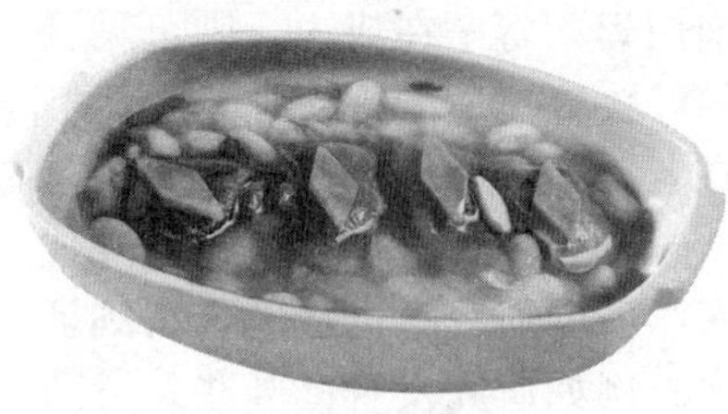
乌豆猪骨汤

征，对肝肾阴亏引起的失眠、头晕、耳聋、神经衰弱等也有疗效。

2. 乌豆猪骨汤

原料：乌豆30克，猪排骨300克。

制法：将乌豆洗净、泡软，与猪骨同置锅中，加水煮沸，改小火慢熬至乌豆烂熟，调味后饮用。

功效：补肾活血，祛风利湿。适用于老年性骨质疏松、风湿痹痛等。

3. 鲤鱼汤

原料：活鲤鱼1条，葱末、姜末、黄酒、精盐各适量。

制法：将鲤鱼去鳞、鳃及内脏，加入葱末、姜末、黄酒、精盐，稍腌片刻；加水煮至汤白鱼烂即可，分次饮用。

功效：补肾活血，祛风利湿。适用于老年骨质疏松、肾炎水肿、黄疸型肝炎、肝硬化腹水、老年慢性支气管炎、哮喘、糖尿病等。

4. 茄虾饼

原料：茄子250克，虾皮50克，面粉500克，鸡蛋100克，生姜、酱油、麻油、白糖、味精、植物油各适量。

制法：将茄子切丝，用盐渍15分钟后挤去水分，加入酒浸泡的虾皮，并加姜丝、酱油、白糖、麻油、味精，拌成馅；面粉加蛋液、水调成面浆。植物油六成热时舀入面浆，转锅摊成饼，中间放馅，再盖上半勺面浆，两面煎黄即可。

功效：补肾活血，止痛解毒。经常食用可活血补钙，防治骨质疏松症。

5. 芝麻核桃仁

原料：黑芝麻250克，核桃仁250克，白砂糖50克。

制法：将黑芝麻拣去杂质，晒干炒熟，与核桃仁同研为细末，加入白糖，拌匀后瓶装备用。一日2次，每次25克，温开水调服。

功效：滋补肾阴，抗骨质疏松。

火腿冬笋粥：香滑营养，补肾壮骨

《本草备要》指出，“猪肉，其味隽永，食之润肠胃，生津液，丰肌体，泽皮肤，固其所也。”《随息居饮食谱》指出，猪肉“补肾液，充胃汁，滋肝阴，润肌肤，利二便，止消渴”。《金匮要略》云：“驴马肉合猪肉食之成霍乱”。“猪肉共羊肝和食之，令人心闷”。吴谦注曰：猪肉滞，羊肝腻，共食之则气滞而心闷矣。《饮膳正要》云：“虾不可与猪肉同食，损精”。

猪肉味甘咸、性平，入脾、胃、

肾经；具有补肾养血、滋阴润燥之功效；主治热病伤津、消渴羸瘦、肾虚体弱、产后血虚、燥咳、便秘、补虚、滋阴、润燥、滋肝阴，润肌肤，利二便和止消渴。猪肉煮汤饮下可急补由于津液不足引起的烦躁、干咳、便秘和难产。

竹笋味甘、性微寒，归胃、肺经；具有滋阴凉血、和中润肠、清热化痰、解渴除烦、清热益气、利膈爽胃、利尿通便、解毒透疹、养肝明目、消食的功效，还可开胃健脾，宽肠利膈，通肠排便，开膈豁痰，消油腻，解酒毒；主治食欲不振、胃口不开、脘痞胸闷、大便秘结、痰涎壅滞、形体肥胖、酒醉恶心等病症。

竹笋含有一种白色的含氮物质，构成了竹笋独有的清香，具有开胃、促进消化、增强食欲的作用，可用于治疗消化不良、脘痞纳呆之病症；宽胸利膈、通肠排便：竹笋甘寒通利，其所含有的食物纤维可以增加肠道水分的潴留量，促进胃肠蠕动，降低肠内压力，减少粪便黏度，使粪便变软利于排出，用于治疗便秘，预防肠癌；开膈消痰：竹笋具有低糖、低脂的特点，富含食物纤维，可降低体内多余脂肪，消痰化瘀滞，治疗高血压、高血脂、高血糖症，且对消化道癌肿及乳腺癌有一定的预防作用；增强机体免疫力：竹笋中植物蛋白、维生素及微量元素的含量均很高，有助于增强机体的免疫功能，提高防病抗病能力。下面介绍一款冬笋美食：

原料：猪肉（瘦）200 克，鸡肉 26 克，火腿 26 克，冬笋 200 克，豆腐（南）5 克，盐 8 克，味精 5 克、料酒 5 克。

制法：（1）鸡肉煮熟，汤备用；

（2）将猪肉、鸡肉、火腿、冬笋均切成 6 厘米长的细丝待用；

（3）炒锅放在火上，倒入鸡汤加入盐、味精，先下肉丝、笋丝，用勺搅散，待烧沸；

（4）撇去浮沫，加入料酒，汤滚翻后，再撇去浮沫；

（5）放入鸡丝、火腿丝、豆腐，出锅倒在汤碗中即成。

功效：火腿肉性温，味甘咸，具有健脾开胃，生津益血，滋肾填精之功效。此粥能够益气补肾，强健骨骼。

海带炖瘦肉：香嫩爽口，滋补健骨

海带含碘丰富，有促进骨骼生长的功效。同时，由于海带还含有一种结构特殊的氨基酸，故具有降血压的功效。此外，海带中的褐藻胶有治疗动脉硬化、阻止人体吸收铅、铜等重金属和排除体内放射性元素的作用。褐藻胶因含水率高，可在肠内能形成凝胶状的物质，有助于排泄，所以可防止便秘和肠癌的发生。据此，国内外有人把海带誉为健康或健美食品以及碱性食品之王等。另外，科学家们还发现，海带还是人类摄取钙、铁的宝库。每100克海带中，含钙高达1177毫克，含铁高达150毫克。所以海带对儿童、妇女和老年人的保健均有重要的作用。海带所含的蛋白质和碳水化合物是菠菜的几倍到几十倍。胡萝卜素、核黄素、硫胺素以及烟酸等重要维生素的含量也很多。海带中的褐藻酸钠盐有预防白血病与骨痛病的作用，对动脉出血症也有止血效能；海带和海带根提取液有镇咳平喘及抗癌的功效；海带中含的甘露醇，对治疗急性肾衰竭、乙型脑炎、急性青光眼等，均有疗效。所有这些，为海带赢得了“长寿菜”的美誉。下面介绍一款海带美食：

原料：瘦猪肉400克，水发海带600克，酱油100克，料酒5克，精盐4克，白糖7克，大料2瓣，葱段15克，姜片7克，香油8克。

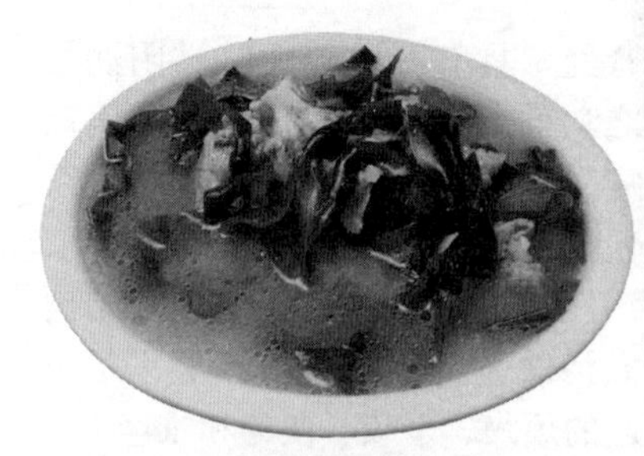

海带排骨汤

制法：(1)将肉洗净，切成1.5厘米见方、0.5厘米厚的块；葱择洗干净，切成段；姜切片；海带择洗干净，用开水煮10分钟，切成小块待用。

(2)将香油放入锅内，下入白糖炒成糖色，投入肉块、大料、葱段、姜片煸炒，视肉成熟程度再上色，加入酱油、精盐、料酒，略炒一下，加入水(以浸过肉为度)，用大火烧开后，转微火炖至八成烂，投入海带，再一同炖10分钟左右，海带入味即成。

营养价值：这道菜营养丰富，瘦猪肉和海带富含碘、钙、磷、铁，能促进骨骼、牙齿生长，是儿童良好的食疗保健食物，同时还可防治小儿缺铁性贫血。海带炖肉，营养价值更高，尤其适宜幼儿食用。

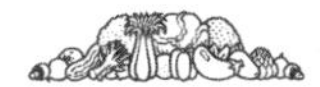

增加肌肉力量的营养方案

均衡营养塑造肌肉

许多人都知道，身体长肌肉要靠蛋白质，蛋白质还是运动的主要燃料来源，但是肌肉并不是光靠多吃牛肉和鸡胸脯就能形成的。发展肌肉组织是一个系统的过程，它包括无数的步骤和上百次不同的化学反应，如果这些步骤中的某一个环节脱了轨，肌肉的生长进程就会受阻。

而在这个过程中维生素起着重要的作用。维生素和矿物质是人体生长的催化剂，它对机体组织有保护、修复和促进生长的作用。虽然维生素在构造身体大厦中不像蛋白质那样扮演着砖头石块的角色，但它也是不可缺少的物质。

缺乏维生素和矿物质，肌肉生长就会减缓或受阻。对于经常在健身房锻炼的人，每天必须吸收的基本维生素有 13 种，矿物质有 25 种，其中的 7 种是构造肌肉的重要成分。

1. 维生素

维生素 B_6 有三种作用：帮助蛋白质的代谢和血红蛋白的构成，更重要的是促进红细胞的生成。肌肉在运动和代谢过程中需要氧气，红细胞便是载氧的运输工具，血液的红细胞含量越多，载氧能力就越强，肌肉的供氧来源就越充足,从而减轻心脏的负荷。反之，心脏的压力就很大。

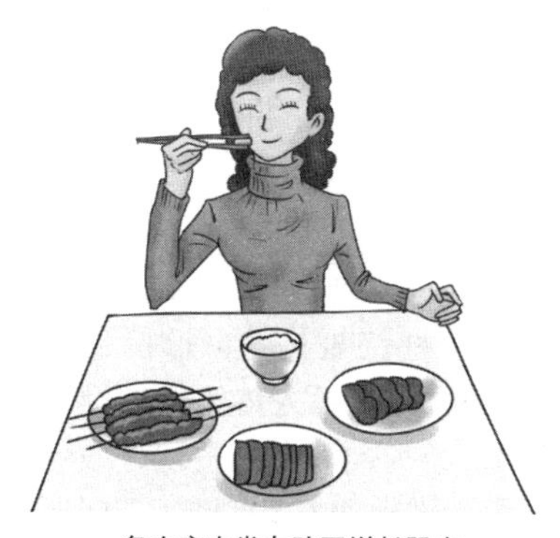

多吃瘦肉类有助于增长肌肉

每日需要量：1.3~2 毫克。

摄取来源：金枪鱼、鲑鱼、豆类、土豆、香蕉、鸡肉、火鸡肉。

维生素 B_{12} B 族维生素的成员之一。维生素 B_{12} 同样能促进红细胞的生成，它是脱氧核糖核酸（DNA）在机体生长和机体修复过程中的推进器，而 DNA 是蛋白质在合成过程中的重要物质，它指令蛋白质的生成，因此维生素 B_{12} 是人体必需的维生素。

每日需要量：2.4 微克（1/4 毫克）。

摄取来源：鱼肉、牛奶、蛋品、肉和家禽。

维生素 C 是一种神奇的维生素，作用极为广泛，从抗感冒到抗癌，抵御疾病的侵入，是机体组织的卫士。维生素 C 不仅是连接组织间润滑液的主要成分，还是抗氧化物质，可保护细胞免遭毁坏和防止衰老。

每日需要量：最少量为 90 毫克，大运动量的人可以超过 2000 毫克，把它分成 2 次或 3 次摄入。

摄取来源：柑橘类水果和果汁、青椒、红辣椒、甘蓝、水蜜桃和猕猴桃、肉及家禽类。

维生素 E 和维生素 C 一样，也是一种抗氧化物，抵抗自由基（自由基会破坏人体正常的健康细胞）。经实践和研究发现，锻炼之后服用维生素 E，有助于减轻肌肉酸痛，其药理便是维生素 E 降低了自由基的数量。

维生素 E 是脂溶性维生素，用量要适当，不可过量。可溶于脂肪的维生素贮存于脂肪细胞之中，这意味着不容易将其排除，因此如果摄入过量，则因集结而造成堵塞，最终会导致中毒。

每日需要量：400~800 国际单位。

摄取来源：坚果类、种子类、深绿色蔬菜、菜籽油、全谷类。

2. 矿物质

钙不是肌肉生长的必需物质，但它有助于肌肉的生长。练健美的人需要大量补钙，因为肌肉的收缩、心脏的活动等都要消耗钙。钙很容易随尿液从体内流失，进行力量练习的人更需要摄入足量的钙，因为高蛋白的饮食会使排尿增多。如果尿液所含的钙超过所吸收的钙，那么身体就会从骨骼中吸取钙，从而使钙的流失大大增多。力量练习的目的是增强骨骼的力量和密度，如果长年在健身房锻炼却又忽视了补充必要的钙质，那么长久下去就会造成慢性缺钙症。

每日需要量：20~30 岁需 400 毫克，30~50 岁需 420 毫克。

摄取来源：菠菜、杏仁、豆腐、麦麸、鳄梨、黑米、大比目鱼。

铁能帮助血红蛋白构成，血红蛋白是运载氧气的重要工具。补充铁的同时需服用维生素 C，有助于吸收。早餐最好除了添加维生素和矿物质的谷类之外，再加一杯橘子汁或一两片猕猴桃。

每日需要量：8 毫克。

摄取来源：瘦牛肉、鸡肉、猪肉、鱼、豆类、菠菜、甘蓝。

3. 维生素和基本微量元素的食物来源

从水果中和深绿色蔬菜叶中可以获取，如甘蓝（西蓝花、卷心菜、菜花等）、菠菜、芥末，这类蔬菜中维生素含量最高。另外，低脂或脱脂食品中富含钙和镁，橘子富含维生素 C、B_{12} 及钙。豆科类，如扁豆、豌豆及各种豆类，富含 B 族维生素、叶酸和铁质、瘦肉和鱼不但含有丰富的蛋白质，同时含有一定的铁、B_6、B_{12} 和镁。

快节奏的生活使许多人常常食用快餐而无法顾及营养是否平衡，久而久之，容易造成维生素和微量元素失衡。因此，每个人必须根据自己的情况补充必要的维生素和微量元素。

选对食物，强健肌肉

长期暴饮暴食、饮食不节的人，容易使胃平滑肌抽搐、痉挛，出现难以愈合的黏膜溃疡、萎缩，甚至生长息肉、癌瘤；有时人们因为劳累或者冰冷出现抽筋，也就是肌肉挛缩；服用壮阳药，导致阴茎长久充血、阳强不倒等，这些都使本来柔软、温暖、生动活泼的肌肉，变成生冷坚硬的皮囊。这就是有肌无肉，是肌肉不一的一种表现，古人称为肌痹或者死肌。

针对这些肌肉方面的问题，《本草纲目》中有桂枝汤、葛根汤、芍药甘草汤、干姜甘草汤等“解肌”的方剂来治疗。对于肌痹、死肌，一般采取活血化瘀、通络散结的方法治疗。“去死肌”的药物有很多，比如白术、乌梅、蛇等。

而那些过于安逸、缺乏锻炼运动的人会出现的肌肉松弛、无力甚至萎缩，尤其在一些瘫痪的病人身上比较常见，像是现在常见的肌萎缩，古人称之为肉痿，也就是有肉无肌，弛而不张。阴茎不能勃起，或者举而不坚，坚而不久，被称为阳痿。这就是有肉无肌，是肌肉不一的另外一种表现。

治疗肌肉萎废的主要手段是服用补益气血、升举阳气的中药，《本草纲目》中记载有鸽肉有补肝肾、益气、添精血之功。这是由于白鸽的性激素分泌特别旺盛所致，所以人们把白鸽作为扶助阳气强身妙品，认为它具有补益肾气、强壮性功能的作用。推荐食谱如下：

1. 鸽肉汤

原料：白鸽肉半只，巴戟天 10 克，淮山药 10 克，枸杞子 10 克。

制法：将上述材料炖服，喝汤食肉。若服后偏燥，也可用白木耳适量炖乳鸽，可补而不燥。

2. 龙眼鸽子蛋

原料：白鸽蛋2个，枸杞子10克，龙眼肉5克。

制法：煲白鸽蛋服用，食用时可加入少许冰糖，不喜吃甜者，可放入少许细盐调味，又可作引药入肾。

另外，要强健肌肉，配合中医的导气引气的方法，比如五禽戏、太极拳、八段锦、形意拳等，也都有助于恢复元气，通调气血。

多吃肉就能使肌肉强壮吗

肌肉的生长需要摄入充足的原料，所以很多人会有这样的错误观点——多吃肉长肌肉。诚然，蛋白质是肌肉增长的原料，为了满足肌肉的生长，蛋白质的摄取量需达到每天1.6~2克/千克体重，但这些蛋白质如果单靠吃肉来获取，随之而来的“副产品”可能会是过量脂肪的摄入，最终肌肉没长，倒是长了一身脂肪。所以在日常膳食中要选择脂肪含量低的肉类食物，如去皮的鸡胸肉、牛肉、鱼肉等肉类，鸡蛋白也是不错的选择。

人体完成任何一个动作都离不开肌肉，要想肌肉粗壮有力，健美协调，除科学的训练以外，还要吃适量的优质蛋白质，而这些蛋白质只靠吃肉并不能获得。

食物中的蛋白质来源很广，一般包括动物蛋白和植物蛋白。动物蛋白来自鸡、鸭、鱼、猪、牛、羊肉和奶等；植物蛋白则来自大豆、粮食（如米、面、玉米等）。怎样才能使蛋白质补充合理，取得肌肉增长的最佳效果呢？

一般来说，膳食中蛋白质补充应该注意两点：一是蛋白质的补充量要合理；二是动物蛋白和植物蛋白搭配要合适。运动员蛋白质摄入量为每日每千克体重1.2~2.0克，以一名70千克体重者为例，每天要摄入蛋白质约100~150克。每天若吃500克主食（米饭、玉米、面食等），可得到约50克蛋白质，其余可通过吃肉类和豆制品来补充。值得注意的是，吃过量的蛋白质并不会增长更多的肌肉，相反会造成机体代谢过重负担，甚至产生毒性作用。

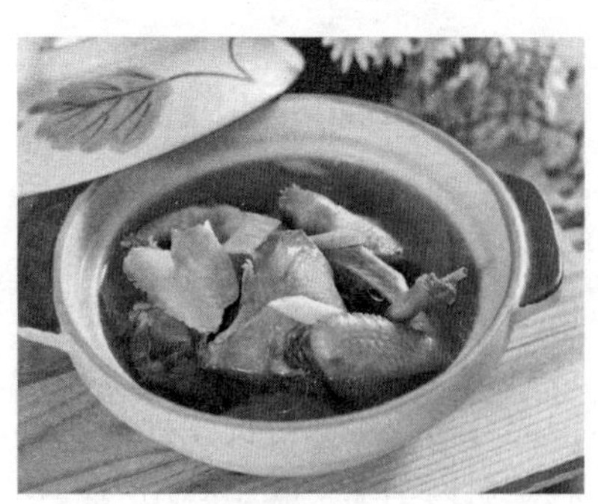

鸽肉汤

在摄入的蛋白质中，动植物蛋白应各占50%，由于动物蛋白和人体肌肉蛋白相近，有人认为可以多吃肉，但动物蛋白也不应超过摄入量的60%。因为过多的肉食，除造成经济上的浪费以外，还会带来过多的脂肪，对身体不利。

想要肌肉好，该吃些什么

健美的目的，是如何通过训练有效增大身体各部位的肌肉块。科学的训练方法可以对肌肉进行精雕细刻，使之更加完善。对广大健美爱好者和健美运动员来说，首先应专注于肌肉块的增长。影响肌肉增长的因素很多，其中年龄和营养问题最重要，特别是科学性的营养，它既能够让你成功，也能够让你失败。

健美选手拥有发达的肌肉体积和清晰的肌肉线条，这是长时间超负荷大强度力量训练的结果，同时也离不开科学合理的营养，合理的营养能够增强力量训练的增肌效果，下面就影响健美运动过程中肌肉增长的运动营养食品做一综述。

1. 具有明确效果的运动营养食品

（1）肌酸

肌酸是一种天然的在肉类和鱼类食品中存在的物质，人体当中也正常含有，由肌酸和磷酸共同合成的磷酸肌酸是人体内主要的能量物质之一。平常人肌酸的日需要量为2~3克，其中一半从食物中获得，另一半可以由精氨酸、甘氨酸和蛋氨酸在人体肝脏、肾脏和胰脏合成。

关于肌酸对运动能力影响的研究有很多，补充肌酸能够提高运动能力、促进训练后恢复。有研究报道，每天服用肌酸20克（或0.3克/天/千克体重），连续补充4~7天，肌肉内肌酸和磷酸肌酸的浓度可增加10%~30%。

（2）乳清蛋白

许多研究都认为运动员需要增加饮食中蛋白质的摄入量，运动员应该每天摄入蛋白质是1.3~1.8克/千克。国际运动营养食品学会主席建议对于那些想增加肌肉体积的运动员来讲，每天蛋白质的摄入量是1.5~2.0克/千克体重。以75千克体重健美运动为例，那么每天需要摄入110~150克蛋白质，如果仅仅从食物中摄取，需要30~50个鸡蛋清或500~750克瘦牛肉。因此，如此大的蛋白需要量，选择一些优质的蛋白质补充制剂作为除饮食以外的补充十分必要。

乳清蛋白是一类利用现代化生产工艺由牛奶中提取的蛋白质，它不仅容易消化，而且有很高的代谢率，其有效利用率高，水解以后吸收很快，在几分钟内氮可在肌肉内达到峰值，并可以提供大量的必需氨基酸。

（3）增重粉和增肌粉

运动员增加肌肉体积最常用的手段之一是在饮食中增加额外的热量摄入。研究已经一致表明，只是简单地在每天的饮食中多摄入500~1000千卡的热量就会使体重增加，然而高热量的饮食所增加的体重仅仅30%~50%是肌肉，剩余增加的大部分则是脂肪组织。因此，增加热量摄入可以增加肌肉体积，但随之而增加的脂肪组织却不是每一个健美运动员所想要的。

增重粉和增肌粉是一类高热量的营养补充品，它的主要成分包括碳水化合物、蛋白质、各种维生素和微量元素，有的还加入肌酸、谷酸酰胺、支链氨基酸、肉碱、甲基铬等，可最大限度地补充健美训练所需的各种营养元素。

（4）谷氨酰胺

谷氨酰胺能够增加肌肉细胞体积、刺激肌肉蛋白和糖原的合成，因此运动前或运动后补充谷氨酰胺（6~10克）可以促进蛋白质合成，从而获得更大的肌肉体积和力量。

2. 肌肉增长与年龄的关系

人体肌肉的增长随年龄增长而不断变化，可分为快速增长、相对稳定和明显下降三个阶段。男子从出生起，随着机体不断生长发育，肌肉逐年增长，25岁时达到最高值，以后又逐年缓慢下降。女子22岁左右达到最高值。少年时期肌肉的含水量比成人高，而肌肉蛋白能源物质等的储备比成人低，肌纤维较细，肌力弱、耐力差，易于疲劳。年龄越小与成人的差异越大。所以，年龄较小的少年不宜进行长时间、大运动量、高强度的肌肉训练。青年期后，肌肉增长相对稳定，这时进行大运动量、高强度的训练效果较好。在肌肉明显下降期进行训练效果相对要差一些，但只要身体正常健康，坚持适当的肌肉训练仍能取得较好的效果。

经常进行健美锻炼的人与普通人相比，肌肉里的能量物质一三磷酸腺苷和磷酸肌酸要多，血管更丰富，耐酸能力和无氧酵解能力更强。训练水平越高，能量储备越多，运动的耐受能力越强，肌肉中新生的毛细血管也越多。毛细血管增多，可使肌肉中的血流量增加，新陈代谢加快，同时也增加了肌肉的体积。所以只有坚持长期的健美训练，才能加强肌肉的物质代谢，提高肌肉的能量储备，使肌纤维增粗、增多，肌肉块增大。

必须避开的3大养肌“暗礁”

暗礁1：只重训练不重营养

许多健美爱好者热衷于在健

身房里挥洒汗水，一进健身房就迫不及待地卧推、弯举……他们认为练得越多，强度越大，增肌的效果越好。但是人们却往往忽视了增肌的另一个关键因素——营养。健美界有句行话叫“增肌一半靠练，一半靠吃”，这确实是一条通俗的经验总结。“练”是指科学的锻炼，“吃”指的就是合理的营养补充。那么，如何吃才算合理呢？健美训练者的每日食谱配备可参照适度的蛋白质食品 + 低脂食品 + 高碳水化合物食品。

暗礁 2：蛋白质补得越多越好

一些健身者错误地认为：“既然蛋白质是增肌的重要原料，那么吃得越多越有利于增肌”。事实证明，这是错误的想法。增肌者的蛋白质需要量确实要比普通人多，对一般增肌者来说，每天每千克体重 1.6~2 克的蛋白质就完全能够满足需要了。多余的蛋白质并不能被人体利用。相反，它会加重肝肾负担，长期的高蛋白饮食还会导致肝肾功能异常。此外，大量蛋白质在代谢的过程中还会产生许多有毒废物，造成身体脱水和体液酸化，使疲劳提早发生，削弱训练效果。

暗礁 3：忽视蔬菜、水果的补充

很多人只重视补充足够的蛋白质，而对于补充蔬菜、水果就不那么重视了，认为这些食物对增肌没什么重要作用。殊不知，这正是许多初学者增肌效果不好的原因，增肌运动会消耗大量的维生素和矿物质，如果得不到及时有效的补充，就容易引起能量及物质代谢的紊乱，容易疲劳。更为重要的是，蔬菜水果中的某些维生素和矿物质，如硼、锌和维生素 C 具有促进睾酮分泌的作用，而睾酮可促进肌肉生长，充足的蔬果补充往往能使增肌达到事半功倍的效果。此外，蔬果中富含的番茄红素，维生素 C、维生素 E 等具有很好的抗氧化作用，能有效清除力量训练造成体内过多的自由基，从而保护了肌肉细胞，促进疲劳恢复。

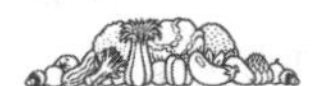

补益气血的营养方案

补血之家常食物大盘点

现在有很多人已经认识到了补血的重要性，于是很多保健药品就打着补血的旗号大行其道了。其实补血是很简单的事，我们家庭常见常吃的食物中很多就有补血的功效，只要平时注意多吃这些食物，就能起到补血的作用，不用大费周折去买一些补血的产品。下面我们就将补血的家常食物做一下盘点，以供选择：

1. 花生——补血乌发

花生是全世界公认的健康食品，中医认为花生的功效是调和脾胃，补血止血，降压降脂。其中补血止血的作用主要就是花生外那层红衣的功劳。现代医学认为，花生红衣能抑制纤维蛋白的溶解，增加血小板的含量，改善血小板的质量，改善凝血因子的缺陷，增强毛细血管的收缩功能，促进骨髓造血功能。所以对各种出血及出血引起的贫血、再生障碍性贫血等疾病却有明显效果。

女性朋友，尤其是处于经期、孕期、产后和哺乳期的女性更应该常吃、多吃，因为这些时期的女性失血和消耗营养较多，花生红衣对于她们养血、补血很有好处。同时，花生红衣还有生发、乌发的效果。中医认为，“发者血之余”，脱发、白发是因为血亏，使发不得滋养所致。而花生红衣养血、补血，能使人的头发更加乌黑靓丽。

2. 大枣——气血双补

大枣富含蛋白质、脂肪、糖类、胡萝卜素、B 族维生素、维生素 C、维生素 P 以及钙、磷、铁和环磷酸腺苷等营养成分。其中维生素 C 的含量在果品中名列前茅，有“天然维生素丸”的美誉。

枣能气血双补，而且含有丰富的铁元素。对于女性来说，在月经期可以补血补气，平时还能帮助延缓衰老，所以有“一日食三枣，红颜永不老”的说法。传说杨贵妃因喜食大枣而长得天姿国色，美艳如玉。古典名著《红楼梦》中就提到用大枣枣泥做成点心做贡品，送进皇宫让皇帝及嫔妃们享用。

3. 红豆——益气补血

红豆含有多种营养成分，尤其是维生素C含量丰富，另外还含有多种矿物质。李时珍称红豆为“心之谷”，可健脾益胃，通气除烦，益气补血，还有很好的利尿作用。

红豆富含铁质，能使人气色红润。多吃红豆还可补血、促进血液循环、增强抵抗力等，同时还有补充经期营养、舒缓经痛的效果，是女性健康的良好伙伴。

4. 黑木耳——补血养颜

黑木耳营养丰富，质地柔软，味道鲜美，是现代营养学家极力推荐的黑色食品，有“素中之荤”和“素食之王”的美誉。

现代研究表明，黑木耳含有能清洁血液并具解毒作用的物质，能帮助消除体内毒素，故有健身、美容、乌发等作用。因此对于女人来说，黑木耳是很好的排毒、补血养颜食物。

此外，黑木耳还可增强人体免疫功能，并具有抗氧自由基和抗衰老的作用。

5. 驴肉——滋阴补血

驴肉营养价值很高，蛋白质含量比牛肉、猪肉都高，而脂肪含量比牛肉、猪肉低，是典型的高蛋白、低脂肪食物，还含有碳水化合物、钙、磷、铁及人体所需的多种氨基酸，能为体弱、病后调养的人提供良好的营养。

中医认为，驴肉性味甘凉，有补气养血、滋阴壮阳、安神去烦等功效。享誉中外的著名滋补药品阿胶，就是用驴皮熬制的，是女人常用的补血佳品。

6. 桃子——补血养阴

中医认为，桃子有甜有酸，属温性食物，具有补气养血、养阴生津、止咳杀虫等功效，可用于大病之后气血亏虚、面黄肌瘦、心悸气短者。

桃子含铁量较高，在水果中几乎占首位，是缺铁性贫血病人的理想辅助食物。

桃中所含的丰富果酸具有保湿功效，还可以清除毛孔中的污垢，防止色素沉着，预防皱纹。另外，桃子中还含有大量的B族维生素和维生素C，可促进血液循环，使面部肌肤健康、红润。

生姜蜂蜜水：调通气血，精神焕发

生姜甘辛而温，具有散寒发汗、温胃止吐、杀菌镇痛、抗炎之功效，还能舒张毛细血管，增强血液循环，兴奋肠胃，帮助消化。鲜姜可用于“风寒邪热、伤寒头痛、鼻塞、咳逆止气、止呕、祛痰下气”。干姜适于“寒冷腹痛、中恶霍乱、胀满、风邪消毒、皮肤间结气、止唾血”。研究证明，生姜含姜辣素、芳香醇、姜烯、水芳烯、茨烯、氨基酸、烟酸、柠檬酸、抗坏血酸、蛋白质、脂肪、硫胺素、核黄素、胡萝卜素、粗纤维素及钙、铁、磷等，具有较高的营养价值。生姜具有特殊的辣味和香味，可为食物调味添香，是生活中不可缺少的调配菜，可做腥味较强的鱼肉之调配菜，可生食、熟食，可腌渍、盐渍、醋渍，可加工成姜汁、姜粉、姜酒、姜干，可提炼制作香料的原料。

蜂蜜一般只含微量维生素，其中有维生素A、维生素B_1、维生素B_2、维生素B_6、维生素C、维生素D、维生素K、烟酸、泛酸、叶酸、生物素、胆碱等。在含氮化合物中有蛋白质、氨基酸等，尚含转化酶、过氧化氢酶、淀粉酶、氧化酶、还原酶等酶类，并含乙酰胆碱，成分中主要含镁、钙、钾、钠、硫、磷以及微量元素铁、铜、锰、镍等。有机酸中含有柠檬酸、苹果酸、琥珀酸、乙酸、甲酸等。

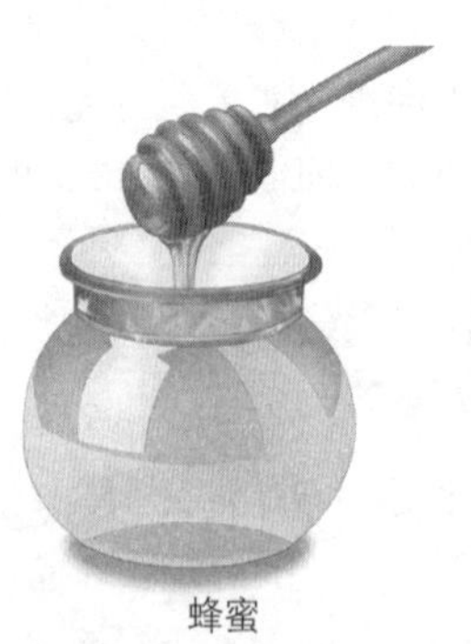
蜂蜜

将生姜和蜂蜜混合制水，经常饮用，能够调理气血，改善肤色，焕发精神。

驴肉补益气血，走俏大众餐桌

冬季是人体进补的最佳时期，吃腻了牛羊肉，于是驴肉成了冬季餐桌的走俏菜肴。严冬季节里吃驴肉、喝驴汤可滋补保暖，补气养血。“天上龙肉，地上驴肉”是人们对驴肉最高的褒扬。民间有“要长寿，吃驴肉；要健康，喝驴汤”的说法。

驴肉的营养极为丰富，总结为“两高两低”，即高蛋白、高氨基酸，低脂肪、低胆固醇。对动脉硬化、冠心病、高血压有着良好的保健作用。另外还含有动物胶、骨胶原和钙酸等成分，能为老人、儿童、体弱和病后调养的人提供良好的营养补充。

中医认为，驴肉性凉、味甘、无毒。《本草纲目》载，驴肉可“解心烦，止风狂，补血益气，治远年劳损”，用于气血不足、心神不宁、短气乏力、心悸、健忘、睡

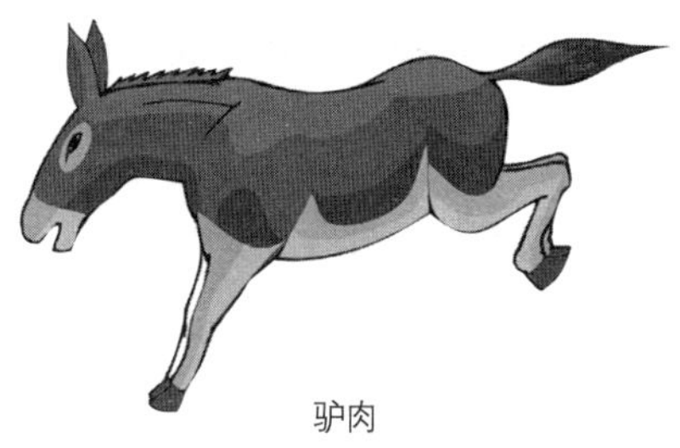

驴肉

眠不宁、头晕等症的调养。

除了肉质细嫩的驴肉，驴身上的其他部分也是宝，如驴鞭是古药典中公认的补肾保健上品，具有滋阴补肾、生精提神的功效；驴皮熬制成的阿胶具有补血益气、护肤养颜的功效；驴肝、腰、肚、肠、耳、尾、口条、蹄筋、骨髓均口味馨香、脆而柔嫩，可健脾肾、固精填髓、补血益气。

驴肉多作为卤菜凉拌食用，也可配以素菜烧、炖或煮汤。近些年，大街小巷都是驴肉火烧，红烧驴肉罐头也成为很受人们欢迎的肉制品。驴肉略带腥味，烹调不得法，不但会将驴肉做老，而且会使腥味加重或变成酸味，因此驴肉最宜酱制，食用时最好佐以蒜汁、姜末，既调味又杀菌。

推荐几款驴肉的制法：

1. 五香酱驴肉

原料：驴肋肉适量，调料：酱油、甜面酱、精盐、白糖、葱段、姜片、鲜汤各适量，香料包1个（内装花椒、八角、桂皮各适量）

制法：（1）将驴肉浸泡5个小时左右、洗净污血，切块，放入沸水锅中焯透，捞出用凉水冲洗，沥干；

（2）锅内放入鲜汤，加入酱油、甜面酱、精盐、白糖、葱段、姜片、香料包，武火烧开煮20分钟即成酱汤。

（3）将驴肉放入酱锅内，武火烧开，撇净浮沫，改文火酱至驴肉酥烂捞出；

（4）晾凉后，用刀切片装盘即可食用。

功效：补气养血、滋阴壮阳、安神去烦。

2. 驴肉汤

原料：驴肉适量，调料：料酒、精盐、味精、葱段、姜片、花椒水、猪油各少许。

制法：（1）将驴肉洗净，下沸水锅中焯透，捞出切片。

（2）烧热锅加入少许猪油，将葱、姜、驴肉同下锅，煸炒至水干，烹入料酒，加入盐、花椒水、味精，注入适量水；

（3）武火烧开，文火烧煮至驴肉熟烂，拣去葱、姜，装盆即可。

功效：适用于贫血、筋骨疼痛、头晕目眩等症。

3. 浓汤驴肉煲

原料：驴肉、驴骨头各适量，调料：香葱、生姜、大料、香油、料酒、胡椒粉、精盐、味精各适量。

制法：（1）驴肉和驴骨头用清水洗净，香葱洗净打结，生姜洗净拍松，香菜洗净切末；

（2）将驴肉、驴骨头放入大锅中加香葱结、生姜、大料同煮，将驴肉煮至肉烂时捞出，切片；

（3）待汤汁呈乳白时，再放入驴肉片烧开，加精盐、味精、胡椒粉、料酒、香油即可。

功效：驱寒保暖、补气益血。

禁忌：脾胃虚寒，有慢性肠炎、腹泻者不宜食用驴肉；孕妇忌食驴肉，古籍记载："驴肉，妊妇食之难产。"

驴肉忌与猪肉、金针菇同食，否则易致腹泻；驴肉汤不宜加香菜。因为香菜最容易掩盖驴肉的香味；吃驴肉后不宜立即饮茶。

菠菜、小米最能补益气血

菠菜中含有胡萝卜素、叶酸、维生素 B_1、维生素 B_2、维生素 C、维生素 K、维生素 E 等，蛋白质、脂肪、碳水化合物，及锌、钙、磷、铁、钾、钠、镁、氯等多种矿物质。据分析，500 克菠菜中的蛋白质相当于两个鸡蛋的含量。菠菜含的胡萝卜素略低于胡萝卜，所含维生素 C 的量相当于大白菜的 2 倍。菠菜所含铁、钙，较多的维生素 C 和 K，有一定的补血和止血作用，可作为治疗胃肠出血的辅助食品。《本草纲目》中记载菠菜可以通血脉，开胸膈，下气调中，止渴润燥。因而，菠菜可养血滋阴，对春季里常因肝阴不足引起的高血压、头痛目眩、糖尿病和贫血等都有较好的治疗作用。

《本草纲目》认为小米性味甘咸，有清热解渴、健胃除湿、和胃安眠等功效。小米所含的蛋白质、脂肪、铁及其他微量元素均比大米多。小米中的维生素 B_1、维生素 B_2、含量也比大米高，小米中还含有少量胡萝卜素，大米、小米二者提供的热量大致相同。现代医学研究证实，小米可健脾胃，补虚损，具有防止反胃、呕吐和滋阴养血的功能；对于排除瘀血、补充失血亦有疗效。

菠菜和小米均是补气养血、滋阴润燥的佳品，最好的食用方法便是将其煮成粥。做法是：将菠菜洗净，沥干水分，切碎。小米用水淘洗干净，用水略微泡一下。泡好的小米倒进开水锅里，煮到开花，然后按自己的口味略微加一点盐和调味料搅匀，再把菠菜放进去烫软即可。

不过需要注意的是，菠菜含草酸较多，有碍机体对钙的吸收。故单独吃菠菜时宜先用沸水烫软，捞出再炒。患有肺结核缺钙、软骨病、肾结石、腹泻等，则应少吃或暂戒食菠菜。

粥养，壮脾胃补气血

《本草纲目》中说："每日起食粥一大碗，空腹虚，谷气便作，所补不细，又极柔腻，与肠胃相得，最为饮食之妙也。”

在营养学看来，消化、吸收的关键与食物的形态有很大关系，液体的、糊状的食物因分子结构小，可以直接通过消化道的黏膜上皮细胞进入血液循环来滋养人体。所以，在喂养婴幼儿或者大病初愈、久病体弱的成年人或老年人需要补养肠胃时，都应该给予细碎的食物，这样才能加快气血的生成，促进身体的健康。

粥恰好符合这些特点，它对老年人、儿童及脾胃功能虚弱者都十分适宜。不仅如此，健康的人经常喝粥更可以滋养脾胃，从而保护元气。

粥能健脾胃，补虚损，养气血，最宜养人益寿，为此，这里给大家介绍几款养生粥：

1. 山药枸杞粥

山药有益肾气，健脾胃，止泻痢，化痰涎，润皮毛之效。与枸杞、大米一起熬制的粥营养丰富，非常适合体弱、容易疲劳的人食用。

原料：山药300克、枸杞10克、白米100克

制法：首先将大米和枸杞洗净沥干，山药去皮洗净并切成小块。置锅于火上，将500克的水倒入锅内煮开。然后放入大米、山药以及枸杞续煮至滚时稍搅拌，再改中小火熬煮30分钟就做好了。

2. 蜜枣桂圆粥

枣味甘、性温，能补中益气、养血生津，可用于治疗“脾虚弱、食少便溏、气血亏虚”，而蜂蜜能清热，补中，解毒止痛。二者一起熬成粥具有补气健脾、养血安神的作用，能使脸色红润、增强体力，并可预防贫血及失眠。

原料：桂圆、米各100克，红枣10颗，姜20克，蜂蜜1大匙。

制法：首先将红枣、桂圆洗净；姜去皮，磨成姜汁备用。然后将米洗净、放入锅中，加入4杯水煮开，加入所有材料和姜汁煮至软烂，再加入蜂蜜煮匀即可。

3. 莲子粳米粥

中医认为，莲子性平，味甘、涩，具有养心安神、健脾补肾、固精止遗、涩肠止泻之功效。可以治疗脾虚泄泻，肾亏遗精、妇女崩漏与白带过多、心肾不交之心悸失眠、虚烦消渴及尿血等症。现代研究证明，莲子除含有多种维生素、微量元素外，还含有荷叶碱、金丝草苷等物质，对治疗神经衰弱、慢性胃炎、消化不良、高血压等病症有效。而莲子粳米粥能健脾补肾，适用于补养气血，脾虚食少，便溏、乏力，肾虚带下，心悸等症。

原料：嫩莲子100克，粳米200克。

制法：首先将嫩莲子泡水待其发涨后，在水中用刷子擦去表层，抽去莲心，冲洗干净后放入锅中，加清水煮得烂熟，备用。然后将粳米淘洗干净，放入锅中加清水煮成薄粥，粥热后掺入莲子，搅匀，趁热食用。

人参酒——补中益气

众所周知，人参是一味名贵的中药材，用人参炮制的人参酒也是一种益寿延年的保健酒。

《本草纲目》记载人参味甘微苦、性平，熟人参偏温。人参的滋补性很强，能够健脾补肺，益气生津，大补人体之元气。而用人参炮制的酒能增强大脑皮质兴奋过程的强度和灵活性，强壮人的身体，增强对多种致病因子的抗病力。定时饮用适量人参酒可以改善食欲和睡眠，并能降低血糖、抗毒、抗癌，提高人体对缺氧的耐受能力等作用。

人参酒能够大补元气、对各种虚证都有疗效。脾虚的人就适合喝一点人参酒保养身体。另外有下列虚证的人，人参酒也是滋补良药，如经常腹泻、气喘、失眠多梦、惊悸、健忘、面色萎黄、神疲乏力、气短懒言、音低、久病气虚、心慌、出虚汗、食欲不振、容易感冒等等。

人参酒的滋补效果很好，所以阳气旺者反而不宜服用，否则容易出现燥热、口干、咽喉肿痛、流鼻血等。而且每次饮用时，应当控制量，每次不要超过 20 毫升。

人参酒的制作方法如下：

原料：人参 30 克，白酒 1200 毫升。

制法：将人参整根或者切片，水洗后泡入白酒中，室温遮光下浸泡 3~5 天（切片者）、2 周（鲜参）或 3~4 周（干参）即可以饮用。之后倒入砂锅内，在微火上煮，将酒煮至 500~700 毫升时，将酒倒入瓶内；将其密封，冷却，存放备用。

备注：每瓶药酒中应不多于 1 根参，以免浓度过高。以淡淡的黄色、淡苦味为适合。

因为人参属于比较贵重的药材，当药味不明显后，还可以将人参捞出，分次煮掉食用，以免浪费。配制人参酒时，用鲜参和干参均可，大小粗细亦无要求，只要无发霉、变质、虫蛀即可，表面有泥土者须洗净。

常吃南瓜补血又排毒

南瓜因产地不同而叫法各异，又名番瓜、麦瓜、倭瓜、金瓜、金冬瓜等。南瓜的适应性很强，我国南北各地都普遍栽培，为夏秋季的主要蔬菜之一。

南瓜的营养成分十分全面，

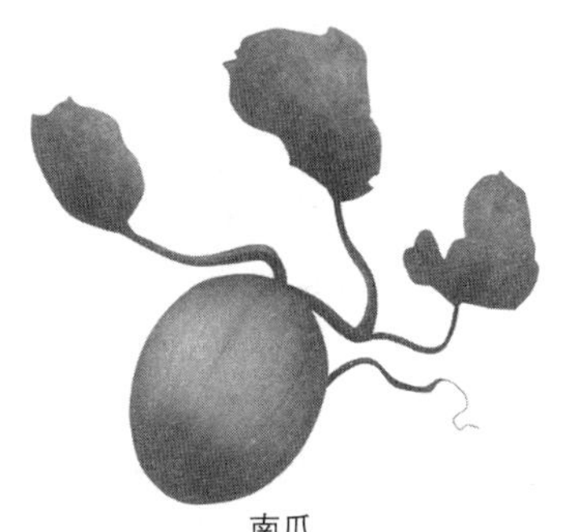
南瓜

营养价值也较高。嫩南瓜中的维生素C及葡萄糖含量比老南瓜丰富。老南瓜则钙、铁、胡萝卜素含量较高。这些对防治哮喘病均十分有利。中医学认为：南瓜味甘，性温，具有补中益气、消痰止咳的功能，可治气虚乏力、肋间神经痛、疟疾、痢疾等症。还可驱蛔虫、治烫伤。其种子——南瓜子还能食用或榨油。南瓜和南瓜子有一定的药用价值。祖国医学认为南瓜入脾、胃经。具有补中益气、消炎止痛、解毒杀虫的功能。可用于气虚乏力、肋间神经痛、疟疾、痢疾、解鸦片毒、驱蛔虫、支气管哮喘、糖尿病等症。《本草纲目》说它能“补中益气”。《医林纪要》记载它能“益心敛肺”。

现代营养学也认为，南瓜的营养成分较全，营养价值较高。不仅含有丰富的糖类和淀粉，更含有丰富的维生素，如胡萝卜素、维生素B_1、维生素B_2、维生素C、矿物质，人体必需的8种氨基酸、可溶性纤维、叶黄素和铁、锌等微量元素，这些物质对维护机体的生理功能有重要作用，其中含量较高的铁、钴，更有较强的补血作用。清代名医陈修园也曾说：“南瓜为补血之妙品。”

常吃南瓜，可使大便通畅，肌肤丰美，尤其对女性有美容作用。南瓜还可以预防中风，因南瓜里含有大量的亚麻仁油酸、软脂酸、硬脂酸等甘油酸，均为良质油脂。治疗高血压，可炒南瓜子吃，每日用量以20~30克为宜。俗话说“药补不如食补”。随着国内外专家对蔬菜的进一步研究，发现南瓜不仅营养丰富，而且长期食用还具有保健和防病治病的功能。据资料显示，南瓜自身含有的特殊营养成分可增强机体免疫力，防止血管动脉硬化，具有防癌、美容和减肥作用，在国际上已被视为特效保健蔬菜。

介绍一下南瓜粥的制法：

原料：米100克，水12杯，南瓜250克，冰糖50克、鲜百合35克。

制法：(1)米洗净，水烧滚，将米放滚水内，改用中火煲40分钟。

(2)南瓜去皮及瓤，切成方块。鲜百合取出瓣，冲净。将南瓜放粥内，续煮20分钟，加入冰糖调味。

(3)最后放入鲜百合瓣，翻滚便成。

千万不要陷入补气血的误区

对养生保健来说，补气血固然重要，主动调养气血本来也是好事，但由于人云亦云，方法不对，也因此导致了走弯路。有位女士就曾经对朋友说，她们办公室所有大小女性都吃统一的补品——乌鸡白凤丸。人和人体质不同，气血水平不同，补气血怎么可以整齐划一呢？

很多人认为黑色食物一定能补血，经常有这样的广告宣传：黑色食物补肾、补血，如黑芝麻、黑豆、黑米、黑木耳、海带、紫菜、乌鸡骨等。其实并不尽然，我们还需要看食物的性味，温热是补、寒凉是泻。《本草纲目》中就记载黑米、乌鸡性温，补血、补肾效果明显；黑芝麻，性平，补肾、补肝、润肠、养发；而黑豆，性平，补肾、活血、解毒。但是黑木耳性凉，海带、紫菜性寒，对于这些食物，夏天可以多吃一些，冬天则尽量不要吃。所以，任何食物补还是泻，一定要看食物的属性。

不过，也不是所有的寒凉食物都不能吃。因为并不是所有的寒凉食物进入肚子里都会对身体产生负面影响，只要与人的体质、食用的季节相适宜，就能起到中和、平衡的作用，就可以吃。《本草纲目》中记载西瓜“味甘、性寒”，可以消烦止渴，解暑热，治疗咽喉肿痛。所以夏天时天气炎热，这个时候适量吃些寒性的西瓜，它能除燥热，又能补充人体内因出汗过多而丢失的水分、糖分，这时的西瓜对身体来讲就能起到协调、补血的作用，而天气凉的时候再吃西瓜就容易导致血亏，还会助湿伤脾。

另外寒、热食物要搭配着吃，比如吃大寒的螃蟹时，一定要配上温热性质的生姜。《本草纲目》记载生姜“味辛、性温”，能够除风邪寒气，所以用姜去中和蟹的寒凉，这样就不会对身体有太大的伤害，还利于蟹肉的消化、吸收。

人们除了在日常饮食上存在着一些补气血的误区，还有着其他的误解。在90%以上的人眼里，补气血是女性的事，甚至更无知一点说是产后妇女的事。虽然由于生理的原因，女性比男性更容易血虚，但并不能因此说补气血是女性的专利。在临床上，男性得虚证的也不少。老年多虚证，久病多虚证，其他如先天不足、烦劳过度、饮食不节、饥饱不调等，皆能导致虚证。所以男人也要注意补气血。

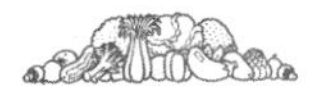

增强大脑活力的营养方案

多吃浆果，有利于保持大脑年轻

研究发现，每天吃一把浆果有助于“整理”大脑，防止大脑衰老，进而预防老年痴呆症。

草莓、蓝莓等色彩艳丽的浆果可以引发大脑中的“主妇机制”，就像整理凌乱的居室或计算机碎片整理。大脑中越凌乱不堪，就越容易导致记忆受损等大脑疾病，加速大脑衰老，从而导致老年痴呆症。

研究发现，大脑中的“主妇细胞”可以摧毁或回收大脑中的“生化碎片”。这些生化碎片如果不及时清理，就容易对大脑正常工作形成危险。随着年龄的增大，大脑的自我清理能力逐渐减退，生化碎片也就越积越多。

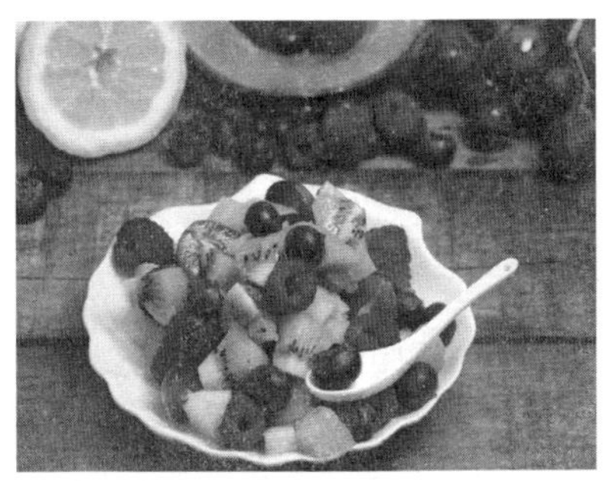

蓝莓沙拉

美国农业部专家施布·波罗斯表示，如果“主妇细胞”过于活跃，就容易攻击健康大脑细胞，而研究发现，吃浆果可发挥“营救大脑”的作用。

浆果是抗氧化剂花色素酶的极好食物来源。花色素酶具有防止心脏病、癌症、老年痴呆症和糖尿病等保健作用。另外，茄子、甜菜根、紫甘蓝和李子等食物也是红色和紫色花色素酶的很好来源。

DHA：鱼类中的补脑成分

DHA 是大脑营养必不可少的高度不饱和脂肪酸，它除了能阻止胆固醇在血管壁上的沉积、预防或减轻动脉粥样硬化和冠心病的发生外，对大脑细胞也有着重要的作用。

DHA 占了人脑脂肪的 10%，对脑神经传导和突触的生长发育极为有利。实验表明，充分摄入 DHA，大脑中的 DHA 值升高，就能活化大脑神经细胞，改善大脑功能，提高判断能力。DHA 具有十分显著的健脑益智作用，是青少年增进智力、加强记忆、提高学习能力的必要营养品。而研究表明，DHA 只存在于鱼类及少数贝类中，其他食物如谷物、大豆、薯类、奶油、植物油、猪油及蔬菜、水果等几乎都不含有 DHA。因此从营养和健脑的角度来说，人们要想获得足够的 DHA，最简便有效的理想途径就是吃鱼。

许多人认为，既然 DHA 健脑，而鱼类含 DHA 较多，那么经常多买些鱼吃就是了。实际上，并非如此简单，因为 DHA 在各种鱼体内的含量分布并不完全相同，其健脑效果自然也会有所差别。那么，如何选择 DHA 丰富的水产品呢？

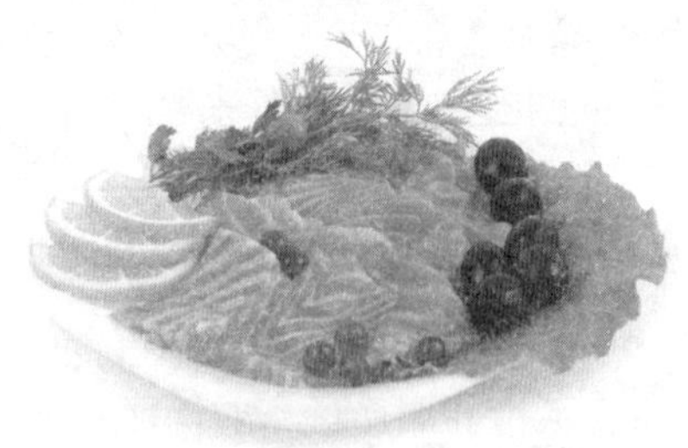

三文鱼刺身沙拉

从总体上看，海水鱼中的 DHA 含量大于淡水鱼，深海鱼中的 DHA 通常要比沿岸和近海的鱼类。营养学家根据现有的研究分析结果，推出了一个选购 DHA 含量的鱼类次序参考表：

（1）淡水鱼。鲥鱼、鲫鱼、黑鱼、鳜鱼、青眼鳟、鳊鱼、青鱼、鲢鱼等。这是按 DHA 在鱼体不饱和脂肪酸中的相对含量依次排列下来的。

（2）海水鱼。根据 DHA 含量在鱼肉中的百分比大小排列如下：金枪鱼、鲭鱼、秋刀鱼、沙丁鱼、海鳗、虹鳟、鲑鱼、竹荚鱼、鲱鱼、带鱼、旗鱼、鲣鱼。对于其中的金枪鱼、鲭鱼、秋刀鱼、沙丁鱼来说，100 克鱼肉中的 DHA 含量在 1 克以上，可谓是名副其实的“DHA 鱼”，而金枪鱼所含有的 DHA 多达 2.877 克，脂肪酸总量达 20.12 克，实为“鱼中之冠”。

其他一些鱼类如：比目鱼、章鱼、墨鱼等只含有少量的 DHA，100 克鱼肉中一般不超过 0.3 克。

营养学家还指出，有些鱼的鱼肉中 DHA 含量并不高，但在鱼油中却含有丰富的 DHA，尤以虹鳟、鲑鱼、鳕鱼、鲣鱼、墨鱼等为多，在选购时应予注意。

还有一个值得关心的问题是：鱼经过烹调加工后，其中的 DHA 会不会减少呢？营养学家认为，烹调方法与 DHA 的吸收有关系。

据日本专家对沙丁鱼进行的实验测定，无论煎、煮、烤、干制或生吃，沙丁鱼中的DHA含量都不发生变化，都可以被人体吸收，只是油炸的沙丁鱼DHA的比例降低了。因此，为了更有效地利用鱼类中的DHA，烹调时应尽量少用油炸鱼法，以减少DHA的损失。

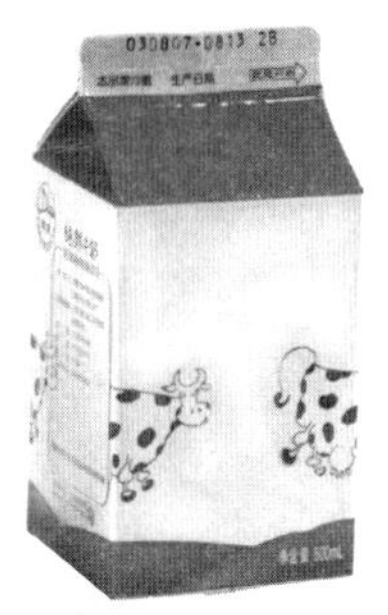

牛奶

牛奶：大脑的营养食物

牛奶是一种营养丰富、容易被人体消化吸收、食用方便的理想天然食物，西方人称牛奶是“人类的保姆”。牛奶中除了不含膳食纤维外，含有人体所需要的大部分营养物质，所以牛奶通常又被人称作“白色血液”，并且其中大多数营养成分都能够有效促进人的大脑和神经系统发育。国内外营养专家一致认为，每天饮用一定量的牛奶，对儿童尤其是婴幼儿的神经系统和智力发育至关重要。

牛奶中的蛋白质是人脑发育的重要物质基础，是构成人脑细胞的主要原料，与人脑的结构和功能密切相关。无论是胎儿期、儿童期、青少年还是成人时期，人体脑细胞和神经系统都在不断活动和新陈代谢，数十亿个脑神经细胞和神经胶质细胞的生长发育以及神经系统的健全都需要优质的蛋白质。而牛奶中的蛋白质是所有天然食物中最优质的完全蛋白质，消化吸收率高，对大脑和神经系统发育具有积极的促进作用。

牛奶中的蛋白质不仅含量适宜，并且所含的氨基酸种类也多而齐全，这些氨基酸比例与人体需要的“模式”非常接近，是促进脑和神经系统发育不可缺少的物质。牛奶蛋白质中的酪氨酸、色氨酸能促进大脑发育，有利于神经兴奋的传导，能更好地发挥记忆与思维功能；谷氨酸能够解除氨对脑的毒害，对保护脑组织起着很大作用；亮氨酸可以防止大脑发育不全。此外，在牛奶中还含有另外一种重要的氨基酸——牛磺酸。牛磺酸是一种生长因子，能够促进细胞的增殖，提高脑细胞的活性，增强人的记忆力，改善大脑功能。

牛奶中含有丰富的脂类，有利于智力发育，是人体大脑细胞的结构和功能的重要组成部分，如磷脂、固醇类以及丰富的多不饱和脂肪酸，是构成脑细胞和神经组织的重要物质，并且能够让细胞传递各种神经信号，保证大脑细胞中的不饱和脂肪酸充足是智力发育的基础。

牛奶中的乳糖为脑组织提供必要的物质基础，并且为大脑活动提供能量。乳糖是哺乳类动物乳汁中特有的糖类，对脑髓的形成具有重要作用。牛奶中乳糖含量平均为4.0%，它在人体消化道中被分解为半乳糖和葡萄糖。其中半乳糖是构成脑及脑神经组织的重要成分，对脑发育特别重要，它能促进脑苷脂类和黏多糖的形成，对智力发育有促进作用。

此外，牛奶中还含有丰富的矿物质和维生素，能够满足人体大脑的发育对多种微量元素的需要。例如，牛奶中的碘和锌能提高大脑的工作效率；镁能增加神经系统耐疲劳能力；缺铁会使大脑的运转速度降低，从而影响识别能力及行为分辨和语言能力。牛奶是B族维生素的良好来源，B族维生素多数与神经发育有关，如缺乏维生素B_6会导致神经细胞衰退，功能减弱；缺乏维生素B_1会导致神经系统功能紊乱，注意力不集中；缺乏烟酸能引起儿童智力低下和语言行为混乱等，其他维生素如B_{12}和叶酸等也都和儿童神经系统发育有密切的关系，充足的摄入对智力发育有益。

由此可见，牛奶中含有丰富的营养物质，无论是构成脑和神经组织，还是促进神经系统和智力的发育，都具有其他食物无可比拟的优势。因此，不论婴幼儿、青少年、成年人、老年人，特别是知识分子、脑力劳动者都应坚持每天喝新鲜牛奶，为脑和神经系统营养需要提供充足的保证。

增强记忆力食物有哪些

下面的食物可有效增强记忆力：

卷心菜：富含B族维生素，能预防大脑疲劳。

大豆：含有卵磷脂和丰富的蛋白质，每天食用适量的大豆或豆制品，可增强记忆力。

牛奶：富含蛋白质和钙质，可提供大脑所需的各种氨基酸，每天饮用可增强大脑活力。

鲜鱼：富含蛋白质和钙质，特别是含有不饱和脂肪酸，可分解胆固醇。

蛋黄：蛋黄中含有卵磷脂、钙等脑细胞所必需的营养物质，可增强大脑活力。

木耳：含有蛋白质、脂肪、多糖类、矿物质、维生素等多种营养成分，为补脑佳品。

杏：含有丰富的维生素A、维生素C,可有效地改善血液循环，保证脑供血充足，有利于大脑增强记忆。

菠萝：菠萝含有丰富的维生素C和微量元素锰，而且热量少，常吃有生津、提神的作用，有人称它是能够提高人记忆力的水果。

橘子：橘子含有大量维生素A、维生素B_1和维生素C，属典型的碱性食物，可以消除大量酸性食物对神经系统造成的危害。考试期间适量常吃些橘子，能使人精力充沛。此外，柠檬、广柑、柚子等也有类似功效，可代替橘子。

辣椒：辣椒中的维生素C含量居各蔬菜之首，胡萝卜素和维生素含量也很丰富。辣椒所含的辣椒碱能刺激味觉、增加食欲、促进大脑血液循环。研究发现，辣椒的“辣”味还是刺激人体内追求事业成功的激素，使人精力充沛，思维活跃。不过辣椒以生吃效果更好

葡萄汁：常饮葡萄汁有益于延长寿命。适当饮用葡萄酒也有同样效果，但由于酒精会对神经产生麻痹作用，因而葡萄汁是更好的选择。葡萄汁中的抗氧化物质含量高过其他任何水果和蔬菜，且可以提高神经系统的传输能力。除了益寿延年，葡萄汁还可以在短期内提高记忆力。

野生蓝莓果：野生蓝莓果富含抗氧化物质，可以清除体内杂质。在小白鼠身上进行的试验结果表明，长期摄入蓝莓果能加快大脑海马部神经元细胞的生长分化，提高记忆力，防止随着年龄增长而发生的平衡和协调能力的减弱，还能减少高血压和中风的发生概率。

黄花菜：人们常说，黄花菜是“忘忧草”,能“安神解郁”。注意：黄花菜不宜生吃或单炒，以免中毒，以干品和煮熟吃为好。

玉米：玉米胚中富含多种不饱和脂肪酸，有保护脑血管和降血脂作用。谷氨酸含量较高，能促进脑细胞代谢，具有健脑作用。

花生：花生等坚果富含卵磷脂，常食能改善血液循环、抑制血小板凝集、防止脑血栓形成，可延缓脑功能衰退、增强记忆、延缓衰老，是名副其实的“长生果”。

一般来说，人体在正常情况下，血液呈碱性，当用脑过度或体力透支时，血液则逐渐变为酸性；所以若长期偏好吃酸性食物，会使血液酸性化，大脑和神经功能就易退化，引起记忆力减退。

含磷、氯、硫的食物都属于酸性食物，如大米、面粉、鱼、肉、鸭蛋、花生、白糖、啤酒等，常常食用会使血液酸化；反之，含有钠、钙、镁的食物则属于碱性食物，如蔬菜、水果、豆类、海带、牛乳、茶叶等。

其中又以海带所含碱性最大，次为水果和豆类，所以常用脑的人（如考生、工作繁忙的老板），

都应该多吃海带。

一些干果类，如腰果、核桃及芽菜类如苜蓿芽、豆芽以及菇类等等，都含有丰富的蛋白质、脂肪、糖类、维生素 A、维生素 E 和矿物质钙、磷、铁等，对人体的记忆力，都有相当程度的帮助。

还有一些含有卵磷脂的食物，像蛋黄、芝麻、花生等，不定期食用，也能产生一定的益智效果。

给宝宝补脑的鱼类食品

孩子吃什么可以变得更聪明？自古以来，鱼被认为是最佳补脑食材。鱼肉的各类营养价值都非常高，家长们从宝宝开始添加荤类辅食开始，就可以喂宝宝食用鱼肉。那么，哪些鱼肉更利于宝宝的营养需要和消化吸收呢？

下面就为父母们介绍几类适合幼儿食用的鱼。

鱼肉属于精致蛋白质，易被人体吸收，而孩子处于发育阶段，机体对蛋白质的需求较多，确实适合通吃鱼补充。

海水鱼中的 DHA（俗称“脑黄金”）含量高，对提高记忆力和思考能力非常重要，但其油脂含量也较高，个别儿童消化功能发育不全，容易引起腹泻、消化不良等症状。

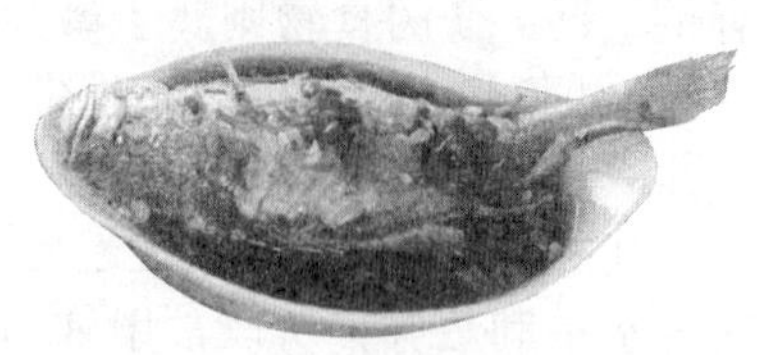

清蒸鲜黄鱼

淡水鱼油脂含量较少，精致蛋白含量却较高，易于消化吸收。只不过，淡水鱼通常刺较细、小，难以剔除干净，容易卡着人，一般情况下，1 岁以上才适合吃。

营养师推荐，带鱼、黄花鱼和三文鱼非常适合孩子，鲈鱼、鳗鱼等也不错。

带鱼：DHA 和多不饱和脂肪酸 EPA 含量高于淡水鱼，再加上带鱼含有丰富的卵磷脂，更具补脑功能。而且，带鱼味道鲜美，小刺少，可减少鱼刺卡喉咙的风险。

黄花鱼：黄花鱼是非常适合孩子夏季食用的鱼类。黄花鱼营养丰富，新鲜的鱼肉中富含蛋白质、钙、磷、铁、碘等，而且鱼肉组织柔软，更易于孩子消化吸收。此外，黄花鱼肉呈蒜瓣状，没有碎刺，适合儿童食用。

三文鱼：三文鱼富含不饱和脂肪酸，能促进胎儿和儿童发育。它还含有丰富的维生素 A、维生素 B、维生素 D、维生素 E，以及钙、铁、锌、镁、磷等矿物质，其肉质细嫩，口感爽滑，颜色鲜艳，非常适合孩子食用。鱼肉对孩子虽好，但还是需要讲究烹调方式。

专家建议：家长最好采用蒸、

煮、炖等方式，不宜采用油炸、烤、煎等方法。另外还可以将鱼做成鱼丸，这种吃法比较安全、清淡，而且味道鲜美，无论是哪种鱼都可以做。具体方法为：将鱼肉剁细，加蛋清、盐、味精调成茸。锅内添水烧开，将鱼茸挤成丸子，下锅内煮熟，再加入少许精盐、葱花即可。

给孩子做鱼时可添加蔬菜作为配菜，既增加口感又均衡营养。炖鱼时不妨搭配冬瓜、香菇、萝卜、豆腐等。但要注意，口味不应过咸，更不要添加辛辣刺激性调料，鸡精和味精也要少放。

专家说，临床中发现，很多家长只给孩子喝鱼汤不吃鱼肉。其实鱼汤的营养都在鱼肉中，正确的吃法是既吃鱼肉又喝汤。

聪明的孩子远离伤脑的食物

我们都知道，牛奶、胡萝卜、海带等食物对大脑有好处，经常吃能起到健脑益智的作用，反过来讲，大脑也会不喜欢某些食物，经常吃它们，我们就会变得迟钝、笨拙，甚至出现记忆力减退的现象。它们包括以下的食品：

1. 含铅食品

有的小朋友爱吃爆米花和皮蛋，但是爆米花在制作过程中，机罐受高压加热后，罐盖内层软铅垫表面的铅有一部分会变成气态铅，皮蛋的原料中则含有氧化铅和铅盐，而铅能取代其他矿物质铁、钙、锌在神经系统中的活动地位，因此是脑细胞的一大“杀手”。如果长期吃含铅的食物或者食物中的含铅量过高，就会损害大脑导致智力低下。

2. 含铝食品

有些孩子在吃早餐时喜欢吃油条，但是在油条的制作过程时，须加入一定量的明矾，而明矾正是一种含铝的无机物。当它被人体吸收后，很难被排出而导致逐渐蓄积。长期下去就会导致孩子记忆力下降，反应变得迟钝。

3. 高糖食品

白糖是典型的酸性食品，如果我们经常在饭前吃含糖分高的食物，就容易形成酸性体质，这会严重影响人们的记忆力。

4. 过咸食品

人们对盐的生理需要很低，尤其是儿童，只要保持在每天4克以下就可以，而经常吃过咸食物的人，其动脉血管就会受到损伤，影响脑组织的血液供应，使脑细胞长期处在缺血、缺氧的状态下，从而导致反应迟钝，大脑过早老化。

5. 含过氧脂质的食品

油温在200℃以上的煎炸类食品及长时间曝晒于阳光下的食物都含有较多的过氧脂质，而过氧脂肪对大脑的危害很大，它们会在人体内积聚，使人体内某些代谢酶系统受到损害，导致大脑早衰，所以孩子还是少吃炸薯条、烧鸭、熏鱼等食物。

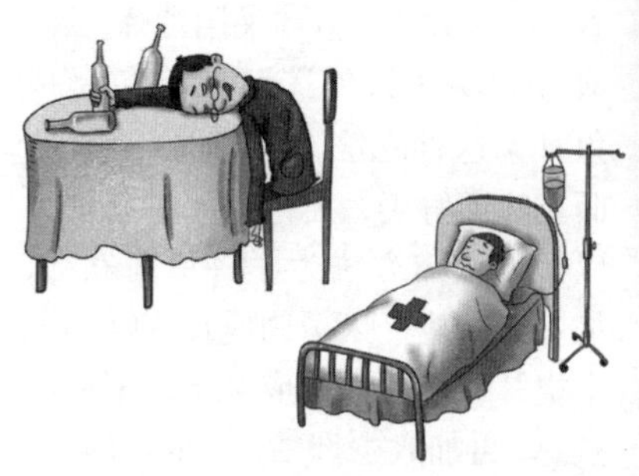

酒精对大脑的损害也是明显的

酒精对大脑的作用

很多人都见过饮酒过量的外部表征：跌跌撞撞、口齿不清、记忆缺失。长期喝酒的人在平衡、判断和协调方面都会出现问题。他们对外部刺激反应变慢，因此酒后驾车异常危险。上述体征的出现都源于酒精对大脑和中枢神经系统的影响。

酒精通过改变神经递质的水平来影响大脑的化学物质。酒精会增强大脑内抑制性神经递质GABA的效果。抑制性神经递质会导致行动迟缓和口齿含糊，这是酗酒者常见的表现。此外，酒精还会增加大脑中枢内的化学物质多巴胺，多巴胺可让人在喝酒时产生愉悦感。

酒精对大脑不同区域的影响各不相同：

大脑皮层：人的思考活动和意识都集中在这个区域，而酒精会压制行为抑制中枢，从而降低人对行为的约束；还会延缓处理来自眼睛、耳朵、嘴和其他感官的信息；甚至会抑制思维过程，让人思维混乱。

小脑：小脑是运动和平衡中枢，受到酒精影响后会导致走路摇晃、失去平衡，让人联想到“打醉拳”。

下丘脑和脑垂体：下丘脑和脑垂体可调节自主的脑功能和激素分泌。而酒精会抑制下丘脑中控制性兴奋和性功能的神经中枢。虽然有可能增强性欲，但性功能却会下降。

延髓：这个大脑区域处理呼吸、知觉和体温等自主功能。延髓受酒精影响后，会让人昏昏欲睡。酒精还会减缓呼吸并降低体温，这些都可能危及生命。

短期内，酒精会导致暂时失忆——短期记忆缺失，让人忘记一段时间内发生的所有事情。从长期看，酒精对大脑的破坏性更强。

第十三章

营养美容：保持年轻漂亮有妙招

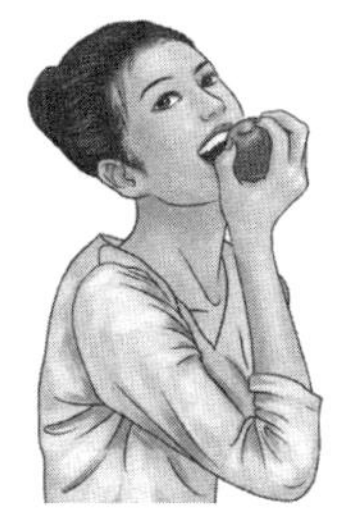

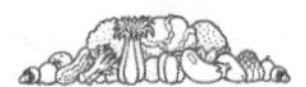

营养是保持年轻漂亮的源泉

是什么把“衰老”带给你

在现代生活当中，过快的生活节奏，过于沉重的心理压力，令很大一部分人都出现了提前衰老的迹象。对此，医学专家特别提醒大家：承受着都市生活压力的人群更需要多关注自己的身体健康问题，多对自己进行一下保护，以防止提前衰老现象的产生。那么到底是什么东西在使我们的身体逐渐地走向衰老呢，通过医学研究，我们发现导致衰老的原因，除去不可抗拒的自身生理原因之外，人体所摄入的食物也是关系到人是否能够保持年轻的重要因素。如果吃不对食物，摄入的营养成分不仅不能对保持机体年轻产生积极影响，还会加速衰老。具体来说，会引发衰老的食物共有以下几种：

（1）含铅食品：铅会降低大脑去甲肾上腺素、多巴胺以及5-羟色胺的含量，造成神经传导阻滞，引起记忆力衰退、痴呆、智力发育障碍等。铅能取代其他矿物质铁、钙、锌在神经系统中的活动地位，因此是脑细胞的一大“杀手”。

如果人体当中摄入了过多铅，还会直接破坏神经细胞DNA的功能，不仅容易使人患早老性痴呆，而且还会使人脸色灰暗过早衰老。

（2）腌制食物：在制作腌制食物的过程当中，如果加入食盐量小于15%。容易使加入的食盐转化成亚硝酸盐，吃进身体后，它在体内酶的催化作用下，易与体内的各类物质作用生成亚硝酸胺类的致癌物质，人若进食了含有亚硝酸盐的腌制品，不但会引起中毒，而且吃多了易患癌症，并促使人体早衰。

（3）霉变食物：霉变的食物，特别是霉变的花生、玉米、黄豆、大米以及小麦等，会含有大量霉菌产生的黄曲霉素、杂色曲霉素、黄米霉素、念珠菌毒素等，这些发霉物一旦被人食用后，轻则发生腹泻、呕吐、头昏、眼花、烦躁、肠炎、听力下降和全身无力等症状，重则可致癌致畸，并促使人早衰。

（4）酒精饮料：在生活当中，如果大量或者经常饮酒，便会使肝脏发生酒精中毒而致使肝脏发炎或者肿大，导致男性精子畸形，性功能衰退、阳痿。

（5）过氧化脂质：作为一种不饱和脂肪酸的过氧化物，过氧化脂质破坏的不仅是油脂当中的各种维生素，而且其他食物中的维生素在接触到逐渐变色的油脂时，也会遭到破坏。例如炸过鱼、虾、肉等的食用油，放置久后即会生成过氧化脂质。过氧化脂质也是致癌物。过氧化脂质进入人体后还会对人体内重要的酶系有所破坏。长期摄入过氧化脂质的食品可直接导致人的衰老。

前面所说的这五点，是我们在饮食过程当中比较容易犯的错误，要想留住自己青春，便要努力戒掉这种饮食习惯了。此外，生活中的一些其他细节问题也有可能会加速衰老，像厨房做饭时由高温油烟所产生的有毒烟雾，会使局部环境恶化，有毒烟雾长期刺激眼和咽喉，损伤呼吸系统细胞组织，如果不加以保护，很

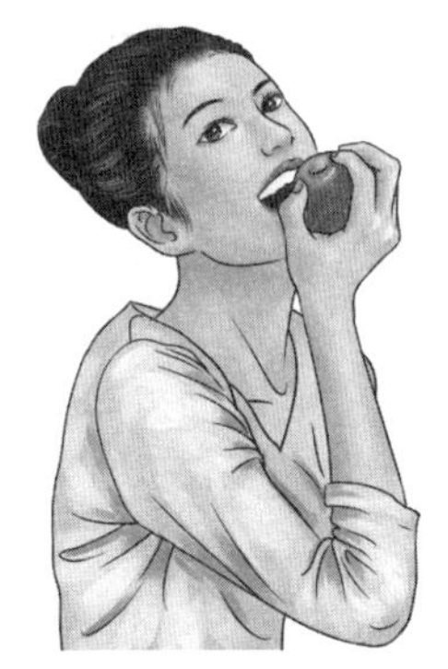

合理饮食才能美丽健康

容易使肺癌高发；煤烟、香烟以及灰尘中的有害气体，在经过呼吸道吸入肺部，渗透到血液中之后，就会给人带来很大的危害。吸烟促进皮肤衰老，烟雾是最大的自由基来源，而自由基的氧化损伤是皮肤衰老的主因。水垢中含有大量的有害金属元素，如镉、汞、砷、铝等，这些有害金属元素对人体危害极大。所以说水垢对于人体健康是非常有害的，它会加速人体的衰老。

虽然看起来导致衰老的这几大因素都非常吓人，但是面对它们的时候，却也不必太恐惧，因为只要我们在生活当中多加注意，还是可以将它们的危害降到最低的。

饮食影响美丽容颜

你想要使自己的容貌艳丽、模样可人吗？如果答案是肯定的，那么最好的选择便是合理的饮食，

没有什么能够比合理的饮食，合理的营养结构更加重要的了。

对于每个人来说，合理的饮食都是非常重要的，因为它能够有效地预防多种疾病，并且无毒副作用。对于任何人来说，合理的饮食不仅能延长人的寿命，而且能够改变人的容颜，对于女人更是如此。很多人以为肤色都是天生的，其实许多后天因素也可以让你的肤色羞于见人，尤其是饮食习惯。不健康的饮食习惯不仅影响健康，更是女性完美肤色的头号大敌。

所以，平时一定要注意合理地调整自己的饮食习惯和内容，适量地补充身体所需的营养，这样，你就会拥有健康而又美丽的容颜。具体的注意事项有以下几点：

（1）不要过多地食用过于精制的碳水化合物。炸薯条会让脸上长痘痘，但根源并不在油，而是土豆。因为，某些过于精致的食物会使体内的胰岛素水平大大提高，并引起一系列的反应，直到最后引起发疹。

（2）对于影响血管弹性的食品和饮料要尽量少食用，这其中包括各种香料、腌制食品、味精和酒之类。

（3）不要过量食用盐。食盐过多的人，皮肤很容易就会变得粗糙发黑，而且，经阳光暴晒后更会显得面色黑黄。食盐过多，除去会使面色黑黄之外，也有可能导致面颊长出雀斑。如果同时摄入动物性脂肪和蛋白质过多，也会影响肝脏正常代谢而使雀斑更显眼。

（4）不要过多食用油。过量食用动物油和植物油的人也很容易造成油性黑脸。摄取动物性脂肪和蛋白质过多的人还容易形成红面孔。

（5）经常吃一些粗粮。经常吃粗粮制品有助于保持大便通畅，使体内毒物不会久滞在肠道中。粗粮中含有许多细粮和精加工食品所缺乏的维生素和矿物质，而这些营养素有助于调节肠胃内的环境，易被人体吸收并提高抗病能力和免疫功能。特别是长期坐办公室者、接触电脑较多者、应酬饭局较多的人则要多吃粗粮。

（6）多吃深海鱼类。在深海鱼的体内含有许多不饱和脂肪酸，深海鱼是体内不饱和脂肪的丰富来源，这些（好的）脂肪酸可以抑制体内的炎症，减少皮肤发炎和产生痤疮的概率。

健康美容是完全能够吃出来的。在很多时候，不少女性朋友们都是把自己的眼球放在各种类型的化妆品上面，其实如果改变一下自己的观点，采用不一样的吃法，为自己的身体多补充一些所需的营养，也是能够让自己变得更加美丽和漂亮的。

这些食物最能抗衰老

如果想使你的皮肤白里透红，让人看起来更娇美迷人，请一定记住美丽是要付出代价的，所以，你想拥有一张干净漂亮的脸，就只能委屈你的嘴，那些不该吃的食物是一定不要吃的。不过对于美丽容颜有益的食物倒是可以多多摄取，比如适合自己症状的蔬菜和水果。多吃蔬菜水果是对抗衰老最有效的方法，因为水果和蔬菜当中含有丰富的营养物质，这些营养物质对于化解导致人体衰老的各种不利因素是十分有利的。

众所周知，衰老与机体老化相关的疾病以及基因的突变，同自由基的损伤都是有关的。因此保持机体足够的抗氧化物质，及时清除自由基，是抗衰老的重要手段。

而在防治人类一些同自由基损伤相关的疾病和抗衰老过程当中，蔬菜和水果所起的作用是十分重要的。世界各国的膳食指南都把摄取蔬菜、水果列为重要内容。美国2000年修订最新版膳食指南时，将“选择富含谷物、蔬菜、水果的膳食”这一条改为“每日选择多种蔬菜与水果”。

大量科学测试的结果都证明，除去能够为人体提供一些需要的维生素、矿物质以及纤维素等，蔬菜、水果当中还含有许多植物抗氧化物质，如一些蔬菜、水果含有丰富的多酚类物质，包括类黄酮、花色素类等，有些物质的抗氧化作用甚至强于人所熟知的抗氧化剂维生素C、维生素E和胡萝卜素。下面是根据医学研究所列出的常见蔬菜和水果抗衰老能力的排行榜：

（1）36种具有抗衰老作用的蔬菜，按照抗衰老能力由强到弱排列：藕、姜、油菜、豇豆、芋头、大蒜、菠菜、甜椒、豆角、西蓝花、青毛豆、大葱、白萝卜、香菜、胡萝卜、卷心菜、土豆、韭菜、洋葱、西红柿、茄子、黄瓜、菜花、大白菜、豌豆、蘑菇、冬瓜、丝瓜、莴苣、绿豆芽、韭黄、南瓜、芹菜、山药、生菜。

（2）30种具有抗衰老作用的水果，按照抗衰老能力由强到弱排列：山楂、冬枣、番石榴、猕猴桃、桑葚、草莓、玛瑙石榴、芦柑、无子青皮橘子、橙子、柠檬、樱桃、龙眼、菠萝果、红蕉苹果、菠萝、香蕉、李子、荔枝、金橘、玫瑰葡萄、柚子、杧果、久保桃、杏子、哈密瓜、水晶梨、白兰瓜、西瓜、柿子。

除去蔬菜、水果之外，再向大家推荐一些具有很强的抗衰老能力的食物：

（1）鱼肉。多吃一些鲜鱼对于预防心血管疾病是非常有用的。同时，鱼肉中的胆固醇含量较低，在摄入优质蛋白的同时，不会带入太多的胆固醇，鱼肉可为人类提供大量的优质蛋白质，并且消化吸收率极高。

其中，在各种鱼当中，尤其以鲫鱼的效果最好，鲫鱼当中含有全面而又优质的蛋白质，这些蛋白质对于肌肤的弹力纤维构成可以起到非常好的强化作用。尤其对压力、睡眠不足等精神因素导致的早期皱纹，有奇特的缓解功效。

除去鲫鱼之外，金枪鱼也是一种非常不错的抗衰老食物。金枪鱼肉当中的不饱和脂肪酸能够协助降低血压，预防中风，抑制偏头疼，防治湿疹，缓解皮肤干燥。

（2）贝类。贝类当中含有维生素 B_{12}，有助于健康皮肤，保持皮肤弹性和光泽。

（3）麦芽。麦芽可以降低结肠癌以及直肠癌的发病率。由于麦芽本身是没有味道的，因此在食用的时候要把它撒在麦片或者是加在酸奶当中。

（4）矿泉水。矿泉水当中含有镍、碘、锌、氟、钡等对人体十分有益的微量元素，同时还富含偏硅酸和锶。因此经常饮用矿泉水可以增强人体的免疫力，同时还可以预防疾病、抗衰老。

（5）奶粉。奶粉当中含有丰富的维生素 D 以及钙，可以使人的骨骼与牙齿变得强健起来。

（6）酸奶。酸奶是一种让女性无法抗拒的饮品，其中含有大量的活性乳酸菌，不但可以抗衰老，还有助于消化，并能有效地防止肠道感染，提高人体的免疫功能。与普通牛奶相比，酸奶脂肪含量低，钙质含量高，还富含维生素 B_2，这些元素都对人体大有裨益。

（7）鸡蛋。鸡蛋当中含有大量的维生素以及矿物质，最重要的是还含有具高生物价值的蛋白质。鸡蛋还能增强记忆力，并且具有美容的作用。

（8）巧克力。常吃巧克力有助于控制人体内胆固醇的含量，令毛细血管保持弹性，对于心血管疾病具有一定的防治作用。巧克力中含有的儿茶酸能增强免疫力，预防癌症，干扰肿瘤的供血。巧克力中的可可脂含有丰富的多酚，具抗氧化功能，可延缓衰老。

有很多人都既难以抵挡巧克力的美味，又害怕吃后会发胖。专家认为，人之所以会肥胖，其中既有遗传基因的缺陷，又有过食以及活动不足等多种原因，罪魁祸首绝不仅仅是饮食，95% 以上的肥胖都是由于吃得过多以及缺乏运动所引起的。在运动之前的 15 分钟补充适量的巧克力，有助于在运动当中为人体提供能量供给以及运动后的恢复。如果想要既享受美味又不长胖，则必须要多锻炼身体才行。

饮食“遵章守法”，才能漂亮起来

通过饮食来补充营养，不仅仅要体现在“吃好”上面，同时，还要“会吃”，一些现代人常见的饮食误区是一定要避免的，否则，不仅不能够起到补充营养的作用，还会对人体造成不良的影响。下面来说一下这些不良影响，一定要将其熟记于心。

1. 忽视早餐

通常情况下，早餐是非常容易为人们所忽视的。改变不良饮食习惯的第一步便要从早餐做起。从人的生理需要来看，早餐应当是有质有量的一餐。因为人体活动，特别是脑力活动的能量主要来自血糖，血糖又来源于食物中的淀粉。一个人从晚餐到次日早餐前，间隔有十多个小时，胃早已空虚；上午又是一天中活动量最大的时间，须消耗较多的能量，此时人需要大量的能量来补充，如不吃早餐，血糖就得不到及时补充而下降，就会严重影响脑组织的正常活动功能，人的思维就会变得迟缓、混乱，表现为精神萎靡、注意力不集中。

早餐不仅要吃，同时还要吃好，早餐应占全天热量的30%，以多种食品的组合为最佳，即主食（谷类、面包、馒头）、牛奶、鸡蛋、蔬菜、水果，只有这样才会对健康有利。

2. 饮食没有节制

有些人由于工作交往的需要，或者是逢年过节亲朋相聚，总是免不了暴饮暴食，最终弄得自己终日腹胀胃满。由于进食过量的荤腥食物，促使胆汁、胰液大量分泌，就有发生胆道疾患和急性胰腺炎的可能。血液中胆固醇的含量增高，也容易诱发心脑血管疾病。同时，暴食还会引起严重的消化不良和胃肠疾病。

所以说，当人们在全面摄取营养的时候，更应该要注意饮食有度。不过节食也不是吃得越少越好，一般以每餐七八分饱为宜。

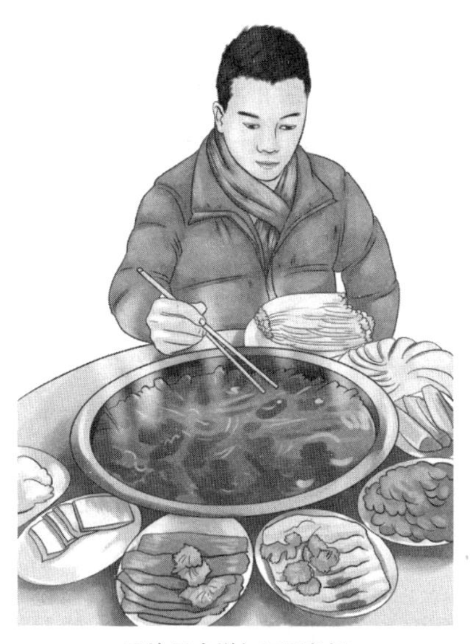

暴饮暴食增加肠胃负担

3. 吃得过于精细

近些年来，随着人们物质生活水平得到了发展和提高，许多人都只吃精面白米，而对于粗米糙粮则不再光顾，认为那些只是吃不起精粮的人才吃的，实际上，这种观念可真的是一个大大的错误。这样的饮食习惯会造成一系列不良的后果，一方面是营养过剩。长期食用高脂肪，高热量、低纤维素食物会使糖尿病、高血压、高血脂、冠心病、肿瘤的发病率提高；另一方面又会造成营养不良，因为这些精粮中缺乏很多人体所需要的维生素、微量元素和矿物质。

所以说，现代人在饮食方面还是应该提倡杂食，讲究营养的均衡，进行合理配膳，应以进食低糖、低盐、低脂肪的食物为主，并把粗粮、杂粮请上餐桌。只有这样，我们的身体才不会处于“饥饿”的状态。

4. 盲目进补

随着经济条件得到改善，人们对于健康也开始越来越重视了，对于“补”的要求也开始随之增高，因此由“富”而滋生出对名贵补药、补品的追求和迷信，把有钱吃补药、补品看成是高级的生活享受，甚至成为衡量社会地位的尺码。

中医学观点认为，人体之所以患病是由于致病因素令机体的阴阳气血失衡而造成的，治病则是用药物来调理机体失衡之偏，即“扶正祛邪”。但补益药食在应用上尚与个人的体质、年龄、性别及季节、地区等因素有关。用药不对症，盲目进补则有可能会危害到人体的健康，因此切不可乱用补药。

除去上面提到的不良习惯之外，日常饮食生活当中的小细节也需要特别注意，千万不要走入以下这五个误区当中。

1. 用热油炒菜更香

平常人们在家做饭的时候，非常喜欢将油烧得很热，并且在平时，人们也经常可以在饭店的菜谱上面看到这样的字眼：爆炒什么什么。大家可知道，当油温高达200摄氏度以上，不仅植物油中对人体有益的不饱和脂肪酸将被氧化，而且会产生一种叫作“丙烯醛”的气体。它是油烟的主要成分，对人体的呼吸系统极为有害。另外“丙烯醛”还会使油产生极易致癌的过氧化物。因此，炒菜还是用八成热的油较好。

2. 多放调味作料味道好

现代医学研究的结果显示，胡椒、桂皮、丁香、小茴香以及生姜等天然调味品是具有一定诱变性和毒性的，如果在饮食当中过量使用调味品，轻者有口干、咽喉痛、精神不振、失眠等感觉，重者会诱发高血压、胃肠炎等多种疾病，甚至有致人体细胞畸形，形成癌症的可能。因此，日常饮食中以尽量少的调味作料为好。

3. 喝骨头汤可以补钙

日常生活当中，经常有人会特意为骨折的病人煮骨头汤补钙。其实，骨头汤中的含钙量并不高，用1千克肉骨头煮汤2小时，汤中的含钙量仅20毫克左右，而脂肪的含钙量相对较高。补钙应选择含钙高的牛奶、豆制品等食品或钙制剂。

4. 饭后马上吃水果

在水果当中，含有大量的非常容易为小肠所吸收的单糖类物质，但若被饭菜堵在胃中，就会因腐败而产生胀气、使胃部不适。最佳吃水果的时间应在饭后3小时或者是饭前1小时。这样才可以很好地吸收水果当中的营养，同时还有利于消化。

5. 感冒了要吃补药

补药能够令人体内产生较高的热量与能量，这会使患者体温升高，从而加重病情。此外，补品还会促进病菌生长繁殖，导致感染程度加重和炎症扩散。补药使用不当会生湿生热，导致中气壅滞、气机不畅，影响脾胃功能，这不利于患者调养身体、恢复健康；补药很可能会和治疗新病的药物发生冲突，对患者机体产生损伤。

在通过饮食对营养进行补充的时候必须要“遵章守法”，只有这样，才能实现进补的功效，同时达到美容养颜的目的。

均衡营养让你更年轻

想要利用营养美容不仅要补充营养，更重要的是要令自己补充的营养均衡起来，只有这样，才能够令营养的功效发挥到最大程度，才能够更好地实现美容的作用。

首先，我们先要了解一下，人每天都需要哪些营养。

人体每天所需的主要营养物质大致有三类：

1. 碳水化合物

碳水化合物包括糖类、淀粉等成分，是机体主要物质的组成成分。碳水化合物是人类最基本的营养物质，主要是用来产生能量与贮存能量的物质。它提供了人体50%的能量来源，每克碳水化合物能提供数千卡热量。

蔗糖、谷物（如水稻、小麦、玉米、大麦、燕麦、高粱）、水果（如甘蔗、甜瓜、西瓜、香蕉、葡萄）、坚果、蔬菜（如胡萝卜、番薯）等均是碳水化合物的主要食物来源。

2. 蛋白质

蛋白质可以被分为植物蛋白和动物蛋白两种。植物蛋白含量较高的有豆类及其制品等，动物蛋白来源有肉类、蛋类和乳制品。在人体各个器官、组织和体液内，蛋白质都是必不可少的成分。成年人体重的16.3%是蛋白质。蛋白质是生命的物质基础，恩格斯曾指出，生命是蛋白质的运动形式。蛋白质构成了人体的基础，血液、肌肉、激素等都是由蛋白质构成的。

3. 脂肪

脂肪是构成人体结构的重要组成部分，同时也是人体内最大的热量来源。特别是人体饥饿时，会大量消耗脂肪以提供能量，每克脂肪能提供9千卡的热量。脂肪的来源主要有肉类、蛋类等。脂肪在人体内共有供给人体热量；构成身体组织和生物活性物质；调节生理功能和溶解营养素这四大作用。

虽然有的人每天摄入很多的食物，甚至都超过了身体的需要，但是却还是没有达到身体所需的营养标准，究其根本原因就在于营养的不均衡。在我们每天摄入的营养中，有五种基本的成分有助于保持营养均衡，可以提高身体素质，减少患病的概率。这些营养素是锌、铁、纤维素、钙和叶酸，要增加这些营养素的摄入并不难，它们广泛地存在于各种食物中。

1. 锌

锌是维护人体免疫系统必不可少的物质，胰岛素调节、伤口愈合，味觉都靠锌起作用，它还有助于防治不育症。

一般人每天需要12毫克的锌，怀孕女性每天需要15毫克，哺乳期女性则需要16~19毫克。

如果人体内欠缺锌，则会出现贫血、味觉改变、食欲减退、不育症、自然流产、神经受损、皮肤瘙痒、脱发、生长停滞、创伤愈合不良、皮炎、智力减退等症状。

虽然人体对于锌的需要量并不多，每天仅需要十几毫克，但是缺乏锌是绝对不可以的。小孩子缺锌便会出现食欲降低，味觉敏锐度减退等症状，如果不及时补充锌，还可能会导致生长发育迟缓，免疫力降低，皮炎，舌炎，甚至影响小孩子的智能发育。

锌的最好食物来源为火鸡肉、麦胚芽、酸苹果、牡蛎（含量最高）、核桃仁和杏仁。

2. 铁

铁是构成血色素的主要成分，还是维持人体正常生命活动最重要的一些酶的组成部分，影响着情绪和性情，铁还能增强免疫系统的功能，人体的有氧代谢过程也需要铁来完成。

一般人每日需要15毫克铁，孕期女性每天不得少于30毫克。

人体缺铁，便容易引发缺铁性贫血、易疲劳、注意力不集中、怕冷、易感染疾病、脸色和指甲苍白、手脚发凉、免疫力和抗感染能力降低、儿童发育迟缓、智力受损，心跳加快、食欲下降，头晕。

铁的最好食物来源为鸡肉、黄豆或豌豆、洋葱、香菜、菠菜、莴苣、葡萄干和乳酪（含量最高）。

3. 钙

作为生命进化之源，钙是令骨骼生长与牙齿坚固的基本要素，钙参与人体全部生命活动。钙是人体的物质基础，是细胞的物质基础，是基因的物质基础，是信号系统的物质基础。

一般情况下，19~50 岁的人每天需要 1000 毫克钙，51 岁以上的人每天需要 1200 毫克。

人体缺钙，会引发肌肉痉挛、腿抽筋，还容易造成骨折，这也是骨质疏松的前兆。

钙的最好食物来源为芝麻酱、淡水虾、芝麻、黄花菜、蕨菜、黑木耳、牛奶、南瓜子、虾皮、海蟹、海带、黄豆、紫菜和鹌鹑蛋。

4. 叶酸

肌肉想要保持弹性、柔韧性，都有赖于叶酸的吸收和储备，它具有延缓肌肉衰老的作用。

人在生长期每天需要 400 微克叶酸，怀孕期每天需要 600 微克，哺乳期每天需要 500 微克。

如果人体内缺乏叶酸，会引发食欲减退、肌肉萎缩，疲乏无力、头痛、情绪低落、睡眠紊乱和消化不良。

叶酸的最好食物来源为蔬菜和水果，如西红柿、菠菜、麦胚芽、蚕豆、橙汁、菜花或莴苣等。

5. 纤维素

如果食物当中纤维素的含量低，便很容易引起结肠梗阻、便秘、糖尿病、高血压、心脏病。不可溶解的纤维素存在于全谷类和蔬菜中，通过加速消化系统的运转，保持结肠健康，避免消化不良；可溶性纤维素存在于水果、煮熟的杂豆、豌豆和燕麦麸中，这类食物能使血糖保持稳定并降低胆固醇。糖尿病患者进食高纤维素饮食，不仅可以降糖，并且还可以减肥、防治便秘。

一般人每日需要 25~35 克纤维素。

人体内缺乏纤维素，便会引起超重、便秘、痔疮、胆固醇过高以及血糖不正常等现象。

纤维素的最好食物来源为粗粮、红薯、蔬菜、土豆、豆类和水果。

按照上面的提示，真正让自己所摄取的营养均衡起来，这样，变得年轻、美丽起来便不会再是梦想了。

平衡日膳食，滋养美丽容颜

人们的日常食物可分为两类，一类是包括肉、鱼、禽、蛋、奶及其制品的动物性食物；另一类则是包括谷类、薯类、蔬菜、水果、豆类及其制品，食糖类和菌藻类的植物性食物。在日常饮食当中，只有将这两大类食物平衡好，才能够令营养得到科学、合理的补充。

想要做到平衡膳食，首先便要从餐桌饮食合理搭配做起，也就是说要吃多样化的食物。人体必需营养素有近50种，缺一不可，没有一种天然食物能满足人体所需的全部营养素，因此，膳食必须由多种食物组成。不同种类食物的营养素不同：动物性食物、豆类含优质蛋白质；蔬菜、水果含维生素、矿物盐及微量元素；谷类、薯类和糖类含碳水化合物；食用油含脂肪；肝、奶、蛋含维生素A；肝、瘦肉和动物血含铁。

这些营养素是能够相互配合、相互制约的。如维生素C能促进铁的吸收；脂肪能促进脂溶性维生素A、维生素D、维生素E、维生素K的吸收；微量元素铜能促进铁在体内的运输和储存；碳水化合物和脂肪能保护蛋白质，减少其消耗；而磷酸、草酸和植酸能影响钙、铁吸收。所以只有吃膳食结构合理的混合膳食，才能满足人体对食物营养的摄取。

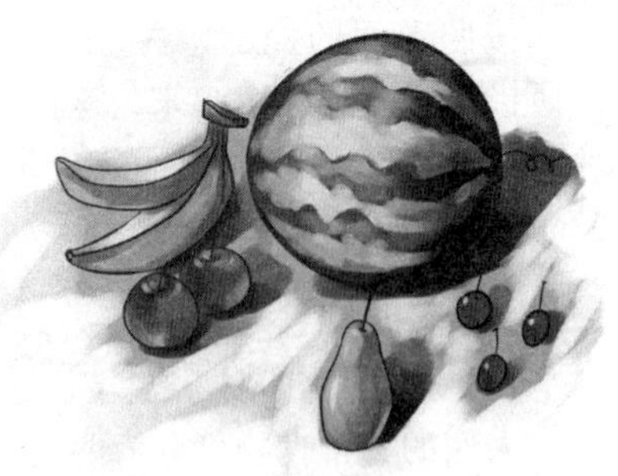

五果为助

《黄帝内经·素问》曾经提出过“五谷为养，五果为助，五畜为益，五菜为充”的配膳原则，这便体现出了食物多样化以及平衡膳食的要求。根据食物的营养特点，可将其分为五大类：第一类为谷类、薯类、杂豆类，主要提供碳水化合物、蛋白质和B族维生素，也是我国一般膳食主要热能和蛋白质的来源；第二类为动物性食品，包括肉、禽、蛋、奶、鱼等，主要提供蛋白质、脂肪、膳食纤维、矿物质、维生素A和B族维生素；第三类为大豆及豆制品，主要提供蛋白质、脂肪、膳食纤维、矿物质和B族维生素；第四类为蔬菜、水果，主要提供矿物质、维生素C、胡萝卜素和膳食纤维；第五类为纯热能食物，包括动植物油脂、食用糖和白酒、淀粉等，主要提供热能。

同时，还要注意保证三大营养素的合理比例，即碳水化合物热能占总量的55%~65%，蛋白质占10%~15%，脂肪占20%~25%。油脂以2/3植物油、1/3动物油为宜。

此外，还要注意保证早餐占30%，午餐占40%，晚餐占30%

的热量合理分配。

除此之外，还有一个平衡膳食宝塔的问题需要引起大家注意。

平衡膳食宝塔，指的便是根据中国居民的膳食指南，再结合中国居民的膳食情况，来把平衡膳食的原则转化成各类食物的重量，便于大家在日常生活中实行。

一个平衡的膳食宝塔共分为五层，其中包含着我们每天所应该吃的主要食物种类。宝塔各层位置和面积不同，这在一定程度上反映出各类食物在膳食中的地位和应占的比重。谷类食物位居底层；蔬菜和水果占据第二层，每天应吃 400~500 克蔬菜，100~200 克水果；鱼、禽、肉、蛋等动物性食物位于第三层，每天应该吃 125~200 克（鱼虾类 50 克，畜、禽肉 50~100 克，蛋类 25~50 克）；奶类和豆类食物合占第四层，每天应吃奶类及奶制品 100 克和豆类及豆制品 50 克；第五层塔尖是油脂类，每天不超过 25 克。

宝塔当中没有关于食糖摄入量的建议。因为我国居民现在平均吃食糖的量还不多，少吃些或适当多吃些可能对健康的影响不大。但多吃糖有增加龋齿的危险，尤其是儿童、青少年不应吃太多的糖和含糖食品。

一般情况下，宝塔当中所建议的各类食物的摄入量是指食物的生重。各类食物的组成是根据全国营养调查中居民膳食的实际情况计算的，所以每一类食物的重量不是指某一种具体食物的重量。

1. 谷类

面粉、大米、玉米粉、小麦以及高粱等的总和便是谷类。它们是膳食中能量的主要来源。多种谷类掺着吃比单吃一种好，特别是以玉米或高粱为主要食物时，应当更重视搭配一些其他的谷类或豆类食物。加工的谷类食品如面包、烙饼、切面等应折合成相当的面粉量来计算。

2. 蔬菜和水果

由于蔬菜和水果具有非常多的共性，所以经常会被放在一起。但蔬菜和水果终究是两类食物，各有优势，不能完全相互替代。尤其是儿童，不可只吃水果不吃蔬菜。一般说来，红、绿、黄色较深的蔬菜和深黄色水果含营养素比较丰富，所以应多选用深色蔬菜和水果。

3. 鱼、肉、蛋

鱼，肉、蛋主要是提供动物性蛋白质以及一些重要的矿物质和维生素，所以它们被归为了一类，但是它们彼此之间也是有着明显区别的。

鱼、虾及其他水产品的脂肪含量很低，平时可以多吃一些。肉类包含畜肉、禽肉以及内脏，这类食物尤其是猪肉含脂肪较高，所以平时不应该吃过多的肉类。蛋类含胆固醇相当高，所以一般每天食用不要超过一个。

4. 奶类和豆类食物

当前所提到的奶类以及奶制品主要包含鲜牛奶和奶粉。宝塔建议的100克按蛋白质和钙的含量来折合相当于鲜奶200克或奶粉28克。中国居民膳食中普遍缺钙，奶类应是首选补钙食物，很难用其他类食物代替。有些人饮奶后有不同程度的肠胃不适，可以试用酸奶或其他奶制品。豆类及豆制品包括许多品种，宝塔建议的50克是平均值，根据其提供的蛋白质可折合为大豆40克或豆腐干80克等。

5. 油脂类

塔尖部位是油脂类，以每天不超过25克为宜。

只有日常生活中的膳食达到平衡，才能够使通过食物摄入体内的营养更好地发挥作用，也就可以更好地滋养人体了。

会毁掉美丽容颜的饮食雷区

在通过饮食来补充人体所需的营养素时，经常会出现需要将两种或两种以上的食物混合在一起食用的情况，这个时候，便一定要注意，有些食物最好不要一起食用，否则便会收到和预期完全相反的效果。

下面我们就具体来看一些这些食物搭配的禁忌：

（1）菠菜和豆腐：菠菜当中含有丰富的营养，向来都有“蔬菜之王”的称谓，菠菜里含有很多草酸（每100克菠菜中约含300毫克草酸）。豆腐里含有较多氯化镁、硫酸钙搭配，会生成不溶性的草酸钙，不但会造成钙质流失，还可能沉积成结石。

（2）菠菜和猪肝：猪肝当中含有铁、铜等金属元素，一旦与菠菜中大量的维生素C相结合，金属离子极易被氧化而减弱自身的营养价值。

（3）萝卜和水果：当萝卜被摄入到人体当中之后，会在人体内产生一种叫“硫化氰”的物质，并很快代谢成硫氰酸；而柑橘、苹果、葡萄和梨等含大量植物色素的水果中有黄酮类物质，该物质在人体肠道内能被细菌分解转化成羟苯甲酸和阿魏酸，两者可加剧硫氰酸的抑制甲状腺作用，日久，可能诱发和导致甲状腺瘤。

（4）黄瓜和西红柿：黄瓜当中含有一种能够分解维生素C的酶，它能将西红柿中的维生素C破坏掉。另外青椒、油菜、菠菜等含维生素C的蔬菜均不宜与黄瓜同吃。

（5）豆浆和鸡蛋：鸡蛋当中的黏液蛋白同豆浆当中的胰蛋白

酶相结合，会生成一种不易被吸收的蛋白物质，从而丧失原有的营养价值。

（6）虾类和维生素C：虾类当中含有一种五价砷化合物，与维生素C经化合作用会转化成有毒的三价砷（即砒霜）。

人们日常饮用的酒类，在搭配的时候也是有禁忌的。

（1）啤酒忌白酒：啤酒非常容易挥发，但与白酒同饮，会促进酒精渗透。

（2）酒精忌咖啡：这两者同样都具有兴奋的作用，同饮对人的刺激甚大，易产生紧张和烦躁情绪，同时有可能诱发心脏病。可饮用大量清水或水中加少许葡萄糖和盐喝下，可缓解不适症状。

（3）解酒忌浓茶：酒同浓茶两者相结合，会引发出不良的后果，不但起不到解酒的作用，反而会加重醉酒的痛苦。

（4）鲜鱼忌美酒：这两者搭配起来会影响其中营养作用的发挥，因为酒精会减少人体对鲜鱼中维生素D的吸收。

（5）胡萝卜忌酒：这二者相搭配，会在肝脏中产生毒素，诱发肝病。

（6）海鲜和酒类：在食用海鲜的时候，切记不要大量饮酒。因多数海鲜会对人体造成过多的尿酸，而尿酸是人体代谢的废物，如不及时排出，就会在关节或软组织中沉淀，造成红肿热痛，甚至发热，沉淀过多还会破坏人的正常运动功能。

除去这些搭配禁忌之外，还有一些饮食健康小常识要提醒大家注意：

（1）经常食用烘烤食物容易患癌：食物在烘烤的时候，燃料中会产生大量的二氧化碳、二氧化硫等致癌物质，这些物质会遗留在食物上，所以人吃多了极易患癌。

（2）吃嫩炒猪肝有害：肝脏是用来解毒的器官，肝内均台少量毒素，如不炒透，吃了有害。

（3）吃哪些蔬菜易中毒：发芽或者是发青的土豆都是有毒的。鲜黄花菜（即金针菜）有毒。腌制未透的菜。隔夜熟白菜、熟韭菜会将菜中的硝酸盐转化为亚硝酸盐，亚硝酸盐是强致癌物，熟白菜、熟韭菜放久了切勿食用。

（4）儿童尽量不要吃皮蛋：在加工的过程当中，皮蛋会产生有毒的氧化铅物质，这种物质会对智力造成影响。

（5）烂姜不要吃：烂姜能够使肝细胞坏死，是有毒的，千万不要食用。

（6）不要生吃豆油：在生豆油当中含有苯，苯是一种能够破坏人的造血系统的物质，所以做凉拌菜和饺馅不宜用生豆油，如将豆油下锅熬熟，苯就蒸发了。

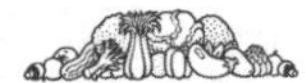

如何拥有白嫩健康的肌肤

白嫩健康的肌肤需要它们

靓丽的肌肤，自然是需要贴心的呵护、精心的保养，不过，有时虽然养护工作做了一大堆，但是看看自己的皮肤状态，却还总是很不尽如人意。

皮肤的老化是与各种各样的压力有着很大关系的，岁月的脚步、质量恶化的空气、过量的紫外线、不均衡的营养、不适当的化妆品，长期处于冷气房当中，生活不正常，压力过大等都是促成肤质粗糙老化的元凶。而特定的营养素，完全能够缓解这些压力因子为皮肤所带来的冲击。近些年来有一些欧美医师提出了“期待借由营养的调整，来达成维持健康的肤色，呈现自然美丽效果”这一观念。

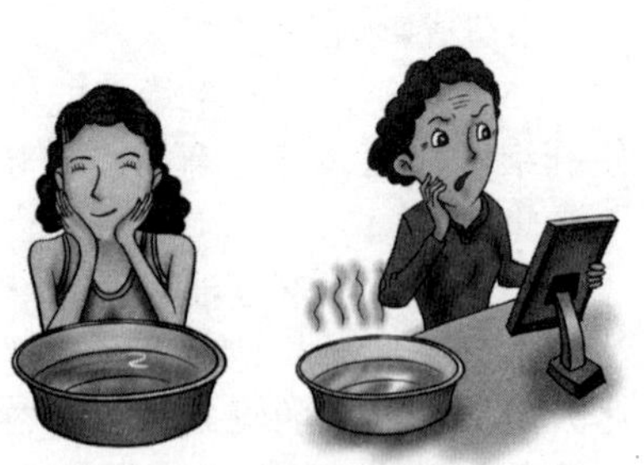

肌肤也需要食物的养护

针对这种护肤理念，我们除去平时所经常进行的护肤工作之外，还需要针对内部下手，通过补充营养元素的方式，为肌肤补充所必需养分，这样才能够让肌肤由内而外美得彻底、美得通透。

通常情况下，皮肤所必需的营养元素共有以下这四大类：

1. 维生素 E

这是一种非常好的抗氧化剂，能够有效地抑制过氧化脂质的形成，从而减慢皮肤的衰老。

2. 硫酸软骨素

表皮、真皮以及皮下组织共同组成了人类的皮肤，其中影响皮肤外观的主要是真皮。真皮由富有弹性的纤维所构成，而构成弹性纤维最重要的物质便是硫酸软骨素，一旦缺乏硫酸软骨素，皱纹就会前来进行侵袭。

3. 胶原蛋白

胶原蛋白在动物的蹄筋、肉皮、鸡皮以及甲鱼等食物当中含量较高。这种物质是维持皮肤与肌肉弹性的主要成分。但随着年龄增加，皮肤与肌肉中的水分会减少，这便是老化的开始。这个时候，胶原蛋白纤维开始变小，弹性蛋白的弹性也会开始减低，原先真皮中胶原蛋白与弹性蛋白交互构成有规则的网目结构就会逐渐崩解，最后便导致了皱纹的产生，所以补充胶原蛋白能够使皮肤保持年轻、减少皱纹，道理即在于此。

4. 其他物质

在人体皮肤的外层，每天都会死亡几百万的表皮细胞。酸牛奶中含乳酸，可促进矿物质的吸收，有助于皮肤的生长发育。醋可护肤美容。经常用醋和甘油的混合液涂抹皮肤可软化皮肤的黏性表层，去掉死去的旧细胞，使皮肤逐渐恢复细嫩。

在知道了这些营养元素对于皮肤的滋养作用之后，日常生活当中就要多加注意，尽可能地多补充一些这种元素，令皮肤的需求随时都可以获得满足，拥有白嫩健康的肌肤便会成为一件非常容易的事情。

“吃饱”维 E 的皮肤自会白

维生素是人体进行代谢的过程当中所必不可少的有机化合物。人体就如同是一座极为复杂的化工厂，在不断地进行着各种各样的生化反应。这些反应与酶的催化作用有着非常密切的关系。酶如果要产生活性，则必须要有辅酶参加。已经为人类所认知的许多维生素都是酶的辅酶或者是组成辅酶的分子。因此，维生素是能够维持和调节机体正常代谢的一种非常重要的物质。是人和动物摄取营养和生长过程当中所必需的某些少量的有机化合物，对于机体的新陈代谢、生长、发育以及健康等都有着极其重要的作用。

其中，维生素 E 更是美丽女性所不可缺少的，其能够保持皮肤血管的弹性、抗氧化物侵蚀和防止皮肤细胞早衰，具有较好的美颜润肤作用。当人体缺少维生素 E 时，便有可能会出现皮肤缺乏弹性和光泽的情况。所以，如果想要让自己皮肤衰老的速度放缓，便要保证维生素 E 的充足。但是人体内难以自己合成维生素 E，或者即便是合成的，量也不会太充足，因此必须经常由食物或维生素制剂来做外源性补充。

维生素 E 在麦胚油、玉米油、花生油、芝麻油等食用油以及豆类、粗粮等食物当中具有较高的含量，平时可以注意多摄取这些食物。

如果你想要寻求一个更加简单的补充维生素E的方法，只要每天吃上一些葵花子就可以实现这个目的。

葵花子当中含有蛋白质、脂肪、多种维生素和矿物质，其中维生素E的含量尤为丰富。据说，每天吃一把葵花子就能满足人体一天所需的维生素E。所以常吃葵花子有助于保持皮肤细嫩，防止皮肤干燥和生成色斑，是一种能够用来抵抗衰老的理想食品。

除去食用富含维生素E的食物之外，还可以通过服用维生素制剂来对人体需求进行补充，比如维生素片剂或者是维生素胶丸等。如果想要令皮肤获得更加直接的滋养，还可以选择富含维生素E成分的护肤品或者面膜来对皮肤进行护理。这样所取得的效果也是立竿见影的。

在补充维生素E的时候也要注意不能盲目，只有掌握了补充维生素的规律，才能够收到最完美的效果。一般维生素类制剂应该在饭后服用，因为维生素类药在口服后主要是由小肠吸收的，若在饭前服用，因胃肠道没有食物，空腹服时药物被迅速吸收入血，致使维生素在血液中的浓度增高，尚未被人体利用之前即经过肾脏通过尿道排出体外，使药效明显降低。

硫酸软骨素——皮肤变嫩的法宝

皱纹是皮肤老化的象征，如果一个女人听人对她说道，她的脸上开始有皱纹了，那么相信她的心情会立刻低沉起来。因为爱美丽的女士们最不愿意见到的就是自己满脸皱纹的样子以及衰老的面容。其实爱美丽的女性是完全可以通过补充营养元素来逐渐解决皱纹问题。

专业人士表示，如果想要保持皮肤弹性，适量补充硫酸软骨素是必不可少的。

硫酸软骨素能够有效地保护角膜胶原纤维，同时还可以促进基质当中纤维的增长，增强通透性，改善血液循环，加速新陈代谢，促进渗透液的吸收以及炎症的消除；其聚阴离子具有非常强的保水性，能够改善眼角膜组织的水分代谢，对于角膜具有较强的亲和力，能够在角膜的表面形成一层透气的保水膜，这样便可以有效地促进角膜创伤的愈合以及改善眼部的干燥症状。

补充硫酸软骨素最直接的方法是多吃一些富含硫酸软骨素的食物。比如鸡皮、鱼皮、鱼翅、鲑鱼头部以及鸡等，这便是我们通常所说的能够去皱的食物。有人在吃鸡、鱼的时候不爱吃皮或者是其软骨，将其丢弃了，这实在是非常可惜的。这些食物当中，硫酸软骨素的含量较高，多吃能够强化弹力纤维构成，可以达到除皱的疗效以及去皱的目的。

鸡皮以及鸡的软骨当中含有大量的硫酸软骨素，它是弹性纤维当中最重要的成分。在吃完鸡肉的时候，可以将吃剩的鸡骨头清洗干净，和鸡皮放在一起来煲汤，这样的汤不仅营养丰富，同时还具有消除皱纹，使肌肤细腻的功效。

硫酸软骨素虽然功效显著，但是在进补的时候一定要注意保持适量，如果补充过量，反而会给人体造成负担，就不仅不能起到积极的营养作用，还会引发胸闷、恶心、牙龈少量出血等一系列的负面问题。

小心，这些食物容易让你变黑

拥有光洁、白皙肌肤的女性，总是能够享有特殊的待遇。因为，均匀而又白嫩的肌肤，能够对五官起到衬托作用，令五官显得更加明丽动人。拥有了白皙的肌肤，自然可以轻易地吸引别人的目光，自己也就能够享受到由它所带来的优越感和自信心。

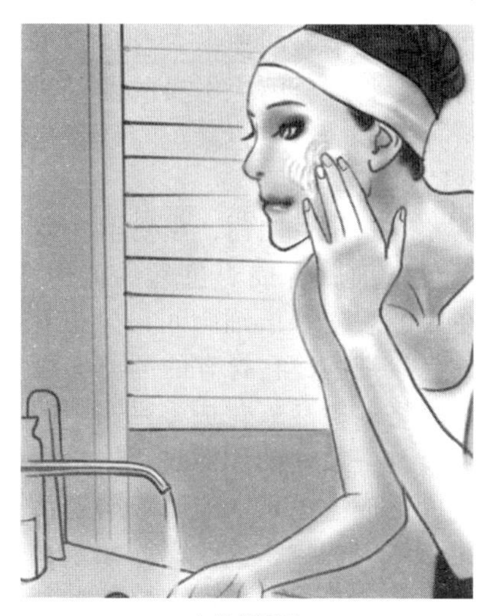

水嫩的肌肤

不过，并不是每个人都那么幸运，能够拥有天生的牛奶一般的美丽肌肤，平时一定要注意对自己的肌肤进行保护才行。除去积极地进行肌肤养护美白工作，令肌肤保持在健康的状态，散发出自然白皙光泽之外，生活当中的方方面面也都是需要注意的，比如，烈日当头的时候需要加强防晒，以便可以抵御不同的紫外线等。

除去上面说过的之外，想要拥有白皙剔透肌肤的爱美女性们还要注意一点，有些食物也是会影响到你的脸色的，在食用这些食物的时候一定要加以注意。如果你的肌肤粗糙发黑，便有可能是你摄入了太多的食盐，这样的肌肤经阳光曝晒后更是会明显变黑。如果你食用了过多的木瓜、柑橘、杧果等胡萝卜素含量较丰富的食物，会因为本身的黄色素摄入过多而产生色素沉着或者是使脸色偏黄。

皮肤是否白皙，主要取决于黑色素细胞合成黑色素的能力。在人的表皮基层细胞间，分布着黑色素细胞，它含有的酪氨酸酶可以将酪氨酸氧化成多糖，中间再经过一系列的代谢过程，最后便可生成黑色素。酪氨酸酶的活性与体内的铜、铁、锌等元素密切相关。经常进食富含酪氨酸和稀有元素锌、铜、铁的食物，例如动物内脏、蟹、河螺、牡蛎、大豆、扁豆、青豆、赤豆、花生、核桃、黑芝麻以及葡萄干等，皮肤的色泽就较黑。

除去可能会使面色变得黑黄之外，食盐过多，还有可能会导致面颊长出雀斑。刺激性食物亦可使皮肤老化，尤其是咖啡、可乐、浓茶、香烟、酒等，可使体内氧化作用加快，导致黑色素分子浮在皮肤表层，使黑斑扩大及变黑。若同时摄入动物性脂肪和蛋白质过多，则会影响肝脏的正常代谢而使雀斑更显眼。摄取动物性脂肪和蛋白质过多还可能会引起面部赤红，但是可以在食用含动物性脂肪和蛋白质食物时，辅以含大量叶绿素的蔬菜，如菠菜、芹菜、莴苣等。

如果不想让自己天生的美丽肌肤变粗、变黑，如果不想让自己坚持美白的努力化为泡影，那么便一定要注意这些食物了，食用的时候千万不要过量，对于那些严重危害皮肤的食物或者习惯，还要下定决心将其戒除。

对症治疗，解决皮肤毛孔问题

是不是有一天，你在照镜子的时候突然间发现自己的皮肤不再像从前那样的光滑细嫩，在鼻翼两侧，开始出现一个个的针眼一般的毛孔，并且这些毛孔还在变得越来越大，越来越多？冬天凛冽的寒风，初春飞扬的沙尘暴，夏天当空照的烈日，秋天风干物燥的气候，这些都是皮肤的大敌，不知不觉间便开始让那些恼人的“小针眼”出现在了你的脸上。随着年龄的增长，这种状况还会变得越来越严重，如果再不注重保养，后果便不堪设想。

所以，在平日里，便要留心对自己的皮肤进行细心的观察，平时多看一下自己的皮肤是否出现了粗大毛孔逐渐蔓延开来的状况？如果有，便一定要注意找准问题的症结所在，然后再进行对症的治疗。

在引发毛孔粗大的几大主要原因当中，最为常见的一种便要属皮肤老化了。毛孔粗大是皮肤老化的一种预兆。随着年龄的增加，人体血液循环便会逐渐开始不顺畅，这样皮肤的皮下组织脂肪层也开始变得松弛、缺乏弹性，如果不给予适当保养，就必定会加速老化，毛孔自然也就越加扩大了。

想要改善皮肤老化的问题，最直接，也是最有效的办法便是从进口的食物入手，对症补充人体所缺少的营养成分，实现真正意义上的内补调养，这才是解决问题的关键。

在我们的日常食物当中，鱼肉是最适合用来解决毛孔粗大问题的。民间有一种说法，“女人吃鱼能美容。”确实是这样的，鱼类的鲜嫩肉质是非常容易被人体所消化吸收的，同时鱼肉当中富含维生素A、铁、钙、磷等营养元素，能够使肌肉变得紧致，从而令皮肤显得紧绷而又富有弹性。常吃鱼有利于改善肌肤毛孔粗大的问题。因此，如果女性朋友发现自己的皮肤出现松弛老化所引起的毛孔粗大时，便应该适时地吃一些鱼类食品。

其次便是肌肤性质的问题。油性肌肤的人毛孔便非常容易变得粗大。所以，当你发现自己是油性肌肤，便要注意了。如果想要避免由于油性肤质所导致的毛孔粗大，便要想办法改善这种肤质。改善肤质的根本办法，就是调节自己的饮食结构。

按照中医的理论，从人的体质上来看，油性皮肤的人大多“体内湿重”；从现代医学的观点来看，油性皮肤者，皮脂腺分泌较旺盛，体内雄性激素分泌较多，皮肤毛细血管扩张。而不同的饮食调养能够对皮肤造成影响，在不影响营养平衡的情况下，油性皮肤的人可以针对性地选择合适的食品进行营养补充，以改善油性肤质所引发的毛孔粗大问题。

油性皮肤的人，在饮食方面宜选用凉性、平性的食物，如冬瓜、丝瓜、白萝卜、胡萝卜、竹笋、大白菜、小白菜、卷心菜、莲藕、黄花菜、荸荠、西瓜、柚子、椰子、银鱼、鸡肉、兔肉等，这些食物当中含有丰富的B族维生素和维生素C等成分，能够保护皮肤、平衡肌肤油水平衡，令肌肤变得细腻、白嫩。

除去以上所说的这两点之外，清洁不当也是引发毛孔粗大的另外一个因素。细胞老化之后会形成外层老化角质层。长期不正确的清洁皮肤方式，会使得皮肤新陈代谢不顺利，角质层无法如期脱落，致使毛孔扩大。因此，在清洁皮肤的时候，一定要注意采用正确的方法。除去每天认真做好清洁工作之外，化妆的女孩子还一定要彻底卸妆，并定期去除面部角质，在保养品中加上一些收敛控油成分，洗脸的时候，可以在清水当中滴入几滴柠檬汁，可以为皮肤补充维生素C，有利于皮肤变得白皙细嫩起来。

除此之外，一些不良习惯，如抽烟喝酒、补水不够等，都有可能会引起毛孔粗大的问题。

日常生活当中要注意尽量将这些不好的习惯戒除，同时还要保持良好的心情、享受充分的睡眠，这样坚持下去，自然会使皮肤变得紧致、水嫩起来。

这些食物可以将痘痘“吃”光

青春的你，天生丽质，肌肤白皙柔嫩。可谁知突然间有一天，你却发现自己那原本细腻红润的脸蛋上却出现了几个小痘痘，而且这种症状还在变得越来越严重。或许你会不解地问：“本来好端端的，脸上怎么突然间就长出了这些小东西呢？”

可能一般人会认为青春痘只发生在青春期，如果青春期过后还长青春痘就会怀疑是内分泌失调。其实，这种观点是很片面的，青春痘的形成与我们的生活和习惯等许多因素都有着密切关系。

便秘通常会导致唇部四周出现痘痘，那是因为体内的毒素积聚，通过皮肤排出而引起痘痘。

长期处于压力之下，容易冒出痘痘，比如考试之前，或者常常处于紧张状态容易失眠的人，特别容易出现痘痘。

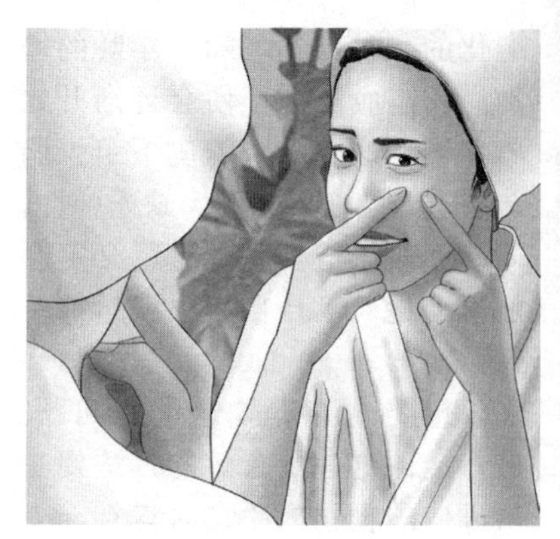

牛奶和糖是易至痘食物

有时候，干性皮肤也会长痘痘，倒不是因为油脂分泌得过多，而是因为角质积累得堵塞了毛孔，“闷”出了痘痘。

有些女孩子有用手托腮帮子的习惯，还喜欢用手去摸脸，殊不知，这样的习惯很容易将手上的细菌带到脸上。特别是已经长了痘痘的地方，更不能用脏手去摸。

有些痘痘是因为妆没卸干净而造成毛孔堵塞所引起的，特别容易出现的地方是发际、鼻翼、眉间。

吃过油过辣的食物，也会使痘痘在脸上安营扎寨。

连续的熬夜导致肌肤的新陈代谢受到扰乱，痘痘在这个时候就很容易冒出来，再配上一张睡眠不足的蜡黄脸，当真难看之极。

想想你脸上的痘痘是否也是这样的原因引起的呢？如果是，

那就从现在开始改变吧。

据《本草纲目》记载，丝瓜“煮食除热利肠。老者烧存性服，去风化痰，凉血解毒。”对于治愈痘疮有着不错的疗效。这是因为丝瓜当中含有防止皮肤老化的B族维生素以及对皮肤有增白功效的维生素C等成分，能够保护皮肤、消除斑块，使皮肤变得洁白、细嫩，是不可多得的美容佳品，故丝瓜汁有着“美人水”之称，能够为皮肤补充必需的营养，保持皮肤弹性，起到美容去痘的效果。

我们可以将新鲜的丝瓜洗净切碎，用干净的纱布将其包好后挤出汁液，然后再加入等量的优质蜂蜜搅拌均匀，涂抹到面部、手臂上，过20~30分钟后用水清洗。长期坚持下去，便可以抑制痘痘的生成，并且使皮肤光润而又富于弹性。

在此还要提到的是，有很多女性在起了痘痘之后，习惯选择一些外用药，比如皮炎平、氟轻松以及皮康王等进行治疗，但是这种做法是错误的，一定要将这些坏习惯都杜绝掉。因为在许多皮肤外用药当中含有激素，初用这类药物的时候，痘痘可能会减轻或者是消退，由于激素会刺激皮脂腺增生，使其分泌得更加旺盛，因此时间一长，痘痘就会生长得更加旺盛。所以一定要停止这种错误的做法。

要想去黑头，补对养分即可以

鼻子上面的黑头，一直都是美女们的大忌讳，因为这不仅影响美观，还会让顶着黑鼻头的人丢掉自信，毕竟，“草莓妹”这个称呼是不怎么好听的。如果去黑头的方法不当，还会引发皮肤问题或者是在鼻子上面留下伤疤。

作为一种很常见的皮肤问题，人们老是爱把黑头和痘痘相提并论。如果将痘痘比喻为活火山，那么黑头就好比是死火山。这个“死火山”的问题也是必须要引起特别关注的，因为它是想要拥有凝脂肌肤女性的大敌，那么，黑头是怎样产生的呢？

下面便让我们一起来寻找一下导致黑头形成的罪魁祸首。

黑头产生的主要原因是皮脂腺分泌过度，它会导致皮肤毛孔变粗，并且还会令毛孔中的油脂聚集并硬化成为楔状，毛孔就会被硬化的油脂所堵塞。因为毛孔是开放的，硬化的油脂接触到空气被氧化而变黑，这样，就形成了我们所经常见到的黑头了。

我们都知道，油性皮肤更容易沾染环境中的微尘和污垢，这些污染物质也会钻入皮肤的毛孔，再加上黑头的存在，会进一步使毛孔变粗，因此，很多油性皮肤慢慢地就变得很粗糙。

黑头除了不美观以外，它还是粉刺产生的罪魁祸首。当皮肤的某一个毛孔被完全阻塞后，皮脂腺就会被感染而产生粉刺。因此，控制黑头的产生也是有效控制粉刺的途径。

清除黑头一定要讲究方法，千万不能用手去挤，否则会严重损伤皮肤的结缔组织。而且指甲内藏污纳垢，非常容易导致皮肤发炎，使得毛孔会越变越大。你可以想象一个油棕果，当我们挤后放松，它会流出更多油脂，毛孔就像油棕果一样，而且挤压也会使年轻细嫩的皮肤留下粗毛孔和疤痕。

《本草纲目》当中曾经有过这样的记载，食盐："解毒。凉血润燥，定痛止痒，吐一切时气风热、痰饮、关格诸病"，萝卜："主吞酸，化积滞，解酒毒，散瘀血，甚效"。这是因为食盐、萝卜、橘子以及大枣当中都含有丰富的维生素C，对于抑制黑头是非常有效的。平时在饮食当中可以适当地多补充这些食物。

在此再向大家介绍一个美颜方：将一个橘子洗净后放在40~50℃的开水中浸泡1分钟，然后用布擦干放在微波炉的烧烤网上，烧烤至微焦为止。这样做的目的是将干燥的橘皮一起吃下。每天食用一次，不仅可以收到美肤的效果，同时还对消化不良、咳嗽、便秘等具有一定的疗效。

另外要提醒的是，有的女孩比较"暴力"，看到黑头的第一个反应就是"挤之而后快"。建议有这个习惯的女孩还是赶快住手吧。因为那会严重损伤你的皮肤结缔组织。而且指甲内易藏细菌，容易引起皮肤发炎，使得毛孔越变越大，还是用一些比较温和的方法吧，虽然有些麻烦，而且需要一段时间的坚持，不过皮肤能恢复原本的光洁细腻，这才是最重要的，是不是呢？

莹白皮肤＝禁忌＋食补

"一白遮百丑"，皮肤白皙娇嫩的女人就是能抢人眼球，所以管他流行什么健康肤色、巧克力妆，总还是有一批"白就是美"的忠实派坚决抢"白"！

皮肤黑的人该用什么方法使自己变白呢？这需要你先了解自己皮肤变黑的原因，然后才能有的放矢地去改变。

1. 紫外线：我可以晒黑你的皮肤

阳光中的紫外线可以刺激皮肤中的黑色素，所以长期强烈的日晒容易使皮肤变黑。想要变白的女士要注意，太阳大时一定要打伞。如果嫌麻烦，就养一盆芦荟代替吧，芦荟当中的多糖和维生素对人体的皮肤具有良好的营

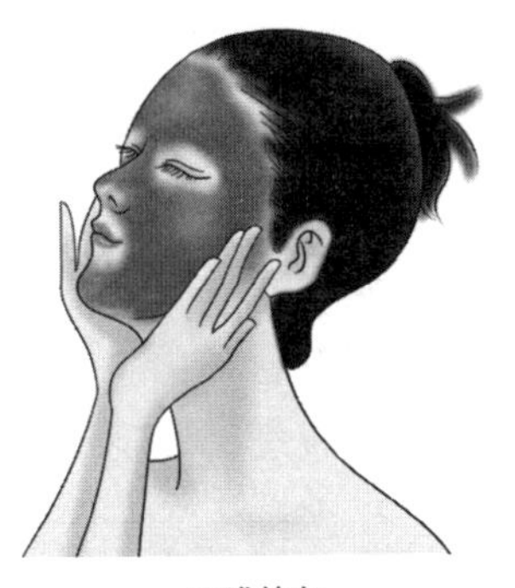

面膜美白

养、滋润、增白作用。将新鲜的芦荟清洗干净，去除外面的表皮，涂抹在露出来的肌肤上面，可以很好地防晒，也能够有效地治疗被晒黑、晒伤的皮肤。

2. 洗澡：我得使出吃奶的劲儿

洗澡时揉搓用力过大或反复揉搓，也会导致皮肤变黑，这就是“摩擦黑变病”。摩擦黑变病的奥秘尚未完全揭开，但与用力搓澡不当的关系已被专家确认，所以姐妹们洗澡时一定要对自己温柔点。此外，不能天天搓澡，这很容易让皮肤变老，一般3天搓一次即可。

3. 食物中的微量元素：你变黑也有我的功劳

某些富含铜、铁、锌等金属元素的食物也是皮肤黑变的祸根，因为这些金属元素可直接或间接地增加与黑色素生成有关的酪氨酸、酪氨酸酶以及多巴胺醌等物质的数量与活性。这些食物主要有动物肝、动物肾、牡蛎、虾、蟹、豆类、核桃、黑芝麻、葡萄干等，所以希望自己变白的女性要注意这点。

此外，不少药物也能改变正常肤色，如奎宁、博莱霉素，等等，所以一定要谨慎,能不吃药就要避免。

4. 醋：要想皮肤嫩白，还得看我的

不管哪种原因导致皮肤变黑，都可以用这种方法来治疗，即醋疗。中午和晚上吃饭时喝上两小勺醋，不仅可以美白，还可预防血管硬化的发生。除了饮食之外，在化妆台上加一瓶醋，每次在洗手之后先敷一层，保留20分钟后再洗掉，可以使手部的皮肤柔白细嫩。此外还可以在每天的洗脸水中稍微放一点醋，也能起到养颜美白的作用。

另外，经常食用芋头也能够消除雀斑，使皮肤变得白皙。《本草纲目》记载，“芋子宽肠胃、疗烦热、破宿血、去四肌”。可以将500克芋头洗净，放入锅中的帘子上蒸煮。将蒸熟的芋头去皮、切片，把适量的糖洒在上面食用。经常食用芋头可使你的皮肤细腻白净，减少黑色素的生成。

为了美白，很多爱美女性都做足了“功课”，她们都有自己独特的美白秘方。相信在拥有了自己的美白法宝，每天再拿出一点耐性和十几分钟的时间，拥有白皙的皮肤便不再是梦想。

补足血，粉润脸颊色泽

女人的容颜就如同烛光，而血液就像是蜡烛。当蜡烛的蜡油逐渐开始减少并且耗尽的时候，烛光也将会随之变得微弱起来，到最后甚至会熄灭。女人的容颜也是一样的，贫血会让女人原本如同花朵一般的容颜逐渐枯萎下去，逐渐变得黯然失色。

女人是以血为用的，养颜的根本便是要滋阴补血，血足才能使面色红润靓丽、经血正常、精力旺盛，否则就容易出现面色萎黄无华、唇甲苍白、头晕眼花、倦怠乏力、发枯肢麻、经血量少、经期延迟等症状。严重贫血时，还容易出现皱纹早生、头发早白、更年期提前等早衰状况。

贫血的“威力”竟然如此之大，那么你又对它了解多少呢？

据研究显示，在每5个女性当中就会有1个人贫血。你，或者你的姐妹，还有你的母亲，说不定都有贫血呢。下面所列的这9项都是贫血的症状：

1	身体发软
2	头晕眼花
3	头痛
4	心悸、呼吸困难
5	面色不好
6	食欲不佳
7	身体发软
8	闭经
9	特别怕冷

如果你的贫血症状大于等于3个，那就是你的身体在向你发出贫血的信号了。

贫血的种类是非常多的，女性贫血大多数是缺铁性的。缺铁性贫血是由什么原因引起的呢？首先是铁的需要量增加而摄入不足。月经过多、妊娠期或哺乳期的妇女，铁的需要量增多，如果饮食中缺少则易致缺铁性贫血。其次是铁的吸收不良，因铁的吸收障碍而发生缺铁性贫血，这点比较少见。再有一种就是失血，例如妇女月经过多和溶血性贫血伴含铁血黄素尿或血红蛋白尿等都容易引起缺铁性贫血。

另外，小米、黑米等都具有丰富的维生素和矿物质，能够很好地滋阴补血。

许多女性为了保持苗条的身材或平滑的皮肤，往往拒绝肉类，经常以蔬菜、水果、瓜类等充饥，也有一些女性因为生活节奏紧张经常省略正餐，用饼干、零食、方便面凑合。这样的膳食无法供应足够的铁，很容易使身体产生疲乏感。因此，多吃些富含血红素铁的红肉，对于维持女性的充沛精力十分重要。对于一个身材正常的女性来说，每天吃100克牛肉、羊肉、瘦猪肉等红肉是必要的，这些肉类能帮助女性获得红润的肌肤，并不影响良好的体形。

此外，鸡心、鸡胗等动物内

脏也是美味低脂的补铁食物。如果担心肉类当中的脂肪过多，不妨从烹调方法上下功夫，选择蒸、煮、烤、焖等烹调方式，不放或少放烹调油，甚至通过烹调把肉当中的脂肪除去一部分，就可以降低吃肉发胖的风险。

此外还可以吃一些带黏液的东西，比如炖得烂烂的猪蹄、鱼鳞冻、鱼鳔等，它们可以不被水分带走，留在身体里的时间很长，所以最养颜。

通过这些补血方法将自己缺失掉的血补起来，气血充足了，自然脸色便能够粉润起来，桃花般的好气色自然非你莫属了。

不过敏的皮肤最美丽

俗话说："一年之计在于春"，对于美女们的养颜大计来说，春天可是保养容颜不可错过的大好时机。春天万物生发，人体内的阳气也处于上升的趋势，各种生理功能逐渐活跃，最有利于生精血、化精气、充实我们的五脏器官。正因为如此，才有了"人面桃花相映红"的动人景象。

然而，春天也是"百草发芽，百病发作"的季节，恼人的春风，不仅卷走水分，还裹挟着花粉、灰尘，袭击娇嫩敏感的肌肤。一些女孩的面部或眼角经常会出现小红疙瘩或者红斑，上面有细碎的糠状鳞屑，有的奇痒难忍，夜间更是厉害，抓破后不但皮肤会受到伤害，平日小心打理的形象也大打折扣，让美女们非常苦恼。因此，在春季里如何对抗过敏，做好"面子"工作就成了美女们的一项必修课。

其实，这并不是一件难事，只要放开自己的味蕾去畅享一些美食，就能够帮你轻松解决过敏问题。

在进食的时候，一定要注意少食用油腻、甜食及刺激性食物、烟、酒等。要多吃些富含维生素的蔬菜、水果、野菜等，以增强机体免疫能力。下面为大家推荐三种最有效的抗过敏食物：

（1）蜂蜜。蜂蜜质地滋润，可润燥滑肠、清热润肺、缓急止痛、是春季是最理想的保健饮品。每天早晚冲上一杯蜂蜜水，就可以远离伤风、气喘、瘙痒、咳嗽及干眼等季节性过敏症状。

（2）红枣。红枣中含有大量抗过敏物质——环磷酸腺苷，可阻止过敏症状的发生。用10颗红枣煮水喝，每天3次，就可以治疗过敏症。

（3）胡萝卜。胡萝卜营养价值很高，它所含的维生素易被人体吸收，具有强身作用。而其中的β-胡萝卜素更能有效预防花粉过敏症、过敏性皮炎等过敏反应。长期吃胡萝卜及其制品，既可获得较好的强身健体效果，又可使皮肤处于健康状态，变得光泽、红润、细嫩。

另外给姐妹们推荐一个简单实用还省钱的好方法：将金银花、野菊花、玫瑰花混在一起煮一锅汤，放在冰箱里，每次洗澡时加一点进去，这样能更彻底地为身体补充一次营养，把扰人的病毒全都赶跑。

想要有效地养护容颜，除了要注意多食用具有防过敏功效的食物之外，还有其他一些饮食细节是需要注意的，首先便是要多喝水，因为春天多风，人体容易因空气干燥而缺水，多喝水可补充体液，增进血液循环，促进新陈代谢。多喝水还有利于消化吸收和排除废物，减少代谢产物和毒素对肝脏的损害；其次便是要保证饮食结构的平衡，食物中的蛋白质、碳水化合物、脂肪、维生素、矿物质等要保持相应的比例。同时保持五味不偏。尽量少吃辛辣食品，多吃新鲜蔬菜、水果；不暴饮暴食或饥饱不均。

去掉“高原红”的美丽食方

有些女性朋友的皮肤比较薄，很清透，甚至脸上的红血丝都清晰可见，遇冷遇热或者紧张时都会变得严重，太阳一晒就更明显。脸蛋上总是有两块“高原红”，真是让人烦恼。

祖国医学认为，面部红血丝的出现是由于身体内阴虚血热，津血不足，脉络瘀滞所致肌肤失养，皮肤干枯，从而角化加快，导致皮肤变薄，红血丝出现。从地域上看，有红血丝的人，西北比南方多，高原地区比平原地区多，高海拔区比低海拔区多；从性别上看，女性比男性多，这也恰好符合了中医学对红血丝发病机理的解释。因为高海拔地区和西北地区气候干燥，人们容易阴虚阳亢而两颧潮红，长期持续而导致面部毛细血管变粗。

红血丝同饮食也是密切相关的，所以，如果想要解决红血丝的问题，日常饮食方面便要引起注意。

（1）每天要确保喝 1000 毫升以上的水，最好是白开水。只有为皮肤补充了充足的水分，才能够保持皮肤正常的新陈代谢。

（2）多吃富含维生素 C 的水果和蔬菜，这样有利于恢复毛细血管壁的弹性，改善红血丝的症状。

（3）平时可以多用黄瓜片做面膜，因为黄瓜有镇静皮肤的作用，可以缓解皮肤的敏感症状，同也有保湿的作用，这对于缓解红血丝症状是非常有益的。

（4）多吃含有活血化瘀成分的食物。红血丝的病理改变就是皮肤角质层变薄，毛细血管扩张，血管壁弹性下降、管壁增厚、毛

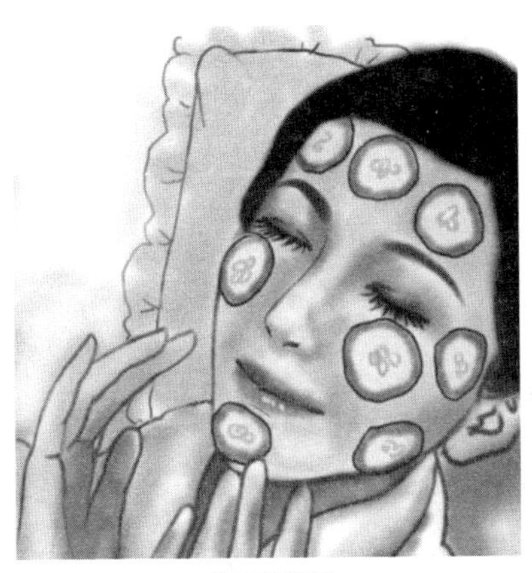

黄瓜片敷脸

细血管内血液循环不畅，瘀血阻滞，继而产生血垢凝聚附着在血管内壁上面，透过面部薄弱的皮肤从而看到局部呈块状或者是片状红色区域，所以可以吃活血化瘀的食物进行保养。

秋季一到，不少人的情绪便会处于一种焦躁的状态，皮肤干燥，红血丝因天气原因更明显，专家认为，这个时候正是保养和保健的大好时节，皮肤上注重保湿和营养，身体虚弱的人可以从饮食上面加强调理。饮食方面应该多吃一些养阴清热、润燥止渴、清心安神的食物，如芝麻、蜂蜜、银耳、乳制品、蔬菜、水果等。而身体虚弱的女性可以多选择一些温补的食物，如大枣山药粥、糯米八宝粥、银耳莲子粥等；脾胃虚弱、消化不良的人可以多食用一些健补脾胃的莲子、山药、扁豆、红枣等。当然，最大众化的食物就是百合，它具有滋阴、安神、清心等功效。此外，秋天机体衰退很快，因此每天早晨除了喝温开水、蜂蜜水、牛奶外，还可以服用一些维生素，如复合维生素B、维生素C等，中午和晚上还可以多喝一些菜汤、稀饭和果汁等。

另外，除去要多吃这些有助于祛除红血丝的食物之外，想要彻底去掉“高原红”，还要少吃一些不利于祛除红血丝的刺激性食物，如辣椒、韭菜、咖喱之类的，这样才能够在正反两个方面形成合力，令红血丝消失得更彻底。

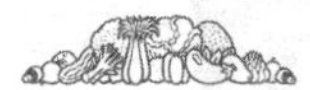

如何拥有美丽明亮的眼睛

阻挡你眉目传情的7大敌人

俗话说，“女人就是水做的”，所以美女的标准就是要长得要水灵灵的，眼睛水汪汪的。一双美丽的眼睛可以为女人加分，所以美女们都不惜把大把的金钱和精力都灌注到护养双眼上面。除去对眼睛进行护理和美化之外，还要注意日常生活当中会对眉目造成伤害的事物。

1. 酒精

对付这个美目头号大敌最简捷的方法就是：对于酒，有多远就躲多远。如果实在是躲不过不得已需要喝酒的话，则一定要多喝一些水来消除酒精对于眼部皮肤的不良影响。

2. 烟草

烟草一旦被点燃，便绝对是一个不可忽视的强敌。你可能会这样认为：自己不吸烟就不会出现什么问题。但是对于烟草，却是丝毫都不能够放松警惕的。二手烟同样会摧残你的身心和容颜。所以扪心自问一下，你在和你的烟民朋友们聚会的时候，是否真的感到非常快乐呢？是否真的可以丝毫不介意皱纹渐渐地爬上眼角呢？

3. 干燥

干燥同样是美目的一个劲敌，它会使眼睛变得没有神采，让你显得总是特别沮丧的样子。消灭这个敌人最好的办法就是不断地给眼睛补水。

4. 过度接受日晒

过多的紫外线照射会导致眼睛四周出现皱纹，或者是白内障和其他眼部疾病。在户外的时候，戴上太阳镜或者是防紫外线眼镜能够很好地保护你的双眸。

过度日晒这个敌人具有非常高的隐蔽性，平时一般不会为人所重视。当你开始注意到它的时

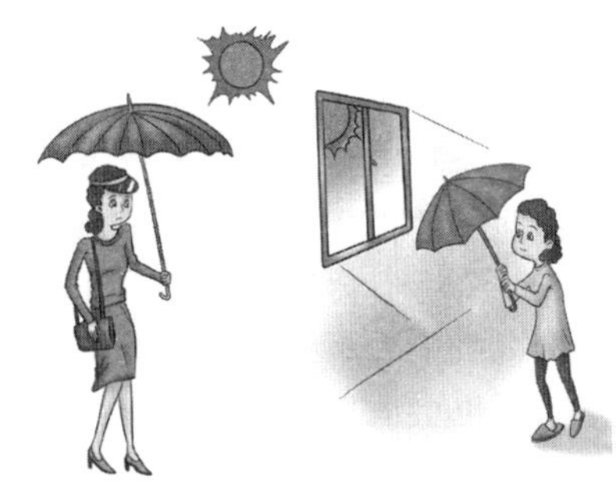

不要过度接受日晒

候，它早已经在无情地伤害你了。在户外的时候即使不化妆也应该擦一些粉底，这样可以起到阻止粉尘、细菌侵袭双眼的作用。

5. 过期的化妆品

当你使用一支新的化妆用品，比如睫毛膏、眼线笔或者是眼影粉的一刹那，细菌就已经开始了它们的侵入行动。在你用过这些化妆品，并且再次将它们放回到容器当中去的时候，更多的细菌就会被聚集起来。所以说，最多6个月就应该更换一次化妆品，而睫毛膏最好3个月就更换一次，这样有助于摆脱眼袋、黑眼圈和皱纹的困扰。

6. 不正确的节食

不正确的节食也是对眼睛造成威胁的敌人之一。在新鲜的蔬菜和水果中含有丰富的维生素E、维生素C、胡萝卜素以及锌等可以预防某些眼部疾病和皱纹的营养元素。虽然吃多种维生素补充胶囊是个好主意，但是千万不要把它当成正餐。

7. 缺少睡眠

如果你经常需要工作到深夜2~3点，而早晨8点又要赶着去上班，那么，长期睡眠不足将会击垮你。如果想要打败这个敌人，就一定要抓住每个机会。在班车上，在午休时，在等候美发的时候，只要一有空儿就眯上一小觉，这样才能够令自己的双眸始终处于一个清爽健康的状态。

这7大敌人看起来虽然不起眼，但是一旦对眼睛造成伤害，后果不堪设想。所以，美丽不是靠补救出来的，而是要在平时的一点一滴当中注意，只有做到防患于未然，才能够将青春和美丽延续下去。

让眼睛永远20岁的营养素

一般能够被称为“万人迷”的美女，都会拥有一双让人过目不忘的眼睛。无论男女对这种眼睛都是没有任何招架之力的，她只需将眼睛轻轻向你一眨，便能够迷倒众生一片。相信广大美女们做梦都想要自己的眼睛成为魅力电眼，让自己也能轻轻松松便将众人的目光集中到自己身上。20岁的时候，这个梦想可能很容易实现，因为那个时候，无论怎么看，女人从头到脚都是美的。可是到了30岁呢？怎样才能够让

30岁的眼睛仍旧充满魅力呢？

其实只要你吃得对了，营养跟得上，别说是30岁，即使是到了40岁，你的眼睛也照样能够明亮有神，依然能够让自己是一个令无数男性倾倒的电眼美女。

下面便向大家介绍一些经常用到的食物，它们是能够让你顾盼生辉的灵丹妙药。

1. 补充硒元素

在动物中：山鹰的眼睛最为敏锐。对此，生物学家经过长期的研究发现，其奥妙就在于鹰眼中含有极为丰富的硒元素，高出人类100多倍。硒对视觉器官的功能是极为重要的，支配眼球活动肌肉的收缩，瞳孔的扩大和缩小、眼辨色力的正常均需要硒的参与。硒也是机体内一种非特异抗氧化剂谷胱甘肽过氧化酶的重要成分之一，而这种物质能清除人体内包括眼睛的过氧化物和自由基，使眼睛免受损害。若人体长期缺乏硒，就会发生视力下降和许多眼疾如白内障、视网膜病、夜盲症等。

因此，日常食中应注意硒的补充，如多食用动物肝脏、瘦肉、玉米、洋葱、大蒜、牡蛎、海鱼、淡菜等。

2. 维生素A

维生素A是眼睛所不可缺少的物质，它直接参与视网膜内视紫红质的形成，而后者是感弱光的物质。维生素A能够令眼睛角膜维持在一个正常的状态，不使角膜干燥、退化，增强在无光中视物能力的作用。多多补充维生素A，你就不会视力减退，不会在暗视野中看不清东西，角膜老化速度也会大大减慢。若缺乏维生素A,使泪腺上皮细胞组织受损，分泌停止，可引起眼干燥症。要使体内不缺乏维生素A，可多摄入各种动物肝脏以及牛和羊的奶汁，蛋黄及富含胡萝卜素的食品。胡萝卜素在人体内能转化成维生素，富含胡萝卜素的食品主要有胡萝卜、南瓜、西红柿及绿色蔬菜等。

3. 供给充足的富含维生素B_1和烟酸的食物

缺乏这两种维生素易出现眼球震颤、视觉迟钝等症状。富含维生素B_1和烟酸的食物，主要有小麦、玉米、鱼、肉等。

4. 维生素B_2

维生素B_2能够维持视网膜和角膜的正常代谢，它能使你的眼睛不会出现发红、发痒、痉挛等症状。如果缺乏维生素B_2容易出现流泪、眼红、发痒、眼睛痉挛等症状。维生素B_1常存在于牛奶、羊奶、蛋类、瘦肉、肾脏、肝脏、扁豆中。想眼睛依然如25岁时一样的健康吗？那就多多食用牛奶羊奶瘦肉蛋类、扁豆、动物肝脏、肾脏这些富含维生素B_2的食物吧。

5. 维生素 C

白内障的主要致病原因之一便是缺乏维生素 C，想让你的眼睛永远亮晶晶的妙招就是多吃沙棘、刺梨、猕猴桃、酸枣、鲜枣、山楂橘子、油菜、白菜、香菜、西红柿、菠菜、青椒、黄瓜这些蔬果。

6. 胡萝卜素

在胡萝卜、油菜、卷心菜、南瓜、红黄色水果、红薯等果蔬当中都含有丰富的胡萝卜素，被人体吸收后可转化成维生素 A。

7. 蛋白质

蛋白质是构成眼球的一种重要成分。只要蛋白质供应充分，眼组织就不容易衰老，功能也就不会减退，如果蛋白质长期处于缺乏状态，会引起眼睛功能衰退，视力下降，并发生各种眼疾甚至失明。如果想要让眼睛保持青春活力，就千万要记得多吃一些含蛋白质多的食品。

富含蛋白质的动物食品中主要有鸡、鸭、鱼、猪、兔、牛、羊以及鸡蛋等等，含蛋白质较多的植物食品中则主要是大豆及其制品，这些都是明目所不可缺少的。

在知道了这些食物对眼睛有益之后，就要赶快调整一下自己的食谱了，让这些食物在你的食谱当中变得丰富起来吧，做个电眼美女便不再是梦想了。

除去补充营养素之外，外在的一些滋润也是必要的，只有将内外结合起来，才能够更好地保护眼部皮肤。其中眼霜便是一个不错的选择。早晚使用眼霜可以给眼部皮肤带来 24 小时无微不至的呵护。不过在使用眼霜的过程当中一定要注意避开使用误区，否则会让效果大打折扣。一些女士习惯用面霜代替眼霜便是一个常见的错误。这些女士往往会认为眼霜和面霜是没有多大区别的，只不过眼霜更细腻高级一些，价格更昂贵一些，因此，用质量可靠的面霜完全可以替代。

事实上，眼部皮肤与面部皮肤是完全不同的，眼睛周围的皮肤是人体所有皮肤当中最薄、皮肤腺分布最少的；同时，眼部还是人体当中活动得最频繁的部位，也是上妆过程当中最复杂、拉扯皮肤次数最多的部位。眼部周围皮肤的这种独特的结构，便决定了对其要使用眼霜这种完全不同于面霜的护肤品。

这样吃才能保护视力

电脑在给人带来了前所未有的便利的同时，也带来了不太健康的工作、生活方式。所以说，电脑这个玩意儿可真是让人又爱又恨。

在当今的社会里，“电脑依赖症”已经成为大多数年轻人都有的症状，如果工作、学习离了它，

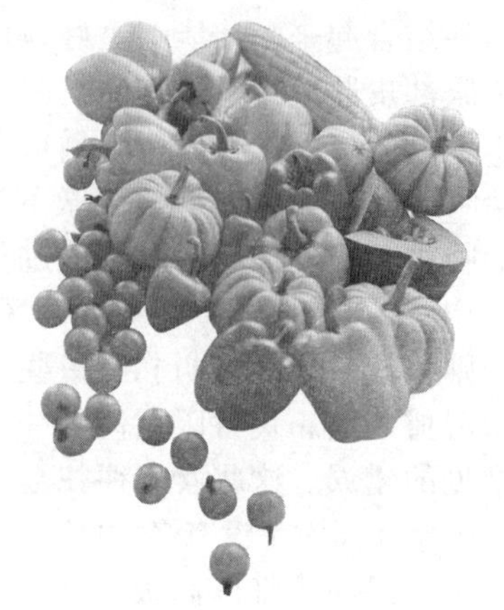

黄色蔬菜是护眼食物

就觉得要落人之后了，所以一闲下来，第一件想到的事就是打开电脑上上网。

如果坐在电脑前面的时间太长，一系列不良的反应也会随之而来，这些不良反应在眼部尤其强烈，比如眼睛干痒怕光、视力下降等。

其实想要对付这些眼部问题，只要补充合适的营养就可以。

科学研究结果表明，偏食是一种对视力非常具有负面影响的行为。因为偏食会导致营养摄入失衡，造成营养物质的缺乏，特别是蛋白质、维生素和微量元素缺乏，而这些营养物质的缺乏往往就是造成近视发生的主要原因。

为了保护视力，同时也是为了保持身体的健康，应该做到食物品种多样，平衡膳食，多吃新鲜蔬菜和水果，少吃甜食。

我们人体内非常需要，同时需要量又比较大的一种营养素便是蛋白质。细胞的重要组成成分是蛋白质，同时，组织的修补也需要大量的蛋白质，所以在用眼过度的时候，多补充蛋白质，有利于眼睛的恢复。

对于眼睛来说，维生素A是十分重要的，缺乏维生素A易患夜盲症，严重的甚至会导致失明。维生素A是眼睛健康的法宝。它与暗视觉的形成有关，当缺乏维生素A时，与暗视觉有关的视网膜杆状细胞中所含的视紫红质合成减弱，暗适应能力下降，进一步发展可形成夜盲症，更严重的会出现角膜溃疡、穿孔、失明。维生素A还维持着上皮组织的正常生长与分化，缺乏时会引起上皮组织干燥、增生及角化。在眼部，由于泪腺上皮角化，泪液分泌受阻，导致角膜、结合膜干燥产生眼干燥症，这是影响视力和导致失明的重要原因。维生素A主要来自动物食品，尤其是动物肝脏。胡萝卜素作为维生素A的前体，可在人体内转化为维生素A被人体所利用，但吸收利用率较低。

想要让视力不减退，胡萝卜素也是必不可少的。胡萝卜素来源于绿色及红黄色蔬菜、水果，如红薯、黄玉米、小米、黄豆、青豆、胡萝卜、西红柿、西蓝花、菠菜、生菜、柑橘、杧果等。

值得注意的是，维生素A和

胡萝卜素属于脂溶性维生素，应用植物油烹调后食用。也就是说，如果你生吃红薯，其中的胡萝卜素很难吸收；熘肝尖要比盐水肝片更利于维生素 A 的吸收。

维生素 C 对视力的保护也是有益的。缺乏维生素 C 会导致白内障。人眼中维生素 C 的含量比血液中高出数倍。但随着年龄的增长，人眼中维生素 C 的含量明显下降，晶状体营养不良，久而久之会引起晶状体变性。维生素 C 还能阻止自由基对眼睛的伤害，避免白内障的发生。所以要多吃维生素 C 含量丰富的新鲜蔬菜、水果。

除去注意补充这些维生素之外，还要注意，不要吃糖太多。因为吃太多的糖会助长近视眼的产生和发展。不仅如此，白糖还是一种非常典型的酸性食物。如果偏爱酸性食物，则会令人体的体液偏酸性，而人体的正常体液应该是弱碱性的。科学研究认为，吃太多的白糖对于人体健康的危害是仅次于烟、酒、精盐以及缺少运动以外的第五号危险因子。

吃对食物巧去熊猫眼

年轻女孩子总是喜欢夜生活，也有因为学业或工作压力而不得不熬夜的，而在熬夜后的第二天，往往就会发现，自己的眼圈下方围绕着青黑色的一圈，还微微水肿起来，看起来就和“功夫熊猫”一样。这也就是为什么人们会把黑眼圈称为“熊猫眼”的原因了。

黑眼圈其实是一种眼部皮肤衰老的现象。眼部静脉血管流速过于缓慢，皮肤红细胞供氧不足，静脉血管中二氧化碳及代谢废物积累过多，微循环较慢，淋巴循环系统不活跃，形成慢性缺氧，血液形成滞流以及眼部色素沉着是其主要成因。

另外，眼部皮肤的自我保护功能差也是黑眼圈形成的一个因素。人的皮肤表层有一层由皮脂腺分泌的油脂，汗腺分泌的汗水和脂肪组成的水脂膜，pH 值呈酸性。水脂膜的作用是防止脱水，润滑皮肤，抵挡部分外界环境对皮肤的伤害，以及维持皮肤的弱酸性，它是皮肤的天然保护膜。

具体来说，黑眼圈产生的原因大体有以下几点原因：

（1）遗传体质：患者的眼轮匝肌先天性较肥厚，或是眼皮的色素先天就比邻近部位的皮肤色素深暗而量也多，所以显现出暗灰色眼。

（2）化妆品色素渗透：常使用化妆品，可能会导致深色素微粒渗透至眼皮内，久而久之就会形成黑眼圈。

（3）过度疲劳：当人过度疲劳且休息不足的时候，由于自主神经失调，血管血流循环不畅而引起眼轮匝肌及眼睑皮肤的静脉血流瘀塞。由于静脉血的颜色较暗，所以呈现在眼皮的就是暗灰色的眼圈。

（4）静脉曲张：眼窝或眼睑的静脉瘤或静脉曲张以及眼睑长期水肿，也会引起静脉血瘀塞。

（5）外伤：眼窝或眼睑的挫伤，会引起皮下出血，而形成黑眼圈的外观。

（6）其他原因：除去前面所说的原因之外，吸烟饮酒过量、性生活不节制等不健康的生活方式，也都会使人出现黑眼圈。

黑眼圈实在是有碍观瞻的，只要是爱美的人，都不会允许其存在，所以说，黑眼圈是一个必须要解决的美容问题。

保持良好而充足的睡眠是最根本而又彻底的对法黑眼圈的方法，但是有很多女孩子由于现实原因，实在是没有办法做到这点，那么就要尽量减少熬夜的时间，睡觉时将枕头垫高也能够避免血液瘀积在眼圈的下方。

另外，还有一个针对肾气亏损所导致的黑眼圈的有效方法，那就是增加营养。在饮食中增加优质蛋白质摄入量，多吃富含优质蛋白质的瘦肉、牛奶、禽蛋、水产等。还应增加维生素A、维生素E的摄入量，因为维生素A和维生素E对眼球和眼肌有滋养作用。含维生素A多的食物有动物肝脏、禽蛋、胡萝卜等。富含维生素E的食物有芝麻、花生米、核桃、葵花子等。

除去饮食补充营养，对黑眼圈进行内调之外，还可以通过外补营养的方式来改善黑眼圈。

选择一个新鲜、多汁的苹果，切两小片敷眼15分钟，因为苹果富含维生素C，维生素C不仅可以促进胶原蛋白的生长，更可以促进血液循环，所以坚持每日使用可以消退黑眼圈。

这些方法都是很实用的，正在为黑眼圈所烦扰的美女们不妨一试。因为如果想要解决“熊猫眼”问题，就一定要靠自己实打实的“真功夫”，不要偷懒，从今天起好好地对你的明眸进行呵护吧。

打造无眼袋的美目营养方案

在人体的各个器官当中，最容易泄露你实际年龄的部位便是眼睛了，这是因为眼周的皮肤与面部的皮肤有着很大不同，在面部所有的皮肤当中，眼部皮肤的角质层是最薄的，同时也最脆弱。而且，眼睛周围的肌肤的活动也最为频繁。而眼部皮肤当中最早出现松弛老化的区域便是眼睛的下方，眼睛永远是女性抵抗衰老过程中需要特别关注的，稍不注意，眼袋便会出来烦扰你。

眼袋的出现是皮肤衰老的重

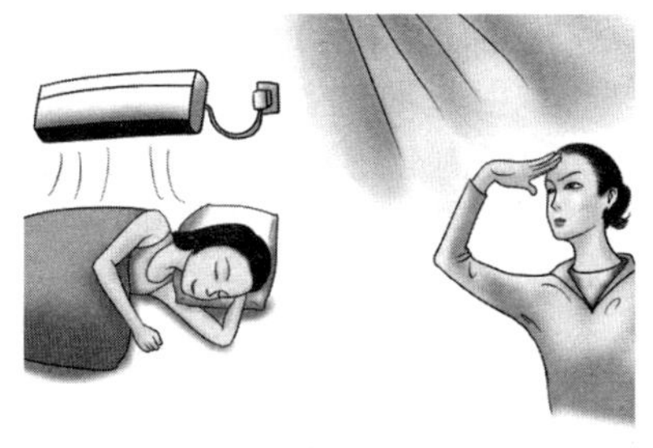

不合理的生活方式可导致眼部皱纹

要标志。眼袋是眼睛过度疲劳，长期微循环不佳积聚多余的水分和脂肪，眼眶周围的肌肤弹性降低，眼部皮肤松弛，皮下脂肪下移在下眶形成凸出的袋状物。

一般在过了25岁以后，女性的眼袋就会陆续出现了，眼袋的出现不仅影响视觉美，还会阻碍眼部的血液循环。如不悉心调理，随着年龄的增长，恶性循环后，眼袋会越来越明显。这就需要你从日常的细节做起，早早地养成良好的生活习惯，预防和消除眼袋的困扰。

为了预防眼袋，便要在自己的日常饮食方面多下功夫。在饮食中增加优质蛋白质摄入量，天天保证90克以上蛋白质，多吃富含优质蛋白质的瘦肉、禽蛋、水产等。去除眼袋后还应增加维生素A、维生素E，由于维生素A和E对眼球和眼肌有滋养作用。含维生素A多的食品有动物肝脏、奶油、禽蛋、苜蓿、胡萝卜、杏等。富含维生素E的食品有芝麻、花生米、核桃、葵花子等。

去眼袋后同时还要多吃含铁食品，由于铁是构成血红蛋白的核心成分。含铁丰富的食品有动物肝、海带、瘦肉等。摄入含铁的同时应摄入富含维生素C的食品，如酸枣、刺梨、橘子、番茄和绿色蔬菜等，由于维生素C有促进铁吸取的作用。

除去补充必要的营养之外，同时还要尽可能地少吃过咸或者是过辣的食物。睡前吃太多口味过重的食物，喝太多的水，都是形成眼部水肿和眼袋的原因。另外还有一些外敷补充营养去眼袋的小方法，可以将其记下来，平时试验一下。

防治眼袋也可以通过外敷补充营养的方式。作为一种常用的眼部美容品，黄瓜的美容功效毋庸置疑，可以在眼袋的部位，把切片的小黄瓜敷上，用来镇静肌肤帮助减轻眼袋的症状。但敷完小黄瓜眼膜的皮肤干净细薄，容易晒伤，所以要躲避阳光，以免消除了眼袋却多了雀斑。

睡前将无花果贴在眼下部的皮肤上面，也可收到减轻下眼袋的美容效果，但是一定要注意坚持。或者是利用木瓜加薄荷浸在热水中制成茶，晾凉后经常涂敷在眼下皮肤上。木瓜茶不仅可缓解眼睛的疲劳，而且还有延缓衰老和减轻眼袋的功效。

每晚睡觉之前使用维生素E胶囊中的黏液对眼部进行为期4周的涂敷以及按摩，经常能够收到消除下眼袋、减缓衰老的良好效果。

合适的养分可以“抹”平眼部细纹

可能在不经意间，你便会发现，自己的眼睛周围开始出现了一条条的细小皱纹，慢慢地这种皱纹开始变得越来越多，就像是蜘蛛网一样，开始放射开来，真丑啊，明明一张还并不算老的脸上，却顶着这样的“图案”，相信不管是谁，只要看到这样的自己便都会感到非常苦恼。

其实这种情况的出现，是由于眼部皮肤的自身特点所造成的。眼睛周围的皮肤特别细薄，并有许多的皱褶，因此眼部肌肤水分蒸发速度较快。同时，眼周皮肤的汗腺和皮脂腺分布较少，特别容易干燥缺水。这些因素决定了眼睛是最容易老化并产生问题的地方。

一般自25岁以后眼周肌肤就开始走下坡路，同时也正是因为眼部皮肤具有柔嫩细薄的特点，眼部皱纹才得以出现与。眼部皮肤表层的厚度仅是面部的三分之一，且几乎没有肌肉支持，所以容易缺水，容易出现皱纹。眼部皱纹是角质层缺水引起干燥或缺水严重引起细胞萎缩而产生的。随着神经内分泌功能的减退，胶原蛋白合成率下降，弹性细胞活动性变弱或丧失，弹性纤维变细甚至断裂，导致皮肤弹性降低，真皮层老化，眼部皮肤出现了细纹和皱纹。

同时，眼皮在每天都要眨动一万次以上，并且这种运动几乎都是不停歇的，这便使得眼皮以及周围的皮肤受到了莫大的压力，加上眼皮内的胶原蛋白及弹力素也会因眼皮的不断眨动而流失，从而造成眼皮的松弛与脆弱，这就是眼周容易形成皱纹的原因。

此外，紫外线过度照射，运动过度、保养不当及一些疾病等内在因素也是形成眼部皱纹的原因。

想要防治眼部皱纹，首要的便是对症进行营养的补充，因为只有内部的调养才是解决问题的根本所在，由内而外的美丽才是最重要的。在日常的饮食中如何才能做到摄取必要的营养，让眼睛不透露年龄呢，从下面两个方面就可以做到。

（1）均衡饮食，常吃水果。平时生活做到均衡饮食，多吃新鲜水果蔬菜，帮助肌肤补充源源不断的水分，眼部更需要补充水分，这样补充水分眼睛每天都会很水嫩，谁还会猜的出你的年龄呢。

（2）食维生素营养丸或保养

品。现在可以在市面上买到很多维生素丸、蜂蜜，以及目前很流行的口服保养品，通过这些保养品能够为人体补充日常生活当中所补充不到的营养，让你拥有无皱纹的双眼不再是梦想。

除去通过吃来补充营养之外，使皮肤保持良好的血液循环在眼部皱纹的预防当中也是非常重要的。而要想令眼部皮肤保持良好血液循环，可以通过眼霜来帮忙。

选择眼霜产品的时候，要注意选用一些具有防皱功能，可以补充水分的，最好先从平时经常使用的品牌入手，然后再根据肤质状况进行选择。如果你平时很少用高度营养的护肤品，就不要选用高滋养类的眼霜；如果你的肌肤属于敏感性的，那就应更多地关注有清凉效果或含植物精华的产品；如果你时常感到皮肤干燥或已出现局部的表情纹，那么具有保湿补水功效的眼部护肤品是最佳选择。

在使用方面需要注意的是，使用眼霜前要对皮肤进行彻底清洁，以便营养成分可以更好地被吸收。

睡觉前敷用眼霜，有助于皮肤在夜间充分地吸收营养。月经期后一周，体内雌激素分泌旺盛，是另一个使用眼霜的好时机。

大部分眼霜当中都含有高倍养分精华，能够起到快速补充养分和修补受损细胞的功效，但是要切记，眼霜不要使用得过于频繁，营养补充得太过反而会适得其反。

消除鱼尾纹的营养妙招

提到了眼部皱纹，便不能不提它，那便是鱼尾纹，这种皱纹和一般的眼部细纹还有些区别的，但是令人伤心的视觉效果却是所差不多。鱼尾纹同样会令人显得苍老,令眼睛显得不再有神。但是，由于它和眼部细纹产生的原因是有所不同的，所以在进行对症防治的时候也要更有针对性才行。

鱼尾纹是一种动力性皱纹，它是由于眼轮匝肌长期收缩而引起的一种放射状皱纹。鱼尾纹的形成，是由于神经内分泌功能减退，蛋白质合成率下降，真皮层的纤维细胞活性减退或者丧失，胶原纤维减少、断裂，导致皮肤

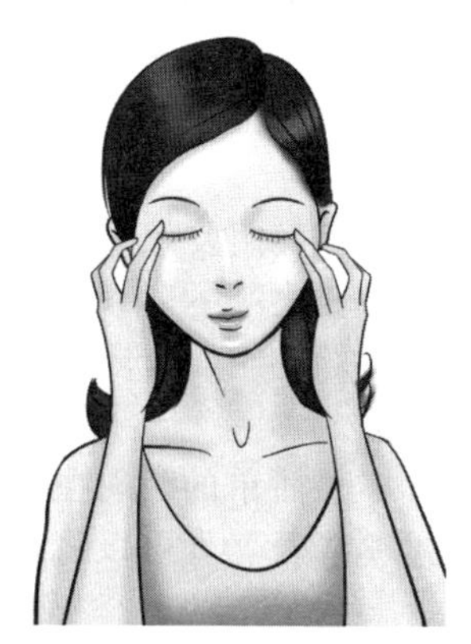

眼部提拉减少眼角皱纹

弹性减退，眼角皱纹增多，以及日晒、干燥、寒冷、洗脸水温过高、表情丰富、吸烟等导致纤维组织弹性减退。

每当看到自己眼角出现的皱纹时，女人们都会感觉到恐慌，因为正是眼角的鱼尾纹在无时无刻地提醒着自己岁月的无情。对于很多女人来说，25岁时就会在眼部、嘴角周围出现皱纹，但其实此类皱纹只是假皱纹，主要是因为光老化（光老化是皮肤外在老化的最主要形式，而紫外线辐射是导致皮肤光老化的主要原因）、肌肤缺水，甚至是减肥导致皮下脂肪减少等因素引起的，而保湿、防晒、规律生活和充足的睡眠是抚平这些小皱纹的良方。

就像著名的美女演员简·方达曾经说过的那样，“皱纹是岁月给予每个女人的礼物，我们不能拒绝，只能坦然接受。”如果有了皱纹，大可不必惊慌，只要妥善保养和护理，我们就可以推迟皱纹的产生或者把它减少到不引人注意的地步。

那么，我们要怎样做才能够保证在开心大笑的时候，不用再担心眼角的小细纹泄露自己年龄的秘密呢？

其实很简单的，现在就告诉你通过哪些营养素可以将鱼尾纹熨平。

1. 硫酸软骨素

绝大部分的皮肤真皮组织都是由具有弹性的纤维构成，如果皮肤缺少了弹性纤维，就会失去弹性，皮肤也就聚拢起来，形成鱼尾纹的软骨中含有大量的硫酸软骨素，它是保持皮肤弹性的皮肤要的成分。可以把吃剩的鸡骨头洗净，和鸡皮放在一起煲汤养丰富，经常喝还能使肌肤细腻，保证皮肤的弹性，久而久的鱼尾纹就会减轻了。

2. 啤酒

啤酒当中的酒精含量比较少，并且啤酒中含有的鞣酸、苦味酸还具有刺激食欲的作用，能够对肠胃进行调解，具有帮助消化以及清热的作用。啤酒中还含有大量的维生素B、糖和蛋白质。适量饮用啤酒（每天中餐、晚餐可各饮150~250克，也可适量进行调整），这样既可以增强体质，同时更能够有效地减少面部的鱼尾纹。

除去这两种食物之外，还可以自己动手来制作一些具有除鱼尾纹作用的饮品。

1. 美肤祛皱饮

取芹菜、花椰菜、西红柿、红葡萄、柚子、橘子、蜂蜜以及牛奶各适量。

先将芹菜、花椰菜、西红柿、柚子、橘子共同放入到料理机中，榨取汁液备用；葡萄单独榨汁备用；将蜂蜜和牛奶加入温水调匀。

把以上这些汁液混合均匀即可饮用，每日饮用1~2次。

2. 容颜不老方

取生姜500克，大枣250克，沉香、丁香各25克，茴香200克，盐30克，甘草150克。将这些材料放到一起，共同捣成末，和匀备用。每日清晨用开水冲泡10克，当成早茶饮用。

在看了上面所介绍的这些方法之后，不妨行动起来吧，相信这些方法能够有效地帮助你驱除鱼尾纹，让你美丽常驻。

让眼睛不要太“水润”的食物

相信一双水汪汪的眼睛一定可以为一个人的容貌增色不少，但是，你有没有想过，如果一双眼睛过分“水润”，有时候反而是一件非常让人害怕的事情呢?

如果有一天，你那原本美丽、明亮的双眼，突然间便开始出现发烫、烧灼、畏光、眼红，自己感觉到眼睛就如同是进入了沙子一般地疼痛难忍，动不动便会有眼泪流出来，特别是早晨起床的时候，眼皮经常会被分泌物粘住，连睁眼都开始变得困难起来了。

这个时候整个双眼似乎都被浸泡在水中了，眼里的眼泪似乎都没有断过，但是，这个时候，可能无论是自己还是别人，都不会觉得眼睛“水润”是福气了，因为这样的眼睛不仅不美，甚至看起来还让人觉得很恐怖。这个时候眼睛是由于得了传染性结膜炎，也就是通常所说的“红眼病”才会出现这种症状的。

等到病情发展得更严重一些时，有的病人还会在眼结膜上出现小出血点或者是出血斑，分泌物呈黏液脓性，有时在睑结膜表面还会形成一层灰白色的假膜，角膜边缘可有灰白色浸润点，同时还会伴有头痛、发热、疲劳、耳前淋巴结肿大等全身症状。

这种眼病是一种急性传染性眼炎。根据不同的致病原因，可分为细菌性结膜炎和病毒性结膜炎两类。该病全年均可发生，以春夏季节多见，是通过接触传染的眼病，如接触患者用过的毛巾、洗脸用具、水龙头、门把、游泳池的水、公用的玩具等，均有可能会感染此病。

在感染了传染性结膜炎之后，除去尽快就医之外，自己还可以通过饮食来补充相应的营养，以配合治疗。下面便向大家介绍几种可以用来辅助治疗红眼病的药膳。

1. 胡萝卜炒鳝丝

原料：鳝鱼200克，胡萝卜300克，植物油、精盐、酱油、醋各适量。

制法：先将鳝鱼清洗干净，

然后切成细丝。将胡萝卜去根，洗净，切丝。锅上火，放入植物油烧热，倒入鳝鱼丝、胡萝卜丝翻炒，加入精盐、酱油、醋炒匀炒熟，出锅装盘即成。

功效：胡萝卜当中含有丰富的胡萝卜素，同时还含有铁、钙、磷、蛋白质、维生素 B_1、维生素 B_2 维生素 C 等，对眼睛有保护作用，可防治夜盲症、眼干燥症。鳝鱼除含蛋白质、脂肪、维生素 A、铁、磷外，还含有丰富的 B 族维生素，对眼睛有养护作用，有助预防眼病。

2. 熘肝尖

原料：猪肝 50 克，黑木耳 50 克，黄瓜 50 克，酱油、淀粉、豆瓣、葱、蒜、盐各适量。

制法：将猪肝清洗干净之后切成薄片，加酱油、水淀粉拌匀；木耳去耳根，洗净撕碎；黄瓜洗净切成片。锅置火上，倒入花生油，烧至五六成热时，倒入浆好的猪肝片，滑熟，捞出控油。锅内留少许底油，用豆瓣、葱、蒜片爆锅，烹入酱油，加入木耳、黄瓜片及少量清水、盐烧沸，撇去浮沫，用水淀粉勾成浓芡，倒入猪肝翻炒几下即可。

功效：猪肝当中富含维生素 A，而维生素 A 是眼部健康不可或缺的营养物质，还富含铁质，具有补肝、养血、益目的功能。

3. 桑葚粥

原料：鲜桑葚 60 克，糯米 60 克，冰糖适量。

制法：将桑葚洗干净，与糯米同煮，待煮熟后加入冰糖。

功效：桑葚中含有大量的水分、碳水化合物、多种维生素、胡萝卜素及人体必需的微量元素，桑葚粥具有补肝养血、明目益智的功效。

4. 决明子粥

原料：炒决明子 10 克，大米 60 克，冰糖少量。

制法：先将决明子炒至微香，取出待冷却后熬汁。然后用其汁和大米同煮成粥，加入冰糖，沸后即可。

功效：决明子除含有糖类、蛋白质、脂肪外，还有人体必需的微量元素铁、锌、锰、铜、镍、钴、钼等营养元素，能够清肝明目。决明子粥对于目赤红肿、怕光流泪具有一定的疗效。

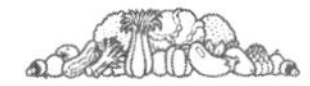

如何让斑痕皱纹迅速消解

这样吃，滋阴养肾又紧肤

青春是无限美好的，所以我们极力想留住青春拒绝衰老。市面上抗衰老的面霜都价格不菲，很多姐妹都寄情于此，希望这些外用的保养品能帮助自己抹平岁月痕迹，效果却往往不尽如人意。其实，补阴就是最有效的抗衰老面霜。阴虚，皮肤就容易长皱纹，原因在内部，功课却都做在了外面，就像隔靴搔痒，结果当然会令人失望。

其实，皮肤之所以会出现松弛的状况，全是因为阴虚造成的，如果想要皮肤保持在一个紧绷的状态，首先要做的便是滋阴补肾。

《黄帝内经》中说“春夏养阳，秋冬养阴”，秋冬季节，天气寒冷，保暖为第一位，为什么还要养阴呢？这是因为秋冬时节气候转冷而渐寒，自然界寒冷了，也会影响人体，人感到寒冷时，一则人体的自身调节机制会利用自身功能大量调动阳气，来调高自身温度抵御严寒以适应外界环境的变化；二则秋冬季节阳气入里收藏，中焦脾胃烦热，阴液易损，所以，在冬季的时候，女性更应该注意养阴。

豆浆是一种非常补女人的饮品，大家可以买个豆浆机，自己在家做纯正的豆浆。黑芝麻也是建议吃的，黑芝麻含有丰富的维生素E，可以抗衰老、抗氧化，还能够滋润身体内脏，让你的脾气

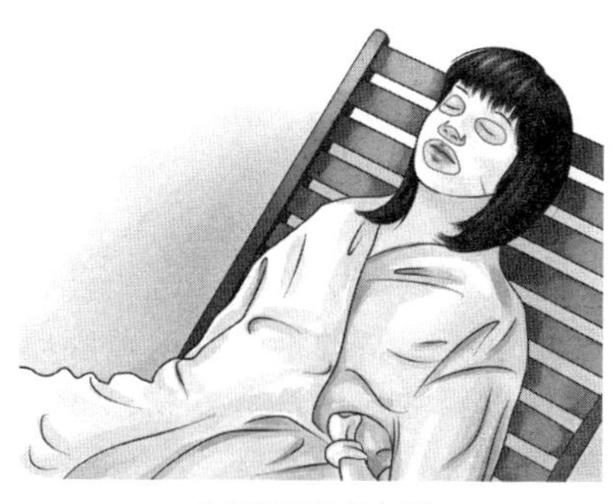

人们都想保持年轻

慢慢变好。对肝脏、肾脏、脾胃和肺都有好处，能够起到滋润肠道的作用，还不会便秘。使得皮肤滋润，柔嫩，光滑。

同时，中医还认为：肾主藏精。肾精充盈，肾气旺盛时，五脏功能运行正常。而气血旺盛，则容颜不衰。当肾气虚衰时，人就会表现出容颜黑暗、鬓发斑白、齿摇发落等未老先衰的症状。肾阳虚体质者更会导致身体功能的退化，在皮肤方面则表现为肌肤呈现老化的状态。所以，要想让衰老来得慢些，更慢些首先就要把肾养好。

说到补肾，那便不能够不提饮食疗法。饮食补肾可真的是一种方便而又有效、安全的方法。《黄帝内经》中说：肾为先天之本，而“黑色入肾”，所以我们可以通过多食用一些黑色食品以达到补充营养、强身健体、补脑益精、防老抗衰的作用。那么，什么是“黑色食品”呢？在国外，“黑色食品”是指两个方面：一是具有黑颜色的食品；二是粗纤维含量较高的食品。常见的黑色食品有黑芝麻、黑豆、黑米、黑荞麦、黑枣、黑葡萄、黑松子、黑香菇、黑木耳、海带、乌鸡、甲鱼等。这些食物当中含有丰富的维生素以及胶原蛋白，经常食用这些食物，能够紧肤美容，抗皱防衰。

能够补充弹力纤维的食物

皮肤真皮组织的绝大部分是由具弹力的纤维构成的，皮肤缺少了它就失去了弹性，皱纹也就聚拢起来。鸡皮及鸡的软骨中含大量的硫酸软骨素，它是弹性纤维中最重要的成分。把吃剩的鸡骨头洗净，和鸡皮放在一起煲汤，不仅营养丰富，常喝还能消除皱纹，使肌肤细腻。用老母猪蹄数只，洗净后煮成膏状，每周食用，也会有很好的祛皱效果，那是因为猪蹄含有大量胶质，对于恢复皮肤弹性大有帮助，而且味道也很好，制作也简单，绝对是美容的上好菜肴。

丝瓜、香蕉、橘子、西瓜皮、西红柿、草莓等瓜果蔬菜对皮肤有最自然的滋润、祛皱效果，也可制成面膜敷面，能使脸面光洁，皱纹舒展。

啤酒酒精含量少，所含鞣酸、苦味酸有刺激食欲、帮助消化及清热的作用。啤酒中还含有大量的B族维生素、糖和蛋白质。适量饮用啤酒，可增强体质，减少面部皱纹。

此外，饮茶对祛皱也有帮助。茶叶含有400多种丰富的化学成分，其中主要有茶多酚类、芳香油化合物、碳水化合物、蛋白质、多种氨基酸、维生素、矿物质及果胶等，是天然的健美饮料。除增进健康外，还能保持皮肤光洁，延缓面部皱纹的出现及减少皱纹。

还有一个小窍门你知道吗？每天咀嚼口香糖数分钟，可使面部皱纹减少，面色红润。这是因为咀嚼能运动面部肌肉，改变面部血液循环，增强面部细胞的代谢功能。

吃这些可以去掉斑斑点点

被人们戏称为“小数点”的雀斑是令很多女孩都感觉到郁闷的东西，这种小东西到底有多难看，听听它的别称就大体上明白了，“苍蝇屎”“土斑”“蚕沙”“蒙脸沙”“蛇蚤斑”等，这些民间的叫法十分贴切地将雀斑的特征描述了出来，这是一种常见于脸部的，较小的黄褐色或者褐色的色素沉着斑点。

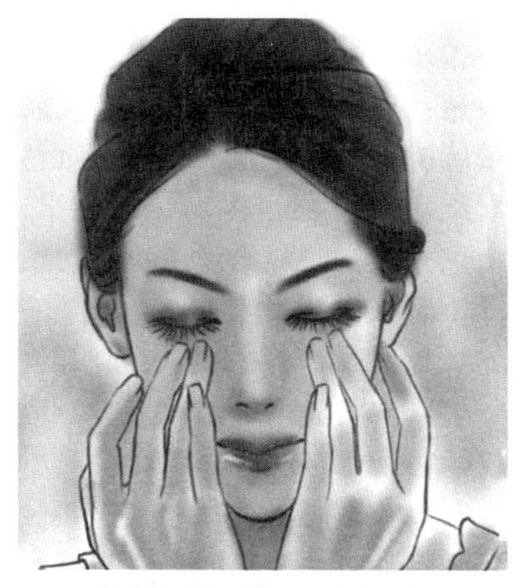

按摩促进血液循环，减淡斑点

关于斑的成因，《黄帝内经》认为：是“气血运行不畅，皮肤失养”导致的。皮肤色素沉积主要是“代谢”的不平衡、降解速度低于合成速度，长期沉积所造成的。因此，消斑的根本还在于解决代谢问题，而人体的代谢是需要时间的。所以去斑需要循序渐进的过程。经常进行面部按摩，这些讨厌的斑点就会慢慢变淡甚至消失。所有爱美的、想要祛斑的姐妹们都一起来吧。

在祛斑之前，一定要先认识雀斑，因为有些斑看似雀斑，实际上又不是雀斑。

1. 雀斑样痣

这种斑点发病的年龄一般在一岁或者是两岁左右，颜色比雀斑深，与日晒无关，无夏重冬轻变化，可发生在任何部位。病理是黑色素细胞数目增加。常在一侧，一般表现为密集。

2. 颧部褐青色痣

颧部对称分布的黑灰色斑点，界限明显，数目有10~20个，多见于女性。美容院称为真皮斑或颧痣。病因不清。

3. 着色性干皮病

雀斑样色素斑点周围有毛细血管扩张，色素斑点大小不等，深浅不匀，分布不均。见有萎缩性斑点。

4. 色素沉着

色素斑为黑色，口唇颊黏膜多见，不受日光影响，常常伴有息肉。

5. 黄褐斑

淡褐色到深褐色的色素斑对称分布面部，不累及眼睑和口腔。边缘清楚或呈弥漫性，有时呈蝶翼状。黄褐斑患者以育龄期女性较为多见。

谁都不希望自己脸上“乌云密布”，对于雀斑我们该怎么办呢？别怕，只要给皮肤补好营养，“乌云”便会慢慢褪去，下面就教大家几招来对付雀斑。

1. 胡萝卜汁

取新鲜胡萝卜若干，将其研碎挤汁，取 10~30 毫升备用，每日早晚洗完脸后，以鲜汁拍脸，待干后用涂有植物油的手轻拍面部。此外，每日喝一杯胡萝卜汁也有祛斑作用。因为胡萝卜含有丰富的维生素 A 原。维生素 A 原在体内可转化为维生素 A。维生素 A 具有滑润、强健皮肤的作用，可防治皮肤粗糙及雀斑形成。

2. 番茄汁

每天喝一杯新鲜番茄汁或经常生吃番茄，有助于防治雀斑。因为番茄汁含有丰富的谷胱甘肽，谷胱甘肽可抑制酶的活性，从而使沉着的色素减退或者是消失。

3. 柠檬汁

将柠檬汁兑水，每天早晨饮一杯，可帮助排去体内的有毒物质。另外，柠檬汁有天然漂白作用，将其涂在脸上可以减少雀斑。

4. 草莓汁

将草莓对半切开，然后把果汁直接擦在脸部和颈部（眼皮部位也可轻轻擦拭），不仅能营养皮肤，而且还能使皮肤色素沉着减轻。

5. 用醋水洗脸

面部有雀斑的人，洗脸时可在水中加入 1~2 汤匙的食醋，可以减轻色素沉着。

其实，淡化雀斑的方法还有很多，比如经常吃冬瓜子、薏仁，这些方法，大家不妨一试。

其实再好的处理方法都比不上从来都不让雀斑长出来，所以说，弄清楚雀斑产生的诱因，将其扼杀在摇篮里才是最重要的。

紫外线过度照射；精神压力太大；不良的清洁习惯等均会引发雀斑。过度的清洁使皮肤变得敏感，这样会刺激皮肤，当皮肤敏感时，人体为保护皮肤，黑色素细胞会分泌很多麦拉宁色素，当色素过剩时就出现了斑。使用了不良成分的化妆品及保养品，如含有铅、汞等重金属，或激素、强力化学消炎剂等药性成分，造成黑色素异常沉积，聚拢使之形成雀斑。服用了某些药物，如避孕药或强力药性成分。食物的影响，如过度的咖啡因会导致失眠，精神上的不安则容易使黑色素沉淀，酸性食物会使血液循环减弱，影响新陈代谢，造成色素沉积。遗传因素。

日常生活当中一定要注意，尽量远离这些诱发色斑的因素，只有这样，才能够让斑斑点点远离你。

天然食物轻松除掉蝴蝶斑

有句俗话说得好，“十个女人九个斑。”相信肯定每个女人都自己的脸蛋能够红润而又光洁，这样的脸蛋既可以给人以美感，又能够令自己充满自信。但是一旦脸上出现蝴蝶斑，原本那种白净无瑕的美感便全都会消失掉了，这真的是让不少女性都感到烦恼不已。

很多女人过了30，就发现两颊渐渐飞上了“蝴蝶”，黑色或者褐色的斑点密布脸颊看起来就像蝴蝶的翅膀，这就是我们所说的黄褐斑，也称为蝴蝶斑。只可惜这只“蝴蝶”带来的却不是美丽，而是让人焦灼的烦闷。很多人还发现，这些斑点随着年纪的增大越发多，颜色也越发深，美丽就快被这些斑点给淹没了。要拯救你的美丽，就要驱除这些美丽的祸患，做个下“斑”以后的漂亮女人。

容易长“蝴蝶”斑的人，饮食上应经常食用富含维生素C、维生素A、维生素E的食物，这些食物包括香菜、油菜、柿子椒、苋菜、芹菜、白萝卜、黄豆、豌豆、鲜枣、杧果、刺梨、杏、牛奶等。饮食上一定要少喝含有色素的饮料，如浓茶、咖啡等，因为这些饮料都可增加皮肤色素沉着，让你的色斑问题越来越严重。

在天然食品中，具有保养皮肤和消除“蝴蝶”斑功效的食物有许多种。

现介绍几种经实践验证确实有效的食疗方法：

1. 柠檬冰糖汁

先将柠檬榨取汁液，然后再将适量的冰糖加入其中饮用。柠檬中含有丰富的维生素C，100克柠檬汁中含维生素C可高达50毫克。此外还含有钙、磷、铁和B族维生素等。常饮柠檬汁，不仅可以白嫩肌肤，防止皮肤血管老化，消除面部色素斑，而且还具有防治动脉硬化的作用。

2. 茄子

新鲜的茄子也是用来处理脸部“蝴蝶”斑的好工具，用刀将茄子切成小片，擦面部有“蝴蝶”斑的位置，直到擦红为止。茄子当中富含蛋白质、脂肪、碳水化合物、维生素以及钙、磷、铁等多种营养成分，可以有效地减弱面部“蝴蝶”斑。

3. 冬瓜藤

冬瓜藤中含有的蛋白、糖类、胡萝卜素，多种维生素、粗纤维和钙、磷、铁等营养元素，具有非常不错的除斑效果。用冬瓜藤熬水，然后用这种水来擦脸、洗澡，可以消除“蝴蝶”斑，使皮肤变得滋润起来。

4. 金盏花

金盏花当中含有丰富的维生素 A，可以预防色素沉淀、增进皮肤光泽与弹性。将金盏花叶捣烂，取汁用来擦脸部，既可以消除“蝴蝶”斑，又能够清爽和洁白皮肤。

5. 蒲公英

蒲公英具有丰富的营养价值，含有蛋白质、脂肪、碳水化合物、微量元素以及维生素等，倒一杯开水，然后再取一把蒲公英放入开水里面，等到冷却后进行过滤，然后早晚用蒲公英花水洗脸，不仅对付面部色斑问题，同时还可以减少患皮炎的概率。

如果你正在为色斑问题所困扰，那么便不妨试试这些妙招，相信有了它们，轻松“下斑”便不会再是难题了。

盐吃多了容易长皱纹

作为日常生活当中不可或缺的调味品，盐真的是一把“双刃剑”，虽然我们的身体无法离开它，但是如果食用不当也会为我们带来很多的伤害，尤其是对于女性来说。平日里口味比较重的女性，不管是自己下厨房还是在外面点餐，都喜欢吃含盐较多，口味比较重的菜，殊不知，长此以往，便很容易导致皱纹的增多。

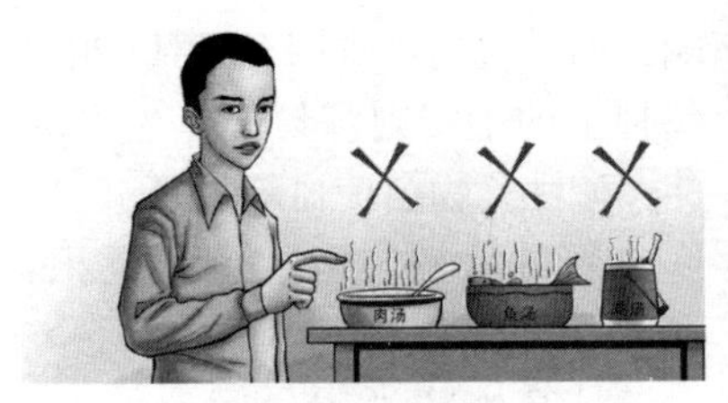

少喝各种菜汤

在法国，有一句俗语是这样说的，“美女生在山上，不生在海边。”意思是说，住在海边的女性平时摄入的盐较多，所以皮肤很容易长出皱纹。

那么，为什么多吃盐容易导致皱纹的出现呢？

对于这个问题，专家的解释是，在人体的血液和体液当中，食盐是以钠离子和氯离子的形式存在的，它们在保持人体渗透压、酸碱平衡和水分平衡方面都起着非常重要的作用。如果吃盐过多，人体内的钠离子增加，就会导致面部细胞失水，从而造成皮肤的老化，时间长了，皱纹自然就会增多了。

虽然说过多地食用盐分对于容貌的有害的，但是日常生活当中正常的盐分摄入却是并不可怕的。不过，有一份调查显示，法国人的饮食普遍偏咸，其中以他们最常吃的法式面包含盐量最高，有的能达到25%~30%。其次，在熏肉、腊肉制品以及奶酪当中，含盐量也是相当高的。而且，法国人还有个爱用盐水煮饭的习惯，这也大大增加了日常盐分的摄入量。

对此，医学专家们提醒大家，人体摄入太多盐不仅会造成高血压，还会直接影响到人的容貌。要想皮肤好，比较科学的方法便是多喝水，以帮助皮肤排毒，另外还要注意，每天盐分的摄入量不要超过6克。其实，经常吃清淡的食物不仅可以帮助你保持身材，也能预防高血压。所以，美女们一定要注意了，食盐不要吃得太多。否则,不仅是皱纹的问题，你还会老的很快的。

日常生活当中，一定要想办法将自己摄入食盐的量控制下来。

可以使用计算食盐摄入量的方法，将购买食盐的日子和食盐的重量都记录下来。待购买的食盐用完后算一算上述食盐使用了多长时间，再算一算平均每天有几个人用餐，就可算出平均每人每天的食盐用量。如果食盐摄入量过多，则应该适当加以限制。

在饮食方面还要注意下几方面：

（1）有意识地培养清淡口味。

（2）平日煮菜时最好使用新鲜的材料，避免食用罐头和腌制的食物如咸鱼、腊味、腌菜等。

（3）配料亦要以天然为主，例如多采用蒜茸、姜、葱等，少用盐、豉油和鸡粉。

（4）某些种类的酱油、味精、咸菜和香肠、熏肠制品等加工食品都是高盐食物，也应该少吃。

（5）少喝各种菜汤。

如果不小心皱纹已经出现了，也不用害怕，还有美丽女人祛皱食谱帮你的忙。

1. 富含核酸的食物

核酸能够延缓衰老，同时还具有健肤美容的功效。经科学验证,女性每天服用核酸约800毫克、维生素2克，4周后脸部皱纹大部分会消失，粗糙皮肤会变得光滑细腻，老年斑也会逐渐减少。含核酸丰富的食物有鱼、虾、动物肝脏、酵母、蘑菇、木耳、花粉等。

2. 酸奶和肉皮

酸奶当中所含有的酸性物质，有助于软化皮肤当中的黏性物质，可以将死细胞去掉，还可以消除皱纹。多吃肉皮能使功能低下的组织细胞得到改善，同时人体可利用肉皮中的营养物质，充分合成胶原蛋白，然后通过体内与胶原蛋白结合的水，减少皱纹使皮肤保持光滑。

此外，鸡骨、啤酒、茶叶等食品也可帮助祛除皱纹。并且食用鲜花也已经成为一种新的饮食潮流，常食鲜花可调节神经，促进新陈代谢，提高机体免疫力，起到美容抗老的作用。

每天一杯红酒可抗皱美容

红葡萄酒含有营养丰富的红酒多酚和葡萄子提取物，它不仅能预防动脉硬化，还具有消肿瘦身、美白润肤的功效。

红酒对肌肤的最大益处是：从上等的红酒中通过生物技术提取的浓缩精华，可控制皮肤的老化。红酒中富含一种营养物质——“多酚”。它的抗衰老能力是维生素E的50倍、维生素C的25倍，它无疑是最佳的天然抗氧化剂。

早在1886年，一位生物学家就指出：“葡萄酒是最洁净、最保健的饮料。”过去的法国宫廷贵妇人、如今的影视明星和模特都是常备有陈年的葡萄酒用以滋补养颜。用红酒美容，可促进肌肤的新陈代谢，使肌肤恢复健康光泽，让粗糙肌肤重新变得细腻光滑。

红酒中含有温和的低浓度的果酸，其具有良好的净化肌肤的作用。果酸可以轻柔地将皮肤表层的老化细胞剥落，同时，刺激真皮层的新陈代谢与健康更新，对暗疮、粉刺患者有恢复皮肤健康的特殊效果。

另外，红酒中所富含的葡萄多酚可以快速地阻断黑色素的产生并抑制酪氨酸酶的活性，抵挡紫外线引起的色素沉着，从而减少雀斑的产生，同时，红酒还能保持皮肤弹性、改善皮肤的健康状况。

此外，红酒中的葡萄酒酸，能够促进皮肤角质新陈代谢，让皮肤更白皙、光滑。

补气食物吃入口，皮肤平展无皱纹

经常会听到女性朋友说这样的话，“这段时间，感觉自己衰老得特别快，脸色越来越苍白，皱纹也逐渐增多了，还常常会感到精神疲惫、体乏无力，连说话都开始觉得费劲了。”这种状态会严重影响到工作和生活。按照中医学的观点，朋友告诉她这是因为气虚，也就是气不足。

爱美之心人皆有之，因为有了美，世界才会变得如此动人心魄。但是，对于气虚的女性来说，美丽就像是一个遥远的梦，因为气虚容易使女人面色萎黄，精神倦怠，脸上出现皱纹。

说到这儿可能有人要问了，这个“气”究竟指的是什么呢?

气是不断运动着的具有活力的精微物质，其性属阳。气是构成人体的基本物质，聚合在一起便形成有机体，气散则形体灭亡。气又是维持人体生命活动的基本物质。人体的生命活动需要营养物质来维持，所以必须从外界摄取营养物质，包括肺从自然界吸入的清气和由脾胃所化生的水谷精微之气。

人体的气包括来源于父母的先天之精气、饮食物经消化后生成的水谷精气和肺吸入的自然界清气。平时姐妹们可以多吃一些具有补气润肤作用的食物。

山芋有润泽肌肤的作用，可使粗糙的肌肤变得光滑。山芋和其他滑溜的蔬菜一样，含有具滋养、强壮效果的黏蛋白及各种酵素成分。这些成分可使细胞功能活性化，促进新陈代谢。而这些功用正可强化胃肠、促进消化，改善便秘引起的肌肤粗糙。细切山芋，和酸梅混拌，再加入切碎的海苔，不仅美味，更能促进新陈代谢，美化肌肤。

莲藕含丰富的维生素 C 及矿物质，具有药效，其止血作用更为人所熟知。最近更证明了莲藕有益于心脏，有促进新陈代谢、防止皮肤粗糙的效果。莲藕粥尤具药效，如果和莲子合用，效果更好。

木耳含丰富的维生素和矿物质，有净化血液的作用，是对肌肤很好的食品。中国自古以来即视之为长寿不老、滋养、强壮及美容的圣品。木耳还含有很多的食物纤维，很适合平常因便秘而造成皮肤粗糙者食用。炒或做汤都可以，可多吃一些木耳加枣的煎汁，效果加倍。

传说慈禧太后为保持美丽的肌肤,而酷爱吃芝麻。即使是现在，女性也喜欢饮用芝麻加水和蜂蜜。事实上，就现代营养学的观点而言，芝麻含丰富的亚油酸及维生素 E，可改善末梢血管障碍，使肌肤柔软，是肌肤干燥者一定要吃的食品。为肌肤粗糙所苦的人每天喝芝麻茶，肌肤会有所改善。

在明白了怎样补气之后，可能有人还要问，为什么这一看不见、摸不着的“气”竟然让女性的美丽受到如此伤害呢？其实，气具有很多种作用，而且其中每一种作用都对女性的容颜有不可忽视的价值，如果出现“气虚”，自然会反映到我们的脸上来。

（1）推动作用：可以激发各脏腑组织器官的功能活动（如食物的消化吸收与糟粕的排泄等），推动血液、津液的生成和运行。女性如果气虚，致使血液不能正常运行，面部就容易出现青紫，头发干枯，没有光泽，双目黯然无神。

（2）固摄作用：气可以保持脏腑器官位置的相对稳定；统摄血液，防止溢出于脉外；控制和调节汗液、尿液、唾液、精液等体液的分泌和排泄，防止不正常的流失。如果女性气的固摄功能失常，致使人体水液流失过多，面部就会因水液缺乏而显得干燥、粗糙起来。

（3）温煦作用：中医学认为，

气的运动是人体热量的来源，维持并调节着人体的正常体温，保证人体各脏腑及经络的生理活动正常进行，并使血液和津液始终流动着而不致凝滞、停聚。如果温煦作用失常，在寒冷的冬季，女性面部容易生冻疮。

（4）防御作用：气具有抵御邪气的作用。一方面，气可以护卫肌表，防止外邪入侵；另一方面，气又可以与入侵的邪气做斗争，驱邪外出，使病体康复。女性身体内的气若亏虚，防御作用减弱，则易于感受外邪，影响容颜。

所以说，女人千万不要让自己亏了“气”，如果已经出现了气虚证状，便一定要及时进行进补和调整，光滑的肌肤才会重新回来。

四种抗衰食材，让你吃出紧致肌肤

我们日常生活中吃到的鱼肉、莲藕、鸡蛋、蜂蜜和红糖，都是非常有效的抗衰食材，让我们来看一下这些食材的奇特功效吧。

（1）鱼肉—肌肤紧致的秘密。要想拥有年轻、紧致的皮肤，没什么比吃鱼肉更加有效了。鱼肉中含有一种神奇的化学物质，这种物质能作用于表皮的肌肉，使肌肉更加紧致，表皮也就自然紧致又富有弹性了。营养专家认为，只要每天吃100~200克的鱼肉，一星期内你就可以感受到面部、颈部肌肉的明显改善。

（2）莲藕—抗衰老“藕”当先。藕虽生在淤泥中，但一出淤泥则洁白如玉。藕即可当水果又可做佳肴，生啖熟食两相宜。不论生熟都有很高的营养价值。对皮肤抗衰老有非常好的功效。

（3）鸡蛋—天然防晒佳品。如果你要晒太阳，除了搽上防晒霜之外，不妨再吃点鸡蛋。鸡蛋含有大量的硒元素，它的作用就是在你的脸上构筑一个自然的“防晒保护层”。爱美的你一定知道太阳光是皮肤衰老的重要原因，因为紫外线会破坏细胞结构，使肌肤快速衰老，所以给自己的皮肤构筑一个这样的天然保护层是非常重要的。不要以为只有夏天才需要防晒，或者只有怕晒黑才要防晒，防晒是任何爱美的女性随时随地都要做好的功课。

（4）蜂蜜—理想的天然美容剂。南北朝名医甄权在其《药性论》中有述：“蜂蜜常服面如花红。”现代医学研究证明，蜂蜜内服与外用，不仅可以改善营养状况，促进皮肤的新陈代谢，增强皮肤的抗菌能力，减少色素沉着，还能改善肌肤的干燥状况，使肌肤柔软、洁白、细腻，对各种皮肤问题如皱纹和粉刺，也能起到理想的缓解作用。长期服用，能让肌肤柔嫩、红润，富有光泽。

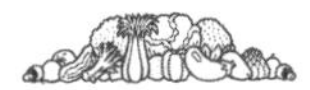

如何拥有乌黑柔顺的秀发

让秀发“飘”起来的营养物质

都说丽人似花，衣香臬臬，总是会令人禁不住想要仰鼻深吸，而秀发便如同是滚动在花瓣上面的小小露珠，花的娇媚柔美以及芬芳永远都是被它们所折射出来的，如果没有了露珠，那么花朵的娇嫩和风韵也自然就荡然无存了，所以说，丽人之所以能够成为丽人，其美丽秀发的作用是不可或缺的，头发就像一个花环，是女人最宝贵的财富，一旦失去了它，你就会感到自己不再拥有青春魅力。一定要让这一头秀发永远亮泽、撩人心魄才行，那么应该怎么做呢?

虽然头发是由角质化蛋白质所组成，这些角质化蛋白质又是没有生命的，但是角质化蛋白质之所以会不断地生长是因为头发上的毛乳头吸收血液中的营养供给发根之故。所以说美发的根本之道便是均衡的营养搭配，假如你想要长久保持 25 岁时候乌黑、亮泽秀发就一定要保持均衡的营养。

不同的营养物质对于头发具有不同的滋养作用，那么这些滋养作用具体有什么不同呢，接下来就让我们一起来看一下吧。

1. 蛋白质

蛋白质是头发的助长剂，因为头发的主体便是一种角质化的蛋白质。新鲜的鱼、肉、蛋、大豆、豆腐牛奶等富含蛋白质的食物经胃肠的消化吸收形成各种氢基酸进入血液后由头发根部的毛乳头吸收并且合成角蛋白，再经角质化后就是我们的头发。

2. 胶质食物

如果你想要使头发看起来更加浓密，便一定要多吃含有胶质的食物，这样的食物不仅对皮肤很有好处，还有助于增加头发的韧度，所以平时一定要多吃一些肉皮、肉冻、猪蹄汤、鱼汤、骨头汤之类的食物试试吧。

3. 含锌食品

虽然时光荏苒，一去不回，年轻的列车会距离我们越来越远，但是，爱美的我们依然想留住青春的脚步。不知不觉头上的几根白色发丝或者脱发的尴尬让你烦恼不已，也许你用过各种办法都没什么效果，那你不妨试试含锌的食物，比如麦芽、啤酒酵母以及南瓜子等。人体在缺锌的状态下，容易出现大量脱发并使新长出来的毛发颜色变淡，这就是人类出现白发的主要困源之一。如果你正焦虑此事，不妨在饮食中加入一些锌吧。

4.B 族维生素、维生素 C

维生素对于人体健康的意义是不言而喻的，对于头发来说，它们的作用更是不容小觑。维生素 C 可以活化微血管壁使发根顺利吸收血液中的营养，而维生素 B 则具有促进头发生长、使头发呈现自然光泽的功效。平时多食用如富含维生素 B 的酵母乳，麦芽等食物，以及富含维生素 C 的新鲜蔬菜和水果对于美发有着不可低估的功效。

5. 营养饮料

平时有时间，为自己调配一杯富含各种美发营养素的饮料，也是对秀发一个不小的犒劳。为了能够让自己的秀发恢复天然丽质，赶紧来调一杯吧。

取半杯不甜的纯酵母乳，另外再取半杯纯的新鲜柳橙汁，1~2 匙麦芽、一匙啤酒酵母，三分之一个蛋黄，一匙胶粉（洋菜粉），适量的蜂蜜。

将以上所有这些材料都放入到榨汁机中，再加入少许的冷开水，搅拌均匀即可。早晚各饮用一杯，营养、美发便能够双效合一。

除去这些对于秀发有益的食物要注意多吃之外，还要注意控制对秀发不利的食物，这样才可以从根本上为秀发提供一个好的生存环境。

秀发美丽的大忌便是甜品。血是头发营养的主要来源，当血液中的酸碱度处于平衡状态时，头发自然会呈现出健康润泽。汽水、可乐、巧克力、饼干之类的甜品是头发的最大敌人，这些食品吃得太多容易使血液呈现酸性反应，阻碍发质的健康，并易生头屑。

补充铁和铜，秀发自然乌亮起来

头发美是人体美的一个显著的标志，拥有一头漂亮的头发无疑会为健康的你锦上添花。但是

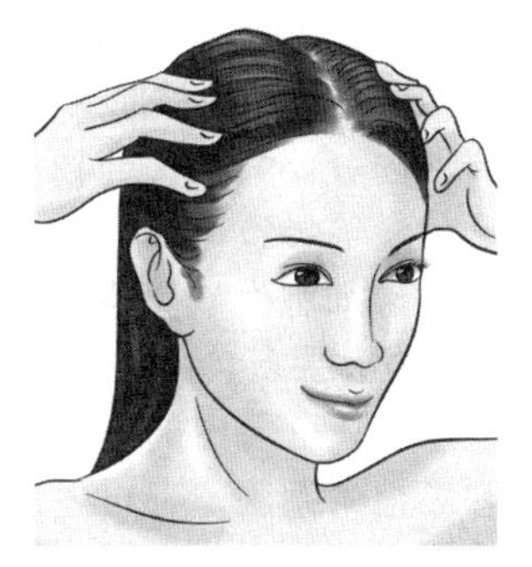

头部护理

有些女性却并没有那么的幸运，她们中有的人的发质干枯并且没有光泽，有的则还会大把大把地掉头发，有很多美女都在为此烦恼不已，甚至为此不惜血本，花大价钱在寻找医治的良方，不过，效果却往往都是不太明显的，浪费了金钱不说，更是一再让自己觉得失望。

其实，想要解决头发的问题，有时候也并不是一件多难的事情。如果你想要留住一头乌黑的秀发，除了要保持精神乐观，不可过度忧虑、烦恼、紧张，加强锻炼，以促进全身血液循环，增强毛发里制造黑色素细胞的功能以外，还要注重饮食调养，注意多补充人体所需要的足够的铜和具有乌发作用的营养物质，以促进头发的正常生长。

铁元素和铜元素是合成黑色素颗粒必不可少的原料。含铜、铁两种元素丰富的食物，主要有动物内脏以及柿子、番茄、土豆、菠菜、瘦肉、豆类、苹果等食品。

维生素A对毛发、皮肤的代谢和营养也有帮助，可保持皮肤滋润，头发有光泽。维生素E是强抗氧化剂，在肠内能维持维生素A不被氧化，可以促进维生素A在体内的作用。因此，应多吃核桃、芝麻、圆白菜、胡萝卜、植物油等，上述物质的充足供应就可以保证机体不断得到铜、铁、维生素A、维生素E的补充。

除此之外，平时还应多吃些花生、杏仁、西瓜子、葵花子、栗子、松子、莲子、菱角等食物，这些食物不仅富含铜，还富含泛酸。泛酸也可增加黑色素颗粒的形成，是乌发的重要营养物质。

乌黑的秀发，让人感受到的是一种婉约的美。男人们眼中的美女应该是有着一头乌黑的飘飘长发，黑色的深沉与庄重能够将女人含蓄内敛的气质恰如其分地映衬出来，这是非常符合中国传统的审美标准的。想有一头乌黑的秀发不是幻想，只要你能够坚持按照上面的方法去做就一定可以的。

头发黄其实是东西没吃对

柔顺黑亮的头发总是女人骄傲的资本，为什么随着年龄的增长，头发会变得缺乏光泽和水分呢？这可能是如下原因导致的：

甲状腺功能低下、缺铁性贫血、营养不良或大病初愈等，导致机体内黑色素减少，使乌黑头发的基本物质缺乏，黑发逐渐变为黄褐色或淡黄色。但是有些食物可以让你的秀发重新柔顺出彩。

如果是由于营养原因引起的黄发，应注意调配饮食，改善机体的营养状态。鸡蛋、瘦肉、大豆、花生、核桃、黑芝麻中除含有大量的动物蛋白和植物蛋白外，还含有构成头发主要成分的胱氨酸及半胱氨酸，是养发、护发的最佳食品。

酸性体质黄发与血液中酸性毒素增多有关，也与过度劳累及过食甜食、脂肪有关，应多食海带、鱼、鲜奶、豆类、蘑菇等。此外，多食用新鲜蔬菜、水果，如芹菜、油菜、菠菜、小白菜、柑橘等有利于中和体内酸性毒素，改善发黄状态。

如果是由于缺铜引起头发生成黑色素过程中缺乏一种重要的含有铜的“酪氨酸酶”从而使头发变黄，则应当多吃含铜丰富的食物，例如动物肝脏、西红柿、土豆、芹菜、水果等。

如果你长期从事电脑、雷达以及X光等工作，也会由于过度接受辐射出现头发发黄的现象，应注意补充富含维生素A的食物，如猪肝、蛋黄、奶类、胡萝卜等；多吃能抗辐射的食品，如紫菜、高蛋白食品以及多饮绿茶。

如果是由于精神原因、劳累、季节性内分泌失调、药物和化学物品刺激等导致机体内黑色素原和黑色素细胞生成障碍，从而引起的黄发，要多食海鱼、黑芝麻、苜蓿菜等。苜蓿中的有效成分能复制黑色素细胞，有再生黑色素的功能；海鱼中的烟酸可扩张毛细血管，增强微循环，使气血畅达，消除黑色素生成障碍，使头发更黑亮。

如果患有缺铁性贫血，也能使头发由黑变黄，此种情况可以多吃黑豆、核桃仁、小茴香等。黑豆中含有黑色素生成物，有促生黑色素的作用。小茴香中的茴香脑有助于将黑色素原转变为黑色素细胞，从而使头发变黑、变亮。

鸡肉助你告别头发分叉

有些人的发质较干，特别是一到秋天，头发便分外容易干枯，继而分叉，一些爱漂亮的女孩几乎都在为了自己那枯草一般的头发在苦恼。都在迫切地渴望能够寻找到一种有效地改善干枯发质的方法。

头发失去水分和油脂的滋润，便会出现干枯易折断，发尾分叉的现象。引起头发干枯的原因很多，首先，头发干枯与人体内脏的功能密切相关。人体内气血不足，内脏功能失调，都会使头发失去营养，导致头发干枯；其次营养不良，营养失调，如维生素A缺乏，蛋白质缺乏等；遗传因素；大气污染的侵害；日晒，阳光中紫外线的伤害；化学物的伤害，如染发、烫发、热吹风等；长期睡眠不足和疲劳过度；吸烟过多；某些疾病的伤害，如贫血、低钾等，都可引起头发干枯。

充满光泽的秀发会让人看起来更年轻，而且充满了健康和魅力。要想让头发健康，最直接、最简单的方法便是给头发补充足够的营养。那么怎样给头发补充营养呢?

可以选择吃鸡肉，鸡肉中有一种叫蛋氨酸的物质，对头发、皮肤和指甲的健康都很重要。如果缺少它，头发就会变得脆弱，容易分叉，没有光泽。所以，要想获得健康的秀发，每周至少应该吃3次鸡肉。

鸡肉价格不贵，做成菜肴、汤、粥都非常方便，平时可以多吃一些，这样，体内营养充足了，头发自然不再分叉。另外，玉米、麦片也具有同样的功效，如果吃鸡肉腻了，便可以吃玉米、麦片换换口味，防止头发分叉的效果同样不错。

茯苓皂角：去头屑止皮痒

头皮脱屑的烦恼，想必大多数人都曾经历过。想想看，本来飘飘如丝的秀发，为女性朋友赢得了多少目光和喝彩呀，可是往往在一甩头的那个瞬间，头屑便开始飘飘洒洒地落下来了，实在是一件大煞风景的事情。因此，寻求一个有效解决头屑问题的方法也就成了当务之急。

造成头皮多屑的原因，大体有以下3个：

（1）皮屑芽孢菌的影响：皮脂腺分泌的部位存在皮屑芽孢菌，正常时与人和睦共处，但一部分人群会突然失去对此种微生物的抵抗力。皮屑芽孢菌会使皮脂分泌旺盛产生头皮屑。

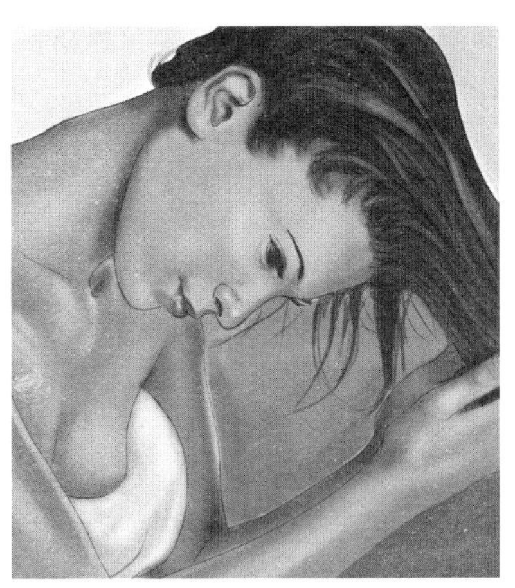

头屑多，就要经常洗

（2）头皮细胞功能失调：头皮细胞新陈代谢过程有了问题，使头皮细胞成熟过程不完全，出现头皮屑片状脱落。

（3）其他原因如洗发水冲不干净，使用不良洗发精，维生素缺乏，季节转换等因素。

由于表皮的角质层是不断剥落产生的，故可分为生理性和病理性头皮屑。

生理性表现为头皮屑过多，毛孔被堵塞，从而造成毛发衰弱状态，细菌容易繁殖刺激皮肤出现头屑头痒的问题。

病理性指头皮因细菌感染，或其他物理、化学性伤害造成头皮的炎症。一般成人常见为干性皮屑，呈糠壮、灰白色的小鳞屑散在毛发间。

对于头发脱屑，头皮发痒的问题，人们多用土茯苓和皂角进行解决。

土茯苓提取液的功效性成分土茯苓苷，有促进人体自身对皮脂的反馈调节机制，使之达到平衡的作用。

同时，它还能从发根深处温和持久地均衡调整皮脂的分泌，令秀发的自净能力大大提高，从内到外，健康爽洁。

皂角是一种安全的、天然的、强力的杀菌植物，可以有效杀除头皮上残留的各类真菌，对于头皮屑有极好的抑制作用。大多数去屑洗发水都含有皂角成分。此外，皂角局部刺激的作用也同样对头皮血液循环有很大的促进，因此对于头发健康生长、防脱发方面也有一定的作用。

用土茯苓和皂角泡水洗头，能够将你的头屑、头痒问题轻松除掉。

并且，头发脱屑发痒本身也是人体内营养不均衡的表现。所以在平常，一定要注意多吃含有维生素B的食物和碱性食物，减少酸性食物、油炸食品和甜食的摄入。营养均衡了，头皮才能够清爽起来。

想要告别白发，就要多吃主食和肉类

一个人的头发之枯荣，在一定程度上反映出人体的营养状况。除去生理性衰老引起头发的变化

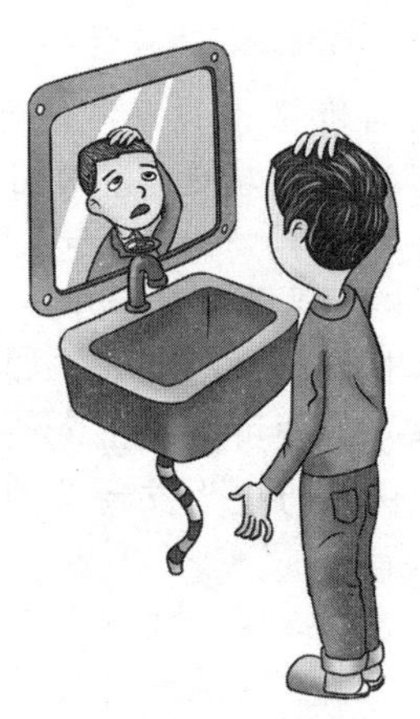

白头发是很多人的烦恼

之外，一般认为头发浓密、乌黑、有光泽，说明营养状况良好；反之，头发稀疏、枯黄、无光泽，且大量脱落、折断，则是营养欠佳的表现。

许多人都为自己日渐增多的白发发愁。专家认为，引起头发变白的原因有很多，但摄取主食和肉蛋白量少导致的营养不良，是非常重要的因素。

古人说，“发为血之余”，意思是说头发的生长与脱落、润泽与枯槁，主要依赖于肾脏精气之充衰，以及肝脏血液的濡养。不吃或少吃米、谷等主食，必然会伤脾胃，而且还会伤及肝肾。人在青壮年时肝的气血充盈，所以头发长得快且有光泽，而到了年老体衰时则精血多虚弱，毛发变白而枯落，其直接原因是脾胃提供的营养不足所造成的。五谷杂粮中富含的淀粉、糖类、蛋白质、各种维生素和某些微量元素（如铜），以及肉食中含有的丰富的肉蛋白，这些都是使头发乌黑油亮所必需的营养成分。如果人主食及肉食摄取不足，常会导致头发变灰、变白。

为了防止头发变白，可以在平时多吃一些紫米、黑豆、赤豆、青豆、红菱、黑芝麻、核桃等主食，也要多吃乌骨鸡、牛羊肉、猪肝、甲鱼、深色肉质的鱼类、海参等肉食。

除去主食和肉类摄入不足之外，近年来的研究结果还显示，黄头发的产生主要是由于酸毒症的存在，而白头发的产生主要是由于酸毒症的发展所致。人的体力和精力过于疲劳，吃甜食太多，蛋白质缺乏，尤其是碘元素的缺少，都会助长自身发生酸毒症。

众所周知的海带，不仅营养价值颇高，除了含有多种维生素，纤维素和矿物质外，而且，还是非常不错的补碘良药。海带中所含有的极为丰富的碘，可以有效抑制酸毒症的产生，同时此元素还为体内合成甲状腺素的主要原料，而头发的光泽就是由于体内甲状腺素养发挥作用而形成的。“头发质素”和所含有的角质成分，要从含硫的蛋白质中吸取，而蛋白质又是使头发产生光泽的重要物质。海带中除含有碘、钙、硫之外，还含有铁、钠、镁、钾、钴、磷、甘露醇和维生素 B_1、维生素 B_2、维生素 C 等多种物质。这些营养物对美发皆大有裨益。因此，常吃海带，对头发的生长、润泽、乌黑、光亮都具有特殊的功效。

除去海带之外，此外，还要常吃胡萝卜、菠菜、紫萝卜头、紫色包心菜、香菇、黑木耳等。总之，深色的食物大都含有色素，对头发色泽的保养有益。

防脱发，营养要均衡

一头浓密而有乌黑的头发，让人显得年轻，同时平添一种魅力和神采，可是有一些人的头发看上去却稀稀啦啦的，给人一种未老先衰的感觉。人的头发除遗传因素外，更多地反映了人的健康及营养的平衡或缺失情况。

如今患脱发症的人越来越多，而且日趋年轻化。脱发固然与现代快速、紧张的生活和工作节奏，以及激烈的社会竞争所带来的精神压力有关，但主食摄入不足也是导致脱发的重要“催化剂”。

头发主要是由蛋白质以及胱氨酸为主的多种氨基酸与角质纤维组成，同时有多种维生素、黑色素、微量元素参与，如果缺少任何一种物质，都有可能使头发变得干燥、生脆、易脱落。

历代养生家一直提倡健康的饮食需要“五谷为充、五果为养”，也就是说人体每天必须摄入一定量的主食和水果、蔬菜。可是，现代城市人的主食消费量越来越少，这给健康带来了一定的隐患。主食摄入不足，容易导致气血亏虚、肾气不足。

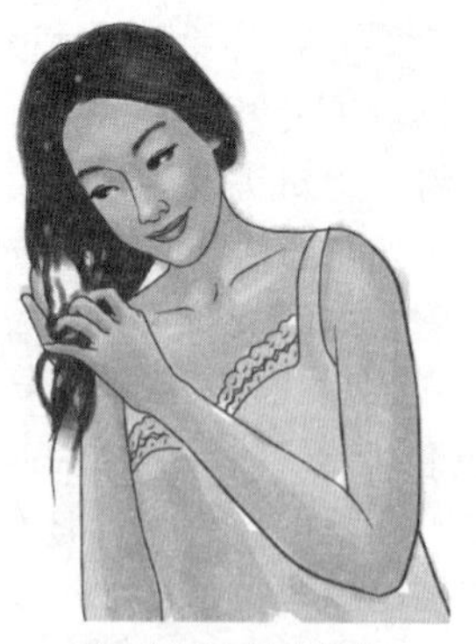

勤洗头不会导致脱发

中医理论认为，肾为先天之本，其华在发。因此头发的生长与脱落过程反映了肾中精气的盛衰。肾气盛的人头发茂密有光泽，肾气不足的人头发易脱落、干枯、变白。头发的生长与脱落、润泽与枯槁除与肾中精气的盛衰有关外，还与人体气血的盛衰有着密切的关系，而这些问题与主食摄入不足有密切关系。很多人经常在吃正餐的时候只顾喝酒、吃菜，忘记或故意不吃主食，这很容易因营养不均衡而使肾气受损。此外，主食吃得少了，肉食必然吃得多，研究表明，肉食摄入过多是引起脂溢性脱发的重要“帮凶”。每个健康成年女性每日粮食的摄入量以400克左右为宜，最少不能低于300克。即使在减肥期间也不能不吃主食。此外，适当摄入一些能够益肾、养血、生发的食物，如芝麻、核桃仁、桂圆肉、大枣等，这里面含有多种维生素和矿物质，对防治脱发将会大有裨益。但防范脱发要均衡饮食，多吃一些蔬菜，不要偏食、挑食。

对于脱发者来说，除去摄入

的营养要均衡之外，还要注意保持饮食清淡，减少洗发的次数。现在有人一天洗发两到三次，同时洗发水也很高档，这没有必要，洗发越勤，皮脂分泌就越多，减少洗发次数可以减少洗发精对头发的损伤。如果头发比较干，一周洗一次即可；油性头发三天左右洗一次。完全没有必要一天一次。

造就完美发质的营养食谱

想要通过补充营养素的方式来改善头发质量，便可以多关注一下日常生活当中的食物，因为日常生活当中的一些食物便具有非常不错的美发功效，平时可以注意多吃一些。

（1）果类：杏子、杧果、柠檬、桃、红果、黑枣等。

（2）干果类：杏干、杧果干、葡萄干、柿饼、蜜枣、葵花子、核桃仁、芝麻、花生米、干桑葚、枸杞子等。

（3）谷豆类：大麦米、玉米、黄豆、黑豆、红小豆、扁豆、豇豆等。

（4）肉类：猪肝、羊肝、牛肝、兔肝、乌鸡肉、鸭肉、鹅肉等。

（5）乳蛋类：鸡蛋、鸭蛋、鸡蛋黄、鸡蛋粉、奶粉、黄油等。

（6）菜类：胡萝卜、苋菜、油菜、菠菜、香菜、芹菜叶、油菜、荠菜等。

（7）水产类：田螺、牡蛎、河蟹、螺蛳、淡菜等水产。

（8）调料类：芝麻油、麻酱、黄酱、豆豉等。

将这些原料加工成美食食用，便不仅是具有美发功效那么简单，同时还能够令自己一饱口福，在轻松享受美食的同时还可以完成美发这个任务，想必是没有什么人不愿意去尝试的。接下来要告诉你的这些很实用的美发食谱，便能够让你的头发永远保持25岁的光泽和亮丽。

1. 核桃粥

原料：核桃仁50克，粳米100克。

制法：取核桃仁50克，去皮、研碎，和粳米100克一同入锅煮成粥，每日早晚服食。

功效：核桃当中含有脂肪、蛋白质、糖类、钙、磷、铁、胡萝卜素、核黄素（维生素 B_2）、维生素 B_6、维生素E等营养物质，具有乌须黑发的作用。

2. 芝麻糊

原料：芝麻、白糖适量。

制法：将芝麻炒香，然后再加入白糖共同捣碎、装瓶，每次取适量用开水冲食即可。

功效：黑芝麻中含有大量的脂肪和蛋白质，还有糖类、维生素A、维生素E、卵磷脂、钙、铁、铬等营养成分。能够补肝肾、乌须发。

3. 牛骨汤

原料：牛骨头1000克，清水适量。

制法：先将牛骨头砸碎，然后再加入1500毫升清水，用武火将其煮开，煮开之后再改用文火煮1~2小时，之后过滤取汤喝。或者是等汤冷却之后将其置于容器当中进行沉淀，沉淀好后取最底层的黏性物质，每天佐食，或者是将其涂在面食上面食用。

功效：牛骨汤中富含肌氨酸、蛋白质、各种维生素、钾、镁等营养元素，经常饮用可以收到强身健发等功效。

懂得了美丽秀发是可以“吃”出来的之后，是不是你已经蠢蠢欲动了呢，那就行动吧，让我们一起将飘飘长发“吃”出来。

4. 黑米黑豆莲子粥

原料：糙米40克,黑米20克,黑豆20克,红豆20克,燕麦30克,莲子20克。

制法：将所有原料均洗净，泡发；莲子洗净，泡发后，挑去莲心；锅置火上，加入适量清水，放入糙米、黑豆、黑米、红豆、莲子、燕麦开大火煮沸；最后转小火煮至各材料均熟，粥呈浓稠状时，调入白糖5克，搅拌均匀即可食用。

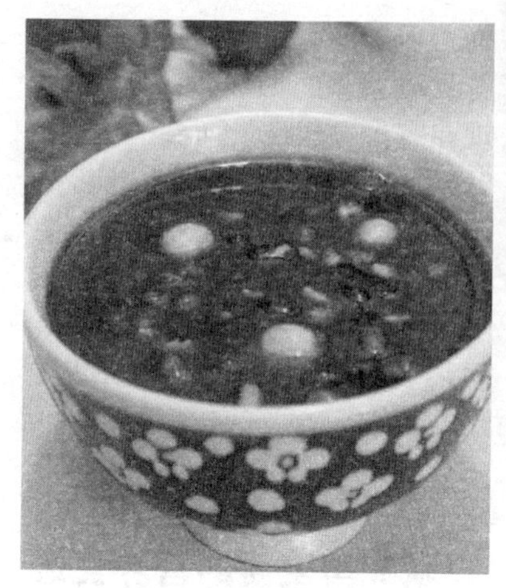

黑米黑豆莲子粥

功效：本品具有补血养肾、养心安神的功效。

5. 首乌核桃羹

原料：大米70克，薏薏米30克，红枣30克，何首乌、熟地黄、核桃仁各10克。

制法：将所有原料均洗净泡发；适量红枣洗净，去核，切片；适量核桃仁洗净；何首乌、熟地黄各适量，均洗净，加水煮好，取汁待用；锅置火上，加入适量清水，倒入煮好的汁，放入大米、薏薏米，以大火煮至开花。加入红枣、核桃仁煮至浓稠状，调入盐3克拌匀即可食用。

功效：本品具有滋阴养血、滋补肝肾的功效，适合肝肾亏虚、须发早白者以及老年性便秘者食用。

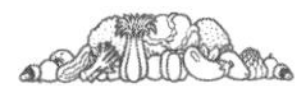

非常好用的居家自制营养护肤品

这些工具，能够让你大显身手

在健康和环保越来越受推崇的今天，人们追寻护肤品的目光也逐渐开始由大商场的品牌柜台开始回归到了田园当中，能够采集一些纯天然的材料，再通过自己的双手对其进行加工，制成自己需要的护肤品，着实是一件非常享受的事情。很多人都开始加入了这支 DIY 大军。

自制护肤品最好有使用起来非常顺手和方便的工具。有些工具可以有替代品甚至可以省略，但有些工具却是必不可少的，只有使用正确的工具，才能够制作出更加高质量的护肤品。下面便具体向大家介绍一下：

（1）蔬果料理机：可以将比较坚硬或者是纤维含量比较多的蔬菜、水果搅碎，并榨出蔬果汁。例如在制作护肤品的时候，如果使用芦荟、苹果、菠萝等原材料时，便需要先将其榨出汁液。

（2）水果刀、菜刀：应该说这两样工具几乎每次都会用到，是用来处理水果和蔬菜时所必不可少的。

（3）小钵、研磨棒：这两样工具是用来研磨固体原料的，也可以用来将护肤品的材料充分搅拌均匀。如果没有这样的小钵和研磨棒，也可以用一只汤匙和一个小碗替代，效果也不错。

（4）搅拌用的筷子：用来对各种放到一起的材料进行搅拌的筷子或者是搅拌棒。

（5）量杯、量匙：在取用材料的时候，用量杯或者是量匙可以准确计量原料的比例，保证用量准确。

（6）玻璃容器：玻璃材质，用来盛放食材、原料和调制好的护肤品的器皿。

（7）煮锅、茶壶：煮锅和茶

壶主要是用来处理干燥的药草或是花草茶等材料，因为这些东西的成分需要通过蒸煮的方式来进行提取。

（8）滤纸、滤网：榨汁或者是蒸煮过后，要通过滤纸或者滤网滤去残渣，过多的残渣会影响护肤品的品质。

（9）毛巾：在将护肤品敷到脸上之前，将毛巾在热水中浸泡或将湿毛巾在微波炉中加热，再敷在脸上，可促进皮肤升温并打开毛孔以提高护肤品的吸收效果。

（10）面膜纸：如果制好的面膜材料水分多并且比较稀，可以将面膜纸放入汁水当中浸透，再敷到脸上，这样就不会令汁水流得到处都是了，同时也更有利于肌肤对汁液充分吸收。而那种压缩成一粒粒小奶片般的纸面膜非常便于携带，更适合出差或者旅游在外的时候使用。

（11）保鲜膜：保存食物用的保鲜膜也是做面膜时会经常用到的一种工具，面膜敷在脸上时，可以在上面加敷一层保鲜膜，这样更可促进皮肤表面升温，提高面膜效果，使用起来非常便利。

（12）有盖的瓶子：一般情况下，自己制作的护肤品最好是当时使用，而有些时候可以多做一些，留起来供以后使用，这个时候就需要带有盖子的玻璃瓶子了，将护肤品放入瓶子中，密封后放入冰箱冷藏保存。

（13）微波炉：当需要消毒或者是需要快速干燥的时候，微波炉便会派上用场了。

准备好了这些工具之后，便可以开始你的 DIY 之旅了，马上行动起来吧，快快享受动手的乐趣和营养的滋润吧。

自制护肤品，原料很重要

今天，护肤品早已经成为女性朋友们所不可或缺的亲密伴侣，它们能够帮助我们解决掉很多烦人的皮肤问题，市面上有着很多种具有不同功效的。现在在家 DIY 护肤品也是一种环保而又时尚的做法，自制护肤品不仅取材天然，省钱，还可以亲自体验自己动手的过程。生活中常见的 DIY 护肤品的材料有哪些呢？下面就来和大家共同分享一下。

1. 苹果

苹果当中维生素 C 的含量非常高，可帮助消除皮肤雀斑、黑斑，保持湿润。

2. 黄瓜

黄瓜当中的 96%~98% 都是水分，另外黄瓜当中还含有一种叫作黄瓜酶的活性生物碱，这是一种很强的生物碱，能够有效地促进机体新陈代谢，促进血液循环，达到润肤美容的效果。除此之外，黄瓜当中还含有丰富的维生素，能够为皮肤、肌肉提供丰富的养分，从而有效地对抗皮肤老化，减少皱纹的生成，同时可以防止唇炎和口角炎。

3. 木瓜

木瓜当中含有木瓜醇素，木瓜醇素能够分解并去除肌肤表面的老化角质，同时木瓜当中还含有丰富的β-胡萝卜素，这是一种天然的抗氧化剂，能有效对抗全身细胞的氧化，破坏使人体加速老化的氧自由基。所以说，木瓜能够美容护肤、延缓衰老。

4. 玫瑰

玫瑰可以美白、保湿、养颜，具有疏肝解郁、理气活血、降脂减肥、润肤养颜等作用。对于妇女痛经、月经不调等症更是具有神奇的功效。服用它可以起到补血养气、滋养容颜的作用。玫瑰花可以用来提取玫瑰油，干花蕾可入药，具有清热消火、美容养颜的奇特功效。

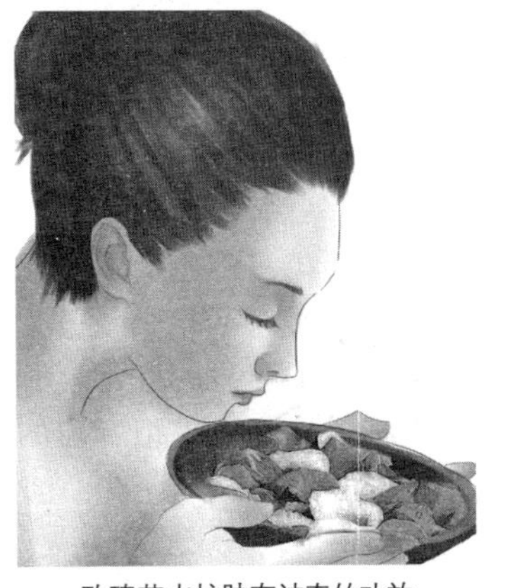

玫瑰花水护肤有神奇的功效

5. 葡萄酒

红葡萄酒当中含有多酚以及寡糖，这两种成分具有非常强的抗氧化作用，能够直接保护肌肤，促进肌肤的新陈代谢，防止皱纹的形成、皮肤松弛、脂肪累积等，也能间接地抑制黑斑的形成。

6. 维生素 E

维生素 E 能够促进皮肤的新陈代谢，对于防止皮肤衰老起着至关重要的作用。同时，维生素 E 还可以防止面部产生黑褐色寿斑，也即累脂褐色素的积累，促进末端血管的血液循环，使皮肤能够得到充足的营养供应，从而保持光泽滋润。

7. 维生素 C

维生素 C 能够帮助肌肤抵御紫外线的侵害，从而避免产生黑斑和雀斑，是一种公认的具有美白效果的营养素。夏天能够预防日晒后肌肤受损，促进新陈代谢，令已经形成的黑色素排除，从而起到淡化斑点的作用。

除去以上这些材料之外，鸡蛋、牛奶和蜂蜜也是在 DIY 护肤品的时候会经常用到的材料，其中，在使用鸡蛋的时候，我们可以充分利用鸡蛋清所具有的紧致效果来对皮肤进行清洁，然后再通过鸡蛋黄中所含有的胆固醇、维生素等来摄取营养。还可以将鸡蛋、牛奶和蜂蜜三者混合起来使用，这也是一种非常好的方法。除去鸡蛋当中的营养物质之外，肌肤还可以同时吸收牛奶当中的脂肪、蛋白质以及维生素和蜂蜜当中的蛋白质、酵素、维生素C以及糖分等，这些营养物质共同作用，便可以起到紧致、美白肌肤的作用。

记住这些事项，才没有后顾之忧

在自制护肤品的时候，有些问题是一定要引起注意的，因为如果操作不当，便有可能无法达到预期的效果，同时还有可能引发一系列的问题，便会适得其反了。

如果自制护肤品时操作不当，可能会引发以下这些问题：

（1）护肤品应用过勤，会引起角质层的增厚，国外研究人员发现，导致皮肤角质层变厚的一个重要因素，是这些女性使用护肤品太勤，过度的刺激对皮肤正常的代谢过程造成了改变而引发的。

（2）护肤品成分不当或者过于单一，会令皮肤变得粗糙和敏感起来，比如白醋、柠檬等酸性浓度控制不当,会对皮肤起“漂白”作用，或者清洁过度破坏了皮肤自身的脂膜保护层，这些问题都会使皮肤变得粗糙敏感。

（3）护肤品使用不当还会引发刺激性接触性皮炎、过敏性接触性皮炎。接触性皮炎主要是因为使用护肤品的成分不当或者皮肤敏感而造成的，接触性皮炎分为两类，一类是因为直接的刺激引起，比如柠檬或者白醋等浓度不合适，因为酸性过强可能会对皮肤造成刺激，从而引起刺激性接触性皮炎，另外对于一些过敏性体质的人，或者在某一阶段（如季节等）处于过敏状态时，用了这些东西后可能会引起过敏性接触性皮炎，值得一提的是，第二类皮炎会有一个致敏阶段，即第一次接触过敏性物质时一般并不过敏，而是皮肤的免疫系统认识并记住这个过敏物质的过程，当再次接触该物质时皮肤就会很快识别并做出反应。

如果真的发生了类似上述的这些问题，首先应该尽快用凉水将脸上的护肤品清洗干净，然后根据情况的严重程度进行处理。如果只是轻微的发红，瘙痒或者灼热的感觉非常轻微，便可以自己用干净的毛巾浸冷水后湿敷在脸上，每天两次，每次大约30分钟。如果出现了明显的红甚至肿胀，则应该尽快到医院请专业的大夫进行处理。

为了防止出现以上这些问题，在自制护肤品的时候便一定要多加注意了。以防止有些人用自己调制的护肤品敷出了健康肌肤和美丽心情的同时，却在不知不觉当中令皮肤变得越来越粗糙。

（1）护肤品的成分要根据自己的肤质进行选择。护肤品的美肤效果好，但不同特性的护肤品所适应的肤质是不同的，一定要谨慎进行选择。皮肤的类型分为：油性皮肤、干性皮肤、中间型皮肤、敏感型皮肤和混合型皮肤（前额、鼻部以及下颌，即面部T形区呈多脂型，而两颊、眼周呈干燥型表现），大多数女性属于这种类型的皮肤。比如香蕉泥适用于干性皮肤，苹果、黄瓜或番茄具有敛聚作用，可以用于多脂型皮肤；蜂蜜具有滋润和收敛皮肤的作用，对防止皮肤早衰有益；蛋白则具有除垢、去皱抗衰老的作用，适用于各种类型皮肤的保养。

（2）护肤品的类型要根据自己的肤质进行确定。比如干燥的皮肤应该多选择保湿，滋润和营养皮肤的护肤品，而油性皮肤则可以多选择清洁和营养性的护肤品。比如面膜，由于撕剥面膜的使用过程需要等到面膜干燥时才能够完成，所以成分中不能添加保湿剂，这对干性皮肤不太适合，另外对敏感型肌肤也不适用。泥膏型面膜虽然清洁效果很好，但因产品内含有较高的防腐剂，并且成分中矿物质的含量较多，所以敏感型的肌肤应该谨慎使用。乳霜型保养面膜的效果更接近晚霜，比较适合敏感性肌肤。涂抹凝胶型面膜时薄厚则有讲究，不能是薄薄的一层，一定要有一定的厚度，能够将毛孔盖住，这样面膜的成分才能更好地发挥作用。

（3）自制护肤品的成分和类型要根据自己的皮肤状况以及季节气候的变化不断地进行调节。夏季因为汗腺和皮脂腺分泌活跃可以多用一些具有清洁和收敛作用的护肤品，比如黄瓜。冬季皮肤干燥，则多用保湿和营养皮肤的材料，比如牛奶、蛋清和香蕉等。每个人在不同的年龄阶段，皮肤的各种功能和状态也是不一样的，护肤品的选择也不能一概而论。例如成熟肌肤应该选择具有抗皱、紧实功能的材料来制作护肤品，比如蜂蜜和蛋清等。

（4）自制的护肤品虽然好，但是也不能够用得过度。比如具有保湿效果的可以适当多用一点，但是清洁的，尤其是深部清洁的就绝对不能够过多地使用。

这些注意事项一定要牢记于心，只有这样，才能够实现真正意义上的滋养肌肤、美容护肤，才能够真正享受到DIY的便利与情趣。

想要白得诱人，就用美白面膜

相信让皮肤变得白起来会是每个女孩都梦寐以求的事情，因此，大把的钞票都交给了美容院和护肤品专柜，美白效果是收到了，不过却是费时、费力又费钱，如果能够找到一种既有效，又方便，又经济的美白方法，相信美女们一定是会非常开心的。其实这个愿望，只要通过DIY面膜便可以实现了。

1. 橘子面膜

原料：酸奶、蜂蜜、橘子汁（各100毫克）、维生素E（5粒）。

制法：将维生素E胶囊剪破，把精华挤出，与酸奶、蜂蜜和橘子汁混合到一起调匀。

护肤技巧：将面膜纸泡到调配好的液体当中，然后将面膜敷到面部，保留15分钟后取下面膜，并将脸清洗干净。

营养分析：酸奶由纯牛奶发酵而成，在发酵的过程当中，奶中20%左右的糖和蛋白质都会被水解成为小的分子（如半乳糖和乳酸、小的肽链和氨基酸等）。在发酵过程当中乳酸菌还可以产生人体所必需的多种维生素，如维生素B_1、维生素B_2、维生素B_6、维生素B_{12}等营养元素，这些营养素可以营养皮肤，令皮肤变得白起来。

而橘子汁当中则含有较多的矿物质、胡萝卜素和维生素C、维生素B_1、维生素B_2等，橘子想来都是可以增白的水果。

这款橘子面膜有助于祛除面部死皮，软化角质，促进新细胞的生长，具有非常好的抗氧化作用，使用之后能够让皮肤变得白白嫩嫩，特别适合经常接触电脑的美眉们使用。

2. 冬瓜面膜

原料：冬瓜三小片，蛋黄1个，蜂蜜半匙。

制法：将冬瓜放入瓷器当中捣烂，然后在捣烂的冬瓜中加入蛋黄一个，蜂蜜半匙，并搅拌均匀。

护肤技巧：将搅拌好的原料敷到脸上，过20分钟后取下面膜，并将脸清洗干净即可。

营养分析：冬瓜当中富含蛋白、糖类、胡萝卜素、多种维生素、粗纤维和钙、磷、铁等营养元素，且钾盐含量高，钠盐含量低。

正是由于冬瓜当中含有这些蛋白质和大量的维生素、矿物质，所以其对于护肤美白有着不可忽

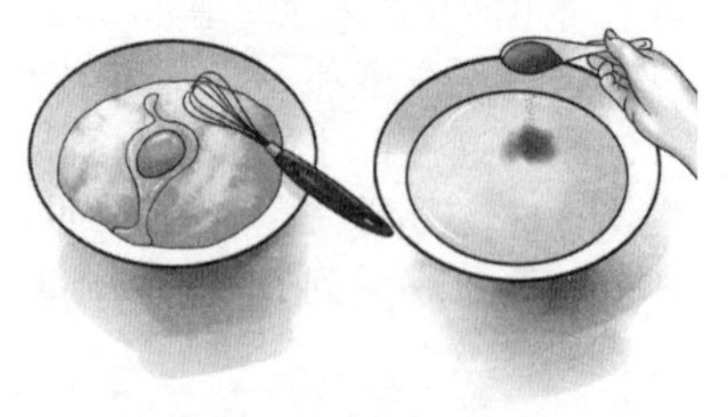

自制面膜

视的作用。如唐代《圣济总录》书中便介绍了古人用冬瓜制作面脂进行美容的方法。另外，据《本草纲目》载：冬瓜瓤白，绵软，用它洗脸，洗身，可以“祛黑斑，令人悦泽白皙”，减少皮肤褐斑，令肤色变得柔软光洁、白皙起来。《神农本草经》记载：冬瓜子能令人“面容生辉”“悦泽好颜色”；《大明本草》说它能治愈皮肤炎症，令肤色润泽。

以冬瓜为主要原材料的这款面膜当中，冬瓜能够清润去杂质，蛋黄可以为肌肤补充营养，令其恢复活力，蜂蜜则是最好的美白保湿剂。怀孕期间黑色素沉着所造成的面部发黑，便可以使用本面膜进行改善，能够收到非常不错的美白效果。

3. 桃花杏花美白护肤液

原料：桃花若干，杏花若干，矿泉水适量。

制法：将桃花、杏花洗净，浸泡于适量的矿泉水当中，一周以后将花瓣除去滤汁即成。将滤出的汁液倒入瓶中储存，以备平时使用。

护肤技巧：每晚倒出适量的液体，将其加温之后，用消毒纱布蘸取液体洗脸即可。

营养分析：桃花中含有多种维生素和微量元素，这些物质能疏通经络，扩张末梢毛血管，改善血液循环，促进皮肤营养和氧供给，滋润皮肤。防止色素在皮肤内慢性沉淀，有效地清除体表中有碍美容的黄褐斑、雀斑、黑斑。

杏花当中含有200多种营养成分，主要有8种游离氨基酸，22种常量和微量元素，丰富的维生素A、维生素B、维生素C、维生素D、维生素E以及磷脂、核酸葡萄糖、氧化酶、黄酮类化合物等成分，被中外营养学家誉为“完全的营养源”和“青春与健康的食物”。

桃花活血、美白；杏花增白、清热，二者共用，再加上矿泉水的营养效果，能够调节人体皮肤的新陈代谢功能，保持人体皮肤表皮细胞活力和再生能力，使皮肤细腻、白嫩，有光泽，防止皮肤衰老。

补水面膜带给你水般水润

不知道你是否相信，采用日常生活中常见的蔬果原料，便可以制作成具有补水效果的面膜，这种经济而又实惠的东西轻轻松松便能够令你的皮肤变得水水润润的，只要掌握了制作方法，你便可以成为自己的美容补水大师了。

1. 鲜果补水面膜

原料：柠檬1个，苹果1个，香蕉1根，龙眼适量，生鸡蛋1个。

制法：

先将鲜果全部去皮，然后再

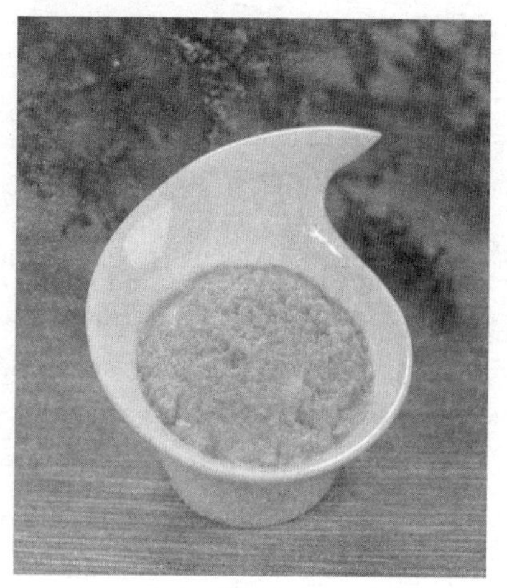
自制天然面膜

将去掉皮的鲜果放入到榨汁机中，榨成果汁备用。再将生鸡蛋打破，滴出蛋清，放入果汁当中调匀，并将其捣成泥状。

护肤技巧：将捣好的果泥均匀地敷到脸部和脖子上面，过 20 分钟之后，再用纯净水将其洗净即可。

营养分析：柠檬是世界上具有药用价值的水果之一，它富含维生素 C、糖类、钙、磷、铁、维生素 B_1、维生素 B_2、烟酸、奎宁酸、柠檬酸、苹果酸、橙皮苷、柚皮苷、香豆精、高量钾元素和低量钠元素等，这些营养素可以美容养颜，防止皮肤干燥。

苹果当中含有大量的维生素、矿物质和丰富的膳食纤维，特别是果胶等成分，这些成分具有很好的排毒、补水功效。

香蕉富含多种维生素，常吃香蕉的人不仅不会发胖，而且能使皮肤细腻健美。常用香蕉汁擦脸搓手，可防止皮肤老化、脱皮、瘙痒、皲裂。

龙眼的果肉当中含有糖分、维生素等营养素，具有养血、润肤的美容功效。

这款鲜果美白面膜当中包含了柠檬、苹果、香蕉、龙眼以及鸡蛋当中的所有营养元素，能够为皮肤补水，非常适合夏季使用。

2. 蜂蜜葡萄汁面膜

原料：蜂蜜 20 克，葡萄汁 20 克，淀粉 10 克。

制法：将蜂蜜和葡萄汁混合起来，一边搅拌，一边加入淀粉并且搅匀即可。

护肤技巧：取面膜纸一张，将调制好的混合物均匀涂到面膜纸上，洗完脸后将其敷于面部，10 分钟后取下面膜，用清水将脸清洗干净。这款面膜适合油性皮肤的人使用，经常用可以使皮肤变得滑润、柔嫩起来。

营养分析：葡萄果实含丰富的营养成分，主要含糖类、蛋白质、脂肪、维生素、胡萝卜素、烟碱酸、苹果酸、柠檬酸、烟酸等有机成分。葡萄当中所含有的各种有机酸，具有很神奇的补水功效，葡萄也是护理肌肤的理想用品。

新鲜成熟的蜂蜜含有 70% 以上的转化糖（葡萄糖和果糖），少量的蔗糖（5% 以下），酶类，蛋白质，氨基酸，维生素，矿物质，抗生素类的物质。

蜂蜜所特有的甜甜香味及柔软肌肤的特性，还相当适合拿来当作滋润肌肤的绝佳成分，这种成分能够将水分锁住，使肌肤柔软细致，并带有自然的光泽。

蜂蜜和葡萄汁的补水功效被很好地结合到了这款面膜当中，所以，如果皮肤发干，不妨试试这款蜂蜜葡萄汁面膜，便可以轻松解决掉干皮的问题了，并且，原料中的养分，还可以令皮肤变得光滑、富有光泽。

3. 苦瓜滋润保湿面膜

原料：白苦瓜1条。

制法：将苦瓜清洗干净之后，放入冰箱当中冰大约2小时。2小时之后将冰好的苦瓜拿出来再洗净后切成薄片即可。

护肤技巧：用切好的苦瓜片贴满全脸，敷15分钟之后，将苦瓜片取下，再用清水将脸洗净即可。

营养分析：苦瓜营养丰富，每100克苦瓜含蛋白质0.9克、脂肪0.2克、碳水化合物3.2克、钙18毫克、铁0.6毫克、磷29毫克、钾260毫克、胡萝卜素0.08毫克、硫胺素0.07毫克、核黄素0.04毫克、烟酸0.3毫克、粗纤维1.1毫克、热量17.32焦耳。苦瓜中还含有苦瓜苷、腺嘌呤及多种氨基酸。苦瓜的维生素C的含量居于蔬菜之首，是西红柿的7倍、黄瓜的14倍，与维生素C含量丰富的猕猴桃相当。

如果你想要为皮肤保湿，那么一定要勤敷苦瓜面膜，苦瓜对皮肤有滋润、镇静、保湿等功效，特别是夏季肌肤水分流失较多，非常容易变干，这个时候用苦瓜进行补水保湿，简单方便又具有明显的效果。在晒完太阳之后，如果觉得脸上有晒红的迹象时，用冰苦瓜来进行冰镇退热，会有非常好的效果。

去角质面膜细嫩皮肤

当原本细嫩的皮肤开始被一层厚厚的角质所覆盖时，就意味着一系列的皮肤问题要开始出现了。因为当皮肤角质过厚的时候，痘痘、暗疮、黑头之类的皮肤问题也会接踵而至，甚至由于角质层覆盖影响到皮肤排泄，还会令毛孔也变大，所以从某种意义上来说，皮肤的角质问题是关系到皮肤能够健康、美丽的大问题。所以说，去角质是一个刻不容缓的美容问题。

那么日常生活中，需要怎样去角质呢？只要准备一些食材就好。是的，准备食材，具体应该怎样操作，接下来便开始教大家。

1. 黄瓜芦荟去角质面膜

原料：黄瓜半根，芦荟一片。

制法：将黄瓜和芦荟全都清

洗干净，之后去皮，共同放入到榨汁机当中榨取汁液；用无菌滤布滤取汁液；将黄瓜汁、芦荟汁共同放入到容器当中，并且充分将其搅拌均匀。

护肤技巧：在清洁面部之后，取面膜纸一张，放入汁液当中浸泡，然后将面膜纸均匀地覆盖在脸上。保持15~20分钟之后去掉面膜，再用温水将面部清洗干净即可。

营养分析：黄瓜中含有丰富的维生素E，能够延年益寿、抗衰老；黄瓜中的黄瓜酶，具有很强的生物活性，能够有效地促进皮肤的新陈代谢。

在西方国家被誉为“天然美容师”的芦荟当中，含有几十种对人体有用的有效成分，包括芦荟多糖、芦荟素、蛋白质、氨基酸、微量元素、维生素、芦荟宁、芦荟苦素、芦荟皂苷等，对人体具有很好的调整作用，不仅可提高机体的抗病能力，有利于缓解多种疾病的症状，同时更可以促进皮肤的再生，是美容的佳品。

这款面膜能够有效地激活皮肤表层细胞，促进肌肤再生，对于去除肌肤角质层和镇静肌肤均具有非常不错的效果，使用之后能够明显地感受到肌肤开始变得嫩起来，原来那层厚厚的角质再也看不到了，甚至连粗大的毛孔也不见了。

2. 果醋绿豆紧缩毛孔面膜

原料：小西红柿2个，绿豆粉2小匙，苹果醋1小匙。

制法：先将小西红柿清洗干净，并将其切成小块，切完之后再将西红柿捣成泥状；再将绿豆粉、苹果醋加入西红柿泥当中，充分搅拌均匀即可。

护肤技巧：洁面后将调制好的面膜敷于脸上，避开眼部及唇部周围。静置15分钟后，用清水冲洗干净。每周可使用1到3次。

营养分析：西红柿营养丰富，是营养学家们一致公认的。特别是西红柿中含有丰富的维生素C，被誉为“维生素C的仓库”。维生素C可抑制皮肤内酪氨酸酶的活性，有效减少黑色素的形成，从而使皮肤变得细嫩。

苹果醋有很好的营养价值，它富含天冬氨酸、丝氨酸、色氨酸等人体所需的氨基酸成分，以及磷、铁、锌等10多种矿物质，而苹果醋里的大量维生素抗氧化剂能够迅速消除老化角质，令皮肤变得更加光滑细腻，缩小粗糙毛孔。

这款果醋绿豆紧缩毛孔面膜能够促进肌肤新陈代谢，使肌肤变得柔嫩起来，为毛孔粗大所烦扰的女孩不妨一试。另外需要提醒大家注意的是，这款面膜如果一次没有用完，便一定要置于玻璃器皿当中，进行密封之后放到冰箱内并尽快用完。

3. 自制玉米麦片去角质面膜

原料：玉米粉 20 克、燕麦片 20 克、橄榄油 2~3 滴。

制法：先将燕麦片磨碎，然后再加入水、玉米粉以及橄榄油，共同搅拌均匀即可。

护肤技巧：洁面之后，取面膜纸一张，将搅拌好的面膜材料均匀铺到面膜纸上，再将面膜敷于脸部，保持 15~25 分钟后再用温水洗净即可。

营养分析：玉米因其较高的营养价值而被世界誉为“黄金食物”，玉米当中含有谷固醇、卵磷脂、维生素 E 等高级营养素。具有抗血管硬化、降低血清胆固醇、防治高血压、冠心病和防治细胞衰老、脑记忆力衰退、皮肤病等作用。玉米当中所富含的天然维生素 E 更是能够促进细胞分裂，帮助去掉皮肤角质，延缓衰老。

燕麦除了有天然的保健功能外，还具有很高的美容价值。人们很早就已经懂得利用燕麦来治疗皮肤干燥。燕麦中含有燕麦蛋白、燕麦肽、燕麦 β－聚糖、燕麦油等成分。具有抗氧化功效、增加肌肤活性、延缓肌肤衰老等功效。同时燕麦还可以促进成纤维细胞合成胶原蛋白，促进伤口愈合，具有良好的皮肤修复功能，赋予皮肤光滑如丝绸般的质感，给人愉悦、舒适和高雅的感觉。

橄榄油富含与皮肤亲和力极佳的角鲨烯和人体所必需的脂肪酸，吸收迅速，能够有效保持皮肤弹性和润泽；橄榄油中含丰富的单不饱和脂肪酸和维生素 E、维生素 K、维生素 A、维生素 D 等及酚类抗氧化物质，能防止肌肤衰老，改善肌肤老化的状况，同时还能够滋养皮肤，增加皮肤的光泽与弹性。

这款面膜具有非常优越的润泽效果，使用之后能够使肌肤变得紧致且又富有光泽，角质层和毛孔粗大的问题自然也就迎刃而解了。

用祛痘面膜，肤质更加出众

小痘痘恐怕是所有青春期女孩们所共有的噩梦了，甚至有些人在度过青春期之后还会出现皮肤长痘痘的情况，这是因为青春痘的产生是有着许多原因的。所以，在祛痘的时候，也要先找准痘痘产生的原因，然后再进行对症的“战痘”计划。在正式“战痘”之前，先把工具——“自制面膜”准备好吧。

1. 薄荷面膜

原料：蛋白 1 个，新鲜薄荷叶 5~6 片，绿豆粉 25 克。

制法：先将薄荷叶清洗干净，然后将其捣烂，加入蛋白与绿豆粉搅拌均匀即可。

护肤技巧：清洗面部之后，取面膜纸一张，将面膜材料均匀铺到面膜纸上，然后再将面膜敷于脸部，过 10~15 分钟之后再用温水洗净即可。

营养分析：薄荷叶的主要成分为薄荷醇、薄荷酮、葡萄糖苷以及多种游离氨基酸。除此之外还含有薄荷油、薄荷霜、樟脑萜、柠檬萜、蛋白质、脂肪、碳水化合物、矿物质、维生素等，具有疏散风热、清利咽喉、透疹止痒、消炎镇痛的作用，可以缓解长痘肌肤的发炎、红肿症状。

蛋白可膨胀润泽皮肤角质层，使毛孔扩张，促进面部血液循环，增强皮肤对营养物质及生物活性因子的吸收；蛋白中所含的维生素 B_2，维持新陈代谢旺盛的上皮细胞的正常更新；蛋白中所含的烟酸，能防止日光性皮炎所致的皮肤粗糙、增厚；蛋白中所含的甾醇，对皮肤有很好的渗透性，可以保持皮肤表面的水分，促进皮肤新陈代谢、抑制皮肤炎症、防止日晒红斑及皮肤老化，还有生发、乌发等功能。蛋白的这些作用，决定了其对于青春痘具有不错的疗效。

以薄荷和蛋白为主要原料的薄荷面膜具有吸取多余油脂的功效，油性皮肤的人使用这个面膜能够深层清洁肌肤，同时薄荷的清凉作用还可以收缩毛孔，用过这款面膜之后，痘痘问题自然不再是你的烦恼了。

2. 草莓面膜

原料：草莓 4 粒、面粉 1 小匙、酸奶少许、蜂蜜 1 小匙。

制法：先用清水将草莓冲洗干净，然后放入料理机中榨出果汁。再将面粉和酸奶混合起来，之后再将草莓汁和蜂蜜放进去搅拌均匀即可。

护肤技巧：在洁面之后，取面膜纸，将面膜材料均匀地铺到面膜纸上，然后再将面膜覆盖到脸上，保留 15 分钟左右，再将面膜洗去即可。

营养分析：草莓具有极高的营养价值和美容价值，因此常被人们誉为“果中皇后”。草莓中含有蛋白质、脂肪、糖类、有机酸、钙、磷、铁、钾、锌、硒、胡萝卜素、纤维素、维生素 E、维生素 C、维生素 B_1、维生素 B_2、烟酸等营养成分，容易被人体消化、吸收。

其中，草莓的维生素 C 含量很高，可消除细胞间的松弛或者紧张状态，使脑细胞结构坚固，令皮肤变得细腻且具有弹性，美国把草莓列入十大美容食品之一。据研究显示，女性经常吃草莓，对皮肤具有保健作用，可以调节皮肤的水油平衡。所以这款草莓面膜具有比较好的去痘功效，坚持使用一段时间，不仅有助于祛痘，同时还可以帮助去痘印呢。

3. 薏仁祛痘面膜

原料：薏仁100克，甜杏仁9克，海带10克，海藻10克。

制法：将海带和海藻清洗干净之后切细；再将薏仁和甜杏仁淘洗干净；将上述这些材料共同煮成粥状即成。

护肤技巧：清洗完面部之后，取面膜纸一张，将面膜材料均匀铺在面膜纸上，保持30分钟之后清洗干净。

营养分析：薏仁富含多种营养素，营养价值较高，是一种非常不错的美容食品，常食可以保持人体皮肤光泽细腻，消除粉刺、暗疮。

杏仁富含蛋白质、脂肪、糖类、胡萝卜素、B族维生素、维生素C、维生素P以及钙、磷、铁等营养成分，杏仁具有一定的美容功效，能够促进皮肤微循环，加速皮肤新陈代谢。

海带的营养价值很高，富含蛋白质、脂肪、碳水化合物、膳食纤维、钙、磷、铁、胡萝卜素、维生素B_1、维生素B_2、烟酸以及碘等多种微量元素。

海藻当中含有的这些营养元素，都是健康肌肤组织构成，以及皮肤细胞新陈代谢所需要的营养支持。氨基酸是皮肤中胶原蛋白、纤维蛋白的主要成分；维生素可防止肌肤老化粗糙，增强皮肤免疫力；矿物质和微量元素能调节人体新陈代谢，维护皮肤、黏膜的弹性韧性和细嫩柔滑。

这款薏仁祛痘面膜具有清热解毒、软坚散结的功效，可以用来治疗脸部痤疮和瘢痕疙瘩。海带、海藻能化痰软坚，消除痤疮，薏薏米与杏仁、海带相配，具有清热解毒的功效，可以缓解红肿和瘙痒。

抗皱面膜助你心情也舒展

当脸上长出了皱纹之后，可能每个姑娘都会惊得花容失色，看着脸上那一条条的沟沟壑壑，恨不得能够动手将它们扯平才好，可是实际情况却是，皮肤是经不起拉扯的，受到的外力越多，反而会令其糟糕的状况变得更加严重。所以说，要想除掉脸上的皱纹，一定要讲究方法才行。相比较那些美容手术来说，营养滋补的方式风险小、花费少，是一种更加安全、经济的除皱方式。自制除皱面膜更是省钱有效，有空的时候，动动手就好。（加图345面膜是每个爱美女性的必备之品）

1. 小红莓樱桃面膜

原料：绿茶2茶匙，鲜红莓1包，新鲜樱桃1把，蛋白1个，蜂蜜适量。

制法：把茶叶放入两杯开水当中浸泡5分钟，然后把茶叶滤走，剩下茶水待凉备用；将鲜红莓用纯净的开水进行煮泡，直至表皮裂开，果身变软，之后沥干水待凉备用；将樱桃清洗干净之后去掉核，与红莓一起放到碗里备用；加入蛋白，打至起泡为止；加入红莓、樱桃、两杯绿茶水，打至起泡；加入蜂蜜之后，搅拌均匀。最后的成品为糊状，并且带有浓密的泡沫。

护肤技巧：在对肌肤进行清洁之后，用手指或者是面膜刷把面膜均匀地涂抹到脸上，停留20~30分钟之后，随着面膜变干，皮肤会变得紧致，这个时候用温水将面膜清洗干净。

营养分析：红莓当中含有丰富的氨基酸、果糖、蔗糖、葡萄糖、柠檬酸、苹果酸、果胶、胡萝卜素、维生素 B_1、维生素 B_2、烟酸及矿物质钙、镁、磷、铁等营养元素。

中国台湾人把红莓称为“活的维生素丸”，德国人把红莓誉为“神奇之果”。红莓汁具有滋润营养皮肤的功效，可以有效地减缓皮肤出现皱纹的状况。

樱桃自古就被叫作“美容果”，中医古籍里称它能“滋润皮肤”，“令人好颜色，美态”，常吃能够让皮肤更加光滑润泽。这主要是因为樱桃中含铁量极其丰富，常用樱桃汁涂擦面部及皱纹处，能使面部皮肤红润嫩白。

这款面膜当中具有高效的抗氧化成分，能够为肌肤补充水分、提供充分的维生素营养，具有非常好的抗皱除皱作用。如果用剩下，可以用密封盒子将面膜封好，然后放到冰箱当中，至少能够储存两个星期。

2. 栗子蜂蜜面膜

原料：去皮栗子适量，蜂蜜适量。

制法：先将栗子去掉表皮，然后将栗肉捣成细末，再加入蜂蜜调匀即可。

护肤技巧：洗完脸之后，取面膜纸一张，将调好的面膜材料均匀铺在面膜纸上，然后再将面膜敷到脸上，过15分钟之后将面膜取下来，洗净脸即可。

营养分析：栗子含有丰富的营养，每百克含糖及淀粉62~70克，蛋白质5.1~10.7克，脂肪2~7.4克，除此之外，还含有维生素A、维生素 B_1、维生素 B_2、维生素C、维生素PP及无机盐。现代医学认为，栗子所含的不饱和脂肪酸和多种维生素，对高血压、冠心病和动脉硬化等疾病，有较好的预防和治疗作用。常食栗子，具有除皱纹、抗衰老的作用。

蜂蜜的营养成分全面，食用蜂蜜可以使容颜产生质的变化，蜂蜜有很强的抗氧化用处，能清除体内的垃圾，将蜂蜜涂抹于皮肤表面，蜂蜜当中的葡萄糖、果糖、蛋白质、氨基酸、维生素以及矿物品等能够直接作用于表皮和真皮，为细胞带来养分，促使他们分裂、生长，常用蜂蜜涂抹表皮，可以令表皮细胞排列紧密且富有弹性，能够有效地降低或者是除去皱纹。

经常使用栗子蜂蜜面膜，可以让人的脸面变得光洁起来，已有的皱纹也能够获得舒展，从而达到去皱的效果。

3. 蛋黄芝麻抗老面膜

原料：蛋黄 1 个，芝麻粉 3 茶匙。

制法：将芝麻粉和蛋黄放到一起混合起来，然后对其进行搅拌，搅拌均匀即可。

护肤技巧：在洁面之后，取纸膜一张，将制作好的面膜材料均匀地铺在面膜纸上，然后将面膜纸敷到脸上，保持 10~15 分钟的时间，然后将面膜揭下，并用温水将脸清洗干净即可。这个面膜可以每周使用 2~3 次。

营养分析：据测定，芝麻含有多种营养物质，芝麻当中所含有的丰富的维生素 E、矿物质、亚油酸以及芝麻素具有抗老化、抗自由基的功效，还可以保护细胞的 DNA，防止细胞老化，能够改善末梢血管障碍，使肌肤变得柔软起来，可以防止肌肤由于干燥而产生皱纹。

蛋黄当中蛋白质的含量为 17.5%。除去蛋白质之外，蛋黄当中还含有丰富的铁，而且易于人体吸收利用。而蛋黄之所以呈现出黄色，也是其中含有大量维生素 A、维生素 B_2、叶黄素以及玉米黄素的缘故，这些营养物质对皮肤有着很好的保护作用，可以令皮肤变得润滑，减少细纹的产生。

这款以蛋黄和芝麻粉为主要原料的面膜具有非常不错的保湿、除皱效果。所以干性皮肤的人，平时不妨多用蛋黄敷脸，这样有助于消除皱纹。

4. 银杏叶牛奶抗老面膜

原料：干燥银杏叶 3 茶匙，维生素 E 胶囊 1 颗，奶粉 2 茶匙，水 100 毫升。

制法：将银杏叶浸入到水中，用小火煎煮，直到煎煮到水只剩下一半的时候离火，将汁液过滤出来备用，取 4 茶匙滤汁倒入奶粉当中,同时将维生素 E 胶囊剪破，把维生素 E 油加入液体当中，搅拌均匀即可。

护肤技巧：洁面之后，取面膜纸一张，将面膜材料均匀地铺到纸膜上面，然后再将面膜敷到脸上，保持 10~15 分钟的时间，之后取下面膜，再用温水将脸清洗干净即可。

营养分析：银杏叶中维生素 C、维生素 E、胡萝卜素及钙、磷、硼、硒等矿物元素含量也十分丰富，超过一般水果蔬菜及可食植物原料。生物抗氧化剂是机体内直接和间接的具有抗氧化功能的一类物质。在银杏叶中含有两类抗氧化剂——营养性抗氧化剂及非营养性抗氧化剂。前者主要有胡萝卜素、维生素C、维生素E、硒、锌、铜等，后者主要有银杏黄酮、萜内酯、儿茶素、多酚类等，含量也十分丰富，它们在保护机体不受自由基所致的氧化损伤方面具有十重要的作用，这样也就避免了皱纹的产生。

由于银杏叶中的黄酮素是自由基的清道夫，能保护真皮层细胞，改善血液循环，防止细胞被氧化产生皱纹，再加上维生素E的延缓衰老的作用，这款银杏叶牛奶抗衰老面膜便具有了滋润肌肤，减少皱纹的作用了。

去斑面膜让你比花儿还好看

如果有斑斑点点做点缀，再白皙细嫩的皮肤也会显得暗淡无光，再美丽的容颜也不会再有靓丽的感觉，所以，如果皮肤上面出现了斑斑点点，就要开始想办法了，下面所介绍的这几款去斑面膜便非常不错。

1. 玫瑰桃仁面膜

原料：核桃仁10克，玫瑰花10克，面粉10克。

制法：将核桃仁打磨成粉状，然后再加入面粉，调入水，将其充分混合起来制成桃仁糊。在桃仁糊中加入玫瑰花瓣，再将其放到炉火上面以小火煮，一直煮到玫瑰软化，面糊呈现粉红色为止。

护肤技巧：洁面后，取面膜纸一张，将放凉了的面糊均匀地铺在面膜纸上，然后再将面膜敷到脸上，保持大约30分钟之后，取掉面膜，并将面部清洗干净即可。

营养分析：核桃含有蛋白质、脂肪、糖类、钙、磷、铁、钾、铬、镁、锌、锰、胡萝卜素、维生素B_1、维生素B_2、烟酸、维生素E等营养成分，是一种营养极其丰富的高级滋补品。

核桃中的磷脂，对脑神经有良好的保健作用。它所含丰富的维生素E及B族维生素等，能帮助清除氧自由基，防止皮肤老化、出现斑点。

用作美容美体的玫瑰，应是玫瑰初放时的花朵。玫瑰的芬芳来自它所含的约万分之三的挥发性成分，它丰富鲜艳的色彩来自所含的红色素、黄色素和β-胡萝卜素等天然色素。玫瑰花中还含有丰富的维生素A、维生素C、维生素E、维生素K，以及单宁酸，能改善内分泌失调，有效抑制黑色素的产生。

这款玫瑰桃仁面膜综合了核桃和玫瑰的祛斑精华，具有美颜淡斑的功效。

2. 红糖蜂蜜祛斑面膜

原料：红糖一小勺，蜂蜜三小勺。

制法：将红糖倒入到搅拌碗里面，然后再将蜂蜜倒入里面，如果自身皮肤细腻，还可以酌情多添加一些蜂蜜，然后将其搅拌均匀。

护肤技巧：在使用之前要先将面膜材料沉淀五分钟。洁面之后取面膜纸一张，将面膜材料均匀地铺到面膜纸上，然后将面膜敷到湿润的脸上，过 15 分钟之后，取下面膜，对脸部进行轻轻地按摩，然后用清水将脸冲洗干净即可。

营养分析：红糖也叫“黑糖”“褐糖”，红糖中含有钙、核黄素、胡萝卜素、烟酸和微量元素锰、锌、铬等营养元素。除此之外，红糖当中还含有较多的铁、钙、钾、镁等矿物质，具有很高的营养价值，有利于人体内酸碱的平衡，能够有效改善酸性体质所引发的长斑现象。

还有科研表明，糖蜜具有较强的抗氧化功效，对于抗衰老有明显的作用。

红糖蜂蜜面膜集中了红糖和蜂蜜的营养元素，经常使用能够消除面部色斑，美白皮肤。

可以预防肌肤粗糙、淡化面部斑点。

3. 荸荠祛斑面膜

原料：荸荠、啤酒、面粉。

制法：将荸荠去掉皮之后放入到料理机里面榨取汁液，然后隔渣取汁，再加入啤酒、面粉等进行搅拌，搅拌均匀之后即可备用。

护肤技巧：洁面之后，取面膜纸一张，将面膜材料均匀平铺到面膜纸上，然后将面膜敷到脸上即可。

营养分析：荸荠含有丰富的蛋白质、糖类、脂肪，以及多种维生素和钙、磷、铁等矿物质。荸荠可以说是一种美容佳品，食用荸荠能够减少皮肤色素沉着的现象，营养肌肤，令粗糙的肌肤恢复细腻，滑嫩，而且还有很好的美白作用呢。

啤酒是以发芽大麦为主要原料酿造的一类饮料。含酒精度最低，营养价值高，成分有水分、碳水化合物、蛋白质、二氧化碳、维生素以及钙、磷等物质。有着“液体面包”之称。

而啤酒对于皮肤的滋养作用更是不言而喻的，它含有多种维生素和矿物质，对改善肌肉功能、健全神经系统等均有好处。通过啤酒来美容能够使粗糙的皮肤变得白皙滑嫩，减少色斑，防止衰老。这款荸荠祛斑面膜能够有效驱除色斑，令皮肤变得真正白皙起来。

眼膜给你花瓣眸，秋水瞳

在关注完面部皮肤之后，眼睛这个最娇嫩的部位也是千万忽视不得的，因为眼睛是最娇嫩，也是最能展现一个人风采的部位，在某种意义上来说，呵护好了眼部皮肤，便能让人年轻十岁这个说法是没有错的，所以，便让我们一起来关注下面这些能够帮你呵护眼部皮肤的眼膜吧。

1. 银耳眼膜

原料：银耳若干。

制法：将银耳清洗干净，去掉根，用文火将其煮成浓汁，然后放入冰箱里面冰镇即可。

护肤技巧：在需要使用的时候，将眼膜取出，放置半小时之后，将3~5滴涂于眼角、眼周部位，每日进行一次。

营养分析：银耳每百克含蛋白质5.0克，脂肪0.6克，碳水化合物79克，热量341千卡，钙380毫克，磷250毫克，铁30.4毫克。此外，还含有多种维生素和微量元素及银耳多糖等成分。

银耳当中富有天然植物性胶质，加上它的滋阴作用，长期使用可以润肤，经常使用银耳眼膜具有润白去皱、增强皮肤弹性的作用。

2. 茶叶水眼膜

原料：茶叶若干。

制法：热水泡少许茶后凉下来备用。

护肤技巧：用化妆棉片沾湿后轻抓干，平铺于眼部，等到过10~15分钟后将化妆棉片取下来，再用清水将残余汁液洗净即可。每周可做一次。

营养分析：

众所周知，茶叶中含有茶多酚，有抗氧化作用，可防止肌肤衰老。茶叶还能抗辐射，尤其适合长期用电脑的女性，可抑制皮肤色素沉着，减少过敏反应的发生。此外，茶叶的鞣酸作用可以缓解皮肤干燥，防止黑色素沉积。茶叶水眼膜可以消除黑眼圈。用茶叶做眼膜，有一点千万要注意，茶水眼膜不要用红茶，因为色素沉淀反而会更严重，做比不做更糟糕。而是应该选用花茶、绿茶和菊花茶等，最好选用绿茶。

3. 酵母油眼膜

原料：酵母粉20克，植物油适量。

制法：将酵母粉溶入适量的植物油当中，并搅拌均匀。

护肤技巧：需要的时候，将搅拌好的酵母粉扑在化妆棉上，然后再将化妆棉覆盖于眼部，过20分钟之后取掉化妆棉，并用温水将眼部擦干，然后再用凉水进行拍洗。每周进行1~2次。

营养分析：营养酵母粉中的蛋白质含量很高，蛋白质可以分为完全蛋白质和不完全蛋白质。含有足够量的全部必需氨基酸的蛋白质称为完全蛋白质，又称优质蛋白质。酵母菌中含有18种氨基酸，并且含人体必需的氨基酸，所以酵母中的蛋白质为优质蛋白质。特别是在谷物蛋白中含量较少的赖氨酸，酵母菌体中含量较高；营养酵母（孕妇乳母装）中维生素含量相当丰富，尤其是B族维生素；酵母粉当中还富含安全且容易吸收的矿物质。

经常使用酵母油眼膜，能够具有清洁皮肤的作用，实现防止眼部皮肤出现皱纹、老化和下垂的效果。

有了营养唇膜，自然“唇唇”欲动

两片娇嫩、水润的红唇，一定会为你的容貌加分不少。如果本该娇艳欲滴的红唇出现了干燥、皱纹、爆皮的状况时，肯定是会大煞风景了，这种情况尤其在秋冬季节,会显得更加严重。所以说，对嘴唇的护养，特别是秋冬季节对嘴唇的护养更是应该提上日程。那就来看一看下面所介绍的这些唇膜吧。

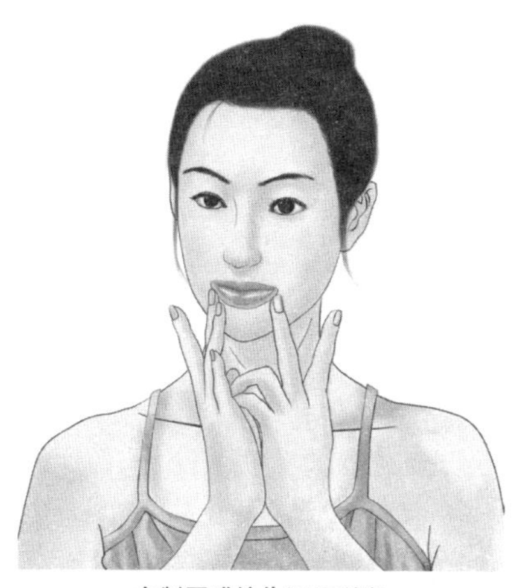

自制唇膜给你深层滋润

1. 橄榄油唇膜

原料：维生素E胶囊、橄榄油、蜂蜜各适量。

制法：取适量的橄榄油和蜂蜜，将其倒入容器当中，然后再将维生素E胶囊刺破，从里面取几滴液体滴入容器当中，混合调匀。

护肤技巧：每晚睡觉之前，用唇刷蘸取制作好的唇膜，在双唇上面涂抹厚厚的一层。经过15分钟之后，将多余的唇膜擦净即可。

营养分析：维生素E是一种对身体非常有益的营养素，它可以减少维生素A以及多元不饱和脂肪酸的氧化、控制细胞氧化、促进伤口的愈合、抑制皮肤晒伤反应，从而产生美容养颜、延缓衰老等作用。

经常使用这款富含维生素、橄榄油以及蜂蜜精华的唇膜能够使嘴唇变得红润、亮泽起来，橄榄油唇膜特别适合在干燥的秋冬季节以及大风天气使用。

2. 莲藕粉唇膜

原料：莲藕粉适量。

制法：在莲藕粉当中加入适量的水，将其调成糊状即可。

护肤技巧：晚上睡觉之前，将这款唇膜敷到嘴唇上，保持大约15分钟的时间就可以洗掉了。

营养分析：莲藕当中含有淀

粉、蛋白质、天门冬素、维生素 C 以及氧化酶的成分，含糖量也很高，每 100 克莲藕当中含水分 77.9 克、蛋白质 1.0 克、脂肪 0.1 克、碳水化合物 19.8 克、热量 84 千卡、粗纤维 0.5 克、灰分 0.7 克、钙 19 毫克、磷 51 毫克、铁 0.5 毫克、胡萝卜素 0.02 毫克、硫胺素 0.11 毫克、核黄素 0.04 毫克、烟酸 0.4 毫克、抗坏血酸 25 毫克。

莲藕具有非常好的美容效果，其中所含有的营养成分特别有助于缓解由于脾胃虚弱、气血不足而导致的肌肤干燥。所以这款莲藕粉唇膜可以帮助人降火，为双唇消肿，使它恢复到正常状态。

3. 山楂山药唇膜

原料：新鲜山楂 10 克，山药 30 克，肉桂粉 5 克。

制法：先把新鲜山药和山楂进行清洗，清洗干净之后，再将山药削皮，磨成泥状；将山楂去皮去核，也磨成泥状；最后将肉桂粉加入其中调成糊状即可。

护肤技巧：晚上将脸洗干净之后，将混合的唇膜原料涂于唇部，保持大约 15 分钟，之后将其洗净即可。

营养分析：山楂具有很高的营养和医疗价值，其富含维生素 C、碳水化合物、多种矿物质、胡萝卜素等，钙、铁的含量属于果类中的佼佼者，胡萝卜素的含量在水果中居第二位。

山药当中富含胡萝卜素、维生素 B_1、维生素 B_2、维生素 C、淀粉酶以及黏多糖等营养物质。其中，胡萝卜素、维生素 C 等具有抗氧化功能，并可提高人体免疫力。而黏多糖与无机盐结合，可增强骨质，对心血管大有裨益。山药中含有的淀粉酶有益脾胃消化，适合脾胃虚弱者食用。

新鲜山药加上肉桂粉，可以促进血液循环，山楂可以为嘴唇补充维生素，使唇部色彩变得娇艳起来。所以经常使用这款唇膜，能够让你的嘴唇变得娇艳欲滴。

第十四章
营养瘦身：轻松拥有苗条身材

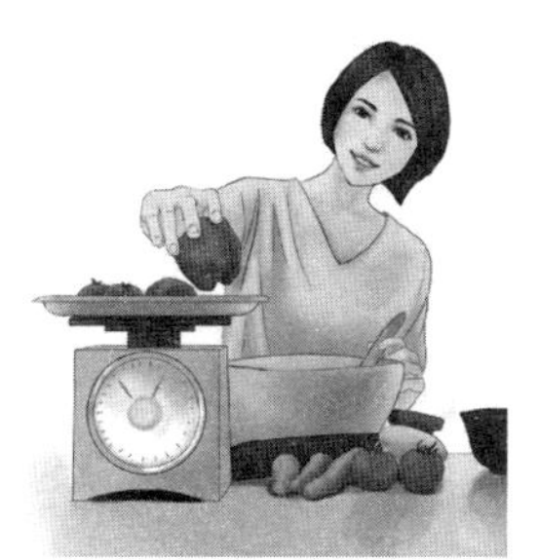

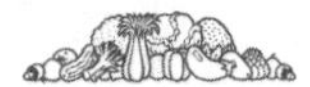

如何吃才能快速消脂

盲目减肥，会变老、人不瘦

很多热衷减肥的美眉们都会发现，在看了一些减肥方法后依照其减肥，不但最后不能瘦身，反而发现自己越减越胖，然后产生消极的情绪，暴饮暴食，最后完全走上了一条和瘦身相反的道路。如果你对这类美眉们的减肥方法做一下研究，就会发现，她们在减肥的过程中存在很多误区，导致减肥的失败甚至是越减越肥。因此，减肥一定要以科学的眼光看待，避免自己陷入误区，影响减肥效果。

1. 常见的错误减肥观念

（1）减肥即是要消灭脂肪

大部分人在减肥过程中都认为，只有与脂肪“绝缘”，才能获得窈窕的身形。其实，脂肪并不是总是让人长胖的原因，对于食用的脂肪来说，它们不仅不会在体内转化为脂肪储存起来，而且这类脂肪进入人体后的分解还能在一定程度上抑制脂肪在体内的合成。

其中，对于玉米油和橄榄油所含的脂肪，不但不会让人长胖，还具有降低低密度脂蛋白的作用，因此被当作是减肥的绝佳食用油。

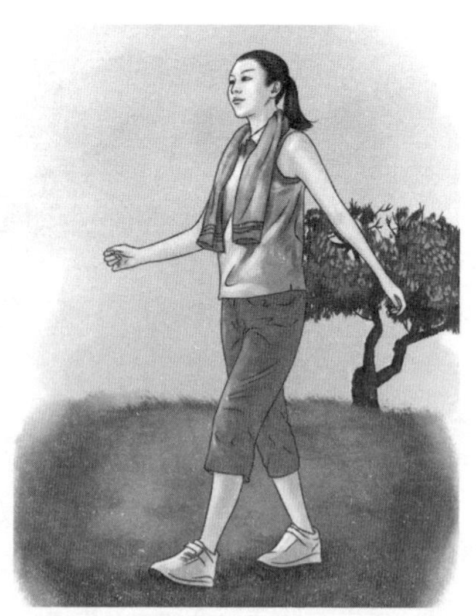

减肥要采用健康科学的方法

另外，脂肪类食品有耐消化，抗饥饿的功效，因此食用后容易产生饱腹感，可减少对淀粉类食物以及零食的摄入量，这也能有助于减肥。可见，摄取适量的脂肪不但不会长胖，而且还对健美有益处。

（2）营养丰富会造成肥胖，因此减肥就不能太营养

这样认为的人是没有认识到人体肥胖的真正原理，而以肤浅的眼光认为营养过剩导致了肥胖。其实，营养积累过多有可能引起人体肥胖，但肥胖的主要原因还是饮食中缺乏能使脂肪转变为能量的营养素。只有当人们的身体中获得的脂肪转化成能量释放出去，脂肪才能真正变少，而体内脂肪在转化成各种能量释放的过程中，需要很多营养素的参与帮助。这类营养包括维生素 B_2、维生素 B_6 及烟酸等。富含这些营养素的食物包括奶类、各种豆制品、坚果、蛋类及动物肝脏和肉类，这类食物通常也被看作是含有高脂肪的，因此被很多减肥人士列入减肥食品的黑名单之中，导致人体脂肪的摄入不能转化为能量支出，即使脂肪摄入量少，日积月累也会让人长胖。

（3）胖子喝水也长胖，所以减肥时水也要少喝

当人体摄入水分过少，导致体内水分不足时，人体便会不断积储水分作为补偿，同时导致体内脂肪更容易积聚，从而引起肥胖。而且，饮水不足还可能损害身体健康，导致人体新陈代谢功能紊乱，让人吸收能量多，释放能量少。因此，绝不要在减肥时把水也一块减掉。

（4）辣美人 = 瘦美人，所以吃辛辣食物可以减肥

人们都注意到泰国、印度等地的人很少肥胖，大多都拥有纤细的身姿，特别是印度美女的腰，如水蛇一般直诱惑人心。据推断这是与他们平日爱吃辛辣食品有关。因为吃辣容易流汗，加速新陈代谢，而且辣味食品只要吃一点点便可以让人产生饱腹感，所以有减肥的作用。但其实，吃辛辣食品也有副作用，长久食用辛辣食品减肥的美眉们容易让胃部功能受损，更甚者出现胃痛或胃出血的症状。并且吃太多刺激性食物会让皮肤变得粗糙不光滑，易产生暗疮，绝对得不偿失。

（5）减肥时要减少食物摄入量，因此不应该吃早餐

这种想法是非常错误的，早餐是一天中最重要的一餐，人体一天活动所需能量的一半都是从早餐中获得的，不吃早餐不但不能达到减肥的目的，还会让人一天精神萎靡，无法工作或学习，最后因为早餐不吃太饿，导致午餐、晚餐摄入过多的食物，与减肥背

道而驰。

2. 减肥不当带来的危害

（1）脱发

对于身体过瘦的人来说，体内脂肪和蛋白质均供应不足，因此头发频繁脱落，发色也逐渐失去光泽。如果过分节食，头发则缺乏充足的营养补给，其中包括缺少铁的摄入，头发便会枯黄无泽，最后导致大量脱发。

（2）骨质疏松

体瘦的女性髋骨骨折发生率比标准体重的女性高一倍以上，这是因为身材过瘦的人体内雌性激素水平不足，影响钙与骨结合，无法维持正常的骨密度，因此容易出现骨质疏松，发生骨折。

（3）胃下垂

以饥饿法减肥的女人常常感觉食欲不振、胃胀气、胃胀痛，这都有可能是胃下垂的征兆。胃下垂明显者常见腹部不适、饱胀、重坠感，在餐后站立或劳累时症状加重。胃下垂严重时还伴有肝、肾、结肠等内脏下垂的现象。

（4）贫血

营养摄入不均衡使得铁、叶酸、维生素 B_{12} 等造血物质摄入不足；吃得少，基础代谢率也比常人低，因此肠胃运动较慢，胃酸分泌较少，影响营养物质吸收。这些都是造成贫血的主要原因。

（5）记忆衰退

大脑工作的主要动力来源于脂肪。吃得过少，体内脂肪摄入量和存贮量不足，机体营养匮乏，使脑细胞严重受损，直接影响记忆力，变得越来越健忘。

所以正在减肥或者正要减肥的女性朋友一定要做好一个减肥计划，做到有原则地减肥，不能为了瘦身而盲目减肥，否则会影响身体健康，即使体重下降了，也不会成为魅力女性。要让自己养成良好的饮食习惯，坚持适当健身，保证充足睡眠，脸色才能呈现红润健康，身体充满活力，善待自己的身体，才是最美丽的。

为何你的减肥之路永无止境

“每个女人都有终极梦想，有的女人想嫁肯尼迪，有的女人想赚很多少钱，有的女人想横行天下，我则想瘦。”这就是一个胖女人的理想，很小的愿望，只是想变瘦。但是偏偏那些胖人们永远

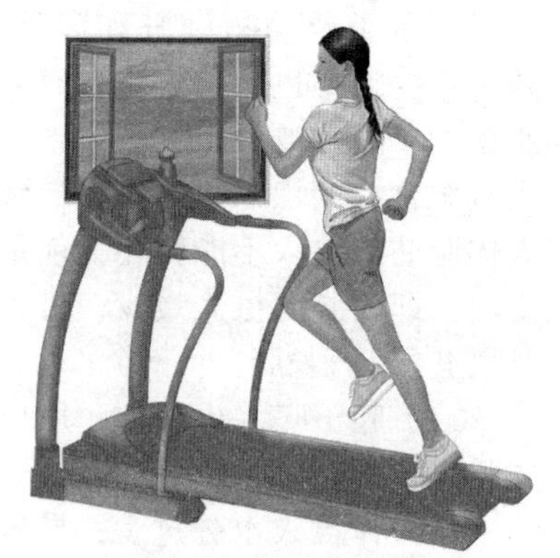

不断尝试各种健康减肥方法

走在减肥的路上。下面我们就来看看瘦不下来的原因：

1. 在瘦身前总是消极对待

一些减肥的人嘴里总是念叨“我是天生的胖子，无论怎么节食、怎么运动还是这样，永远也不会瘦下来。”总是用消极的态度为自己搪塞。

这种消极的想法，会让你越来越胖，让你逐渐丧失实行瘦身的意愿与动力。

2. 不断尝试流行的瘦身方法

很喜欢尝试各种流行的瘦身方法，家里到处是瘦身器械、测量表、瘦身食品。当然每次的瘦身计划也半途而废了，体重和身材毫无改善。

这类瘦身人士，在刚开始会按照完美的计划去进行，但总是三分钟热情。因此经常陷入“瘦身又失败了”的沮丧心情里，瘦身最终宣告失败。

3. 只想，却不付出行动

在一切准备妥当决心减肥的时候，总是迟迟不开始行动。但当别人提到“瘦身”的时候，又暗暗下决心。总是处在反复挣扎的阶段。心里决定的事有实行的决心，不过又总是不付出行动。

4. 瘦身没有明确的目的

很多人在瘦身的时候总是不明确自己为何而瘦身。有人会认为瘦下来便能解决很多问题，比如让别人更加喜欢你、使别人更加羡慕你，同时人际关系也能更融洽一些，即使身材并不胖，也还是希望自己能更加瘦一点儿。其实，这些都是很明确的瘦身目的，并不能在内心深处真的坚定你瘦身的决心。

5. 一有成效就放纵自己

瘦身坚持到了一定的阶段，终于取得了一些喜人的成绩，却再也不能将瘦身坚持下去。总认为自己已经瘦下来了，于是就开始放纵自己，暴饮暴食，运动也从此画上句号了，结果是又开始发胖了。

因为达到了瘦身的目标便感觉得到了解放，可是你要知道，瘦身是需要坚持的。

6. 经常暴饮暴食

中国人常说“能吃是福”，打着不浪费粮食的旗号，给自己多吃找个理由。这时候其实并不是你的生理真正需要，“吃”对于你来说只是一种让心情更加快乐的方式。

瑞典女作家塞尔玛·拉格罗夫说：女人一旦开始起一座宫殿，那么就永远不会竣工。这句话可以解释为在想瘦的世界里，我们，永远在路上。可我们要从今天起把这句话从脑海里删掉，我们要让减肥看到效果，我们要在自己的人生里让减肥有一个终结。

上足饮食课，才能塑造出S形身材

“如果我有仙女棒，变大变小变漂亮……”能让自己随意变幻的仙女棒，哪个女孩儿不想拥有呢？随意狂吃自己最爱的蛋挞、冰激凌、巧克力，然后一挥仙女棒，所有令人长胖的东西都被毁灭了，会有多开心！

每天早晨，你只用一杯咖啡代替早餐，就匆忙赶去上班。午饭时，你为了节省时间，就到一家快餐店里，狼吞虎咽地吃一顿。由于整天的劳累，晚上回到家，你会补偿性地美餐一顿，然后坐在电视机前，等待一天的结束。这样的生活方式非常常见，但是你可知道，这其中有不少会让人发胖的生活习惯。如果你的生活果真像上面所说的那样，那么发胖也就不足为奇了。

对于一直对自己的身材耿耿于怀的你来说，胖不是因为自己吃得多，致命的原因是错误的饮食习惯。只有改掉那些不良的饮食习惯，你才能“吃”出完美身材！看看你是否也有下面不良的饮食习惯，有则改之，无则加勉。

1. 不吃早餐，午餐随便，以晚餐来补偿

不良的饮食习惯和生活方式可能会引起脂肪代谢紊乱、内分泌异常；晚餐摄入大量的高能食物，过剩的营养转化成脂肪，导致肥胖。可实行一日三餐或四餐制，定时定量，分配合理，做到“早餐吃好，午餐吃饱，晚餐吃少”的膳食原则，养成良好的饮食和生活习惯。

2. 狼吞虎咽，经常在不知不觉中吃下一大堆食物

能量超过身体所需是导致肥胖的主要因素之一。不良的饮食习惯——进食过快，易导致能量过多，造成营养过剩而导致肥胖。营养需要补充，但也不能过量。进食时应细嚼慢咽，控制饮食量，七八成饱即可，这样便可减少进食量。

3. “挑三拣四”，喜欢的就拼命吃，不喜欢的就少吃或干脆不吃

挑食是一种不良的饮食习惯。科学的膳食原则是平衡膳食，应做到荤素多样、粗细搭配、营养丰富、比例均衡的健康饮食。不能只图所好，不求营养，这样的习惯很容易造成营养过剩或营养不良，导致脂肪堆积或虚胖。

4. 经常在睡前吃很多东西

临睡前吃点心、零食容易摄入过多的热量，超出机体的需要，多余的热量就会转化为脂肪而储存于体内。因此，为了你的体态美和健康，睡前还是尽量不要再进食了。

5. 累一天了，吃完晚饭就躺在床上

晚上摄入高能量食物后，机体代谢减慢，活动量减少，没有足够的活动来消耗多余的热量，易造成营养过剩。故晚饭后应适当地活动或锻炼，如散步、慢跑等，既能促进食物消化，又能增加热量的消耗，预防肥胖的形成。

6. 总是抵抗不了肉食、油炸食品、甜食的诱惑

肉食、甜食和油炸食物都是高热量、高脂肪、高糖食物，多食或过食都易造成营养过剩，导致肥胖。而蔬果类食物热量低，且富含维生素、矿物质和微量元素等物质，维生素、微量元素能促进脂肪分解代谢，消除脂肪的堆积，有利于预防肥胖的发生，故应少食肉食、甜食和油炸食物，多食蔬菜、水果。

7. 盐越多越好，辣椒越辣越好

食入过多的钠盐，易使血液中钠离子含量增高，增加心脏负担，导致水肿性肥胖、高血压等疾病。应逐渐减少钠盐的摄入量，控制在每日 6 克以内。如有高血压、冠心病及肾病等，则更应严格控制钠盐的摄入，以低钠饮食为主。

改变这些不良的饮食习惯，便可以在进食的时候轻松不少了，饮食增肥的风险也可以被降到最小，让你吃得开心，吃得放心。

“低碳进补法”助你更轻盈

自“低碳”概念深入人们的生活之后，低碳饮食也逐渐引起广大人群的关注，很多人都在寻觅着“低碳进补”的方法。所谓的“低碳进补法”主要指的便是低碳水化合物饮食，主要注重严格地限制碳水化合物的消耗量，增加蛋白质和脂肪的摄入量。

“低碳进补”不仅更有利于营养的补充，同时还能够收到非常不错的减肥效果，其强调在进食的时候不吃主食，以果蔬为主。这是一种营养瘦身和健康的膳食法，这种新的低碳营养瘦身理论主要有两个方面：一是减少和限制对糖和淀粉的摄入，也就是不吃或少吃糖、米饭和面食等；二是同时补充多种维生素、矿物质、氨基酸和必需的脂肪酸等营养素。

想要真正实现“低碳进补”的目的，除去食材的选取之外，烹调方式也是很重要的一部分，少加工，日常烹调中多采用清蒸、凉拌、

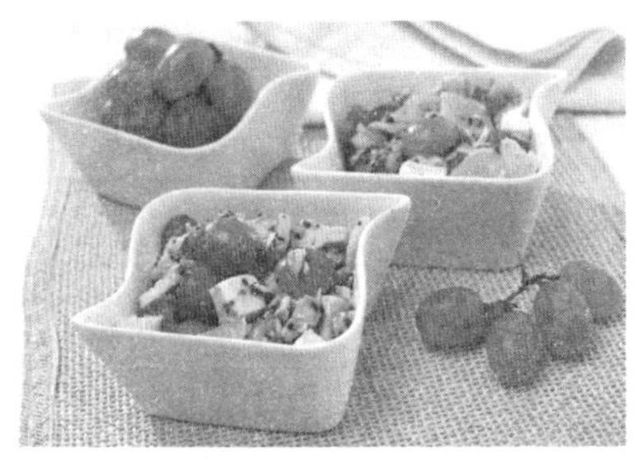

多吃凉拌菜可有效减少热量摄入

白灼等简单的加工方式，减少油炸、油煎和隔水炖等碳排放量大的加工方式。简单来说，低碳进补法就是使人体由一台以碳水化合物为燃料的机器，转变为以脂肪为燃料的机器。因此，低碳水化合物饮食迫使人体内储存的脂肪成为主要的能量来源。这多么符合我们减肥、瘦身的初衷啊。低碳进补法最大的好处就是可以使人在补充营养的同时，还能够不知不觉地减掉体内的脂肪，为忙于应酬、无暇锻炼或因工作生活的不科学而导致一身赘肉的人提供一种简单、快速、有效，并且能够持续终生的减肥以及营养饮食法。但低碳进补也有自己的一些禁忌，下面我举例说出，让大家在瘦身的时候能有更好的效果。忌讳精制淀粉类食物，像精加工过的大米和白面。由于粮食在精制过程中损失掉大量的营养素，只剩下“空洞的热量”，所以食用精制碳水化合物除了增加脂肪外，不会为人体补充多少营养。忌讳糖，绝大部分饮料和零食都添加了大量的糖，这样人在不知不觉中就吃进去了过量的糖。忌讳含大量淀粉的蔬菜，主要是根茎类蔬菜，像土豆、红薯，它们的血糖指数很高。忌讳含糖量高的水果，像西瓜、香蕉。低碳减肥，对主食和糖类一概拒绝，提倡多吃蛋白质、豆类及坚果，这样在减肥的同时不会因为缺乏必需的营养素而让身体营养不良。

除此之外，通过低碳进补法减肥还需要遵循一些原则：

（1）每天必须保证按时三餐，或者较少分量的五顿。每餐之间相隔时间应该相对平均，决不能超过 6 小时不进食。

（2）每天可以自由食用各种家禽类、鱼类、鸡蛋和肉类，可以使用各种植物油（菜油、橄榄油等）。

（3）每日摄入碳水化合物不得超过 20 克，并且这 20 克碳水化合物必须全部来自蔬菜。

（4）绝对不能吃的食物包括：面包、面条、通心粉、米饭、淀粉含量高的蔬菜、奶制品（纯奶酪除外）。前两周不能吃花生等坚果类食物，瓜子也不行。同时含有高蛋白和高碳水化合物的植物，如豌豆、扁豆等，也不能在前两周进食。

（5）绝对不能吃任何不在允许食物列表上的其他东西。

（6）吃到不饿为止，而不是要吃撑。

（7）对于不清楚的食品，绝对不要假设它的碳水化合物含量低。

（8）不要忽略调料中的碳水化合物的含量，尤其是糖分。

（9）避免含糖饮料，包括减肥饮料。

（10）避免含咖啡因的饮料，

例如茶和咖啡。咖啡因会降低血糖浓度，从而诱发人的食欲。

如果你想做到健康减肥，那么这些注意事项就一定要牢牢记在心里，当面对不良饮食习惯的诱惑时，随时将它们拿出来激励自己，这样才能够真正地将饮食导致肥胖的危害降到最低。

半小时补营养，赘肉就能看不见

办公一族由于工作繁忙，往往一天基本都“钉”在座位上，任由身体所囤积的脂肪蔓延开来；而爱待在家里的美眉有零食和电视做伴，突破自己的体重纪录也指日可待。针对这两类美眉，我们可以采用调整饮食，“半小时补营养，赘肉就能看不见”之轻松减肥大法。

有时候，人的体重并不是与进食多少而是与食物搭配得是否科学合理紧密相关的。据此向大家推荐一种具有特色的，适合美女们健美的膳食模式，其中的奥秘如下：

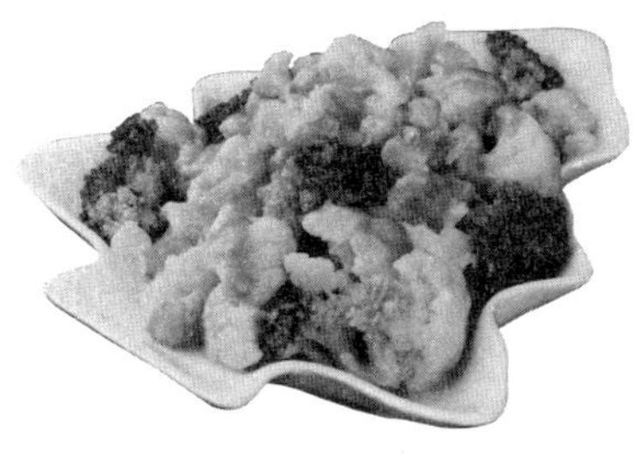

摄入多样的蔬菜有利于减肥

一个水果：每天吃含维生素丰富的新鲜水果至少1个，长年坚持会收到明显的美肤、瘦身效果。

二盘蔬菜：每天应进食两盘品种多样的蔬菜，不要常吃一种蔬菜，一天中必须有一盘蔬菜是时令新鲜、深绿颜色的。最好生食一些大葱、西红柿、芹菜、萝卜、嫩莴苣叶等，以免加热烹调对维生素A、B族维生素等造成破坏。每天蔬菜的实际摄入量应保持在400克左右。

三勺素油：每天的烹调用油限量为3勺，而且最好食用素油为植物油，这种不饱和脂肪对光洁皮肤、塑造苗条体形、维护心血管健康大有裨益。

四碗粗饭：每天4碗杂粮粗饭不仅能壮体养颜，而且可以美化你的身段。

五份蛋白质食物：每天吃肉类50克，当然最好是瘦肉；鱼类50克（除骨净重）；豆制品200克；蛋1个；牛奶1杯。这种以低脂肪的植物蛋白质配少量的动物蛋白质，或用植物性蛋白质配少量的动物性蛋白质的方法，不仅经济实惠，而且动物脂肪和胆固醇相对较少，被公认为一种“健美烹饪模式”。

五种调味品：酸、甜、苦、辣、咸等主要调味品是每天烹饪不可缺少的作料，它们分别具有增加菜肴美味、增进食欲、减少油腻、解毒杀菌、舒筋活血、保护维生素C、减少水溶性维生素的损失、维持体内血液酸碱平衡，保持神经和肌肉对外界刺激的迅速反应能力，以及调节生理和美容健身等不同功能。

八杯水：茶水和汤水。每天喝水不少于8杯，以补充体液、促进代谢、保持健康。要少喝加糖或带有色素的饮料。

充分利用好餐中的半个小时，便可以让你在享受美食的过程当中又能变得苗条起来。

学会规划，减肥不必远离美食

俗话常说："容易胖的人，喝凉水也长肉"。其实不然。在肥胖人群的调查中，发现长肉的原因与食物本身没有多大关联，而与饮食习惯有着十分密切的关系。不良的饮食习惯是致肥的一个很关键的原因。

我们吃的食物会给身体带来直接的影响。摄入的食物经消化后会通过你的器官和血液输送到全身各处的血管，它已经成为你身体的一部分。所以摄入的食物不同，会对你的身体产生的影响也不同。而且，肥胖不是与摄入食物的数量有关，而与我们吃进食物的品种搭配及饮食习惯有直接联系。

近年来肥胖呈逐年增加的趋势，人们也更爱骨感美女。有研究表明肥胖与饮食结构由传统的高碳水化合物、高纤维饮食向高热量、高脂肪饮食转化有关。一般认为，高脂肪、高热量饮食，过少食用蔬菜、大麦及粗粮可以促进肥胖的发生，是肥胖发病率增加的重要环境因素之一。就饮食嗜好来说，喜欢吃甜食、油腻食物，及喜欢吃稀汤及细软食物而不愿吃纤维素食物的人，容易发生肥胖；而好吃零食及食后喜静卧的人，肥胖发生率也较高。另外，偏食或食谱过窄会招致与脂肪分解有关的若干营养素缺乏，造成脂肪分解产热的生化过程受到限制，从而致使体内脂肪堆积而发胖。

肥胖从根本上讲是热量摄入量与热量消耗间平衡失调的结果。热量摄入过多又大多与不良的饮食习惯有关，很多肥胖者都有一个共同的特点，即食欲非常旺盛，他们的食欲已不再是满足一般的生理需要，他们的热量摄入量大大高于消耗量，多余的热量以脂肪形式沉积于体内，从而造成肥胖。

在饮食习惯中，进食的频次减少也会促进肥胖，成人若是少餐多吃会使脂肪沉积，增加体重，同时还容易升高血清胆固醇而降低糖量。根据调查发现，在同一地区，在一天总食量相似的情况下，每天只进食1餐的比每天进食2餐的人群发生肥胖的比例高，而进食2餐的又比每天进食3餐的发生肥胖的比例高。

另外，进食时看书、看报、看电视，进食时间无规律和晚餐吃得太多等也可促进肥胖的发生。这是由于大脑皮层兴奋泛化、胃肠道功能紊乱，饱腹感不能及时发生应有的反馈作用。因此，尽量做到少食多餐、营造良好的进食氛围，有助于控制肥胖。

可见，要想有效改善肥胖，要从饮食组合、饮食结构及饮食习惯上下功夫，减肥保健的效果才最显著、最可靠。与此同时，还应改变多静少动的坏习惯，多去户外活动，使当天摄入的能量失去转化成脂肪的机会。若长期坚持，又何胖之有？

吃肉有选择，既补营养又瘦身

在众多的“减肥心经”中，有一条很受大家认可，就是在减肥期间不吃肉类，只以蔬菜为食，把自己变成真正的素食主义者，以为这样才是减肥正确可行的方法，其实这样是进入了减肥的误区。

并不是所有肉类都会引起肥胖，不同的肉类，含有的营养成分是不同的。怎样用最直观的方法来判断肉食的脂肪情况呢，我们不是研究肉的专家，所以最简单的就是先看肉的颜色。色越浅越好，肉食类以颜色的有无及深浅可分为三大类：色泽鲜红或暗红，如猪肉、牛肉、羊肉等，称为深色肉或红肉；肉色嫩白：如鸡肉、鸭肉、鹅肉、兔肉及鱼肉等，称为浅色肉或白肉；几乎无色：主要是水生贝壳类动物肉，如蛤肉、牡蛎与蟹肉等，称为无色肉。这里面的奥妙在于浅色和无色肉中的饱和脂肪及胆固醇含量明显低于红肉。尤其值得称道的是接近无色的肉食，其饱和脂肪含量较其他任何类肉食都要低，仅为奶酪和鸡蛋的一半，从而最大限度地避免人体胆固醇的增高。减肥期间的肉类，如果要排出一个顺序表来，则无疑是：无色——浅色——红色。肉类食品中的蛋白质是人体所需要的各种营养素的核心，人体激素含量的正常分泌、肌肉的正常生长、免疫系统的正常维护都离不开它。但是要记住一点，要选择高蛋白、低脂肪的动物性蛋白质，别忘了我们的任务是减肥，所以必须控制脂肪。鱼、鸡胸脯肉、蛋清、酸奶都是非常好的食物，高蛋白、低脂肪。烹饪的方式尽量以水煮、清蒸为宜，不妨试试酸菜蒸鱼，味道不错，也有营养。

所以，很多肉类都含有人体

所需的营养，只要采取正确的食用方法，就既能达到瘦身的效果，还能满足自己的食欲。如果在食用的过程中多吃瘦肉少吃肥肉，那么就能在身体摄入丰富的维生素、矿物质、蛋白质的同时，拥有迷人的身材。这样既保证了营养摄入的均衡，又能把肉吃得正确、健康。

酸性体质容易胖，快让食物帮你忙

体重似乎永远是女人最关注的话题，并且，似乎没有哪个女人对自己的体重是彻底满意的。其实女人不要总和体重斤斤计较，当体重在正常范围内的时候，我们更应该关注的是身体的曲线是否流畅、肌肉是否紧实、皮肤是否光洁，因为体重标准并不等同于有好的身材。在饮食上做到合理、定时定量、酸碱平衡，我们就能拥有完美身材。

减肥达人发现，人的胖瘦状况与其体液酸碱度有着密切的关系。一般而言，体质强健、肌肉紧实有弹性、精力充沛的人，其体液始终保持弱碱性；体质较差、容易犯困的人，其体液常常呈酸性。酸性体质会影响人体健康，导致疾病产生。

酸性体质的人的生理特征是：皮肤无光泽，稍做运动即感疲劳，上下楼梯容易气喘，肥胖，下腹突出，步伐缓慢，动作迟缓。

酸性体质者常会感到身体疲乏、记忆力衰退、注意力不集中、腰酸腿痛，久而久之就会生病。

体液呈酸性易导致的疾病大致分为四类：

（1）胃肠道酸性物质过多易引起便秘、慢性腹泻、尿酸、四肢酸痛，胃酸过多导致胃灼热、泛酸、胃溃疡，从而腹部增长赘肉。

（2）强酸或酸性盐堆积在关节或器官内引起相应炎症，导致消化不良。

（3）强酸与钙、镁等碱性矿物质结合为盐类，导致骨质疏松症等疾病。

（4）酸性废弃物堆积，使血液循环不畅，导致身体虚胖。

由此可见，身体的酸化会给人体带来很多疾病，也会使漂亮的身材严重走形，因此，如果发现自己的身体有酸化的现象，应及早采取措施以保证身体处于酸碱平衡的状态中。

人们想调节自身的酸碱度，除了多做运动、调节心理外，还要特别注意补充碱性食物，少吃酸性食物。专家告诉我们，每天摄入食物的酸碱比例应该为2：3。可参考如下分类：

（1）强酸性食品：蛋黄、奶酪、白糖做的西点、乌鱼子、柴鱼等。

（2）中酸性食品：火腿、培根、

鸡蛋、鲔鱼、猪肉、鳗鱼、牛肉、面包、小麦、奶油、马肉等。

（3）弱酸性食品：白米、落花生、啤酒、油炸豆腐、海苔、章鱼、泥鳅等。

（4）弱碱性食品：红豆、萝卜、苹果、甘蓝、洋葱、豆腐等。

（5）中碱性食品：萝卜干、大豆、胡萝卜、西红柿、香蕉、橘子、草莓、蛋白、梅干、柠檬、菠菜等。

（6）强碱性食品：葡萄、茶叶、海带等。天然绿藻，富含叶绿素，是不错的碱性健康食品；而茶类则不宜过量，最佳饮用时间为早上。

在懂得了人体酸碱度也会影响胖瘦之外，接下来要做的便是努力让自己的身体处于一个酸碱平衡的状态了，只有这样，才能够让你的身体赘肉快点消失，从而令全身心都变得轻松起来。

先算好热量，才能让食物入口

人体每时每刻都在消耗能量，这些能量是由食物中的产热营养素提供的。食物中能产生热量的营养素有蛋白质、脂肪和碳水化合物，它们经过氧化产生热量，供身体维持生命和生长发育。热能供给过多时，多余的热量就会变成脂肪贮存起来，时间长了，就会发胖。

一提到热量，需要减肥的美女们，总是冷不丁地被吓出冷汗。其实热量不是恶魔，它是维持我们生命活动的朋友。下面就教给美眉们怎么让热量变成我们苗条身材的奴隶。

饮食中可以提供热量的营养素是糖类（碳水化合物）、脂肪、蛋白质、酒精、有机酸等，它们所含的热量以每克为单位，分别是：糖类（碳水化合物）4 千卡、脂肪 9 千卡、蛋白质 4 千卡、酒精 7 千卡、有机酸 2.4 千卡。

成人消耗的热量主要用于三方面：基础代谢量、活动量、食物热效应。

热量消耗的途径主要有三个部分：第一部分是基础代谢率，占人体总热量消耗的 65%~70%；第二部分是身体活动，占总热量消耗的 15%~30%；第三部分是食

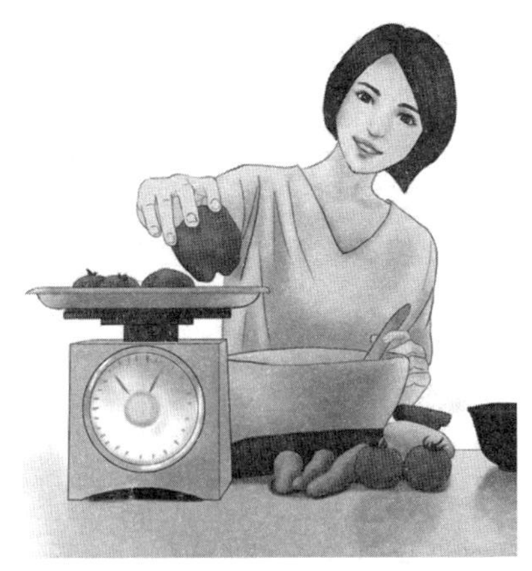

健康饮食，远离肥胖

物的热效应，占的比例最少，约10%。

计算食物或饮食所含的热量，首先要知道其中热量营养素的重量，然后利用以下公式计算：

热量（千卡）=糖类克数 ×4 +蛋白质克数 ×4 +脂肪克数 ×9 +酒精克数 ×7 +有热量的需要=热量的消耗。

减少热量的摄取应选择热量低的食物，例如，减少油炸、烘焙类食物，以馒头代替面包，以开水代替含糖饮料。具体如下：

1. 选择体积大、纤维多的食物

因为这种食物可增加饱足感，从而有效控制你的进食量。

2. 多食新鲜蔬菜、水果

蔬菜、水果在防治肥胖和肿瘤中的作用已被认同。

3. 选择新鲜的天然食物

新鲜的天然食物一般热量都比加工食物要低。例如，胚芽米的热量低于白米，新鲜水果的热量低于果汁，新鲜猪肉的热量低于香肠、肉干等。

4. 选择清炖、水煮食物

这些食物比油炸、油煎、油炒食物热量低得多，例如，清蒸鱼、凉拌青菜、泡菜等都是可供选择的上好的低热量食物。

另外，要记住，油炸食品热量高，含有较多的油脂和氧化物质，经常进食易导致肥胖，是导致高脂血症和冠心病的危险食品之一。

5. 肉类尽量选择鱼肉和鸡肉

肉类所含热量的高低不同，大致是：猪肉 > 羊肉 > 牛肉 > 鸭肉 > 鱼肉 > 鸡肉。

按照上面所说的吃法去吃，即使是热量摄入得多也不可怕，这些热量非但不会令人长胖，反而还会为维持身体健康与健美出力。

这些食物可以“烧”掉脂肪

“赤壁之战”“空城计”是历史上有名的以智取胜的战役。减肥跟打仗一样也需要智取，而不能盲目硬拼，否则会赔了夫人又折兵。减肥的小美女们最怕听见：“你看看你的脂肪有多厚啊，冬天肯定不怕冻！”这是多么损人的一句话。“脂肪妹”还不赶快行动起来，学习智取脂肪的方法！

很多美眉为了保持性感的身材，严格控制自己的饮食。其实这种做法是错误的，在消化食物的过程中，身体也在消耗热量。有些食物在消化的过程中需要耗费比自身更多的热量，还有些食物能够提高我们的代谢水平，它们就是让我们越吃越瘦的燃脂食物。

1. 减肥美眉要“饮”以为荣

身材丰满的美眉平常要多喝水，如果一天喝上500毫升的水，身体的代谢速度就能提高30%；

饮用适量的奶制品，每日饮用3~4次牛奶、酸奶等的人，其体内脂肪可以减少70%以上，茶，当然也是不能放过的燃脂佳品，绿茶不仅有抗癌、抗氧化作用，还有提高新陈代谢的作用,每日喝3次，能消耗60千卡热量。

2. 多吃燃脂蔬菜

菠菜能促进血液循环，令距离心脏较远的双腿也吸收到足够的养分，平衡新陈代谢，起到排毒瘦腿的效果。

西芹含有大量的钙和钾，可减少下半身的水分积聚。

常吃新鲜的西红柿可以利尿，去除腿部疲劳、减轻水肿，生吃效果更好。

甘蓝含大量的钙和维生素C，能提高代谢速度。

3. 燃烧脂肪的蛋、肉制品

蛋内的维生素B_2有助于去除脂肪，除此之外，它蕴涵的烟碱酸及维生素B_1可以去除下半身的肥肉。

经常吃海鱼，对降脂减肥十分有益，每星期可以吃3~4次。

4. 五谷杂粮是燃烧脂肪的佳品

芝麻的亚麻仁油酸可以去除附在血管内的胆固醇，令新陈代谢效果更好。

红豆所含的石碱酸成分可以增加大肠的蠕动，促进排尿及减少便秘。

花生含有极丰富的维生素B_2和烟碱酸，一方面带来优质蛋白质，长肉不长脂，另一方面可以消除下身脂肪肥肉。

燕麦被称为“燃脂斗士”，能提供饱足感和身体所需能量，还能有效帮助身体燃烧脂肪。

没有想到入口的食物竟然还能够帮助你减肥，这样不仅不用节食，还可以放心吃饱了。

多亲近带给你饱腹感的食物

饱腹感是指在一餐结束后长时间感到饱足，不再感到饥饿或缺少食物的一种感觉。要想从食物中获得更多满足感，就是多吃那些量很大而相对热量含量较少的食物。以扩大食物的食用量从而以更少的热量获得最大限度的满足感。其进餐技巧有：

第一道菜上清汤、蔬菜汁或是搭配低脂调味品的沙拉，一定不超过100千卡。

再者，在主食的选择上，最好选择能带来饱腹感的食品作为主食。下面给大家推荐几种适合的主食：

1. 绿豆、红小豆

在平常吃的饭当中加入绿豆或者红小豆，可以明显地减轻一天内的饥饿感。需要注意的是，在食用这样的食品的时候一定不要选择经过加工的食品，加工好的食品营养价值降低，热量增加，吃多了很容易让人发胖。因此，可以尽可能地吃一些原汁原味的食品。

2. 全麦粉

顾名思义，全麦粉就是100%的全麦面粉。即在加工小麦的时候，保留了所有的小麦麸皮和小麦胚芽。由全麦粉做成的食品在人体内的消化速度很慢，在体内转化成糖的指数相对较低，所以比吃普通白面更能抵抗饥饿。

3. 褐色糙米

褐色糙米内含有较多的直链淀粉，在人体内消化吸收得比较慢，在体内转化成糖的指数也比大米低。用褐色糙米做饭，比普通大米更有利于健康。

4. 燕麦片

燕麦片含有大量的可溶性膳食纤维和植物固醇，有降低血胆固醇和血脂的作用。在选购麦片的时候要选择加工粗制的麦片，不要选择可以迅速烹调的麦片。粗制的麦片升糖指数比较低，是真正的饱腹食品。在早餐的时候喝点燕麦粥，可以为你补充营养，产生的热量也不会很多，帮助你保持一个完美的身材。

其次，要多吃瓜果蔬菜。如果不想在节食期间产生饥饿感，就要保证食用的食品每一种都富含营养。瓜果蔬菜中的纤维素有助于产生饱腹感。多喝水也会达到和补充纤维素同样的效果，但并不提倡靠喝白开水来控制食量。我们可以吃一些水分含量高的蔬菜水果。此外，多喝汤也容易让人产生饱腹感。下面介绍一些其他饱腹指数比较高的食物。

海藻当中富含水溶性纤维，对营造饱腹感非常有效，而且海藻当中还富含微量矿物质，如锌、锰和硒等，是在日本很流行的减肥食物和长寿食品。

为了使自己产生饱腹感，还应该多吃新鲜的食物。相比在冰箱中冷藏的食物，新鲜的食物对身体更有利。新鲜食品中含有的各种营养成分的比例都是最佳的，如矿物质、脂肪、蛋白质、维生素、水和碳水化合物。有些营养物质的需求量极低，这些低需求量的营养物质只有在新鲜食物中才含有。

当食品被加工或者冷藏的时候，它们当中的营养成分会慢慢减少，以至于慢慢丧失。当食品被磨碎的时候，其中的纤维素就会被完全破坏。食物被加热之后，其中的维生素会被破坏，食物的色、香、味也会有很大的改变。有些商家为了能吸引更多的顾客，会在食品当中添加调味剂、人工色素和防腐剂等添加剂，尽管我们已经知道这些添加剂是安全的，但我们不知道这些添加剂在人体当中的反应是否和新鲜食物相同。

新鲜食物吃起来比较费劲，

对于那些吃得快的人是有好处的。瓜果蔬菜当中含有的水分会补充到身体里，让人产生饱腹感。比如，用猕猴桃代替猕猴桃干，猕猴桃干我们可以吃很多，而猕猴桃却吃不了那么多，很快就会饱了。

慢进食，才能快减肥

“慢进食”，指的是要用乌龟一般的速度和耐性来摄入食物、补充营养，可能当你看到这个解释的时候会感觉十分可笑，但事实上，只有将进食的速度放缓，才可以收到快速、显著的瘦身效果。“慢进食”的方法主要有下面这几种：

1. 细嚼慢咽

东西吃慢一点是可以瘦身，但并不是因为吃进肚子里的东西少才变瘦的，这和大脑的活动有关：称为瘦素的荷尔蒙要刺激中枢神经，共需要20分钟左右，吃得快的人往往还没感到吃饱，就已经吃得太多了；只有细嚼慢咽，才能在吃得过多之前让瘦素帮助你“刹车”，而且，通过细嚼慢咽可以发现狼吞虎咽时未曾发现的食物原味。

2. 果蔬解馋

时时刻刻都提醒自己小心身材，可是总有嘴馋的时候。营养专家告诉大家，嘴馋的时候别尽想着甜点零食，可以将芹菜、小黄瓜和胡萝卜切成条状，嘴馋的时候就抓来嚼一嚼，这种吃法虽然不像进食肥膏厚味那样能够快速解馋，但是，却更加健康，没有堆积脂肪的后顾之忧，还可以顺便补充一天的蔬菜量。

3. 在舒适的灯光或烛光下就餐

据研究，人在霓虹灯下的饭量可以比舒适灯光下的饭量高一倍。也就是说，尽量在舒适的灯光下用餐，人的进食欲望便可以不那么急切，胃口也可以变小，所摄入的热量自然也就减少了。

营养学家米·哈姆教授指出，“边吃饭边看书或者看电视会使人觉察不到自己是否吃饱，是否吃得太快或太多”，因此，有意享用每一顿饭，就要营造一个惬意的就餐气氛，要有整洁的餐桌和微弱的灯光。

4. 用粗粮代替精粮

专家建议进餐时可用糙米、五谷米代替大米，这些粗粮不仅是可以细嚼的食物，透过细嚼更可以吃出美味。黄豆也是可以细嚼的食物之一，它可以降低胆固醇，其植物雌激素也可以增加骨质密度，更可预防更年期症状。

5. 慢慢喝茶

另外，慢慢喝茶也能有效地解嘴馋，而且中国茶多数都有促进脂肪代谢的效果，茶中含有能分解腹部脂肪的元素。

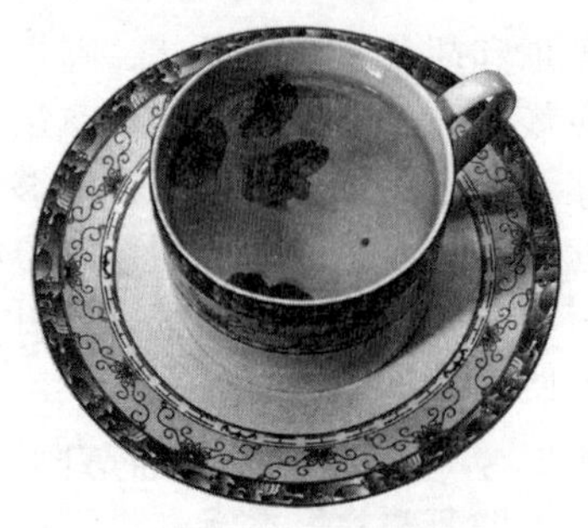

嘴馋的时候喝点茶

身体水肿尤其是脸部水肿是曼妙身材的天敌，而治疗水肿的主要办法是排出体内多余的水分。据了解，在水肿的日子里，可以试试喝一些减肥茶，这样不仅有利尿解毒的功效，还可以达到消肿的目的。长期减肥而体重没有明显下降的人们不妨试喝一下。

除去在饮食方面注意将节奏放慢之外,还要每周配合两次“慢”运动，这样才能够真正地将体重控制起来。

蔬菜营养分等级，减肥效果各不同

减肥的女性总是会去寻找各种各样的减肥食谱，但其实，身边最简单的食物，蔬菜，就是减肥的最佳食物，是餐桌上的天然“降脂药”。比起常食用肉类的女性来说，那些常食用蔬菜的女性通常更容易获得良好的饮食习惯，更好地保持自己的身材免受超重或肥胖的困扰。而且常食用蔬菜的女性到了中年以后，因为长期形成的饮食习惯，能让她更好地避免高脂肪、高热量食物的诱惑，所以说，蔬菜是减肥的最佳食物。但其实，不同的蔬菜，其营养价值是不同的，在食用蔬菜时，应该多吃营养价值高的蔬菜，这样可以为身体补充更丰富的营养，同时防止热量太高。

在考虑一天的蔬菜食谱时，很多人通常是按自己口味的偏好来决定今天吃什么样的蔬菜，但其实，食用蔬菜有一个更加科学合理的指标——营养。即根据蔬菜的营养高低来决定一天的蔬菜食谱。科学家根据蔬菜所含营养成分的高低，将其分为了甲、乙、丙、丁四类。下面，就对这四类蔬菜进行一下介绍：

1. 甲类蔬菜

这一类蔬菜的营养成分中有大量的维生素 B_2、胡萝卜素、维生素 C、纤维、钙等,营养价值最高。菠菜、小白菜、韭菜、芥菜、苋菜、雪里蕻等均属于甲类蔬菜的范围，在食用蔬菜时，应多食用这类营养价值高的蔬菜。

2. 乙类蔬菜

该类蔬菜所含营养成分不及甲类蔬菜所含营养成分丰富，营养价值次于甲类蔬菜。通常该类蔬菜又被分为三种小类型。第一类是含有维生素 B_2 的，主要是指新鲜豆类和豆芽；第二类含有较丰富的胡萝卜素和维生素的，这类蔬菜主要指胡萝卜、大葱、青蒜、芹菜、番茄、辣椒等；第三类主要是指含有较多的维生素C的，主要包括大白菜、包心菜、菜花等。

3. 丙类蔬菜

这类蔬菜含有较少的维生素，但热量比较高，主要指含淀粉较高的，像土豆、芋头、山药、南瓜等。

4. 丁类蔬菜

这一类蔬菜由于只含少量的维生素C，营养价值较甲、乙、丙三类蔬菜都要低，因此被分为丁类蔬菜，丁类蔬菜主要有冬瓜、竹笋、茄子等。

知道了科学合理的蔬菜分类，了解了各类蔬菜所含营养成分的高低，营养价值的大小，就可以合理地安排自己的蔬菜食谱了。但在食用蔬菜时，为保持蔬菜的营养价值不流失，最大的限度地摄取蔬菜的营养价值，因此，在食用蔬菜时还需注意以下几个方面：

（1）对于刚买回来的新鲜蔬菜，不要放在冰箱或厨房里等到第二天再吃，最好买回的当天就吃掉，因为蔬菜存放时间一长，维生素等营养物质便会慢慢流失，那么人体所能摄取到的营养就会减少。因此，新鲜蔬菜要现买现吃。

（2）食用蔬菜时，应该明确蔬菜的营养部分。像有些人在吃芹菜时，喜欢把芹菜叶子摘掉，只吃芹菜茎，但如果这些人知道了芹菜中至少有一半的营养都在叶子里，他们应该就不会那么轻易扔掉芹菜叶子了。还有就是在制作饺子馅时，把切碎的菜叶泌出来的菜汁挤掉，这会使蔬菜的维生素损失70%以上。因此，做蔬菜饺子馅时，如果担心菜汁出汤，正确的方法是将切好的菜用油拌好，再加盐和调料即可。

（3）根据测试，用大火炒出来的菜，维生素C损失仅17%，但先炒后焖的炒菜方法，蔬菜里的维生素C则损失会超过大火炒出来的菜。因此，炒菜时用旺火，这样制作出来的菜，既有诱人的炒菜香味，又能保证其营养成分不至流失过多。另外，如果在炒菜时加少许醋，更有利于维生素的保存。

（4）有些人在做菜时，喜欢提前把菜炒好，然后放在锅里或有盖的碗里温着，过一段时间再吃，或者一次做两顿的量，第二顿就把第一顿时的蔬菜热热再吃。其实，蔬菜中所含的维生素B，在炒好后温热的过程中会损失。因此，吃蔬菜应该现炒现吃。

蔬菜是减肥不可缺的食物，经常食用蔬菜的人会比经常食用肉类的人更少地遇到肥胖问题的困扰，所以，还等什么，赶紧选好适合自己需要的蔬菜，制作一盘精美可口的菜肴端上自己的餐桌吧。

生食营养更全面，绿色减肥更神奇

生食即“有机种植”的新鲜蔬果和谷类不经过烹饪直接生吃。生的食物能够最大限度地保留各种营养素，促进人体新陈代谢正常化，去除各种废弃物，有效预防糖尿病、癌症、肥胖、便秘等现代人疾病，帮助身体维持健康状态。

在心血管疾患、糖尿病、癌症等疾病肆虐的今天，反思远古原始人习惯生食却身体健壮的历史，饮食科学专家们发现，现代人在日常生活中，适当地搭配一点蔬菜、瓜果类植物性食物做生食，至少有4点是熟食无法媲美的益处：

（1）保护天然植物性食物中的营养素，不因烹熟遇热而遭分解、破坏，尤其是有止血抑癌、健身抗病作用的维生素C。

（2）植物性食物中有保健抗癌作用的物质，不会因烹熟遇热而减少。如有抑癌抗癌作用的叶绿素、黄碱素，有提高肝脏解毒功能的植物激素，以及能助消化、促代谢的酶类等物质。

（3）保护人体免疫功能。现已发现，人体血液中的“卫队”白细胞的常于食熟食后出现暂时性增多，处于如临大敌的戒备状态，不利于机体休养生息养精蓄锐。长期、单纯地吃烹熟食物，还会降低其杀菌、抗癌功能，而生食则无此弊端。

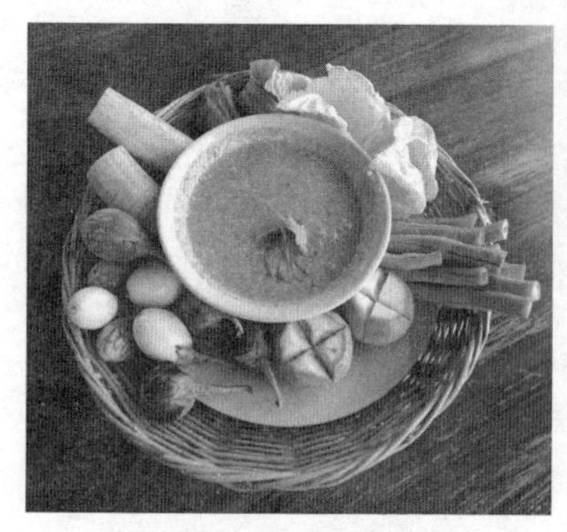
部分食物生食可摄入更多营养

（4）生食没有人为投入的食盐、食糖、香精、糖精、增色剂、防腐剂等物质，也没有熟食熏烤、油炸过程带来的苯并芘等致癌物，因而没有熟食加工时可能带给人体的潜在危害。

生食是最佳的天然食品。比起一般食品，天然食品对身体更有好处，构成生食存活的营养素包括胚芽、酶、叶绿素、食用纤维、维生素、无机物、植物性生理活性物质等这些营养素大部分很容易在加热时被破坏，因此只有在生食中才能完整地保存下来。在这些存活的营养素当中最受到关注的就是植物性生理活性物质。至今人们知道的防治疾病的成分有：抗癌维生素、抗癌无机物、预防癌症的类胡萝卜素（胡萝卜）、番茄红素（西红柿）、防治骨质疏松症的异黄酮（黄豆）等。而这些成分在吃生食时才能充分摄取。现已证明营养素不仅能激活免疫功能，还能增强免疫力以预防和治疗各种疾病。这是生食能防治癌症和成人病的证据。

生食是将有生命的食品与少食、全面营养等原理结合在一起的最佳天然食品。当然生食并不是药物。但是生食经常能带给病人超乎意料的治疗效果，这是为什么呢。原因之一是食用生食能创造良好的治疗环境；原因之二是生食能替代患者的一般饮食并可以持续食用。创造一个不得病的好环境，要比治疗疾病重要得多。

人们总是暴露在异物、细菌、病毒和致癌因素的攻击环境里。当这些物质侵入到体内的时候,人就可能患上各种疾病。但是，我们生来就拥有能抵抗这种外部攻击的免疫系统，因此才有可能健康地生活下来。在相同环境下有人能保持健康也有人经常患病，这是因为人和人之间的免疫力有所差异。免疫力强的人能很好地抵抗并战胜各种病毒、细菌、致癌因素等的攻击，但免疫力弱的人则会在异物和病毒的攻击下患各种疾病。每个人体内都有癌症基因，但并不是每个人都将患癌症。不患癌症的人正是得益于免疫系统抑制癌细胞生长的能力。但是当免疫细胞失去正常作用的时候，就无法抑制癌细胞的生长，人就会患上癌症。饮食疗法的伟大之处在于可以有效增强机体免疫活力，这样不仅限于对主要疾病有效果，还能同时防治其他疾病。

生食因为未经加热能最大限度地保留天然营养素。作为一种含有生命的、存活的胚芽、叶绿素酶、植物性生理活性物质等的天然食物，可以恢复身体免疫力，缓解各个脏器的不良症状，再生受伤的组织细胞等具有出色的人体功能正常化作用。植物生长在灿烂的阳光下，带着清新的、自然的生机拥有着大地所赐予的丰富营养，其绿色包含着生命的气息。未经加热直接食用这种充满生命力的、新鲜的食物能为我们带来健康。天然生食方式可以加强人体的自身治愈力，帮助人体依靠自身防治各种疾病。因此对各种疾病均有防治效果。即生食是一种神奇的减肥良方。

营养根据年龄补，才能享“瘦”无极限

减肥瘦身就和美容养颜一样，随着年龄的变化该用不同的方法，否则就会影响效果。所以，要成

功减肥，就要配以饮食调理，才能永葆窈窕的身材。

1.20岁

人长到18岁时，体形、身高、长相大概已经定型了：到了20岁的时候，身体功能达到高峰，心律、肺活量，骨骼灵敏度、稳定度、弹性均到达最佳状况，同时还有增高的机会，这是人生最有朝气的时候。但随着时光流逝，新陈代谢会变慢，废物毒素容易积累；如果好吃懒做，进食不讲究方法，便会令大量的脂肪堆积到体内，并且脂肪还不容易代谢，这样就会影响到身材的曲线。

这个时候人体的体能达到了最高峰，需要摄取足够的营养素维持，但为避免营养不良，影响身体的成长，不能采用节食减肥法，而是要均衡饮食，利用摄取均衡的营养帮助脂肪燃烧及代谢，降低脂肪的堆积。每天至少喝2000毫升的水，可以加速废物的代谢，而且喝含矿物质的矿泉水对刺激肠道有很大的帮助。

2.21~25岁

脂肪细胞绝大部分在26岁前就已经形成，之后很难增加或减少，所以必须在21~25岁这段时间将身材定型，不然就会成为易胖体质。25岁是人体的一个临界点，人的生长和体力在这一年达到最高峰，可以在这个时候尝试各种形象。不过21~25岁时玩兴会大增，对于饮食又不忌口，甜的、辣的、咸的都会往肚里塞，只要饮食稍微不注意，身材都会走样。

这时候身体功能仍属于高峰状态，常会不自觉吃进过多的东西，除了正常三餐以外，还常吃高油脂的素食、下午茶、夜宵及各式零食，所以一定要遵守只吃营养均衡的三餐原则，不碰任何油煎、油炸、油酥的高油脂食物，下午茶、夜宵及各式零食，减少热量的摄取。

每日三餐的原则是“早餐吃得好，午餐吃得饱，晚餐吃得少”，而吃饭的时候，要放慢速度，好让大脑有时间形成饱足信号，消除饥饿感；不要饮用含糖分高的果汁、汽水饮料；喝咖啡、热茶的时候，不要放糖和牛奶；宜多用蒸、煮、卤、炖、烤、凉拌的烹调方式，以减少油量摄取；每天至少要喝2000毫升水，让胃袋的体积装满，以减少食物摄取过多。

3.26~30岁

26岁与25岁只差一岁，可是就在此时，细胞新陈代谢的速度开始下降，稍微不注意，就有可能让身材变形：我们会惊讶地发现，即使体重不变，腰围、臀围及大腿却变粗了，甚至身体的灵敏度都不如以前了，下蹲、跳跃、爬楼梯都显得力不从心，还会喘个不停。

因此26~30岁的你千万要改变心态，不能再像以往一样乱吃乱喝，需要控制饮食，持续运动，以维持轻盈体态。

遵守只吃三餐原则，不吃下午茶及夜宵，避免吃进太多糖分及脂肪；三餐的量需要以基础代谢率为基准，但一定要营养均衡，绝不要挨饿；减少不必要的聚餐及喝过量的酒；进食时，要注意代换及计算餐点的热量，不要吃得过量；不碰任何油煎、油炸、油酥的高油脂食物，避免过多的脂肪堆积在体内；要选择无糖的饮料，不要喝含糖分高的咖啡、饮料及加工果汁，宜选择糖分低的营养蔬果汁；碳水化合物的食物要减少，尤其是摄取精制、高油、高糖的面食类至少要降低一半的量；每天要喝至少2000毫升的水，以于利废物的排出。

4.31~35岁

30岁是女人青春和成熟结合最完美的时期，尤其这个时期是孕育子女的阶段，最能展现女人的风韵。但是过了30岁以后，身材就开始走下坡路，如果能够细心呵护，谨慎对待，还能保持标准身材及健康体态。如疏于照顾，忘了倾听身体的声音，不仅身材会走样，甚至还会罹患因饮食不当造成的慢性病。

这个时候需要遵守只吃三餐原则，不吃下午茶及夜宵，避免摄取太多糖分及脂肪；不要只吃代餐，避免营养不足，降低了新陈代谢；需计算基础代谢率；可经常服用具有消脂作用的中药茶或花茶，可燃烧及代谢体脂肪，避免喝可乐、汽水、咖啡等含糖、咖啡因的饮料；要判断正确的饮食法，不要道听途说，人云亦云，比如说辛辣物有减肥效果，就拼命吃咖喱饭、喝泰国酸辣汤；寒天有充足膳食纤维，可以排出宿便，就天天吃寒天。而是需要按照自己的体质，肥胖原因加以摄取，而不是减什么，吃什么；随时随地记录每餐吃的食物，以调整每餐的进食量。

5.36岁以上

36岁以后的新陈代谢率已经趋缓，但麻烦的是饮食习惯已经定型，一不小心，就会吃进太多高油脂、高糖分的食物。之后你就会发现肚子圆了、腰粗了、大腿变粗、臀围变宽、尖脸变成双下巴，而且背脊挺不起来，之前买的衣服完全穿不下去。因此36岁以后的你更需要随时检视自己的身材是否开始变形，并立刻更正饮食习惯。

这个时候要以均衡三餐为主，但饮食要节制，量要减少；不碰任何油煎、油炸、油酥的高油脂食物，少吃高胆固醇食物，多吃膳食纤维高的青菜、水果、全谷类；少吃含糖量高的食物，如巧克力、糕饼、甜甜圈、含糖茶饮，即使爱吃都必须减少 2/3 的摄入量。

虽然不同的年龄，身体会有不同的特性，但是只要注意得当，掌握好不同年龄阶段自己的进食原则与方法，那么，无论在哪个年龄段，你都是一道靓丽的风景。

饮食瘦身要注意

1. 减肥也要注意平衡膳食

平衡膳食是指人们每天所吃的食物必须由多种食物组成，多种食物有五

大类，每一类要达到一定的数量，才能满足人体各种营养需要，达到合理营养，促进健康的目的。第一类是谷类和薯类，第二类是动物性食物，第三类是豆类及其制品，第四类是蔬菜和水果，第五类为纯热能食物。各种食物所含营养成分不同，只有搭配着吃，才能保证各种营养素来源充足，否则，就会造成营养比例失调，使人体出现营养不良或肥胖症状。

2. 巧妙搭配饮食减肥

女性朋友担心自己发胖，节食就成了最常见的行为。其实这种方法未必

奏效，只有正确地饮食才能起到减肥的作用。用餐时，蛋、肉、豆、菜等要搭配好，科学合理的搭配能给人提供足够的热量，从而保证减肥的女性有足够的能量投入到工作和学习中去。饮食搭配也应以清淡为主，否则多余的热量在胰岛素的作用下大量合成脂肪，沉积在体内导致肥胖。

3. 晚餐宜吃八成饱

俗话说“早餐吃好、中午吃饱、晚上吃少”，这并不是没有根据的，食物在人体内的代谢主要与胰岛素的分泌量有关。胰岛素可将葡萄糖转化为脂肪，但胰岛素的分泌是有规律的，一般来说早晨分泌得少，而晚间分泌得多。因此，同样的进食量，早晨吃就不易转化为脂肪，而夜间胰岛素分泌特别旺盛，被摄入的食物很容易转化为葡萄糖，随后转化成脂肪而引起肥胖。

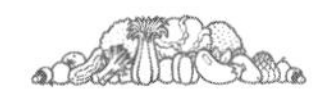

如何吃能够排毒纤体

排出体内毒素，才能瘦得轻松

很多人无论如何节食如何运动，还是摆脱不了肥胖的命运。其实控制肥胖不能只是一味地滥用各种方法，而应该找出自己肥胖的真正原因。比如有些人的肥胖是自身的胖体质造成的，有些则是身体内的毒素造成的。

我们也经常听到中年人抱怨，怎么吃都容易胖，不吃还是胖，殊不知，这就是没有适当让身体排毒导致的。每一位成年人体内，一般会存有 3~25 千克垃圾，这是一个非常惊人的数字。这些毒素积压在体内，长期就形成了可怕的油脂和脂肪。所以，我们想要减肥就要学会排毒。

排毒瘦身就是指把心脏、肝脏、胃、大肠等器官内长期堆积的毒素通过多种手段排出，让细胞恢复最佳功能与活力。体内的毒素排出后，抗氧化物就更易生成。而抗氧化物能起到防止细胞老化的作用，同时能够加速脂肪分解。

排毒瘦身法最重要的部分就是给大肠解毒。俗话说：有干净

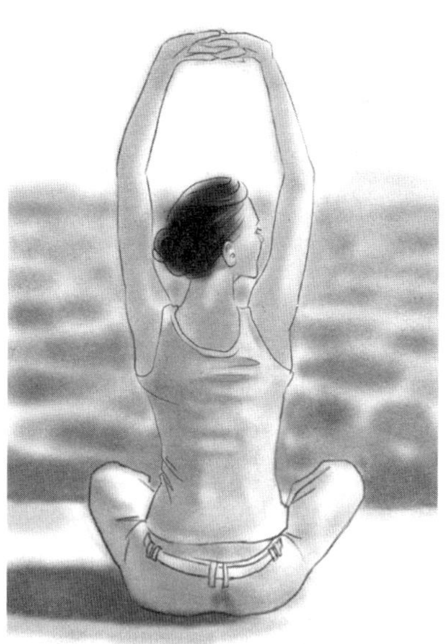

排毒，体验身体轻快的感觉

的大肠才有健康的身体。因为毒素排出的最后一道关口是大肠，如果大肠内有毒素，那么即使身体的其他地方都很干净，大肠中的毒素也会重新回到体内，影响健康状况，这就和下水道堵塞污物会回流类似。肠内不干净，有毒气体产生，则会使屁有臭味，甚至还会产生口臭，严重时还会引发头痛。

排毒瘦身法的特征，用一句话来说，就是赋予身体“清”和“快”的感觉。“清”，是指使肠干净，使肝净化，使血液更清；“快”则是指使吃、睡、排泄等生理活动正常无障碍。

一般，排毒解毒会分为六步：

1. 拒绝诱发毒素的物质

谨慎使用喷雾剂、摩丝等日常使用的化学物质，喝净化过的水，减少快餐食品的摄取等。

2. 加强毒素向体外排泄

循环系统如果从组织内部开始消除毒素，那些毒素就会通过汗、小便、大便排出体外。强化皮肤的汗腺、肾脏、大肠等排泄通道，是加强排泄的办法。

使毒素排出的办法有肠解毒疗法和皮肤发汗疗法。清肠或服用肠功能强化食品、中药，都是肠解毒疗法。皮肤发汗疗法是通过人为加热使全身体温升高，以使体内的毒素随汗排出，令新陈代谢更加活跃，具体的方法有桑拿等。

3. 促进循环

人体通过血液和淋巴液的循环，向各个细胞输送养分和氧气，去除在代谢过程中产生的多种毒素。换句话说，如果循环不顺畅，养分就不能顺利输送，毒素也不能排出，停滞型瘀血状态就会持续，这样会诱发多种疾病。

运动能改善消化系统的功能，促进胃肠蠕动，加快食物的消化和吸收，保持大便的通畅，而且有助于血流的改善。

运动时，呼吸变得急促，通过血液流入肺部的氧增多，从心脏发送到全身的血流也会更活跃，血液中丰富的氧会使肌肉堆积的糖原或皮下脂肪被分解，转化为能量。步行、慢跑、滑冰、游泳、骑自行车、打太极拳、跳健身舞、做韵律操等有氧运动，都有改善血液循环的作用。

4. 恢复胃肠的功能

在中医学里，肠胃的功能被看作是五脏六腑的根本。例如，肠的功能下降会引起各种有害细菌和毒素的急剧增加。这不仅会损害肠黏膜，还会让饮食中的杂质和污染物进入血液。为预防肠功能降低，平时应该养成规律的饮食，不要暴饮暴食，还应该多摄取膳食纤维。

5. 激活肝功能

肝脏是消化器官，同时也是

血液循环器官、新陈代谢器官。人体内碳水化合物、脂肪、蛋白质、维生素、矿物质、水及激素的代谢，都与肝功能有着密切的关系，由于肝脏具有解毒功能，才使人体内环境保持在某一恒定的状态，保证正常的生命活动。

因此，肝的功能如果发挥不好，肯定会对身体造成影响。为了维持肝脏的健康，应该注意休息，避免过度服用药物、过度饮酒和吸烟。

6. 减轻压力

适度的压力可以使人在事业上进步，然而，过度的压力会对身体造成很大伤害。压力是妨碍人体自身解毒功能、增加毒素在肠内浸透的原因之一。积极乐观的心态，可以说是祛除心灵之毒的最好钥匙。培养有益的业余爱好、读书等活动和适当的休息，是使身心从疲劳和压力中摆脱出来的最好办法。

以上所提的这六个步骤，能够帮助你轻松排出体内毒素，令体内毒素没有机会积压下来，这样也就相当于将累积脂肪的温床消灭掉了，脂肪不再囤积，排出毒素，一身轻松。

排毒减肥法的四个时期

排毒减肥法平均需要6周。当然，为了保持良好的状态，以后也要不懈努力。第一阶段需要1~2周，恢复身体均衡的均衡阶段需要2~3周。接下来，身体状态平稳、恢复活力，又需要1~2周。当然，每个人身体的状态与减肥的程度也存在着差异，所以，减肥所需的时间也有可能不同。

1. 净化

在这一阶段里，通过肠解毒、喝水、腹式呼吸等方法，将体内可导致肥胖与各种成人疾病的毒素和废物，特别是宿便排出，使体内的环境转化为清洁状态。

2. 均衡

体内存在的废物、毒素、宿便被排出，体内环境净化后，需要一个纠正因毒素引起的身体功能紊乱的阶段。

这时，平常的种种瘦身法往往不考虑均衡，只强调控制饮食和大量运动，很容易造成严重的副作用和后遗症。

在这一阶段里，根据每个人的体质与体型、肥胖原因及类别等，采取使身体达到最佳均衡状态的多种活动。比如按摩和沐浴法在内的自然疗法，就能够调节体内的代谢，纠正一度紊乱、不均衡的身体功能。

3. 增强活力

当去除了身体内的不良物质、纠正了身体的不均衡状态后，还需要一个调节能量流动的阶段。

在这一阶段里，要饮用与各自体质和肥胖类型相适应的瘦身茶，使身体的阴阳与气血调和，并使衰退的元气得以恢复和补充。瘦身茶通过引导气血流动，使之达到通畅均衡，使身体维持理想和平稳的状态，并以此增强身体的活力。

4. 保持

瘦身失败的原因通常有两种：一种是无法忍受饥饿感或元气衰退、眩晕症等痛苦；另外一种就是虽然刚开始时瘦身成功，达到了身体的最佳状态，但因为无法保持，结果出现反弹现象。

在排毒瘦身法的最后一个阶段，要养成与各自体质相适应的饮食习惯，并通过适当运动和调整心态，来调节气息的流动与人体的均衡，保持最佳的身体状态。

在这几个特定的阶段当中，一定要找准规律，进行适当的饮食调整，以帮助身体顺利地完成排毒的过程。

饮食清除脏腑毒素，由内而外瘦起来

脏腑器官内的毒素是导致美眉们身体发胖的原因。保养身体、永葆青春靓丽是女人的天职。可是有人会说：“最重要的是内心。”但是，能够拥有靓丽的外表，会给女人加分不少，让人显得更加自信。所以说,外表真的是很重要。不管你年龄有多大，皮肤、腰部、小腿、脚、指甲等属于女人身上的一切，都要尽力去保养。

如果美女们要想既有魔鬼般的身材，又有健康的身体，就要让身体内的毒素排出，其实要想做到这点并不难，只要借助食物的帮助就可以了。食物能够帮助人体将肾内、肝内和肠道内的毒素排出，只要这三大部位的毒素清理干净，那么拥有健康、完美的身材便不再是梦想。

1. 排出肾内垃圾

肾脏是排毒的重要器官，它过滤血液中的毒素和蛋白质分解后产生的废料，并通过尿液将其排出体外。而黄瓜的利尿作用可以清洁尿道，有助于肾脏排出泌尿系统的毒素，其中含有的葫芦素、黄瓜酸等还能帮助肺、胃、肝排毒。此外，樱桃是很有价值的天然药食，有助于肾脏排毒。同时，它还有温和通便的作用。

2. 排出肝内毒素

肝脏是重要的解毒器官，各种毒素经过肝脏的一系列化学反应后，会变成无毒或者低毒的物质。我们在日常饮食中可以多食用胡萝卜、大蒜、葡萄、无花果等来帮助肝脏排毒。

3. 清润肠道

肠道可以迅速排出毒素，但

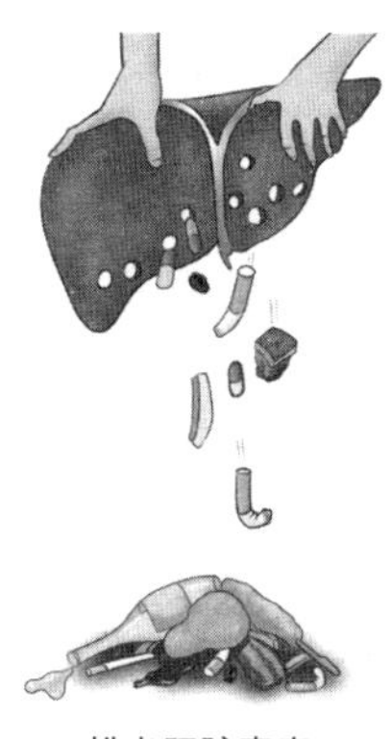

排出肝脏毒素

是如果消化不良，就会造成毒素停留在肠道，被重新吸收，给健康造成巨大危害。黑木耳、海带、猪血等众多食物都能帮助消化系统排毒。

替脏腑排好了毒，他们便能够更好地为我们工作了，这样，身体就不仅能够健康，还可以变得苗条起来，就能够在真正意义上实现美丽和健康并存的目标了。

对症下“药”，打败七种毒素

要防止疾病入侵，追求健康生活，最简捷有效的方法便是提高我们自身的免疫力，而要提升免疫力，首先要注意的，便是体内的各种毒素，了解了各种毒素是什么样的之后，便可以对症下“药”进行解决了，其中，最好的“药”便是生活当中的各种食物。首先我们大家先来看清楚，毒素在体内大体上的七种存在形式：

1. 宿便

废物残留在体内肠道褶皱内无法排出人体，就形成了宿便。它在肠道里腐烂变质，成为细菌的滋生蓄积地，其中的毒素可能重新被肠道吸收，再次危害人体。如果想要排出宿便，在饮食方面应该注意，增加含植物纤维素较多的粗质蔬菜和水果，适量食用粗糙多渣的杂粮，如标准粉、糙米、山芋、绿豆、凉粉、薯类、玉米、燕麦片等。

2. 脂肪

摄取高营养和高脂肪的食物，容易使血液变得黏稠，流动速度也会逐渐开始缓慢，大块的脂质沉积在血管中，导致供氧不足，头晕困倦。若再与沉积的细胞碎屑聚积，就容易形成血栓堵住血管。解决这个问题，可采取多饮水的方法。菜和水果，可以降低脂肪含量，黑木耳能溶血，这些互相配合，就能达到良好的降脂疏通作用。

3. 尿酸

细胞核酸是由一种叫“普林”的物质构成的，尿酸就是“普林”代谢后的最终产物。如果尿酸沉积在人体软组织或者关节中，容易引起关节处红肿、疼痛、发热等。减少尿酸含量，一是要多喝水、少饮酒、减轻体重；二是要减少普林的摄入量，这可以通过食用蔬菜、瓜果、蛋、奶、米、麦等来实现，而在动物内脏和酵母粉中普林含量较高，平时要注意尽量少吃这种食物。

4. 自由基

这是一种危害非常大的毒素，是人体内氧化反应的结果，是引发衰老的主要原因，同时还会损害蛋白质、脂肪、DNA 等，并能导致许多细胞癌变或者死亡。糖类食物会增加人体内有害自由基的数量，要减少自由基，就要多吃含维生素 C、维生素 E、维生素 A 及叶绿素的食物，也可以尝试壳类食品，如开心果等。目前在年轻女性中比较流行的是直接口服维生素 E 胶囊，但值得注意的是，很多维生素 E 都是人工合成的，选择天然的会比较好，但是注意不要服过量，否则便会容易导致中毒。

5. 胆固醇

绝大部分的胆固醇都是由人体肝脏制造的，其余一部分需要从食品中摄取。而当胆固醇从食品中摄取过高时，剩余的就会沉积在血管壁上，会逐渐使血管变窄，严重的会导致血管闭塞。苹果、橘类水果对降低胆固醇有好处，木耳、冬菇、核桃和杏仁等食物亦有一定效果。另外，宜用少食多餐的方式，每周食用两三次鱼也可以帮助降低胆固醇；每天大半杯燕麦片，对于降低胆固醇亦有很好的疗效。

6. 水毒和瘀血

人体体液状态分布不均匀的时候，就会产生水毒；而瘀血主要针对老、旧、残、污液。水毒和瘀血会引起病理的渗出液和表面温度降低，让人出现寒冷感。对付水毒和瘀血，苹果是一个很不错的选择。

7. 乳酸

人在处于长时间奔波或者运动后，体内容易产生乳酸，它会使化葡萄糖酸在体内不断积累，会导致血液呈酸性。乳酸积累后，人体会处于一种疲劳状态，这时候腰酸背疼、动作迟缓的现象便都出现了。要消除这种疲劳，可以喝一些果酸类的酸性饮料，这样能够调节体内环境。

与这七种毒素所对应的七类方法简单实用，具有非常强的可操作性，可以根据具体情况进行具体的选择和应用，这样无论是哪种毒素，都能够被轻松解决掉了。

饭局中的排毒营养佳品

现代女性不同以往，真正顶起了半边天，有自己的交际圈子，自己的事业需要打拼，随之产生的大量的应酬与交往活动也导致了生活中的饭局不断增加，常常一桌子大鱼大肉的吃，有辛辣食物也有甜腻食物，还经常需要喝酒，给肠胃造成了严重的负担。

尤其是到了冬季，天气寒冷导致人体新陈代谢减缓，毒素更加不容易排出体外，从而严重影响到了人体的健康。

所以，既要无可奈何地应酬各种饭局，又担心身体毒素堆积的女性们，其实可以通过在饭局中多吃以下食物，这样不仅可以为人体补充必要的养分，同时还能够帮助肠道把毒素排出体外，让身体保持清爽。特别是当你正处于排卵期，虽然食欲不振却仍然不得不出席各种饭局时，不妨适当吃些下面所介绍的食物，这些食物健康而又有益，它们能够帮助身体维持清爽和活力。

1. 海带：加速肠道蠕动

海带中含有多种有机物和大量碘、钾、钙、铁等矿物质，还含有蛋白质、脂肪酸、糖类、多种维生素和烟酸等物质，是很有营养的食物。常食海带能补充人体所需的碘、钙等，因此能防治地方性甲状腺肿，明显地降低体内胆固醇的含量，食用海带还具有防癌作用。此外，食用海带还能够在某种程度上治疗高血压、动脉硬化等疾病。

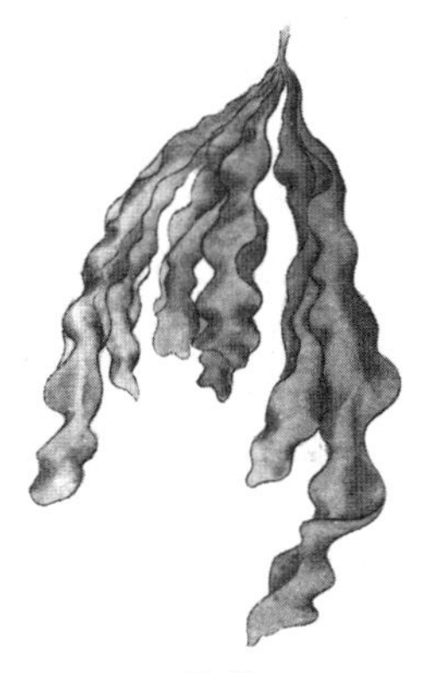

海带

在排毒方面，海带号称肠蠕动的“加速器”。海带是一种呈碱性的食品，可以加快血液中的三酰甘油代谢，能够有效地润肠通便。而且海带热量低，能够防止长胖，还含有丰富的食物纤维，这些膳食纤维可以起到很好的加速肠道运动的作用。

其中，海带以清蒸的吃法来吃是最为妥当的，这样能够最大限度地减小对海带中所含矿物质的损害。

2. 猪血：为肠道解毒的“消化酶”

猪血中含有丰富的维生素 B_2、维生素 C、蛋白质以及多种微量元素等营养成分。特别是猪血中所含有的血浆蛋白，在人体的胃部被胃酸分解，然后产生出一种解毒、清肠的分解物，这种分解物在对付侵入人体内的粉尘、有害金属微粒时，具有很好的功效，从而防止人体内这类毒素的堆积。

特别是对于那些长期接触有毒有害粉尘的女性，尤其要多吃猪血。此外猪血中富含铁，对于治疗贫血具有一定的功效，能够改善贫血所引起的面色苍白，因而也是排毒养颜的理想食物。

将猪血与大米混合煮粥，能够有效帮助清除肠道毒素，预防结肠癌。

3. 蜂蜜：肠道的“滋养液”

蜂蜜含有氨基酸、维生素等营养物质，可以有效地促进身体循环。而其所含的磷、钙、镁等矿物质元素还能起到调节神经系统的作用，也能为肠道排毒创造一个优良的环境。所以可以把蜂蜜看作肠道的“滋养液”，帮助肠道“和颜悦色”，蜂蜜兑温水喝能够助肠道排毒，从而收到美容的效果。

4. 花生：肠道强健的“催化剂”

花生是一种高营养的坚果，其营养价值甚至高于粮食，几乎能与鸡蛋、牛奶、肉类等含高蛋白质的动物性食物相媲美。花生中含有丰富的蛋白质和脂肪，特别是含有大量的不饱和脂肪酸。花生能够强健肠道、养胃醒脾、滋润肠道。特别是花生中所特有的植酸、植物固醇等物质，可以有效地增加肠道壁的韧性。

花生不宜多吃，因为其富含脂肪，每日只需吃5~6粒即可，而且最好是用水煮过的，防止其营养物质被破坏。

不多久也许你又要去餐馆参加应酬，但这一次，你不必再担心饭局会让自己欠下“毒债”了，为自己多点一些上述食品，你的饭局就会变成你排毒养颜的绝佳场所。

早晚喝杯酸奶，提升肠动力

酸奶，想必是诸多女性朋友的挚爱，经常喝酸奶的人，能够令身材保持窈窕，皮肤也会白皙细嫩，几乎不用担心斑、痘、纹一类严重影响女人美丽的东西。可能有人会感到惊讶，自己平时没怎么当回事的酸奶，竟然还有着这么神奇的效果。

一位漂亮、看起来年轻而又充满活力的女人，身体一定是无毒素堆积的。除了皮肤、肝脏、气血运行的通道等是毒素容易滞留、堆积的地方，肠道更是毒素在人体里藏身的好处所。通常，我们的肠道中共生着无数的菌落。它们主要分为三大类：双歧杆菌、乳酸杆菌等帮助人体维持健康的菌体；大肠杆菌、大肠球菌等在特殊情况下对人体有害，正常情况下对人体有益的菌类；还有葡萄球菌和绿脓杆菌。它们各自的量比较均衡的时候，便可以在我们的肠道里和平共处，帮助人体合成维生素，促进肠动力以提高人体消化吸收的功能。但是，当它们的含量失衡的时候，即有害细菌占优势，有益细菌越来越少，就会导致肠道内垃圾堆积，毒素累积，进而影响女人的容颜和健康。

而酸奶富含益生菌，可增加肠道内双歧杆菌、乳酸菌的数量。乳酸菌是肠道清道夫，它能在肠内定居，使肠道菌相的构成发生有益变化，促进体内消化酶的分泌和肠道蠕动，清除肠道垃圾、抑制腐败菌的繁殖。双歧杆菌则具有维护肠道正常细菌菌群平衡，在肠道内合成维生素、氨基酸，抑制病原菌的生长，防止便秘，抗肿瘤，提高机体对钙离子的吸收，降低血液中胆固醇水平，提高消化率，增强人体免疫功能等多种功效。同时，酸奶中还含有多种酶，可以促进人体对食物的消化和吸收。可以毫不夸张地说，酸奶就是我们提升肠动力的宝，有了它的帮忙，肠道内的垃圾和毒素想滞留都难。每天早晚都来一杯酸奶，便会肠动力十足，身体对营养的消化吸收、对毒素的排泄就会非常顺畅，所以很少会被斑痘、便秘等毛病缠身了。身体清爽了，气色、肌肤、身材和精神状态当然也就能够处于良好的状态了。

还有一点也很重要，酸奶由纯牛奶发酵而成，发酵的过程使酸奶更易消化和吸收，发酵后产生的乳酸，可有效地提高钙、磷在人体中的利用率，所以酸奶中的钙磷更容易被人体吸收。

虽然酸奶对女人有种种好处，不过它的饮用数量和时间是比较有学问的。正常女性每天饮用1~2杯酸奶（250~500克）为好，早晚各一杯比较理想。同时，在饮用酸奶的过程中还要注意四个方面：

1. 空腹不宜喝酸奶

通常，人的胃液酸碱度在pH 1~3之间，空腹时的pH值在2以下，而酸奶中活性乳酸菌生长的酸碱度值在pH5.4以上。空腹喝酸奶，乳酸菌会被胃酸杀死，营养价值大大降低。一般来说，饭后2小时内饮用酸奶，可以最大限度地保证营养被吸收效果最佳。

2. 酸奶不能加热喝

酸奶一经蒸煮加热后，所含的大量活性乳酸菌就会被杀死，其物理性状也会发生改变，产生分离沉淀，酸奶特有的口味和口感都会消失。酸奶最有价值的东西就是酸奶里的乳酸菌，它不仅可以分解牛奶中的乳糖，从而产生乳酸，使肠道的酸性增加，且有抑制腐败菌生长和减弱腐败菌在肠道中产生毒素的作用，如果把酸奶进行加热处理，酸奶中的乳酸菌会被杀死，其营养价值和保健功能便会降低，因此饮用酸奶不能加热。夏季饮用宜现买现喝，冬季可在室温条件下放置一段时间后再饮用。

3. 饮后要用白开水漱口

喝酸奶的时间最好在饭后，因为这时人肠胃中的环境最适合酪氨酸生长，能够让它发挥更多的健康功效。

4. 不能用酸奶服药

用酸奶代替开水服药是不正确的习惯，应加以改正。特别是不能用酸奶服用氯霉素、红霉素、磺胺等抗生素及具有治疗腹泻作用的一些药物，因为这些药物同样也会破坏或杀死酸奶中的乳酸菌。

酸奶是国际卫生组织推荐的六大健康食品之一，还具有“长寿食品”的美誉。每天合理地喝上两杯酸奶，肠动力足了，吸收、消化、排泄样样无阻，你将轻松地收获美丽与活力。

打造自己的排毒饮食排行榜

人体的毒似乎总也排不干净，因此，你不断寻医问药，想要彻底排出身体的毒素，让自己也能卸下一身长期背负的“毒债”，重拾健康有朝气的身体。很多人认为排毒要靠药，因此在各种中西医药中苦苦找寻，殊不知是药三分毒。其实，在我们的日常生活中，就有很多排毒佳品，你完全不需要舍近求远，找寻那些排毒秘方，只要常吃具有抗污染、清血液、排毒素的功能的食品，就可以让你的身体得到很好的净化。下面，就来介绍一下具有排毒功能食品的排行榜。

1. 动物血

日常生活中常食用的动物血包括鸡、鸭、鹅、猪血等，其中，以猪血为最佳。在我国传统中医学中，猪血被认为具有润肠通便、清除肠垢的功效。而且，经现代医学证实，猪血中含有的血浆蛋白可以在胃里面经过酶的分解，产生一种具有解毒和润肠功效的物质，这种物质还能与外界入侵肠道的粉尘、有害金属发生化学反应，让这些有毒有害污染物变成不易被人体吸收的废物而被人体抛弃掉。可见，猪血有为身体除尘、清肠、通便等多项作用，是很好的排毒食品。

食用时可用猪血做成美味的豆腐猪血汤、白菜猪血汤、韭菜猪血汤、丝瓜猪血汤等食用。

2. 鲜果汁和鲜菜汁

新鲜的蔬果汁比新鲜的蔬果更具营养价值，净化身体功能可以发挥得更大，我们可以把新鲜的蔬果汁比喻成人体内部的“清洁剂”，因为它能彻底被人体吸收，到人体的各个部分去，帮助人体将堆积的毒素和废物排出体外。特别是对于血液净化来说，蔬果汁比蔬果能更容易、更迅速地进入血液之中，蔬果汁中含有的碱性物质可以在血液中发生酸碱中和，从而使血液呈碱性，溶解血液中的毒素，再经过排泄系统排出体外。

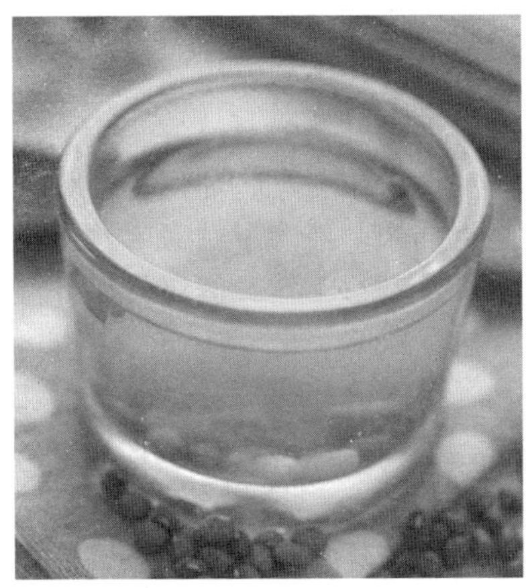

绿豆汤

3. 绿豆汤

绿豆性寒，是夏季常备的解暑佳品，能有效地清热解火，祛暑利湿。常喝绿豆汤能帮助身体将积蓄的毒素排出体外，并促进身体的新陈代谢作用。而且绿豆在中医学中具有很好的解毒功效，常被用来作为药材解多种食物或药物中毒，因此，在日常生活中，可以常备绿豆汤饮用，炎热的夏季，还可以自制冰镇绿豆汤。

4. 菌类植物

菌类植物包括蘑菇、地衣、木耳等，是由真菌成长而来，这类物质也有很好的净化血液和解毒功能，特别是黑木耳净血功能尤其显著。而蘑菇则能帮助身体排泄多余的毒素，促进新陈代谢。此外，多吃黑木耳，还能帮助降低胆固醇。

5. 海藻类食物

市场上出售的海藻类食品通常包括海带、紫菜等，这些海藻类食物中含有丰富的胶质，能帮助将体内的放射物质排出体外，有效地预防放射性疾病的发生。在食用时，可以用豆腐海带煮汤，既美味，又有很好的排毒、补碘的功效。

6. 茶叶

茶是中国传统的饮品，一直以来，人们都认为喝茶是非常有益于身体健康的，甚至有延年益寿的作用。现代医学经研究后认为，茶叶中含有一种特殊的茶多酚，并含有多糖和维生素C，对帮助身体将体内的有毒物质排泄出去有很大作用。

7. 无花果

无花果是水果中的佳品，它含有丰富的有机酸和多种酶，能帮助开胃、增强食欲、润肠通便、消化助胃、消肿止痛、除肠虫等多种功效。在中医中还被用来作为药材专门医治消化不良、干咳无痰、咽喉肿痛、便秘、痔疮等病。而且，近年来的医学研究还发现，无花果对治疗很多癌症都有明显的疗效，在日本，无花果被用来治疗冠心病，也获得很好的治疗效果。而且无花果中含有的氧化物歧化酶，能够防止人体衰老，助人长寿。

8. 胡萝卜

胡萝卜以其含有丰富的胡萝卜素而出名,能增加人体维生素A,而且胡萝卜中还含有大量的果胶,能够与体内的有毒物质汞结合,从而降低血液所含汞离子的浓度,帮助血液净化。

一口气介绍了这么多的排毒佳品,应该能满足你很长一段时间的排毒食谱的需要了吧!排卵期的女性要注意,排毒绝对不能耽误,多吃上述食品,让自己轻轻松松过好每一天。

办公族排毒瘦身,要将三餐营养搭配好

办公室一族们,由于工作性质长期久坐,难得一动。而长期保持坐姿缺乏运动,就很容易造成消化不畅,大肠蠕动无力,导致体内毒素堆积。同时,紧张的工作、不规律的生活也让白领们经常处于焦虑状态中,这种状态很容易引起胃肠道功能紊乱,更会影响体内毒素的排出。

年轻人体内毒素的堆积往往是受到外界因素的干扰,时间久了,还会引起其他疾病。如果想要彻底告别这种不良状态,首先便是要让身体处于一种良性循环的状态中,然后再对其进行维持。

保证正常的三餐也是白领预防体内毒素堆积以及其他疾病的基本要求。虽然数不清的案头工作、会议、出差让你不得不在工作中匆匆解决一日三餐,大大小小的商务午餐、晚宴也不会让你吃得痛快。但为了健康着想,也要经常制订工作日健康食谱并坚持执行。

早餐的选择最好是一些消化较慢含糖分高的碳水化合物,这类食物会平稳地提升血糖浓度,维持你一上午的营养供给。例如,一小碗燕麦粥、一根半熟的香蕉、一杯原味酸奶或新鲜果汁都是很聪明的选择。

午餐最好选择高蛋白的鱼肉、鸡肉、牛肉、鸡蛋或豆腐。这些食物内含的蛋白质可以帮助消化,也可以驱除餐后的睡意。但一定不要忽视了搭配高纤维的蔬菜和水果。

晚餐则可以选择土豆、荞麦面条、大米等主食。他们对脑细胞有舒缓作用。除此之外,还可以经常性地吃一些糙米,对于预防体内毒素堆积也是非常有好处的。

虽然食用高纤维的水果是对付毒素堆积的好方法,但是水果不能随便吃。白领通常都处在高度压力下,精神紧张就容易患溃疡病,所以不宜吃柠檬、杨梅、李子、山楂等酸性高的水果。而新鲜菠萝容易诱发过敏、头痛,吃前最好在盐水中浸泡30分钟以

破坏过敏物质。甘蔗、新鲜荔枝、柑橘等含糖量很高，不宜空腹食用，否则刺激胃黏膜，使得胃痛、脾胃胀满。

毒素的排除是人体新陈代谢的一个重要环节。如果体内毒素无法得到及时、有效的清除，人的情绪便会受到影响。因此，按照上面所介绍的方法与注意点，从今天起就开始实践吧，不要再让体内堆积的垃圾影响自己的心情。

产后不便秘，妈咪也能拥有 S 形曲线

孕妇在怀孕的时候，因为运动比较少，经常会产生毒素堆积体内，造成便秘的症状，肚子会难受得要命，除了孕妇容易被便秘所纠缠之外，刚当上新妈妈的产妇们也往往会在还未来得及享受快乐的时候，便会发现便秘悄然而至了。

美国科学家的一项研究显示，不仅孕妇容易便秘，刚生下孩子 3 个月的产妇也容易便秘，尤其是补充过铁剂及有过便秘史的孕妇得病的概率更高。由此可见，便秘这个祸手也不会放过新妈妈们。为什么产妇在前三个月里容易患上便秘呢？原因有二：一是分娩之后长期卧床休息，很少活动、肠蠕动减慢，同时怀孕时腹壁扩张，产后腹壁松弛无力、腹压降低。这都会使肠内容物易停滞在肠腔里，难以排出。二是产后饮食不太得当，过多地进食精细食物，不吃或很少吃蔬菜、水果等富含纤维的食物，有些孕妇还饮水少。这就难免会诱发便秘，甚至肛裂。

所以，在孕初期就有便秘史及需要补充铁剂的孕妇，在孕早期就应该针对可能出现的便秘采取些必要措施。

产后便秘这个问题要以预防为主，在孕期就应该养成定时排便的习惯，最好还能进行散步等相对舒缓的运动。当然，饮食是绕不过去的坎，一定要均衡，膳食中要加强蔬菜、水果等含纤维素食品的摄入，多食用玉米、红薯、芹菜、香蕉、梨等。另外，常吃黑芝麻、核桃仁、蜂蜜等对防止便秘也有一定的作用。

当上了新妈妈的女性朋友别再为便秘烦恼了，用合理的饮食计划来对抗这个顽敌，尽情享受做母亲的快乐吧！

洋葱——人体的“清道夫”

对于暴吃成性的美眉们，要怎样才能够将自己想吃的欲望克制住，成功地瘦下来呢？在此推荐大家试一试洋葱减肥法，这种方法可以帮助你排出体内毒素，从而轻松减去多余的体重。

洋葱当中含有的硒、硫化物、

谷胱甘肽、栎皮黄素成分具有非常不错的解毒排毒功能。

其中硒具有抗氧化的能力，是一种抗氧化能力比较高的矿物质，其发挥作用主要是能够和汞结合，然后将其排出体外。

硫化物属于洋葱的气味成分，可以协助肝脏排毒，能够使肝脏的解毒酵素充分发挥作用。

谷胱甘肽属于含硫氨基酸的缩氨酸之一，具有促进肝脂肪代谢的能力。可以抗氧化，提高肝功能，促进脂肪的代谢速度。

黄素属于洋葱皮当中含量非常丰富的多酚类，具有极高的抗氧化能力，可结合铝等毒素排出体外，对促进肝脏脂肪代谢也有很好的功效，既能够抗老，又可以消脂。

具体来说，洋葱当中所含有的硫矿成分能够促进肠蠕动，同时丰富的可溶性食物纤维能刺激肠胃运动，低聚糖也可以抵制肠内坏菌的繁殖，从而有效改善便秘的情况。

洋葱具有降低血糖的作用，同时又不会引起低血糖，是一种安全而又有效的健康食品。

每周摄取足够洋葱的人，纤溶活性（溶解纤维使血液循环变得顺畅）最高，不吃或少吃的人纤溶活性低，这足可以证明洋葱能够提高纤溶活性，起到清血排毒的作用。

在了解了洋葱的排毒消脂作用之后，下面便介绍几种方便而又有效的洋葱食用方法，方便大家平时使用。

1. 洋葱薄皮茶

洋葱薄皮对于排毒、抗老都有非常好的效果，在加工洋葱的时候把皮留下，倒点热水泡成茶，于饭前饮用对于排毒具有非常好的效果。

原料：洋葱皮 5 克，水 360 毫升。

制法：将洋葱薄皮切成条状，放入锅中加水用小火煮 30 分钟。当煮到水大约只剩下 180 毫升的时候，将残渣滤掉。

2. 洋葱醋饮

洋葱当中所含有的硫黄成分能够促进肠蠕动，同时还含有丰富的可溶性食物纤维，能刺激肠胃运动。除洋葱外，醋含有挥发性物质和氨基酸，能刺激大脑神经中枢，使消化器官分泌大量消化液，加强消化排毒的功能。

原料：洋葱 1 千克，陈年醋 1200~1500 毫升，冰糖大约 200 克。

制法：将洋葱连皮洗净，擦干后切成片。将切成片的洋葱放入到密封罐里面，再倒入陈年醋、冰糖后密封起来，存放一周。

不管是使用洋葱还是饮用洋葱饮品，都是非常不错的促进身体排毒的方法，平时可以多试验一下，相信可以收到非常不错的效果。

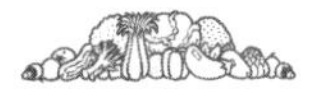

如何吃能够排毒纤体

如何吃能够防止水肿

胖人和瘦人的区别不但是因为平时生活习惯，饮食方法不同，跟体质也有很大的关系。

测一测你是否为易胖体质

1	常常容易有口干舌燥的感觉
2	尿液少而且颜色偏黄
3	经常有便秘的现象，粪便又干又硬
4	非常怕热，身体的温度偏高
5	身体常有水肿的现象
6	喜欢喝冷饮
7	脸色发红，或是常常容易面红耳赤
8	肌肉结实肥厚
9	体质会随时改变

以上的问题，如果你打钩的选项超过3项，代表你就是易胖体质。打钩的项目越多，表示你身体的易胖因子越多。反之，如果打钩的选项在3个以下，那么恭喜你！你属于易瘦体质，可以不用太担心发胖的问题。

不过，体质是会随时改变的，随着年龄的增加、内分泌的改变，原本易瘦体质的人也可能会变成易胖体质，所以还是规劝各位，早日养成正确的饮食习惯，常葆健康人生，以免有一天发现自己变成了易胖体质，可就大事不妙、后悔都来不及了。

大部分易胖体质的人，体内都是呈现酸性体质的特征，也就是说，身体的酸碱值略微偏酸。而酸性体质便往往会容易引发水肿。对于酸性体质的人，有一些简易的特征可以辨别，比方说：容易有口臭，排泄物也比较臭；下午时分特别容易疲倦；还有比较爱吃甜食，或是口味偏重。酸性体质的人，血液也偏酸性，血管中比较容易堆积废物。就好像一栋大楼里面，如果水管中流动的水比较清澈，水管就比较不容易堵塞；如果水比较浓稠、混浊，就比较容易堵塞。相同原理，血液偏酸性的人，新陈代谢比较差，体内也比较容易堆积毒素，不易排出。

要想改善身体的酸性，多吃碱性的食物，可以平衡身体的酸性。让酸性易水肿的体质慢慢转为不水肿的碱性或者是中性体质。但是也不能让身体过于碱性，这样也有损健康。一般可按2 ：3，即酸性食物2份与碱性食物3份的组合进餐。可参考如下：

（1）强酸性食品：蛋黄、奶酪、白糖做的西点、乌鱼子、柴鱼等。

（2）中酸性食品：火腿、培根、鸡蛋、猪肉、鳗鱼、牛肉、面包、小麦、奶油、马肉等。

（3）弱酸性食品：白米、落花生、啤酒、酒、油炸豆腐、海苔、章鱼、泥鳅等。

（4）弱碱性食品：红豆、萝卜、苹果、甘蓝菜、洋葱、豆腐等。

（5）中碱性食品：萝卜干、大豆、胡萝卜、西红柿、香蕉、橘子、草莓、蛋白、梅干、柠檬、菠菜等。

（6）强碱性食品：葡萄、茶叶、海带芽、海带等。尤其是天然绿藻，富含叶绿素，是非常好的碱性健康食品。

如果发现自己是酸性体质，不妨试试上面的这些食物组合，让它们帮助你改善体质。脱离了酸性体质，也便意味着水肿烦恼的终结。

想要不虚胖，吃对食物除水肿

如果你的脸一按就凹下去，慢慢才弹回来，那要恭喜你，瘦脸有指望了！因为这种类型的肥胖其实就是由于水肿造成的。并不是无药可救的。

有很多女人的身材肥胖臃肿就是因为水没有正常排走，特别是一些生过孩子的女人，如果能把体内多余的水分都排走，苗条是肯定的，而且脸也会变小很多。

你是不是尝试过用断食疗法或者周末排毒餐等各种控制饮食的方法来减肥，而最终都难以奏效？那是肯定的，无针对性的食疗是不能改变你外表的任何瑕疵的。断食更是摧残身体的开始！因为断食所带来的消瘦是病态的，而病态的消瘦其实不会让人产生任何关于美的联想。

对于这种水肿型肥胖，通过营养调理内在的方式来解决是比较有效的。其实这个时候，水肿的女人需要寻找到一些具有“壮阳”功效的食物来帮助自己。

将生姜和薏仁配合则又能温暖阳气又利水，双管齐下，减肥效果更好。此外，大葱、橘子、柚子、桂圆、荔枝、无花果、土豆、红小豆、黑豆等，单独服用也会见效。比如可以将黑豆用没过一指的水煮开，等水干之后，每天吃一点。

这样能够有可能真正减走那些让你显得臃肿的水分。肾脏阳气不足，就会造成心脏阳气的不足，因此不能将水转化成气，造成湿气滞留。通过食用这些能够温补肾阳、心阳的食物，可以令肾脏功能变得强壮起来，同时阳气也能够得到充足的补充，这样就能够化气行水，完全将因为水肿而造成的肥胖消除。

水肿性肥胖的人，选购食品有学问

如果想要成功减肥，片面地依赖锻炼，却不去注意饮食，那么便很有可能会让减肥的目的成为泡影。特别是水肿型肥胖，更要注意吃对食物才行。因此，学会选择预防肿胀的食品便显得很有必要了。

首先，身体经常出现水肿的人，应该避免速食面、包装食品、点心这类的食品；对于糖、脂肪和咖啡等刺激性的食品也要适当进行节制。同时还要少吃咸，少喝可乐、雪碧等容易使身体变凉的饮料，让身体保持温暖。

在节制不适宜食物和饮品的同时，还要注意多摄入有利于除水肿的食物，这样才可以全面消除水肿。一般情况下，下面所列的这些食物都非常适合水肿型肥胖者食用：

1. 钙类食品

像苹果、芹菜等都是富含钙质的食物，注意钙质的摄取绝对不能少。钙摄取不足便会影响神经的传达，甚至引发肌肉痉挛，加重肿胀的程度。

2. 含钾的食物

如香蕉、西瓜、葡萄、柚子等食物中钾的含量都很丰富。为了使体内盐分维持在一定的浓度，当盐分摄取过多，身体就会想多喝水，导致水分囤积体内。如果因此肾功能降低会使身体出现水肿，形成水肿型的虚胖。

3.B 族维生素

富含 B 族维生素的食物有海苔、芝麻和花生等。因为维生素 B_1 可改善身体的疲劳和水肿。维生素 B_2 能加速脂肪的代谢。

4. 维生素 E

维生素 E 具有很强的抗氧化作用，能使人体中的肌肉充满活力而不松弛。植物油、瘦肉类、乳类、蛋类、绿叶菜以及各种干果当中都含有丰富的维生素 E。

5. 新鲜蔬菜和水果

蔬菜和水果当中富含水分和纤维，能够帮助改善身体的线条。

以这些注意事项为指导吃下去，相信过不了多久，你便会觉得自己原本肿胀的身体已经“轻松”了许多，肥胖自然也就远离你而去了。

豆类，水肿肥胖者的救星

豆类的营养价值非常高，我国传统饮食讲究“五谷宜为养，失豆则不良”，意思是说五谷是有营养的，但没有豆子就会失去平衡。

现代营养学也证明，每天坚持食用豆类食品，只要两周的时间，人体就可以减少脂肪含量，增加免疫力，降低患病的概率。因此，很多营养学家都呼吁，用豆类食品代替一定量的肉类等动物性食品，是解决城市人营养过剩引起的痰湿体质以及水肿型肥胖的最好方法。

豆子的种类非常多，每种所含的营养成分和营养价值都各不相同。

1. 大豆：抗癌降血脂

大豆含有丰富的植物固醇。植物固醇进入人体后，在肠道与胆固醇竞争，可较多地被吸收，

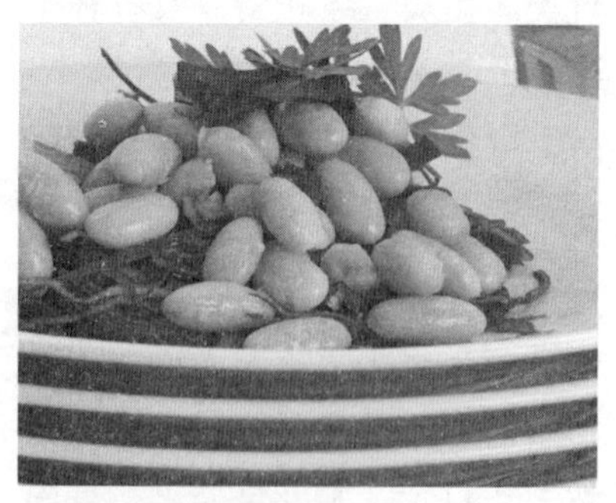

豆类食品

从而降低了人体对胆固醇的吸收。这样，不仅可以抑制结肠癌的发生，还能防治冠心病。

另外，当人体内的胆固醇过多时，会沉积在血管壁上，使血管变硬，管腔变窄，甚至发生血管破裂或栓塞，导致中风。大豆中的磷脂可使胆固醇软化，生成胆固醇酯。胆固醇酯不会沉积在血管壁上,从而起到降血脂作用。

由大豆制成的豆浆还是牛奶的最好替代品。有些人喝了牛奶会出现腹胀、肠鸣和腹泻。这是因为牛奶中含有乳糖，而这些人体内缺乏分解乳糖的乳糖酶，因此出现“乳糖不耐受”现象。而豆浆不含乳糖，且大豆中有40%的优质蛋白质，18%的脂肪（其中以有益人体健康的不饱和脂肪酸为主），还含有多种矿物质和维生素。所以说，不习惯喝牛奶的人可以用豆浆来代替。

2. 豇豆：健脾和胃

豇豆也就是我们所说的长豆角。它除了有健脾和胃的作用外，最重要的是能够补肾。李时珍曾称赞它能够“理中益气,补肾健胃，和五脏，调营卫，生精髓”。所谓“营卫”，就是中医所说的营卫二气，调整好了，可充分保证人的睡眠质量。此外，多吃豇豆还能治疗呕吐、打嗝等不适。小孩食积、气胀的时候，用适量生豇豆，细嚼后咽下，可以起到一定的缓解

作用。

3. 蚕豆：健脾利湿

蚕豆，又叫胡豆，蚕豆性味甘平，特别适合脾虚腹泻者食用。蚕豆还可以作为低热量食物，对需要减肥，以及患高血脂、高血压和心血管系统疾病的人，是一种良好的食品。但蚕豆不可生吃，也不可多吃，以防腹胀。

4. 芸豆：利减肥

芸豆又叫菜豆，味甘平、性温，有温中下气、利肠胃、止呃逆、益肾补元气等功效。

芸豆是一种难得的高钾、高镁、低钠食品，尤其适合心脏病、动脉硬化、高血脂、低血钾症和忌盐患者食用。吃芸豆对皮肤、头发大有好处，可以提高肌肤的新陈代谢，促进机体排毒，令肌肤常葆青春。想减肥者多吃芸豆一定会达到轻身的目的。但必须煮熟、煮透，否则会引起中毒。

5. 豌豆：下乳

中医认为，豌豆性味甘平，有补中益气、利小便的功效，是脱肛、慢性腹泻、子宫脱垂等中气不足症状的食疗佳品。中医典籍《日用本草》中有豌豆“煮食下乳汁”的记载，因此，哺乳期女性多吃点豌豆可增加奶量。此外，豌豆含有丰富的维生素A，食用后可在体内转化为维生素A，有润肤的作用，皮肤干燥者应该多吃。但豌豆吃多了容易腹胀，消化不良者不宜大量食用。

日常生活中，只要每餐都吃些豆类食物，吃足两周，人体便可增加纤维的吸收，减少体内脂肪，增强身体免疫力，降低患病的概率。

温暖身体的食物，帮你泻去湿寒气

民间有句老话，叫“千金难买春来泻”。民间智慧还是很博大精深的，这句话就通俗地解释了一个重要的中医理论。因为春天天气潮湿，身体易积聚水分，很容易就将湿气和寒气郁结在体内。同时冬天吃了不少丰脂食物，也在体内积存。这些东西瘀滞在人的体内，就会给五脏六腑带来负担，只有把这些湿气和毒素都泻去了，让我们的身体重新温暖起来，才能够除去水肿，除去虚胖。

在生活当中，有很多可以祛湿的食物。首先说米酒，米酒当中含有丰富的维生素、葡萄糖、氨基酸等营养成分，饮用米酒之后，能够开胃提神，同时还具有活气养血、滋阴补肾的功能，《本草纲目》说它“行药势，通血脉，润皮肤，散湿气，除风下气”，而且米酒味道香浓，晚饭前喝一碗米酒既能调节胃口，又能散去体内湿气。

除去米酒之外，水牛肉也是一种相当不错的可以温暖身体的食物，水牛肉富含蛋白质、氨基酸，能够提高机体的抗病能力，寒冬季节食用水牛肉能够暖体，有助于泻去人体内的寒气；同时水牛肉还可以补中益气、滋养脾胃、化痰息风，有利于消除水肿所导致的肥胖。《本草纲目》说水牛肉“安中益气，健强筋骨，消水肿，除湿气。”如果你发现自己的身体水肿，不妨也多吃一点水牛肉。

要温暖身体，不能少了生姜。200 种医用中药中，75% 都使用了生姜。《本草纲目》解读：姜能够治“脾胃聚痰，发为寒热”，对“大便不通、寒热痰咳”都有疗效。吃过生姜后，人会有身体发热的感觉，这是因为它能使血管扩张，血液循环加快，促使身上的毛孔张开，这样不但能把多余的热带走，同时还把体内的病菌寒气一同带出。所以，当身体吃了寒凉之物，受了雨淋，或在空调房间里待久后，吃生姜就能及时排除寒气，消除因肌体寒重造成的各种不适。

人体所需要的能量主要都是来自于饮食当中的，所以说饮食与人体的体温关系十分密切，以下这几种葱类蔬菜都能够提高体温。葱类蔬菜能净化血液，促进血液循环，最后达到使身体变暖的效果。常见的韭菜、葱、洋葱、大蒜、辣椒都属于这一类蔬菜，它们都有化瘀血和提高体温的作用，如果想要消除水肿型肥胖，平时不妨多吃一些。

每天饮杯醋，美容消肿助消化

在西方国家，果醋饮料已经拥有了庞大而成熟的消费群体，果醋饮料是健康饮品的消费理念已经形成。尤其是 20 世纪 90 年代，在美国、法国等国家的市场上，醋饮料曾经一度受到时尚女性的追捧。

醋饮也具有非常好的除水肿、减肥的效果，在瘦身减肥的时候如何通过醋饮来减肥，醋饮怎么使用，下面就帮大家一一解答，醋饮减肥一定会给你一个减肥惊喜，帮助你更快完成减肥计划。

1. 葡萄醋

原料：香醋适量，葡萄 1 串，蜂蜜适量。

制法：葡萄洗干净去皮、去子后榨汁，将过滤后的果汁倒入杯中，加入香醋、蜂蜜调匀。

2. 番茄醋

原料：番茄 1000 克（不要选择太大的），米醋 1500 毫升，冰糖少许（约 20 克，也可以选择不加）。

制法：番茄洗干净后擦干表面水分，切开后放入玻璃罐中，加入米醋、冰糖，在罐口平铺一张塑料纸密封一周即可。

3. 猕猴桃醋

原料：陈醋300毫升，猕猴桃1个，冰糖100克。

制法：将猕猴桃去皮，取果肉后，和陈醋、冰糖一起放入玻璃罐中密封，一周后待冰糖融化即可饮用。

4. 香蕉醋

原料：香蕉1根，红糖100克，米醋200毫升。

制法：将香蕉去皮后，切成若干段放入耐热的瓶子里，并且瓶子里放入红糖，之后倒入米醋，放入微波炉中加热40秒，让红糖融化，放凉即可食用。

5. 苹果醋

原料：糯米醋300毫升，苹果300克，蜂蜜60克。

制法：将苹果洗净削皮后，切块放入广口瓶内并将醋和蜂蜜加入摇匀。密封置于阴凉处，一周后即可开封。取汁一勺加3倍凉开水即可饮用。

果醋当中的果胶质能够促进肠道运作，同时还具有酸化的作用，由于碱性的体质非常容易造成水肿，所以通过饮用果醋可以平衡身体的酸碱值，具有利尿的作用，可以产生除水肿、减轻体重的效果。

红豆薏米汤，除水肿升体温

很多朋友在经过一段时间减肥后，明明体重下降了，可是腰、腿却粗壮如前，这种情况，就是传说中的“水肿型肥胖”。这时候，我们应该换个角度思考自己的瘦身问题了，其实自己面对的并不是想象中的那么多的脂肪，而是健康的大敌——水肿。

水肿型肥胖主要表现为食欲一般，但手脚无力；不喜欢运动；吃完饭浑身发软想躺下；嘴里发黏；尿不通；易坏肚子；早晨起来时眼睛水肿等。四肢沉重、腹部常会有饱胀感，而且手脚肿，尤其是大腿、臀部及腹部。

如果发现自己是水肿型肥胖，体内有过多的水分和湿气，

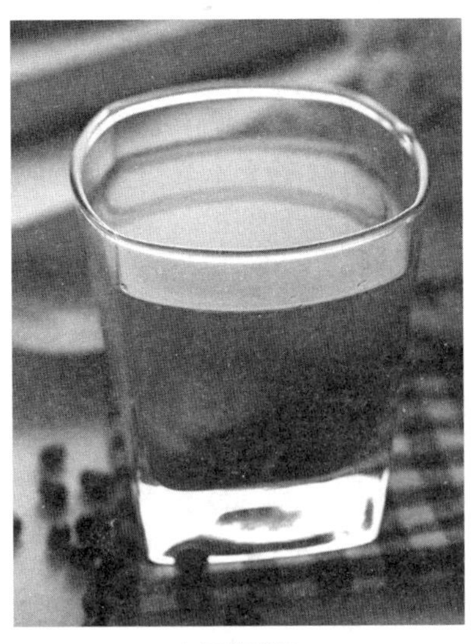

红豆薏米汤

可以喝一些具有升高体温功效的饮料，其中，红豆薏米汤便非常不错。

红豆富含维生素 B_1、维生素 B_2、蛋白质及多种矿物质，有补血、利尿、消肿、促进心脏活化等功效。另外其纤维有助排泄体内盐分、脂肪等废物，在消除水肿型肥胖方面具有很不错的效果。

而薏米由于含有多种维生素和矿物质，具有促进新陈代谢和减少胃肠负担的作用，经常食用薏米能够增强肾功能，并有清热利尿作用，因此对于水肿所引发的肥胖也具有一定疗效。

红豆，在中药里称作“赤小豆”，具有明显的利水、消肿、健脾胃功效。因为它是红色的，红色入心，因此它还能补心。薏米，在中药里称“薏薏米”，《神农本草经》将其列为上品，它可以治湿痹、利肠胃、消水肿、健脾益胃，久服轻身益气。现代人精神压力大、心气虚、饮食不节、运动量少、脾虚湿盛。既要祛湿，又要补心，还要健脾胃，非红豆和薏米莫属。将其熬成粥，意在使其有效成分充分为人体吸收，同时也不给脾胃造成任何负担。

关于红豆和薏米的“消肿”作用，也很有意思。你千万不要以为肿就是水肿。看看现在的人，十个里面起码有五六个身体发福，这也是肿，叫作体态臃肿。在中医看来，肥胖也好，水肿也好，都意味着体内有湿。水液不能随气血流动，滞留在人体细胞之间，使人体迅速膨胀起来。水肿如此，肥胖也是如此，只不过是程度有深有浅而已。祛湿性极强的药物或食物能祛除这些滞留在人体内的水液，也就能消肿。所以，治疗水肿必用红豆，而实践证明，薏米红豆汤具有良好的减肥功效，并且既能减肥，又不伤身体。不过要注意，在制作薏米红豆汤的时候千万不能加大米进去。因为大米长在水里，含有湿气，湿性黏稠，所以，加入大米就变稠了。红豆和薏米都是祛湿利水的，本身不含湿，所以它们怎么熬都不稠，汤很清。中医恰恰是利用了这种清的性质来把人体的湿除掉。一旦加进大米，就等于加进了湿气，所以整个粥就变稠了。味道虽然更好，但对于养生来说并非好事。就因为一把大米，所有的红豆、薏米就都白费了，功效全无。

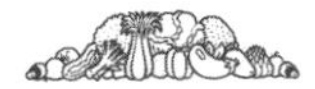

如何吃能消除腹部赘肉

减掉腹部赘肉的三大饮食法则

怎样才能够让自己的腹部变得平坦而又没有赘肉呢？只要按照接下来所介绍的这三项饮食减肥守则来进行，只需4天就可以将肚子上面的赘肉减掉，你便可以看到小腹凹下去的神奇效果。

做到下面这三项健康饮食守则，你马上就可以变得窈窕起来。

1. 戒掉碳水化合物

如果你在午餐的时候习惯食用三明治，那么要注意，最好是用一片全麦面包来代替你的三明治，三明治里可以加入一小块鸡肉片或是奶酪片。另外，把你的下午点心从脆饼干改为坚果或者瓜子。当你忍不住想吃主食的时候，你可以选择糙米。对于像三明治、硬面包圈、意粉和燕麦粥等这些高碳水化合物一定要戒除。

这是因为作为一个后备的能量来源库，你的肌肉储存了一种叫作糖原的碳水化合物。

在每克糖原当中都含有3克的水分。但是除非你正在进行一个很激烈的健身计划，否则你并不需要储存那么多的能量。

2. 换掉调味品

在制作食物的时候，使用无盐的调味品，比如说一些原汁原味的混合调味品。一定要杜绝盐或以盐为主的调味品以及高加工的食品。

在煮菜的时候要改变老是喜欢往食物里加盐的习惯，因为盐

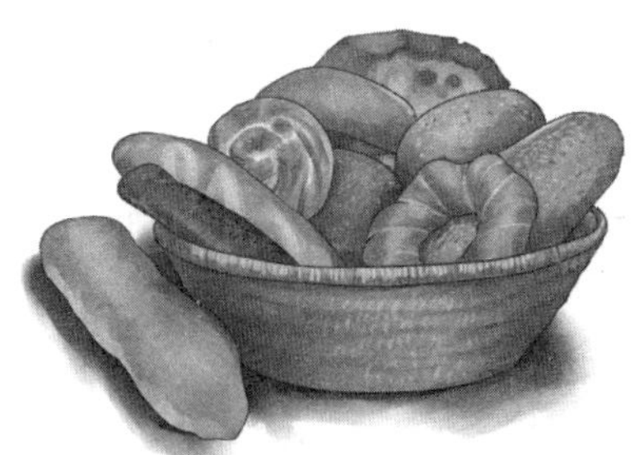

适量减少碳水化合物的摄入

是很容易吸水的，当你摄入了比身体所需要的更多的盐分时，你的身体就暂时储存了比较多的水分，结果就是你会感觉到很迟钝，身体也会增加额外的重量。

3. 减少水果和蔬菜的摄入量

每天食用适量的蔬菜和水果是必需的，但是最好是将其煮熟了来吃。白煮是不错的烹调方式，既快又简单，但是记得不要加盐。与其是吃新鲜的水果，不如吃用罐头装着的含有天然酱料的产品，或者是一小份的干果，比如葡萄和干果脯。

之所以这样做也是有原因的，拿胡萝卜来说，半碗煮过的胡萝卜跟一碗生胡萝卜所含有的营养成分是一样的。但是熟的胡萝卜在体内的升糖系统里所占的空间较小。这一规律同样适用于新鲜的水果。

在日常饮食当中，切实以这三大原则为指导，便能够助你轻轻松松拥有平坦、健美的小腹了。

越温暖的食物，越能摆平小肚子

冷，让女人血行不畅，腹部就容易堆积脂肪。因为一旦身体过冷，它就会选择更多的脂肪来保温，肚脐下就会长肥肉。如果身体温暖、气血充足，这些肥肉就没有存在的必要，自然就会跑光了。造成女人体寒的原因很多，温暖的食物是提高体温的法宝。

1. 怕冷女孩儿要多吃红肉

很多姐妹们节食，只吃青菜水果（而青菜水果性寒凉的居多），怕腹部长脂肪而不敢吃红肉。其实，红肉是女性最理想的食物，尤其是牛肉和羊肉，含有大量的铁质，可以有效避免贫血，阻止赘肉疯长。

2. 小心凉性食物给我们的体重增磅

很多人长肉是因为阴虚，阴不能涵阳，与其损其阳气，不如滋阴更合适。我国南方喝凉茶多的省份如两广，女人生育之后面部长斑的情形更为严重。再想想古代的妓女，为了有效避孕，也会服用寒凉的中药，可见这些药对生殖系统的伤害。

除去在饮食方面注意之外，一些中药也是具有去掉赘肉的功效的，女人可以注意服用一些活血化瘀的中药和食品。这一点要很小心，因为不是每个人都有瘀血，化瘀过甚就会损伤身体，比如造成月经量过多。所以，姐妹们要根据月经量和经血的黏稠度、脸上有没有斑点来判断是否需服用。

去掉赘肉先要活血化瘀。活血化瘀的中药有：益母草、桃花、桃仁、红花（每种 3 克），这是按照药性从温和到厉害排的，建议吃前两种就可以了。可泡茶服用，取3克益母草泡茶服用，用桃花泡酒更有效。这些茶和酒也都可以用来按摩小肚子，能去掉赘肉。

这几个方法，都可以试一试，相信总有一款适合你去小腹赘肉的方式，找到它，并且坚持下来，你就不会再因为自己那鼓鼓的小肚子而发愁了。

不想腹部突起，就尽量别喝这些

日常生活当中，可能总是会听到一些美眉在抱怨："我吃的东西不多，怎么还是大腹便便呢？"

有同样情况的美眉很多，这是因为在无意中摄取了多余的热量。

需要控制体重的女性们，有选择零食的权利，但要控制食欲。很多零食是会让你越吃越胖的，如果日常生活中不注意，到时候可就是覆水难收了。

1. 灌装果汁

每天喝一罐500毫升的果汁，热量255千卡，一年发胖12千克。

明明知道蔬菜、水果含有许多丰富的维生素和矿物质，但是懒得吃。既然不吃水果，就用果汁饮料来代替吧，可是用果汁来代替水果并不能摄取足够的矿物质和维生素。这是因为水果在做成饮料的过程中，许多矿物质和维生素都已经流失。而仅剩的维生素C也会因为光照的原因而减少。如果仔细看罐装果汁上的标志，就可以发现，大部分的果汁都是浓缩还原，而且还加了许多糖。

2. 普通可乐

每天喝一罐375毫升的可乐，热量168千卡，一年发胖8千克。

可乐是大家最常喝的饮料之一，吃汉堡薯条的时候当然要配可乐；大家一起分享比萨的时候，也是用可乐来搭配。不过，就算不和食物搭配，许多人也养成了一天喝一杯可乐的习惯。这是因为可乐里的咖啡因和特殊配方，容易让人上瘾。虽然现在市面上已经有低热量可乐，还是有许多人不能适应代糖的特殊味道。如果你已经不能一天没有可乐，那么最好多做运动来消耗多余的热量。因为一天一罐可乐，就可以让你在一年后发胖8千克。更可怕的是，喝下的可乐不但不会让你有饱足感，可乐的重口味还会让你吃下更多食物。不只是可乐，其他的汽水也是少喝为妙。

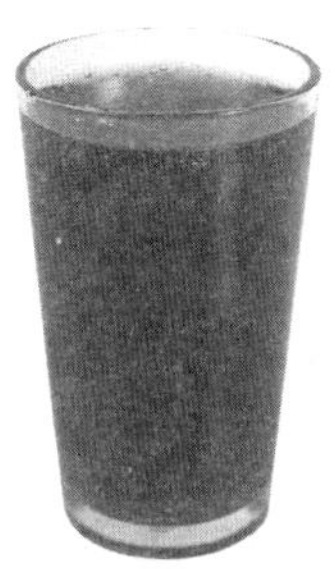

拒绝碳酸饮料

如果真的无法放弃可乐，最好选择使用代糖的低卡可乐。

3. 啤酒

每天喝一罐375毫升的啤酒，热量147千卡，一年发胖7千克。

朋友一起聚餐或是在唱歌的时候，啤酒是免不了的助兴品。不过，哪怕一天只喝一罐啤酒，一年之后也会换来7千克的体重增长。这就是为什么啤酒会有“液体面包”的称号。啤酒里面除了热量之外，几乎不含有营养素，也就是啤酒除了让你发胖之外，对健康没任何帮助。如果你想要品尝啤酒的麦香，最好还是浅尝辄止，不要养成每天喝啤酒的习惯，也不要在睡前喝啤酒。因为啤酒有利尿的作用，睡前喝会造成大量的水分聚积在体内，造成夜晚尿频的现象。

在此建议大家使用啤酒入菜。经过加热之后的酒，酒精大部分都蒸发了，不但可以增添菜肴的香味，也可以避免酒精带来的高热量。

7种收腹食品助你拥有平坦小腹

“杨柳细腰”作为衡量美女的标准是自古以来就有的，可以说几乎没有哪个女人不希望自己能够拥有一个“小腰”。

能够拥有一个平坦而又结实的腹部，相信也是每个爱美女性的心愿，毕竟，那些身体曲线凹凸有致、腰腹纤小的女人是尤其能够赢得人们的回头率的。仔细观察娱乐圈的美腹明星，你就会发现，美好的身材并不会被骨架大小和丰腴程度所局限，只要是线条流畅弧度圆满，腹部没有多余的赘肉，就称得上是漂亮的。

每当夏天来临的时候，女人们可真的是想要展示出自己性感的一面，可是每当看到自己那凸起的小腹时，却也真是连自己都会感觉到尴尬，到底应该怎样去赶走那多余的肥肉呢？

其实，想要瘦腹部，是有一系列妙招的，其中吃便是一种非常不错的方法。

这里为你精选出了7种能够瘦小腹的食品，我们就从饮食习惯开始，让突出的小腹在吃的过程当中变得平坦起来吧。

1. 酸奶

根据研究显示表明，那些主要通过酸奶来补充钙质的人群往往会拥有更加平坦的小腹。大多数酸奶所含的一些菌类可以促进消化系统的健康，减少腹胀、便秘，让你的小腹看上去更加平坦。

酸奶的每天最佳食用量为1~3杯，饮用时要注意选择低脂或者是脱脂酸奶。选择不加糖的酸奶，再在上面加一些切好的水果来增加风味。

2. 杏仁

杏仁是一种非常美味的果仁，其中含有丰富的蛋白质、纤维，除此之外，强力的抗氧化剂——维生素 E 的含量也很高。它所含的矿物质镁，是身体产生能量、塑造肌肉组织和维持血糖的必需品。稳定的血糖能有效防止过度饥饿引起的暴食及肥胖。不过，杏仁最神奇的功能在于它可以阻止身体对热量的吸收。研究发现，杏仁细胞壁的成分可以降低人体对脂肪的吸收。因此，在胃要消化杏仁之前，它已经把自己变“瘦”了。

杏仁每天的最佳食用量为 28 克，坚持食用一段时间之后，相信原本凸起的小腹便会逐渐开始平坦起来了。

3. 大豆

氧化物、纤维以及蛋白质等在大豆当中的含量都是很高的。大豆吃法多样，可以作为零食或者用来做菜、煲汤。豆制品的种类也很多，如豆腐和豆浆，都是健康美味又减肥的。美国营养学院期刊的一项研究发现，用豆浆代替牛奶作为正餐饮品的肥胖者能更成功地减肥。

每天食用 25 克大豆，可以达到瘦身的效果，让小腹平坦下来也自然不是什么费力气的事情了。

4. 鸡蛋

如果想要找一种蛋白质含量很高的食物，那么一定是非鸡蛋莫属了。鸡蛋很受营养学家的推崇，因为它们含有各种重要的氨基酸，而身体正是用这些氨基酸来“生产”从肌肉纤维到大脑化学成分等几乎所有物质。研究发现，早餐吃鸡蛋的人在一整天里会较少感到饥饿。鸡蛋所含的蛋白质和脂肪会让人有过饱的假象。

如果你的胆固醇不高，那么每天吃一个鸡蛋是非常合适的，既能够补充营养，有可以减肥收腹。

5. 苹果

在很久很久以前，人们便已经发现了苹果的减肥功效。参加这项研究的女性被分为两组，一组每天吃 3 个苹果或者梨，另一组则用燕麦片来代替水果。3 个月后，第一组女性的体重下降得更

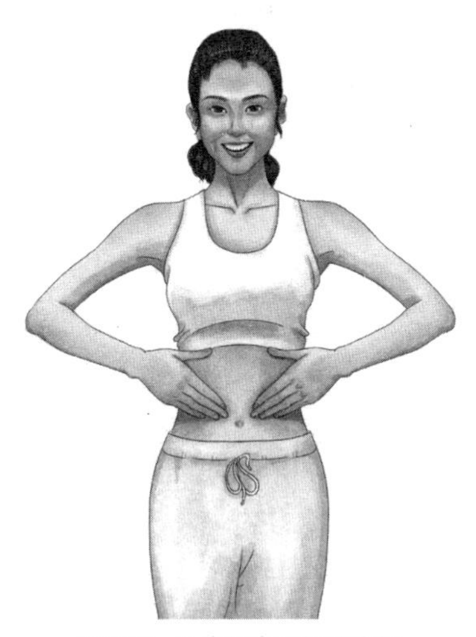

吃得对，让你拥有平坦的腹部

多。一个苹果含5克纤维，而且85%都是水分，很容易让人吃饱。苹果还含有栎精——一种抗癌的成分，可以降低胆固醇的损害，促进肺部健康。

苹果容易让人产生饱腹感，这样摄入的食物自然也就相对少了很多。每天食用1~2个苹果，便完全能够满足减小腹的需要了。

6. 浆果

浆果可以说是减肥者的一个非常好的朋友，因为浆果富含纤维素。你越是多吃纤维素（每天的摄入量最好是25~35克），你从其他食物那里吸收的热量就会越少。因为在胃完全消化食物之前，纤维已经把它们“运”走了。浆果和其他水果的抗氧化物含量也很高，不仅可以预防癌症等慢性疾病，而且能使你的身体最大限度地把运动的结果转化为减肥的成效——通过改进血液流动，让肌肉的动作更有效率。

由于浆果的热量较低，所以你可以尽情地吃大量的浆果，这样可以阻挡人体对热量的吸收，美美的小腹自然吃出来。

7. 绿叶蔬菜

通常情况下，一盘菠菜含有的热量仅有40千卡，而一盘含有55千卡热量的椰菜便已经可以满足你每天20%的纤维素需求，所以说蔬菜的减肥作用是毋庸置疑的。绿叶蔬菜也富含钙质，有助于肌肉协调，为运动提供能量。

在我们每天的三餐当中，都要保证有蔬菜才行，做汤、做三明治，甚至意大利面都可以加上水煮的蔬菜作为伴碟，坚持一段时间之后，身段自然窈窕起来，腹部自然也就平坦多了。

相信有了这些方法之后，你便不用再为了没有漂亮的腹部线条而发愁了，要相信，世上没有丑女人，只有懒女人，所以，就按照这些方法，赶快行动起来吧。

香蕉减腹法的六大好处

对于想要减掉腹部赘肉的美眉来说，香蕉可真是一个非常不错的选择，它具有相当有效的减腹效果，因为它含有的热量很低，并且食物纤维的含量十分丰富，再加上比较好消化，所以可以说香蕉是专门为了减腹而打造的。

目前，香蕉减腹法已经在社会上形成了一股浪潮，为了能够让大家更加了解香蕉减肥法，在此我们就一起来看一看香蕉减肥法的好处与注意事项。

首先是香蕉减腹的六大好处：

（1）通过香蕉减肥可以为人体补充足够的水分，从而改善人体内的水循环。

（2）香蕉减肥可以帮助人体摄取充足的维生素、矿物质和膳食纤维，补充人体内所容易缺乏的营养素。

（3）食用香蕉可以帮助人体摄取到植物营养素，从而可以维持身体健康，达到抗氧化的效果。

（4）香蕉当中所富含的酶可以活化人体的代谢功能。

（5）香蕉是一种很容易为人体所消化的食物，通过食用香蕉来减肥能够使胃肠得到休息，对于胃肠功能也是一种调节。

（6）香蕉的含糖量不是很高，通过食用香蕉减肥可以减少人体对于糖的摄取。

除此之外，香蕉减肥还可以改善便秘，使皮肤变好、不易水肿，改善月经状况，使人不容易烦躁。

看完了香蕉减腹的好处，可能有些美眉早就开始跃跃欲试了，不要急，在通过食用香蕉减腹之前，还有五个需要注意的地方要提醒大家，只有注意到了这五个方面，才能够令香蕉的营养成分得到更加充分的利用，收腹效果也就更好：

1. 香蕉减肥法容易反弹，只适合短期减肥食用

用香蕉取代主食的减肥方法只适合那些想要在短期内快速瘦身的人士使用，比如说需要紧急出席宴会、同学聚会等，不适合长期进行。如果长期仅仅依靠香蕉为生，身体缺乏蛋白质、矿物质等营养成分，身体就会发出危险警报。而且短期快速瘦身的效果不能维持，一旦恢复饮食，还极有可能会反弹。

2. 香蕉吃多了也会发胖

如果能够保证一天只吃一两根香蕉，便不会有什么大问题。而多吃肯定也会发胖，一位在办公室白领，一天所需的热量大约是1300千卡，那么，如果她一天吃9根香蕉，也就是说平均每餐吃3根香蕉，就已经超过了她一天所需热量了。如果她没怎么做运动来消耗，肯定是会胖的。

3. 长期空腹吃香蕉不利健康

如果空腹食用香蕉的做法持续太久，非但不利于胃酸的分泌，还可能会因为营养摄入过于单一造成贫血。而对于患有急慢性肾炎、肾功能不全的人群来说，这种减肥方法更是大忌。因为香蕉中含有较多的钾盐，如果食用过量会增加肾的负担，延缓病情的好转，并有引起病情恶化的可能。另外，香蕉含淀粉和糖分比较丰富，因此，糖尿病患者也要注意摄入量，以免血糖异常引发疾病。

4. 脾胃虚寒者不宜多吃香蕉

香蕉性寒湿重，如果一天吃五六根，可能不少脾胃虚寒或者是消化功能不良的人就受不了了。减肥是一个循序渐进的过程，所以奉劝要减肥的美眉，要安全减肥，不要得不偿失。

5. 不要采取早餐减肥，午、晚餐照旧的方法

如果早餐只吃几根香蕉，人体所摄入的营养就会不均衡。营养师建议，早餐的摄入量应占全天的30%。因为，从前一天晚饭后直到第二天早上，相隔了这么长时间，身体应该要补充足够及均衡的营养，以保持整个上午的活动。因此，早餐应该含有碳水化合物、优质的蛋白质、丰富的纤维等营养物质，并最好种类多样化，不要单一地吃大量的同一种食物。长期进食香蕉加白开水，一来会导致营养不均衡，二来会使肠胃变差、紊乱，以致日后吃更多的食物都难以吸收营养。

香蕉减腹效果神奇，可是也需要正确地食用才行。只有这样，才能够在收获美丽身材的同时也维护好自己的健康。

正确喝水才是收腹之道

水这东西是不可捉摸的，不是喝了就能到达想要水润的地方，就能达到减肥的效果。

收腹离不开饮食调理，对此，美女们都不会否认。但很少有人注意到水的重要性，实际上喝水对于减轻体重有举足轻重的作用。

1. 清早喝水减肚腩

早上吃早餐之前喝杯白水、淡蜂蜜水或者添加了纤维素的水，

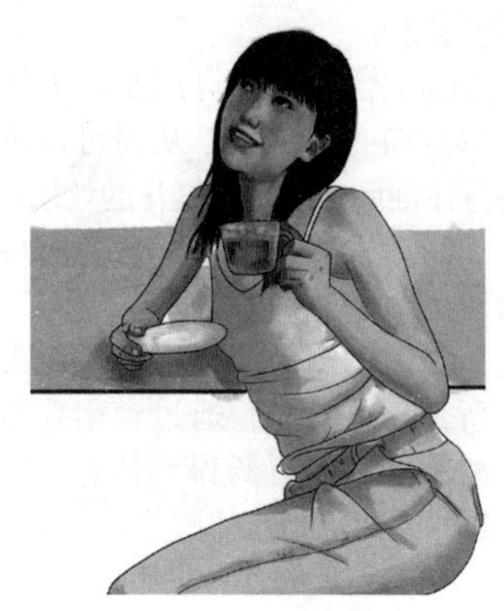

学会正确喝水

能够加速肠胃的蠕动，把前一夜体内的垃圾、代谢物排出体外，减少小肚腩出现的机会。

2. 餐前喝水减胃口

餐前喝杯水，能够减轻饥饿感，减少食物的摄入量，时间长了胃口也就小了。同时也可以补充身体需要的水分，加速新陈代谢。

3. 下午喝水减赘肉

肥胖最主要的表现形式就是赘肉，这是久坐，摄食高热量食品造成的，而下午茶时分正是人觉得疲惫、倦怠的时候，此时也是摄入不必要热量的脆弱时间段，当然代价就是赘肉。可以喝一杯花草茶来驱散这种因为情绪而想吃东西的欲望，同时花草的气味还能降低食欲，为只吃七分饱的晚饭做好铺垫。

以下推荐几款具有减腹部赘肉功效的靓茶：

1. 当归茶

当归可以刺激胃肠蠕动，使排便润滑，尤其对慢性便秘和神经性便秘有特殊疗效。

原料：当归 20 克，水 900 毫升。

制法：将当归洗好，按自己的喜好切小，加水，用大火煮。烧开后，改为小火，再煮 15 分钟。待到香味四溢的时候，把当归捞出，即可饮用。

2. 长寿茶

用各种中草药熬制出来的长寿茶不仅可以使胃肠道更加健康，还可以缓解便秘症状，润肠通便。

原料：当归 10 克，枸杞子 10 克，五味子 10 克，山茱萸 10 克，灵芝 5 克。

制法：将材料洗净，滤干水分。将滤干水分的材料放到锅中，根据需要加水。水开后,改为小火，继续熬煮 20~30 分钟，最后将材料捞出，只剩汤汁。饭后两小时饮用 1 杯即可。

3. 桃仁大黄桂枝茶

此茶适合急性、慢性便秘患者，口淡无味的时候也可饮用。

原料：桃仁 70 克,大黄 30 克，桂枝 15 克，水 2 升。

制法：将桃仁捣碎，放到纱布袋中，加水 2 升，煮 10 分钟左右。将纱布袋捞出，在水中再加入大黄和桂枝，继续煮 5~7 分钟。最后将渣滓滤除，桃仁大黄桂枝茶即成。

4. 决明子茶

此茶可以作为温和的通便剂，还具有治疗高血压和醒酒的功效。

原料：决明子 20~30 克，水 700 毫升。

制法：将决明子放入水中，上火熬煮，熬到汤收到一半时关火，将渣滓过滤，只取汤汁。饭后两小时饮用一杯。

5. 芦荟茶

芦荟具有调理肠胃和导泻的作用。

原料：新鲜芦荟适量。

制法：把洗净的芦荟切成 8 毫米厚的薄片，置锅中并加水，没过芦荟即可，用小火煮熟后滤出芦荟即可饮用。

6. 槐花蜂蜜茶

本品具有清热润肠、凉血止血之功效，可代茶频频饮用。适用于老年性及习惯性便秘，但糖尿病患者禁忌使用。

原料：槐花 10 克，蜂蜜少许，绿茶适量。

制法：将槐花洗净，与绿茶一起用适量沸水冲泡，加入蜂蜜搅拌均匀即成。

自己动动手，给自己制作一款具有收腹作用的减肥茶吧，这样，不仅可以满足身体对于水分的需求，还可以减掉恼人的肥肉，是一件多么令人开心的事情呀。

教你3道美味汤，快速喝掉腹部赘肉

减肥是有很多种情况的，有的是需要减掉造成全身肥胖的脂肪，有的是需要刮掉黏附在五脏六腑上的油腻，有的便是需要对身体局部进行塑性与修正了。其中，腹部减肥就属于最后一种。

一个鼓囊的小肚子，应该说无论是男人还是女人，肯定都不想要看到的。因为它影响的不仅仅是外形的美丽，同时还关系到一个人的健康。一提到减小腹，可能有些人首先想到的便是节食减肥法，殊不知通过这种方式减肚子，虽然小腹会不见，但是只要你再次开始吃,小腹便又会“咚”的一下凸显出来。这个时候，如果你能够懂得应该怎样通过吃来减掉小腹，便是最好不过的办法了。接下来便教你3道美味汤的做法，让你能够在不节食的情况下，快速地喝掉腹部赘肉。

1. 美味消脂汤

原料：党参25克、车前子15克（用布包好）、泽泻15克、淮山20克、山楂10克、精瘦肉400克。

制法：用3大碗水对全部材料进行熬煮，煮2~3小时，水滚之后转用小火继续炖；炖好之后当中饭吃。

在饮用这款汤的同时，早晚还是可以维持正常的饮食，但不要吃太油腻，也不要吃太多含有淀粉的东西，如饭、面、馒头、面包等食物，才会收到更加明显的效果。

功效：这道汤可以增加饱腹感，有助于油脂排泄。

2. 顺气减肥汤

原料：鸡胸骨1副、蛤蜊500克、竹笋切块500克、人参须25克。

制法：先将鸡骨进行加工，用开水将其烫过之后，把血水和浮油都捞干净；把人参须、竹笋和鸡骨这三种材料共同放入到锅中炖，一直炖到水开为止；最后再将蛤蜊放入锅中，炖到蛤蜊开口即可。

功效：顺气减肥汤能够很好地促进油脂排泄，有助于调节体内的气血循环，这样油脂跟脂肪就会顺利地经由新陈代谢而排解。

3. 瘦小腹鱼汤

原料：水芹菜200克、鲫鱼1条、制香附25克、香砂仁25克、淮山15克、枳棋子15克。

制法：先将鲫鱼用油煎炸；把煎好的鱼与其他的配料都放入锅中，然后加水，一直加到淹满材料为止，炖2个小时即可。

功效：此汤可当成中晚餐来食用。可以有效地消化掉男生的啤酒肚与女孩子的腹部赘肉。

只要吃喝合理，减肥并不总是要委屈自己嘴巴和胃的，上面所说的这三种汤，便可以让你在一饱口福的同时，还可以轻松喝掉烦人的肚子。

7 道营养美腹菜品，令小腹轻松变平坦

想要健康地将腹部赘肉减掉，关键便在于不能影响到整体的营养，同时再增加腹肌的韧性和弹力。

为了在保证营养的前提下还可以减掉小腹，进食的时候便要注意选择一些富含膳食纤维的粗粮、水果和蔬菜。这些食物不仅能够有效控制血脂、血糖，避免摄入过多的能量，同时还可以调整消化系统，清除“体内垃圾”。

为了保证腹部、腰部健美的需要，建议每天食用 30 克 ~35 克膳食纤维，为此，每日需要进食 50 克 ~100 克粗粮（荞麦、莜麦、玉米面等），400 克 ~500 克新鲜蔬菜，2~3 个水果。

下面再来具体介绍一些能够消除腹部赘肉的菜品。

1. 什锦乌龙粥

原料：薏仁、干荷叶各 30 克，冬瓜子 100 克，赤小豆 20 克，乌龙茶适量。

制法：将薏仁、冬瓜子、赤小豆混匀，放入锅内加水适量煮至豆熟米烂，再将用纱布袋包好的干荷叶和乌龙茶放入粥内再煮 8 分钟，取出纱布袋即可。

功效：什锦乌龙粥具有利尿降压，消胀消肿，健脾减肥的功效。

2. 赤豆鲤鱼

原料：鲤鱼 1 条，赤小豆 100 克，陈皮、花椒、草果各 7.5 克，葱、姜、胡椒、食盐各少许。

制法：将鲤鱼去鳞、鳃、内脏，洗净，将赤小豆、陈皮、花椒、草果洗净，塞入鱼腹，另加葱、姜、食盐、胡椒，上笼蒸半小时左右，鱼熟后即可出笼，再撒葱花即成。

功效：赤豆鲤鱼可以行气健胃，醒脾化湿，利水消肿，有利于消除腹部赘肉。

3. 海带炖萝卜

原料：萝卜 300 克，海带 100 克，茴香、桂皮、香油、葱、盐各适量。

制法：海带用水浸泡 12 小时以上（中间换水 4 次），然后洗净切小片；萝卜切丁，与海带一起加水、茴香、桂皮烧开后改小火慢炖至熟软；出锅前滴入香油，撒入葱花和盐即可。

功效：这道菜具有利水消气，清脂减肥的作用，可以减少人体对脂肪的吸收，具有美腹的效果。

4. 双菇爆苦瓜

原料：苦瓜 150 克，香菇 100 克，金针菇 100 克，姜、酱油、糖、香油各适量。

制法：将苦瓜、姜片切丝；香菇浸软切丝；金针菇切去尾端洗净；油爆姜丝后，加入苦瓜丝、冬菇丝同炒至苦瓜丝变软，再将金针菇加入同炒，最后加入调味料炒匀即可食用。

功效：香菇、金针菇能降低胆固醇；苦瓜富含纤维素，可减少脂肪吸收。

5. 什锦蔬菜沙拉

原料：银耳 100 克，生菜 100 克，青椒、胡萝卜各 50 克，植物油、醋、盐各少许。

制法：将生菜切碎，青椒切丁，胡萝卜切成片；银耳泡发后扯碎；用沸水快速焯一下银耳和胡萝卜；将上述备料装盘，淋上植物油、醋、盐的混合调料即可。

功效：此沙拉富含各种维生素和膳食纤维，热量低又能够增加人的饱腹感，还可以促进新陈代谢。

6. 冰爽苦瓜

原料：苦瓜 100 克，甜面酱适量。

制法：将苦瓜洗净后去瓤切片，然后放置冰箱内。吃时将苦瓜淋上少量甜面酱蘸食即可。

功效：这道菜的热量很低，再加上苦瓜“刮油水”的功效，夏日常食，清热去火，令你轻松减掉腹部赘肉。

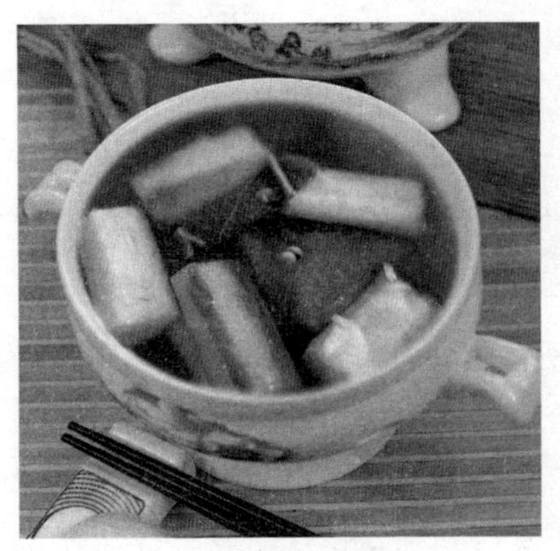

鲜荷西丝消暑汤

按照这些食谱去做吧，相信腹部那令人生厌的一团肥肉很快就会消失不见了，能够重新拥有平坦小腹可真的是一件非常令人期待的事情。

7. 鲜荷西丝消暑汤

原料：新鲜荷叶一片，西瓜、丝瓜各 1 个，薏薏米各 50 克，生姜一片，精盐少许。

制法：荷叶洗净，切小块；将西瓜肉与瓜皮切开，西瓜肉切粒；西瓜皮洗净，切块。丝瓜去皮切块；薏薏米洗净泡发；生姜切片。瓦煲内加水，放入西瓜皮、薏薏米、生姜，水滚后放入丝瓜煲至熟，去掉西瓜皮，再放入荷叶和西瓜肉，稍滚，调味即可。

功效：本汤水鲜甜可口，可以清热气，解暑热，生津止渴，通利小便。

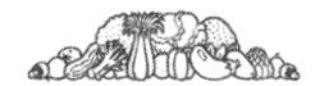

如何吃能消除腰部赘肉

桌上三餐，寻找属于你的“水蛇腰”

“水蛇腰”这个词经常会被用来比喻女子那婀娜曼妙的身段，想想看，那样纤细、柔美的腰肢确实美丽动人，所以能够拥有“水蛇腰”便成了追求美丽的女子们梦寐以求的目标。可是，“水蛇腰”会不会长到自己的身体上，却不是随着人的意志而转移的，如果想要得到它，是一定要付出代价的。虽然“代价”这个词听起来有些可怕，可庆幸的是并不是所有的代价就代表着痛苦。有的也可以是一种享受，比如平衡膳食来保养我们的身材，会让小美眉越吃越享“瘦”，何乐而不为呢？

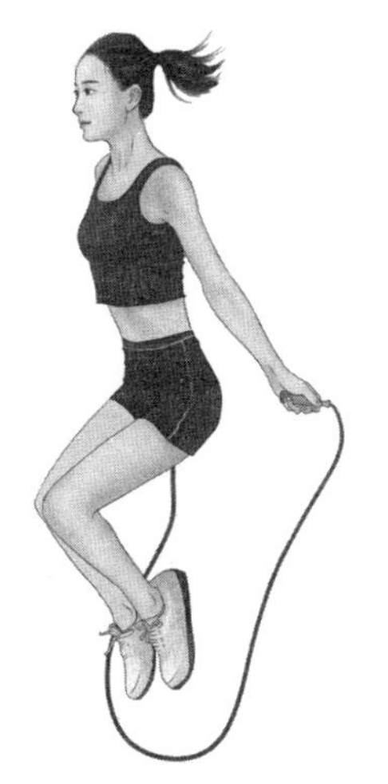

每个爱美女性都想拥有迷人的腰线

能够拥有“水蛇腰”的美眉不仅自己变得更加自信，还能够给人以美感，同时不肥胖也是身体健康的体现。如果身体肥胖，有60%以上的脂肪堆积在腹部，这为以后因肥胖引起的心血管疾病实现了原始的“脂肪积累”，随着年龄的增长，脂肪代谢缓慢，想要消脂减负就显得更为困难了。所以，爱美消脂要趁早。

一边洗脸刷牙，脑子里一边规划今天的三餐，当然最重要的是这顿美味的早餐。可能早餐对于上班族来说，早已经是可有可无的了，但是如果想要瘦腰取得成功，是一定不能够剥夺自己享用早餐的权利的，因为有些早餐完全可以让你越吃越窈窕，只要你选准了三餐的黄金搭档。

1. 特别的早餐特别的瘦

有计划的克服“水桶腰”期间，早餐应该均衡而丰富，需千卡在400~500千卡之间。正确的早餐菜单可以平衡一天所需的热量，并降低晚餐热量摄入。减肥早餐包括复合碳水化合物（面包、面包干、粗粮等），奶制品（奶酪、奶或酸奶），一杯饮料或一个水果。少吃糖或果酱，因为这些纯粹是热量，而不含其他营养成分。另外早餐要吃饱，省得中午之前饿了再吃零食。

菜单：麸皮面包2片，1份淡奶酪，2个猕猴桃，1杯茶。

营养：猕猴桃富含维生素C，可以满足人体一天所需；低热量，含维生素E（抗衰老）、矿物质（钙、镁、钾）和纤维素。实际上，减肥期间，我们在减少热量摄入的同时，也减少了其他营养素的摄入，这样就破坏了营养平衡。而猕猴桃丰富的营养成分正是我们选它的原因，它还有利尿、防便秘等功效。如果觉得只吃猕猴桃单调，也可以吃橙子（全部吃下去，比橙汁更营养）、菠萝（利尿）、葡萄柚（清淡）等富含维生素的水果。

2. 营养午餐，健康地瘦

对于办公室的白领来说，去哪里解决午餐是很关键的问题，可是她们的午饭大多数都在外面“打游击”，只求填饱肚子，长期下来就给腰部埋下了隐患。

有条件的白领应该选择商务套餐。商务餐无论从卫生角度还是营养角度，都是白领们解决午餐的最佳方式，不足之处是价格贵了些，不是所有人都承受得起的。另外，由于商务套餐中使用猪肉和鸡肉原料较多，可能蛋白质含量会偏高，再加上酒店炒菜油较多，脂肪和能量的摄入也偏高，所以，对于有发胖趋势以及血脂偏高的女性朋友应挑清淡些的菜式。

没条件的上班族，会选择盒饭。盒饭的优势在于便宜和菜色多样，但盒饭从制作完毕到送来的，中间时间比较长，有些还要经过再次加热，营养的损耗是显而易见的，尤其当中的维生素C会被破坏掉,也就是被氧化。因此，盒饭一族应该餐后饮一杯果汁或是吃些新鲜水果（在饭后一小时再吃，不要在餐间吃，那样影响消化）。

3. 美味瘦身晚餐 DIY

很多美女们为了减掉腰部赘肉都选择少吃甚至不吃晚餐，其实，减“腰”的同时也是可以享受丰富美味的晚餐的。

选择以蛋白质为主、低脂肪的菜色。晚餐的主菜最好是鱼和豆类等含蛋白质多的食物，这类食物在体内消耗成为热能的热量比较多，不易囤积成体内脂肪。

在晚上 8 点前结束晚餐。吃完晚餐到就寝前，至少要留有 3~4 小时的时间。趁这段时间，让食物得到充分的消化、分解才是不增加脂肪的最佳选择。

外出就餐时要平衡营养成分。如果你白天和晚上都经常在外面用餐，最好多多留意，让每餐所吃的主要原料都不一样；若是长期外出用餐，不妨多吃些烫青菜和炖青菜，以补充人体必需的维生素。

晚餐适量吃少也是因人而异的，有些人晚上不能少吃，如果少吃反而会影响身体健康。

晚饭后还要进行较长时间工作或学习的知识分子，一定要吃好晚餐。晚餐食谱以安排富含维生素 C 和粗纤维的食物为佳。这类食物既能帮助消化，防治便秘，又能供给人体需要的微量元素，防止动脉硬化，改善血液循环，有利健康。

孩子的生长发育一刻也不会停止，夜间也仍需一定的营养物质。若晚餐吃得太少，则无法满足这种需求，长此以往，就会影响孩子的生长发育。所以，孩子的晚餐不仅不能少吃，还应吃饱吃好。

巧吃火锅、烧烤，腰部也能美起来

“秋瑟瑟，寒流急”，转眼霜降到了，大片大片的黄色树叶散了一地，微风轻轻吹起，飒飒的乐声响起，抬头望着纯净、明朗的天空可能人们心里便会开始想，这么诗意的天气怎么可以没有火锅呢？于是掏出手机，约上喜爱火锅的朋友们。不过可并不是什么人都敢放开胆子去吃火锅的，可能他们会说：“你可千万别来诱惑我，我正在减肥期间呢，绝对要忍住美味的诱惑！”其实，有这样想法的人真的是已经落伍了，有很多减肥的小美女们都不会这么自残的，因为她们都有巧吃火锅不长肉的妙方。

爱吃辣的小美女们，大概都知道“麻辣锅热量很高”这回事，于是，遇到瘦腰期间，是不是就要牺牲掉向往许久的麻辣锅聚会？下面告诉大家，如果你以为减掉腰部赘肉就要完全忌口、减去腰部赘肉的时候同时“减朋友”，那就大错特错了！

其实，秘诀同样也是在热量控制的原则之下，聪明地挑选低热量的食物，特别是天然的蔬果类，可以彻底地贯彻“吃到饱”的精神！另外，遇到高热量的“地雷食物”，则采取过水去油、浅尝辄止、食物替代和避开“地雷”等小技巧来减少负担。所以，这些小技巧同样也可以套用在吃火锅上面，减肥期间的小美女们也可以快快乐乐地吃麻辣锅。今天就要来介绍减肥时，火锅怎么吃！接下来就来看看减肥时吃火锅的小技巧吧！

1. 清汤锅底

吃火锅要吃得健康，首先由选择锅底开始。汤中的“肥霸”是麻辣汤、沙拉汤等，油分和热量均高，其他如骨汤亦不宜多喝。胡萝卜马蹄汤、皮蛋香菜汤、清汤和冬菇汤素有健康锅底之称，可以选择。

2. 先菜后肉

肉类中含有不少脂肪，涮煮时会不停地渗出。传统吃法是先涮肉后涮菜，蔬菜像海绵般吸掉汤中的油分，令本来低脂健康的蔬菜，变得又肥腻，又高脂。想吃得健康，要先涮菜后涮肉，或者同时涮菜和肉。

3. 选肉秘诀

选择肉类应以瘦肉为主，不妨以去皮鸡肉、兔肉和各类海鲜等代替高脂的肥牛肉。牛丸、鱼丸的热量较墨鱼丸、猪肉丸低，但由于都是加工食品，还是多选新鲜的牛、鸡、猪、鱼肉为佳。不同部分的肉类也会影响食物的热量，可以鱼片代替鱼腩；而豆腐泡、炸鱼等属油炸食物，少吃为妙。海鲜是较健康又美味的选择。

4. 火锅酱料

虽然大部分火锅食物没有加入火锅蘸料如沙拉酱、辣椒油等，除了热量高、盐分也不少，怕胖又患有高血压者，切忌食用。也应避免将生鸡蛋作为酱料，以免其中所含的沙门氏菌引发呕吐、腹泻及腹痛等。

5. 多喝水

很多人都有吃火锅后喉咙痛的经历，原因主要是进食时，对着热烘烘的火炉：水分大量流失所致。要改善这种情况，应多喝开水，同时要待食物冷却后才进食。选择饮品时应避免啤酒、酸梅汤、汽水、橙汁等高热量饮料，应选择清茶、保健的汽水等。

除去火锅之外，时下很流行的烧烤也被认为是非常长肉的食物，可是你知不知道，只要是采用健康的吃法，即使是吃烧烤也是能够减腰的呢。

1. 五谷杂粮烤烤更健康

一日三餐要均衡营养，烧烤也不例外。一般烧烤都很着重肉类、蔬菜。其实可供烧烤的原料有很多健康选择；五谷杂粮有玉米、红薯、全麦面包等，还可选择比较低脂的海鲜以及金针菇、茄子等蔬菜。

2. 尽量选择低脂食物

一只烧烤的全鸡翅，热量有150千卡，相当于一大碗米粉。而香肠，每条也有90千卡热量。要烧得有营养，就要多选择新鲜的肉类，如牛排、猪排；海鲜类，如鲜虾和海带等。肉丸中，鱼丸、牛丸里虽含味精，但属低脂食物，也可适量选吃。

3. 吃点水果可抗氧化

烧烤后，不妨吃一个含丰富抗氧化物的奇异果、橙子，可减少烧烤时致癌物质对人体的伤害。

4. 勿食用刚烧热的食物

避免将刚烧熟的食物立即放入口中，经常进食过热的食物，容易诱发食道癌及喉癌。

5. 自己腌食物

若与朋友一起郊游烧烤，应尽量避免食用已腌制好的烧烤包，而尽可能自己腌制，以控制油分及调味料。避免涂上蜜糖或酱汁，以免提升食物的热量。

懂得了这些吃火锅的秘密之后，你是不是不再害怕了呢？因为这样吃不仅不会增肥，还有助于消脂呢，快来试试吧。

想要吃水果减腰，便要掌握好时机

很多女性在减腰的时候，都非常钟情于“水果代餐减法”，用水果代替正餐。她们认为，水果含有糖分，又有维生素，不会使人长胖，还能给人以饱腹感，是最好的减肥食品。殊不知，这种方法也存在着不少误区。

这是因为，水果的营养并不全面。水果中几乎不含脂肪，蛋白质含量也非常低。水果中的维生素和矿物质含量不高，铁的含量比不上肉类和鱼类，钙的含量远远低于牛奶和豆制品，维生素C和胡萝卜素的含量不如青菜，因此，水果中所含的营养物质远远不能满足人体的需要。

如果用水果作主食，人体得不到足够的蛋白质供应，缺乏必需的脂肪酸，各种矿物质含量也严重不足，长此以往，人体的内脏和肌肉会发生萎缩，体能和抵抗力会下降。缺乏蛋白质使人形容枯槁，缺乏必需的脂肪酸会使人皮肤和毛发质量下降，因贫血导致苍白憔悴，因缺钙导致骨密度降低。这样的状态，又怎么能

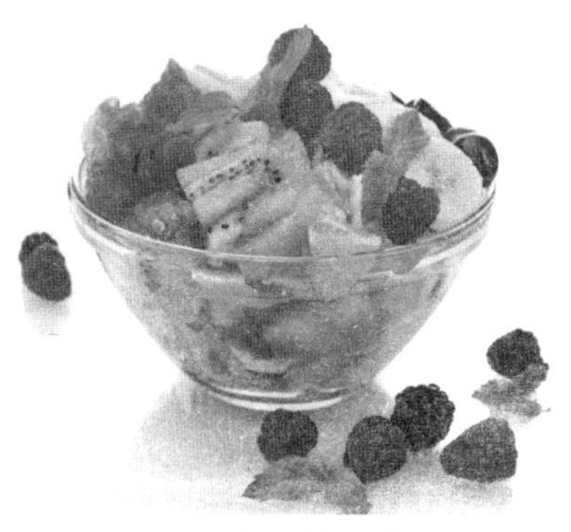

吃水果减肥要选对时间

美丽呢？何况，用此种方法减肥，一旦停止，就容易反弹，而且很可能比减肥前更胖。因为内脏和肌肉萎缩之后，人体的能量消耗就会减少，即使吃的和以前一样多也会发胖。

那么，吃水果对减腰究竟有没有作用呢？如果安排得当，其实还是有帮助的。首先，可以用水果代替平时爱吃的各种高热量的零食，如巧克力、花生、瓜子、糕点、油炸土豆片之类的小食品；其次，利用水果来减腰的女性最好在餐前吃水果，因为水果内的粗纤维可让胃部有饱胀感，可降低食欲，防止进餐过多而导致腰部脂肪堆积；最后，晚餐时，可以先吃一些水果，然后喝一些粥作为主食，适量地吃一些低脂肪的菜肴，如蔬菜、豆制品、鱼、瘦肉、鸡蛋等。这样就能有效地减少晚餐的能量摄入，对减腰很有帮助。

所以，在减腰的时候可得聪明地选对瘦身水果。

1. 选择含糖较少的水果

据研究，菠萝、哈密瓜、木瓜、奇异果、香蕉、葡萄等水果的血糖指数较高，减腰族应避免摄取太多这类水果。而像苹果、猕猴桃、柠檬、李子、樱桃、柑橘类等血糖指数较低，是减腰族在搭配水果餐时的较佳选择。

2. 最好餐前吃水果

研究表明：如在进餐前20分钟至40分钟吃一些水果或饮用1至2杯果汁，则可防止进餐过多导致腰部肥胖。因为水果或果汁中富含果糖和葡萄糖，可快速被机体吸收，提高血糖浓度，降低食欲。水果内的粗纤维还可让胃部有饱胀感。另外，餐前进食水果，可显著减少对脂肪性食物的需求，也就间接地阻止了过多脂肪在体内囤积的不良后果。但是，很多水果如柿子、山楂、杏仁、菠萝等都不能空腹吃。为了减肥，餐前食用水果时，最好选择酸性不太强、涩味不太浓的水果，如苹果、梨、香蕉、葡萄、西瓜、甜瓜等。

而饭后吃水果难以达到减腰的效果。因为饭后吃水果，就等于吃多余的糖，这部分多余的糖容易转化为脂肪贮存在身体里，还可能增肥。尤其是不要在晚餐后大量吃水果，因为晚间进食后合成脂肪积累在体内的可能性最大。但是，有些水果有促进消化的作用，如富含蛋白酶的菠萝和猕猴桃，富含有机酸的柠檬、山楂等，对于这类水果可在餐后一小时左右再吃。

3. 水果的食用量不要过多

大多数人认为，水果富含纤维素，几乎不含脂肪和蛋白质，因而可以无节制地放心食用，其实这是一个误区。水果并非能量很低的食品，由于味道甜美很容易吃得过多，其中的糖就会转化为脂肪而堆积。例如每100克草莓大约有30千卡热量，若你喜欢吃草莓且能一次吃下很多，摄入的热量是惊人的。又如吃半个中等大的西瓜（瓜瓤重约2千克），便不知不觉之间摄入热量680千卡，约相当于三碗米饭。所以吃水果减肥餐时要节制水果的食用量。

只要方法得当，水果减腰会有很大的效果。但是，不能以水果代替主食甚至正餐。因为水果毕竟营养成分不全，如果长期用水果代替正餐，也会影响健康。

4. 碱性水果更有利于减腰

现代人的体质很需要碱性食物来平衡，水果无疑是最容易被接受的。大多数水果因含有丰富的矿物质元素，可算成碱性食物，比如常见的瓜类、苹果、柑橘、葡萄、草莓、香蕉等，不过，也有一些生涩的酸果子（如李子、梅、橄榄等）因其含有不能被代谢完全的有机酸，进食后会增加体液酸度，属于酸性水果。

读完这些文字之后，对于应该怎样正确吃水果，想必大家心中已经有数了，那就照着去做吧，采取了正确的方法，才能够让水果的积极作用真正地发挥出来，拥有纤纤细腰便不再是梦想了。

晚间西红柿瘦腰

西红柿中富含人体需要的维生素、矿物质等营养成分。晚上食用西红柿，补给人体必需的营养，可以促进睡眠中生长激素的分泌，加快基础代谢。再者，充足的睡眠也是不可或缺的。西红柿同样能够对“睡眠天敌”——“体寒”与“压力”发挥其威力。这样下来，西红柿具有瘦腰的功效便应该很容易理解了。

1. 改善血液循环

西红柿内含的番茄红素能够降低胆固醇,清澈血液。如此一来，血液循环得到改善，消除体寒也就指日可待了。

2. 缓解压力

西红柿里的甘味成分能够给大脑、神经补充能量。而且，维生素C有缓解压力的作用，让你消除精神上、肉体上的疲劳。

另外，对于那些总也管不住自己的嘴、超能吃的人来说，食物纤维与果胶简直就是他们的救世主。实际上，感受到食欲的并不是“肚子”，而是“大脑”。老想着吃东西是因为大脑的饱食中枢未能发出“吃饱”的信号，摄入食物纤维、果胶等能让胃膨胀，刺激饱食中枢。食物纤维、果胶一边向大脑发出“吃饱了”的刺激信号，一边加快肠胃蠕动，消除便秘，同时还能帮助体内废物的排泄。

并且，西红柿里的柠檬酸与番茄红素能够帮助你减少身体脂肪。柠檬酸能促进糖分的代谢，燃烧脂肪。番茄红素能够抑制脂肪细胞的增多，吸收多余脂肪。

西红柿既能加快代谢、抑制脂肪增多，所含热量又很低。所以说，西红柿是最适合晚间吃的食物。

晚间西红柿减肥法是需要一些方法的。你也不一定非要按部就班的执行，避免给自己造成心理上的压力，可以根据自己的情况定酌。

1. 什么时候吃西红柿

可以选择跟晚餐一起进行。可以将生的西红柿切成薄片，也可以将小西红柿直接做成沙拉，或者做加热处理也可以。可以在吃饭的时候喝一点番茄汁，也可以通过加点番茄酱、蔬菜泥、西红柿罐头来添一些色彩。吃的花样很多，你可以开动脑筋尽情想象，享“瘦”健康的西红柿生活。

2. 多久才见效

吃西红柿餐最少坚持 3~6 个月。人与人之间身体状况、体质、吸收状况是不一样的。有些人很快就能见到效果，而有的人要持续很久才能见到点起色。从中医学来讲，那是因为像皮肤、指甲的新陈代谢等机体循环周期平均需要 6 个月。人体能够记住持续了 6 个月的状态，记住之后就能保持这样的状态了。那么，就只好坚持下先让身体记住西红柿餐的状态吧。

3. 成功的秘诀就是要生活有规律

暴饮暴食、睡眠不足、偏食不仅影响“晚间西红柿减肥”的效果，而且对身体也不好。西红柿减肥成功的秘诀就是要保证充足的睡眠、正常的饮食生活、规律的起居时间，这个基础打不好，西红柿的魔力也就成了天方夜谭了。虽说番茄红素扮演了击退多余氧自由基的角色，但还是不能过度依赖它，还是要保持好自己的生活习惯。

4. 每天要摄取多少量

晚间西红柿减肥要求一天必须摄取 15 毫克以上的番茄红素。生吃西红柿、喝番茄汁、用西红柿做菜时，各自摄取到的番茄红素是不一样的。

5. 生吃西红柿的量

生吃西红柿的时候要吃两个大西红柿（500 克）。红色系要比桃色系好。所含番茄红素是桃色系的 3 倍。或者吃 17 个小西红柿（250 克）。小西红柿的营养成分要比普通西红柿高得多。胡萝卜素、维生素 C、食物纤维均为普通西红柿的 1.5~2 倍。

100克西红柿加工食品中所含的番茄红素

番茄汁	8.021毫克
番茄酱	7.125毫克
西红柿泥	2.562毫克
西红柿罐头	20.295毫克
生西红柿	0.851毫克

懂得了西红柿的神奇减腰力量之后，就在晚上来些西红柿吧，这样长期坚持下去，腰部赘肉想不消失都难了。

利用苦瓜瘦腰，说我“型”我就“型”

在当今世界里，肥胖就如同是一个瘟疫一般，从一个国家开始蔓延到另外一个国家，一个接一个的胖子正在以很快的速度出现在众人面前。虽然特效减肥品也在不断地随之出现，但是肥胖的脚步却从来都没有停止过。似乎都不用过分地多吃，人们很轻易地便都胖了起来。

不过也有特例，比如说有一些人，他们是无论怎么吃也吃不胖的，身段永远是那么的苗条动人，特别是拥有美丽的细腰，着实让不少美女向她们投去了羡慕的目光。想知道这其中的秘密吗？原来她们的秘诀便是每天都会生吃2~3根苦瓜，所以才会那么苗条的。

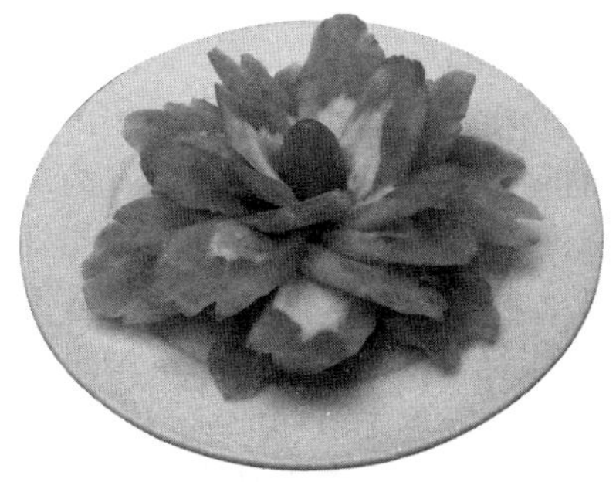

苦瓜是减肥佳品

苦瓜的减肥效果是出奇的好，如果能够保证一天吃几根苦瓜，那么即便是整天坐在办公室中的人也不必再担心自己的腰变成水桶了。这是因为一根苦瓜里含有0.4%的减肥特效成分——高能清脂素。

“高能清脂素”是一种极具生物活性的成分，被誉为“脂肪杀手”，它能够使人体摄取的脂肪和多糖减少40%~60%。实验证实，每天服用1毫克该成分，可阻止100克左右的脂肪吸收，并使腰围瘦小2毫米之多。如果每天服用“高能清脂素”2~4毫克，那么30天后，最保守的估算是：吃进的食物有6~12千克脂肪未被人体吸收，而储存在人体内的脂肪却有3~7千克被分解供人提利用。

苦瓜中“高能清脂素”的发现，令西方国家的减肥事业产生了历史性的转折，同时也给爱美的女士们带来了福音。除去有助于减肥之外，苦瓜对于血脂、血压、血糖以及动脉硬化的作用也引起了非常广泛的关注。

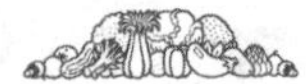

如何吃能拥有纤细大腿

营养素区域的“美腿元素”

当你还在因为自己的“大象腿”苦恼的时候，当你在尝试了各种各样的瘦腿方式还没有奏效，那么一定不要错过营养素瘦腿的方法。因为，想要让自己的双腿变得美丽起来，通过补充营养素的方式是完全可以实现的。在为自己的身体补充营养之前，先要了解一下，都有哪些营养素具有瘦腿的功效。

1. 维生素 A

如果体内缺少维生素 A，所导致的直接后果便是皮脂腺、汗腺的功能变弱，角质层慢慢变厚，肌肤开始变得干燥起来，慢慢地，还会降低腿部废物排泄的速度，这样腿便会变得越来越粗，越来越丑。

2. 维生素 E

维生素 E 具有分解脂肪、胆固醇囤积的功能，同时它还可以促进血液循环，让新鲜的血液送达离心脏最远的腿部。距离心脏最远的腿部细胞需要全新的氧气与营养。若静脉产生阻滞，组织液也会随之停滞，腿部就容易变得粗壮起来。

3. 钾

令腿部变得纤细的要点便是不要吃太多的盐。如果盐分摄入过多，身体就会需要更多的水，水喝多了，便会导致水分在体内囤积，形成水肿型虚胖。钾能够帮助盐分代谢出体外，从而改善肥胖症状。

4. 钙

在人体当中大约含有 1 千克的钙质，如果想要拥有笔直的双腿，骨骼中的钙质是绝对不能少的。钙摄入不足会影响神经的传达和智力的发展，甚至产生肌肉痉挛。为减少运动造成的双腿受伤和变形，千万可别忘了多补充一些钙质。

5. B族维生素

如果你的双腿会经常感到疲劳，便说明需要补充维生素 B_1 了，维生素 B_1 可以改善这种情况。它能够将糖类转化成能量，所以喜欢吃甜点的人，维生素 B_1 的消耗量会特别多。而维生素 B_2 则能够加速脂肪的代谢，如果体内脂肪过多，可别忘了多补充一些维生素 B_2。

6. 纤维素

纤维素能够促进胃肠蠕动，帮助消化，还能够治疗便秘这些功能早已经为大家所熟知了，但是你却不一定知道便秘会影响腹部的血液循环，妨碍淋巴液的流动，使废物无法顺利排出，造成腰部以下的丰满水肿，所以如果你的腿部水肿是由便秘而造成的，便一定要注意多摄入一些纤维素，因为纤维素对于分解脂肪是很有帮助的，如果你想要美腿，就需要多补充一些纤维素。

搞清楚了这些能够帮助瘦腿的营养素的功效之后，便可以在具体应用的时候对症下药了，大家一起来努力吧，相信拥有一双美腿很快就不再是梦想了。

想要美腿，必须坚持的饮食原则

想要让腿美起来，除去坚持锻炼之外，在饮食方面也一定要加以注意。每个人的饮食习惯都具有自己的特点，所以没有必要非得按照一定的食谱来统一进行，但是掌握必要的饮食原则却是很有必要的。

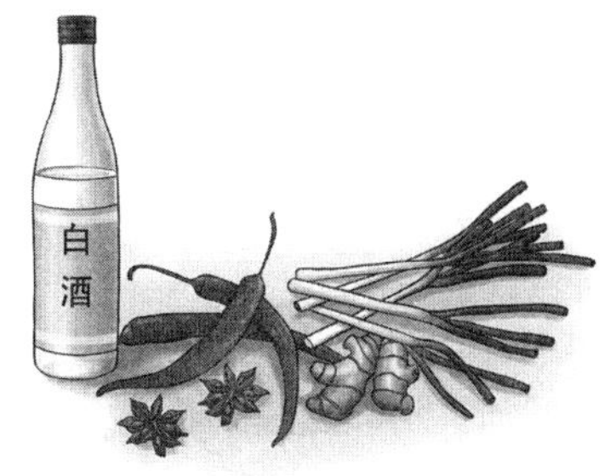

辛辣食品能温热身体，促进血液循环

原则一：不要摄取令身体变得寒冷的食物

想要让腿部变美，就一定要让血液循环变得顺畅起来。因为如果新鲜的血液和养分无法送达整个腿部，就会引起腿部的肿胀。另外，身体寒冷会使血液循环缓慢，导致血液和养分的输送减慢，所以应该避免摄取过多的凉食或者是会使身体变得寒冷的食物。

像莴笋、茄子、番茄、哈密瓜、萝卜、西瓜等食物都会令身体变得寒冷。而大蒜、生姜、胡椒、辣椒等食物可以充分温热身体，促进血液循环，达到发汗的作用，调味时可以多加使用。

另外，维生素E也是促进血液循环所不可缺少的营养素。维生素E在提高血液循环作用的同时，还可以预防身体酸化，恢复细胞的功能，使瘦腿后的肌肤不至于松懈、干燥和产生皱纹。维生素E能促进血液循环、消除肿胀，并让肌肤光滑不松弛。有些食物含热量较低，可以均衡地调配摄取。

杏仁、沙丁鱼、鳗鱼、萝卜叶、橄榄油、小麦胚芽、茼蒿、菠菜、芝麻等都是富含维生素E的食物。

原则二：不要过多摄取盐分

人体内摄入过多盐分，是不利于腿部健美的。体内盐分一旦增加，身体就要将盐分的浓度调整到一定状态，这就需要大量的水分，而过分补水会导致水分的积存。如果体内多余的水分排泄困难，新陈代谢就会出现问题，肾脏功能也会减弱而产生肿胀。因此，用餐时要控制盐量，从调味、吃法及菜单的选择上做起。此外，还要多摄取能帮助排泄体内盐分的食物，如芹菜、菜花、萝卜、莲藕、番茄、马铃薯、紫菜、香菇、香蕉等富含钾质的食物。促进排尿也非常重要，所以应该多选用豆类、薏仁、冬瓜等利尿的食物，饮料则应选择具有利尿作用的乌龙茶而不是果汁或者碳酸饮料。

钾是控制盐分所不可缺少的营养素，可以促进体内盐分排泄。比起绿、黄色蔬菜，淡色蔬菜反而含有更多的钾质，所以用餐时应均衡摄取。

原则三：摄取能够帮助缓解便秘的纤维质

因便秘而导致的肠内宿便积食会对下腹部血管造成压迫，同时还会阻碍淋巴结的流通。一旦便秘更加严重的时候，还会压迫到腹股沟。腹股沟有运送体内废物回流的淋巴结，受到压迫会阻滞淋巴结流通，产生腿部水肿。因便秘未排泄出的有毒物质导致了身体的二次吸收，造成体内毒素生长、代谢失衡，这也是造成青春痘、肌肤干燥的原因。

要防止这种原因所造成的腿部水肿，就要充分摄取食物纤维，使转换能量速度减慢，不易形成脂肪。而且，由于食物纤维吸收水分后会膨胀，所以能够增加排便量，使排泄通畅起来。海藻类或水果类的食物纤维可提高分解脂肪酸的功能，应多食用蔬菜、海藻、甘薯类、豆类等食物，以充分摄取纤维质。

富含纤维质的食物：糙米、芝麻、萝卜叶、竹笋、菇类、毛豆、地瓜、面条、猕猴桃、紫菜、海藻类。

如果能多摄取芝麻、牛蒡草、多种蔬菜，自然可摄取到食物纤维，便秘问题也会迎刃而解。

原则四：充分摄取制造骨骼的钙质

由于减肥而造成骨质疏松的情况正在近年来变得越来越多。人体内约有1千克的钙质，绝大部分供给骨骼或牙齿所需，其余的在肌肉、神经及血液中扮演重要角色。若这少数的钙质失去平衡，会造成肌肉痉挛、血液不易凝结等现象。要拥有笔直、匀称的双腿，必须充分摄取足够的钙质。蛋白质及维生素D可增加钙质的吸收，所以应多食用富含蛋白质的鱼类及含丰富维生素D的笋干。平日应养成食用小鱼干及牛奶的习惯（要减少乳脂脂肪摄取者，可饮用低脂肪或者是脱脂牛奶）。

牛奶、酸乳酪、脱脂牛奶、冻豆腐、虾米、海藻类、小鱼干、油菜、晒干的鱼、裙带菜等都是富含钙质的食物。

这四大原则可以说是令腿部美丽的重要前提，只有将其熟记于心并切实按照这些原则的指导去做，才能够真正实现美腿的目的。

挑饮拣食带给你修长腿

在整个人体当中，腿部几乎占到了身体比例的一半，同时它也往往是最能够吸引人们目光的部位。只有拥有了一双修长的玉腿，才能够将女性的美更好地散发出来。因此，拥有一双美丽而又修长的玉腿，便成了女士们一直以来梦寐以求的事情。为了能够使双腿修长美丽起来，有多少人都开始了无休止的运动和节食，甚至冒险去美容院进行抽脂减肥，又有多少美眉们为穿短裙而喝减肥茶。以上所说的这些，只不过是打造美腿方法的一部分而已，并不是全部，而除去这些方法，一定不能忘记的便是通过营养饮食修长美腿，如果少了营养，一双瘦骨嶙峋的腿，是不会带给人任何美感的。

你为什么会长了一双大象腿？其中一个原因便可能是你的“饥不择食”，对于一种食物，无论脂肪或热量有多高都照吃，于是脂肪便不断地在身上生长，腿也会变得越来越粗大。所以如果想要美腿，就千万不能够“饥不择食”地拼命饮食，而是要合理地“拣饮择食”，这样才能够避免长出粗腿。

1. 多吃蔬菜和鱼类可令腿部肌肉变得结实

多吃一些蔬菜和富含蛋白质的食物有助于结实腿部肌肉。蔬菜在纤体计划中的重要性，已经成了毋庸置疑的事实，而鱼类的油与肥肉不同，不容易成为皮下脂肪，不过宜少吃炸鱼及煎鱼，因为多油。

2. 辛辣食物有助于排脂

辣味食物可以促进新陈代谢，能令身体将多余毒素及脂肪尽快排出，所以平时不妨吃些辣味食物，如咖喱鸡、辣椒炒素菜等。

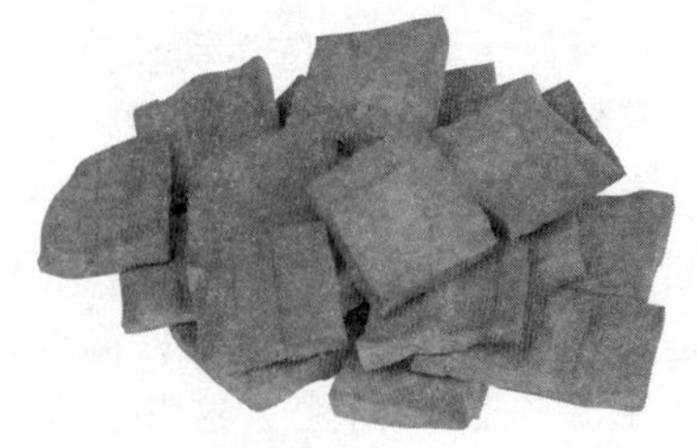

豆制品可适当多吃

3. 大豆制品热量低，多吃无妨

除去蔬菜之外，大豆类食物同样也是纤体计划的主角之一，因为豆类食物蛋白质含量高，但是热量却比较低，多吃一些也不会引发肥胖问题。

4. 戒吃零食防长肉

一般情况下，零食当中的脂肪、盐分和糖分的含量都很高，如果总爱吃零食，便会在不知不觉中将身体吃胖，大腿吃粗。想要拥有一双修长的美腿，就一定得远离零食。

如果想让自己的腿美起来，就一定要在吃的时候学会挑挑拣拣，这样便能够挑出有利于美腿的食物，拣走无益于美腿的食物，真正让你的腿享受养分的滋养，轻轻松松美起来。

这些食物单品可以有效美腿

关于怎样吃才能够保持秀腿迷人风采的这个问题，相信每个女人都一定非常感兴趣。其实，这并不是什么困难的事情，因为在五谷杂粮和各种果蔬里面，便有许多唾手可得的食物，这些食物当中都含有大量美丽双腿所需的营养素。

接下来，不仅要向大家介绍一下美腿所不可或缺的一些营养素，同时还要向大家推荐几种具有代表性的美腿食物。

1. 芝麻

可以为人体提供所需的维生素E、维生素B_1、钙质，特别的是它的亚麻仁油酸成分，可去除附在血管壁上的胆固醇。食用前将芝麻磨成粉，或是直接食用芝麻糊才能充分吸收这些美腿营养素。

2. 红豆

红豆中所包含的“石碱酸”成分，能够增加肠胃的蠕动，减少便秘，促进排尿，消除心脏或肾脏病所引起的水肿。另有纤维素，帮助排泄体内盐分、脂肪等废物，对美腿有百分百的效果。

3. 香蕉

香蕉当中含有很多钾，脂肪与钠的含量却低得很，所以说，虽然香蕉的热量有点高，但是确实可以被当作正餐来吃，它符合美丽双腿的营养需求。

4. 苹果

苹果属于一种比较另类的水果，其含钙量要比一般水果丰富很多，有助于代谢掉体内多余的盐分。苹果酸可代谢热量，防止下半身肥胖。至于水溶性纤维质果胶，可解决便秘、下痢的问题。

5. 木瓜

如果平时吃的肉太多，脂肪便非常容易堆积在下半身，木瓜里的蛋白分解酵素、番瓜素，可帮助分解肉，减低胃肠的工作量，让肉感的双腿慢慢变得更有骨感。木瓜中的果胶成分还有整肠的功能。

6. 西瓜

在清凉的西瓜当中，含有利尿元素基、酸柠檬黄素，使盐顺利随尿排出，对膀胱炎、心脏病、肾脏病也具有疗效。此外它的钾含量不少，所以千万不可以小看它对双腿的修整能力。

7. 葡萄柚

葡萄柚当中含有独特的枸橼酸，这种成分能够使新陈代谢更加顺畅，虽然葡萄柚的热量低，含钾量却是水果中的前几名。如果你渴望加入美腿小姐行列，就先尝尝葡萄柚的酸滋味吧。

8. 芹菜

芹菜当中含有大量的胶质性碳酸钙，非常容易为人体所吸收，补充笔直双腿所需的钙质。芹菜对心脏有益，又有丰富的钾，可预防下半身水肿的现象。

9. 猕猴桃

众所周知，猕猴桃中维生素C的含量是很高的，其实它的纤维素含量也相当丰富，纤维吸收水分膨胀,可令人产生饱足感。此外，水果纤维能够增加分解脂肪酸素的速度，避免过剩的脂肪让腿部变粗。

10. 菠菜

如果想要血液循环更活络，那么就多吃菠菜吧，因为菠菜可以将新鲜的养分和氧气送到双腿，令腿部元气得以恢复。如果你怕腿部肌肤干燥、提早出现皱纹，就一定要学大力水手多吃一些菠菜。

11. 蛋

蛋中所含的维生素A，能够带给你的双腿以滑嫩嫩的肌肤，维生素B_2则可以消除脂肪。其他的磷、铁、维生素B_1、维生素B_2，都对去除下半身的赘肉，有非常好的功效。

12. 海苔

海苔当中包含的维生素种类很多，维生素A、维生素B_1、维生素B_2都有，除此之外还有矿物质和纤维素，对于调节体液的平衡裨益良多，想要令玉腿纤细，便一定不可以放过它。

快点提起手中的菜篮，去搜寻这些可以让腿变美的食物吧。

少吃盐多蔬果，靓丽美腿不是梦

如果问男人评价女人美丽的标准是“脸”还是“身材”，更多的男人会回答是“身材”，然而女

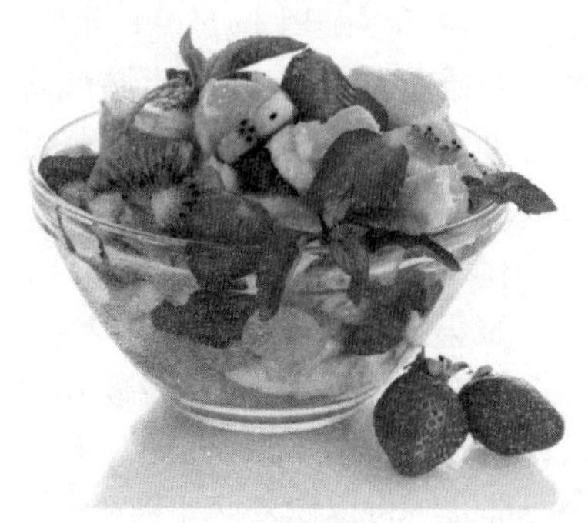

多吃蔬果

人身材的魅力主要来自一双修长而匀称的腿。毋庸置疑，女人的好身材是从拥有一双美腿开始的，所以修炼一双纤细的美腿便成了女人们不倦的追求。除去运动、按摩等瘦腿的方法之外，日常饮食也是同瘦腿息息相关的。下面就来看看应该怎样通过饮食的方法来打造细长美腿吧。

也许你还不知道，我们每天所必须摄入的盐分竟然是美腿的敌人，如果每日摄入并吸收的食盐量大于 10 克，就很容易将体内多余的水分积聚起来，从而造成腿部的肥肿。

像日式拉面，每碗盐分有 6.7 克，差不多是一日所需的摄取量；又如一个汉堡包是 2.5 克，一碗牛肉饭是 3.8 克。这些食物都是含盐量较高的，所以多吃这些美食，体内摄入的食盐量便很容易超标，要少食为妙。

除了少食用含盐量高的食物之外，还可以通过以下这三种方法来控制食盐的摄入量。

（1）米饭当中的含盐量较少，所以可以用白饭来代替其他主食；

（2）吃面包的时候不要在上面涂黄油；

（3）汤底盐分较多，所以要尽量少喝味道很浓的汤。

如果一不小心摄入的盐分过多也不要着急，我们便可以多吃一些富含钾质的食物来进行中和，因为钾的浓度高，能够吸收体内多余水分，减少腿部浮肿。含钾的食品多以蔬果为主。

西瓜中含有丰富的钾，差不多 1/8 个西瓜当中会含有 540 毫克钾；西蓝花也是含钾量较高的食物，每 80 克西蓝花当中含钾 424 毫克，并且其热量低，减肥效果十分好；菠菜也是含钾的食品，每 80 克便有 600 毫克钾，而且含丰富的维生素 E，兼具美容效果。

如果一不小心吃多了盐，便不妨试试这些方法，确实是很有效果的。

十日修腿膳食，瘦腿看得见

在整个人体当中，腿部几乎占了全身比例的一半，往往是人体当中最能够吸引人们目光的部位。一双纤细修长的玉腿，着实是更加能够散发出女性的美。因此，拥有一双美丽、修长的玉腿，便成了女士们梦寐以求的事。

想要腿变得美起来应该怎样做呢？下面的修腿膳食可以在很大程度上帮助你，只要十天，修长美腿便可以轻松拥有。

1. 第一天

早餐：先喝一杯温热水，再吃蔬果，如苹果、梨、芭乐、西红柿、小黄瓜等，量不限。

午餐：喝 250~300 毫升优质酸奶，原味的最好，如不能接受此口味，水果味的也可以。

晚餐：跟午餐一样。晚餐后再喝杯可促进肠蠕动的减肥茶。可选择使用天然植物发酵、烘焙、干燥而成，不添加任何化学药品及防腐剂的健康茶。它可以促进体内毒素、废物的排出，改善便秘的情况。

2. 第二至五天

早餐：先喝一杯温热水，再吃蔬果，如苹果、梨、芭乐、西红柿、小黄瓜等，量不限。

午餐：自由进食，但须有节制。

晚餐：菊花猪肝汤或山药枸杞粥，任选其中一款。量不限，有饱足感就好，七八分饱是健康之道。

3. 第六天

早餐：先喝一杯温热水，再吃蔬果。

午餐：菊花猪肝汤或山药枸杞粥，选其一。

晚餐：与午餐一样。

4. 第七至十天

与第二至五天的三餐一样。

5. 第二至十天

这九天每天喝一杯夏枯草菊花茶。

按照这样的做法坚持下去，十天为一个疗程，可以不断地重复进行，直至双腿瘦到令自己满意的程度为止。

瘦腿食谱，对症才能有效

如果想要保持比较好的腿部状态，那么有些东西是不能多，同时有些东西又是不能少的。不能过多摄入的是脂肪，因为过多的脂肪会使腿部赘肉增加，令大腿变粗，这显然不是美人们所愿意看到的状况；不能摄入过少的是蛋白质，如果蛋白质摄入过少，腿部肌肉会由于缺乏足量的营养支撑，显得缺乏弹性和动感，从而变得松垮起来。美腿的关键在于对脂肪和蛋白质的控制。

针对造成双腿肥胖的不同原因，可以有不同的解决方法。不同的膳食便可以帮你解决不同的问题。

1. 改善腿部血液循环

（1）当归蒸鲤鱼

原料：鲤鱼 1 条，当归 10 克，川芎 5 克，枸杞 15 克，黄芪 15 克，盐、酒、姜丝、葱丝各少许。

制法：将当归、川芎、黄芪

和枸杞子用水、酒各一碗煮至剩八分为止；将鲤鱼洗净之后装盘，与煮好的汤一起蒸至鱼熟；加少许盐，撒上姜丝和葱丝，再将鱼汤趁热淋上几次即可。

功效：这道菜可以补气利水、健脾养颜，对于改善下肢循环差、冰冷肿胀有很大的功效。对腿部肌肤皲裂和静脉曲张也具有改善的功能。

（2）红烧猪蹄

原料：猪蹄1只，黄豆1把，杜仲15克，淮山7.5克，当归5克，黄芪15克，葱、姜、蒜、酱油、盐、酒各少许。

制法：将药材与水、酒共3碗半共同进行熬煮，直煮至水剩成一碗后备用；将猪蹄用开水烫过，去毛洗净，加入黄豆、葱、姜、蒜，慢炖至烂，再加上酱油、盐及药汁一起焖至汤汁浓稠即可。

功效：这道菜可以强健筋骨，消除郁气，有利于消除下半身肿胀，改善静脉曲张。

2. 去除腿部赘肉

（1）芦荟猕猴桃酸奶

原料：肥厚的芦荟叶片1片，猕猴桃2个，酸奶200克。

制法：先将芦荟叶片清洗干净之后撕去表皮，刮其果肉备用；将猕猴桃去皮备用；把芦荟果肉、猕猴桃果肉与酸奶一起放入搅拌机中搅匀即可。

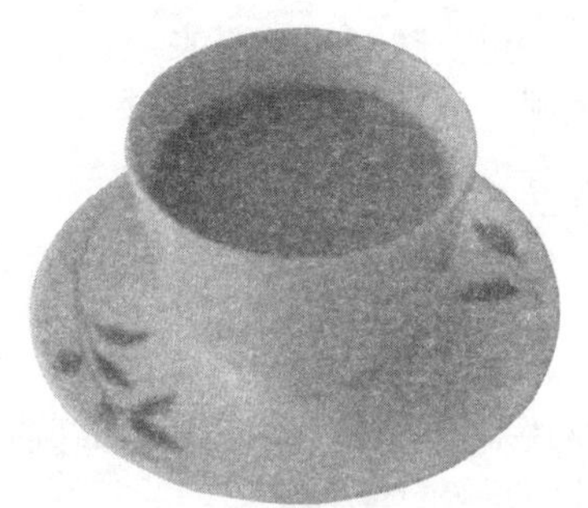

芦荟猕猴桃酸奶

功效：芦荟和猕猴桃当中都含有丰富的膳食纤维，能够利尿消肿、促进新陈代谢。用这两种材料做成的果味酸奶，能够令你在美味中享“瘦”。

（2）冬瓜蛤蜊汤

原料：带皮冬瓜250克，蛤蜊100克，姜、盐各少量。

制法：先将冬瓜连皮清洗干净，之后将其切成块状，并加水煮至呈现透明色，然后倒入泡水吐完砂的蛤蜊和姜丝，煮至蛤蜊全部开口后加入少量的盐调味即可。

功效：冬瓜具有利尿消水肿的功效，连皮使用效果更佳；冬瓜还能够帮助体内多余的糖类转化为热量并将其消耗掉。冬瓜与蛤蜊一起做成的汤清淡爽口，热量低，对于去除多余脂肪、修饰腿形是很有帮助的。

有时间的话，完全可以自己来亲身实践一下，相信体验过之后，你便会发现营养美腿的妙处了。

第十五章

营养与性保健：呵护每一天的性福

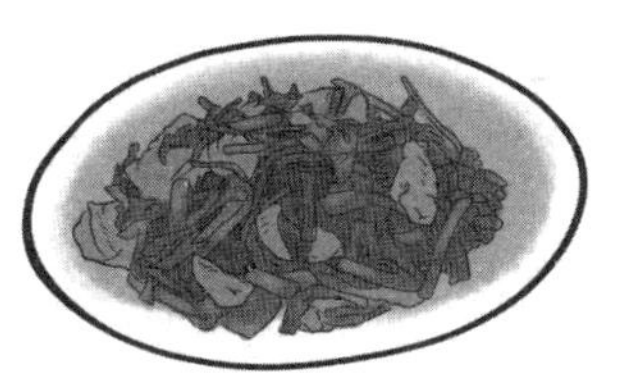

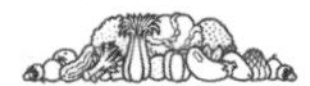

从食物中寻找催情良药

合适的营养素助你“性趣”盎然

性爱是人类的本能需求，同时和谐美好的性爱能使夫妻双方感情升华，有利于身体的健康。这个时候，一定要保证自己的“性趣”是充足的，只有这样，才有利于性爱的和谐与美满。

“食色，性也。”意思是说食欲和情欲都是人的本性。事实上，食物与人的性功能之间也是存在着某种重要依存关系的。有些食物会对性欲、性反应以及性行为产生有利的影响，从而能够帮助人们创造出和谐美满的性生活。

在了解了这种联系之后，还要弄清楚到底哪些食物，以及其所含的哪些营养素会对人的性功能产生有利的影响，清楚之后，便可以进行合适的补充。

1. 富含优质蛋白质的食物

人体所需要的多种氨基酸都包含在蛋白质当中，它们参与包括性器官、生殖细胞在内的人体组织细胞构成，如精氨酸是精子生成的重要配方，具有提高性功能和消除疲劳的作用。富含优质蛋白质的食物有瘦肉、猪脊髓、狗肉、牛羊肉、鸡鸭、鱼虾、蛋类以及豆制品等。

2. 脂肪含量充足的食物

人体当中的性激素主要是由脂肪当中的胆固醇转化而来的，因此对于长期素食者会影响性激素的分泌，不利于性功能的维持。另外，脂肪含有一些精子生成所需的必需脂肪酸，若缺乏会影响到精子的生成，还可引起性欲下降。可以适当食用一些蛋类、肉类、鱼类等。

多吃含有丰富的酶的食物可以增强性机能。酶在人体中是具有催化作用的特殊蛋白质，能促进人体的新陈代谢，对健康影响极大。如果人体缺乏酶类，会出现功能减退包括性功能减退，甚至还会因此丧失生育能力。酶广泛存在于各类食物中，因为加热会破坏酶，在烹调食物时要注意温度不要过高，时间不宜过长，最好不要采用炸、烤、煎等方法。

3. 含有维生素和微量元素的食物

维生素当中的维生素 A 和维生素C能够抗衰老、保持青春活力，对精子的生成和提高精子的活动也具有良好的效果。富含维生素 A 的食物有禽蛋类、鱼类、乳制品、芹菜、胡萝卜等。维生素 C 对性功能的维护也有积极作用。富含维生素 C 的食物有柑橘类水果、青椒、木瓜、包心菜、花椰菜、甜瓜、草莓等。

想要让自己变得“性趣”盎然，就多为自己补充这些营养元素吧，让它们来助你永葆青春。

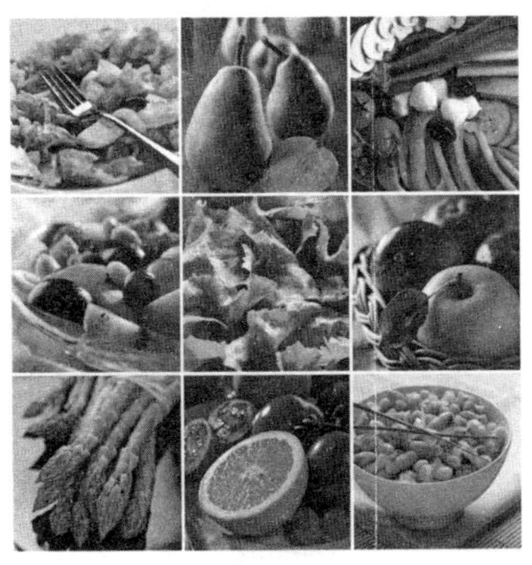

富含维生素的食物

多吃关爱“性福”的食物

医学专家们认为：常食某些食物，也有助于增强性功能。欧洲的性学研究专家艾罗拉博士认为，现在至少有以下几种食物可以“助性”：

1. 麦芽油

麦芽油能预防性功能衰退，防止流产和早产；防止男女两性的不育不孕症；增强心脏功能和男性的性能力等。所以我们在日常生活中就应该常食这些含麦芽油丰富的食物，如小麦、玉米、小米等。

2. 种仁

在种仁当中，含有丰富的 B 族维生素、维生素 E，另外种仁还是矿物质和蛋白质的极佳来源，这些营养成分都能够激起性欲、引发性冲动。那么，哪些种仁对性最有益呢？答案是：全小麦、玉米、芝麻、葵花子、南瓜子、核桃仁、花生、杏仁等。

3. 海藻类

甲状腺活力过低会减少性生活的活力、降低性欲，而海藻中含有丰富的碘、钾、钠等矿物元素，正是保障甲状腺活力的重要物质。海藻类的食物包括海带、紫菜、裙带菜等。

4. 大葱

研究表明，葱中的酶及各种

维生素可以保证人体激素分泌的正常，从而壮阳补阴。

5. 鸡蛋

鸡蛋是性爱后恢复元气最好的“还原剂”。鸡蛋富含优质蛋白，它是性爱必不可少的一种营养物质。它可以增强元气、消除性交后的疲劳感，并能提高男性精子质量，增强精子活力。

6. 香蕉

因为香蕉中含有丰富的蟾蜍色胺，一种能作用于大脑使其产生快感、自信和增强性欲的化学物质。

7. 蜂蜜

蜂蜜中含有生殖腺内分泌素，具有明显的活跃性腺的生物活性。因体弱、年高而性功能有所减退者，可坚持服用蜂蜜制品。

此外，能增强性功能的食品还有很多，如虾、桑葚、驴肉、狗肉、海参、牡蛎、甲鱼、鹌鹑、银耳等，经常食用，可防止性功能早衰。

在此需要提醒大家注意的是，精神状况、疾病、药物等均可影响性欲。但有一些食物由于其本身性、味方面的原因，倘若多食了，也会因轻火泄欲而使人的性欲下降，这些败“性”食物包括：莲心、冬瓜、菱角、芥蓝、竹笋、芹菜、酒精，生活中需要注意，减少这些食物的摄入量。

巧克力是一种独特的催情药

据神经心理认知学家所做的实验显示，当人们把巧克力吃下，其在嘴巴内融化的一刹那，人的心脏频率和大脑波动都会产生剧烈反应，比接吻还令人感到刺激。实验还发现，黑巧克力是最能够带来刺激愉悦感觉的。

另外，巧克力当中所含有的咖啡因不但能够醒脑醒神，其抗抑郁的功效还会如同服食了兴奋剂一般，会格外增加性欲。而且愈纯正的巧克力中所含有的咖啡因愈多,催情功效也就愈好。另外，巧克力中还有一种名为苯乙胺的物质，能令脑部释放堕入爱河般的陶醉感觉。

通常情况下，人们喜欢吃巧克力的原因是它的味道香醇，但是你是否知道巧克力中还含有多种人体所必需的营养素。这些营养成分以及它们在膳食中的作用都是很重要的。

糖是一种碳水化合物，是机体能量的主要来源。糖或简单的

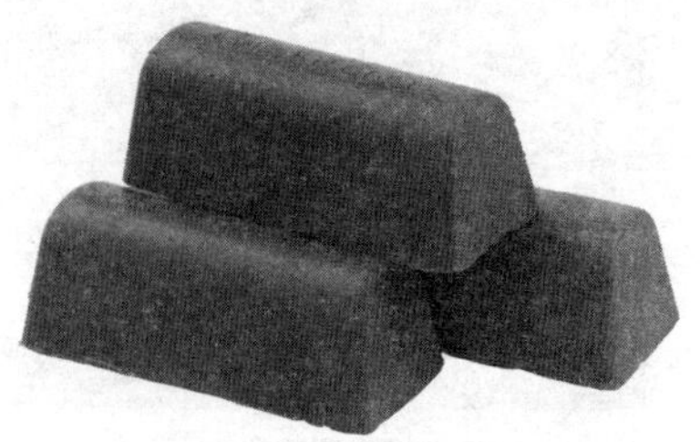

巧克力

碳水化合物主要存在于水果、牛奶、糖果以及许多其他食物中。牛奶巧克力和黑巧克力中的糖主要是蔗糖。

还有，蛋白质是一种由氨基酸组成的宏量营养素，它可以促进皮肤、肌肤和头发等机体组织的生长和修复。

作为维持生命的必需物质，脂肪也是帮助机体和机体器官御寒的能量来源。它们还组成并且维持机体组织以帮助脂溶性维生素在体内的转运。

在对巧克力的独特风味进行研究时，科学家发现，可可中含有被称为类黄酮物质的天然化合物。类黄酮物质有抗氧化作用，能帮助机体细胞抵抗自由基所致的损伤。最近研究表明，大剂量的类黄酮物质还对维持心血管健康的有关机制具有有益作用。

在巧克力当中还含有多种人体维持良好营养状态所必需的矿物质，其中包括钙、磷、镁、铁、锌和铜。上述每种矿物质都在许多生物学功能（如生长、骨骼形成、代谢以及氧在血中的转运）中发挥重要作用。

性欲低下不用慌，食疗秘方帮你忙

无论男人还是女人，可能都会有出现性欲低下的时候，时间久了，这会严重影响到人的身心健康。其实也大可不必为了这个而过分烦恼，只要在日常生活当中，注意自己的食谱，多补充能够激发“性致”的营养元素，便能够有效地防治性欲低下了，下面就为大家来详细介绍一下性欲低下的食补方法：

1. 羊肾粥

原料：羊肾100克，粳米200克。

制法：将粳米淘洗干净备用。将羊肾剖开，剔去白色筋膜和臊腺，清洗干净，放入锅内，加入清水，煮沸成汤。再将粳米倒入羊肾汤内，先用武火煮沸，再用文火煎熬20~30分钟，熬到米化汤稠为宜，早晚餐食用。

功效：羊腰子含有丰富蛋白质、维生素A、磷、硒等营养元素，有生精益血、壮阳补肾的功效。羊肾粥能够补肾益气，养精填髓，可用于肾虚劳损所引发的性欲低下。

2. 青虾炖豆腐

原料：青虾15克，豆腐3块。

制法：将青虾清洗干净，豆腐切成块，加入葱、姜、盐共同炖，随意食用。

功效：青虾当中含有蛋白质、脂肪、维生素A、维生素B_1、维生素B_2，烟酸、钙、磷、铁等成分，具有温肾壮阳的功能，青虾炖豆腐适用于肾阳虚衰型性欲低下。

3. 夏草雌鸽补益汤

原料：冬虫夏草10克，雌鸽1只，细盐、料酒、生姜末、味精各适量。

制法：将冬虫夏草清洗干净，用清水浸泡两个小时；宰杀雌鸽，去毛、内脏与血，洗净。将雌鸽、浸泡过的冬虫夏草连同清水全部放入大瓦罐中，旺火烧沸，然后加入料酒、细盐、生姜末，改用小火炖一个半小时，起锅时加入味精即成。饮汤，吃肉与冬虫夏草即可。

功效：在鸽肉所含有的蛋白质当中，有许多人体的必需氨基酸，能够温中益肾。这道汤很适合肾阳虚衰型女子性欲低下者服用。

4. 双喜鱼子豆腐

原料：嫩豆腐500克，鲤鱼鱼子50~150克，鸡蛋1个，合欢花10克，面粉、水淀粉、生姜丝、葱、细盐、料酒、酱油、花椒、味精、猪油各适量。

制法：将嫩豆腐放入沸水中烫1分钟，捞起后沥水，切成红烧肉形的大块；将合欢花置瓦罐中水煎，取头汁与二次汁对和，备用；将蛋清打入碗中，加入面粉、细盐、水淀粉，拌和成面糊。起热锅，旺火，加入猪油约500克，油热后，将豆腐逐块蘸蛋清糊下锅，炸成红黄色捞出，同装入瓷碗中。起热锅，将合欢花药汁倒入锅中，放入鲤鱼鱼子、生姜丝、细盐、料酒、花椒、葱、酱油，鱼子煮熟时加入水淀粉、味精勾芡。上笼蒸熟豆腐，取出，扣于大盘中，将芡汁浇在豆腐上即可。

功效：鱼子营养价值高，含有丰富的蛋白质、维生素和无机盐，有利于疏肝理气、解郁安神。这道菜风味独特，色香味俱全，适合肝气郁结型女子性欲低下者食用。

有了这些食疗秘方，性冷淡患者便不用慌了，相信良好的生活习惯再加上对症的治疗，一定能够帮助你重新找回“性”致。

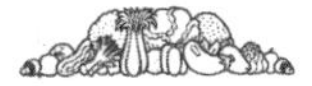

如何增强男人阳刚之气

春天吃韭菜，助阳气生发

韭菜的味道以春天时最美，自古以来，赞扬春韭者不计其数。“夜雨剪春韭，新炊间黄粱。”这是唐朝大诗人杜甫的名句。《山家清供》载，六朝的周颙，清贫寡欲，终年常蔬食。文惠太子问他蔬食何味最胜？他答曰：“春初早韭，秋末晚菘。”《本草纲目》也记载“正月葱，二月韭”。就是说，农历二月生长的韭菜最适合人体健康。

韭菜又名起阳菜、壮阳菜，是我国传统蔬菜，它颜色碧绿、味道浓郁，自古就享有“春菜第一美食”的美称。这是因为，春天气候渐暖，人体内的阳气开始生发，需要保护阳气，而韭菜性温，可祛阴散寒，是养阳的佳蔬良药，所以春天一定要多吃韭菜。

现代医学证明，韭菜有扩张血管，降低血脂，预防心肌梗死的作用；韭菜中含有硫化物和挥发性油，有增进食欲和消毒灭菌的功效；韭菜中含膳食纤维较多，有预防便秘和肠癌的作用；所含α－胡萝卜素、β－胡萝卜素可预防上皮细胞癌变；所含维生素C和维生素E均能抗氧化，帮助清除氧自由基，既可提高人体的免疫功能，又可增强人体的性功能，并有抗衰老的作用。

韭菜性温，一般人都可食用，比较适合阳痿、早泄、遗精、遗尿、高血脂者食用。但是，凡阴虚火旺、疮疡、目疾等患者忌食。另外，夏季不宜过多食用韭菜，因为这个时期韭菜已老化，纤维多而粗糙，不易被吸收，多食易引起腹胀、腹泻。韭菜也不可与白酒、蜂蜜、牛肉、菠菜同食。

接下来便向大家介绍一道以韭菜为原料，有助于壮阳的贴心药膳：

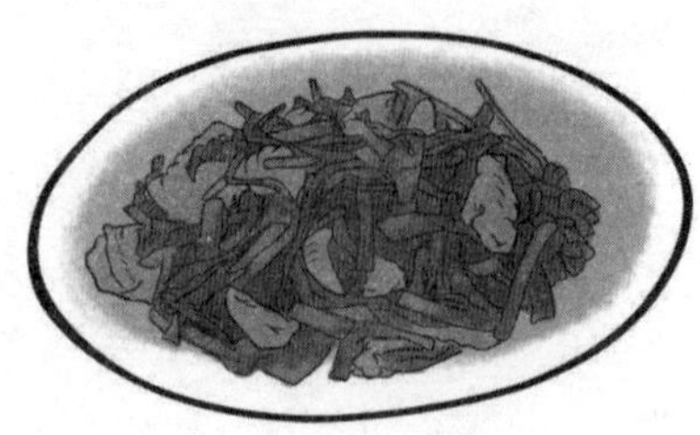

韭菜炒虾仁

虾仁韭菜

原料：虾仁 30 克，韭菜 250 克，鸡蛋 1 个，食盐、酱油、淀粉、植物油、麻油各适量。

制法：先将虾仁洗净，泡水发涨，约 20 分钟后捞出，沥干水分待用；韭菜择洗干净，切 3 厘米长段备用；鸡蛋打破盛入碗内，搅拌均匀加入淀粉、麻油调成蛋糊，把虾仁倒入拌匀待用；炒锅烧热倒入植物油，待油热后下虾仁翻炒，蛋糊凝住虾仁后放入韭菜同炒，待韭菜炒熟，放食盐、淋麻油，搅拌均匀起锅即可。

这道菜有助于补肾阳、固肾气，经常食用有助于改善性功能，帮你重振男子汉雄风。

驴肉，补充阳气的美味佳肴

驴肉是一种高蛋白、低脂肪、低胆固醇肉类。中医认为，驴肉性味甘凉，有补气养血、滋阴壮阳、安神去烦的功效。可以用于气血亏虚，短气乏力，心悸、健忘、睡眠不宁，头晕、经色淡等。驴肾，味甘性温，有益肾壮阳、强筋壮骨的功效，可治疗阳痿不举、腰膝酸软等症。

俗话说"天上龙肉，地上驴肉"，这句话是对驴肉的美誉，驴肉比牛肉、猪肉口感好、营养高。驴肉中氨基酸构成十分全面，8 种人体必需氨酸和 10 种非必需氨基酸的含量都十分丰富。色氨酸是作为识别肉中蛋白质是否全面的重要物质，这在驴肉中含量相当丰富。另外，驴肉的不饱和脂肪酸含量，尤其是生物价值特高的亚油酸、亚麻酸的含量都远远高于猪肉、牛肉。驴肉具有"两高两低"的特点：高蛋白，低脂肪；高氨基酸,低胆固醇。对动脉硬化、冠心病、高血压有着良好的保健作用。另外还含有动物胶，骨胶朊和钙等成分，能为老人、儿童、体弱者和病后调养的人提供良好的营养补充。

身为白领人士的小崔，身体一直都很健康。这天早上，小崔起床后，突然感到一阵头晕目眩，休息片刻后，恢复了正常。小崔认为这是没有吃早饭造成的，也没有给予足够的重视。几天后，小崔感到四肢无力，腰酸背痛，这才引起他的重视。

他在网上咨询了一下相关专家，专家说，这种四肢无力的症状很有可能是阳气不足造成的，可以尝试着选择一些补充阳气的食物。小崔在众多食材中，选择了自己最喜欢的驴肉，还搜索到了一些驴肉食疗方。

原料：准备驴肉 300 克，驴骨头 200 克，香葱 2 棵，生姜 1 块，大料适量，香油 2 小匙，料酒 1 大匙，胡椒粉 2 小匙，精盐 2 小匙，味精 1 小匙。

制法：驴肉和驴骨头用清水洗净；香葱洗净打结，生姜洗净拍松，香菜洗净切末；将驴肉、驴骨头放入大锅中加香葱结、生姜、大料同煮，驴肉至肉烂时捞出，切片；待汤汁呈乳白时，再放入驴肉片烧开，加精盐、味精、胡椒粉、料酒、香油调味即可。

还有一个食疗方：

原料：准备驴肉 5000 克，花椒 10 克，肉豆蔻 2 克，红曲 20 克，山楂 10 克、桂皮 5 克、冰糖 50 克、白芷 5 克、草果 5 克、姜 20 克、酱油 300 克、料酒 100 克、八角 5 克、盐 30 克、大葱。

制法：将驴肉用清水清洗干净，再浸泡 5 小时；将汤锅置火上，注入清水烧开，放入泡好的驴肉氽一下，然后放入凉水中过凉；将锅置火上，加入冰糖炒至金红色，下入清水、酱油、精盐、料酒烧开，打去浮沫；再加入用红曲米煮的水及山楂片；将花椒、豆蔻、草果、桂皮、白芷、大料装入纱布袋内扎好口，同放入锅中；再加入葱段、姜片，烧开后煮约 3 分钟；再将驴肉放入，然后用旺火烧开，撇去浮沫，再用中火炖烧 3.5 小时，至酥烂为止；然后取出凉凉，即可改刀切片装盘食之。

以上驴肉食疗方，具有滋补阳气、强身健体的功效。

羊肉是雄性力量的象征

相传，赵匡胤早年贫困潦倒，流落于长安街头。一日，他饥寒交迫，求羊肉铺施舍一碗滚烫的羊肉汤泡馍，吃后精神百倍，饥寒全消。十年后，赵匡胤已是宋朝的开国皇帝。一次，他出巡长安，又来到这家羊肉铺，命店主做一碗羊肉汤泡馍，并且吃后大加赞赏，当即给店主赏银百两。此事很快传遍长安，来吃这种羊肉汤泡馍的人越来越多，并且这种吃法也一直流传至今。

现在，羊肉仍然是我国人民食用的主要肉类之一，其肉质细嫩，脂肪及胆固醇的含量都比猪肉和牛肉低，并且具有丰富的营养价值。据分析，每百克羊肉含蛋白质 13.3 克，脂肪 34.6 克，碳水化合物 0.7 克，钙 11 毫克，磷 129 毫克，铁 2.0 毫克，还含有 B 族维生素、维生素 A、烟酸等。因此，它历来被人们当作冬季进补佳品。

《本草纲目》中记载，羊肉“性

温，味甘；益气补虚”。中医认为，羊肉性温，味甘，具有补虚祛寒、温补气血、益肾补衰、开胃健脾、通乳治带、助元益精的功效。主治肾虚腰疼、阳痿精衰、病后虚寒等症。男人常食羊肉可以补肾益精，改善性功能。

除去壮阳功能之外，寒冬常食羊肉可益气补虚、祛寒暖身，增强血液循环，增加御寒能力；体弱者、儿童、遗尿者食羊肉颇有益；羊肉又可保护胃壁，帮助消化，体虚胃寒者尤宜食用；羊肉含钙、铁较多，对防治肺结核、气管炎、哮喘、贫血等病症很有帮助；羊肉还有安心止惊和抗衰老作用。

但羊肉属大热之品，故夏秋季节气候热燥，不宜多吃羊肉。另有发热、牙痛、口舌生疮、咳吐黄痰等上火症状的人也应该少吃羊肉，以免加重病情。

还有些人不喜欢羊肉的膻味，所以吃羊肉时喜欢配食醋作为调味品，其实这种吃法是不科学的。羊肉与食醋搭配会削弱两者的食疗作用，并可产生对人体有害的物质。

夏季，有很多人喜欢一边吃着香喷喷的烤羊肉串，一边喝冰冻啤酒，感觉很爽，不过这种吃法对身体也不好，烧烤的羊肉很容易产生致癌物，还是少吃为妙。

将羊肉炖来吃是一个很不错的方法，下面便介绍一道药膳：

萝卜羊肉汤

原料：萝卜300克，羊肉200克，豌豆100克，盐、胡椒、香菜各适量。

制法：将羊肉洗净，切成小块，放入砂锅内，加水煮沸，除去表面浮沫；萝卜洗净切块，与豌豆一起放入羊肉汤中，大火烧开，改用小火煨。出锅前放入盐、胡椒适量，稍煨一下，再放香菜于汤内就成了。

这道萝卜羊肉汤不仅可以改善男子性功能，同时味道鲜美，营养丰富，非常适合日常食用。

虾是肾亏者的福音

一直以来，虾被很多人认为是肾亏者的福音。虾主要分为淡水虾和海水虾。我们常见的青虾、河虾、草虾、小龙虾等都是淡水虾；对虾、明虾、琵琶虾、龙虾等都是海水虾。虾的肉质肥嫩鲜美，老幼皆宜，备受青睐。

现代营养学家一致认为，虾营养价值丰富，脂肪、微量元素（磷、锌、钙、铁等）和氨基酸含量甚多，还含有雄性激素，有助于补肾壮阳。在西方，也有人用白兰地酒浸虾以壮阳，鉴于此，便不难知道为何扶阳不可缺少虾了。

中医认为，虾性温，味甘，入肝、肾二经，具有补肾、壮阳、通乳等作用。《本草纲目》中称“虾，性温，味甘，有补肾、壮阳和通乳的功效”。由此也可以看出，虾为补肾壮阳的佳品，对肾虚阳痿、早泄遗精、腰膝酸软、四肢无力、皮肤溃疡、疮痈肿毒等症有很好的防治作用。因此，凡是久病体虚、气短乏力、不思饮食的人，都可以将其作为滋补珍品，经常食用可以强身健体。但有一点需要注意：虾无疑对肾阳虚者有效，但阴虚阳亢者不宜多吃，急性炎症和皮肤疥癣及体质过敏者也应忌食。

吃虾时，要注意虾背上的虾线，这是虾未排泄完的废物，若吃到嘴里，会有泥腥味，影响食欲，所以应去掉；变质的虾不可食，色发红、身软、掉头的虾不新鲜，尽量不吃。虾皮补钙效果最佳，凡骨质疏松症患者、各种缺钙者，特别是孕妇、老人及小孩更适宜经常食用虾皮。

吃虾时，还有很多禁忌：不要同时服用维生素，否则可能会危及生命；吃海虾后，1 小时内不要食用冷饮、西瓜等食品；食用海虾时，最好不要饮用大量啤酒，否则会产生过多的尿酸，从而引发痛风。

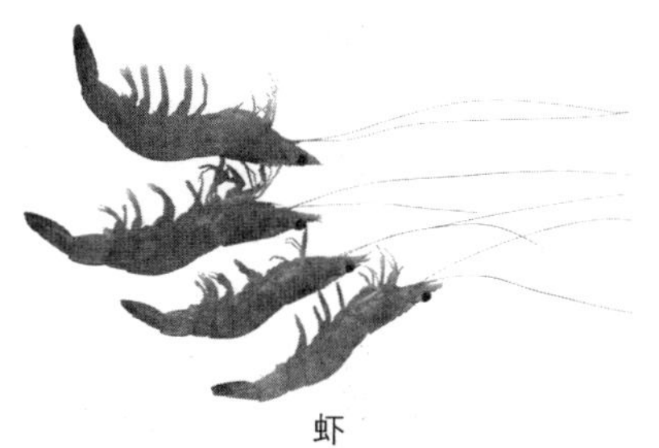
虾

下面便向大家介绍两款虾膳：

1. 茄子对虾

原料：对虾 500 克，番茄酱、黄油各适量，熟精制植物油、麻油、白糖、味精各适量。

制法：先洗净对虾，然后将对虾的长须剪掉。把对虾排列在盘中，加调味料番茄酱、黄油、熟精制植物油、白糖、味精，然后放于微波炉高功率档加热，5 分钟后取出，最后淋上麻油即可。

2. 清蒸龙虾

原料：龙虾 600 克，香菜、黄酒、麻油、芥末酱、盐、味精各适量。

制法：龙虾洗净去须、头、尾后切段。将龙虾段放在碗中，头、尾、须放上面，然后加黄酒、盐、少量味精隔水蒸。蒸好后，将龙虾段摆在盘中，洗净的香菜放在盘中两旁，最后淋上麻油即可。食用时可蘸芥末酱。

这两道菜具有滋阴壮阳、养心补肾的功效，可以经常食用，对于改善男性性功能是十分有利的。

3. 鹿茸枸杞蒸虾

原料：大白虾 500 克，鹿茸 10 克，枸杞子 10 克，米酒 50 毫升。

制法：大白虾剪去须脚，自

背部剪开，以牙签挑去肠泥，冲净、沥干。鹿茸以火柴烧去周边绒毛，并以枸杞子先以米酒浸泡20分钟。虾盛盘，放入鹿茸、枸杞子连酒汁；煮锅内加2碗水煮沸，将盘子移入隔水蒸8分钟即成。

功效：鹿茸壮元阳、补气血、益精髓、强筋骨，适合肾虚者食用。

加图47 鹿茸枸杞蒸虾

4. 虾子大乌参

原料：水发大乌参、炒肉卤、葱结、干虾籽、淀粉、绍酒、葱段、肉清汤、味精、油各适量。

制法：炒锅置火，放油烧热，放入葱炸香，即成葱油；将大乌参皮放在漏勺里，

浸入油锅，炸到爆裂声减弱微小时，捞出沥油。把锅内热油倒出，锅内留余油5克，放入大乌参，再加入绍酒、干虾籽、肉清汤烧开，淀粉勾芡，加入味精，撒入葱段，浇在大乌参上挂满即成。

功效：本品可补肾益精、养血润燥。

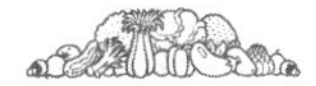

如何护养女人子宫卵巢

多吃暖性食物，从此做回“暖女人”

现代有很多女性，一到冬天就手脚冰凉，即使是在暖和的屋子里也很久缓不过来，成了名副其实的“冰美人”。而寒冷是对女人健康和美丽的最大摧残。女人如果受冷，手脚冰凉，血行则不畅，体内的能量不能润泽皮肤，皮肤就没有生气，面部也会长斑，所以很多女人皮肤像细瓷一样完美，却缺乏生机和活力，总是给人不够青春的感觉。更可怕的是，我们的生殖系统是最怕冷的，一旦体质过冷，它就会选择长更多的脂肪来保温，我们的肚脐下就会长肥肉。

但是女人体质偏冷、手脚易凉和痛经已经成为普遍现象，这是为什么呢？中医专家研究发现，女性冬季怕冷是因为自身的供暖系统出了状况。如果你特别怕冷，根源就在阳气、血液和经络这三个方面。而这三个方面出问题大多与女性的生活习惯有关。

首先，女孩们为了减肥，只吃青菜和水果,肉类靠边站。其实，青菜、水果性寒凉的居多，容易使女人受凉，肉才是女人的恩物，尤其是牛肉和羊肉，含大量的铁质，可以有效地给女人补血。

其次，女孩们爱美，用束身内衣把腰束得紧紧的，其实那一点用都没有。束得太紧了，你的生殖系统没有血液供给，就更冷，

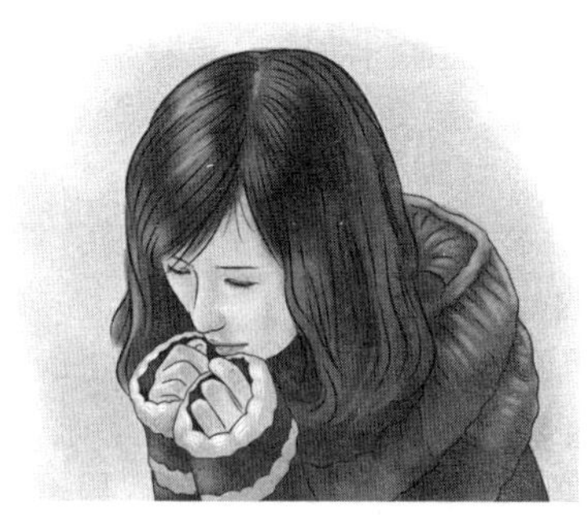

很多女性一到冬天，手脚冰冷

冷就会长更多的肉。

另外，女孩们不管是春夏秋冬，都爱吃冰冻食品，尤其爱喝凉茶，觉得凉茶可以治痘。其实，很多人长痘不是因为阳气太旺，而是因为阴虚。古代的妓女，为了有效避孕会服用寒凉的中药，可见这些寒凉对人体的伤害。在凉茶中，有一些滋阴补气的可以服用，但性太寒的就不能服用。比如有的女人喜欢生食芦荟，这很恐怖，芦荟中最有效的成分——大黄素，是极其阴冷的。芦荟外用可治烧伤，可想而知它有多冷，还是不吃为妙。

要做暖女人其实很简单，首先要做的便是调理好自己的身体，让自己从内到外真正地暖起来，想要做到这点，从日常生活中入手，多吃暖性食物就可以。

冬天，女人可以多吃一些狗肉、羊肉、牛肉、鸡肉、鹿肉、虾、鸽、鹌鹑、海参等，这些食物中富含蛋白质及脂肪，能产生较多的热量，有益肾壮阳、温中暖下、补气生血的功能，能够祛除体内的寒气，效果很好。

补充富含钙和铁的食物可以提高机体防寒能力。含钙的食物主要包括牛奶、豆制品、海带、紫菜、贝壳、牡蛎、沙丁鱼、虾等；含铁的食物则主要有动物血、蛋黄、猪肝、黄豆、芝麻、黑木耳、红枣等。

海带、紫菜、发菜、海蜇、菠菜、大白菜、玉米等含碘丰富的食物，可促进甲状腺素分泌，甲状腺素能加速体内组织细胞的氧化，提高身体的产热能力。

另外，适当吃些辛辣的食物可以帮助我们防寒。辣椒中含有辣椒素，生姜含有芳香性挥发油，胡椒中含胡椒碱，冬天适当吃一些，不仅可以增进食欲，还能促进血液循环，提高御寒能力。

有一点要提醒女性朋友们注意，除了多吃上面的这些食物外，我们还要忌食或少食黏腻、生冷的食物，中医认为此类食物属阴，易使我们脾胃中的阳气受损。只有体内阳气充足了，身体才会暖起来，这样也就可以有效地避免冷气对于生殖系统的伤害了。

女性生殖保健珍品：乌贼

古代药物学家专著《医林纂要》中有着这样的记载，乌贼“作脍食，大能养血滋阴，明目去热。”

在明代著名医药学家李时珍所著的《本草纲目》中也有“乌贼‘益气强志’”的记载。

清代医学著作《本草求真》中说：“乌贼鱼肉，其性属明，故能入肝补血，入肾滋水。”

而清代医学家王士雄编撰的《随息居饮食谱》中也说，乌贼“滋脾肾，补血脉，理奇经，愈崩淋，利胎产，调经带，疗疝瘕，最益妇人”。

由上面这些著作中的说法可以看出，我国历代的医学家都认为，乌贼具有滋阴养血、补脾益肾、调经止带、催乳的功效。

中医学认为，乌贼性平、味咸，入肝、肾经，能够滋阴养血、补脾益肾、益胃通气、调经止带、催乳等功效，适应于目翳、面色苍白、心悸气短、遗精、乳汁不通、妇女经血不调、血虚经闭、崩漏带下、水肿、湿痹、痔疮、脚气等。

乌贼的营养含量是非常丰富的，其中含有蛋白质、脂肪、多种维生素，同时还含有钙、磷、铁等多种微量元素，除此之外，乌贼当中还有较高的含磷量，每100克当中磷的含量多达150毫克。磷存在于人体所有的细胞当中，是维持骨骼和牙齿健康的基础性物质，几乎会参与机体全部的生理活动。

乌贼当中铁的含量也是比较高的，这便决定了乌贼能够明显提高人体血色素和血红蛋白的含量，有利于心血管系统的保健，所以我国著名的医药学家李时珍称墨鱼为“血分药”，是妇女贫血、产妇虚弱、血虚经闭的佳珍。

乌贼当中所含有的蛋白质、脂肪、维生素以及钙、磷、铁等微量元素，不仅是维持女性生命活动所必需的营养物质，而且还具有良好的保健妇女一生经、孕、产、乳等各生理周期的功效。

下面便向大家介绍一种以乌贼为主要原料的药膳：

韭菜乌贼

原料：乌贼250克，韭菜100克，红辣椒1个，油1大匙，盐、米酒各1小匙。

制法：将乌贼清洗干净，剥去外膜后先切成花，再切片，宽约2厘米，长约4厘米；韭菜洗净后切段，红辣椒去籽后切丝，蒜头拍碎备用。先用少许油热锅，将乌贼略炒几下后捞起备用。再加入剩下的油热锅，放入蒜头、辣椒丝、盐爆香，放入韭菜、乌贼、米酒，均匀翻炒即可。

这道菜能够滋阴养血，是妇女的最佳保健食品，平时经常食用，便可以对于女性的生殖系统起到非常不错的保养功效。

姜红茶，驱除子宫寒气

人体需要的能量来自饮食，饮食与人体的体温关系密切，在此我们特别要介绍的，便是一种最有助于暖身的食物，那就是生姜。

在生姜当中，含有姜辣素和生姜油，这两种物质具有抗氧化的作用，它们能够协助除去人体内的活性氧，起到预防疾病和抗老化的作用。在200种医用中药中，75%的中药都会使用到生姜。因此说“没有生姜就不称其为中药”并不过分。

生姜最大的功效就是促进体温上升，由此增强免疫力。此外，它还能扩张血管，降低血压，溶化血栓，发汗、解热、祛痰、镇咳、镇痛。还能加快消化液的分泌，促进消化，并清除导致食物中毒的细菌，杀死肠内有害细菌。

生姜用于驱寒保暖时，最好与红茶一起食用。红茶具有高效加温、强力杀菌的作用，生姜和红茶相结合，就成了驱寒祛湿的姜红茶。此外，冲泡时还可加点红糖和蜂蜜。但患有痔疮或其他忌辛辣的病症，可不放或少放姜，只喝放了红糖和蜂蜜的红茶，效果也不错。

下面为大家推荐姜红茶的制法：

原料：生姜适量，红茶一茶匙，红糖或蜂蜜适量。

制法：将生姜磨成泥，放入预热好的茶杯里，然后把红茶注入茶杯中，再加入红糖或蜂蜜即可。生姜、红糖、蜂蜜的量可根据个人口味的不同适当加入。

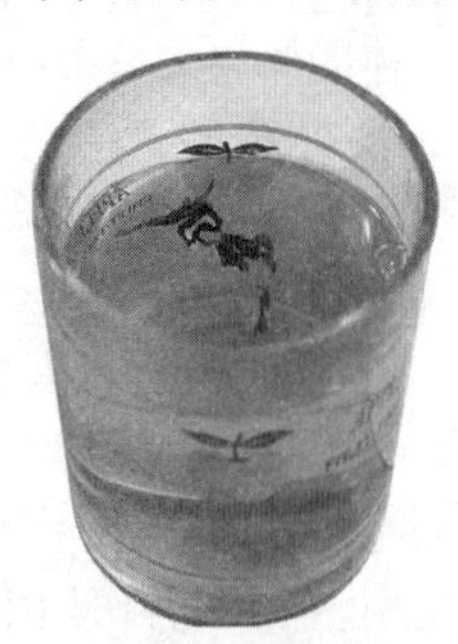

姜红茶

这道姜红茶具有令人提升体温的效果，其驱除子宫寒气的效果更是一流的，所以女性朋友们在平日里可以多喝一些姜红茶。

胶筋煲海马，女人温阳补阴第一汤

冬天气候严寒，寒为邪气，最容易伤到阳气，在这个季节里，女性们尤其要注意温阳补阴。这时大家就赶快为自己煲一锅热气腾腾、营养丰富的胶筋煲海马吧。这款汤的成本或许有些高，但是它所取得的效果却绝对值得期待。

胶筋煲海马的主要原料有花胶、鹿筋、海马和鸡肉，关于它的滋补功效我们可以从用料上来进行分析。

其中的花胶就是鱼肚，是“海八珍”之一，与燕窝、鱼翅齐名，由体型巨大的鲟鱼、大黄鱼的鱼鳔晒干而成，因富含胶质，故名花胶。中国人食用花胶，可追溯至汉朝之前。1600多年前的《齐民要术》就有过记载，可谓历史悠久。花胶有相当好的滋补作用和药用价值，主要成分为高级胶原蛋白、多种维生素及钙、锌、铁、硒等多种微量元素，有滋阴、固肾的功效。另外，还可帮助人体迅速消除疲劳，并能促进伤口愈合。据说以前家中有孕妇的，都会准备一些陈年花胶，怀孕4~5个月后食用，临产前再多食几次，能帮助产后身体迅速恢复。

鹿筋里主要含蛋白质和一些少量的饱和脂肪酸，具有补肾阳、壮筋骨的功效，可用于治疗劳损过度、风湿关节痛、子宫寒冷等症。

海马，又名龙落子，是一种珍贵的药材，民间就有“北方人参，南方海马”之说，海马当中所含有的营养成分主要是蛋白质、脂肪和维生素，具有舒筋活络、通血、祛除疔疮肿毒等功效。

鸡肉中蛋白质的含量较高，氨基酸种类多，同时还含有较多的B族维生素、铁质和丰富的骨胶原蛋白，具有活血脉、调月经和止白带等功效。而用老母鸡炖汤之所以受到很多人的推崇，是因为老母鸡生长期长，所含的鲜味物质要比仔鸡多，炖出来的汤味道更醇厚，再加上脂肪含量比较高，炖出的汤更香。

《黄帝内经》早就言明："虚则补之"。每日忙碌的生活常常让我们忽略了自己的身体，特别在冬季，我们很容易体质虚弱。这时偶有闲暇，女性朋友们不妨静下心来，做一锅胶筋煲海马，补补自己虚弱的身体，具体的做法下面便开始介绍。

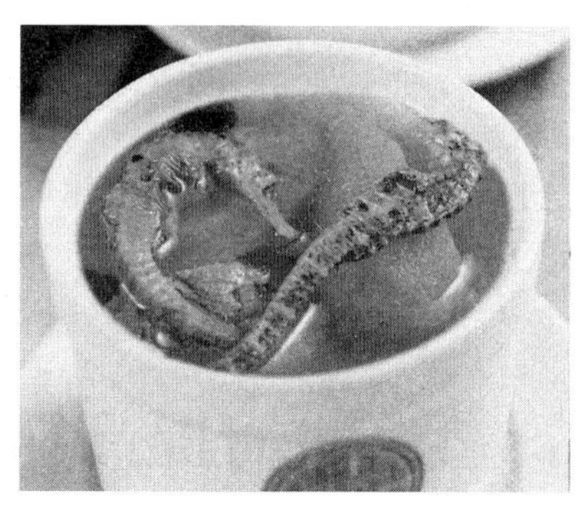

胶筋煲海马

胶筋煲海马

原料：鹿筋100克，干花胶50克，上等海马2只，老母鸡半只，盐、味精适量。

制法：把花胶和鹿筋放入80℃的水中泡软，取出后清洗干净；老母鸡洗净切块备用；将鹿筋、花胶、海马、鸡块一同放入煲内，加清水用大火煲25分钟，再转慢火细熬3个小时，加入盐、味精调味即成美味滋补的胶筋煲海马。

将以上几种食物放在一起煲汤，既可以滋阴补肾，又能够活血益气，都是从根本上滋补我们的身体、宠爱自己的最好方式。

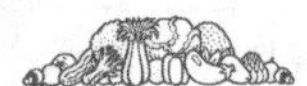

如何提高精子卵子质量

如何吃能够提高精子的质量

虽然说小宝宝是在妈妈的身体里面孕育起来的，妈妈吃得好，才有可能孕育一个健康聪明的宝宝。但是，爸爸的饮食习惯和生活方式对于能否生育一个健康宝宝也起着至关重要的作用。

如果想要生出一个聪明健康的宝宝，男士们首先从自身做起，改变自己不良的饮食习惯，多补充相应的营养，为自己能够生育一个聪明、健康的宝宝做好准备。具体来说，需要补充的营养共包括以下这三个方面：

1. 叶酸和维生素

提起叶酸，我们可能总是会想起让女士们来补充这个东西，以避免因叶酸缺乏而造成染色体断裂出现畸形儿。现在新的研究表明，叶酸对于准备做老爸的人来说也具有同样重要的意义。当叶酸在男性体内呈现不足时，男性精液的浓度会降低，减弱精子的活动能力，使得受孕困难。

另外，在人体内，叶酸还能够与其他物质合成叶酸盐，它对于孕育优质宝宝也起着关键作用。如果男性体内的叶酸盐不足或缺乏，就可能增加染色体存在缺陷的概率，增大孩子长大后患严重疾病的危险性。叶酸在动物肝脏、

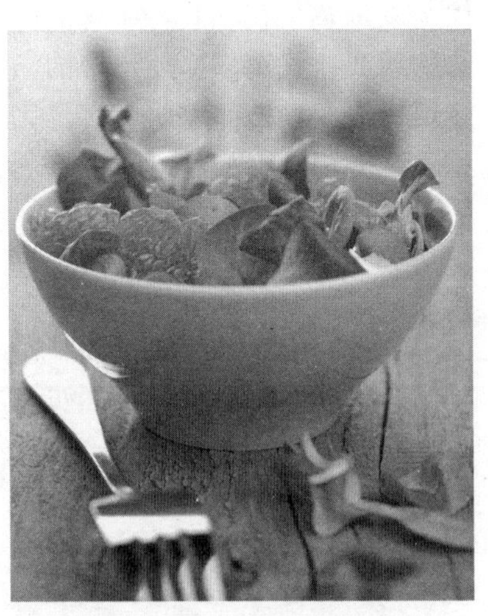

男性要多摄入富含叶酸的食物

红苋菜、菠菜、生菜、芦笋、龙须菜、豆类、苹果、柑橘以及橙汁当中的含量较高。

同时，男士们还需要多食用一些富含维生素的食物，这对提高精子的成活率有很大的帮助。妻子可以根据不同的季节为丈夫挑选一些时令蔬果。比如春天可以多吃一些新鲜的蔬菜、野菜，而秋天正是水果丰收的季节，可以多多享用。

2. 矿物质和微量元素

人体当中的矿物质以及微量元素也会对男性的生育能力产生重要的影响。比如锌、锰、硒等元素参与了男性睾酮的合成和运载的活动，同时帮助提升精子活动的能力以及受精等生殖生理活动。

如果体内缺锌的话，男性的性腺功能便会低下，睾丸变小、质软，精子生成减少或停止；如果缺锰则会造成男性精子成熟障碍，导致精子减少；缺硒会减少精子活动所需的能量来源，使精子的活动力下降。

平时多吃蔬果，日常饮食中也要多食用一些海洋性植物，如海藻类或是菌类植物，便能够满足补充矿物质和微量元素的需要。

3. 优质蛋白质

作为细胞的重要组成部分，蛋白质同时也是生成精子的重要原料，充足的优质蛋白质可以提高精子的数量和质量。优质蛋白质包括三文鱼、牡蛎、深海鱼虾等，这些海产品不仅污染程度低，还含有促进大脑发育和增强体质的DHA、EHA等营养元素。

各种瘦肉、动物肝脏、乳类以及蛋类也是优质蛋白质的来源。可以帮助增加精子的营养，提升精子成活率。蛋白质食品当中还含有一些人体所必需的脂肪酸，它们无法通过人体自身合成，只能从食物中获得。

有一点要提醒大家注意的是，蛋白质的摄入不能够超量，只有营养均衡了，才能够维持良好的健康状态。

除去补充上面所提到的这三种营养元素之外，男士们还要注意多为自己补充能量，因为虽然能量并不是营养元素，但是它的作用能够保证其他营养素在体内产生作用；并且，精子的活动以及其他生殖生理活动也是要依靠充足的能量做保障的。饮食当中的各种主食是能量的主要来源，这些主食包括米饭、五谷杂粮以及干鲜豆类等。多食用这些食物，有利于营养元素更好地发挥作用，为人体提供更加优质的精子。

怎样吃可以提高卵子质量

卵子的质量要通过什么样的方式才能够得到提高呢？想必这

是想做妈妈的女性朋友都十分感兴趣的话题，通过饮食方法来提高卵子的质量是个非常不错的选择，那么到底哪些食物，哪些饮食方法才能够提高卵子的质量呢？

首先，如果想要提高卵子质量的话，可以通过以下这几个方面来补充营养：

1. 豆浆

豆浆可以每天都喝，妇女每天喝 300~500 毫升的豆浆，坚持一个月，便可以起到调整内分泌的作用，可以明显改善心态和身体素质。

2. 黑豆

食用黑豆的时间是有讲究的，要在月经干净后连吃 6 天。

先将若干黑豆用清水浸泡 12 个小时左右，然后用清水煮至熟透，可以少放一点盐。从月经结束后第一天起，每天吃 47 颗，连吃 6 天。

3. 甲鱼汤

在来月经的第 5 天开始食用，每次周期只吃一次即可。

取一斤重的甲鱼，加入枸杞、山芋肉、淮山各 10 克，炖大概 45 分钟。

在制作甲鱼汤的时候，要先将甲鱼表皮的那层膜用开水烫掉，并将其切成小块，煮时放点姜和葱，煮到 40 分钟的时候再放一些猪油进去，之后放入盐、味精调味即可。

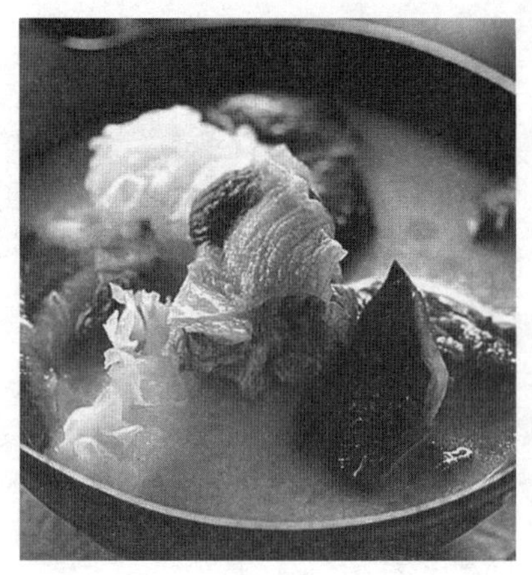

甲鱼汤

当卵子质量得到了提高之后，怎样促进排卵便成了另外一个比较重要的问题。其实排卵也是可以通过补充正确的食物和营养来促成的，下面就来具体进行介绍：

1. 枸杞茶

取枸杞一小把、红枣 3~4 颗。直接将枸杞和红枣放入到玻璃杯中，以开水冲泡服用，或者是用水将其煮沸后服用。对于女性有促进卵泡发育的作用。

2. 益母当归煲鸡蛋

取益母草 30 克，当归 15 克，鸡蛋 2 只，将以上这些食材用清水 2 碗煎制成一碗，用纱布滤渣，鸡蛋煮熟冷却后去壳，插小孔数个，用药汁煮片刻饮药汁，吃鸡蛋，每日吃 2 个。1 个月为疗程。经常食用可以调经养血，增加卵子的排出，提高受孕能力。

3. 茸杞红枣鹌鹑汤

原料：鹿茸 25 克，枸杞子 30 克，红枣 5 枚，鹌鹑 2 只，盐适量。

做法：将鹿茸、枸杞子洗净。将红枣浸软，洗净，去核。将鹌鹑宰杀，去毛、内脏，斩大件，汆水；将全部材料放入炖盅内，加适量清水，隔水炖 2 小时，加盐调味即可。

功效：鹿茸通过增强超氧化物歧化酶的活性和抑制脂质过氧化反应的作用，可以提高机体的抗衰老能力，预防卵巢早衰，增强性功能。

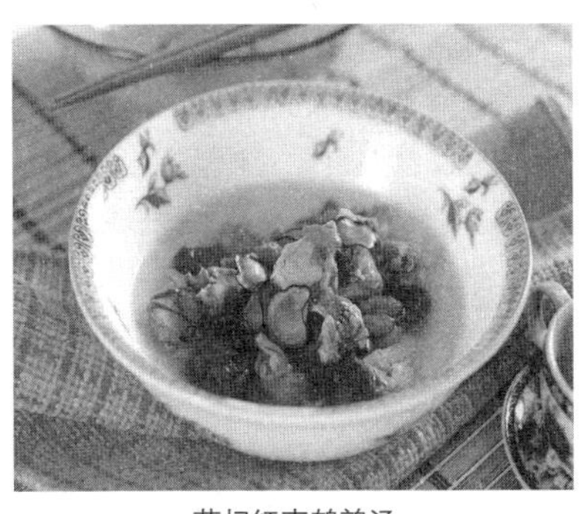

茸杞红枣鹌鹑汤

另外，女士们如果想要成功孕育健康宝宝的话，还要坚持每周吃一次海产品、一次动物肝脏和一两次牛肉及豆类；每天都要吃些竹笋、胡萝卜、洋葱、燕麦、菠菜、卷心菜等，同时还要保证喝 5 杯以上的水或者是果汁，它们所含的生物活性物质能阻断亚硝胺对机体的危害，还能改变血液的酸碱度，有利于防病排毒。

多食用一些动物血也是非常不错的选择，猪、鸭、鸡、鹅等动物血液中的血红蛋白被胃液分解后，可与侵入人体的烟尘和重金属发生反应，提高淋巴细胞的吞噬功能，还有补血作用。

多食用海带、紫菜等海藻类食品，其中所含的胶质能促使体内的放射性物质随大便排出体外，故可减少放射性疾病的发生。

多食用韭菜和豆芽，可以帮助排出体内毒物，清除体内的致畸物质，从而促进性激素的生成。

这些食物会影响精子质量

提起豆腐、猪腰、炸鸡等食物可能大家并不会觉得陌生，尤其是一些男士，可能会觉得这些都是自己最爱的食物。但是在此却要提醒男士们，平时要注意，如果想要宝宝的话，这些食物就要尽量少吃，因为它们有可能会让你生出“笨宝宝”，甚至还会导致不育症。下面便具体介绍一下会对精子质量造成影响的食物，希望引起大家的注意。

1. 豆腐

美国哈佛大学公共卫生学院所公布的一项最新研究再次表明，如果每天都食用大豆制品的话，会让男性的精子数量明显下降，所以爱吃豆腐等大豆制品的男性一定要当心了。

从2000年到2006年间，研究人员对99名男性进行了跟踪调查。研究结果令人吃惊：每天都吃大豆制品的男性，其每毫升精液中只有4100万个精子，明显低于少吃大豆制品的男性。

通常情况下，如果每毫升精液当中精子的数量少于2000万个的话，便属于精子浓度过低，这种情况很容易造成不育。另外，这一情况在肥胖男性身上体现得更为明显。查瓦罗认为，大豆制品对男性生殖系统，尤其是精子的生成有不利影响。大豆及其制品中含有丰富的异黄酮类植物雌激素，若摄入过多，自然会影响到男性体内雄性激素的水平，从而导致一系列不良后果。

类似的结论在我国也曾经被男科专家提出过，如果吃大豆制品过多的话，是会影响到男性精子数量的。专家还发现，常吃大豆制品的男性，发生勃起功能障碍的概率是不常吃者的3.46倍。

如果想要避免男性出现健康隐患的话，便要适量吃大豆制品，所谓的“适量”，指的便是一周吃3次以下，每次控制在100克左右。

2. 猪腰

动物内脏是很多人都喜欢吃的，特别是在吃烧烤的时候，“腰子”更是成为很多男人的最爱。最近台湾医生警告：吃内脏补身，当心重金属“镉”损精不育。

在“吃啥补啥”这一理念的指导下，肝脏、内脏、猪睾丸都开始成为人们口中的食物，可是在吃的同时却得当心了，因为这些东西吃多了，不但补不了身体，还有可能会导致不育。根据台湾长庚医院最新研究，发现猪、牛、羊的肝、肾脏等，里面均有不同含量的重金属镉，人们在吃和补的同时把镉也吃进肚子里，很可能会造成不育不孕，如果再加上本身就是吸烟人群，不育概率高达六成。

这些被错误地认为可以“强精”的食物当中，含有大量的镉，不仅会造成精子的数目减少，而且受精卵着床也会受到影响，可能会因镉对染色体的伤害，造成受精卵不易着床，影响受孕。

3. 烧烤和油炸类食物

专家指出，在烧烤和油炸的淀粉类食物当中含有致癌毒物丙烯酰胺，这种物质可导致男性少精、弱精。所以爱吃烧烤的男士们要注意了，此外，烧烤当中的重金属镉、农药残留均对精子产生毒性。有研究发现，少弱精症患者的精子减少、活力下降，与锌这种微量元素的缺乏有关系。所以，多吃牡蛎、虾皮、动物肝脏、紫菜、芝麻、花生等富含锌的食物，可以保证“精”力充沛。

4. 奶茶

由于目前市面上所出售的珍珠奶茶大多都是用奶精、色素、香精、木薯粉以及自来水制成的。而奶精的主要成分氢化植物油，是一种反式脂肪酸。反式脂肪酸会减少男性荷尔蒙的分泌，对精子的活跃性产生负面影响，中断精子在身体内的反应过程。

其实，在我们经常吃的饼干、薄脆饼、油酥饼、巧克力酱、色拉酱、炸薯条、炸面包圈、奶油蛋糕、大薄煎饼、马铃薯片、油炸干吃面等食物中，均含有不等量的反式脂肪酸，所以，日常生活当中一定要注意尽量少食用这些食物。

5. 啤酒

如果肾脏方面已经出现了疾患，同时还无限制地大量喝啤酒的话，便会造成尿酸沉积导致肾小管阻塞，进而引起肾脏衰竭。

肾脏功能跟不上的话，就更别谈什么精子质量了。

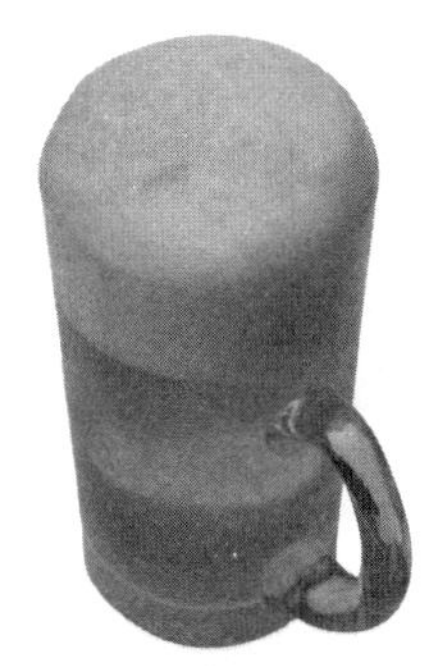

啤酒

6. 咖啡

咖啡当中所含的咖啡因会对人的交感神经造成刺激，所以咖啡具有提神醒脑的作用。交感神经掌握人日间的所有活动，它受到刺激，人就会精神振奋，活力倍增。而副交感神经专司人夜间的生理、勃起等与性相关的活动，它与交感神经属于表与里的关系。

当交感神经活动频繁的时候，相对较弱的副交感神经便会受到压抑，临床就会表现为性欲的减退。

广大男士们，为了能够造就一个聪明的宝宝，为您宝宝的健康成长打下一个良好的基础，快点从自己做起，注意少食用以上这些食物。

大蒜能够增加精子数量

在烹调美味佳肴的过程当中，大蒜不仅是不可或缺的调味品，同时也是上好的营养品，更是一种极佳的绿色天然药品。据调查研究显示，从某种意义上来说，大蒜的营养价值甚至都超过了人参。在大蒜当中，共含有 200 多种对于身体健康非常有益的物质。除去蛋白质、维生素 E、维生素 C 以及钙、铁、硒等元素之外，最受人们关注的便是能够令人体免疫力获得增强的 S—烯丙基半胱氨酸（SAC），以及极具杀菌力的大蒜素了。另外，大蒜所具有的一些其他成分还能够对于循环系统的一些疾病起到一定的预防作用，比如稳定血压、改善血液循环、抑制血小板聚集、防止血栓形成以及调整糖代谢等。

在此，还不能不提到大蒜的另外一个非常重要的作用，那便是食用大蒜能够有效增加精子的数量。

如果男性由于精子数量偏少而导致生育困难的话，那么便可以尝试着去吃些大蒜，因为，有专家指出，吃大蒜有助于提高精子数量和质量。大蒜的杀菌作用是众所周知的，一到春季吃大蒜的人就多起来，但是专家指出大蒜还有提高精子量的作用，同时可以消除疲劳、增强体力。

虽然并没有专门的实验数据来说明大蒜的这一作用，但是中医理论和临床都已经证明，大蒜作为阳性的药食同源食物，刺激雄性激素的效果是毫无疑问的。对于已确诊精子量偏少的男性来说，每天吃一到两瓣蒜，一天只吃一次，吃上两到三个月，在医院就可以查出精子量有明显的升高。

春天是身体机能最旺盛的季节。大蒜的肌酸酐是参与肌肉活动的主要部分，大蒜中蒜素与维生素 B_1 共同产生的蒜硫胺素，能消除疲劳、增强体力。

除去前面所说的之外，促进新陈代谢、降低胆固醇和三酰甘油的含量、降血压、降血糖这些全都属于大蒜的保健作用，故大蒜对高血压、高血脂、动脉硬化、糖尿病等有一定疗效。

在现实生活当中，有很多人都不愿意吃大蒜，原因是怕口气熏人。专家推荐的办法是，吃蒜后嚼茶叶，尤其是花茶和铁观音最见效果。另外，将温热的牛奶在口腔里含一会儿，然后慢慢咽下，也能有效去除异味。

其实，吃大蒜更应该注意的不是口气，而是食用禁忌。虽然大蒜的功效这么多，但不宜多吃。过多生吃大蒜，容易上火，对胃肠道的刺激作用也很明显。所以，阴虚火旺，患有消化道疾病的患者和便秘者不宜多吃。由于大蒜的作用还包括杀菌，在杀死肠内致病菌的同时，也会把肠内的有益菌杀死，引起维生素 B_2 缺乏症，易患口腔疾病等皮肤病。体质较弱的人，每次吃大蒜只吃一两瓣即可，否则的话便会容易上火。此外，大蒜最好在早晨和中午吃，因为大蒜在晚间吃更易刺激鼻、咽和胃黏膜。

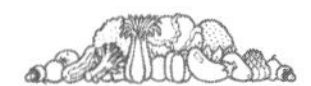

帮你扫除性福障碍的食物

经期多食米面可调节情绪

女性朋友中的大部分都会在月经来潮前的一周左右，出现一定程度上的情绪反常，这种反常在医学上被称为是“经前期综合征”。根据美国最近的一项调查研究发现，如果在月经前可以额外地多摄入一些热量，并且保证这些热量是来自于薯类、谷类以及全麦类等含有丰富碳水化合物的食物的话，便能够明显减轻抑郁的症状。

美国医学专家钱德拉指出，差不多有75%的女性都是“经前期综合征”的患者，症状包括明显的心情抑郁、焦虑、紧张、情感脆弱、易怒、乏力、贪食、胸痛和头痛等。出现这些问题最直接的原因，是体内有一种叫血清素的物质浓度降低了。血清素是一种负责神经传导的脑部化学物质，它会把大脑内各种各样的信息传达到神经细胞。一旦它在体内浓度不够的话，人就会变得焦虑或者是忧愁起来。

经过研究发现，碳水化合物之所以可以起到镇静和安慰神经的作用，是因为它能够将血清素的水平提高。一般来说，人体内摄入50克左右的碳水化合物便能够见到这种效果。薯类和谷类以及全麦类食品，比如说用大米、面粉和小米做成的各种主食，还有红薯和土豆等食物当中，都含有非常丰富的碳水化合物，因此这些食物也便成了非常典型的抗

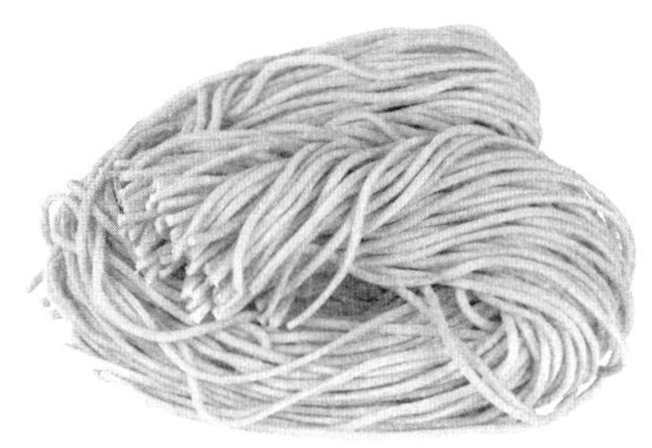

女性可适量多吃面食

抑郁食物。除此之外，碳水化合物当中所含有的葡萄糖还是大脑在工作时的重要能量来源，多食用这些食物可以减少经期仍要坚持工作的女性的疲惫感。经期的女性每天所摄入的碳水化合物应该占摄入总能量的55%~65%，这样才是一个比较合适的比例。碳水化合物摄入不足的话，便会影响到其他营养素的吸收，进而降低身体的免疫力。

通过多补充碳水化合物的方式能够缓解妇女经期不良情绪，调节妇女体质，和顺气血，从而有利于提高女性的“性趣”。

荔枝汤：缓解睾丸肿痛

按照中医学的观点来看，引发睾丸肿痛的主要原因在于肝。湿热下注，或者是寒湿著着，或者是血脉瘀阻于肝经者，皆可以引起这种病。治疗睾丸肿痛要以清热利湿，温肝散寒，活血祛瘀，止痛去痛为主。这种效果看，是完全可以通过食疗的方法来实现的。在我们经常吃的水果当中，荔枝便可以用来辅助治疗这个疾病。

从现代医学的角度来看，荔枝当中富含蛋白质，除此之外，还具有多种维生素和微量元素，有助于增强机体的免疫功能，提高机体抗病能力，还能够消肿解毒、止血止痛，对于睾丸肿痛患者具有非常重要的防治作用。

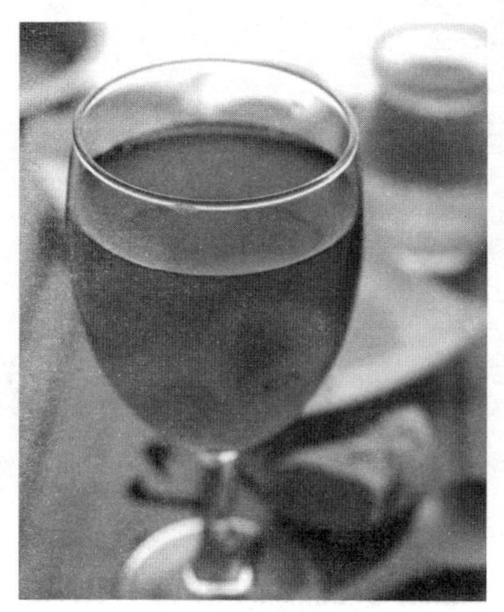

荔枝红糖饮

对于睾丸肿痛具有良好辅助治疗效果的不单是荔枝的果肉，我国传统医学著作中还提到了荔枝核对于缓解睾丸肿痛的特殊疗效，称其具有行气散结，祛寒止痛的功效，经常被用于寒疝腹痛，睾丸肿痛。

《本草纲目》当中便有关于荔枝核的记载，说它可以治疗小肠气痛、胃痛和妇女血气刺痛。书中还提到了荔枝核可以治疗脾痛、疝气、睾丸肿痛的附方。其中，关于睾丸肿痛的附方为：用等份的荔枝核、青橘皮、茴香，各炒过，研细，酒送服10克，一天服三次。现在，人们一般只需将15~20颗荔枝核打碎后加水煎服即可。

在此需要提醒大家注意的是，糖尿病人一定要慎用荔枝。对于出现上火症状的人，也不能够多吃荔枝，以免会加重上火的症状。另外，由于荔枝当中含有单宁和甲醇等，多食容易生内热，因此患有咽喉干、疼，牙龈肿痛以及鼻出血等症者忌用。

多食用荔枝能够改善睾丸肿痛的症状，这样，便可以将男性幸福的障碍扫除了。

榴梿：让你远离痛经

当人们在对食物进行选择的时候，鼻子有时是会起到决定性作用的，比如说像榴梿、香椿等味道“怪异”的食物，只能让少数的人垂涎欲滴，但是对于更多的人来说，这些食物则是“不堪入鼻”的，甚至在面对这些食物的时候，有些人恨不得马上离其远远的才好。殊不知，这些为我们所不屑的很多怪味食物，却恰恰是可以呵护女性健康的。

榴梿具有非常强烈的气味，如果说它“臭气熏天”的话，可以说是毫不夸张的。但是榴梿却是女性朋友的好伴侣。其具有非常高的营养价值，经常被用来当作病人、产后妇女补养身体的补品。榴梿性热，可以活血散寒，缓解痛经，特别适合饱受痛经困扰的女性朋友食用；它还能够改善腹部寒凉的症状，可以促进体温上升，是寒性体质者的理想补品；另外，用榴梿的果壳和猪骨头一起煮汤也是民间传统的食疗秘方。如果你正在因为体寒而饱受痛经困扰的话，那么便不妨试一试榴梿，相信它一定能够带给你惊喜。

虽然食用榴梿具有非常多的好处，但是却不能够一次吃得太多，否则的话，便很容易导致身体燥热，还会由于肠胃无法完全将其吸收而引起“上火”的症状。

在吃榴梿的同时，可以喝一些淡盐水，或者是吃一些水分含量较多的水果来进行平衡，比如说梨和西瓜等，这样的话，便可以很好地将燥热消除。榴梿的最好食用搭档便是有着“水果皇后”称谓的山竹，它能够将“水果之王”的火气降伏，从而保护你的身体在食用榴梿的时候不会受到损害。

在了解了榴梿的作用以及正确食用榴梿的方法之后，便不妨改变一下对其的态度，忘记它的臭味，想想它会带给你的帮助吧。平时按照正确的方法多食用一些，会让你远离痛经的困扰，健康的身体自然“性”致盎然起来。

可以防治前列腺炎的水果

随着社会压力的增加，越来越多的男性朋友都患上了前列腺炎，这给他们在工作和生活上都造成了很大的影响，所以说，对于前列腺炎，男性朋友一定要将其重视起来，积极地进行预防和治疗。其实在生活当中有一个很简单的防治前列腺炎的方法，那就是多吃一些具有防治前列腺炎功效的水果。

那么到底吃些什么水果可以预防前列腺炎呢？接下来就一起来看一下吧：

1. 苹果

苹果是最好的前列腺保健食品之一，这是因为前列腺中含有一定量的抗菌因子，其主要成分是锌，抗菌作用与青霉素相似。人在患慢性前列腺炎时，锌含量明显降低，并难以提高。与常用含锌药物相比，苹果汁比含锌高的药物更具有疗效，且具有安全、易消化吸收、易为患者接受的特点。

2. 番茄

在番茄当中含有大量番茄红素，据研究发现，番茄红素不但对前列腺炎有明显的治疗作用，还可能将前列腺癌的发生概率降低 32%。同时番茄中还有大量的胡萝卜素，它可以帮助人体汲取番茄里的番茄红素，所以说，番茄是一种非常不错的防治前列腺炎的水果。

3. 西瓜

同番茄一样，西瓜也含有大量的番茄红素，一片一英寸长的西瓜番茄红素等于四个番茄中番茄红素含量，所以多吃西瓜有利于预防前列腺疾病，保护前列腺健康。

4. 葡萄

鲜葡萄对前列腺也有很好的保健作用，用鲜葡萄 250 克，去皮、核，捣烂后加适量温开水饮用，每日 1~2 次，是治疗和预防前列腺炎的有效方法，多吃鲜葡萄能够很好地预防前列腺炎。

5. 甘蔗

在甘蔗当中含有大量的维生素 A 和维生素 C，维生素 A 可促进蛋白质的合成，加快细胞分裂的速度和刺激新的细胞生长；维生素 C 具有抗病毒作用，可以增强机体免疫力，是治疗前列腺炎的有效成分，甘蔗是一种对于前列腺疾病具有很好治疗作用的水果。

为了保护好前列腺，男性朋友们平时便多吃这些水果吧。相信没有了前列腺炎困扰的男性在面对性爱的时候，自然不会再畏畏缩缩，男子汉的雄风也会重新燃起。

第十六章

营养是最好的医生

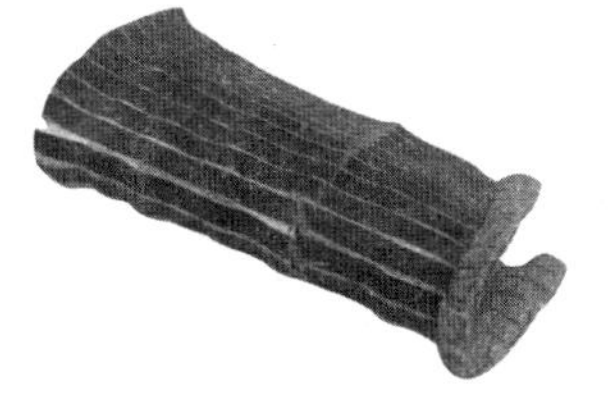

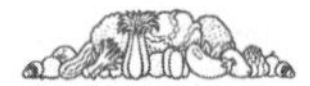

对治亚健康的营养处方

失 眠

失眠是一种经常性不能获得正常睡眠的病症，主要表现为入睡困难，或睡眠时间不足，或睡后梦多，或睡眠不深以致醒后疲倦，严重者可彻夜不眠。其发病时间可长可短，短者数天可好转，长者持续数日难以恢复。

失眠会引起人的疲劳感、不安、全身不适、无精打采、反应迟缓、头痛、注意力不能集中，它的最大影响在精神方面，严重者会导致精神分裂和抑郁症、焦虑症、自主性神经功能紊乱等功能性疾病，以及各个系统疾病，如心血管系统、消化系统等。

【相关营养素】

色氨酸：一种人体必需的氨基酸，可以转变为一种在睡眠调节上扮演重要角色的神经信息传递物质，具有改善睡眠的作用。

烟酸（维生素 B_3）：实验证明，烟酸具有超强的催眠功效。

【特效食物】

（1）酸枣仁：酸枣仁为酸枣的种子，其水溶性成分有催眠作用，能够治疗惊悸失眠，可用于煮粥、煮肉汤，每次用量 10~25 克。

（2）百合：为百合之鳞茎，含淀粉、蛋白质、脂肪等多种营养成分，能清心安神，治心烦不安、失眠多梦。可煮粥，或加多种配料做菜，也可单味熬煎。

（3）莲子：为水生植物莲的种子，性苦寒，能清心安神，莲子心所含生物碱有强心作用，适用于热证导致的失眠。

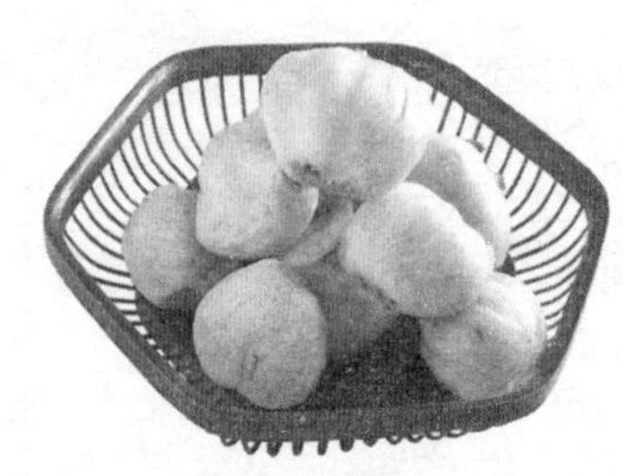

百合

【健康食谱】

酸枣仁粥：酸枣仁末15克，粳米100克。先以粳米煮粥，临熟，下酸枣仁末再煮。每日晚餐趁热温食。此粥宁心安神，适用于心悸、失眠、多梦、心烦。无论失眠多久，皆可选用。

百合绿豆粥：百合20克，绿豆25克，粳米50克。先煮绿豆至半熟，放入百合和粳米，再煮成粥。此粥具有清心除烦的功效，适用于中青年失眠者，更适合在夏季服用。

莲心茶：莲子心2克，生甘草3克，开水冲泡代茶，每日数次。此茶具有清心、安神、降压之效，对高血压并伴有失眠者非常有效。

莲子百合煨瘦肉：莲子、百合各50克，瘦猪肉250克，葱、姜、盐、料酒、味精各适量。将莲子去心，猪肉切块。再将莲子、百合、猪肉放入砂锅内，加水适量，再加入调料，煮熟。适用于治疗各类失眠。

【注意事项】

（1）睡前不要喝咖啡、浓茶、吸烟等，这些物质对入眠有一定的负面影响，可以喝些牛奶、淡淡的绿茶。

（2）避免晚饭吃得太晚或过分油腻，忌食不易消化的食物。

（3）经常食用红枣、薏米、玉米、小米等补气血食物做的粥或者糖水，因为总失眠会让人气血不足、发虚。

（4）有些患者是在食用某些特别食物后发生失眠，可以将其找到，在平时多加注意。

（5）睡前可以把手叠放在小腹上，采用腹式呼吸，把注意力转移到小腹，可以配合默念数数，能够很快入睡，而且还有瘦腹部的功效。

（6）睡前可以用微烫的热水泡脚，至额头微微出汗为佳，可用镂空的磨脚石搓一搓，促进血液循环，改善睡眠质量。

（7）睡前关好窗户，而且不要在睡前打扫房间。

（8）除了郁金香之外，卧室里最好不要有花卉，因为它们能引起人们的过敏反应。

（9）定期运动不但有助于缓解压力，减少梦中惊醒，减轻失眠症状，而且可以延长深睡眠的时间，但需要注意的是，运动应该在睡前2小时前进行，因为运动会提高人的体温，促进肾上腺素的分泌，使人精神振奋，难以入睡。

健 忘

健忘是指记忆力差、遇事易忘的症状。一般长时间用脑，不注意休息，就会导致头昏脑涨、反应迟钝、思维能力下降，以至于出现记忆力差、健忘等症状。

这种情况在医学上称为功能性健忘。人到了中年，肩负工作重任，家务劳动繁多，学的东西储存在大脑皮层的特定部位，常常扎得不深，也会导致功能性健忘。

除此之外，还有器质性健忘，它是由于大脑皮层记忆神经出了毛病，包括脑肿瘤、脑外伤、脑炎等，造成记忆力减退或丧失；某些全身性严重疾病，如内分泌功能障碍、营养不良、慢性中毒等,也会损害大脑造成健忘。同时，随着年龄的增长，大脑本身也会发生一定程度的退行性变化，或者由于脑部动脉逐渐硬化而导致脑功能衰退。

【相关营养素】

葡萄糖：脑细胞的代谢很活跃，但脑组织中几乎没有能源物质，血液中的氧和葡萄糖就是大脑的能量来源。

维生素：丰富的维生素对维持视力、氨基酸代谢、脑及神经系统功能有非常重要的作用。

微量元素：锌、铁、铜和碘等微量元素，对我们的学习能力、中枢神经系统的兴奋性、大脑氧气的供应等有重要作用。

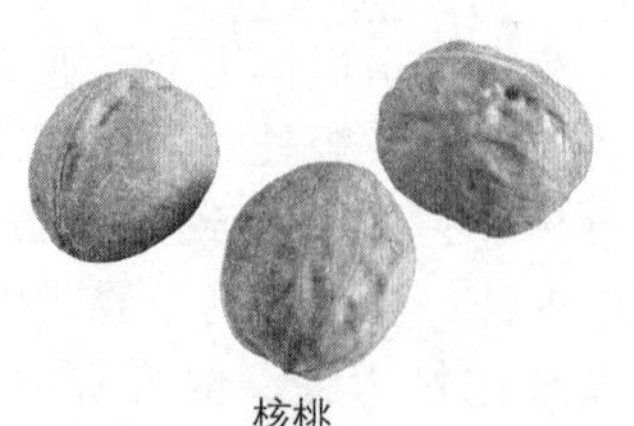

核桃

【特效食物】

核桃：核桃富含不饱和脂肪酸，属于健脑益智食品。每日以食用两三个核桃为宜，持之以恒，可起到营养大脑、增强记忆、消除脑疲劳等作用。

咖啡：咖啡可以在短时间内使大脑兴奋，如果需要集中注意力、提高记忆力做事，可以事先喝一杯咖啡。

橄榄油、鱼油：有不少的人，不是记忆不得法，而是大脑中缺乏记忆信息传递员——乙酸胆碱，如果经常吃点橄榄油、鱼油等“健康油脂”，便可极大地改善记忆力。

【健康食谱】

食谱一：取核桃仁、红枣各60克,杏花30克（去皮尖）、酥油、白蜜各30毫升，白酒1500毫升。将白蜜、酥油融化,倒入白酒和匀，随后将其余3味药研碎后放入酒内，密封。浸泡21天后即可饮用，每次服15毫升，每日2次。主治健忘症。阴虚火旺者忌服。

食谱二：阿胶10克，白酒10~15毫升。阿胶放入容器内，加入白酒，蒸至阿胶全部融化后取出，趁热打入1个鸡蛋搅匀，再蒸至蛋熟，顿服，每日2次。主治健忘症。

食谱三：枸杞60克，白酒500毫升。将枸杞浸入白酒内封固，浸泡7天后即可饮用，每晚服1小杯。主治健忘症。

【注意事项】

（1）勤于用脑，对新事物要保持浓厚的兴趣，适当有意识地记一些东西，如喜欢的歌词，记日记等。

（2）保持良好情绪。良好的情绪有利于神经系统与各器官、系统之间的协调统一，使机体的生理代谢处于最佳状态，从而反馈性地增强大脑细胞的活力，对提高记忆力颇有裨益。

（3）要保证睡眠的质量和时间，睡眠使脑细胞处于抑制状态，消耗的能量得到补充。

（4）摸索一些适合自己的记忆方法。将一定要记住的事情写在笔记本上或写在便条上，外出购物或出差时列一个单子，将必须处理的事情写在日历上等，都是一些可取的记忆方法。

头 痛

头痛是临床上常见的症状之一，通常是只局限于头颅上半部，包括眉弓、耳轮上缘和枕外隆突连线以上部位的疼痛。头痛的原因众多，既可作为神经系统原发病的一个早期症状或中、晚期症状，如脑出血病人多较早出现剧烈头痛，脑肿瘤患者以头痛为主诉者更是普遍；也可以是颈部疾病、肩部疾病及背部疾病的症状，还可以是全身疾病在头部的一个表现形式，如严重的细菌性感染时出现的头痛。

正是由于引起头痛的原因多而复杂，因此其临床分类也十分复杂。国际头痛学会按其功能将头痛分类为：偏头痛、紧张型头痛、从急性头痛和慢性阵发性半边头痛、非器质性病变的头痛、头颅外伤引起的头痛、血管疾病性头痛、血管性颅内疾病引起的头痛、其他物品的应用和机械引起的头痛、非颅脑感染引起的头痛、代谢性疾病引起的头痛，以及颅、颈、眼、耳、鼻、鼻旁窦、牙齿、口腔、颜面或头颅其他结构疾患引起的头痛或面部痛、颅神经痛、神经干痛、传入性头痛及颈源性头痛等。

【相关营养素】

B族维生素：B族维生素有益于神经系统健康，如维生素B_6、维生素B_2、烟酸等，在维持大脑的正常功能和改善脑部血液循环方面有一定作用。有报道称，偏头痛患者按疗程服用维生素B_2后，既往头痛有明显改善。

色氨酸：色氨酸是饮食中的一种氨基酸，在血液中可转变成一种能够减少疼痛的物质。

【特效食物】

薄荷：薄荷全株含有挥发油，其主要成分为薄荷醇、薄荷酮、葡萄糖苷及多种游离氨基酸，它有疏散风热、消炎镇痛的作用。

芹菜：从芹菜籽中分离出的一种碱性成分，对动物有镇静作用，对人体能起安神的作用，有利于安定情绪，消除烦躁。

【健康食谱】

三汁饮：生藕汁100~250克，西瓜汁200~250克，雪梨汁50~150克。将三汁混合，慢慢饮服。若在冰箱冷藏后服用，效果更佳。主治头痛。

薄荷糖块：薄荷粉30克（或食用薄荷油5毫升），白糖500克。将白糖放入锅内加水少许，以文火煎熬至较稠厚时，加入薄荷粉调匀，继续煎熬，至挑起即成丝状而不黏手时，离火将糖放在涂有食用油的大瓷缸中，待稍冷，将糖分割成100块左右即可，不拘时食用。主治头痛。

白菜姜糖茶：干白菜1块，生姜3片，红糖60克。上三味加水煎汤，饮服。主治头痛。

芹菜根炒鸡蛋：芹菜根5个，鸡蛋1只。芹菜根洗净捣烂，炒鸡蛋吃。主治头风痛。

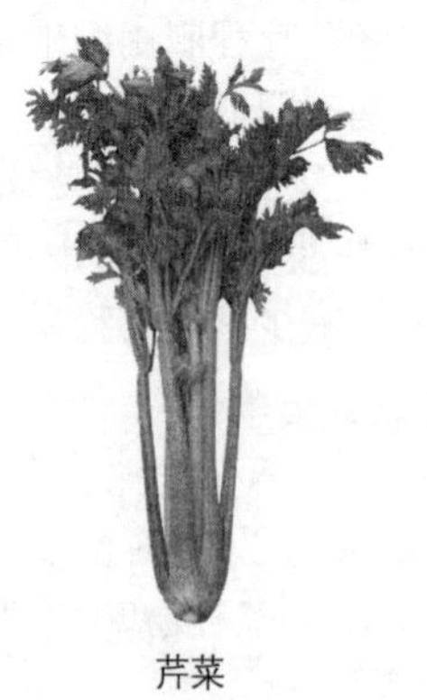

芹菜

【注意事项】

（1）起床时间不能早于6：30，午休小憩一会儿很有益，晚间休息前不宜饱食、饮浓茶或做过量的运动。熄灯睡觉，创造一个安静的休息环境，以降低大脑皮质兴奋性，使之尽快进入睡眠状态。

（2）尽量保持稳定、乐观的心理状态，遇事要沉着冷静，学会客观、理智地对待事情，不要过喜、过悲、过怒、过忧，如果确实有自己不能解决的问题，也要学会控制情绪，进行自我调节。

（3）避免应用致敏的药物及某些辛辣刺激性食物，煎、炸食物以及酪胺含量高的易诱发偏头痛的食物，如巧克力、乳酪、柑橘、冷饮、酒精类食物。其他会引起头痛的食物也应避免，如热狗及一些腌渍食品，它们含硝酸，此化学物质会扩张血管，引起剧烈头痛。

（4）有些人摄取高量的盐会引发偏头痛，这种人应该少吃盐。

（5）有些有喝咖啡习惯的人，突然不喝，也会引起头痛，建议逐量减少。

眩 晕

眩晕是目眩和头晕的总称，以眼花、视物不清和昏暗发黑为眩；以视物旋转，或如天旋地转不能站立为晕，因两者常同时并见，故称眩晕。轻者发作短暂，休息一会儿可恢复正常。严重时甚至会感觉到天旋地转，不能站立，恶心、呕吐、心悸、出冷汗等。

按照病变部位的不同，大致可以将眩晕分为周围性眩晕和中枢性眩晕两大类。中枢性眩晕是由脑组织、脑神经疾病引起，比如听神经瘤、脑血管病变等，约占眩晕病人总数的30%。周围性眩晕约占70%，多数周围性眩晕与我们的耳朵疾病有关。周围性眩晕发作时多伴有耳蜗症状（听力的改变、耳鸣）和恶心、呕吐、出冷汗等自主神经系统症状。

【相关营养素】

氯化钠：盐的作用是能维持人体内酸碱度的平衡，以保证细胞能在适宜环境中生长，缺盐易导致眩晕。

维生素E：能够改善血液循环，促进内耳膜迷路积水的吸收，并可稳定血压。易产生眩晕者，应当积极摄取富含维生素E的食物，如蛋、青鱼和坚果类食品等。

烟酸：能够降低胆固醇，改善血液循环，维护脑及神经系统的正常功能，对眩晕症患者有益。鸡蛋、鱼、牛奶等食物中均含有烟酸。

【特效食物】

天麻：天麻润而不燥，主入肝经，长于平肝息风，凡肝风内动、头目眩晕之症，不论虚实，均为要药。

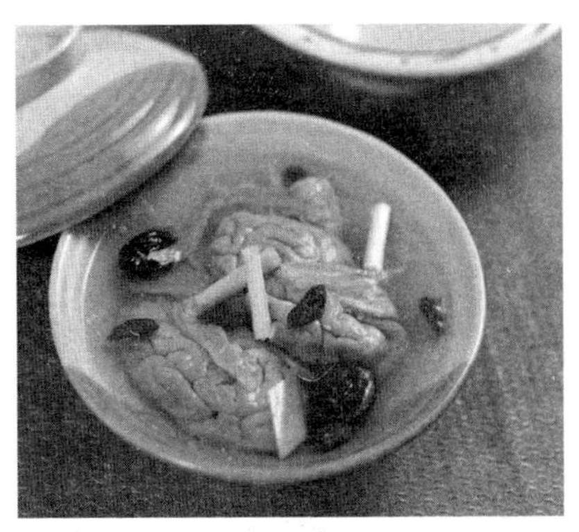
天麻炖猪脑

黄芪：善补气，未剧烈运动，气温室温均属正常的情况下，出汗量较多，并可伴有气短乏力、恶心、头晕、容易感冒等症状，只用黄芪调补。

【健康食谱】

天麻炖猪脑：天麻10克，猪脑1个洗净，同放炖盅内，加水适量，隔水炖熟服食。用于治肝阳上亢眩晕。

五月艾煮鸡蛋：五月艾生用45克，黑豆30克，鸡蛋2个，加水共煲熟服食。用于治血虚眩晕。

羊头黄芪汤：羊头1个（包括羊脑），黄芪20克，水煎服食。用于治肾精不足眩晕。

【注意事项】

（1）眩晕者应保持安静，心情愉快，保证充足的睡眠和休息，避免用脑过度，精神紧张等。饮食宜清淡，适当参加体育锻炼。

（2）眩晕由颈椎病引起者，睡眠时要选用合适枕头，避免长期低头工作，要注意保暖。

（3）眩晕由高血压、动脉硬化引起者，要经常测量血压，保持血压稳定，控制饮食及血脂，饮食宜清淡，情绪要稳定。

（4）眩晕症患者在饮食方面应该多吃清淡的食物，少吃高脂肪、含盐量过高、过甜或非常油腻的食物，戒烟少酒。

（5）眩晕患者切记少吃生冷瓜果、食物，以免生痰助湿的饮食。

耳 鸣

有些人常感到耳朵里有一些特殊的声音如嗡嗡、嘶嘶或尖锐的哨声等，但周围却找不到相应的声源，这种情况即为耳鸣。耳鸣使人心烦意乱、坐卧不安，严重者可影响正常的生活和工作。一般来讲，耳鸣可以由情绪激动、焦虑不安、精神紧张等诱发，也可以由耳部疾病导致。

由耳部疾病引起的耳鸣，称为耳源性耳鸣。它一般为低音调，如刮风、火车或机器运转的轰鸣声。也可能是高音调的，如蝉鸣、吹哨或汽笛声。外耳道疾病如耳垢（耵聍）、异物、肿瘤、真菌病，或炎症肿胀等堵塞，均可导致耳鸣，其轻重与堵塞程度有关。中耳疾病中，少数慢性中耳炎患者可有耳鸣，但程度轻微。鼓室负压、听骨链粘连或固定等，均可引起耳鸣。耳硬化症的耳鸣较为明显，开始为间歇性低音调，以后逐渐加重，并可转变为持续性，这类患者甚感痛苦。内耳疾病所引起的耳鸣多属高音调，呈间歇性或持续性。

【相关营养素】

铁：缺铁易使红细胞变硬，运输氧的能力降低，耳部养分供给不足，可使听觉细胞功能受损，导致听力下降。

维生素 C、E：能提高人体对氧的利用率，改善末梢血流量，对内耳起保护作用。

维生素 D：能促进人体对钙的吸收利用，一项调查发现，老年性耳聋者都有血钙偏低症状，而血钙偏低与缺乏维生素 D 有关。

咖啡因：可使耳鸣症状加重，耳鸣患者应禁用。

【特效食物】

何首乌：补肝肾，益精血，乌须发，强筋骨，主治血虚萎黄，眩晕耳鸣。

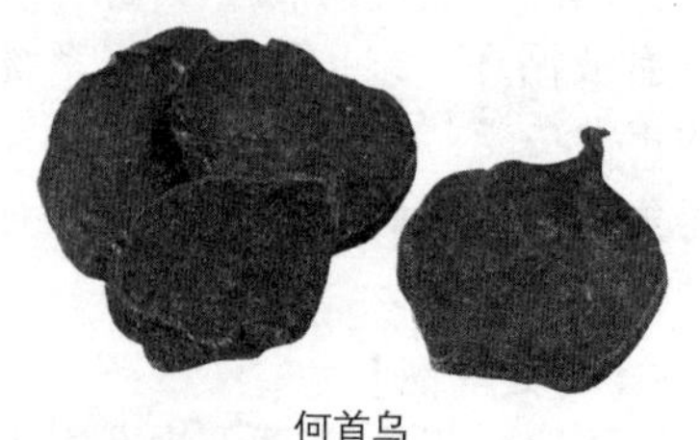

何首乌

桑葚：桑葚中的脂肪酸具有分解脂肪、降低血脂，防止血管硬化等作用；凡老年人肝肾不足，阴血两虚时，出现头晕目眩、耳聋耳鸣、腰膝酸软、须发早白，以及肠燥便秘等症，均可选用。

【健康食谱】

何首乌煮鹌鹑蛋：鹌鹑蛋 2~5 个，先将何首乌 30 克，生地 15 克，加水 1000 毫升左右，煎取浓汁，药汁凉后放入鹌鹑蛋同煮，蛋熟后剥去蛋壳，再放入药汁中煮片刻，吃蛋喝汤。有滋养肝肾，乌须黑发，延年益寿作用。适用于头昏耳鸣、须发早白、未老先衰等症。每日或隔日吃一次，宜常服用。

桑葚糯米酒：桑葚子 500 克，绞汁，与糯米饭拌匀，再下酒曲适量装罐，外用棉花和稻草保温，七天左右即可取酒服用。每次四汤匙，用开水冲服。有补肝肾，明耳目，抗衰老作用。适用于肝肾不足之耳鸣耳聋视物昏花等衰老症状。

【注意事项】

（1）一旦患有耳鸣，要在积极治疗的同时，对耳鸣症状采用容忍的态度，做好与耳鸣长期共存的思想准备，对治疗将会起到积极的作用。

（2）对已有耳鸣的患者，应避免与噪声接触。

疲劳综合征

疲劳综合征曾被称为“雅痞感冒”，几十年前当这种疾病刚刚在欧美发达国家出现时，曾经被笑为：“一群歇斯底里、上流阶层白种女人的抱怨”，因为它虽然让人陷入无法解释的疲倦感、头痛、肌肉痛、失眠，但很多人却认为这只是一些人的无病呻吟。但很快随着生活节奏的日益提速，这种疲劳综合征开始迅速在全球蔓延。它的严重后果让人再也笑不出来，英国科学家贝弗里奇严肃地指出：“疲劳过度的人是在追逐死亡！”

辨识疲劳综合征并不容易，因为它的症状变化十分多，常见的包括发热、喉咙痛、淋巴结肿大、极度疲劳、失去食欲、复发性上呼吸道感染、小肠不适、黄疸、焦虑、忧郁、烦躁及情绪不稳、睡眠中断、对光及热敏感、暂时失去记忆力、无法集中注意力、头痛、痉挛、肌肉痛与关节痛。这些症状与感冒及其他病毒感染相似，因此容易误判。通常医生会误诊为臆想病、忧郁症或精神引起的身体疾病。患此症的女性比男性多出 3 倍。

【相关营养素】

牛磺酸：身体缺乏牛磺酸，就像机器缺乏润滑油一样，身体的正常功能会受到影响，在工作中人们更容易出现劳累、疲乏、倦怠等症状。

维生素：尽管过量的维生素不能给健康的人提供更多的能量，但缺乏维生素却极易造成疲劳。

铁：研究发现，人体内铁不足，也会引起疲劳无力感。

【特效食物】

人参：大补气血，增加气力，缓解疲劳症状。

天门冬：养阴清热，润肺滋肾，适用于慢性疲劳综合征。

【健康食谱】

双参肉：鲜人参15克，海参150克，瘦猪肉250克，香菇30克，青豌豆、竹笋各60克，味精、精盐、香油各适量。将海参发好，切块；香菇洗净，切丝；瘦猪肉洗净，切小块；竹笋切片。将以上四料与人参、青豌豆一齐放砂锅内，加清水适量炖煮，至瘦猪肉熟烂为止，加入味精、精盐、香油即可。每日1~2次，每次适量，每周2剂。大补气血，强壮身体，消除疲劳。适用于久病体虚不复，或年老体衰，精神萎靡，身体疲倦等症。

天门冬萝卜汤：天门冬15克，萝卜300克，火腿150克，葱花5克，精盐3克，味精、胡椒粉各1克，鸡汤500毫升。将天门冬切成2~3毫米厚的片，用水约2杯，以中火煎至1杯量时，用布过滤，留汁备用。火腿切成长条形薄片；萝卜切丝。锅内放鸡汤500毫升，将火腿肉先下锅煮，煮沸后将萝卜丝放入，并将煎好的天门冬药汁加入，盖锅煮沸后，加精盐调味，再略煮片刻即可。食前加葱花、胡椒粉、味精调味，佐餐食。常食能增强呼吸系统功能，增强精力，消除疲劳。

【注意事项】

（1）最好每年做一次体检，包括心电图及有关心脏的其他检查，以便早期发现高血压、高血脂、糖尿病，特别是隐性冠心病。

（2）善于劳逸结合。人人都要学会调节生活，短期旅游、游览名胜；爬山远眺、开阔视野；呼吸新鲜空气，增加精神活力；忙里偷闲听音乐、跳舞、唱歌，都是解除疲劳，让紧张的神经得到松弛的有效方法，也是防止疲劳症的精神良药。

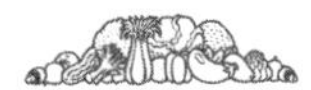

调治中老年常见病的营养处方

糖尿病

糖尿病是一种比较常见的内分泌代谢性疾病。该病发病原因主要是由于胰岛素分泌不足，以及胰升高血糖素分泌过多。多见于40岁以上喜食甜食而肥胖者，存在于城市多于农村，常有家族史，一般与遗传有关。少数病人与病毒感染和自身免疫反应有关。

在临床上，糖尿病以血糖高为主要特点，典型病例可出现多尿、多饮、多食、消瘦等表现，即“三多一少”症状。血糖一旦控制不好会引发并发症，导致肾、眼、足等部位的衰竭病变，严重者甚至会造成尿毒症。

现代医学将糖尿病分为四大类，即1型糖尿病、2型糖尿病、妊娠糖尿病及其他特殊类型糖尿病。在糖尿病患者中，2型糖尿病所占的比例约为95%。

【相关营养素】

烟酸：烟酸是葡萄糖耐量因子的组成物，是在身体内可以增强胰岛素作用的营养素。

维生素E：糖尿病病人对维生素E的需求量会增加，特别是胰岛素依赖型糖尿病病人，在补充维生素E后可以减少胰岛素的用量。

肌醇：可改善糖尿病患者神经及微血管病等情况。

【特效食物】

苦瓜：苦瓜粗提取物具有显著的降低血糖作用，类似于胰岛素。

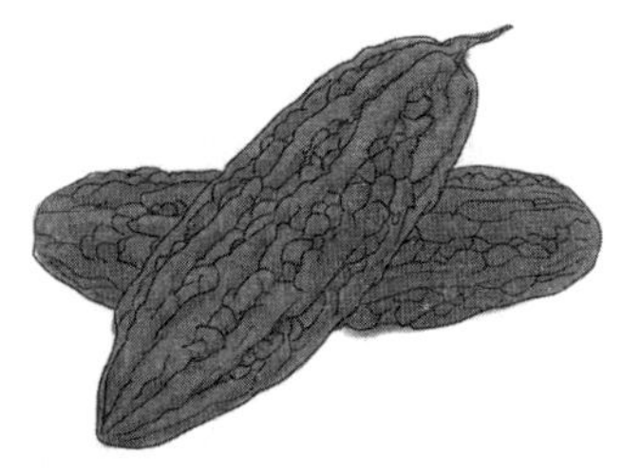

苦瓜具有显著的降低血糖作用

山药、菠菜、豌豆：均有不错的降血糖作用。

【健康食谱】

苦瓜烧豆腐：苦瓜150克，水豆腐100克。植物油、食盐适量。苦瓜去子切薄片，入锅炒至八成熟，加入豆腐、食盐，烧至熟透食用。有清热、利尿、降糖之功。

菠菜根汤：鲜菠菜根60~120克，干鸡内金15克。水煎服。每日1剂，2~3次分服。敛阴润燥、止渴。适用于糖尿病、消渴饮水无度。

豌豆方：豌豆适量。每日取适量豌豆煮食，长期坚持，可见疗效。和中生津、止渴下气，适用于糖尿病。

山药粥：生山药60克，粳米60克，酥油适量。粳米加水如常法煮粥。山药去皮为糊后用酥油炒，令凝，用匙揉碎，放入粥内拌匀，可作早点食用。此方润肺健脾，益气固精。适用于糖尿病脾肾气虚，腰酸乏力、大便溏泄、多食易饥者。

【注意事项】

（1）不暴饮暴食，吃饭要细嚼慢咽，多吃蔬菜，尽可能不在短时间内吃含葡萄糖、蔗糖量大的食品。

（2）性生活有规律，防止感染性疾病。

（3）不要吃过量的抗生素。有些病毒感染和过量抗生素会诱发糖尿病。

（4）多锻炼身体，少熬夜。

（5）糖尿病的主要病因是高血糖，因此患者饮食应以优质蛋白质即植物蛋白和粗纤维食物（蔬菜）为主，严格控制糖的摄入量，少吃含糖食物，如餐后甜品、蛋糕、哈密瓜、香蕉这样的高糖分水果和食物都要少吃，而适宜选择一些含糖量少、水分多的水果，如苹果、杏、不太甜的西瓜、橙子等。

（6）糖尿病人不能吃糖是指日常饮食不能直接食用蔗糖和葡萄糖，果糖是可以吃的，果糖的分解不需要胰岛素的参与。但是蜂蜜的主要成分是果糖与葡萄糖，请患者慎食蜂蜜。

（7）美国糖尿病协会（ADA）主张糖尿病病人饮食中碳水化合物应占总营养成分的55%~60%，蛋白质摄入量不应超过每日总营养成分的15%。以每日每千克体重0.8~1.2克为宜。每日脂肪摄入总量不能超过总营养成分的30%，以每日每千克体重0.6~1克为好，如肥胖病人尤其有血脂过高或有动脉硬化者，脂肪摄入量应视具体情况进行调整。

（8）酒是糖尿病患者的禁食之品，长期饮酒会恶化糖尿病病情。

（9）淀粉能使血糖升高，因此糖尿病患者忌吃土豆、甘薯、藕粉、栗子、粉条等淀粉含量高的食物。

（10）糖尿病病人可饮冷茶而不宜饮热茶，因为茶叶中含有能抑制胰岛素合成的物质，同时也含有能除去血液中过多糖分的多糖类物质。倘若用开水或温开水泡茶，就使茶叶中的多糖类物质受到严重破坏而降低疗效。因此，糖尿病患者饮茶时，最好用冷开水浸泡。

高血压

高血压是一种以动脉血压持续升高为主要表现的慢性疾病。在静息状态下，成人正常血压≤ 18.7kPa（140mmHg），舒张压≤ 12.0kPa（90mmHg）。凡收缩压≥ 21.3kpa（160mmHg）或舒张压≥ 12.7kPa（95mmHg）的，均称为高血压。介于正常和高血压之间的，称为临界高血压。

高血压可伴有心脏、血管、脑和肾脏等器官功能性或器质性改变的全身性疾病。然而，大部分高血压患者都没有明显的症状，所以很多人在量血压时才发现。当然，也有一部分人是在出现相关症状之后就医发现的，如头痛，尤其在太阳穴的两边痛，紧张时特别痛，而且痛时常有搏动的感觉。也有人会感到头晕、眼花、视物不清等，心胸部不适也有可能是症状之一，但不常见。

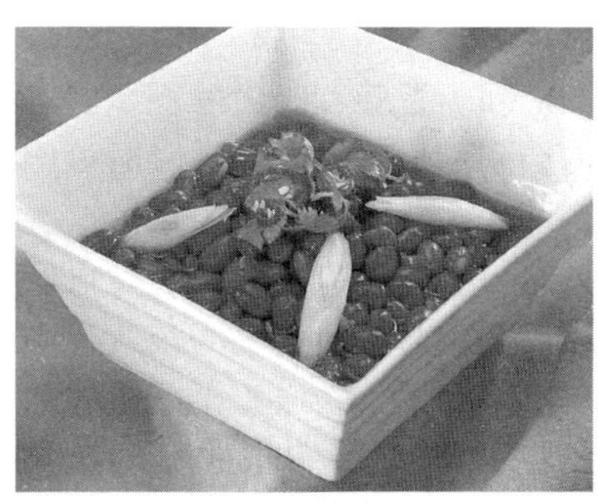

醋泡花生米

【相关营养素】

维生素 C：维生素 C 具有保护血管的作用。

维生素 E：具有软化血管的作用。

氯化钠：有近 1/2 的高血压患者限制食盐量之后，血压有所下降。

钾、钙：饮食中这两种营养素降低，容易引起高血压。

【特效食物】

香蕉：含钾量特别高，有益于降血压。

花生：醋花生对降血压有一定的功效。

【健康食谱】

香蕉芝麻方：香蕉 500 克，黑芝麻 25 克。将黑芝麻炒至半熟，用香蕉蘸食。每日 1 剂，2~3 次分食。滋补肝肾，润燥降压。适用于肾阴虚，肝阳上亢型高血压。

醋泡花生米：花生米若干。将花生米浸泡醋中，5 日后食用，每天早上吃 10~15 粒。

松花蛋淡菜方：松花蛋1只，淡菜30克，调料适量。将淡菜泡发，去杂洗净，切末，加入松花蛋、调料拌匀食用，每晚1剂，连服10~15日。滋阴降火、解热除烦。适用于高血压、耳鸣眩晕。

【注意事项】

（1）高血压患者平时应注意精神上的调摄，保持心情开朗，多吃清淡之品如玉米粥、冬瓜汤、莲藕汤、丝瓜汤、水瓜汤，每周吃2~3次水鱼薏薏米粥，可缓解老年高血压之头晕头痛，目眩耳鸣，夜难入寐等症状。

（2）在吃过午饭后稍稍活动，应小睡一会儿，一般以半小时至一小时为宜，老年人也可延长半小时。无条件平卧入睡时，可仰坐在沙发上闭目养神，使全身放松，这样有利于降压。

（3）睡前娱乐活动要有节制，这是高血压病患者必须注意的一点，如下棋、打麻将、打扑克要限制时间，一般以1~2小时为宜，要学习控制情绪，坚持以娱乐健身为目的，不可计较输赢，不可过于认真或激动，否则会导致血压升高。

（4）早晨醒来，不要急于起床，应先在床上仰卧，活动一下四肢和头颈部，伸一下懒腰，使肢体肌肉和血管平滑肌恢复适当张力，以适应起床时的体位变化，避免引起头晕。然后慢慢坐起，稍微活动几次上肢，再下床活动，这样血压不会有太大波动。

高血脂

高脂血症本来是中老年人的常见病，但是由于人们越来越不注意饮食，因此，高脂血症也开始威胁年轻人的健康。血脂增高，特别是血胆固醇增高，既是动脉硬化性心脑血管病的主要原因之一，又与缺血性心脏病的发病率有明显关系，应引起重视。而人体内的胆固醇与中性脂肪需通过血液检查才能查出。以下方法可供自我判断：

（1）胆固醇过高时，皮肤上会鼓起小黄色斑块。多长在眼皮、胳膊肘、大腿、脚后跟等部位。

（2）中性脂肪过高时，皮肤内会出现许多小指头大小的柔软小痘状物，皮色正常，主要长在背、胸、腕、臂等部位，不痛不痒。

（3）手指叉处如果变成黄色，表示体内的胆固醇和中性脂肪都过高。

（4）肥胖者胆固醇积于肝脏内会引起肝大，在深呼吸时可触到肝脏下缘。

（5）睑黄疣是中年妇女血脂增高的信号。睑黄疣为淡黄色小皮疹，多发生在眼睑上，初起如米粒大，微微高出皮肤，与正常皮肤截然分开，边界不规则，甚至可布满整个眼睑。

【相关营养素】

烟酸：可以降低胆固醇并改善血液循环。

硒：是相当重要的抗氧化剂，具有降低血脂的作用。

卵磷脂：含有亚油酸及肌醇，有乳化剂的作用，能预防动脉硬化及心脑血管疾病。

【特效食物】

山楂：含有脂肪酶、山楂酸等，能扩张血管、降低血压、降低胆固醇。

泽泻：含有萜类化合物，可干扰体内胆固醇的合成，并能改善肝对脂肪的代谢，影响脂肪的分解。

莲藕：有一定的减肥消脂作用，常食可使血脂下降。

【健康食谱】

山楂粥：山楂30~45克（或鲜山楂60克），粳米100克，砂糖适量。将山楂煎取浓汁，去渣，与洗净的粳米同煮，粥将熟时放入砂糖，稍煮1~2沸即可食用，10日为1疗程。可健脾胃、助消化、降血脂。

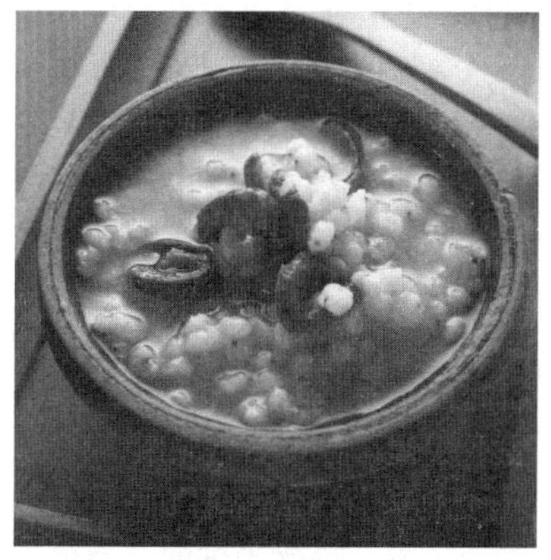

山楂粥

绿豆萝卜灌大藕：大藕4节，绿豆200克，胡萝卜125克。将绿豆洗净，置温水中浸泡30分钟后滤干。胡萝卜洗净，切碎捣成泥，用适量白糖将绿豆和胡萝卜调匀。藕洗净，用刀切开靠近藕节的一端，切下部分留作盖，将和匀的绿豆萝卜泥塞入藕洞内，塞满为止，将切下部分盖在原处，用竹签插牢，上锅隔水蒸熟，当点心吃。可降低血脂。

泽泻粥：泽泻15~30克，粳米50~100克，砂糖适量。先将泽泻洗净，煎汁去渣，入淘净的粳米共煮成稀粥，加入砂糖，稍煮即成。每日1~2次，温热服。降血脂、泻肾火、消水肿。

【注意事项】

（1）加强体力活动和体育锻炼：体力活动不仅能增加热能的消耗，而且可以增强机体代谢，提高体内某些酶，尤其是脂蛋白酯酶的活性，有利于甘油三酯的运输和分解，从而降低血中的脂质。

（2）戒烟，少饮酒：适量饮酒，可使血清中的高密度脂蛋白明显增高，低密度脂蛋白水平降低。酗酒或长期饮酒，则可以刺激肝脏合成更多的内源性甘油三酯，使血液中低密度脂蛋白的浓度增高引起高胆固醇血症。嗜烟者冠心病的发病率和病死率是不吸烟者的2~6倍，且与每日吸烟支数呈正比。

（3）避免过度紧张。情绪紧张、过度兴奋，可以引起血中胆固醇及甘油三酯含量增高。凡有这种情况，可以应用小剂量的镇静剂（遵医嘱）。

（4）高血脂患者还要控制饭量，因为过量的碳化合物会转化为脂肪，所以每餐的主食应定量食用。

（5）多食豆类食物。多吃富含纤维素、维生素的食物，如粗粮、大蒜、芹菜、粗燕麦、苹果、洋葱、茄子、海带、香菇、山楂等食品可以促进胆固醇的排泄，降低血脂，有预防动脉硬化的作用。

脂肪肝

脂肪肝，是指由于各种原因引起的肝细胞内脂肪堆积过多的病变。引起脂肪肝的原因很多，主要是饮食不节，长时期饮酒，过分强调营养，追求高糖、高蛋白、高脂肪三高饮食；或一味减肥长期饥饿，也可造成肝内脂蛋白合成减少及肝细胞中脂蛋白释出障碍；或素有糖尿病、肥胖症以及药物等中毒性肝损害。

脂肪肝的临床表现多样，轻度脂肪肝仅有疲乏感，而多数脂肪肝患者较胖，故更难发现轻微的症状。中重度脂肪肝有类似慢性肝炎的表现，可有食欲不振、疲倦乏力、恶心、呕吐、体重减轻、肝区或右上腹隐痛等，少数病人可出现脾大、蜘蛛痣和肝掌。由于患者转氨酶常有持续或反复升高情况，又有肝脏肿大症状，本病易误诊为肝炎，应特别注意鉴别。

【相关营养素】

硒：被称为重要的“护肝因子”，补硒能让肝脏中谷胱甘肽过氧化物酶的活性达到正常水平，对养肝护肝起到良好作用。

甲硫氨基酸：可促进体内磷脂合成，协助肝细胞内脂肪的转变。

【特效食物】

菠菜：甲硫氨基酸含量丰富。

何首乌：能够阻止胆固醇在肝内沉积，清除肝脏和血液中的低密度脂蛋白，防治脂肪肝。

【健康食谱】

何首乌粥：取何首乌20克，粳米50克，大枣2枚。将何首乌洗净晒干，打碎备用，再将粳米、红枣加清水600毫升，放入锅内煮成稀粥，兑入何首乌末搅匀，文火煮数沸，早晨空腹温热服食。

菠菜蛋汤：取菠菜200克，鸡蛋2只。将菠菜洗净，入锅内煸炒，加水适量，煮沸后，打入鸡蛋，加盐、味精调味，佐餐。

赤小豆鲤鱼汤：取赤小豆150克，鲤鱼1条（约500克），玫瑰花6克。将鲤鱼活杀去肠杂，与余两味加水适量，共煮至烂熟。去花调味，分2~3次服食。

【注意事项】

（1）整天坐办公室的人，如果能坚持每天多走一段路、多爬一次楼，对预防脂肪肝十分有益。

（2）肝脏是人体的化工厂，任何药物进入体内都要经过肝脏解毒，所以平时不要动不动就吃药。对出现有症状的脂肪肝患者，在选用药物时更要慎重，谨防药物的毒副作用，特别对肝脏有损害的药物绝对不能用，避免进一步加重肝脏的损害。

（3）心情要开朗不暴怒，少气恼，注意劳逸结合等也相当重要。

（4）多饮水，以促进机体代谢及代谢废物的排泄。

（5）要注意热量控制：男子1天饮食热量不超过1800千卡，女子不超过1500千卡。

（6）选用脱脂牛奶，烹调时尽量选用植物油，少食动物内脏、肥肉、脑髓等高脂肪、高胆固醇食物，少食煎、炸食物和甜食，每天盐的摄入量控制在6克以内。

冠心病

冠心病是一种最常见的心脏病，是指因冠状动脉狭窄、供血不足而引起的心肌功能障碍和（或）器质性病变，故又称缺血性心脏病。其症状表现为：胸腔中央发生一种压榨性的疼痛，并可迁延至颈、颔、手臂、后背及胃部。发作的其他可能症状有眩晕、气促、出汗、寒战、恶心及昏厥。严重患者可能因为心力衰竭而死亡。

冠状动脉粥样硬化是冠心病最常见的病因。当冠状动脉狭窄，仅引起心肌一时性的供血量不足时可发生心绞痛；当冠状动脉发生急性闭塞时，心肌严重缺血且持久，使心肌发生结构上的损坏——坏死，则称为心肌梗死，其程度及后果均比心绞痛严重得多。精神紧张使心脏负担增加而且使冠状动脉发生痉挛及寒冷、兴奋、饱餐等均可诱发心绞痛；过强的体力劳动、饱餐或精神紧张、情绪激动等也可诱发心肌梗死。

【相关营养素】

维生素C：在脂肪代谢过程中，可刺激分解三酸甘油酯；在胆固醇代谢中，可刺激将胆固醇变为胆酸，并能保持动脉血管壁的完整。

钙：能降低血脂，防止动脉粥样硬化。

脂肪：是诱发冠心病的导火索，患者应该少吃脂肪含量高的食物，通常每天的脂肪摄入量应在总热量的30%以下。

【特效食物】

黄豆及豆制品：豆类含植物固醇较多，有利于胆酸排出，大豆蛋白有降低胆固醇和预防动脉粥样硬化的作用。

山楂：富含维生素C和胡萝卜素，具有显著扩张冠状动脉和镇静作用。

海带、紫菜、黑木耳等：富含蛋氨酸、钾、镁、钙、碘，均有利于冠心病的治疗。

【健康食谱】

山楂益母茶：山楂30克，益母草10克，茶叶5克。将上三味放入杯内，用沸水冲泡，代茶饮用。每日1剂。适用于气滞血瘀、心络受阻型冠心病。

山楂柿叶茶：山楂12克，柿叶10克，茶叶3克。将上三味放入杯内，用沸水冲泡，代茶饮用。每日1~2剂。活血化瘀、降压降脂。

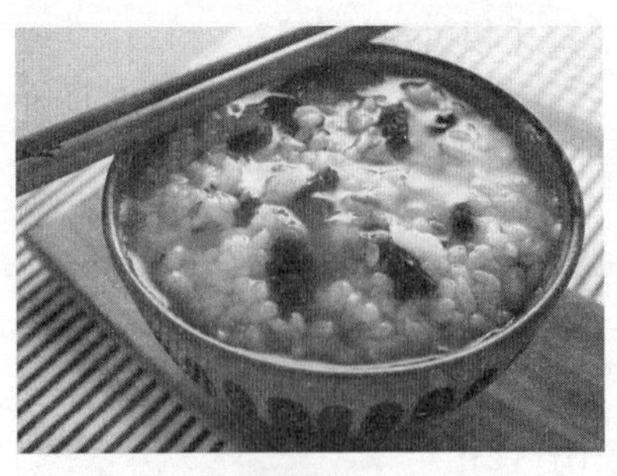

酸枣仁粥

适用于冠心病、高脂血症。

酸枣仁粥：酸枣仁60克，粳米200克。先将酸枣仁炒熟，加水煎沸30分钟，去渣，再加入洗净的粳米煮粥食用。每日1剂。补肝益胆、宁心安神。适用于冠心病之惊悸、盗汗、虚烦不眠、多梦等。

洋葱炒肉片：洋葱150克，瘦猪肉50克。瘦猪肉洗净切薄片，洋葱洗净切片，将油锅烧热，先放瘦肉翻炒，再放洋葱与肉同炒，加调料,再炒片刻即成。滋肝益肾，化浊去瘀，利湿解毒，主治冠心病、高脂血症、高血压。

【注意事项】

（1）避免饱食及吸烟、饮酒等，积极治疗高脂血症、动脉硬化症。

（2）平时保持心胸开阔，避免精神紧张，情绪激动，多注意休息。

（3）适当从事非竞技体育锻炼，如步行、慢跑、体操、太极拳等。

痛风

痛风，是新陈代谢异常性的疾病，由于血液里的尿酸过高，引起尿酸盐聚积而沉淀在关节、泌尿道及软组织等地方所引起肿痛的病症。一般情况下，男性发病率要高于女性，此病主要侵犯男性和老年女性，多数患者具有家族病史。临床特征为急性或者是慢性痛风性关节炎，反复急性发作。

【相关营养素】

维生素：关于营养素在痛风治疗中的作用，没有资料阐述，但有资料建议每天和食物一起服用复合维生素 B 片 2~3 片。还有资料建议每天服用维生素 B 片 6 次。

【特效食物】

牛奶、奶酪：它们所含嘌呤少；但不要喝酸奶，因为它含乳酸较多，对痛风患者不利。

马铃薯：可以降低血和尿液的酸度。

西瓜、冬瓜：它们不但是碱性食品，而且所含的多酚具有利尿作用，对痛风患者更有利。

【健康食谱】

马铃薯萝卜蜜：马铃薯、胡萝卜、黄瓜、苹果各 300 克，蜂蜜适量。原料均切块榨汁，加蜂蜜适量饮用，可治痛风。

芦笋萝卜蜜：绿芦笋 80 克，胡萝卜 300 克，柠檬 60 克，芹菜 100 克，苹果 400 克。然后用蜂蜜调味饮用，适用于痛风，有利尿和降低血尿酸作用。

芦笋橘子汁：绿芦笋 60 克，胡萝卜 300 克，橘子 200 克，苹果 400 克。原料均切块入榨汁机中，酌加冷开水制成汁饮用，适用于痛风，可利尿、降低血尿酸。

百合粳米粥：新鲜百合 50~100 克，粳米适量。加适量水煮粥，可长期服用。也可单味百合煎，可长期用，因百合中含一定量的秋水仙碱，对痛风性关节炎的防治有效。

【注意事项】

（1）妥善处理诱发因素，禁用或少用影响尿酸排泄的药物：如青霉素、四环素、大剂量噻嗪类及氨苯蝶啶等利尿剂、维生素 B_1、维生素 B_2、胰岛素及小剂量阿司匹林（每天小于 2 克）等。

（2）肥胖者要积极减肥，减轻体重，这对于防止痛风发生颇为重要。

（3）注意劳逸结合，避免过劳、精神紧张、感染、手术，一般不主张痛风病人参加跑步等较强的体育锻炼，或进行长途步行旅游。

（4）控制每天总热量的摄入，少吃碳水化合物。此外还要少吃蔗糖、蜂蜜，因为它们含果糖很高，会加速尿酸生成。蔬菜中的嫩扁豆、青蚕豆、鲜豌豆含嘌呤量高，也要限制食用。

（5）减少脂肪摄入。少吃脂肪，因脂肪可减少尿酸排出。痛风并发高脂血症者，脂肪摄取应控制在总热量的 20%~25%。

（6）限制盐的摄入，吃盐量每天应该限制在 2~5 克。

（7）少吃辣椒等调料。辣椒、咖喱、胡椒、花椒、芥末、生姜等调料均能兴奋自主神经，诱使痛风发作，应尽量少吃。

骨质疏松

骨质疏松是多种原因引起的一组骨病，骨组织有正常的钙化，钙盐与基质呈正常比例，以单位体积内骨组织量减少为特点的代谢性骨病变。在多数骨质疏松中，骨组织的减少主要由于骨质吸收增多所致。骨质疏松发病多缓慢，个别较快，以骨骼疼痛、易于骨折为特征。

现代医学研究发现，一般老年人都有不同程度的骨质疏松症。那么，为什么人老之后，骨质会疏松呢？《黄帝内经》中说，五脏之中，肾主藏精，主骨生髓。肾精可以生化成骨髓，而骨髓是濡养我们骨骼的重要物质基础。人过了五六十岁，肾气开始减弱，肾精不足，骨头中的骨髓就相对减弱，进入一种空虚的状态；骨髓空虚了，周围的骨质就得不到足够的养分，就退化了，疏松了。

【相关营养素】

维生素 C：胶原是构成骨质的重要物质，足够的维生素 C 对胶原合成时所需要的一种重要酶的活性是必要的，故维生素 C 不足可能导致骨质疏松。

钙：人体中几乎 95% 钙存在于骨骼中，所以钙的新陈代谢与骨质疏松的关系非常密切。

【特效食物】

排骨、豆腐：含钙量非常高，便于补充钙质。

枸杞子：是常用的补肝肾之品，久服有滋肾、补肝、强筋壮骨等功效。

【健康食谱】

牛骨汤：新鲜牛脊骨两斤半，洋葱半个，土豆一个，番茄三个。牛骨头一般较大较硬，在市场买的时候就请商家给剁成小块，回家清洗干净，飞水五分钟，（在水中加入几片姜片去掉腥味）；番茄、洋葱、土豆切开；全部原料放进汤煲中，滴入几滴醋（好让骨头内的钙质更容易溶入汤内）。

【注意事项】

（1）骨质疏松患者最好的锻炼方式是每天走路，走到身上微微有汗，气血开始运行起来就行了，这时内在的废弃物已经排出了，这就达到目的了，不要大汗淋漓。

（2）保证足够的睡眠，每天晒 1 小时的太阳，晒太阳先是时间短一些，然后慢慢增加。

（3）减少动物蛋白、盐、糖的摄入量，尽量少吃含太多镁、磷的饮料和加工食品。同时，咖啡因、酒精也会造成钙的流失，所以在日常生活当中应尽量避免进食。

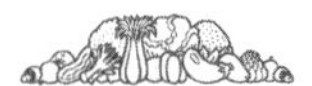

缓解消化系统症状的营养处方

口 臭

口臭是指口内出气臭秽的一种症状。中医认为，口臭多由肺、脾、胃积热或食积不化所致，这些东西长期淤积在体内排不出去就变成了毒素。贪食辛辣食物或暴饮暴食，疲劳过度，感邪热，虚火郁结，或患某些口腔疾病，如口腔溃疡、龋齿以及消化系统疾病都可以引起口气不清爽。

【相关营养素】

维生素C：可以帮助口腔及牙龈恢复健康，防止牙龈流血，同时还能排出过多的黏膜分泌物及毒素，这些物质皆可造成口臭。

蛋白质分解酶：有些单纯性口臭的形成是因为人体内缺乏一种消化酶，从而使蛋白质消化不完全，此酶可以帮助食物分解，尤其是残留在结肠中的食物颗粒。

【特效食物】

佩兰：此物芳香化湿，醒脾开胃，发表解暑，对口中甜腻、口臭、多涎等症有疗效。

丝瓜：丝瓜中含防止皮肤老化的B族维生素，恢复牙龈健康的维生素C等成分，可治口臭。

【健康食谱】

佩兰汤：佩兰适量。将佩兰煎煮成汤饮用，也可用此汤漱口，每天一次。芳香化湿，除臭爽口。

老丝瓜汤：老丝瓜1条，盐少许。将丝瓜洗净，连皮切断，加水煎煮半小时，放盐再煮半小时即成，每天喝两次。可清热降火，除口臭。

【注意事项】

（1）平时注意保持口腔湿润、勤喝水。

（2）有顽固性口臭的人，应坚持每顿饭后刷牙。

（3）吃饭时不要吃得过饱，饱食易引起口臭。

（4）睡眠时间不宜过长，过

多的睡眠易导致口臭。

（5）每次就餐前，做十余次深呼吸，有助于避免产生口臭。

（6）养成饭后漱口的习惯，特别是注意剔除残留在牙缝中的肉屑，这类含蛋白质较高的食物最易引起口臭。

（7）少吃脂肪类食物，多吃蔬菜和水果。

（8）喝新鲜的柠檬水对清肠禁食有益，可防治口臭。

（9）每天放几片茶叶在口中不断咀嚼，可使口中经常保持清香。

腹 泻

腹泻是大肠疾病最常见的症状。《黄帝内经》中称腹泻为“泄”，汉唐时期多称为“下利”，宋代以后称为“泄泻”。根据腹泻的病因、发病部位、发病特点、粪便形状等又分为：湿泄、火泄、暑泄、热泄、食泄、气泄；胃泄、小肠泄、大肠泄、肾泄、直肠泄；水泻、滑泻等。一般将大便溏薄者称为“泄”，下如水样者称为“泻”。

正常成年人每天排便 1 次，成形、色呈褐黄色、外附少量黏液。也有些正常人每日排成形便 2~3 次，只要无脓血，仍属正常生理现象。腹泻是指排便次数明显超过平日习惯的频率，粪质稀薄，水分增加，每日排便量超过 200 克，或含未消化食物或脓血、黏液。腹泻常伴有排便急迫感、肛门不适、失禁等症状。

腹泻分急性和慢性两类。急性腹泻发病急剧，病程在 2~3 周之内。慢性腹泻指病程在两个月以上或间歇期在 2~4 周内的复发性腹泻，通常每日大便次数在 3 次以上，有的还伴有不同程度的腹部疼痛或不适。由于慢性腹泻往往拖沓缠绵，治疗起来比较麻烦，是肠胃疾病中最顽固的一种。

【相关营养素】

维生素 E：对人体的免疫系统功能有一定影响，有助于肠道细胞对抗发炎过程。

矿物质：长期腹泻易造成多种矿物质吸收不良，如钙、铁、镁、锌，可遵医嘱适当补充。

亚硝酸盐或硝酸盐：当人处于腹泻、消化功能失调，或胃酸过低时，肠内硝酸盐还原菌大量繁殖，此时食入亚硝酸盐或硝酸盐食物，会导致中毒而引起肠源性发绀。

【特效食物】

山药：含有皂苷、黏液质、胆碱、淀粉等成分，常用于腹泻的治疗。

茯苓：有健脾渗湿利水的功效，常用于腹泻的治疗。

【健康食谱】

荔枝山药粥：干荔枝肉 50 克，山药、莲子各 10 克，粳米 50 克。

将前三味加水煮至软，再加入淘净的粳米，煮成粥。每日 1 次，临睡前食用。可温肾健脾，固肠止泻。

茯苓粉粥：茯苓细粉 30 克，粳米 30 克，红枣 7 枚。先将粳米、红枣加水适量煮粥，粥将成时，加入茯苓粉，用筷子搅匀煮沸，加少许白糖调味。每日 1~2 次，可作早晚餐食用。可健脾渗湿，调中止泻。

薯蓣汤：淮山药 30 克，茯苓 15 克，神曲 10 克，红糖 10 克。水煎顿服，每日 1 剂。可补脾渗湿止泻。

【注意事项】

（1）衣着应随气温的升降而增减，避免过热，夜晚睡觉要避免腹部受凉。

（2）进食冰箱冷食要有节制。

（3）经常进行温水浴。

腹 胀

当胃肠道有多余的气体时，人便会出现腹胀。长期腹胀是消化不良的症状之一，大多数病人的腹胀是由于消化道功能紊乱所致，并无器质性病变。一般的腹胀虽然不是什么大毛病，但如果整个腹部出现膨胀感，则可能是比较严重的疾病正在威胁着你的健康，如胃下垂、急性胃扩张、肝硬化、肾炎等。

此外，腹胀也可见于手术后肠麻痹、肺气肿、哮喘病、吸收不良综合征等；有些腹胀症状的发生还与情感刺激、不良的生活习惯及环境因素有关。腹胀还可能是肥胖症的一种表现，而妇女在月经期间和月经前期出现的腹胀现象，一般为正常的生理现象，不必惊慌。

【相关营养素】

膳食纤维：纤维食物都很容易在肠胃内部制造气体，从而导致腹胀的出现。但在摄入高脂肪食物后，适当补充纤维食物，有时反而会有减轻腹胀的功效。这是因为高脂肪食物难以被消化、吸收，因而在肠胃里逗留时间往往比较长，而一旦有纤维加入，受阻塞的消化系统很可能迅速得以疏通。

果糖：果糖或是山梨醇（糖）是产气的元凶。

【特效食物】

生姜：生姜含有消化酶，刺激唾液分泌，并可导气消胀。

半夏：具有补中健脾，消胀化湿的功效。

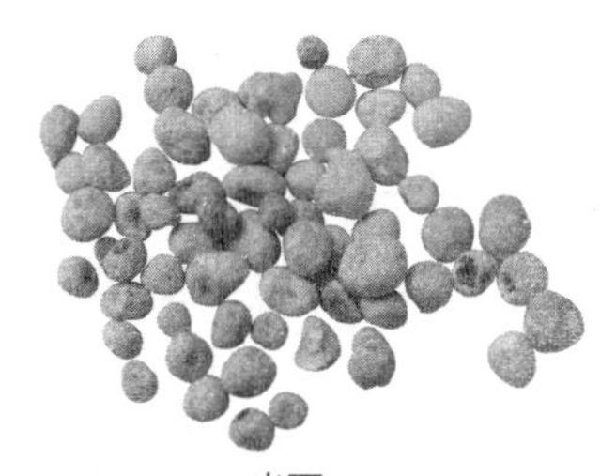

半夏

【健康食谱】

炒米生姜粥：粳米50克，生姜30克，精盐适量。将粳米淘净，炒至焦黄时，注入700毫升清水，烧开后，再将生姜洗净切薄片放入，小火慢熬成粥，下精盐，调匀。分1~2次趁热空腹服。适用于外感风寒、鼻塞流涕、咳嗽痰稀，胃寒呕吐，腹胀，食欲不振等症。

夏朴蜜汁：半夏6克，厚朴6克，蜂蜜适量。将半夏、厚朴煎取药汁，然后加入蜂蜜和开水服用。1日服1次。适用于烦躁不安、脘腹胀满等症。

【注意事项】

（1）吃东西时，细嚼慢咽，而且不要一次吃得太多、太撑。建议少食多餐。

（2）饭后不要一直闷坐在沙发上，可以起身走一走，洗个碗，或是散个步，温和轻缓的运动都有助于消化。

（3）如果是服用了特殊的药物而造成胃肠的胀气、不适，如某些泻药或是减肥药，你可能就需要跟医生沟通，请求更换药物或是停药。

（4）克服不良情绪。焦躁、忧虑、悲伤、沮丧、抑郁等不良情绪也可能会使消化功能减弱，或刺激胃部造成过多的胃酸，其结果也会使胃内气体过多，造成腹胀加剧。忧伤脾，怒伤肝。

（5）可以用暖水袋热敷腹部，也可以饭后按摩腹部，当然这也是病后没办法采用的办法，真正治本的是克服不良情绪和注意锻炼身体，以及良好的饮食和生活习惯。

（6）不食用不易消化的食物。炒豆子、硬煎饼等硬性食物都不容易消化，因此在肠胃里滞留的时间会比较长，产生较多气体而引发腹胀。

（7）平时避免喝碳酸饮料，并且最好不要用吸管喝饮料，因为这些都会无形中增加气体的摄入。

便 秘

科学地讲，便秘不是一种具体的病名，而是多种疾病的一个症状。便秘指粪便在人体的肠内停留过久，以致使排便次数减少、粪便干结、排出困难或不尽。便秘有轻有重，不过无论哪种情况，都会让人感到烦恼。时间上可以是暂时的，也可以是长久的。

如果你有此类症状，说明得便秘了：排便次数减少，2~3天或更长时间一次；没有固定而规律的排泄时间；粪质干硬，常觉得排便很困难；常觉得腹胀，腹痛，食欲减退；会排出难闻的屁。

【相关营养素】

叶酸：叶酸缺乏可引起便秘。

镁、钾、钠：这些盐类可刺激大肠蠕动，促进排便。

膳食纤维：膳食纤维缺乏是造成便秘的最普遍原因。

【特效食物】

苹果、香蕉、胡萝卜、蜂蜜：果胶含量多，可软化大便，减轻症状。

糠皮、麦麸、粗粮：可增加饮食中纤维的摄取量，以促进肠道蠕动，减少便秘发生。

土豆、洋葱、黄豆：容易产气，气体在肠内鼓胀能增加肠蠕动，可下气利便。

【健康食谱】

蜂蜜麻油汤：蜂蜜50克，麻油25克。蜂蜜放入碗内搅拌起泡沫，边搅边将麻油缓缓掺入蜂蜜中，再搅匀即可。用开水冲饮（可冲开水约1000克），代茶饮。肠燥便秘者食之即可见效。

香蕉粥：香蕉200克，粳米50克。香蕉切成薄片，粳米淘洗净后煮粥，粥成时加入香蕉片，再煮约10分钟即可。适用于大便干结，小便短赤，身热，心烦，腹胀腹痛，口干口臭。忌同时食用大量的鱼、肉、蛋等高蛋白食物，以免形成胃石症。

紫草杏仁粥：杏仁20克，粳米100克，紫草适量，盐少许。杏仁及粳米加水1000毫升，大火烧开，转小火慢熬至粥将成。再加入紫草熬至成粥，加盐调味即可，空腹服。杏仁能润肠通便，

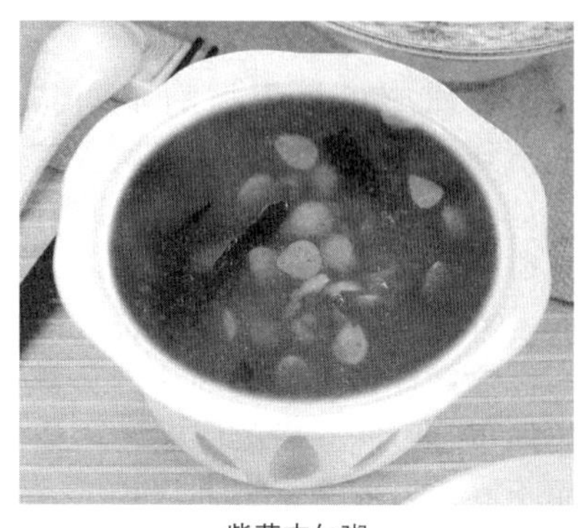

紫草杏仁粥

防治便秘；紫草凉血活血，解毒透疹，能加速痘印和疤痕的消退。

【注意事项】

（1）要注意饮食的量，只有足够的量，才足以刺激肠蠕动，使粪便正常通行和排出体外。特别是早饭要吃饱。

（2）要多喝水，特别是重体力劳动者，因出汗多，呼吸量大，水分消耗多，肠管内水分必然被大量吸收，所以要预防大便干燥就得多喝水。

（3）对经常容易发生便秘者，一定要注意把大便安排在合理时间，每到时间就去上厕所，养成一个良好的排便习惯。

胃 痛

胃痛又称胃脘痛，是以胃脘近心窝处常发生疼痛为主的疾患，包括西医的慢性浅表性胃炎、慢性萎缩性胃炎、胃溃疡、十二指肠溃疡、胃痉挛、胃下垂等多种

病症。

临床应根据胃痛的不同特点，分辨不同的疾病。若病程较长，而且反复发作，痛的时间有规律性，常伴有嗳气、嘈杂、吞酸，考虑为消化性溃疡；若上腹部疼痛闷胀，无明显规律性，食后加重，呕吐，局部压痛较广泛而不固定，应考虑慢性胃炎；若胃脘胀痛，常随情绪变化而增减，痛无规律性，经各种检查无器质性病变时，应考虑为神经官能症；若患者形体瘦长，食后脘腹胀痛不适，站立时胃痛加剧卧时减轻，应考虑为胃下垂。

【相关营养素】

脂肪：脂肪能抑制胃液分泌，但胃痛患者消化能力下降，故应少食肥肉等动物脂肪，可选用植物油类。

维生素C：可保护胃黏膜和提高其防御能力，并促进局部病变的修复。

硫：进入人体的硫经过一系列代谢过程，绝大部分最终成为无机硫酸盐、硫酸酯及中性硫进入血液循环，功效之一就是健脾益胃，增进食欲，增加胃黏膜屏障功能，对各种慢性胃炎均有较好的治疗作用。

【特效食物】

花生：植物脂肪丰富，可抑制胃液分泌。

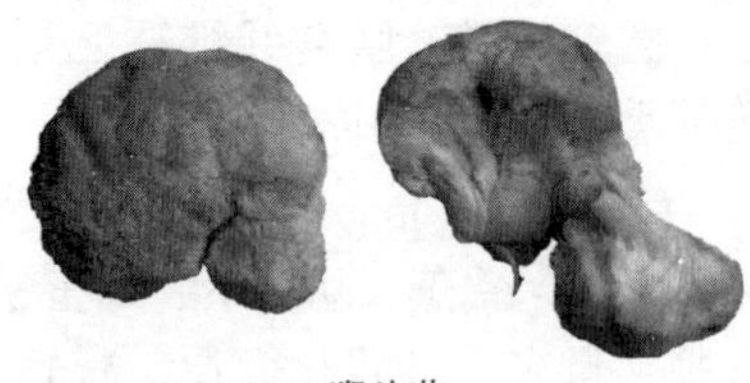

猴头菇

猴头菇：是治疗消化系统疾病和抑制胃痛的良药，因为它含硫非常高。

【健康食谱】

黄芪猪肉方：猪瘦肉200克，黄芪30克，猴头菇60克，延胡索12克，香附12克，高良姜5克，春砂仁12克，陈皮10克，淮山30克，白芍12克。先将猪瘦肉切成薄片，再和其余材料一起放入锅内，武火煮滚，后用文火煲1小时30分钟。主治慢性胃炎之胃痛。

党参瘦肉方：猪瘦肉200克，党参30克，猴头菇60克，鸡内金12克，川朴10克，木香10克，没药10克，春砂仁12克，台乌10克，甘草8克，淮山30克，白芍12克，黄芪30克。先将猪瘦肉切成薄片，再和其余材料一起放入锅内，武火煮滚，后用文火煲1小时30分钟。主治消化道溃疡之胃痛。

【注意事项】

（1）有吸烟嗜好的病人，应戒烟。

（2）胃痛的时候，尽量把皮带松开，这样可以让腹部舒服一点。平常尽量穿舒适宽松的衣服，以避免腹部受压。

（3）对于经常在晚上出现胃酸逆流的人来说，最好采用右侧在上、左侧在下的睡姿，同时把头部垫高，这样就可避免胃酸逆流的问题。

（4）不要在激烈运动之前或之后马上进餐。因为这样一来，会使得胃部负荷过重，而诱发胃痛。如果是忙着上运动场，那么宁可饿着肚子，也不要吃得太饱。

（5）谨防食物过酸、过甜、过咸、过苦、过辛，不可使五味有所偏嗜。

（6）长期胃痛的病人每日三餐或加餐均应定时，间隔时间要合理。急性胃痛的病人应尽量少食多餐，平时应少吃或不吃零食，以减轻胃的负担。

（7）胃痛者忌食物品有：胡椒、花椒、茴香、龙眼肉、辣椒、桂皮、草豆蔻、生姜、葱、洋葱、砂仁、狗肉、羊肉、白酒、冷茶以及各种冷饮、冰镇食品等。

消化不良

消化不良实际上是所有胃部不适的总称，提示消化过程受到某种因素的干扰。现代医学认为，消化不良是由消化系统本身的疾病或其他疾病所引起的消化功能紊乱症候群。本证常因暴饮暴食、时饱时饥、偏食辛辣甘肥或过冷、过热、过硬之食物而引起。

上腹部疼痛是消化不良最常见的症状。疼痛多无明显的规律性，特点与胃溃疡极相似。早饱、上腹胀、嗳气也为常见的症状，可单独或一组症状出现，有时伴有腹痛。相当多的患者伴有失眠、焦虑、抑郁、头痛、注意力不集中等精神症状，可能与患者对某些疾病的恐惧心理有关。

【相关营养素】

菠萝蛋白酶：菠萝中含有这种酶，能促进消化，并协助吸收食物和补品的营养，故建议餐后享用一片菠萝。

膳食纤维：促进胃肠蠕动，加快消化。

【特效食物】

山楂、菠萝：含消化酶比较多，可促进消化。

木瓜：含有木瓜蛋白酶，和人体内的胃蛋白酶相似，并含有其他分解牛奶蛋白和帮助消化淀粉的酶。

【健康食谱】

山楂肉粥：山楂30~40克，粳米60克，红糖10克，肉末60克。先将山楂煎取浓汁，去浮渣后加入粳米、肉末一同煮成粥，食用时加红糖，空腹食用效果更佳。此粥可消食降气。

木瓜排骨汤：鲜木瓜1个，花生仁150克，猪排骨500克，红枣9枚，以及食盐、味精适量。鲜木瓜去皮、子，洗净切厚片；花生用清水浸泡30分钟；排骨洗净剁成小块，红枣去核，洗净。将上述原料全部放入砂锅中，加清水适量，用大火煮沸后，再改用小火炖3小时，加入食盐、味精调味即可。佐餐食用，每天1~3次，每次150~200毫升。本汤具有清热润燥、健脾通便之功效；适用于慢性胃炎、胃及十二指肠溃疡所致的消化不良。

白术菊花肫：鸭肫200克，白术20克。A料：盐、味精、太白粉、黄酒、醋、酱油各适量。B料：葱末、姜末、青蒜各1大匙，麻油适量。将鸭肫洗净，每个切成四块，在切口处划出交叉口，放沸水中氽一下，待肫花翻开时捞起。将白术加水1杯煎煮30分钟，滤取药汁约1大匙，放在小碗中，加入一部分A料拌匀备用。炒锅下油烧热后，放入肫花翻炒至熟，再加剩余A料拌炒至汁稠，加入B料，炒匀即可。此餐可健脾和胃、补中助气，适合脘腹胀闷，消化不良等。

【注意事项】

（1）秋凉之后，昼夜温差变化大，要注意胃部的保暖，适时增添衣服，夜晚睡觉盖好被褥，以防腹部着凉而引发胃痛或加重旧病。

（2）饮食应以温、软、淡、素、鲜为宜，做到定时定量，少食多餐，使胃中经常有食物和胃酸进行中和。

（3）消化不良等症的发生与发展与人的情绪、心态密切相关。因此，要讲究心理卫生，保持精神愉快和情绪稳定，避免紧张、焦虑、恼怒等不良情绪的刺激。同时，注意劳逸结合，防止过度疲劳而殃及胃病的康复。

（4）避免燥热、辛辣食品，如烧烤、煎炸食品、咖啡、碳酸饮料、橘汁、脂肪食品、面食、胡椒、马铃薯片、红肉、西红柿以及辛辣食品。

（5）消化不良者的饮食宜温和，无刺激，进餐时忌饮水，以免稀释胃液，妨碍消化。

胆结石

胆结石又称胆系结石病或胆石症，是胆道系统的常见病，按发生部位可分为胆囊结石、胆总管结石和肝内胆管结石三种类型。

胆囊结石多为胆固醇和混合性结石。其发生在胆囊内一般不会引起黄疸，也不会产生绞痛（除卡住了胆囊管外），患者平时偶有中上腹或右上腹的饱闷感，有时有嗳气、嗳酸、腹胀等消化不良症状，吃油腻食物后症状加重。部分病人终身没有症状。

胆总管结石多见于胆红素结石，可原发于胆总管，也可来自胆囊或肝内胆管。当胆石在胆总管内卡住时，病人出现疼痛，常有黄疸、寒战、发热，大便呈灰色，小便颜色深如浓茶一样。如此时又有胆总管炎症，就会导致高热、昏迷等。

肝内胆管结石多为胆红素结石，占胆石症的15%左右。由于胆石较小，呈泥沙状，容易向下流动，因此多同时合并有胆总管结石。病人常从幼年时就有反复发作的腹痛、发冷、发热、黄疸等病史。病人的眼睛、皮肤会发黄，即常说的“梗阻性黄疸”。因为胆道被阻塞会引起胆道炎，还会引起重症胆管炎，出现中毒、休克、血压下降、脉搏加快、神志淡漠等症状，体温可高达39℃以上。其他感染还会引起肝内化脓性胆管炎、肝脓肿等。

【相关营养素】

维生素C：对新陈代谢有着至关重要的作用，若人体摄入高胆固醇饮食，就会导致维生素C缺乏，并容易产生胆结石。

氨基乙磺酸：有动物实验证明，给予动物会促使胆固醇结石形成的饮食时，补充氨基乙磺酸可以抑制结石形成。

【特效食物】

金钱草：有利尿通淋及排石的作用，中医常用于治疗胆、肾结石。

蒲公英：清热解毒，治疗胆结石。

【健康食谱】

蒲公英粥：蒲公英40~60克（鲜品60~90克），粳米50~100克。将蒲公英择净，放入锅中，加清水适量，浸泡5~10分钟后，水煎取汁，加大米煮粥，或将鲜蒲公英择洗干净，切细，待粥熟时调入粥中，纳入白糖，再煮一、二沸即成。每日2~3次，稍温服。3~5天为一疗程。

清蒸鲑鱼：鲑鱼(1个)300克，葱60克，姜、蒜、辣椒各20克，酒、生粉各1大匙，盐1/2小匙，蚝油、胡椒粉、糖各1小匙，酒、水各1大匙。鲑鱼洗净用调味料腌15分钟。葱切丝、蒜切片、辣椒切丝，取一半的量铺盘底，再把腌好的鱼放上。鱼表面淋上调匀的耗油、胡椒粉、糖、酒、水等调味料，将剩余的葱丝等铺上，送入蒸笼大火蒸10分钟，用筷子刺鱼肉，不沾筷即可食用。能降低胆固醇、预防胆结石，滋味也十分鲜美。

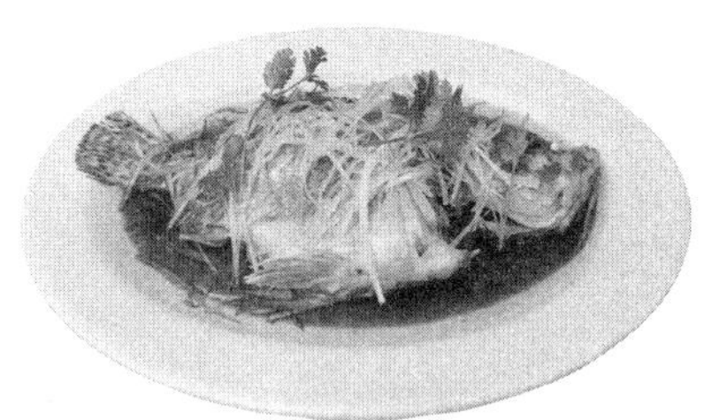

清蒸鲑鱼

豆薯拌番茄：豆薯200克，大番茄100克，金橘酱3大匙，黑芝麻少许。将番茄、豆薯洗净切条状，放入容器里头。加入金橘酱、黑芝麻拌匀，凉拌2小时后即可食用。不但消暑、还能预防胆结石、减少胆固醇。

【注意事项】

（1）平时多动。有些人运动少，天长日久其胆囊肌的收缩力必然下降，胆汁排空延迟，容易造成胆汁淤积，胆固醇结晶析出，为形成胆结石创造了条件。

（2）注意减肥。研究表明，体重超过正常标准15%以上的人，胆结石发病率比正常人高5倍。

（3）一定要吃早餐。长期不吃早餐会使胆汁浓度增加，造成细菌繁殖，容易促进胆结石的形成。

（4）餐后不要吃零食。餐后坐着吃零食的习惯可能是胆结石发病率升高的原因之一。当人呈一种蜷曲体位时，腹腔内压增大，胃肠道蠕动受限，不利于食物的消化吸收和胆汁排泄，饭后久坐妨碍胆汁酸的重吸收，致胆汁中胆固醇与胆汁酸比例失调，胆固醇易沉积下来。

（5）每晚喝一杯牛奶或早餐进食一个煎鸡蛋，可以使胆囊定时收缩、排空，减少胆汁在胆囊中的停留时间，有效预防胆结石。坚果类食物也是预防胆结石的绝佳选择。

（6）胆结石患者绝对不能吃内脏、蛋黄等富含胆固醇的食物；禁食如马铃薯、地瓜、豆类、洋葱等容易产生气体的食物；脂肪含量多的高汤也在禁忌之列；少吃生冷、油腻、高蛋白、刺激性食物及烈酒等易助湿生热，使胆汁淤积的食物；加工食品和高糖分的食物也要避免进食。

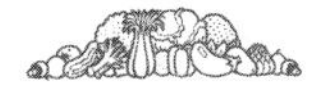

消除呼吸系统病的营养处方

感 冒

感冒是一种外感风邪或时行病毒所引起的上呼吸道感染性疾病,俗称“伤风”。临床表现为发热、恶寒、头痛、鼻塞、流涕、喷嚏、阵咳、咽喉肿痛、脉浮等。由于外感病邪不同,感冒患者在症候表现上有风寒感冒、风热感冒、寒包火感冒、暑湿感冒、时行感冒(流行性感冒)之分。

感冒一年四季皆可发病,以冬春寒冷季节为多。现代医学认为,当人体受凉、淋雨、过度疲劳等诱发因素出现,使全身或呼吸道局部防御功能降低时,则原已存在于呼吸道的或从外界入侵的病毒、细菌可迅速繁殖,引起感冒。

【相关营养素】

维生素 C:研究发现,补充维生素 C 是预防和治疗感冒非常有效的方法。很多感冒药中都加入了维生素 C,如维 C 银翘片。

锌:研究表明,虽然锌不能杀死感冒病毒,但它能防止病毒的繁殖和复制。

【特效食物】

生姜:生姜治感冒具有发汗解表、温肺止咳等功效,经常用于风寒感冒、咳嗽等病症。

苦参:自古便有苦参泡酒治感冒的疗法。

【健康食谱】

苦参鸡蛋:鸡蛋 1 枚,苦参 6 克。将鸡蛋打碎搅匀,苦参水煎取汁,将汁煮沸用其冲鸡蛋,趁热服。对流行性感冒有良效,对轻症头痛、发热、咳嗽、咽痛见成效。

生姜白萝卜汤:生姜 5 片,白萝卜片适量,红糖少许。一同煎汤,睡前饮服。可治感冒引起的头痛。

【注意事项】

(1)感冒期间别锻炼。激烈

的运动后大约24小时内，会出现免疫抑制的情况，在这段时间里，免疫细胞开始“罢工”，进行休息调养，感冒病毒会趁势入侵体内。

（2）应坚持每天开窗通风2次，每次20分钟左右，这样才能减少空气中病原微生物的滋生，有效防治感冒。但需要注意的是，通风时要避免对流风直吹身体。

（3）冬季室内环境特别干燥，家里最好购买一台加湿器，以保证室内的湿度适宜。但在使用加湿器时，要注意定时清洁，以免细菌在加湿器中滋生。

（4）给予充足的水分，可多喝酸性果汁如山楂汁、猕猴桃汁、红枣汁、鲜橙汁、西瓜汁等，以促进胃液分泌，增进食欲。

（5）饮食宜清淡、稀软少油腻，如白米粥、牛奶、玉米面粥、米汤、烂面、蛋汤、藕粉糊、杏仁粉糊等。高热、食欲不好者，适宜流食、半流食食物如米汤、蛋花汤、豆腐脑、豆浆等。流感高热、口渴咽干者，可进食清凉多汁食物，如莲藕、百合、荸荠等。

（6）多食蔬菜、水果等富含维生素的食物。这样可补充由于发热造成的营养素损失，增强抗病能力。蔬菜、水果能促进食欲，帮助消化，同时可补充大量人体需要的维生素和各种微量元素，补充因感冒食欲不振所致的能量供给不足。风寒感冒，可多食生姜、葱白、冬瓜、丝瓜、黄瓜等；邪热内伏时，则宜多食西红柿、藕、柑橘、苹果、杏、鸡蛋、枇杷、甘蔗等。

（7）风寒感冒忌食生冷瓜果及冷饮。风热感冒发热期，应忌用油腻荤腥及甘甜食品；风热感冒恢复期，也不宜食辣椒、狗肉、羊肉等辛辣食物；暑湿感冒，除忌肥腻外，还忌过咸食物如咸菜、咸带鱼等。

咳 嗽

咳嗽是秋冬季节的常见病症，也是人身体的保护性反应，如吃饭时不小心，米粒呛入喉管时可通过剧烈的咳嗽将异物排出；发生气管炎、肺炎时，通过咳嗽、咳痰，可以把肺内的细菌及组织破坏产物排出体外。

可以说，咳嗽是人体清除呼吸道内的分泌物或异物的保护性呼吸反射动作。虽然有其有利的一面，但剧烈长期咳嗽可导致呼吸道出血。正确区分一般咳嗽和咳嗽变异性哮喘，而对于咳嗽的治疗如果用药不当的话，不仅不能够止咳，反而会加重病情。

【相关营养素】

氯化钠：咳嗽患者要减少盐的摄入，因为这会影响肾的排泄，对患者排尿不利，对防感染不利。

维生素E：强力抗氧化剂，

用于复原组织及改善呼吸。

维生素 A 或胡萝卜素：帮助发炎的黏膜恢复正常。

【特效食物】

杏仁：杏仁中含有苦杏仁苷，苦杏仁苷在体内能被肠道微生物酶或苦杏仁本身所含的苦杏仁酶水解，产生微量的氢氰酸与苯甲醛，对呼吸中枢有抑制作用，达到镇咳、平喘作用。

白萝卜：白萝卜含芥子油、淀粉酶和粗纤维，具有促进消化，增强食欲，加快胃肠蠕动和止咳化痰的作用。

【健康食谱】

方一：紫苏、杏仁、生姜、红糖各 10 克。将紫苏与杏仁捣成泥，生姜切片共煎，取汁去渣，调入红糖再稍煮片刻，令其融化，一日饮用 2~3 次。本方散风寒，止咳嗽，对外感风寒引起的咳嗽有效。

方二：苦杏仁 6~10 克，生姜 3 片，白萝卜 100 克。上药打碎后加水 400 毫升，文火煎至 100 毫升，可加少量白糖调味，每日 1 剂，分次服完。本方散寒化痰止咳，适用于外感风寒咳嗽。

【注意事项】

（1）休息可减轻病情，所以咳嗽患者要注重休息。

（2）保持身体温暖，使身体不要再伤风。

（3）多喝水，可补充身体上消耗过多的水分。

（4）接触新鲜空气，有的患者在山中休养，痊愈很快，这是因新鲜空气不会加重刺激肺和气管的缘故。

哮 喘

哮喘，全称为支气管哮喘，是一种过敏性疾病，多数在年幼或青年时发病，以后每遇气候变化、疲劳过度、饮食不当、起居失宜等因素而诱发。一般秋冬季节最易发病，其次是春季，夏令多能缓解，部分则常年反复发作。发病时，呼吸困难，呼气延长，并伴哮鸣、咳嗽、痰多呈黏液或稀涎样、咯吐不利之症，必须等痰咳出方可短暂平息，但转眼又开始发作，每次发作持续数分钟、数小时或数日不等，让患者十分痛苦。

【相关营养素】

维生素 B_6：有研究表明，哮喘病人体内维生素 B_6 含量比正常人低。

维生素 B_{12}：有报道指出，维生素 B_{12} 可能对因食用添加亚硫酸盐的食物而引发哮喘的病人特别有效。

镁：约有 25% 的哮喘病人，体内镁含量偏低。

【特效食物】

核桃：核桃油润燥化痰、温

肺润肠，有效预防哮喘。

杏仁：杏仁苷分解后产生氢氰酸，能抑制咳嗽中枢起到镇咳平喘的作用。

【健康食谱】

薏米煮猪肺：猪肺1个，薏米150克，萝卜150克。将猪肺、萝卜洗净切块，和薏米一起放入砂锅，加水文火炖煮1小时，加调料即可食用。理虚润肺，止咳平喘，适用于支气管哮喘、慢性支气管炎。

核桃杏仁蜜：核桃仁250克，甜杏仁250克，蜂蜜500克。先将杏仁放入锅中煮1小时，再将核桃仁放入收汁，将开时，加蜂蜜500克，搅匀至沸即可。每天取适量食用。适用于老年肺肾不足，咳嗽痰多，肠枯便燥之症。

【注意事项】

（1）每当急性哮喘发病时，首要问题是情绪必须乐观稳定，千万不要紧张，因为紧张会使全身肌肉处于紧张状态，氧的消耗量增加，容易加重缺氧。

（2）通过散步及慢跑锻炼，可以改善和增强肺部呼吸功能，使肺泡能有足够的活动，有效增强肺组织弹性，提高肺泡张开率，从而增加肺活量。同时，锻炼时全身都处于放松状态，小支气管痉挛亦随之缓解，哮喘症状亦得到改善。

（3）哮喘发作时出汗较多，体内水需求也多，而缺水会使气道内分泌物变得黏稠，难以顺利喷出，呼吸道受阻，加重缺氧并使排痰困难，因此哮喘患者平时要多喝水。

（4）哮喘患者饮食忌过甜、过咸，甜食、咸食能生痰热，可以引发哮喘病；不喝冷饮及含气饮料，雪糕、冰棒、可乐等冷饮及含气饮料易诱发哮喘；忌吃刺激性食物，如辣椒、花椒、茴香、芥末、咖喱粉、咖啡、浓茶等；忌吃产气食物，如地瓜、芋头、土豆、韭菜、黄豆、面食等；过敏性哮喘者，应忌食引起过敏的食物，如鱼、虾、鸡蛋、羊肉、巧克力等。

肺　炎

肺炎是指终末气道、肺泡和肺间质的炎症，大多数由微生物引起，包括病毒、细菌、真菌、立克次体、衣原体、支原体及原虫等，其中最常见的是由细菌引起，占肺炎病例的70%~80%。30岁以上的成人肺炎最常见病因是肺炎链球菌。肺炎支原体为一种类似细菌的微生物，是年龄较大的儿童和青年特别常见的病因，常见于春季。

肺炎常有受寒、淋雨、疲劳等诱因，约半数患者有上呼吸道感染的先兆症状。发病骤急，有寒战、高热、体温在数小时内上升至39~41℃。呈稽留热,伴头痛、衰弱、全身肌肉疼痛、呼吸急促、心率快、常有发绀。炎症常波及胸膜,引起刺痛,随呼吸和咳嗽加剧。开始痰为黏液性,以后转为脓性,也可带血或呈铁锈色。部分患者伴有消化道症状如恶心、呕吐、腹胀、腹泻等。肺炎发生在肺下叶,炎症波及膈肌,疼痛感可放射至上腹部。严重肺炎有神经系统症状如神志模糊、烦躁不安、嗜睡、谵妄和昏迷。

【相关营养素】

锌:研究数据显示,缺锌儿童患上肺炎以及因此死亡的风险更高。适当补锌不仅可以减少儿童肺炎的发病率,而在重症肺炎的急性发病期,补锌还能缩短病程,降低治疗失败率。

蛋白质:蛋白质不足会令儿童的总体免疫力降低,因为要使免疫系统正常发挥作用,机体必须摄入足够的蛋白质和能量。

【特效食物】

荸荠:清热消炎,生津止渴,对于肺炎有缓解功效。

雪梨:它含苹果酸、柠檬酸、维生素 B_1、维生素 B_2、维生素 C、胡萝卜素等,具生津润燥、清热化痰之功效,特别适合肺炎患者食用。

【健康食谱】

绿豆荸荠粥:绿豆60克,荸荠100克,大米100克。将荸荠洗净去皮,切成小块;绿豆、大米均去杂,洗净备用。锅内加水适量,放入绿豆、大米煮粥,六成熟时加入荸荠块,再煮至粥熟即成。每日1~2次,可长期服食。适用于急、慢性肺炎。

雪梨汁饮:雪梨250克。将雪梨洗净,去皮,切薄片。用凉开水浸泡2小时。然后用洁净的纱布包裹绞汁即成。一次饮完,每日1~3次。对肺炎咳嗽、消渴、便秘有一定作用。

【注意事项】

(1)多翻身拍背,帮助呼吸道分泌物排出。

(2)自备温湿度计,保持空气流通,每天开窗2~3次。控制室内的温湿度,温度在18~22℃,湿度约在60%。

(3)高热病人宜进食清凉素淡、水分多、易吸收的食物,如果汁、米汤、绿豆汤等。退热后,体质虚弱,但无呕吐、腹泻的病人,可给予流质饮食,同时增加瘦肉、猪肝、新鲜蔬菜、水果,以加强营养;食欲渐好者,可给予半流质饮食,如粥、软面、菜泥等。

(4)肺炎患者要戒除吸烟,避免吸入粉尘和一切有毒或刺激性气体;肺炎高热期,患者应忌食坚硬、高纤维的食物,以免引起消化道出血;禁食生葱、大蒜、洋葱等刺激性食品,防止咳嗽、气喘等病状的加重。

咽 炎

咽炎是咽部黏膜、黏膜下组织的炎症，常为上呼吸道感染的一部分，多发于教师、演员等职业。在中医上，二者统归入喉痹的范畴。根据病程的长短和病理改变性质的不同，分为急性咽炎与慢性咽炎两大类。

急性咽炎是咽黏膜、波及黏膜下及淋巴组织的急性炎症，常继发于急性鼻炎、急性扁桃体发炎，或为上呼吸道感染之一部分。亦常为全身疾病的局部表现或为急性传染病前驱症状。

慢性咽炎主要为咽黏膜慢性炎症，弥漫性炎症常为上呼吸道慢性炎症的一部分，局限性炎症则多伴有咽淋巴样组织的炎症。慢性咽炎多是由感冒等急性咽喉炎反复发作或多次感染所致，主要症状为咽部不适，有异物感或轻度疼痛，喉咙发干，轻度咳嗽，恶心，咽部充血等。慢性咽炎患者因咽分泌物多，多会微咳清嗓。慢性咽炎会引发急性肾炎、风湿病、心肌炎等全身性并发症，不容轻视。

【相关营养素】

B族维生素：有利于促进损伤咽部的修复，并消除呼吸道黏膜的炎症。

维生素E：是一种强力抗氧化剂，有利于改善呼吸。

【特效食物】

绿茶：最新科学研究结果表明，绿茶中保留的天然物质成分，对防衰老、防癌、抗癌、杀菌、消炎等均有特殊效果。

板蓝根：有抗菌消炎的作用。

【健康食谱】

方一：取橄榄两枚，绿茶1克。将橄榄连核切成两半，与绿茶同放入杯中，冲入开水，加盖闷5分钟后饮用。适用于慢性咽炎、咽部异物感者。

方二：板蓝根15克，山豆根10克，甘草10克，胖大海5克。共置保温瓶中，用沸水冲泡，盖盖闷20分钟后即可当茶水饮用。也可加水煎煮后，倒保温瓶中慢慢饮用，每天1剂。有清热、解毒、利咽的作用，适用于慢性咽炎咽喉疼痛明显者。

【注意事项】

（1）保持口腔卫生。

（2）尽量少说话。

（3）拒绝吸烟，并拒绝吸二手烟。

（4）睡前4小时不要吃东西，防止胃酸反流进入食管导致咽喉灼痛。

（5）增加锻炼，多呼吸新鲜空气。

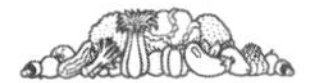

解除皮肤病困扰的营养处方

痤 疮

痤疮有很多名称，如青春痘、面疱或粉刺、毛囊炎等。本病通常好发于面部、颈部、胸背部、肩膀和上臂。临床以白头粉刺、黑头粉刺、炎性丘疹、脓疱、结节、囊肿等为主要表现。这种疾病青春期多见，但也不完全受年龄阶段的限制，从儿童到成人，几乎所有年龄段的人都可能发病。

本病通常是由于皮脂分泌增多、毛囊角化过度、细菌或真菌感染而使皮脂腺管与毛囊孔堵塞，致使皮脂不能外流或外流不畅导致的。青春期前或青春期发病，可能与人体的雄性激素有关，因雄性激素可引起皮脂腺细胞分泌增多和毛囊管角化过度，从而形成粉刺。此外，遗传因素、精神因素和某些饮食如油脂类、糖类、可可、干酪、花生等都可增加皮脂产生。

【相关营养素】

维生素A：可促进上皮细胞再生，并能防止毛囊过度角化，减少痤疮的发生。

锌：可使炎症消散，使皮脂腺分泌量减少，改善机体免疫功能及新陈代谢，加速细胞新生及修补创伤的作用。

【特效食物】

胡萝卜：维生素A含量丰富。

山楂：所含的黄酮类和维生素C、胡萝卜素等物质能阻断并减少自由基的生成，能增强机体的免疫力，对痤疮具有防治功效。

【健康食谱】

山楂瓜仁荸荠糊：生山楂、冬瓜仁各15克，荸荠粉30克。三者煮成糊后加冰糖适量饮用。对丘疹型、囊肿型痤疮有治疗效果。

齿苋百合汤：马齿苋、鱼腥草、地骨皮、百合各15克。水煎去渣，加冰糖适量代茶饮。对脓疱型、结节型、聚合型痤疮有治疗效果。

【注意事项】

（1）具有防治痤疮作用的化妆品在某种程度上可起到防治痤疮的作用，但也可能诱发、加重痤疮，甚至可导致接触性皮炎，尤其是长期使用者更应注意。

（2）避免用手经常触摸已长出的粉刺，或用头发及粉底霜极力掩盖皮疹，尤其要克服用手乱挤乱压粉刺的不良习惯，因为手上的细菌和头发上的脏物极易感染皮肤，加重粉刺，而乱挤乱压可致永久的凹陷性瘢痕。

（3）不多食辛辣、燥热、带刺激性的食物。少选用含碘量高的食物，如海带、紫菜等。少吃甜食，因为过多吃甜食会使体内的脂肪异生作用加强，从而使皮脂的排泄量增加，促使痤疮的皮疹增多。

脱 发

脱发是头发脱落的现象。有生理性及病理性之分。生理性脱发指头发正常的脱落，正常脱落的头发都是处于退行期及休止期的毛发，由于进入退行期与新进入生长期的毛发不断处于动态平衡，故能维持正常数量。病理性脱发是指头发异常或过度的脱落，逐渐出现轻微乃至十分明显的秃头。

老年性脱发主要与激素、衰老、遗传及精神紧张有关。男性脱发主要与遗传因素和雄性激素有关。女性脱发常发生在闭经后，大多数妇女在生产两三个月后，也会有脱发现象，是由于怀孕期间的激素变化造成的。另外，血液循环障碍、急性病、手术、辐射、皮肤病、体重突减、高热、糖尿病、甲状腺疾病、药物的使用、情绪紧张等，都可引起脱发。

【相关营养素】

B族维生素：B族维生素如维生素B_3、维生素B_5、维生素B_6可以使得皮肤组织更有韧性，促进毛发生长。

维生素C：可改善头皮的血液循环。

锌：锌参与蛋白质代谢，而头发则主要由蛋白质组成。另外，锌还可以增强免疫功能，促进毛发生长。

【特效食物】

黑芝麻：它性甘平，内含脂肪油、蔗糖、多缩戊糖、卵磷脂、蛋白质等成分，是中医治疗脱发、白发的常用佳品。

核桃：核桃的成分中40%~50%是脂肪油，其中主要是亚油酸，中医认为它有益智补脑生发之效。

海带：常服可补充头发生长

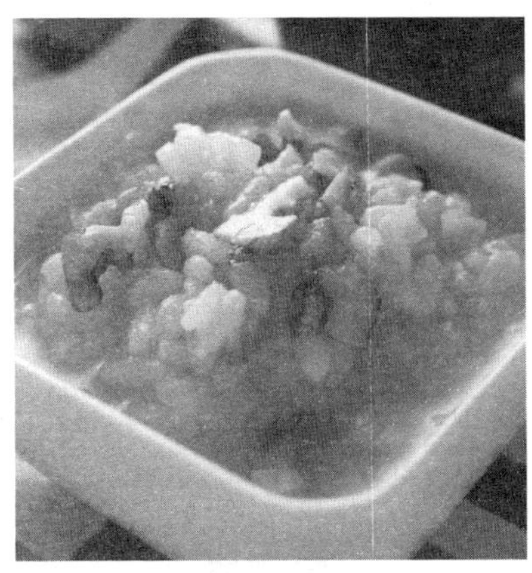

核桃桑葚子粥

所需矿物质。

【健康食谱】

红枣芝麻粥：红枣、芝麻、黑豆、粳米各适量。所有原料放在一起煮成粥，可常食用。此方可补养气血，益肾生发。

核桃桑葚子粥：核桃肉1000克，桑葚子500克，黑芝麻250克，蜂蜜25克。前三者加蜂蜜搅匀，储存在瓶内备用。每次吃50克，开水送下。此方可填精补髓，乌发，生发。

【注意事项】

（1）洗发时水不要过热或过冷，用温水洗发，不要将洗发水直接倒在头发上。

（2）不要用脱脂力太强的洗发水，洗发不要太勤。

（3）早晚多梳头，但不要用指甲梳头。

（4）保证充足的睡眠，远离烦恼。

太阳晒伤

太阳晒伤是皮肤对日光照射产生的一种急性炎症反应。晒伤多见于春夏季节，尤其浸水以后的皮肤更容易晒伤。一般在日晒后4~6小时开始出现反应，到了12~24小时达到高峰。主要表现为日晒部位的皮肤出现鲜明的红斑、水肿，重者发生水疱、大疱，水疱内为淡黄色的浆液。同时有瘙痒、灼痛或刺痛感。如果晒伤部位太广，晒得太厉害，可形成水疱，并出现全身症状如发热、心慌、头痛、恶心、呕吐等。

【相关营养素】

维生素C：促进皮肤再生能力，可促进局部皮肤的修复。

番茄红素：具有很强的抗氧化能力，防晒能力极强。

【特效食物】

绿茶：可帮助阻止发炎，延缓DNA受损，预防太阳晒伤皮肤。

西红柿：西红柿含有大量的番茄红素、胡萝卜素及各种微量元素，有很强的抗氧化能力，防晒效果明显，西红柿因此被称之为最佳防晒食物。

【健康食谱】

白糖西红柿：西红柿100克，用沸水浸烫后，撕去外皮，捣烂，加白糖适量，拌匀服食。

绿茶方：绿茶粉6克，山楂

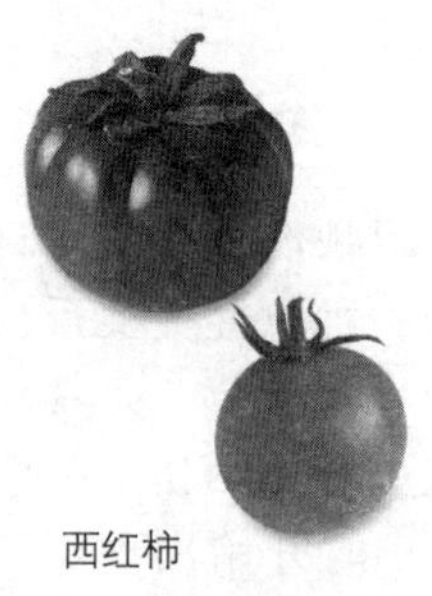
西红柿

25克，加三碗水煮沸6分钟，三餐后饮用，加开水冲泡还可续饮，每日一帖。可预防太阳晒伤。

苹果梨羹：苹果、梨适量。苹果、梨切片，加水稍熬，水开后勾入少量面糊，即成羹。根据个人喜好，可加入少量柠檬汁共食。可补充体液及丢失的微量元素和维生素。

竹叶绿豆粥：粳米、白糖适量，竹叶一把，绿豆适量。以竹叶、绿豆下锅加水熬，烧开片刻后把竹叶捞出，放入适量粳米，煮熟即可食用。粥味美可口，依个人口味，可加入适量白糖。能消火清肺，有助于治疗晒伤。

【注意事项】

（1）湿敷。以冷水、脱脂牛奶、醋酸铝、燕麦片、金缕梅溶液来湿敷皮肤，可防止过痒或皮肤干燥。

（2）泡冷水澡。以醋、碳酸氢钠等浸泡，再以干净的毛巾轻拍皮肤，擦干患部，以免刺激皮肤。

（3）若腿被晒伤，且脚呈现水肿，最好将腿抬到高于心脏的位置，可减低不适感。

（4）睡眠充足，可在床上洒上爽身粉，以减少床与皮肤的摩擦。

（5）若有水疱，则为严重晒伤，若范围不大，可将其刺破，但勿将表皮剥除。

（6）出门前要擦防晒油，即使阴天亦然，游泳或大量流汗后要记得补擦。

白癜风

白癜风是一种较为常见的皮肤病，以局部皮肤呈白斑样为主要特征，它虽然不会危及生命，但是顽固难愈，给患者的工作和生活造成巨大困扰。中医学认为，白癜风的发生是肝气郁结，气机不畅，复受风邪搏于皮肤，至气血失和，血不能养肌肤而成，现代医学则认为这是一种色素脱失性病变。

近代研究表明，白癜风除皮肤外，还会累及眼、耳等，该病发生于任何年龄、性别和人种，其中以20~30岁的青年为多见。白癜风好发于褶皱及暴露部位，易诊断难治疗，且影响美观。

【相关营养素】

赖氨酸：是人体必需的氨基酸，可以调节人体代谢平衡，白癜风患者可适当补充赖氨酸。

维生素C：实验证明，服用维生素C不但无益于白癜风的治疗和康复，反而会为白癜风扩散蔓延起到推波助澜的作用。

【特效食物】

核桃：富含钙、磷、铁、胡萝卜素、核黄素（维生素 B_2）、维生素 B_6、维生素 E、磷脂、鞣质等多种营养物质，对白癜风症状的缓解有一定的帮助。

红花：活血通经、散瘀止痛，对白癜风症状的缓解有一定的帮助。

【健康食谱】

冰糖花生：花生仁、红花、女贞子各 15 克，冰糖 30 克。将女贞子打碎，加花生仁、红花、冰糖及水煎汤代茶饮，每日 1 剂，并吃花生仁。此食方可补充铜、铁、锌等元素，有助于白癜风的治疗。

芝麻核桃膏：核桃仁 500 克，黑芝麻 300 克，白糖适量。将核桃仁、黑芝麻磨成泥状，搅匀，储存备用。每次食用取 50 克，加入 500 毫升豆浆中，煮沸后加适量白糖服用，早晚各一次，常服有显著疗效。可补充微量元素，有助于白癜风患者的康复。

【注意事项】

（1）注意房屋装修造成的污染。装修材料中含有甲醛、氨气、苯等系列有毒物质，其地面砖、大理石中还含有放射性物质，可造成人体多系统多脏器损伤。

（2）消除烦恼与忧愁，保持乐观情绪是防病治病最重要的因素。

（3）夏季旅游，一定要选好时间，不能有太强的阳光照射，因为强烈阳光的照射会抑制黑色素的形成。

湿疹

湿疹是由多种内外因素引起的一种具有明显渗出倾向的皮肤炎症反应，根据湿疹发生的部位分别称为耳部湿疹、乳房湿疹、脐窝湿疹、阴囊湿疹、肛门湿疹、手部湿疹、小腿湿疹等；此外还有一些特殊型湿疹，常见的有自身敏感型湿疹、传染性湿疹样皮炎、钱币样湿疹、婴儿湿疹、裂纹性湿疹。

根据发病情况，还可将湿疹分为急性、亚急性、慢性三种。急性湿疹起病较快，常对称发生，可发生于任何部位，但多见于四肢、面部及生殖器、肛门等处。初起患部皮肤潮红、肿胀、瘙痒，继而在潮红或其周围皮肤上出现较小的丘疹、丘疱疹、水疱，常密集成片，瘙痒剧烈，常因搔抓水疱破裂，甚至渗液，形成糜烂、结痂。病程 2~3 周，泛发者病程更长，愈后有复发倾向。亚急性湿疹多从急性湿疹演变而来，症状较为缓和，红肿渗液开始减轻，患部出现红斑鳞屑，部分炎症倾向于消退。慢性湿疹由急性、亚急性湿疹演变而来，或经多次反复发作而成，表现为患部皮肤增厚，触之较硬，呈暗红色或暗褐色，表面粗糙，皮纹加深或出现苔藓样变，常有一些鳞屑，或糜烂与渗液，阵发性瘙痒，发于手掌或脚掌部，常因皮肤失去弹性而易皲裂，病程数月或数年不定，有好发某些部位的特点。

【相关营养素】

Ω-3 脂肪酸：在发炎与免疫反应上，Ω-3 脂肪酸具有极佳的功效。湿疹患者在补充富含 Ω-3 脂肪酸的鱼油后，皮肤发痒、发生鳞片及其他的皮肤困扰，都较之前有所改善。

盐酸：大多数湿疹患者胃中盐酸浓度都会偏低，在适当补充之后，症状会改善。

【特效食物】

苦瓜：含有奎宁，具有清热解毒、祛湿止痒之功。

番茄：其中的番茄碱具有抑菌消炎、降低血管通透性作用，故外用番茄汁治疗湿疹可起到止痒收敛的作用。

【健康食谱】

薏米红豆煎：薏米 30 克，红豆 15 克，加水同煮至豆烂，酌加白糖，早晚分服。

绿豆薏米海带汤：绿豆 30 克，薏米 30 克，海带 20 克，水煎，加红糖适量服。每日 1~2 次。

白菜根汤：白菜根 200 克，银花 20 克，紫背浮萍 20 克，土茯苓 20 克，水煎，加适量红糖调服，每日 1~2 次。

白菜萝卜汤：新鲜白菜 100 克，胡萝卜 100 克，蜂蜜 20 毫升。将白菜、胡萝卜洗净切碎，按 2 碗菜 1 碗水的比例，先煮开水后加菜，煮 5 分钟即可食用，饮汤时加入蜂蜜，每日 2 次。

【注意事项】

（1）穿棉质衣服：棉质的衣服比较柔软，不会引起皮肤瘙痒。

（2）避免快速的温度变化：快速的温度变化可能是引起湿疹的原因。

（3）提防干燥的空气：干燥的空气使皮肤炎更加恶化，尤其冬天在室内使用暖气时。

（4）洗衣服时，应多用水将衣物上的洗衣粉冲干净，以免引发皮肤过敏。

（5）一般湿疹患者应以素食为主，易于消化，不碍肠胃，大便应日日通畅，常用一些健脾除湿的药膳，如冬瓜莲子汤、绿豆赤小豆汤等，对湿疹有较好的预防作用。

（6）避免食用一些刺激性食物，如葱、姜、蒜、浓茶、咖啡、酒类及其他容易引起湿疹的食物，如鱼、虾等海味。

牛皮癣

牛皮癣是一种慢性瘙痒性皮肤病，主要与遗传、免疫功能紊乱、感染、代谢障碍等有关，因患处状如牛颈之皮，肥厚坚硬，故名牛皮癣。古医籍亦有称之为松皮癣。西医称为银屑病。

本病好发于颈部，肘、膝关节屈侧，会阴、大腿内侧等处，初起多由风湿热邪阻于肌肤经络、皮肤失养所致，日久耗伤营血，血虚生风化燥而使病情难愈。其特征是出现大小不等的丘疹，红斑，表面覆盖着银白色鳞屑，边界清楚，好发于头皮、四肢伸侧及背部。男性多于女性。牛皮癣春冬季节容易复发或加重，而夏秋季多缓解。

【相关营养素】

维生素 D：研究证明它在牛皮癣的治疗上具有重要价值。

Ω-3 脂肪酸：Ω-3 脂肪酸存在于鱼油中，对于提高免疫力、减轻发炎有特殊功效。很多牛皮癣患者在补充富含 Ω-3 脂肪酸的鱼油后，症状减轻。

【特效食物】

芦笋：芦笋内含有多种维生素和微量元素，能清热祛风止痒，可用于治疗牛皮癣瘙痒。

乌梅：乌梅内含琥珀酸、谷固醇、蜡样物质、齐墩果酸等成分，能收敛、杀虫、止痒，还可外洗、内服治疗牛皮癣。

西柚、胡柚：具有抑制细胞有丝分裂的作用，是防治牛皮癣的上上之选。

【健康食谱】

乌梅茶：乌梅 2500 克，去核水煎，浓缩成膏 500 克，每日 3 次，每次 9 克，温开水送下。

【注意事项】

（1）居住条件要干爽、通风、便于洗浴。

（2）宜用温水洗澡，禁用强碱性肥皂、洗发水洗浴。

（3）须穿干净柔软的衣服，定时更换内衣及床单，防止皮肤感染。

（4）清洗患处时，动作要轻揉，不要强行剥离皮屑，以免造成局部感染，如红、肿、热、痛，影响治疗，使病程延长。

（5）夏天可以多让患处受阳光照射，但不能太强烈，否则容易灼伤皮肤。

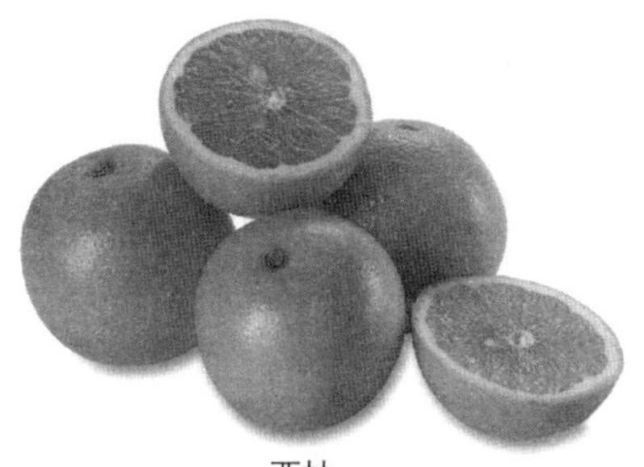

西柚

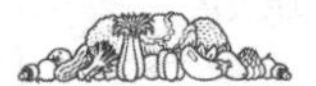

缓解骨骼肌肉疼痛的营养处方

颈椎病

现代医学认为，当颈椎间盘及其他椎间关节退行性改变造成脊髓、神经根、椎动脉或交感神经损害，引起相应临床症状与体征时，称为颈椎病。本病多见于40岁以上中老年患者，近来发病年龄有下降的趋势。长期低头工作，如誊写、缝纫、刺绣等职业者，较易患病，或由于年高肝肾不足，筋骨懈惰，引起颈部韧带肥厚钙化、椎间盘退化、骨质增生等病变影响到椎间孔变窄，神经根受压时，逐渐出现颈椎病症状。

颈椎病临床类型大致分为：神经根型、脊髓型、椎动脉型及交感神经型，不同类型症状表现不一。神经根型为：颈肩臂疼痛及手指麻木感，急性期病人颈部活动可引起颈肩、臂部疼痛，或上肢放射痛，手指麻木感。疼痛可为阵发性剧痛如刀割样或烧灼样，也可向不同部位放射。慢性发病者多自觉颈肩及上肢疼痛或手指麻木。疼痛为持续性隐痛或酸痛，有时可有耳鸣、头晕。脊髓型为：四肢麻木无力，双下肢沉重、发僵、步态不稳；双手不灵活，写字、持筷、系扣等精细动作困难；排尿、排便费力或尿失禁。或有胸或腹部束带感及双脚走路时如踩棉花样感觉。椎动脉型为：突然发生头晕或晕厥，多发生于头颈部活动时，尤其是头颈部转动时，头晕多为短暂或一过性，严重者可发生突然昏倒。交感神经型为：头痛、头晕、恶心、呕吐；颈部不适，眼部酸胀、干涩，视物模糊；耳鸣、听力下降；心慌、心跳过速或心律不齐、血压波动；头颅、颜面及肢体感觉异常、出汗障碍等。

【相关营养素】

钙：由于颈椎病是椎体增生、骨质退化疏松引起的，那么与骨质紧密相关的钙自然对其影响甚大。

B 族维生素、维生素 E：可缓解疼痛，解除疲劳。

【特效食物】

枸杞：具有滋阴补肾之功，可缓解颈椎病之症状。

桂圆：同上。

【健康食谱】

桂圆猪骨汤：猪骨（最好是猪尾骨）200~300 克，杜仲、枸杞子各 12 克，桂圆 15 克，牛膝 10 克，山药块 30 克，香油、盐、葱段、姜片各适量。猪骨洗净，斩碎，与杜仲、枸杞子、桂圆、牛膝、洗净的山药块共入锅内，加清水，以大火煮沸，改小火煮约 50 分钟至熟，加香油、盐、葱段、姜片稍煮片刻即成，取汤服用。可补肝肾，强筋骨。

五子羊肉汤：羊肉 250 克，枸杞子、菟丝子、女贞子、五味子、桑葚子、当归、生姜各 10 克，米酒、盐、蜂蜜各适量。枸杞子、菟丝子、女贞子、五味子、桑葚子洗净，用纱布袋装好。羊肉洗净切片，与当归、生姜、米酒入热油锅爆炒至变色，然后与纱布药包一起放入砂锅，小火煎约 30 分钟，取出纱布袋，加入盐、蜂蜜搅匀即成。补肝肾，益血气。

【注意事项】

（1）工作时，每半小时要起身，转转头颈，活动一会。空调不能对着脖子吹，可以在办公室准备一件带领的外套，注意颈肩部的保暖。

（2）睡眠时调节枕头的高度，以自身握拳高度的枕头高度为好，避免颈部外伤，尤以粗暴的推拿手法为禁忌。

（3）避免和减少急性损伤，如避免抬重物，不要紧急刹车等。

（4）防风寒、潮湿，避免午夜或凌晨洗澡或受风寒吹袭，风寒使局部血管收缩，血流降低，有碍组织的代谢和废物清除，潮湿阻碍皮肤蒸发。

骨质增生

骨质增生是中老年的常见病和多发病，40 岁以上的中老年人发病率为 50%，60 岁以上为 100%，也就是说，每个人进入老年阶段都将罹患此病。而且近年来骨质增生发病趋向年轻化，30 岁左右的青年患有骨质增生的已为数不少。

严格说来，骨质增生不是一种病，而是一种生理现象，是人体自身代偿、再生、修复和重建的正常功能，属于保护性的生理反应。单纯有骨质增生而临床上无相应症状和体征者，不能诊断为骨质增生症。只有在骨质增生的同时，又有相应的临床症状和体征，且两者之间存在必然的因果关系，才可诊断为骨质增生症。

【相关营养素】

钙：骨质增生不是因为体内钙过多而是过少。

脂肪：患者宜控制高脂肪饮食，增加活动，减轻体重，以利于减轻关节负重，有助于本病的恢复。

【特效食物】

海参：海参角蛋白具有促进红骨髓造血功能，并含有天然活性钙，其补钙效果其他食品无法比拟。

虾仁、豆制品：含钙质丰富。

【健康食谱】

红烧海参：水发海参300克，冬笋100克，葱段、姜片、食用油、精盐、鸡精、白糖、料酒、酱油、淀粉各适量。将海参清洗干净，切成小段；冬笋洗净切成片，入开水中焯后捞出，控干水分。锅内注油烧热，加入葱段、姜片爆香，调入精盐、鸡精、料酒、白糖、酱油，倒入高汤，待汤开后下入海参、冬笋片，撇去浮沫，用小火烧10分钟，水淀粉分数次加入汤中，待汁收浓时，淋入香油即可。此法益气养血，养肝明目，和肝理气。

虾仁烩豆腐皮：虾仁200克，豆腐皮500克，笋片20克，木耳10克，葱白、精盐、鸡精、香油、料酒、水淀粉各适量。将豆腐皮泡好，洗净；木耳发好，撕成小朵；虾仁洗净，精盐、葱白、料酒一起烧开后加入鸡精，用淀粉勾芡后，淋入香油即可。可补肾填精，养血益气。

【注意事项】

（1）平时要注意避免长期剧烈运动，因为外伤是造成人体组织增生的重要因素。

（2）走路是预防骨质增生症的主要举措，走路可以加强关节腔内压力，有利于关节液向软骨部位的渗透，以减轻、延缓关节软骨组织的退行性病变，达到预防骨质增生症的目的。

（3）应避免做以两条腿为主的下蹲运动，对于老年人膝关节来说摩擦力太大，易于使骨刺形成，骨刺刺激关节囊，很容易引起关节肿胀。

（4）骨质增生患者还要预防寒凉。

落 枕

在生活中，我们经常会遇到这样的情况：某天早晨起床突然感到脖子痛，头只能歪向一侧，不能自由旋转环顾，如向后看时，须向后转动整个躯干。这时我们就知道自己“落枕”了。

落枕又称“失枕”，是一种常见病，好发于青壮年，以冬春季多见。它一方面可因肌肉扭伤所致，如夜间睡眠姿势不良，或睡眠时枕头不合适使头颈处于过伸或过屈状态，引起颈部一侧肌肉紧张，时间较长即发生静力性损伤，从而导致肌筋强硬不和，气血运行不畅，局部疼痛不适，动作明显受限等。另一方面可因外感风寒所致，如睡眠时受寒，使颈背部气血凝滞，筋络痹阻，以致僵硬疼痛，动作不利。

【相关营养素】

钙：钙是构成人体骨骼的主要成分，经常落枕可能是颈部骨骼问题造成的。

维生素：是维持生命的要素，它们还能促进全身的血液循环，有利于体内代谢废物的排出，从而缓解落枕症状。

【特效食物】

葛根：行气活血，防治落枕。

枸杞：行气活血，防治落枕。

【健康食谱】

葛根赤小豆粥：葛根15克，水煎去渣取汁，与赤小豆20克、粳米30克共煮粥服食，适用于颈项僵硬者。

枸杞牛肉粥：黄牛肉丁50克、糯米100克共煮粥，待粥将煮好时放入枸杞20克，再共煮成粥加味后服食，适用于颈项不利者。

【注意事项】

（1）准备一个好枕头。枕头造型最好有中间部分凹型；高度应掌握在8~10厘米，男士大约在10~15厘米；宽度最好在相当于肩至耳的距离即可，柔软度以易变形为度。

（2）做好防寒保暖工作。睡觉时要盖好颈部，将被子往上“拉一拉”；天气炎热时，不要将颈部长时间对着电风扇吹，睡觉不可睡在有“穿堂风”的地方。

（3）经常做一做颈部运动，以增强颈部力量，增加抵抗能力。

类风湿性关节炎

类风湿性关节炎，又称类风湿,在中医里属于“痹证”“痹病”范畴，是一种以关节滑膜炎为特征的慢性全身性自身免疫性疾病，临床主要表现为慢性、对称性、多滑膜关节炎和关节外病变。该病好发于手、腕、足等小关节，反复发作，呈对称分布。早期有关节红肿热痛和功能障碍，还可能出现关节周围或内脏的类风湿结节，并可有心、肺、眼、肾周围神经等病变，晚期关节可出现不同程度的僵硬畸形，并伴有骨和骨骼肌的萎缩，极易致残。

【相关营养素】

胶原纤维：胶原纤维是组成软骨间质的重要物质，类风湿性关节炎软骨的破坏主要是指细胞间质的降解，这一过程实际上是间质被水解蛋白酶消化的过程。

脂肪：要多用植物脂肪，少用动物脂肪，以色拉油、玉米油、橄榄油、葵花子油和鱼油（不是鱼肝油）为佳。

糖类：治疗类风湿性关节炎常选用糖皮质激素，导致糖代谢障碍，血糖增高。

【特效食物】

川乌：消肿止痛，祛风散寒，适用于类风湿性关节炎。

桃仁：含苦杏仁苷、苦杏仁酶，具有活血祛瘀的功效。

【健康食谱】

川乌粥：制川乌去皮尖后碾成末，粳米半碗。取川乌末 6 克，同米用慢火熬成稀粥，下姜汁 10 毫升，蜂蜜 3 匙，搅匀，空腹喝，温水送服为佳。适用于关节肿胀冷痛，遇寒疼痛加剧、遇热痛减，平时怕冷的类风湿性关节炎患者。

桃仁粥：取桃仁 15 克，粳米 150 克。先将桃仁捣烂如泥，再加水研汁，去渣用粳米煮为稀粥，此食疗方用于关节肿胀刺痛，关节周围肤色变深变暗，舌质紫暗类的风湿性关节炎患者。

木瓜薏米羹：木瓜 4 个，蒸熟去皮；薏米 250 克煮熟，两者共研烂如泥。蜂蜜 1 千克，调入和匀，放于干净容器中。每日晨起温热服 2~3 匙。此食疗方用于关节红肿热痛、口渴、小便黄、大便干结、舌苔黄的类风湿性关节炎患者。

【注意事项】

（1）经常参加体育锻炼或生产劳动，如做保健体操、练气功、打太极拳、做广播体操、散步等，凡是能坚持体育锻炼的人，抗御风寒湿邪侵袭的能力比一般没经过体育锻炼者强得多。

（2）春季雨水较多，是类风湿性关节炎的好发季节，要防止受寒、淋雨和受潮，关节处要注意保暖，不穿湿衣、湿鞋、湿袜等。夏季不要贪凉、空调不能直吹、不要暴饮冷饮等，秋冬季节要防止受风寒侵袭，注意保暖很重要。

（3）有些类风湿性关节炎是在患了扁桃体炎、咽喉炎、鼻窦炎、慢性胆囊炎、龋齿等感染性疾病之后而发病的。所以，预防感染和控制体内的感染病灶也是重要的。

（4）要少食牛奶、羊奶等奶类和花生、巧克力、小米、干酪、奶糖等含酪氨酸、苯丙氨酸和色氨酸的食物；少食肥肉、高动物脂肪和高胆固醇食物；少饮酒和咖啡、茶等饮料，注意避免被动吸烟。

小腿抽筋

小腿抽筋，俗称“转筋”，在医学上被称为腓肠肌痉挛，是痛性痉挛当中最为常见的一种。

腓肠肌痉挛一般情况下会持

续数十秒至数分钟，是小腿肚突然发生抽搐疼痛的一种病症。严重时小腿肚剧烈疼痛，肌肉痉挛强硬，活动受限，甚至不能行走。

过度劳累、寒冷均可以导致小腿抽筋。如长时间步行或者是爬山，使踝关节经常处于背伸状态，腓肠肌总是呈牵拉紧张状态，再加上小腿受凉，就会出现腓肠肌疼痛和痉挛。此外，全身脱水失盐、缺钙、动脉硬化也可能引发腓肠肌痉挛。

【相关营养素】

钙：钙质缺乏，容易导致小腿抽筋。

乳酸、氨基酸：能促进钙盐溶解，帮助吸收。

纳：血液中钠的浓度降低，可能导致各种问题，包括肌肉抽筋。

【特效食物】

牛肉：牛肉含有丰富的蛋白质，氨基酸组成比猪肉更接近人体需要，能提高机体抗病能力，适用于中气下陷、气短体虚，筋骨酸软和贫血久病及面黄目眩之人食用。

冬菇：冬菇含有丰富的蛋白质和多种人体必需的微量元素，可缓解小腿抽筋。

【健康食谱】

冬菇油菜：冬菇50克，油菜200克，植物油20克，盐15克，味精少许。油菜择洗干净，切成3厘米长的段，梗叶分置；冬菇用温开水泡开去蒂。锅置火上，放油烧热，先放油菜梗，至六七分烂，加盐，再下油菜叶同炒几下。放入冬菇和浸泡冬菇的汤，烧至菜梗软烂，加入味精调匀即成。此菜含钙、铁丰富，同时还含蛋白质、脂肪、维生素 B_1、维生素 B_2、维生素C及磷等营养素，常食能补充钙的摄入，防治小腿抽筋。

【注意事项】

（1）要加强体育锻炼，锻炼时要充分做好准备活动，让身体都活动开，这时下肢的血液循环顺畅，再参加各种激烈运动或比赛，就能避免腿抽筋。

（2）要注意驱寒保暖，也要注意睡眠姿势，不让局部肌肉受寒。

（3）平足和其他身体构造的问题使一些人特别容易发生腿抽筋。选择合适的鞋是弥补方法之一。

（4）很多人睡觉时喜欢把被子捂得紧紧的。但特别是在仰卧的时候，被子可能压住足部，这样使腓肠肌和足底肌肉紧绷。紧绷的肌肉很容易发生痉挛。只要将被褥拉松一些就可以了。

（5）睡前伸展腓肠肌和足部肌肉可有助于在第一时间预防抽筋。伸展方法和腿抽筋时伸展腓肠肌和足部肌肉的方法相同。还可以将足前部置于楼梯踏步的第一阶，慢慢下压脚跟使脚跟位置低于阶梯位置。

腰椎间盘突出

腰椎间盘突出症是骨伤科常见病，在中医学上可归为“腰痛”“腰腿痛”范畴。腰椎间盘存在于腰椎的各个椎体之间，为腰椎关节的组成部分，对腰椎椎体起着支撑、连接和缓冲的作用，它的形状像个压扁的算盘珠，由髓核、软骨板、纤维环三部分组成。当由于外伤、退变等原因造成纤维环后凸或断裂，髓核脱出，就称为腰椎间盘突出。由于脊髓由间盘的后方经过，当突出的间盘压迫脊神经或马尾神经引起腰腿痛或大小便失禁、甚至引起瘫痪时，就称为腰椎间盘突出症。

多数腰椎间盘突出患者在腰部扭伤后产生剧烈疼痛，无法翻身，随后腰痛转到腿部，在咳嗽、打喷嚏和大便用力时腰腿痛加重，甚至肛门周围出现麻木，大小便困难现象。卧床休息几日后，症状逐渐缓解，除此之外，患者患侧下肢直腿抬高试验时疼痛加重，头颈被动前屈时也会引起腰腿痛加重。患侧下肢伸足或伸蹲趾无力，小腿与足有皮肤麻木区，膝反射与跟腱反射减弱。

【相关营养素】

钙：由于腰椎间盘变性，纤维环破裂，髓核突出刺激或压迫神经根、马尾神经所表现出来的一系列临床症状和体征，其本质上大多还是由于骨质退化造成。

磷、蛋白质：能增强骨骼强度、肌肉力量。

【特效食物】

羊肾：富含各种营养素，可治肾虚劳损，腰脊疼痛，足膝痿弱。

杜仲：杜仲中富含的多种微量元素与人体内分泌系统、免疫系统、生长发育系统的结构和功能有密切关系，特别是与抗衰老有密切关系，有补肝肾、强筋骨的功效。

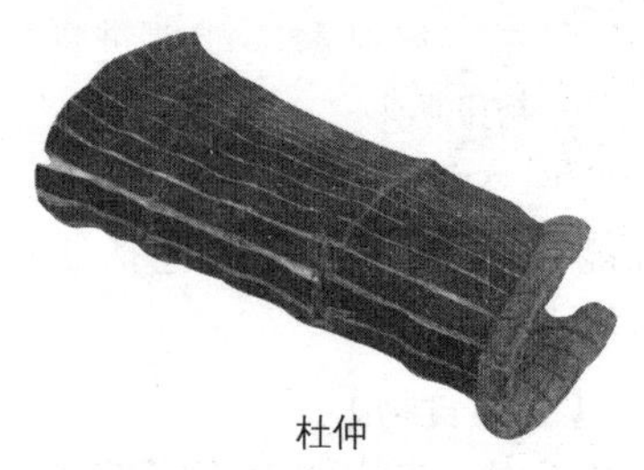

杜仲

【健康食谱】

羊肾杜仲：新鲜羊肾1对，杜仲30克，精盐适量。将羊肾剖开，洗净，把杜仲夹于剖开的羊肾内，用细线将羊肾缠紧，放入碗内。碗内加少量水及精盐，置锅内隔水慢火蒸2小时取出。分次食用羊肾，可连续食用。补肾强腰，养精益髓，适用于腰椎间盘突出。

腰花粥：猪腰子1副，粳米65克，葱白、姜片、料酒、精盐、鸡精各适量。将猪腰子洗净，去筋膜，切成小块，放入沸水中烫一下。将粳米洗净，放入锅中，加清水适量，用小火熬成粥，调入腰花、精盐、料酒、葱白、姜片、鸡精，煮沸后即可食用。适用于腰椎间盘突出兼有腰膝酸痛，行路艰难的患者。

【注意事项】

（1）不要穿带跟的鞋，除了高跟鞋之外，中跟鞋和坡跟鞋也不可以。

（2）防止腰腿受凉，防止过度劳累。

（3）站或坐，姿势要正确。做到“站如松,坐如钟”,胸部挺起，腰部平直。同一姿势不应保持太久，适当进行原地活动或腰背部活动，可以解除腰背肌肉疲劳。

（4）提重物时不要弯腰，应该先蹲下拿到重物，然后慢慢起身，尽量做到不弯腰。

（5）卧床休息,宜选用硬板床，保持脊柱生理弯曲。

（6）平时应加强腰背肌锻炼，加强腰椎稳定性。

踝关节扭伤

在外力作用下，踝关节骤然向一侧活动而超过其正常活动度时，引起关节周围软组织如关节囊、韧带、肌腱等发生撕裂伤，称为踝关节扭伤。轻者仅有部分韧带纤维撕裂、重者可使韧带完全断裂或韧带及关节囊附着处的骨质撕脱，甚至发生踝关节脱位。

踝关节扭伤一般分为内翻扭伤和外翻扭伤两大类。其中，内翻扭伤会导致外侧韧带损伤，其临床表现是踝外侧疼痛、肿胀、走路跛行；有时可见皮下瘀血；外侧韧带部位有压痛；使足内翻时，引起外侧韧带部位疼痛加剧。外翻扭伤会导致内侧韧带损伤，其临床表现与外侧韧带损伤相似，但位置和方向相反。表现为内侧韧带部位疼痛、肿胀、压痛、足外翻时，引起内侧韧带部位疼痛，也可有撕脱骨折。

【相关营养素】

钙：可增强骨质，如果经常踝关节扭伤，可能是缺少钙质造成的。

维生素A、维生素D：具有和营止痛、祛瘀生新、接骨续筋的功效。

【特效食物】

桃仁：破血行瘀，适用于扭伤早期。

当归：补益肝肾、气血，促进更牢固的骨痂生成。

排骨：补充钙质。

【健康食谱】

桃仁粥：取桃仁15克，红糖适量，将桃仁捣烂，水浸后研汁去渣，加入红糖、粳米，加水400

毫升，一起熟烂成粥即可。每天吃 2 次，连续吃 7~10 天，具有活血化瘀、消肿止痛的作用，适用于扭伤早期。

当归排骨汤：取当归 10 克，骨碎补 15 克，续断 10 克，新鲜猪排骨或牛排骨 250 克，加水炖煮 1 小时以上,连汤带肉一起服用，每天 1 次，连吃 1~2 周。有助于祛瘀续断，适用于扭伤中期。

当归生姜羊肉汤：取当归 20 克，生姜 12 克，羊肉 300 克，加水 1500 毫升，一起放入锅中煮烂至熟即可。食肉喝汤，每天 1 次。本方具有养血活血、温经散寒、止痛的作用，特别适合骨折后期及年老体虚患者。

当归红枣牛肉汤：牛肉洗净，切块。当归、红枣洗净。全部用料放入煲内，用适量水，猛火煲至水开，改用慢火煲 2~3 小时，调味即可。食肉喝汤，每天 1 次。可活血化瘀，消肿。

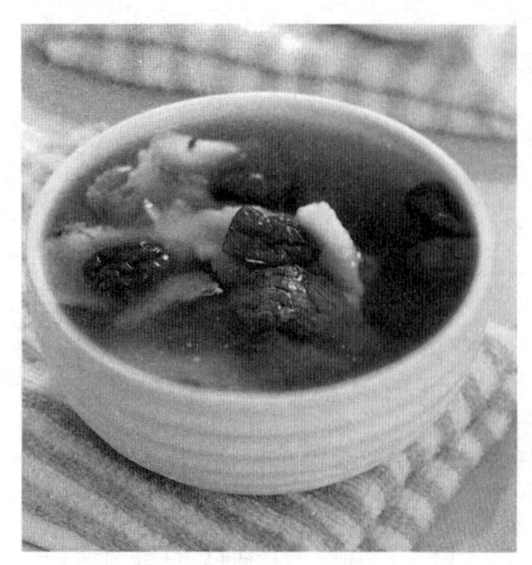

当归红枣牛肉汤

【注意事项】

（1）伤后立即用拇指指腹压迫痛点止血，趁局部疼痛尚轻、关节两侧肌肉未出现痉挛时，立即做踝关节强迫内翻或外翻试验和抽屉试验，以了解是否韧带完全断裂。

（2）韧带轻度扭伤，应立即冷敷，然后用棉花或海绵置于伤部做加压包扎并抬高伤肢。绷带包扎时要注意行走方向，如外侧韧带损伤时，使踝关节处于轻度外翻背伸位。

（3）早期敷药后用绷带包扎，保持踝关节于受伤韧带松弛的位置，并暂时限制走路。韧带撕裂伤较严重者，可选用胶布或夹板固定踝关节于 0° 位，内翻扭伤采用外翻固定，外翻扭伤采用内翻固定，并适当抬高患肢，以利消肿。

第十七章

打造健康的营养宝塔

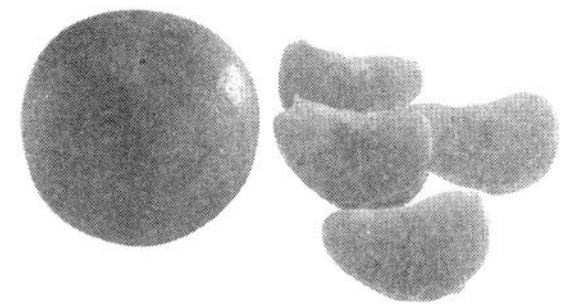

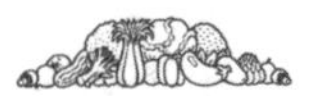

粮谷类

小 麦

小麦是小麦属植物的统称，它是一种在世界各地广泛种植的禾本科植物，在粮食作物中的总产量居世界第二，仅次于玉米。

小麦磨成面粉后可制作面包、馒头、饼干、蛋糕、面条、油条、油饼、火烧、烧饼、煎饼、水饺、煎饺、包子、馄饨、蛋卷、方便面、年糕、意式面食等食品；发酵后可制成啤酒、酒精、伏特加。

【营养价值】

小麦富含蛋白质、脂肪和糖类，其中钾、钙、镁、铁、锰等矿物质含量都比大米高，硒的含量比大米高15倍，还含有B族维生素（如维生素B_1、维生素B_2、维生素B_6）等。它所含碳水化合物约占75%，蛋白质约占10%，是补充热量和植物蛋白的重要来源。此外，小麦胚芽里所含的食物纤维和维生素E也非常丰富。

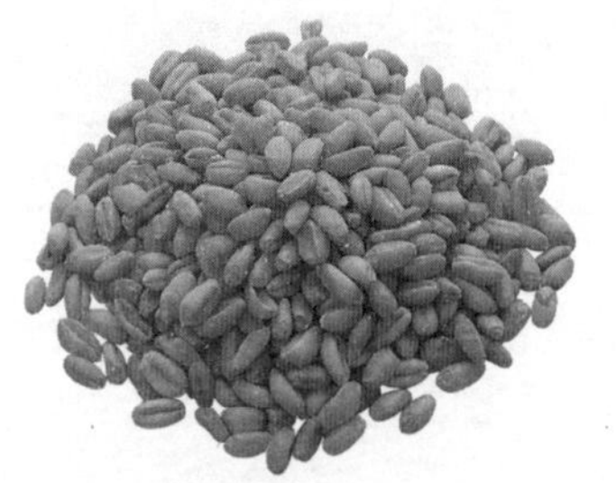

小麦

【保健功效】

小麦不仅是供人营养的食物，也是供人治病的药物。《本草再新》把小麦的功能归纳为四种：养心，益肾，活血，健脾。《医林纂要》又概括了小麦的四大用途：除烦，止血，利尿，润燥。对于更年期妇女，食用未精制的面粉还能缓解更年期综合征。

现代医学发现，进食全麦可降低血液循环中的雌激素的含量，从而起到防治乳腺癌的功效。同时，小麦粉（面粉）还具有很好的嫩肤、除皱、祛斑等功效。

【饮食宜忌】

宜：小麦适宜因心血不足而致的失眠多梦、心悸不安、多呵欠、喜悲伤者食用；患有脚气病及末梢神经炎者亦宜食小麦，均以全麦食品为佳。

忌：小麦人人皆可食，唯糖尿病患者不宜食精面粉，可吃含麦麸较多的粗面粉或全麦食品。

【健康食谱】

拔丝苹果

原料：苹果2个，面粉400克，白糖250克，水淀粉100克，色拉油适量。

制法：

（1）苹果去核、去皮，切成1厘米见方的块，先用水淀粉滚拌，再沾上干面粉，反复滚粘2遍。

（2）置锅上火，加油烧至七成熟，下入苹果块，炸至金黄色时捞出控油。

（3）锅内留底油，加入白糖熬至黏稠状，下入苹果块快速颠翻，使糖汁裹匀苹果，装盘即可。

功效：此菜甜糯可口，有缓解神经紧张的作用。

大麦

大麦是有稃大麦和裸大麦的总称，为禾本科植物大麦的种仁。一般有稃大麦又称皮大麦，其特征是稃壳和籽粒粘连；裸大麦的稃壳和籽粒分离，称裸麦，青藏高原称青稞，长江流域称元麦，华北称米麦等。

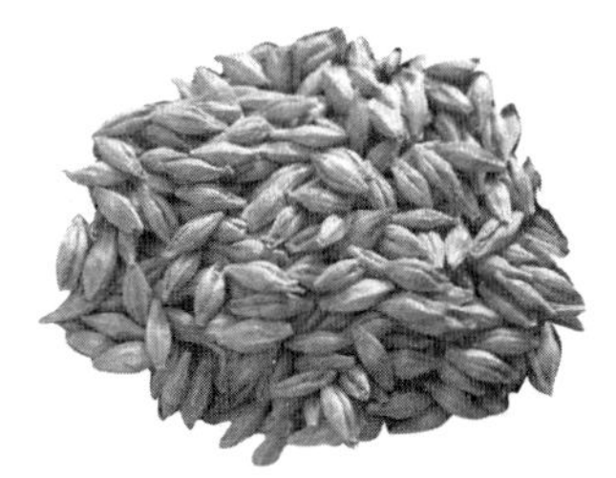

大麦

【营养价值】

大麦营养成分极其丰富。每100克含水分11.9克，蛋白质10.5克，脂肪2.2克，碳水化合物66.3克，粗纤维6.5克，灰分2.6克，钙43毫克，磷400毫克，铁4.1毫克，硫胺素（维生素B_1）0.36毫克，核黄素（维生素B_2）0.1毫克，烟酸4.8毫克。

据研究，大麦中含有丰富的蛋白质、脂类及糖类，在大麦胚芽中的维生素B_1的含量比小麦更多，因此对幼儿、老人、维生素B_1缺乏者或是预防脚气病都有很好的效果。

【保健功效】

《本草纲目》记载："大麦味苦咸凉，有清热利水，和胃宽肠之功效。"大麦对腹泻、烫伤、水肿患者都有益，也适合胃气虚弱、消化不良、食欲不振与产后乳房胀痛者食用。大麦还含有大量的膳食纤维，不仅可刺激肠胃蠕动，有通便作用，还可抑制肠内致癌物质产生，降低血中胆固醇，预防动脉硬化。另外，其富含的钙对孩童的生长发育起着良好的作用。

现代医学证明：大麦中的β－葡聚糖具有预防结肠癌、降低胆固醇、降血糖的作用。大麦中的生育酚具有抗肿瘤、抗氧化、抗衰老、降低胆固醇等作用。青稞中的类黄酮有调节毛细血管的脆性与渗透性、保护心血管系统、清除自由基、抗肿瘤、抗肝脏毒、抗炎、抗菌及抗病毒、解痉挛等作用。

【饮食宜忌】

宜：一般人都可以食用，尤其适合高血压、脾胃气虚、倦怠无力之人食用。

忌：消化不良者和遗尿患者忌多食。

【健康食谱】

鸡肉糁

原料：净肥老母鸡1只（约1000克），大麦仁200克，水、葱、姜、细药料包、酱油、盐、胡椒粉、面粉等各适量。

制法：

（1）甑锅加水和老母鸡旺火烧沸，撇去浮沫，下入大麦仁、料包、葱、姜，用小火煮，鸡熟捞出凉凉；鸡肉撕成丝放碗中。

（2）鸡骨架放入锅中同麦仁等用小火煮。

（3）鸡汤拣去骨架、葱姜、药包，下入酱油、盐、葱、姜、米，以稀面水勾成薄羹，盛入放有鸡丝的碗中，浇入醋、香油即成。

【用法】每日早晚饮用，可多食。

功效：对人体具有补中益气、温中补阳、健脾养胃、美容养颜、祛风湿、治心腹冷痛、通气消渴之功效。

玉 米

玉米，也叫玉蜀黍，又叫苞谷、苞米、棒子，闽南语称作番麦，是一年生禾本科草本植物，也是全世界总产量最高的粮食作物。在我国,有些地区以它当主食，它是粗粮中的保健佳品。

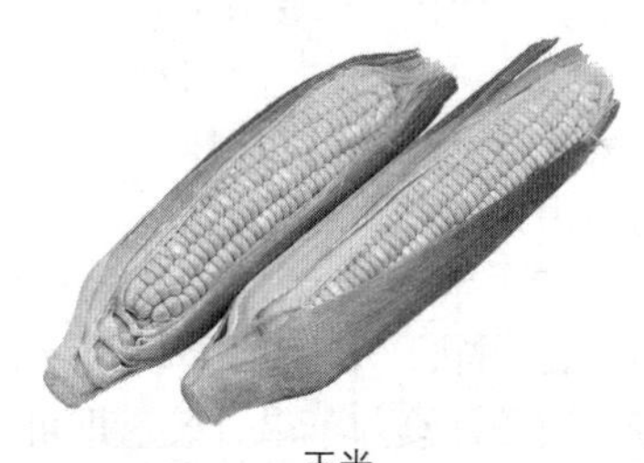

玉米

【营养价值】

玉米的营养价值低于其他谷物，蛋白质含量也低，并缺乏烟草酸，但玉米中含有丰富的钙、镁、锌、铜、锰、钴、硒等矿物质和微量元素，其中有的是人体极其需要的微量元素；又含有维生素B_1、维生素B_2、烟酸等，所含亚油酸及维生素

E 更是比大米高 10 倍。

【保健功效】

玉米可预防高血压、动脉硬化、泌尿结石等病，而且具有良好的抗癌作用。美国医学界人士指出，粗磨玉米面中含有的大量氨基酸，对抑制癌症有显著效果。玉米中的谷胱甘肽，在硒的参与下生成谷胱甘肽氧化酶，能使化学致癌物质失去活性。玉米中含硒蛋白质的抗氧化作用比维生素 E 要高出 500 倍。目前硒元素已被国际公认是一种抗癌的微量元素，玉米中镁的含量也很可观，镁元素同样是一种保护人体免受癌症侵袭的重要物质。

玉米有长寿、美容的作用。玉米胚芽所含的营养物质能增强人体新陈代谢、调整神经系统功能，能起到使皮肤细嫩光滑，抑制、延缓皱纹产生的作用。

玉米有调中开胃及降血脂的功效。玉米须有利尿降压、止血止泻、助消化的作用。

【饮食宜忌】

宜：一般人皆可食，比较适宜动脉硬化、原发性高血压、高脂血症、冠心病等患者以及慢性便秘、记忆力减退等人食用；很适宜癌症患者及中老年人食用。

忌：以玉米为主食易患糙皮病；凡干燥综合征、糖尿病及阴虚火旺等患者不宜食玉米。

【健康食谱】

玉米木瓜粥

原料：木瓜 600 克，鲜奶 1 杯，糖 50 克，玉米粉 3 汤匙。

制法：

（1）木瓜去核去皮切粒；

（2）两杯开水加糖，再放入木瓜粒，再加入鲜奶煮；用小半杯开水匀开玉米粉，逐步加入奶露中，最后煮至成稠状即可。

【用法】每天 1~2 次。

功效：丰胸润肌。

大 米

大米又称粳米，是由稻子的籽实脱壳而成。大米是我国人民特别是南方居民的主食，无论是家庭用餐还是去餐馆，米饭都是必不可少的食物。

大米除了可煮饭、熬粥食用外，也可做成米粉、炒米或锅巴食用。

【营养价值】

大米含有人体必需的淀粉、蛋白质、脂肪、维生素 B_1、维生素 B_2、烟酸、维生素 C 及钙、磷、铁等营养成分，可以提供人体所需的营养、热量。

大米中的蛋白质主要是米精蛋白，氨基酸的种类比较丰富，人体容易消化吸收，但赖氨酸含量较少，而糙米中的无机盐、膳食纤维、维生素 E、B 族维生素（尤

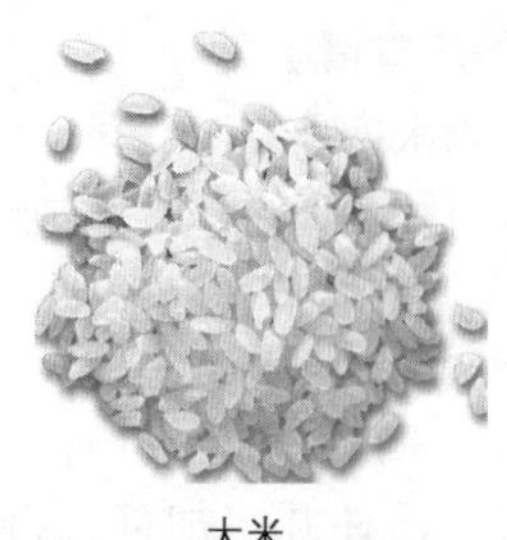
大米

其是维生素 B_1）含量都比精米高。

【保健功效】

中医认为，大米性味甘平，具有健脾养胃、补血益气、益精强志、补五脏、通血脉、聪耳明目、止烦、止渴、止泻的良好功效。

米饭，尤其是糙米饭，可以预防脚气病和皮肤粗糙症。

米粥和米汤能生津止渴，补脾益胃，又可增液填精，人人皆可食，尤其适宜老人、小孩、产妇、病人及身体虚弱者食用。

【饮食宜忌】

宜：大米是常人皆可食用的食物，病后脾胃虚弱或有烦热口渴的病人更适宜喝米粥。奶水不足时，妈妈也可用米汤来辅助喂养婴儿。

忌：糖尿病患者不宜多喝大米粥，因为大米粥消化吸收较快，血糖也会随之升高。炒米饭香燥，内热盛者不宜食。

【健康食谱】

羊肉粥

原料：鲜羊肉250克，大米100克，葱、姜、食盐各适量。

制法：将羊肉洗净、切片，与大米、葱、姜、食盐一起熬粥，至羊肉熟烂即可。

功效：补气，养血，止痛。适用于气血亏虚引起的痛经。

【用法】每天早饭时食用，可常食。

小 米

小米又叫粟米，它是我国北方的主要粮食作物之一，因其营养丰富，深受人们的喜爱。我国北方有在妇女生育后，用小米加红糖调养身体的传统。用小米熬成的粥营养丰富，有“代参汤”的美称。

【营养价值】

小米中含蛋白9.7%、脂肪3.5%、碳水化合物72.8%、纤维素1.6%，每100克小米中含维生素 B_1 0.57毫克、维生素 B_2 20.12毫克、钙29毫克、铁4.7毫克、胡萝卜素0.19毫克。小米中的蛋白质含量略高于大米和玉米，人体必需的8种氨基酸与小麦和大米相比，除赖氨酸含量稍逊色外，其他

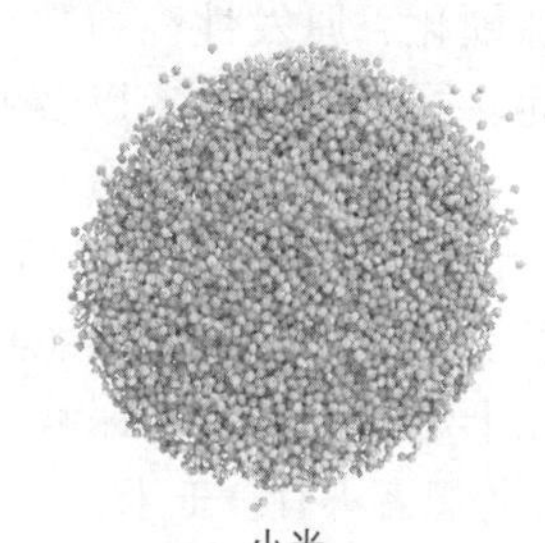
小米

7种都超过了小麦、大米，尤其是色氨酸和蛋氨酸含量最为突出。

【保健功效】

中医认为，小米性味甘咸，有清热解渴、健胃除湿、和胃安眠的功效。《本草纲目》说，粟米"治反胃热痢，煮粥食，益丹田，补虚损，开肠胃"。发芽的小米和麦芽一样，含有大量酶，是一味中药，有健胃消食的作用。

现代医学认为，小米有防治消化不良、反胃、呕吐、滋阴养血的功效，可以使产妇虚寒的体质得到调养，帮助她们恢复体力。

【饮食宜忌】

宜：小米宜与大豆或肉类混合食用，是老人、病人、产妇宜用的滋补品。

忌：小米营养虽好，但产妇不能完全以小米为主食。应注意搭配，以免缺乏其他营养。用小米煮粥时不宜太稀。

【健康食谱】

桂圆芝麻小米粥

原料：桂圆5枚，黑芝麻20克，小米50克，白糖少许。

制法：桂圆去皮去核取肉，冲洗干净，切成小块；小米淘洗干净；黑芝麻拣去杂质，入干锅炒香；锅中加入清水，先下入小米，上火煮至小米半熟，再下入桂圆肉和炒香的黑芝麻，继续煮至米熟粥成时，加入白糖即可。

【用法】空腹食。

功效：补肝肾，养心神，健脑益智。

薏米

薏米，又名薏薏米、苡米、薏米、起实、薏珠子、草珠珠、回回米、米仁、六谷子。它的营养价值极高，被誉为"世界禾本科植物之王"。它不仅作为饭食为佳馔，并被视为名贵中药，在药膳中应用广泛，被列为宫廷膳食之一。

【营养价值】

薏米含有蛋白质、脂肪、糖类，维生素 B_1 比大米含量高，另含钙、磷、铁、多种有机酸以及薏薏米油、薏苡酯、甾醇类及薏苡素等，营养较为丰富。

【保健功效】

薏米含有药用价值很高的薏醇、β 及 γ 两种谷甾醇，这些特殊成分也就是薏米具有防癌作用的奥秘所在。薏米还是一种美容食品，常食可以保持人体皮肤光泽细腻，能消除粉刺、雀斑、老

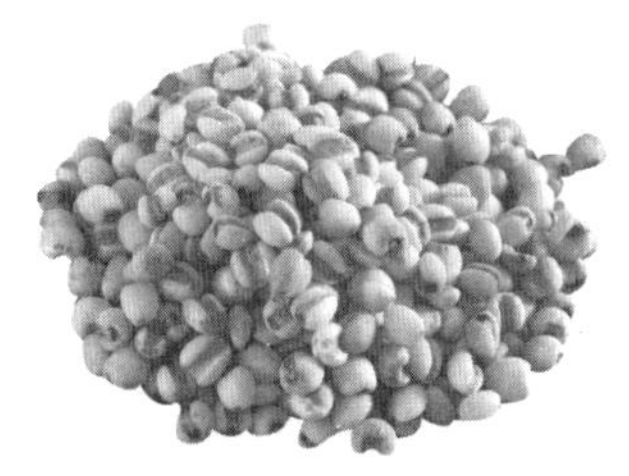

薏米

年斑、妊娠斑、蝴蝶斑，对脱屑、痤疮、皲裂、皮肤粗糙等都有良好疗效；经常食用薏米对慢性肠炎、消化不良等症也有效果。

【饮食宜忌】

宜：薏米既可用米煮饭也可熬粥、煮汤，一般都可食用，尤其适合消化不良和身体虚弱者。夏、秋季和冬瓜煮汤，既可佐餐食用，又能清暑利湿。

忌：便秘，尿潴留及孕早期的妇女忌食；消化功能较弱的孩子和老弱病者更应忌食。

【健康食谱】

山药薏米芡实粥

原料：山药100克，薏米、芡实各50克，红枣数个，白糖少许。

制法：（1）把薏米和芡实洗净，入清水浸泡半天以上；山药洗净，切成小块；红枣洗净备用。

（2）把泡好的薏米和芡实放锅里，加适量清水煮开，约10分钟后，再把山药块、红枣放进去同煮，小火煮至熟烂，最后可加少许白糖调味，盛碗即可。

功效：此粥可健脾益胃，是养胃的理想食品。

荞麦

荞麦又名三角麦、乌麦、花荞，原产于中国北方内蒙古和陇贵地区，古代由中国经朝鲜传入日本，因其含丰富营养和特殊的健康成分颇受推崇，被誉为健康主食品，现今荞麦及荞麦面条在日本十分流行。我国栽培的主要有普通荞麦和鞑靼荞麦两种，前者称甜荞，后者称苦荞。

【营养价值】

荞麦含有淀粉、蛋白质、氨基酸、维生素B_1、维生素B_2、维生素P、总黄酮及镁、铬等，营养成分非常丰富。

【保健功效】

中医认为，荞麦性凉、味甘，能健胃、消积、止汗。《食疗本草》言其“实肠胃，益气力，续精神”；《随息居饮食谱》说它“开胃宽肠，益气力，御寒风”；《中国药植图鉴》则认为荞麦“可收敛冷汗”。

现代医学证明，荞麦含有丰富的维生素E、可溶性膳食纤维、烟酸和芦丁（芸香苷）。芦丁有降低人体血脂和胆固醇、软化血管、保护视力和预防脑血管出血的作用；烟酸能促进机体的新陈代谢，增强解毒能力，还具有扩张血管和降低血液胆固醇的作用。除此之外，荞麦含有丰富的镁，能促进人体纤维蛋白溶解，使血管扩张，抑制凝血块的形成，具有抗血栓的作用，也有利于降低血清胆固醇。

荞麦含有某些黄酮成分，具有抗菌、消炎、止咳、平喘、祛痰和降血糖的作用。同时，荞麦具有抗癌的作用，近年来，它被认为是预防癌症的保健食品。

【饮食宜忌】

宜：荞麦粉煮开的时间宜短，要做得松软易食用。汤汁里因为溶有芦丁和蛋白质，所以最好把汤也喝掉。一般人都可以，尤其适宜心血管疾病及糖尿病患者食用。

忌：皮肤过敏者忌食，脾胃虚寒者不宜多食，正服绿矾者忌服。

【健康食谱】

黑豆荞麦粥

原料：荞麦1杯，黑豆半杯，枸杞子10克，猕猴桃1只，蜂蜜半杯。

制法：将黑豆洗净，用水浸泡30分钟后，蒸20分钟；荞麦洗净，加水4杯，用小火煮滚。将黑豆与荞麦粥混合，放凉；把猕猴桃切丁后，与枸杞子同撒于粥中，食用时加入蜂蜜调味即可。

【用法】经常作为早餐食用。

功效：枸杞子明目、黑豆解毒、猕猴桃清肠，使这道粥具有养颜、美容和解毒的完整功效。

黑 米

黑米，亦称黑贡米，西汉“丝绸之路”开拓者张骞发现这种米，把它献给汉武帝，汉武帝食后赞曰“神米”，从此被历代皇帝所享用。黑米的营养价值和药用价值都比较高，被认为是稻米中的珍品，是国际公认的“健康食品”之一。

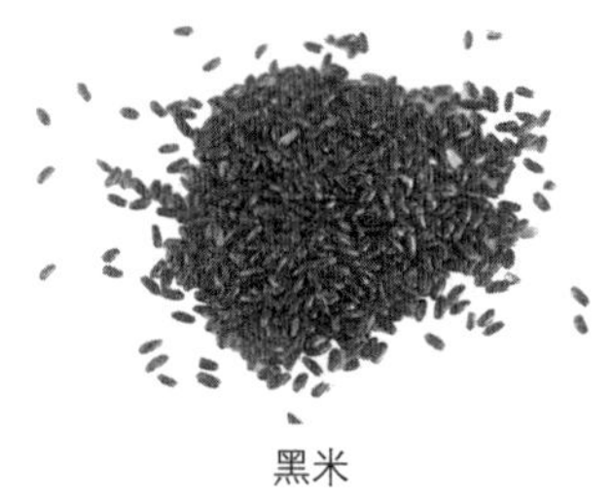

黑米

【营养价值】

黑米的营养成分非常丰富，每100克黑米含蛋白质10.73克，比白米高37%；含人体必需氨基酸3280毫克，比白米高2%；同时微量元素及矿物质含量也非常丰富，如每100克黑米含铁52.46毫克、钙为310.7毫克、锌为42.02毫克、锰为4.975毫克、铜为34.43毫克，比白米分别高138.4%、107.9%、34.8%、41.2%、38.7%。

【保健功效】

《本草纲目》中记载，黑米有滋阴补肾、健脾暖肝、明目活血的功效。用它入药，对头昏、贫血、白发、眼疾等疗效甚佳，现代医学已得到证实。黑米的颜色之所以与其他米不同，主要是因为它外部的皮层中含有花青素类色素，这种色素本身具有很强的抗衰老作用。

国内外研究表明，米的颜色越深，表皮色素的抗衰老效果越强，黑米色素的作用在各种颜色的米中最强。此外，这种色素中还富含黄酮类活性物质，是白米的 5 倍之多，对预防动脉硬化有很大的作用。

【饮食宜忌】

宜：黑米的米粒外部有一层坚韧的种皮包裹，不易煮烂，因此，黑米应先浸泡一夜再煮。一般人都可食用，少年白发者、产妇、贫血者等可多吃。

忌：黑米粥若不煮烂，不仅大多数营养素不能溶出，而且多食后易引起急性肠胃炎。病后及消化能力较弱者不宜急于吃黑米。

【健康食谱】

黑米粥

原料：党参 15 克，山楂 10 克，黑米 100 克。

制法：(1) 把党参洗净、切片；山楂洗净，去核切片；黑米淘洗干净。

(2) 把黑米放锅内，加入山楂、党参，加水 800 毫升。

(3) 把锅置武火烧沸，文火煮 55 分钟即成。

【用法】每日 1 次，每次吃 100 克，早餐食用。

功效：补气血，降血压。

燕 麦

燕麦又称莜麦、油麦、玉麦，是由最早生长在亚洲的野生燕麦培植而来的。在早期，燕麦是作为药材被利用的，而不是粮食作物，到了现代，燕麦的好处渐为人知，成了较受现代人欢迎的食物之一。

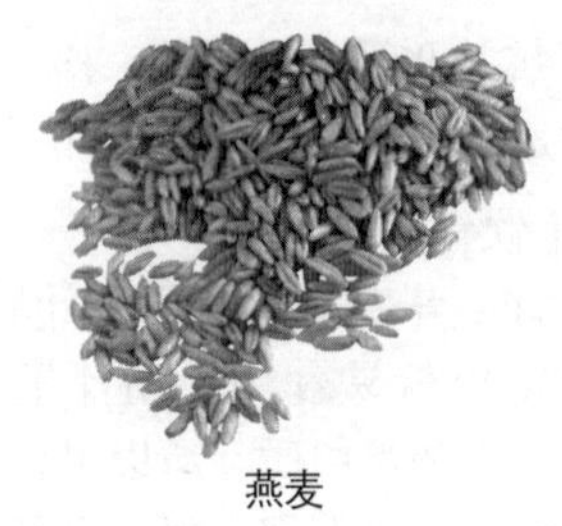
燕麦

【营养价值】

燕麦的营养价值非常高，其所含的蛋白质是大米的 1 倍多，比小麦高出 3% ~4%，含脂肪量是大米和小麦的数倍；含碳水化合物比大米和小麦低 10% 左右；含纤维素 2.1%，灰分 2%，是一种低糖、高蛋白质、高脂肪、高能量食品。其营养成分含量高、质量优，蛋白质中的必需氨基酸在谷类粮食中平衡最好，赖氨酸和蛋氨酸含量比较理想，而大米和小麦中的这种氨基酸严重不足。其必需脂肪酸的含量也非常丰富，亚油酸占脂肪酸的 1/3 以上，维生素和矿物质也很丰富，特别是维生素 A 含量居谷类粮食之首。

【保健功效】

燕麦性温，味甘，能补虚止汗。燕麦所含的亚麻油酸是人体最重要的必需脂肪酸，它通常用来维持人体正常的新陈代谢活动，同时又是合成前列腺素等的必要成分。

燕麦粥有通大便的作用，这不仅是因为它含有大量膳食纤维，而且维生素 B_1、维生素 B_2 在调理消化道功能方面更是功效卓著。很多老人大便硬干，容易导致脑血管意外，燕麦能解便秘之忧。

燕麦所含不饱和脂肪酸与可溶性纤维及皂苷素等，可以降低血液中胆固醇与三酰甘油（甘油三酯）的含量，能够降脂减肥，并可起到帮助降低血糖的作用。

燕麦含有很多改善皮肤的营养成分，比如二氧化硅，可以减轻或治愈不少皮肤病。而且在所有的谷类中，燕麦的氨基酸含量最高，并且种类均衡，是锁住皮肤水分的重要媒介。因此，燕麦的滋润效果也相当显著，特别是对于干性皮肤的人而言。

【饮食宜忌】

宜：一般人都可食用，尤其适合于高血压、脂肪肝、高脂血症、冠心病、糖尿病、动脉硬化、肥胖症等患者以及老年人、产妇、幼儿食用。

忌：燕麦一次不宜吃太多，否则会造成胃痉挛或是胀气。

【健康食谱】

薏仁燕麦粥

原料：薏仁 50 克，燕麦 50 克，松子、核桃各少许，鸡蛋 1 个。

制法：（1）薏仁、燕麦入清水中泡软；松子、核桃放榨汁机内，加水打烂。

（2）把薏仁、燕麦、松子、核桃一起放入锅内，再加少许清水熬成粥。

（3）粥熟时，把鸡蛋打入碗内，倒入锅内调匀即成。

功效：此粥能有效改善肠道过敏引起的胀气、便秘等症状。

糯米

糯米又叫江米，是人们常食用的粮食之一。因其香糯黏滑，常被用以制成风味小吃，深受大家喜爱。逢年过节，很多地方都有吃年糕的习俗，正月十五吃元宵，年糕和元宵都是用糯米粉制成的，五月初五端午节吃的粽子也是用糯米做的。

【营养价值】

糯米中含有糖类、蛋白质、脂肪，又含有钙、磷、铁等矿物质，还含有维生素 B_1、维生素 B_2 及烟酸等，其营养较丰富。

【保健功效】

糯米性温，味甘。具有暖温脾胃、补益中气、涩缩小便、生津止渴等功能。对胃寒疼痛、食欲不佳、夜多小便、脾虚泄泻、气虚自汗、腹胀、体弱乏力等症状有一定缓解作用。

糯米最好是煮粥食用，易于消化吸收，其补益作用更佳。现代药理研究发现，糯米还有抗肿瘤的作用。

【饮食宜忌】

宜：一般人都可食用，尤其适合体虚多汗、脾虚泄泻及小便次数多者食用。糯米食品宜加热后食用。

忌：脾胃虚弱积滞者、湿热痰火盛者、糖尿病患者、老人、小孩等均应慎食。另外，糯米不宜一次食用过多。

【健康食谱】

1. 藕汁糯米粥

原料：糯米 100 克，嫩藕 30 克，白糖、桂花糖各适量。

制法：（1）糯米淘洗干净；藕洗净，去皮后剁碎，取汁备用。

（2）把糯米和藕汁入锅内，加适量水熬煮成粥，最后加少许白糖和桂花糖调味，拌匀即可。

功效：鲜藕有解毒作用，糯米可调节泌尿系统。

2. 糯米安神粥

原料：糯米 1 杯，莲子 150 克，百合 50 克，银耳 25 克，燕麦片半杯，枸杞子 5 克，桂圆少许。

制法：银耳泡软去硬蒂，氽烫后切成小块；桂圆剥去外壳备用。圆糯米与燕麦片洗净加水煮熟，百合洗净泡水后煮至松软。将百合、白木耳、桂圆肉加入糯米粥中，再煮一下，最后放入枸杞子即可。

功效：糯米补血健脾；百合宁心安神；莲子健脾养心；银耳滋阴润肺。

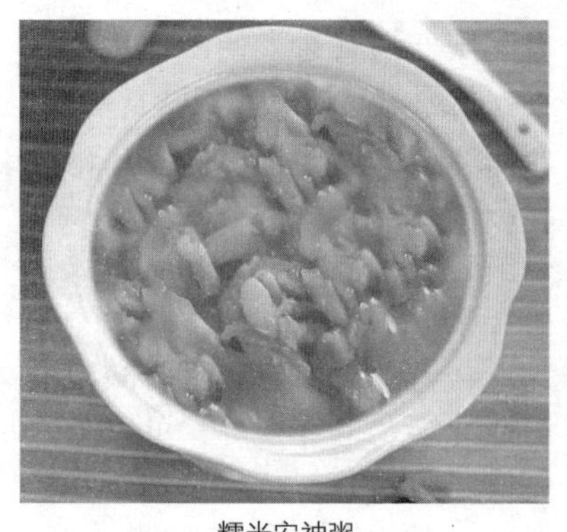

糯米安神粥

高 粱

高粱，属禾本科，是被群众誉为“铁杆庄稼”的高产作物，在我国粮食作物中占有一定位置。它的籽实很像“粱”（即粟），植株高大，所以叫“高粱”；它的茎秆可榨汁熬糖，农民叫它“甜秫秸”，古书上还有叫蜀黍、木稷、荻粱、乌禾、芦穄等名称的，顾名思义，大都是以形态特征来称

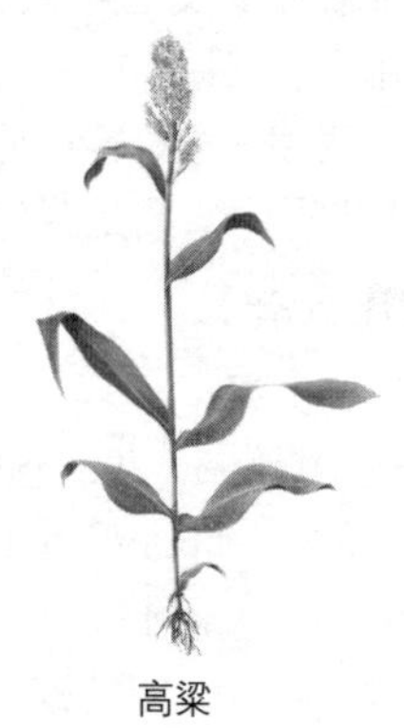

高粱

呼的。在选购高粱的时候，可取少量高粱米于手掌中，用嘴哈热气，然后立即嗅其气味。优质高粱米具有高粱固有的气味，无任何其他不良气味。

【营养价值】

每100克高粱米中含蛋白质8.4克，脂肪2.7克，碳水化合物75.6克，粗纤维0.6克，灰分1.3克，钙7毫克，磷188毫克，铁4.1毫克，硫胺素0.26毫克，核黄素0.09毫克，烟酸1.5毫克。

【保健功效】

中医认为，高粱米性味甘、涩、温，无毒，能和胃、健脾、止泻，有固涩肠胃、抑制呕吐、益脾温中、催治难产等功能，可用来治疗食积、消化不良、湿热、小便不利、妇女倒经、胎产不下等病症。

【饮食宜忌】

宜：一般人都可以食用，尤其适合小儿消化不良、女性白带过多者食用。

忌：糖尿病患者忌多食，初痢者忌食用高粱米饭，便秘者忌食。

【健康食谱】

高粱米红枣粥

原料：白高粱米50克，大红枣5个。

制法：(1)将红枣洗净，去核，加入温开水浸泡至软。

(2)将白高粱米倒入锅中，小火炒至淡黄色。

(3)将高粱米和红枣共同倒入锅中，加适量清水，大火煮至稠状即可。

功效：本粥含有丰富的蛋白质、碳水化合物、维生素、钙、磷、铁等营养物质，具有补血的功效，可促进儿童生长发育，有利于预防贫血、小儿软骨病。

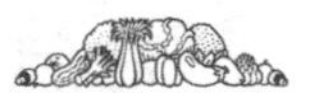

蔬菜及薯类

菠 菜

菠菜又名菠菱、赤根菜、鹦鹉菜等。在古代，中国人称菠菜为“红嘴绿鹦哥”。现在是我国各地普遍食用的一种蔬菜，一年四季均有，但以春季为佳，其根红叶绿，鲜嫩异常，十分可口。

【营养价值】

菠菜含大量维生素 A、B 族维生素、维生素 C，尤其含有造血不可缺少的元素——铁，以及蛋白质、钙、叶酸、草酸和膳食纤维等。

【保健功效】

菠菜中含有铁，维生素 C 能够提高铁的吸收率，并促进铁与造血的叶酸共同作用，有效地预防贫血症。

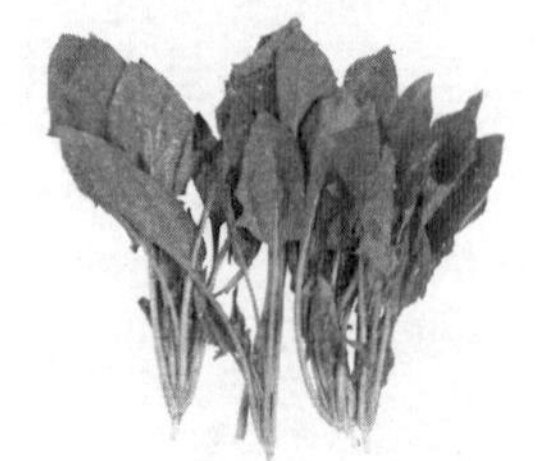

菠菜

菠菜中含有一种类胰岛素样物质，其作用与胰岛素非常相似，能使血糖保持稳定。

菠菜含有丰富的胡萝卜素、维生素 A、维生素 B_2 等，能够保护视力，防止口角炎、夜盲症等维生素缺乏症的发生。

菠菜中含有大量的抗氧化剂，具有抗衰老、促进细胞增殖、激活大脑功能、增强青春活力的作用。

菠菜长于清理人体肠胃的热毒，中医认为菠菜性甘凉，能养血、止血、敛阴、润燥，因而可防治便秘，使人容光焕发。

【饮食宜忌】

宜：一般人都可食用，特别适宜贫血和电脑工作者。糖尿病人（尤其 2 型糖尿病之人）经常吃些菠菜有利于血糖保持稳定。

菠菜由于含有较多的草酸，所以吃起来有涩味。要去除涩味，可先焯水，水沸下锅，再沸捞出，用冷水冲一下，然后再起油锅炒至全熟，涩味即可除去。

忌：脾胃虚寒、腹泻者应少食，肾炎和肾结石患者不宜食。

【健康食谱】

菠菜猪肝汤

原料：猪肝 200 克，菠菜 250 克，淀粉适量，麻油、精盐、酱油、味精各适量。

制法：(1)将猪肝洗净切薄片，用干淀粉浆渍。

(2)将菠菜洗净切成段，根部剖开。

(3)将锅放在大火上，加水一大碗。等水开后，把猪肝一片片分开下锅，加入少许酱油、精盐；等锅中汤开时，再加入菠菜(先放梗后放叶)；等到再一次开时，加上适量味精、麻油即成。

功效：菠菜和猪肝都含有丰富的铁质，可防止贫血。

芹 菜

芹菜为伞形科草本植物旱芹或水芹的茎叶，是人们常食的蔬菜之一。近年来诸多研究表明，这是一种具有很高药用价值的植物。

【营养价值】

芹菜含有丰富的维生素 B_1、维生素 B_2、维生素 C 以及钙、铁、磷等。

【保健功效】

芹菜性凉，味甘、苦，无毒。具有清热、平肝、健脾、利尿、降血压、降血脂、提神醒脑等功能。

芹菜所含的芹菜素和芹菜苷具有降血压、降血脂和降血清胆固醇的作用。

芹菜含有较多的膳食纤维，可促进肠蠕动，有利于润肠通便。

芹菜所含芹菜苷、佛手苷内脂、挥发油等，能够健脾胃，增食欲，并有利尿作用。

芹菜中含有多种抗癌化合物，如酞酸、聚乙炔、香豆素、D- 柠烯等，具有很好的防癌作用。如酞酸和聚乙炔能使致癌物质失去活性，消除烟雾的毒性；香豆素能阻断致癌物合成，使正常细胞免受致癌物的侵害；D- 柠烯能抑制亚硝胺类致癌物诱变成胃癌。

【饮食宜忌】

宜：芹菜适宜高血压、高血脂、血管硬化、心脏病、糖尿病和癌症等患者食用；适宜头痛头晕、小便不利、尿血、淋痛、乳糜尿、贫血及女性绝经期(更年期)综合征等患者食用。

忌：血虚病人忌食。

【健康食谱】

芹菜炒牛肉

原料：芹菜 200 克，牛肉 100

克，酱油、料酒、团粉、植物油、葱、姜、精盐各适量。

制法：(1) 将牛肉洗干净，切成细丝，用酱油、料酒、团粉调好。

(2) 芹菜洗净后，切成3厘米长的段，用开水焯一下。葱、姜洗净切成丝。

(3) 将炒锅置火上，锅内放底油，烧热后放入葱丝、姜丝爆香，倒入牛肉丝，旺火快炒至熟时，把芹菜下锅，加入精盐和调料，急炒一会儿即成。

功效：此菜具有健脾养胃、预防胃热呃逆的功效。

空心菜

空心菜又名蕹菜、藤菜、蓊菜、通菜等，生长于潮湿地带，其茎呈柱形，中空，故得名空心菜，是夏季主要的绿叶蔬菜之一。

【营养价值】

空心菜含有丰富的果胶、木质素、纤维素、半纤维素等粗纤维以及维生素、蛋白质、钙、胰岛素等，特别是蛋白质、钙的含量均比等量的番茄含量高得多。

【保健功效】

空心菜中的叶绿素有“绿色精灵”之称，可洁齿、防龋、除口臭，健美皮肤，堪称美容佳品。

空心菜是碱性食物，含有钾、氯等调节水液平衡的元素，食后

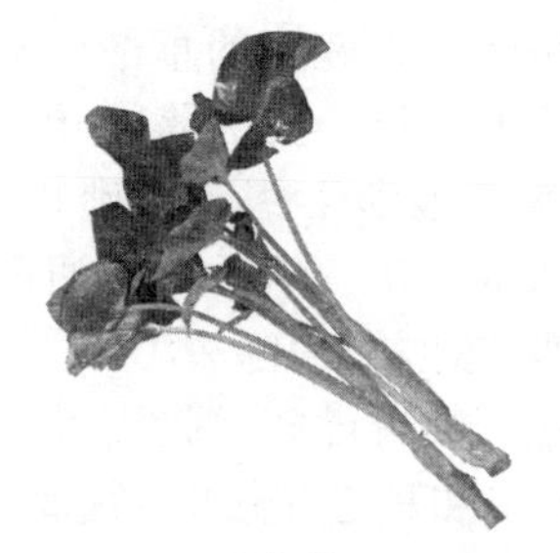

空心菜

可降低肠道的酸度，预防肠道内的菌群失调，对防癌有益。

空心菜中所含的烟酸、维生素C等能降低胆固醇、甘油三酯，具有降脂减肥的功效。

【饮食宜忌】

宜：空心菜适宜高血压、糖尿病、习惯性便秘、痔疮、鼻出血、尿血及痢疾等患者食用。烹调空心菜时应旺火快炒，避免营养流失。

忌：空心菜性寒滑利，故体质虚弱、脾胃虚寒、大便溏泄者不宜多食。

【健康食谱】

清炒空心菜

原料：空心菜500克，葱、蒜末各15克，精盐5克，味精2克，芝麻油5克，花生油25克。

制法：(1)将空心菜择洗干净，沥干水分。

(2) 炒锅置旺火上，加花生油烧至七成热时，下入葱、蒜煸炒片刻。

(3) 下空心菜炒至刚断生时，

加精盐、味精翻炒，淋上芝麻油，装盘即成。

功效：空心菜含有大量膳食纤维，以及大量的防龋营养素，可防龋齿、除口臭。

茼蒿

茼蒿又叫蓬蒿、蒿子秆，由于它的花很像野菊，所以又名菊花菜。茼蒿的茎和叶可以同食，有蒿之清气、菊之甘香，鲜香嫩脆的赞誉，营养成分丰富，尤其胡萝卜素的含量超过一般蔬菜，为黄瓜、茄子含量的15~30倍。

【营养价值】

茼蒿含有蛋白质、脂肪、糖类、多种矿物质及多种维生素，其中胡萝卜素的含量相当于黄瓜、茄子的15~30倍。维生素B_2、维生素C及钙、铁的含量也较高。还含有多种氨基酸，如丝氨酸、苏氨酸、丙氨酸、谷氨酰胺、亮氨酸、脯氨酸、酪氨酸、天门冬素、天冬氨酸、谷氨酸、β－丁氨酸、苯丙氨酸等。

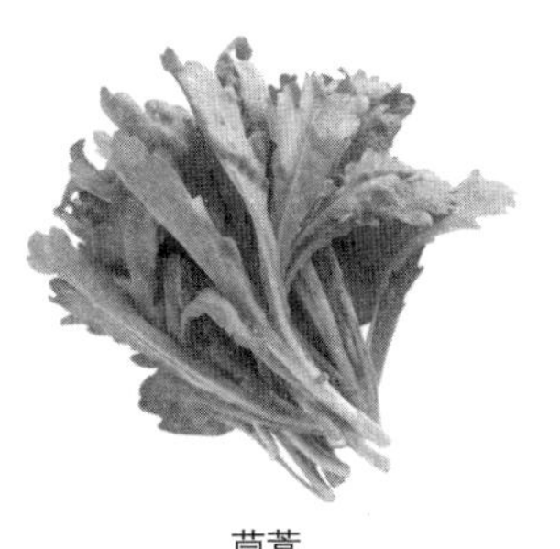

茼蒿

【保健功效】

《千金要方·食治》言茼蒿“安心气，养脾胃，消痰饮”。《得配本草》说它“利肠胃，通血脉，除膈中臭气”。

茼蒿中含有特殊香味的挥发油，有助于宽中理气，消食开胃，增加食欲。丰富的粗纤维有助于肠道蠕动，促进排便，达到通腑利肠的目的。茼蒿含有丰富的维生素、胡萝卜素及多种氨基酸，并且气味芳香，可以养心安神、稳定情绪、降压补脑、防止记忆力减退。茼蒿含有多种氨基酸、脂肪、蛋白质及较高量的钠、钾等矿物盐，能调节体内水液代谢，通利小便，清除水肿。

【饮食宜忌】

宜：茼蒿适宜烦热头昏、睡眠不安、高血压、大便秘结、口臭、肺热咳嗽、贫血及骨折等患者食用。另外，茼蒿中的芳香精油遇热易挥发，这样会减弱茼蒿的健胃作用，所以烹调时应注意旺火快炒。茼蒿与肉、蛋等荤菜共炒可提高其维生素A的利用率。

忌：脾胃虚寒腹泻者忌食茼蒿。

【健康食谱】

茼蒿子生梨汤

原料：茼蒿子适量，梨1个，川贝母粉适量。

制法：先除去梨的皮和核，然后切成小片，再放入锅中加茼蒿子、川贝母粉，用文火煨煮，煮沸即可。

功效：止咳祛痰。

卷心菜

卷心菜又叫圆白菜、洋白菜，学名是结球甘蓝，来自欧洲地中海地区。现代的卷心菜由野生发展而来，它是西方最为重要的蔬菜之一。德国人认为，卷心菜是菜中之王，能治百病。西方人用卷心菜治病的偏方，就像中国人用萝卜治病一样常见。

【营养价值】

卷心菜含有多种维生素，如维生素 A、维生素 B_1、维生素 B_2、维生素 C、维生素 E、维生素 K 等，尤以维生素 C 的含量为高；它还含有多种矿物质及微量元素如钙、磷、铁、钾、钠、铜、锌以及氨基酸等，营养非常丰富。

【保健功效】

卷心菜性平，味甘，无毒。具有强骨补肾、填髓、健脑的功效。

卷心菜含微量元素硒，有保护眼睛的功效。

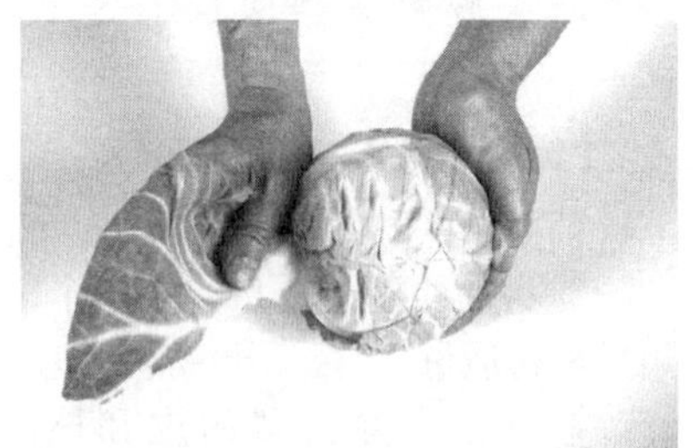

卷心菜

卷心菜含有芳香硫氰酸和二酚酮等成分，可抑制癌细胞的生长繁殖，因而具有抗癌作用。

卷心菜所含微量元素钼能直接阻断致癌物质亚硝胺的形成，可以有效防治食管癌和胃癌。

卷心菜所含丰富的膳食纤维可降低胆固醇，预防动脉粥样硬化，防止糖类过多吸收，对肥胖症、高脂血症、高血压和糖尿病等患者均很有好处。

新鲜的卷心菜中含有植物杀菌素，有抑菌消炎的作用，对咽喉疼痛、外伤肿痛、蚊叮虫咬、胃痛、牙痛有一定的作用。

卷心菜中含有某种溃疡愈合因子，对溃疡有着很好的治疗作用，能加速创面愈合，是胃溃疡患者的理想食品。多吃卷心菜，还可增进食欲、促进消化、预防便秘。

【饮食宜忌】

宜：人人都可食用，尤其适合胃及十二指肠溃疡、肥胖症、糖尿病及骨疏松症等患者食用。

忌：腹腔和胸外科的手术后、胃肠溃疡出血特别严重时均不宜食用。

【健康食谱】

糖醋木耳卷心菜

原料：水发黑木耳 50 克，卷心菜 250 克，精盐、酱油、食醋、白糖、水淀粉、麻油、素油各适量。

制法：将黑木耳洗净后挤干水分；卷心菜去老叶，洗净后切成大片，沥水。炒锅放素油烧至七成热，放入黑木耳、卷心菜煸炒加精盐、酱油、白糖，烧沸后用水淀粉勾芡，加入食醋和麻油起锅装盘。

【用法】佐餐食用。

功效：补肾壮骨，美容抗衰，可用作久病体虚、肢体酸软无力等症的辅助食疗。

荸 荠

荸荠俗称马蹄，又称地栗，因它形如马蹄，又像栗子而得名。荸荠皮色紫黑，肉质洁白，味甜多汁，清脆可口，有地下雪梨之美誉，北方人视之为江南人参。它既可作为水果，又可作蔬菜，是大众喜爱的时令之品。

【营养价值】

荸荠含有丰富的营养成分，有维生素A、维生素C、胡萝卜素、烟酸等维生素类营养素，还有钙、铁、磷、钾、钠、铜、镁、锌、硒等矿物质元素及微量元素。

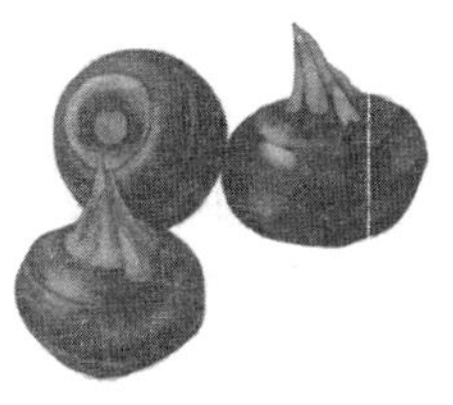

荸荠

【保健功效】

英国在对荸荠的研究中发现了一种抗菌成分——荸荠英。这种物质对金黄色葡萄球菌、大肠杆菌及绿脓杆菌均有一定的抑制作用，对降低血压也有一定效果。这种物质还对肺部、食道和乳腺的癌肿有一定的防治作用。

荸荠是寒性食物，有清热泻火的良好功效。既可清热生津，又可补充营养，最宜用于发热病人。除此之外,它还具有凉血解毒、利尿通便、化湿祛痰、消食除胀等功效。

【饮食宜忌】

宜：一般人都可食用，尤其适合儿童和发热病人食用。

忌：荸荠属于生冷食物，脾肾虚寒和有血瘀的人忌食。

【健康食谱】

翡翠虾仁

原料：虾仁50克,荸荠100克,黄瓜150克，色拉油、淀粉、葱丝、盐、鸡精、料酒、水淀粉各适量。

制法：(1)虾仁洗净、泡软后捞出；荸荠削去皮，洗净，切成薄片；黄瓜切成片。

(2)锅里放入色拉油，油热后加葱丝爆香，放入虾仁、料酒煸炒。

(3)放入荸荠、黄瓜快速颠两下，放盐、鸡精，用水淀粉勾芡装盘。

功效：此菜清热生津，补充营养，消食除胀，滋养脾胃。

大白菜

大白菜古时又叫菘，它属芥菜属，是芜菁和油菜的野生祖先。在我国北方的冬季，大白菜更是餐桌上必不可少的菜肴，故又有“冬日白菜美如笋”之说。

【营养价值】

大白菜含有多种营养物质，是人体生理活动所必需的维生素、无机盐及食用纤维素的重要来源。它含有丰富的钙，比番茄高5倍、比黄瓜高1.9倍；抗坏血酸（维生素C）比黄瓜高4倍、比番茄高1.4倍；胡萝卜素比黄瓜高1.8倍。

【保健功效】

大白菜性温，味甘，无毒。有清热解毒、消肿止痛、调和肠胃、通利二便等功效。

大白菜中的钼能抑制人体对亚硝胺的吸收和合成，起到抗癌作用，能预防食管癌和肝癌；其中的硒能保护细胞膜，可以将致癌物质排出体外，提高人体免疫功能，亦可起到防癌作用。

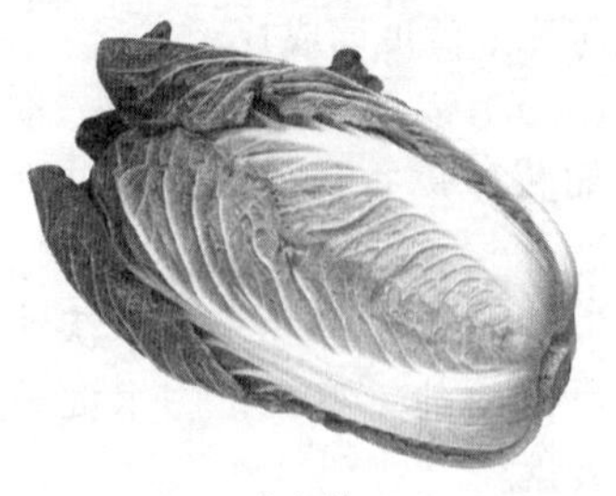

大白菜

大白菜所含各种微量元素有多种保健功效，如其中的锌可促进儿童的生长发育，促进创伤面的愈合，增强男性精子的活力。

大白菜中的锰则可以起到调节人体中枢神经活动的作用。

大白菜所含丰富的维生素C，可阻止致癌物质亚硝胺的合成，亦有利于提高人体免疫功能。

大白菜所含大量膳食纤维，可加快胃肠蠕动，防止便秘，缩短废物在肠道内存留的时间，可降低肠癌的发病率。

【饮食宜忌】

宜：切大白菜时，宜顺其纹理切，这样白菜易熟，维生素流失少。大白菜适宜脾胃气虚、大小便不利，尤其是大便燥结之人食用。

忌：烹调时不宜用煮、烫后挤汁等方法，以避免营养成分的大量损失。另外,肺寒咳嗽者忌食，脾虚中寒者不可多吃。

【健康食谱】

绿豆白菜心粥

原料：白菜心500克，绿豆100克。

制法：先洗净绿豆，然后放入锅中加入适量的水煮粥，粥快成时，放入洗净的白菜心熬煮，待粥熟即可。

功效：清热解渴、清利肠胃，补充维生素及钙质，可有效改善习惯性便秘、骨质疏松。

黄花菜

黄花菜又名金针菜。它自古就是菜中的“大众情人”,《诗经·伯兮》云：“焉得谖草？言树之背。”谓思不能自遣，故树此草，玩味以忘忧也。唐代白居易亦有“杜康能散闷，萱草可忘忧”的诗句。宋代苏东坡对黄花菜十分赞赏，诗云：“萱草虽微花，孤秀能自拔。”

【营养价值】

黄花菜含有蛋白质、脂肪、糖类、膳食纤维、钙、磷、铁、钾、胡萝卜素、维生素 B_1、维生素 B_2、烟酸等。黄花菜的维生素含量比卷心菜高 10 倍，矿物质的含量也在卷心菜的 3 倍以上。

【保健功效】

黄花菜性凉，味甘。具有补气血、强筋骨、宽胸膈、清热利湿、解毒通乳、安神明目之功效。可治疗小便赤涩、黄疸、胸膈烦热、夜不安寐、风火牙痛、腮腺炎、痔疮便血及产后乳汁不下等病症。

黄花菜含钾较高而含钠很低，既可利尿，又可降低血压，因而对高血压和肾炎等病有防治作用。

由于黄花菜含维生素 B_1 和膳食纤维较多，能刺激胃肠蠕动，促使食物排空，增加食欲，故具

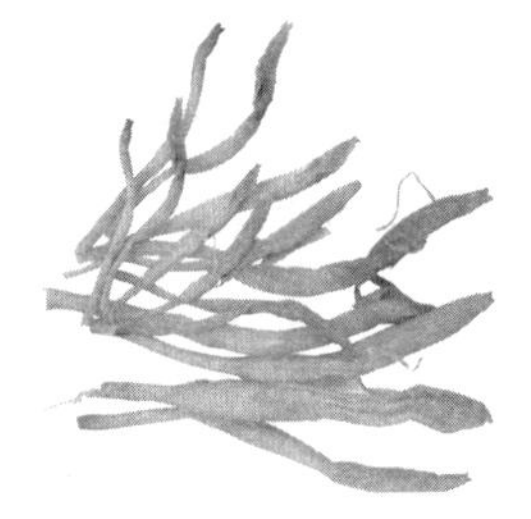

黄花菜

有安神作用。

黄花菜还含有天门冬素等抗癌物质，有预防癌症和缓解癌症的作用。

【饮食宜忌】

宜：老少皆宜。它更适宜气血亏损、身体素虚、心慌气短、阳痿早泄、情志不畅、精神抑郁、神经衰弱、健忘失眠之人食用。它也适宜咯血、呕血、便血、痔疮及各种出血患者，妇女产后少乳或乳汁不通者食用。

忌：用硫黄熏蒸的黄花菜，可导致人体缺钙。不宜食用有颜色、夹有杂物、上有霉点、手捏无弹性、发硬易断、有霉味或有硫黄味的黄花菜。另外，患有皮肤瘙痒症者忌食黄花菜。

【健康食谱】

黄花菜炖猪蹄

原料：猪蹄 500 克，干黄花菜 25 克，葱段 15 克，姜片 10 克，精盐、味精、料酒各适量。

制法：将猪蹄洗净，剁成小块，入沸水锅中焯去血水；黄花菜用温水泡发，去杂质，洗净，

切成段。净锅入底油上火，放入葱段、姜片炸香，将猪蹄块略炒，烹入料酒，掺入开水，调入精盐，开锅后用小火炖至肉熟，再放入黄花菜炖至肉烂脱骨时，调入味精、胡椒粉，出锅即成。

功效：补血益气，滑润皮肤。

莴苣

莴苣，又名莴笋、莴菜、千金菜，为菊科植物莴苣的茎、叶。它口感鲜嫩，色泽淡绿，如同碧玉一般，既可煮食又可炒食，也可凉拌，口感爽脆，有独特的营养价值。

【营养价值】

莴苣含有丰富的胡萝卜素、硫胺素、核黄素及钙、磷、铁、铜、碘、锰等矿物质及微量元素。茎叶和种子还可供药用。据测定每100克可食部分中，主要营养成分如下：水分96.4克、蛋白质0.6克、脂肪0.1克、碳水化合物1.9克、粗纤维0.4克、灰分0.6克、胡萝卜素0.02毫克、维生素B_1 0.03毫克、维生素B_2 0.03毫克、烟酸0.5毫克、维生素C 1毫克、钙7毫克、磷31毫克、铁2毫克、钾318毫克、钠31毫克、镁13.5毫克。

【保健功效】

莴苣性凉，味苦、甘。能通经脉，消水肿，通乳汁，利二便。它能促进骨骼、毛发、皮肤的发育，有助于人的生长；可以改善心肌收缩功能，对高血压、心脏病、肾脏病都有食疗作用。

同时，莴苣还可以促进小孩牙齿生长，因富含铁、钙、磷及维生素等营养成分，所以，常作为促进儿童生长发育的首选食品之一。

近年研究发现，莴笋中含有一种芳烃羟化脂，能够分解食物中的致癌物质亚硝胺，防止癌细胞的形成，对肝癌和胃癌等有一定预防作用，也可缓解癌症患者对放疗与化疗的反应。

【饮食宜忌】

宜：它适宜于少年儿童食用（能促进生长发育）；适宜高血压、心脏病、肾脏病、肥胖症、糖尿病及癌症患者等食用。同时，它也适合妇女产后缺乳或乳汁不通者食用。

忌：莴苣与乳酪不宜同食。它属于凉性食品，乳酪属于油脂性食品，二者功效不同，易引起消化不良和腹痛。莴苣与蜂蜜也不宜同食，同食会导致胃寒，引起消化不良、腹泻。另外，久食莴苣眼浊，有眼疾者忌食；脾胃虚寒及便溏、腹泻者也忌食。

【健康食谱】

芝麻拌莴苣

原料：莴苣250克，芝麻、盐、味精、麻油各少许。

制法：去掉莴苣皮后，将其

切成薄片，放入沸水中微烫，用冷开水过凉，放盐腌渍一会。芝麻炒熟备用，随即排去腌出的莴苣的水分，最后加芝麻、盐、麻油、少量味精即可食用。

功效：滋补肝胃、通经明目、乌须黑发，有益于高血压、眩晕症、弱视、头发早白、脱发等的防治。

蒜薹

蒜薹是大蒜的花茎。蒜薹的辛辣味比大蒜要轻，加之它所具有的蒜香能增加菜肴的香味，因此更易被人们所接受。有的地方也称它为青蒜，是大蒜幼苗发育到一定时期的青苗，它具有蒜的香辣味道，但无蒜的刺激性，常被作为蔬菜烹制，川菜制作回锅肉时更是不可少的配菜。

【营养价值】

蒜薹含有丰富的维生素C、维生素A、钙、铁、磷、钾、钠、铜、镁、锌、硒等营养素。

【保健功效】

蒜薹因含有丰富的维生素C，具有明显的降血脂及预防冠心病和动脉硬化的作用，并可防止血栓的形成。

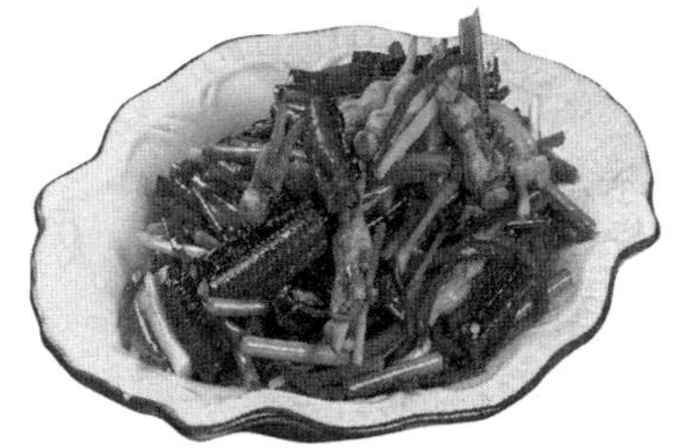

蒜薹炒鳝段

蒜薹含有辣素，其杀菌能力可达到青霉素的1/10，对病原菌和寄生虫都有良好的杀灭作用，可以起到预防流感、防止伤口感染、治疗感染性疾病和驱虫的功效。

蒜薹能保护肝脏，诱导肝细胞脱毒酶的活性，可以阻断亚硝胺致癌物质的合成，从而预防癌症的发生。

【饮食宜忌】

宜：一般人都可食用。

忌：消化功能不佳的人宜少吃，胃溃疡、便秘患者忌食。过量食用蒜薹会影响视力。蒜薹不宜烹制得过烂，以免其中的辣素被破坏，杀菌作用降低。

【健康食谱】

蒜薹炒鳝段

原料：黄鳝500克，蒜薹200克，姜丝、豆瓣酱、黄酒、酱油、花椒粒、鸡精各适量。

制法：（1）鳝鱼洗净，剔除骨头，切成段；蒜薹洗净切成段。

（2）炒锅放油烧热，放花椒粒炸香，倒入鳝段翻炒至表面变白，加入豆瓣酱、黄酒、姜丝、酱油。

（3）倒入蒜薹再翻炒2分钟左右，加鸡精调味，起锅即可。

功效：此菜有补脾和胃、理气消食的功效。

胡萝卜

胡萝卜又名黄萝卜、丁香萝卜。因其颜色靓丽、脆嫩多汁、芳香甘甜而受到人们的喜爱。胡萝卜所含营养成分之丰富，在蔬菜中享有盛名，故在民间有“小人参”之雅称。

【营养价值】

胡萝卜含有蛋白质、脂肪、糖类、胡萝卜素、维生素 B_1、维生素 B_2、维生素 C 及钙、磷、钾等矿物质。胡萝卜所含糖高于一般蔬菜，所含胡萝卜素十分丰富，在人体内可转化成维生素 A。

【保健功效】

胡萝卜性平，味甘。具有健脾消食，补血助发育，养肝明目，下气止咳之功效。

现代医学研究证明：胡萝卜可清除致人衰老的自由基。所含的 B 族维生素和维生素 C 等营养成分有润皮肤、抗衰老的作用。

胡萝卜能提供丰富的维生素 A，具有促进机体正常生长与繁殖、维持上皮组织、防止呼吸道感染及保持视力正常、治疗夜盲症和眼干燥症等功能。

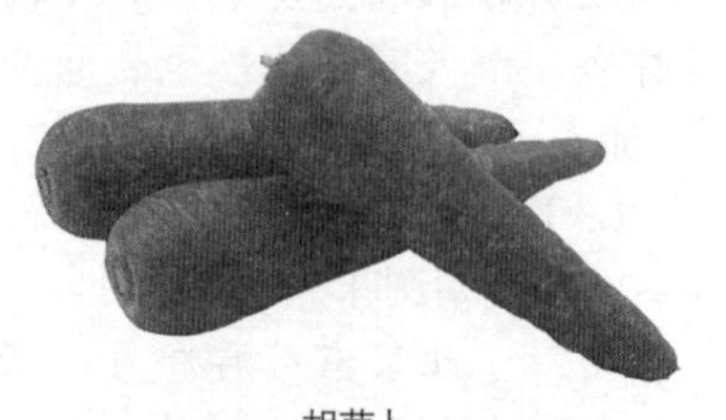

胡萝卜

胡萝卜素能增强人体免疫力，有抗癌作用，并可减轻癌症病人的化疗反应，对多种脏器有保护作用。妇女食用胡萝卜可以降低卵巢癌的发病率。

胡萝卜内含琥珀酸钾，有助于防止血管硬化，降低胆固醇，对防治高血压有一定效果。

【饮食宜忌】

宜：老少皆宜，尤其适合脾胃气虚、贫血、食欲不振、皮肤粗糙、眼睛干燥、夜盲症、头皮多屑发痒、高血压、胆结石等患者食用。在用胡萝卜做菜时，要多放油，最好同肉类一起炒。烹制胡萝卜的时间要短，以减少维生素 C 的损失。

忌：不要生吃胡萝卜，生吃胡萝卜不易消化吸收，90% 的胡萝卜素因不被人体吸收而直接排泄掉。糖尿病者少食胡萝卜。

【健康食谱】

雪梨胡萝卜汤

原料：雪梨 300 克，胡萝卜 100 克，菠菜 50 克，盐、胡椒粉、黄油、高汤各少许。

制法：(1)胡萝卜洗净去外皮，切成小条。

(2)雪梨去皮洗净，切成橘子瓣形状；菠菜洗净切碎。

(3)锅内加适量黄油融化，放入胡萝卜煸炒至断生，倒入适量高汤，煮开后加雪梨、盐、胡椒粉，最后撒入菠菜即成。

功效：此汤可润肺降火，且功效显著。

茄 子

茄子又名落苏，是茄科一年生草本植物茄的果实。它是为数不多的紫色蔬菜之一，也是餐桌上十分常见的家常菜。

【营养价值】

茄子含有丰富的维生素 E、维生素 P、蛋白质、糖类、脂肪、胡萝卜素以及钙、铁、磷等矿物质，它还含有甘草酸、葫芦巴碱、水苏碱及胆碱等。其中维生素 P 大量含在紫皮中，所含的维生素 E 居蔬果之首。

【保健功效】

茄子性凉,味甘。有清热凉血、活血祛瘀、止痛、祛风通络、利尿、消肿、解毒等作用。

茄子所含的龙葵碱能抑制消化道肿瘤细胞的增殖，特别对胃癌和直肠癌有防治作用。对高血压、动脉硬化、咯血、紫癜及维生素 C 缺乏病等症均有一定防治作用。

茄子所含维生素、蛋白质及钙等能化瘀而减少老年斑，降低脑血栓的发生率，并有抗衰老的作用。

由于茄子能清热活血，消肿止痛，亦可用来防治内痔便血。

茄子所含的皂苷能降低胆固醇。

【饮食宜忌】

宜：一般人都可食用，尤其适宜高血压、心脏病、动脉硬化、眼底出血、咯血、肝炎、痛风、糖尿病、维生素 C 缺乏病与癌症等患者及老年人食用。

忌：皮肤病患者不可多食。存放的茄子勿沾水。为使茄子中丰富的维生素 P 不流失，烹饪茄子最好不要油炸。老茄子，特别是秋后的老茄子含有较多的茄碱，对人体有害，应慎用。茄子性寒，凡体质虚弱及脾胃虚寒、腹泻者不宜食用。

【健康食谱】

元宫美味茄子馒头

原料：嫩茄子 2 个，羊肉、羊脂、羊尾子各 100 克，葱花、陈皮末、香油、蒜泥、香菜、酱油、奶酪各少许。

制法：(1) 将羊肉、羊脂、羊尾子剁成肉馅，加葱末、陈皮末、香油、酱油调好。

(2) 茄子去蒂，上头切开少许，挖出内瓤。

(3) 将调好的肉馅塞入茄子里，置盘子中，旺火蒸熟，下蒜泥、香菜末、奶酪，调匀即可食用。

【用法】早晚佐餐，可多食。

功效：可补虚强身，使脾健运，身强体壮。

西红柿

西红柿又名番茄、洋柿子。相传西红柿最早生长在南美洲，因色彩娇艳，人们对它十分警惕，视为“狐狸的果实”，又称狼桃，只供观赏，不敢品尝。现在它已是不少人餐桌上的美味，含有丰富的胡萝卜素、维生素C和B族维生素，尤其是维生素P的含量居蔬菜之冠。

【营养价值】

西红柿含有的营养成分很多，如维生素B_1、维生素B_2、维生素C以及铁、钙、镁等，此外还含有番茄素、谷胱甘肽、烟酸、柠檬酸、苹果酸、黄酮酸等物质，对身体健康十分有益。

【保健功效】

西红柿性微寒，味甘酸，有生津止渴、健胃消食、凉血平肝、清热解毒、降低血压之功效，对高血压、肾脏病人有良好的辅助治疗作用。

专家研究认为，西红柿除了对前列腺癌有预防作用外，还能有效减少胰腺癌、直肠癌、喉癌、肺癌、乳腺癌等症的发病危险。

多吃西红柿具有抗衰老作用，能使皮肤保持白皙。

烟酸能维持胃液的正常分泌，促进红细胞的形成，有利于保持血管壁的弹性和保护皮肤，所以食用西红柿对防治动脉硬化、高血压和冠心病也有帮助。

西红柿含有一种叫果胶的食物纤维，有预防便秘的作用。

【饮食宜忌】

宜：烹调西红柿时最好加点醋，这样可以破坏其中的有害物质番茄碱。西红柿一般人都可食用，尤其适宜暑热、高血压、心脏病、肾脏病、肝炎、皮肤粗糙等患者食用。

忌：凡脾胃虚寒者及月经期间的妇女皆忌食生西红柿；风湿性关节炎患者多吃西红柿会使病情恶化；急性肠炎、菌痢及溃疡期病人不宜食用。青色未熟的西红柿不宜食用。

【健康食谱】

番茄包心菜汁

原料：番茄250克，包心菜100克，苹果少许。

制法：将番茄、包心菜、苹果分别洗净，各切数片，然后一起放入果汁机搅成汁即可。

功效：减肥美容、降压利尿，对辅助治疗肥胖、糖尿病、动脉硬化尤为适宜。

洋 葱

洋葱又名葱头、玉葱，为百合科两年生或多年生草本植物洋葱的鳞，刚切开它时，有一种辣的香气，但尝起来又感觉丝丝甜

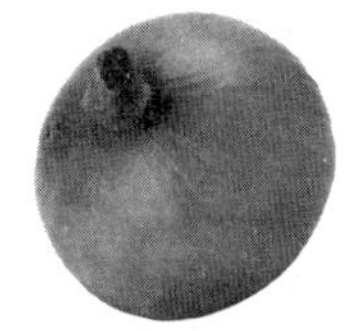
洋葱

甜。它在国外被誉为“菜中皇后”，营养价值颇高。

【营养价值】

洋葱含有蛋白质、糖类、膳食纤维、钙、磷、铁、硒、维生素 B_1、维生素 C，烟酸、胡萝卜素等。其中维生素 C 的含量比卷心菜高 7 倍，烟酸的含量也比一般蔬菜高 2~3 倍。

【保健功效】

洋葱性温，味辛、甘。有温肺化痰、解毒杀虫之功效。洋葱能降血压、降血脂、降血糖，并且具有抗癌作用，是一种多功能的保健蔬菜。

洋葱中的硫化物能降低人体血糖，可防治糖尿病。

因洋葱中含有前列腺素，此种物质能舒张血管，降低血压，可防治原发性高血压。

洋葱几乎不含脂肪，可降低血中胆固醇，具有良好的降血脂作用。

洋葱所含二烯丙基二硫化物、硫氨基酸等物质，不仅有杀菌作用，而且对预防动脉硬化、脑血栓、冠心病、心肌梗死等也很有益。

洋葱为低热量食物，有良好的减肥作用。

洋葱能有效地预防骨质疏松症。

洋葱所含烯丙基硫醚化合物及微量元素硒等，具有防癌抗癌作用。

【饮食宜忌】

宜：一般人都可食用，比较适合心脏病、动脉硬化、骨质疏松症、癌症、急慢性肠炎、痢疾等患者及老年人食用，尤其适宜于糖尿病人食用。

忌：患有皮肤瘙痒性疾病、眼部疾病者及狐臭应少食，因洋葱中挥发性的刺激成分会加重患者不适。同时不可过量食用洋葱，推荐量为每餐 50 克左右，因其易产生挥发性气体，过量食用会产生胀气和排气过多，给人造成不快。

【健康食谱】

洋葱炒牛肉

原料：牛肉 200 克，洋葱（白皮）15 克，番茄汁 15 克，白砂糖、淀粉（豌豆）、胡椒粉、植物油各适量。

制法：（1）洋葱去老皮洗净，切成块；牛肉洗净切片。

（2）淀粉加水适量调成汁，加上番茄汁、白砂糖、胡椒粉调匀。

（3）炒锅放油烧热，将牛肉片放入炒一下，倒在笊篱里，滤去油分。

（4）把洋葱、牛肉放在锅中，

将芡汁倒入，翻炒均匀即成。

功效：此菜能帮助消化，促进肠道排毒。

苦 瓜

苦瓜，又名癞瓜、凉瓜、癞葡萄等，为葫芦科一年生攀缘草本植物苦瓜的果实。它具有特殊的苦味，受到大众的喜爱。这不但因为其口味特殊，还因为其具有一般蔬菜无法比拟的神奇作用。苦瓜虽苦，却从不会把苦味传给其他食物，所以它又有“君子菜”的雅称。

【营养价值】

苦瓜营养丰富，每100克苦瓜含蛋白质0.9克、脂肪0.2克、碳水化合物3.2克、钙18毫克、铁0.6毫克、磷29毫克、钾260毫克、胡萝卜素0.08毫克、硫胺素0.07毫克、核黄素0.04毫克、烟酸0.3毫克、粗纤维1.1毫克、热量17.32千卡。

【保健功效】

苦瓜性寒，味苦，具有除邪热、解劳乏、清心明目、益气壮阳、滋阴降火、养血滋肝、润脾补肾、清火消暑之功效。对治疗热病烦渴、中暑、痢疾、赤眼疼痛、痈肿丹毒、恶疮等疾病都有很好效果。

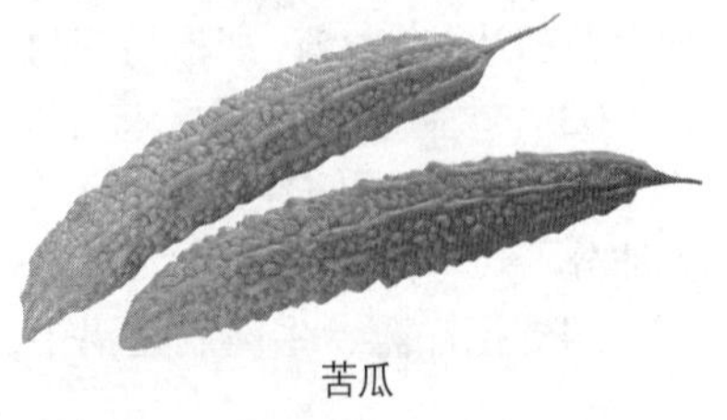

苦瓜

现代研究表明，苦瓜含有苦瓜苷和多种氨基酸，并含有类似胰岛素的物质，有降低血糖的作用。

苦瓜所含苦瓜素不但能促进食欲，利尿活血，消炎退热，解劳乏，清心明目，而且是一种强效的抗癌物质，它可以在一定程度上抑制鼻咽癌、口腔癌细胞的生长。

【饮食宜忌】

宜：食用苦瓜时应注意方法，以减少它的苦味。一般把苦瓜剖开后，用盐腌一会，或者切成丝后用冷水漂洗几次，苦味自然会减弱。苦瓜比较适宜暑热烦渴、肝热目赤、口舌生疮、疖肿、糖尿病及癌症等患者食用。

忌：脾胃虚寒及腹痛、腹泻者忌食苦瓜。

【健康食谱】

苦瓜粥

原料：苦瓜100克，玉米50克，冰糖适量。

制法：先把玉米淘净，再将苦瓜洗净剖开，去子和瓤，切成片，然后将玉米和苦瓜一起放入锅中加适量水煮粥。粥快好时，放入冰糖搅拌均匀即可。

功效：清热去暑、降糖降脂，对中暑发热、风热眼疾、疮毒、糖尿病等有较好的疗效。

黄 瓜

黄瓜又名胡瓜，相传它是西汉时张骞从西域引进的，所以最初又叫“胡瓜”。它富含水分，脆嫩清香，味道鲜美，属于亦蔬亦果的食物。由于黄瓜是一味可以美容的瓜菜，又被称为“厨房里的美容剂”，经常食用它或贴在皮肤上可有效地对抗皮肤老化，减少皱纹的产生。

【营养价值】

每100克新鲜的黄瓜含蛋白质0.8克，碳水化合物2.0克，脂肪0.2克,粗纤维0.4克,并含苷类、胡萝卜素、核黄素、维生素C和无机盐等多种物质。它的种子含脂肪油、亚油酸、棕榈酸、硬脂酸；它的头部苦味部富含维生素A、维生素C、维生素D及B族维生素。

【保健功效】

黄瓜性凉，味甘。具有清热止渴、利水消肿、泻火解毒之功效，可防治动脉硬化。

生黄瓜含有丰富的维生素C，可增强抗病能力和预防维生素C缺乏病。

黄瓜含钾较丰富，有益于心、肾疾病和水肿的治疗。

黄瓜所含膳食纤维能促进肠蠕动，降低胆固醇，高血压和冠心病患者食之有益。

黄瓜所含胡萝卜素有增强免疫功能和抗肿瘤的作用，所含黄瓜酶亦有抗癌作用。

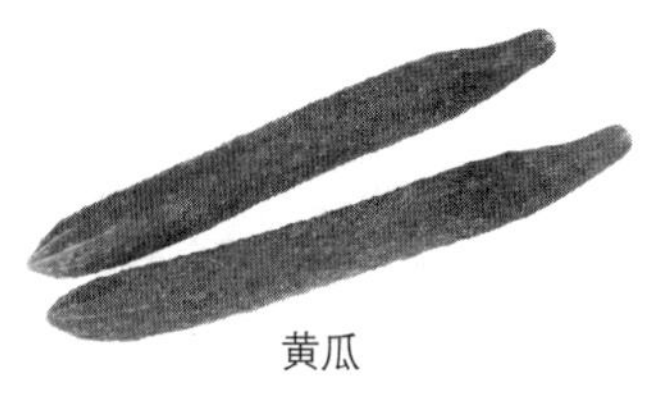
黄瓜

黄瓜含有丙醇二酸，可抑制糖类物质转化为脂肪，故常吃黄瓜有减肥作用。

黄瓜中的葡萄糖苷、果糖、甘露醇、木糖等，不参与糖代谢，故糖尿病患者食之不会升高血糖。

【饮食宜忌】

宜：在食用黄瓜时最好把黄瓜皮和子留下，因为黄瓜皮、子中含有丰富的营养，其皮中含有丰富的胡萝卜素，其子含有很多的维生素E，对健康非常有益。黄瓜适宜身热口渴、肥胖症、高血压、高脂血症、冠心病、水肿、糖尿病及癌症等患者食用。

忌：黄瓜性凉，慢性支气管炎、结肠炎、胃溃疡病等属虚寒者宜少食为妥；便、腹溏泻者忌食生黄瓜。

【健康食谱】

炒黄瓜酱

原料：嫩黄瓜、瘦猪肉各150克，酱油、姜末、精盐、绍酒、黄酱、湿淀粉、芝麻油、葱末、熟猪油各适量。

制法：(1) 将黄瓜洗净，选

用尾端子少的部分切成小丁，用精盐拌匀，腌出黄瓜的水分，滗出不要，猪瘦肉也切成小丁。

（2）将熟猪油倒入炒锅内，置于旺火上烧热，放入肉丁煸炒，待肉丁内的水分出来，锅内响声加大时，把锅移到微火上；到肉的水分已尽、响声变小时，再端到旺火上炒一会儿，直到肉的颜色由深变浅。随即加入葱末、姜末和黄酱炒，待酱味浸到肉中后，放入黄瓜丁、绍酒、酱油略炒。用调稀的湿淀粉勾芡，再淋上芝麻油，翻炒即成。

【用法】佐餐，每日适量。

功效：肉嫩酱香，清热利水，解毒消炎。

丝瓜

丝瓜又名天丝瓜、天罗、布瓜、蛮瓜、天吊瓜、絮瓜等，为葫芦科一年生草本植物丝瓜的鲜嫩果实，是人们常吃的蔬菜之一。它有两种样子：普通型的呈细长圆筒形、长棒形，密生茸毛，无棱，嫩时瓜果清脆；棱角型的瓜形体大、短粗，无茸毛，有棱角，嫩时软脆，适于炒食。丝瓜的药用价值很高，全身都可入药。

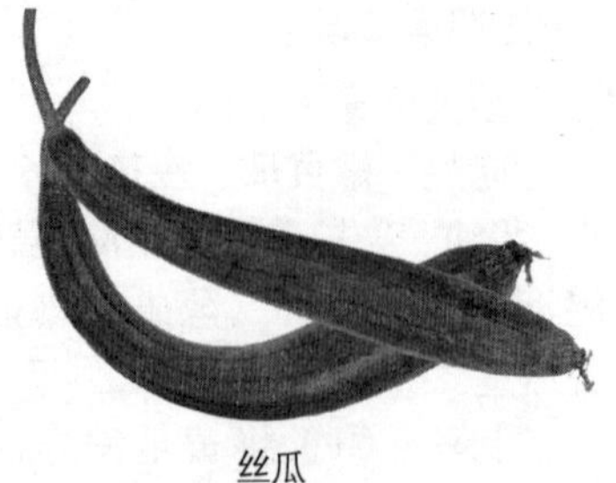

丝瓜

【营养价值】

丝瓜含有人体所需的水分、维生素、蛋白质、脂肪、钙、铁、磷以及干扰素的诱生剂、糖、核酸等营养成分，所含的矿物质、木糖胶等物质对人体也非常有益，其营养成分含量在瓜类中名列前茅。

【保健功效】

中医认为，丝瓜性凉，味甘，具有清热化痰、凉血解毒、安胎通乳之功效。

据医学家实验证明，长期食用丝瓜或用丝瓜液擦脸，可以让肌肤柔嫩、光滑，并可预防和消除痤疮和黑色素沉淀。丝瓜中含有丰富的维生素、矿物质、植物黏液和木糖胶，因此许多精华液中都加入了丝瓜水提取物，在日本化妆品市场，这类精华液是许多女性的美容必备品。

丝瓜中含有防止皮肤老化的维生素 B_1、增白皮肤的维生素 C 等成分，能保护皮肤、消除斑块，使皮肤洁白、细嫩，是不可多得的美容佳品。因丝瓜中维生素 C 较多，故常食用可防治维生素 C 缺乏病；又因维生素 B_1 较多，这对促进小儿大脑发育和保持中老年人大脑健康很有好处。

【饮食宜忌】

宜：丝瓜适宜身热烦渴、痰

喘咳嗽、肠风痔漏，疮痈疖肿、妇女月经不调及产后乳汁不足等患者食用；适宜儿童和老年人食用。丝瓜容易氧化发黑，烹饪时最好避免使用铁锅、铁铲，并且要快切快炒，减少放置时间。

忌：丝瓜也不适宜一次进食过多，否则可能引起腹泻，尤其是久病体弱者、消化不良者要格外注意。

【健康食谱】

丝瓜豆腐汤

原料：丝瓜 150 克，豆腐 400 克，植物油 30 毫升，黄酒 5 毫升，酱油、香油、精盐、味精、湿淀粉各适量。

制法：(1) 将丝瓜洗净后切成片。豆腐洗净后切成薄块。

(2) 锅置火上，放油烧热，放入丝瓜片翻炒几下，倒入开水、豆腐块，加入精盐、味精、黄酒、酱油煮沸，用湿淀粉勾成薄芡，淋上香油即成。

功效：此汤适用于目赤肿痛，缓解眼部疲劳。

冬 瓜

冬瓜，又叫东冬、白瓜、枕瓜，为葫芦科一年生蔓生草本植物。冬瓜是瓜菜中唯一不含脂肪的瓜菜，并富含丙醇二酸成分，能抑制糖类物质转化为脂肪成分，又因有较强的利尿作用，可增加减肥效果，故冬瓜有“减肥瓜”之称。

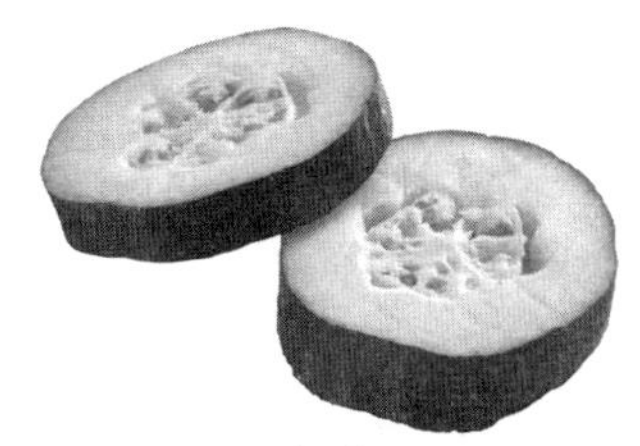

冬瓜

【营养价值】

冬瓜中含有丰富的水分、蛋白质、碳水化合物、维生素、钙、磷、铁、少量的钠等营养成分，尤其含有丰富的维生素 C、丙醇二酸、尿酶、胡萝卜素和组氨酸等。它最大的特点是不含脂肪，因此常作为减肥上品，深得爱美之士的青睐。

【保健功效】

冬瓜性微寒，味甘淡。能清热化痰，除烦止渴，利尿，消肿，减肥。

冬瓜几乎不含脂肪，而含有葫芦巴碱和丙醇二酸，能有效阻止体内脂肪堆积，并可阻止糖类转化为脂肪，故有良好的减肥作用。

冬瓜有抗衰老的作用，久食可保持皮肤洁白如玉，润泽光滑，并可保持形体健美。

冬瓜含钠量低而含钾量较高，对动脉粥样硬化、高血压、冠心病、肾脏病及水肿等有良好的防治作用。

冬瓜有良好的消热解暑功效。

夏季多吃些冬瓜，不但解渴消暑、利尿，还可使人免生疔疮。因其利尿，且含钠极少，所以是慢性肾炎水肿、营养不良性水肿、孕妇水肿的消肿佳品。

【饮食宜忌】

宜：冬瓜是一种解热利尿比较理想的日常食物，连皮一起煮汤，效果更明显。冬瓜适宜肾脏病水肿、妊娠水肿、肝硬化水肿、糖尿病、高血压、冠心病、动脉硬化、肥胖症等患者食用。

忌：素体虚寒，胃弱易泻者慎用，阳虚者忌食。

【健康食谱】

冬瓜汤

原料：冬瓜500克，盐、香油各少许。

制法：冬瓜去皮和瓤，洗净后切成小片，然后放入水中煮，待煮到快熟时，加入适量的盐、香油即可。

功效：消暑利尿、降脂美容，对糖尿病、便秘、慢性肾炎等患者尤为适宜。

南 瓜

南瓜，又名番瓜、麦瓜、饭瓜等。南瓜很早就传入我国，并得到广泛栽种、食用，因此有“中国南瓜”之说。近年来，人们发现南瓜不但可以充饥，而且还有一定的食疗价值，于是土味十足的南瓜得以登大雅之堂。

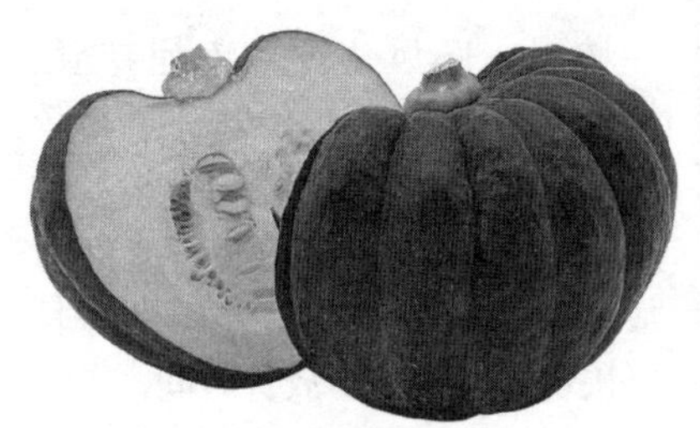

南瓜

【营养价值】

南瓜的营养成分有维生素A、B族维生素、维生素C，蛋白质、钙、磷、淀粉以及葫芦巴碱、精氨酸、腺嘌呤、多戊糖等，另外，所含的钴、锌、甘露醇、酚等对身体健康也非常有益。

【保健功效】

南瓜性温，味甘。具有补中益气、开胃健脾之功效。

南瓜中含有丰富的果胶和微量元素钴。果胶可延缓肠道对糖和脂质的吸收，钴是胰岛细胞合成胰岛素所必需的微量元素，所以常吃南瓜有助于防治糖尿病。

南瓜中含有丰富的维生素，其中β－胡萝卜素和维生素C对除去能导致癌症、动脉硬化和心肌梗死等多种疾病的自由基有一定作用。另外，南瓜在预防癌症、生活习惯病和防止老化方面也有一定效果。

南瓜还能消除致癌物质亚硝酸胺的突变作用，其中的果胶还可以中和清除体内重金属和部分农药，故有防癌、防中毒的作用，并能帮助肝、肾功能衰退患者增强肝肾细胞的再生能力。

【饮食宜忌】

宜：一般人都可食用，比较适宜于原发性高血压、冠心病、高脂血症、肥胖症、便秘及癌症等患者以及中老年人食用，糖尿病患者如果食用南瓜就一定要减少其他主食的分量。

忌：南瓜不宜食用过量，这样容易导致腹胀。南瓜最好不要与羊肉、油菜同食。黄疸病、脚气病及气滞湿阻等患者忌食南瓜。

【健康食谱】

南瓜红枣汤

原料：南瓜500克，红枣适量，红糖少许。

制法：南瓜洗净切成片，与红枣共同放入锅中，并加入适量水，放少许红糖煮汤，待南瓜煮软熟即可。

功效：消炎解毒、补血益气，对咽喉疼痛、支气管炎、哮喘等有较好的防治作用。

金针菇

金针菇又名金菇、毛柄金钱菌。其菌盖小巧细腻，黄褐色或淡黄色，干部形似金针，故名金菇。还有一种色泽白嫩的，叫银针菇。金针菇不仅味道鲜美，而且营养丰富，是拌凉菜和火锅食品的原料之一。

【营养价值】

金针菇含有赖氨酸、维生素 B_1、维生素 B_2 和维生素 E 等营养成分，其锌的含量也比较高。

【保健功效】

金针菇中含锌量比较高，有促进儿童智力发育和健脑的作用，在许多国家被誉为“益智菇”和“增智菇”。金针菇能有效增强机体的生物活性，促进体内新陈代谢，有利于食物中各种营养素的吸收和利用，对生长发育也大有益处。

中医认为，金针菇性寒、味咸，能利肝脏、益肠胃，经常食用金针菇，可以预防和治疗肝脏疾病及胃肠道溃疡。它也适合高血压患者、肥胖者和中老年人食用，这主要是因为它是一种高钾低钠食品。

金针菇可抑制血脂升高，降低胆固醇，防治心脑血管疾病。

食用金针菇具有抵抗疲劳、抗菌消炎、消除重金属盐类物质、抗肿瘤的作用。

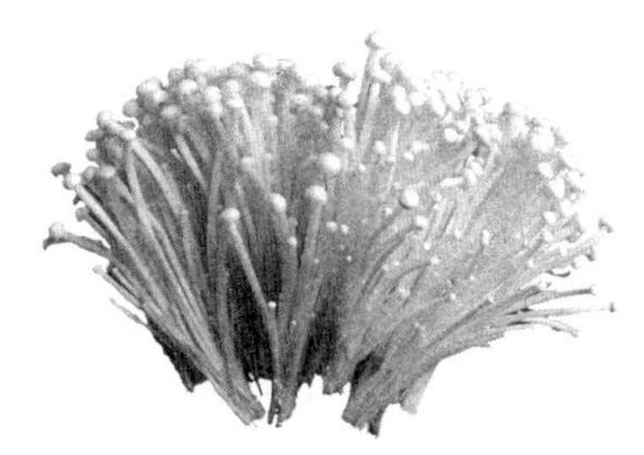

金针菇

【饮食宜忌】

宜：一般人都可食用，最适宜于气血不足、营养不良的老人和儿童食用。金针菇宜熟食，不可生吃。

忌：脾胃虚寒者不宜吃得太多。不要吃变质的金针菇。

【健康食谱】

芥油金针菇

原料：金针菇、香菜、火腿、芥末油、盐、香油各适量。

制法：(1) 将金针菇去老根洗净，香菜去叶洗净切段，火腿切丝，分别焯过控水备用。

(2) 将焯过的金针菇、香菜、火腿放盆内，加芥末油、盐、香油拌匀，装盘即可。

功效：香辣开胃。

香 菇

香菇，又称冬菇、香蕈等，它含有一般食品中较为少见的伞菌氨酸、口磨酸等，故味道特别鲜美。由于它味道鲜美，香气沁人，营养丰富，不但位列草菇、平菇之上，而且素有"菇中之王"的美誉。

【营养价值】

香菇含有丰富的蛋白质、碳水化合物、脂肪、维生素、钙、铁、磷以及烟酸、糖、麦角固醇、葡萄糖体、核酸类物质、干扰素诱生物等。它含有维生素 B_1、维生

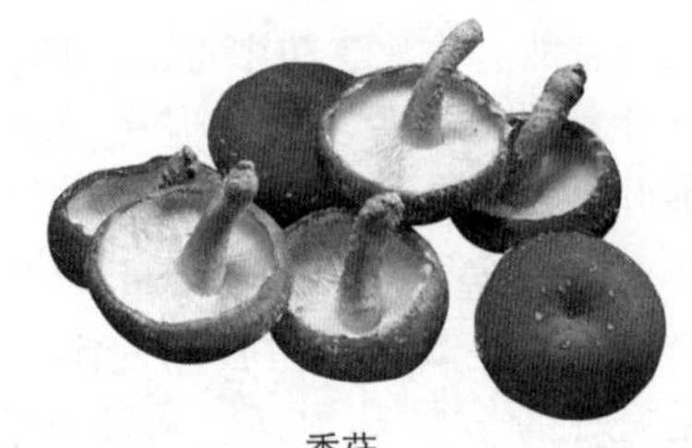
香菇

素 B_2、维生素 B_{12}，维生素 C 等多种维生素，以及 30 多种酶和十几种氨基酸，对人体健康非常有益。

【保健功效】

香菇性平，味甘。有益气补虚、利肝益胃、健体益智、降脂、防癌之功效。可防治脑出血、动脉硬化、心脏病、肥胖症、糖尿病等病症。香菇嘌呤、胆碱、酪氨酸、氧化酶以及某些核酸物质，能起到降血压、降胆固醇、降血脂的作用，又可预防动脉硬化、肝硬化等疾病。

香菇中的麦角甾醇，无论是日光或紫外线照晒，均可转变为维生素 D_2，是理想的抗佝偻病食物，尤其适宜小儿食用。

香菇所含的特殊氨基酸，能使尿蛋白明显下降，对治疗急慢性肾炎及多种肾脏病很有帮助。

【饮食宜忌】

宜：香菇的干制品通常比新鲜的疗效更好，所以做食疗时选择香菇干品较适宜。若食用新鲜香菇，晒一下效果会更好。另外，香菇比较适宜贫血、白细胞减少、免疫力低下及年老体弱者食用；

适宜高脂血症、高血压、动脉硬化、糖尿病及肥胖症等患者食用；适宜癌症、急慢性肝炎、脂肪肝、胆结石、肠燥便秘、佝偻病及肾炎病等患者食用。

忌：凡脾胃虚寒及顽固性皮肤瘙痒症患者，当少食或忌食。

【健康食谱】

香菇炖鸡

原料：肥嫩母鸡1只，水发香菇3朵，料酒50克，鸡汤750克，丁香5粒。

制法：(1) 香菇泡发，洗净撕成小块。

(2) 将鸡洗净，从背部剖开，再横切3刀，鸡腹向上放入炖钵，铺上香菇，加入调料、鸡汤。

(3) 钵内放入盛有料酒、丁香的小杯，加盖封严，蒸2小时后取出钵内小杯即成。

功效：此菜有滋补强身、增进食欲、开胃助消化、补益健身的功效。

黑木耳

黑木耳，又名云耳、树鸣等。它营养丰富，质地柔软，味道鲜美，因而有“素中之荤”和“素食之王”的美誉。

【营养价值】

黑木耳含有丰富的碳水化合物、蛋白质、维生素、脂肪、糖、纤维素、钙、铁、磷以及多种无机盐、植物固醇、磷脂等，特别是铁的含量相当高。

【保健功效】

黑木耳性平，味甘，具有滋养脾胃、益气强身、舒筋活络、补血止血之功效。

黑木耳还可增强人体免疫功能，并具有抗氧自由基和抗衰老的作用。

黑木耳能防治心脏病，并能防治痔疮和便秘。

黑木耳所含酸性异多糖具有抗癌作用，对宫颈癌有明显的疗效。

黑木耳所含腺嘌呤核苷能在一定程度上阻止血栓形成，防止动脉粥样硬化。

黑木耳所含酵素和植物碱等有化解和排除结石（如胆结石、尿道结石）的作用。

【饮食宜忌】

宜：黑木耳适宜与肉类共同煮食。黑木耳很适宜于高血压、高脂血症、冠心病、糖尿病及动脉硬化症等患者食用。也很适宜于胆结石、肾结石、膀胱结石及

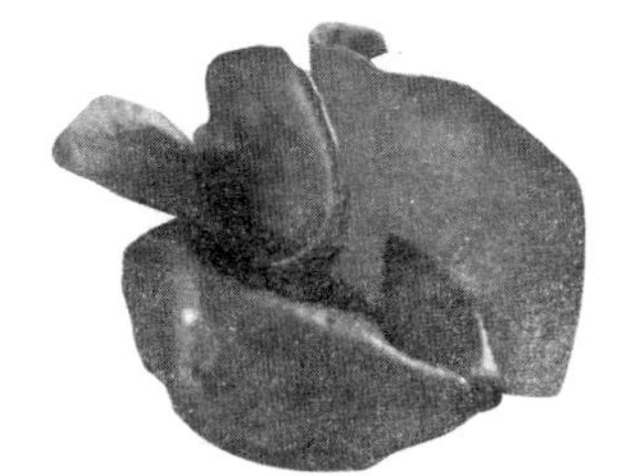

木耳

癌症等患者经常食用。

忌：新鲜的黑木耳中含有一种可引起皮炎的物质，故新鲜黑木耳不宜食用。因黑木耳含有嘌呤类物质，故痛风病患者不宜食用。

【健康食谱】

黑木耳炒猪肝

原料：黑木耳20克，猪肝200克，精制植物油、葱花、姜末各适量，料酒、麻油、盐、味精各适量。

制法：将黑木耳浸泡至软，捞出择洗干净，猪肝洗净后切薄片，放入碗中，加芡粉拌匀，然后放入热水中烫一下备用。炒锅上火，放油烧热，先放入葱花、姜末煸香，倒下猪肝片迅速翻炒，加入料酒炒匀后起锅滤油，放入盘中。将黑木耳放入锅中炒熟，然后倒入猪肝，加盐、麻油、少量味精合炒，起锅则可。

功效：养血润肠、补肝利肾，对贫血、习惯性便秘、慢性胃炎、慢性肝炎患者非常有益。

马铃薯

马铃薯又名土豆，是茄科茄属植物，是一种粮菜兼用型的农作物，与稻、麦、玉米、高粱一起被称为全球五大农作物，原产地是海拔3000多米的南美高地。在法国，土豆被称为“地下苹果”。土豆营养成分齐全，而且易为人体消化吸收，在欧美享有“第二面包”的称号。

【营养价值】

马铃薯所含淀粉、蛋白质、维生素C极为丰富，而其所含的营养成分中淀粉含量居第一位。另外，它还含有脂肪、纤维素、钾、钙等。马铃薯含有的营养比谷类食物、苹果等都优质，而且含有的蛋白质为完全蛋白，营养易被人体吸收。

【保健功效】

中医认为，马铃薯性味平甘，具有和胃调中、益气健脾、强身益肾、消炎、活血消肿等功效。

现代医学认为，马铃薯富含粗纤维，可促进胃肠蠕动，加速胆固醇在肠道内的代谢，具有通便和降低胆固醇的作用，可以治疗习惯性便秘和预防血胆固醇增高。

马铃薯淀粉在人体内被缓慢吸收，不会导致血糖过高，可用作糖尿病的食疗。

马铃薯热能低，并含有多种维生素和微量元素，是理想的减

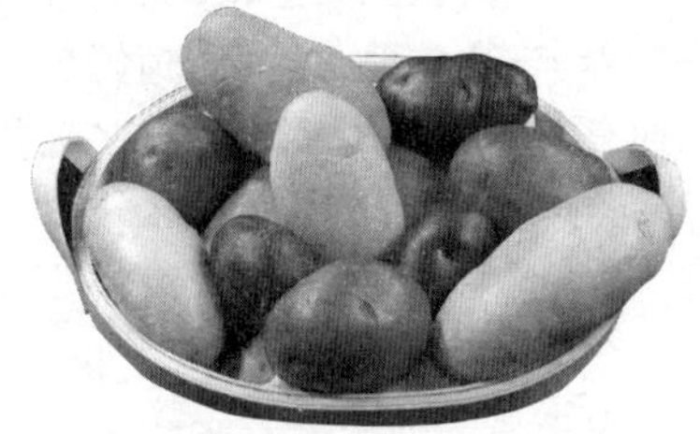

马铃薯

肥食品。

马铃薯含钾量高，适量食用可使中风概率下降。

马铃薯对消化不良也有特效，是胃病和心脏病患者的良药和优质保健食品。

【饮食宜忌】

宜：一般人都可以食用，尤其适合减肥者。

忌：食用马铃薯要特别注意，不要食用发了芽的马铃薯，它会使人出现呕吐、恶心、腹痛、头晕等中毒症状，严重者甚至会死亡。如果发现马铃薯有芽眼，则应将它除掉，否则也会危害健康。

【健康食谱】

罗宋汤

原料：马铃薯200克，牛肉250克，胡萝卜、番茄、洋葱各100克，蛋2个。

制法：先将马铃薯、胡萝卜、番茄、洋葱分别去皮洗净，并切成小块。牛肉也洗净切块，然后全部放入锅中加水煮，待汤熬浓时，放入蛋煮好即可。

功效：消食开胃、补气补血、强筋壮体，对慢性胃炎、疲劳、痛风等疗效明显。

山 药

山药又称薯蓣、薯药、长薯，为薯蓣科多年生草本植物的块茎。而山药中又以淮（怀）山药为最，

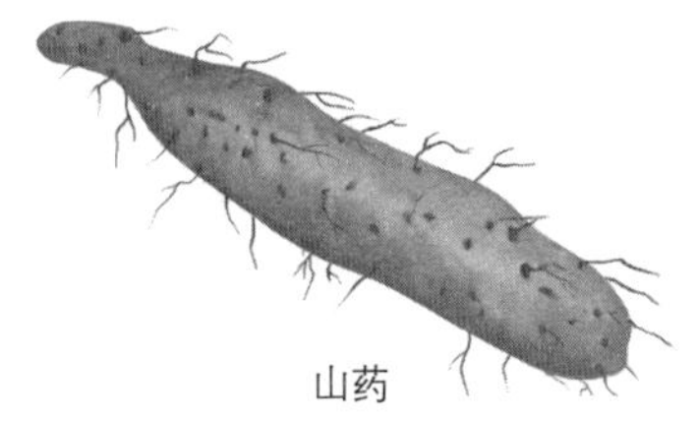

山药

是我国卫计委公布的食药两用蔬菜，是一种具有高营养价值的健康食品。淮山药是一种保健蔬菜，又名淮参、薯蓣,外国人称其为“中国人参”。

【营养价值】

山药含水分75%左右，碳水化合物14.4%~19.9%、蛋白质1.5%~2.2%、脂肪0.1%~0.2%，碳水化合物以淀粉为主。山药中的黏性物质是由甘露聚糖与球蛋白结合而成的黏蛋白。山药中含多种酶，尤其是淀粉酶含量较高。现代研究认为：山药除了含有蔬菜中的一般营养外，还含有丰富的保健因子，如山药素、尿囊素、皂苷、胆碱及8种人体必需的氨基酸和矿物质。

【保健功效】

山药营养价值很高，它含有人体需要的多种氨基酸、维生素C和黏液质，对人体有很好的滋养补益作用。所含的淀粉酶可帮助消化，增进食欲。

据现代药理研究表明，山药对实验性动物糖尿病有预防作用，并有降血糖作用；有诱生干扰素，增加机体免疫功能，改善冠状动脉和血液微循环等作用，并能祛

痰、镇咳、平喘。

山药还为病后康复食补佳品。山药含脂肪较少，几乎为零，而且所含的黏液蛋白能预防心血管系统的脂肪沉积，阻止动脉过早发生硬化；可增加人体T淋巴细胞，增强免疫功能，延缓细胞衰老。所以说常服山药延年益寿。山药中的黏液多糖物质与无机盐类相结合，可以形成骨质，使软骨具有一定弹性；此外，山药还有很好的减肥健美功用。

【饮食宜忌】

宜：一般人都可食用。食用山药时，应先去皮，以免产生麻、刺等异常口感。

忌：便秘和腹胀症状者忌食。

【健康食谱】

山药红枣粥

原料：山药100克，粳米100克，红枣适量。

制法：洗净山药，去皮切片，将其捣成糊。洗净红枣，浸泡在温水中，捞出后去核。淘净粳米，然后将红枣与粳米一起放入锅中煮成粥。稠粥将成时，把山药糊调入搅匀即可。

功效：健脾补血、降压益气，对贫血、高血压、慢性肠炎、腹泻等有益。

红 薯

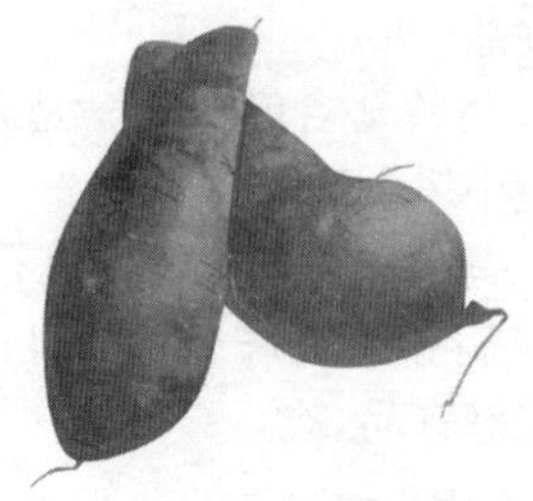

红薯

红薯，又名白薯、甘薯、番薯、山芋、地瓜等。它味道甜美，营养丰富，又易于消化，可供给大量的热量，有的地区还将它作为主食。此外，它还有着“土人参”的美誉。

【营养价值】

红薯含有糖类、蛋白质、脂肪、胡萝卜素、维生素C、维生素B_1、维生素B_2、烟酸、钙、磷、铁等。

【保健功效】

红薯含有大量膳食纤维，在肠道内无法被消化吸收，可刺激肠道，增强蠕动，通便排毒，尤其对老年性便秘有较好的疗效。

《本草纲目》记载，红薯有“补虚乏，益气力，健脾胃，强肾阴”的功效。

《金薯传习录》说它有6种药用价值：治痢疾和泄泻，治酒积和热泻；治湿热和黄疸；治遗精和白浊；治血虚和月经失调；治小儿疳积。

《陆川本草》说，红薯能生津止渴，治热病口渴。实际上红薯也是一种理想的减肥食品。

【饮食宜忌】

宜：适宜脾胃气虚、营养不良、习惯性便秘、慢性肝病和肾病及癌症等患者食用。红薯和米面搭配着吃，并配以咸菜或喝点菜汤可避免红薯引起的胃灼热。

忌：红薯含有气化酶，一次吃得过多会发生胃灼热、吐酸水、肚胀排气等现象。食用凉红薯也可致上腹部不适。胃肠疾病及糖尿病等患者忌食红薯。

【健康食谱】

拔丝红薯

原料：红薯500克，熟芝麻25克，植物油100克，白糖150克。

制法：

（1）将红薯去皮，切成大小适中的块。用七成热的油把红薯块炸至浅黄，待红薯熟后捞出备用。

（2）用100克清水煮白糖，并用勺子不断搅动，待白糖起花，把炸好的红薯块放入，翻炒均匀，使糖花均匀地挂在红薯块上。然后取芝麻撒在红薯上，迅速装盘即可。

功效：红薯富含膳食纤维，此菜可促进肠道蠕动，防止便秘，预防肠炎。

芋 头

芋头又称芋艿、芋奶、芋鬼和香芋等，为天南星科多年生草本植物芋的地下球质球茎。它煮、炒皆宜，亦可作主食充饥，并且是一味良药。因其口感细软、绵甜香糯而享有盛名。

【营养价值】

芋头的营养价值很高，块茎中的淀粉含量达70%，既可当粮食，又可作蔬菜，是老幼皆宜的滋补品，为秋补素食一宝。芋头还富含蛋白质、钙、磷、铁、钾、镁、钠、胡萝卜素、烟酸、维生素C、维生素B_1、维生素B_2、皂角苷等多种成分。

【保健功效】

芋头性平，味甘、辛，有小毒。能益脾胃，调中气，化痰散结。可治少食乏力、瘰疬结核、久痢便血、痈毒等病症。

芋头所含的矿物质中，氟的含量较高，具有洁齿防龋、保护牙齿的作用。

芋头中含有多种微量元素，能增强人体的免疫功能，可作为防治癌瘤的常用药膳食品。在癌症手术或术后放疗、化疗及其康复的过程中，有较好的辅助作用。

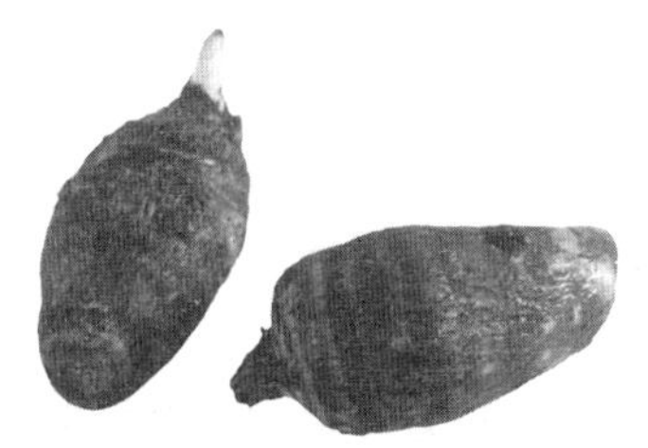

芋头

【饮食宜忌】

宜：一般人都可食用，比较适宜淋巴结肿大、瘰疬、龋齿、便秘、癌症、妇女乳腺增生等患者食用。芋头必须熟透食用，生芋汁可能引起皮肤过敏等症状，若出现过敏症状，可用生姜擦拭。

忌：腹中胀满及糖尿病患者应当少食或忌食。

【健康食谱】

芋头丸

原料：芋头1000克，陈海蜇100克，荸荠100克。

制法：将生芋头晒干后磨成粉末。去掉陈海蜇盐分，然后与荸荠一起洗净，放入锅中加水煮，待荸荠和陈海蜇煮得烂熟后去渣，然后加芋头粉末制成丸子状即可。

功效：解毒消肿、化痰去热，对治疗癌症等有一定的功效。

魔 芋

魔芋又名鬼头、鬼芋，它的原料是一种芋头，这种芋头是多年生的草本植物。它含有大量甘露糖苷、维生素、纤维素及黏液蛋白，具有奇特的保健作用和医疗效果，被人们誉为“魔力食品”。同时，它又具有神奇的药用价值，被称为“胃肠清道夫”“天赐神药”。

【营养价值】

每100克魔芋精品含葡萄甘露聚糖79.37克，蛋白质1.64克，钙48毫克，磷57毫克，铁4.06毫克；并含锌、铜、锰等矿物质和各种必需微量元素11种：生物碱、桦木酸、β–谷甾醇、豆甾醇、羽扇醇、蜂花烷、β–谷甾醇棕榈酸酯、葡萄糖、半乳糖、鼠李糖、木糖以及胡萝卜素、硫胺素、核黄素、抗坏血酸等。

【保健功效】

魔芋具有降血脂、降血糖、解毒消肿、抑菌、抗炎、化痰、散结、行瘀等功能，对肥胖、便秘、饱胀、肺寒、高血脂、高血压、冠心病、动脉硬化、糖尿病等都有较好疗效。经科研人员研究发现，魔芋对防治结肠癌、乳腺癌有特效；还可防治食道癌、脑瘤。

【饮食宜忌】

宜：一般人都可食用，尤其适合糖尿病患者和肥胖者食用。

忌：生魔芋有毒，必须煎煮

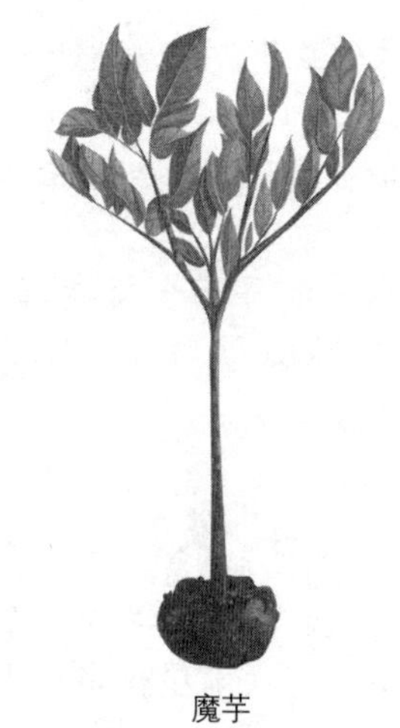

魔芋

3 小时以上才可食用，每次不宜多吃，以 80 克左右为宜。痼疾者忌食摩芋；食魔芋伤胎，孕妇也应忌食。

【健康食谱】

1. 魔芋豆腐

原料：魔芋片 500 克，大米（或玉米）250 克。

制法：(1) 魔芋片和大米（或玉米）浸在水中，浸时多换水以清除残毒，待发涨后，再用石磨磨成浆，放入锅内煮熟，即成魔芋豆腐。

（2）芋浆在锅中加热时，应用木棍不断搅拌，待完全煮熟，即铲起放入簸箕摊晾，摊晾厚度不超过 2.5~3 厘米。

（2）摊晾后，用刀切成块状，置水中浸泡数天，并常换水，待水没有怪味时，即可食用。芋片膨胀系数为 20~30 倍，所以煮时锅内应放足水。

功效：此菜有减少体内胆固醇堆积的作用，对防治高血压、动脉硬化有重要意义。

2. 鲜笋魔芋面

原料：魔芋 200 克，茭白 100 克，玉米笋 100 克，花菜 30 克，清水 800 毫升，大黄 5 克，甘草 5 克，盐 2 小匙，酱油 1/2 大匙，白芝麻 1/4 小匙。

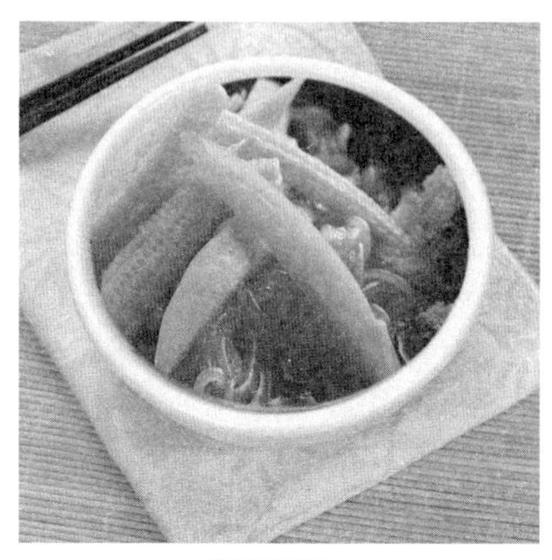

鲜笋魔芋面

制法：全部药材与清水置入锅中，以小火煮沸，约 3 分钟后关火，滤取药汁备用。茭白洗净，切片；玉米笋洗净，切对半；花菜洗净；全部放入滚水汆烫至熟，捞起。魔芋放入沸水中汆烫去味，捞起放入面碗内，加入茭白、玉米笋、椰菜及调味料。药汁倒入锅中加热煮沸，盛入面碗中即可。

功效：魔芋可活血化瘀，解毒消肿，宽肠通便，具有散毒、养颜、减肥、开胃等多种功能。

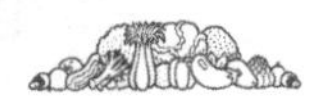

水果类

苹 果

苹果，古称柰，又叫滔婆，属蔷薇科植物，果实酸甜可口、营养丰富，是老幼皆宜的水果之一。它的营养价值和医疗价值都很高，被越来越多的人称为“大夫第一药”。

【营养价值】

苹果含有多种维生素和胡萝卜素、纤维素以及多种矿物质。所含维生素有维生素A、维生素B_1、维生素B_2、维生素C等，另外它还含有比其他水果都丰富的果胶和钾，其果糖、葡萄糖、蔗糖的含量属果类中的佼佼者。

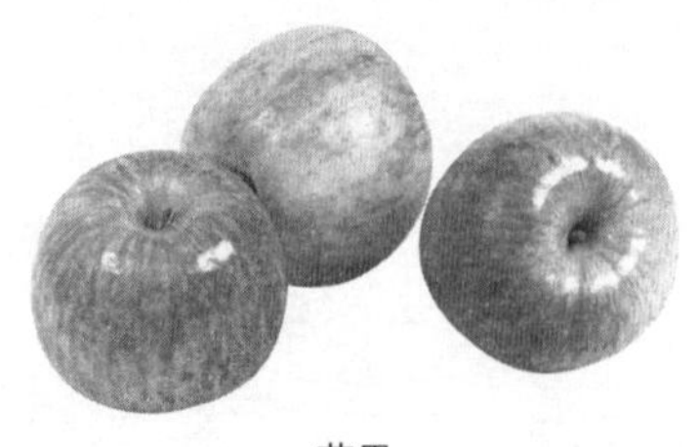

苹果

【保健功效】

苹果性凉，味甘，微酸，具有润肺、健脾益胃、生津止渴、清热除烦、助消化、止泄泻、顺气醒酒之功效。

因苹果含有丰富的果胶，有助于调节肠道的蠕动，而它所含的纤维则可帮助消除体内的垃圾，从而有助于人体排毒养颜。

常吃苹果可以摄入较多的钾盐，能促进体内钠盐的排出，可以起到降低血压、降低胆固醇、防止动脉硬化和防治心脏病的作用。

苹果中的果胶能调整肠道的生理功能，起到止泻作用。

苹果中的有机酸能刺激肠蠕动，其所含纤维能使大便松软，既能润肠通便，还可预防癌症。

苹果所含硼元素能防止或减少钙与镁的流失，故可促进骨骼健康和防治骨质疏松症。

【饮食宜忌】

宜：一般人都可食用，比较

适宜便秘、腹泻、高血压、高脂血症、肥胖症、贫血、骨质疏松症和癌症等患者食用；醉酒者与维生素C缺乏者也很适合食用。苹果做食疗妙方时尽量选择色泽鲜红的为佳。

忌：苹果一次不宜吃得太多，特别是肠胃不佳者，否则会伤胃或导致便秘等。苹果没熟也不要吃，因为生苹果含酸性成分较多，对身体无益。

【健康食谱】

苹果菠菜汁

原料：苹果1个，菠菜200克，牛奶适量。

制法：苹果洗净削皮去核，切成片。菠菜去杂洗净，然后切成小段。把苹果片、菠菜段一起放入果汁机中榨汁，取出浆汁加入适量的牛奶调匀即可。

功效：强身养血，对贫血、恢复体力尤为有益。

桃 子

桃又名山桃、蟠桃、蜜桃、寿桃、仙桃等，属蔷薇科、桃李属植物。在我国，人们总是把桃作为福寿祥瑞的象征，称其为“寿桃”和“仙桃”，在果品资源中，桃以其果形美观、肉质甜美被称为“天下第一果”。

【营养价值】

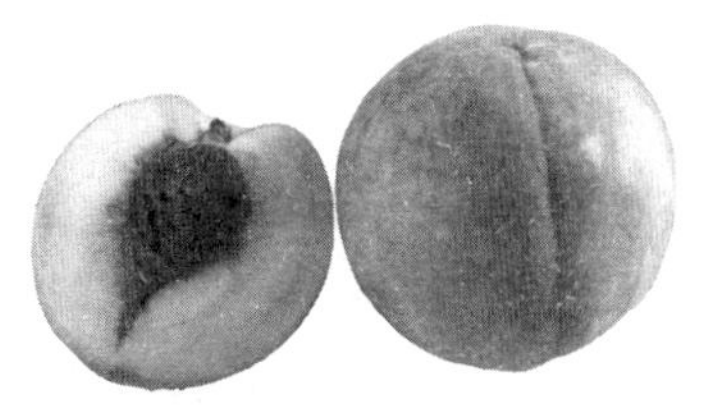

桃

桃含有蛋白质、脂肪、糖类（葡萄糖、果糖、蔗糖）、有机酸、挥发油、膳食纤维、灰分、胡萝卜素、维生素B_2以及钙、磷、铁、钾等矿物质和微量元素。

【保健功效】

桃中含铁量较高，非常适于缺铁性贫血病人食用。

桃的药用价值主要在于桃仁，桃仁中含有苦杏仁苷、脂肪油、挥发油、苦杏仁酶及维生素B_1等。

未成熟的桃果实干燥后，称为碧桃干，茧性味苦、温，有敛汗、止血之功效。对阴虚盗汗、咯血的患者有治疗作用。

高血压患者，每日早晚吃一个鲜桃，有利于血压平稳。吃的时候，最好选择软一些的桃。

跌打瘀肿患者，可用桃仁、生枝子、大黄、降南香各适量放在一起研成粉末，用米醋调服，可消瘀去肿，治愈外伤。

桃树皮中分泌的树脂，性黏稠，味甘苦，无毒，也具有药用价值，可治疗乳糜尿、糖尿病等症。

桃花也可入药，对水肿腹水、脚气足肿、大便干结、小便不利疗效显著。

【饮食宜忌】

宜：桃子适宜低血糖与口干饥渴者食用；适宜低血钾与缺铁性贫血患者食用；适宜大便燥结者及肝病等患者食用。

忌：不应食用两个仁的桃；食用龟肉、鳖肉及服中药白术时不宜食用；服用退热净、阿司匹林、布洛芬时不宜食用；服用糖皮质激素时不应食用；桃子性热，凡内热生疮、毛囊炎及疮疖等患者忌食；因含糖分较多，故血糖过高者忌食；溃疡病、慢性胃炎患者、孕妇忌食。

【健康食谱】

花草蜜桃茶

原料：水蜜桃2个，玫瑰20朵，菊花10朵，甘草5片，枸杞10粒，冰糖适量，水1千克。

制法：（1）锅里烧开水，加入除了桃子之外的所有材料，中小火煮5分钟。

（2）把桃子去核切块，放入杯中，将煮好的花草茶直接浇在桃子上，可以温热时饮用，冷藏后口感更佳。

功效：三伏天可解暑热。

榴　梿

榴梿，是一种驰名的优质佳果，它原产东南亚，被称为“万果之王”。其成熟果肉淡黄，黏性多汁，酥软味甜，吃起来具有陈乳酪和洋葱味，初尝有异味，续食清凉甜蜜，回味甚佳，故有“流连（榴梿）忘返”的美誉。

它是大补的水果，有“一个榴梿两只鸡”的说法，据说泰国女人坐月子都要吃它。泰国曾有这样一句民谚：“榴梿出，少笼脱。”意思是姑娘们宁愿脱下裙子卖掉，也要饱尝一顿榴梿。

【营养价值】

榴梿含有丰富的营养成分，包括蛋白质、淀粉、糖脂类、维生素A、维生素C、维生素E、生物素、叶酸、泛酸、烟酸、钙、铁、磷、钾、钠、铜、镁、锌、硒等。

【保健功效】

食用榴梿对身体十分有益，是补肾壮阳的佳品，同时还可以健脾补气，温补身体。

此外，中医认为榴梿性温热，有补血祛湿之效。榴梿的独特气味有开胃、促进食欲的功效，其中的膳食纤维还能促进肠道蠕动。民间将其壳煎淡盐水服用，可降火解滞；榴梿皮肉可解滞；用榴

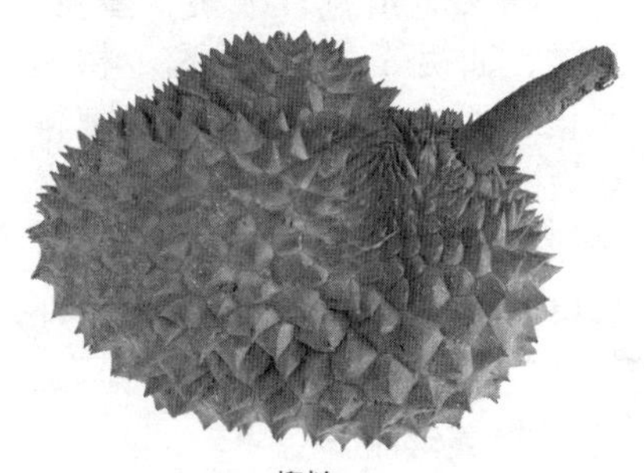

榴梿

梿皮及果肉煮鸡汤喝，可作妇女滋补汤，能驱胃寒。

【饮食宜忌】

宜：一般健康的人都可食用。体质虚寒者则十分适合食用榴梿，能壮阳助火，对促进体温上升加强血液循环有良好的作用。

忌：成熟后自然裂口的榴梿存放时间不能太长，当嗅到有酒精味时，一定是变质了，千万不要购买。热性体质者、糖尿病患者、喉痛咳嗽者、感冒者等不宜吃榴梿，否则可能令病情恶化。

【健康食谱】

花香榴梿

原料：榴梿1只，玉兰花，玫瑰花各2朵，红巧梅1朵，向日葵花1朵，枸杞子2克，仙人掌（干）5克，冰糖1克，盐2克。

制法：榴梿经净化处理后，将果肉取出切丁。接着将红巧梅与冰糖、枸杞子一同入水煮2分钟，调味后下入果肉及仙人掌等。然后，倒入榴梿壳中，撒上玉兰花及玫瑰花瓣即可。

功效：红巧梅营养丰富，与榴梿同吃，可以调整内分泌紊乱，解郁降火，健脾通经；玉兰花味辛甘，性温，可发散风寒，宣通鼻窍。

木 瓜

木瓜，学名番木瓜，又名万寿果，为岭南四大名果之一。它

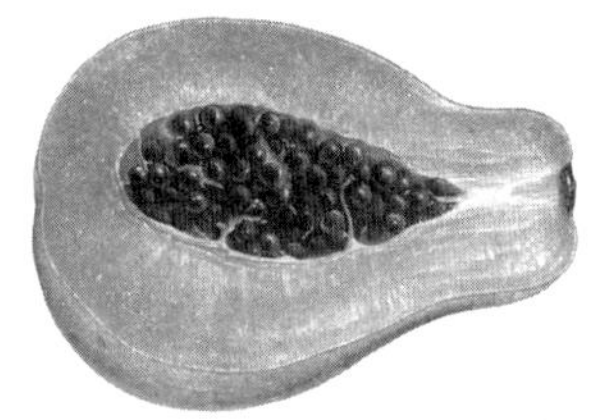

木瓜

果肉厚实、香气浓郁、甜美可口、营养丰富，有“百益之果”和“万青瓜”之雅称。它还是我国民间传统的丰胸食品，对保持胸部的健美有着很好的功效。现在，已经有越来越多的女性都通过食用木瓜来达到丰胸和健胸的目的。

【营养价值】

现代医学证明：木瓜中富含蛋白质、脂肪、糖类、纤维素，以及钙、铁、维生素A、维生素B_1、维生素B_2、维生素C、胡萝卜素、木瓜碱、木瓜蛋白酶、凝乳酶等，并富含17种以上氨基酸及多种营养元素。所有这些成分都为胸部的健美提供了良好的营养来源。

【保健功效】

木瓜是一种营养丰富、味道鲜美的果中珍品。现代医学证明，木瓜富含多种氨基酸及维生素，它所含的木瓜酶对乳腺发育非常有益，是女性滋补美胸的天然果品。

木瓜有健脾消食的作用。木瓜中的木瓜蛋白酶，能消化蛋白质，有利于人体对食物进行消化和吸收。如进食过多的肉类，胃肠就会负担加重，不易消化，而

木瓜蛋白酶可帮助分解肉食，减少胃肠的工作量。

木瓜性温，不寒不燥，其中的营养容易被皮肤直接吸收，特别是可发挥润肺的功能。当肺部得到适当的滋润后，可行气活血，使身体更易于吸收充足的营养，从而让皮肤变得光洁、柔嫩、细腻，皱纹减少，面色红润。

【饮食宜忌】

宜：一般人都可食用，尤其适合于营养不良、消化不良、肥胖和产后缺乳者食用。

忌：孕妇忌食，过敏体质者慎食。

【健康食谱】

银耳炖木瓜

原料：木瓜 200 克，银耳 100 克，白糖少许。

制法 :（1）木瓜洗净，切小块；银耳用清水泡发。

（2）锅内加适量水，先煮银耳，等银耳稍微有点融化后放入木瓜，再稍稍煮一会放些白糖即可。

功效：此菜有润肺止咳的功效。

龙 眼

龙眼，又名桂圆、亚荔枝，为无患子科木本植物龙眼的成熟果实。果肉甜美可口，不滋腻，不壅气，是国内外市场深受欢迎的珍贵果品。由于它营养丰富，故自古以来被视为滋补佳品。

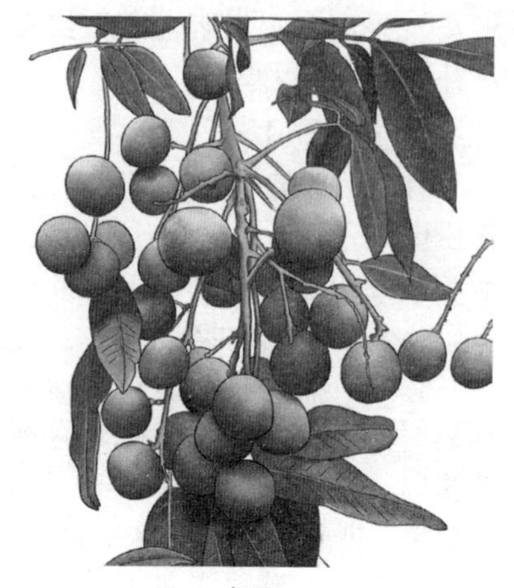

龙眼

【营养价值】

龙眼含有丰富的水分、维生素 C、胡萝卜素、维生素 B_1、维生素 B_2、烟酸，还含有有机酸、腺嘌呤和胆碱等成分，糖、蛋白质以及磷、铁、钙多种矿物质等营养成分。

【保健功效】

龙眼性温，味甘，具有健脑益智、补益心脾、养血安神之功效。

龙眼可以治疗贫血、气短、心悸、失眠、健忘、神经衰弱等症，又可治疗病后或产后身体虚弱、肠风下血、脾虚泄泻、产后水肿等。

龙眼肉还能提高人的免疫功能和应激能力，亦可增强人的抗病能力，并且具有抗癌作用。

【饮食宜忌】

宜：一般人都可以食用，尤其适合心悸、失眠、神经衰弱、记忆力低下、贫血等患者食用；也很适宜于老年人气血亏虚及妇女产后虚弱乏力者食用。

忌：龙眼属于温热食物，多吃易滞气，因此一次不宜吃得太多。

【健康食谱】

龙眼肉炖鸡汤

原料：肥母鸡1只，桂圆肉150克，盐、料酒、胡椒粉、味精、葱、姜适量。

制法：将鸡宰杀、清洗干净，入开水锅内焯水后捞出，洗去血沫放入砂锅内。再放桂圆肉及辅料，用大火烧开，后改用小火炖2小时左右，除去葱、姜，加味精调味即可食。

功效：补气健脾，养血安神，适宜心脾虚弱、气血不足、失眠头晕者调补，也可用于久病体虚、产后进补。

草 莓

草莓又名红莓、地莓等，台湾地区称其为士多啤梨，是蔷薇科草莓属的成熟果实。它的外形呈心形，鲜美红嫩，果肉多汁，酸甜可口，香味浓郁，不仅有色彩，而且还有一般水果所没有的宜人芳香，是水果中难得的色、香、味俱佳者，而且营养价值和美容价值极高，因此被人们誉为“果中皇后”。

【营养价值】

草莓含有蛋白质、脂肪、糖类、有机酸、钙、磷、铁、钾、锌、硒、胡萝卜素、纤维素、维生素E、维生素C、维生素B_1、维生素B_2、烟酸等营养成分。

草莓的营养成分容易被人体消化、吸收。

甜草莓中热量和碳水化合物的含量比生的和不甜的草莓高约3倍，但其他营养成分则与不甜的草莓相似。

【保健功效】

中医认为，草莓性味甘酸、凉。能润肺生津、健脾和胃、补血益气、凉血解毒，可辅助治疗动脉硬化、高血压、冠心病、维生素C缺乏病、结肠癌等。

草莓中含的胡萝卜素是合成维生素A的重要物质，具有明目养肝的作用。

草莓的维生素C含量很高，可消除细胞间的松弛或紧张状态，使脑细胞结构坚固，皮肤细腻有弹性。

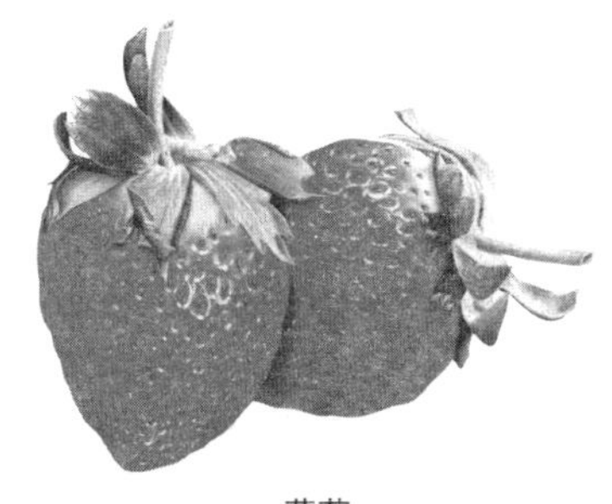

草莓

草莓的鞣酸含量丰富，可阻止人体内致癌化学物质被吸收，具有防癌作用。

草莓还含有丰富的果胶和不溶性纤维，可以帮助消化，通畅大便。

草莓对胃肠道和贫血均有一定的滋补调理作用。

【饮食宜忌】

宜：草莓适宜咽喉肿痛、声音嘶哑、风热咳嗽、暑热烦渴、水肿、腹泻、高血压、高脂血症、心脏病、肥胖病、下肢静脉曲张及各种癌症患者食用。草莓能治消温饱，故糖尿病患者亦可适当食用，但一次不可吃得太多。

忌：草莓中含有的草酸钙较多，尿路结石病人不宜吃得过多。

【健康食谱】

草莓薏仁优酪

原料：草莓6颗，优酪乳1盒（酸奶也可）、薏仁100克

制法：(1)将薏仁加水煮开，水沸后等薏仁熟透、汤汁呈浓稠状即可（约一小时）。放凉后放冰箱备用。如果前一天泡好米，会更省时间。

(2)草莓洗净、去蒂、切半，摆入盘中。

(3)浇入优酪乳、薏仁，即可食用。

功效：清毒、美白、去积水。

柿子

柿子是柿科柿属的一种，发源于中国和日本，现在中国、日本、朝鲜等地都有生长。柿子在中国是人们比较喜欢食用的果品，甜腻可口、营养丰富。不少人还喜欢在冬季吃冻柿子，别有风味。在日本，柿子是第三种重要的水果（仅次于柑橘和葡萄）。同时，柿饼、柿霜、柿叶皆可入药，故柿子又有“天然药库”之称。

【营养价值】

柿子含有丰富的蔗糖、葡萄糖、果糖、蛋白质、脂肪、瓜氨酸、果胶、胡萝卜素、维生素C、钙、磷、铁、钾、镁、碘等。

柿子所含的热量比较高，碳水化合物和膳食纤维的含量也比较高。

柿子的营养十分丰富，与苹果相比，除了锌和铜的含量比苹果低以外，其他成分均是柿子占优势。

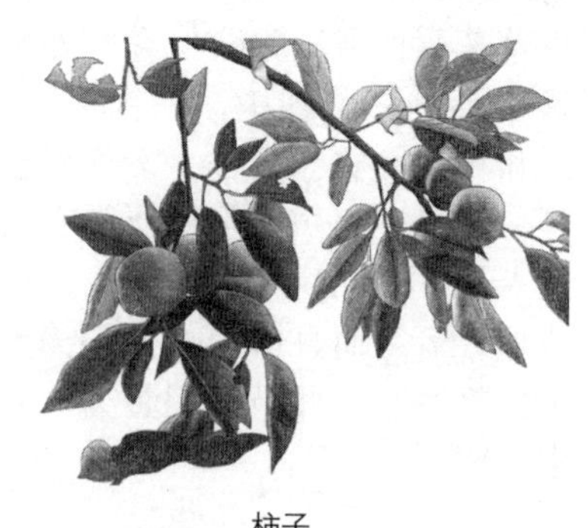

柿子

【保健功效】

中医认为柿子性寒，味甘、涩，具有补虚健胃、润肺化痰、生津止渴、清热解酒之功效。可以治疗高血压、痔疮出血、便秘、肺痨咳嗽、虚热肺痨、咳嗽痰多、咯血、水胀、气胀、黄疸、便血等症。

柿子含碘，所以对因缺碘引起的地方性甲状腺肿大很有帮助。一般人经常食用，对预防碘缺乏也大有好处。

生食红软柿子有清肺、胃蕴热、生津止渴的疗效；热病伤津、口干唇烂、胸中烦渴或热痢不止，可选大红柿子生食，每天2~3次。

柿饼：味甘，性平。具有润肺化痰、补脾润肠、止血等功效，用于燥痰咳嗽、腹泻、便血、痔疮出血等症。

柿霜：味甘，性凉。具有清热、润燥、止咳等功效，适用于口舌生疮、咽干喉痛、咯血等。

柿蒂：味甘，性平。具有降气止呃功效，适用于呃逆不止等症。

柿叶：嫩柿叶以开水泡，代茶饮，能软化血管、降低血压、防止动脉硬化，并有清热健胃、助消化的作用，对高血压、冠心病有一定的疗效。由于嫩柿叶有利尿作用，所以柿叶茶还可以用来解酒。

【饮食宜忌】

宜：柿子适宜痔疮出血、大便燥结、热病烦渴、肺热咳嗽、高血压、甲状腺病、咯血、便血等患者及醉酒之人食用。

忌：忌空腹食用鲜柿子，否则胃酸与柿子内的单宁相结合最易形成胃柿石，随即产生腹胀、腹痛。柿子忌与红薯同食，因食用红薯后会产生大量胃酸，再吃柿子就会沉淀成块，既难以消化，又难以排出，对人体非常有害。柿子也不可与螃蟹同食。因为蟹肉富含蛋白质，遇柿子中的单宁则凝结成块而不易消化，多食必然引起胃肠疾病。凡脾胃虚寒，便溏、腹泻、体弱多病、妇女月经期与产后以及糖尿病患者，均忌食柿子。贫血患者也应少吃为好。

【健康食谱】

柿子黑豆汤

原料：新鲜柿子1个，黑小豆30克。

制法：柿子洗净去柿蒂，切成柿丁，黑小豆洗净，二者同放入瓦罐中，加清水300毫升、食盐少许，共煎20分钟后沥出汤汁。

用法：趁热饮用，每日1剂。

功效：清热止血，可用于治疗尿血、痔疮出血等病症。

樱 桃

樱桃别名莺桃、含桃、荆桃等，为蔷薇科木本植物樱桃的成熟果实。它是上市最早的一种乔木果

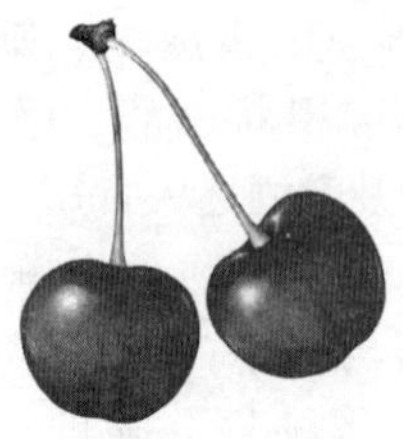
樱桃

实，号称“百果第一枝”。据说黄莺特别喜好啄食这种果子，因而名为“莺桃”。其果实虽小如珍珠，但色泽红艳光洁，玲珑如玛瑙宝石一样，味道甘甜而微酸，既可鲜食，又可腌制或作为其他菜肴食品的点缀，备受青睐。

【营养价值】

樱桃含有的蛋白质、碳水化合物、钙、磷比苹果、梨、橘子、葡萄中的含量约高 20 倍；维生素 A 也比苹果、橘子、葡萄高出 4~5 倍；B 族维生素、维生素 C 的含量也很丰富。而它的含铁量更是居各种水果之首。

【保健功效】

樱桃性热，味甘、酸，具有益脾胃、滋肝肾、祛风湿、益气涩精之功效。可治疗虚寒气冷、面色苍白、四肢不温、腹泻及遗精等症。

樱桃的含铁量特别高，居各种水果之首。常食樱桃可补充体内对铁元素的需求，促进血红蛋白再生，既可防治缺铁性贫血，又可增强体质，健脑益智。

樱桃营养丰富，对食欲不振、消化不良、风湿身痛等均有益处。经常食用樱桃能养颜驻容，使皮肤红润嫩白，祛皱消斑。

【饮食宜忌】

宜：一般人都可食用，比较适合消化不良、食欲低下、风湿腰腿痛、瘫痪、贫血、四肢麻木、体质虚弱等患者食用。头发枯燥者食之亦佳。一旦吃多了樱桃出现不适，可用甘蔗汁清热解毒。

忌：樱桃虽好，但也注意不要多吃。因为其中除了含铁多以外，还含有一定量的氰苷，若食用过多会引起铁中毒或氰化物中毒。樱桃性热，阴虚火旺者及糖尿病患者当少食或不食。热性病及虚热咳嗽患者要忌食。

【健康食谱】

樱桃甜汤

原料：鲜樱桃 4 千克，糖 2 千克。

制法：樱桃洗净，加水煎煮后，再加白糖继熬一二沸后停火备用。

功效：此汤具有促进血液再生的功效，可用于辅助治疗缺铁性贫血。

山 楂

山楂，又名山里红、红果、胭脂果，有很高的营养和医疗价值。老年人常吃山楂制品能增强食欲，改善睡眠，保持骨和血中

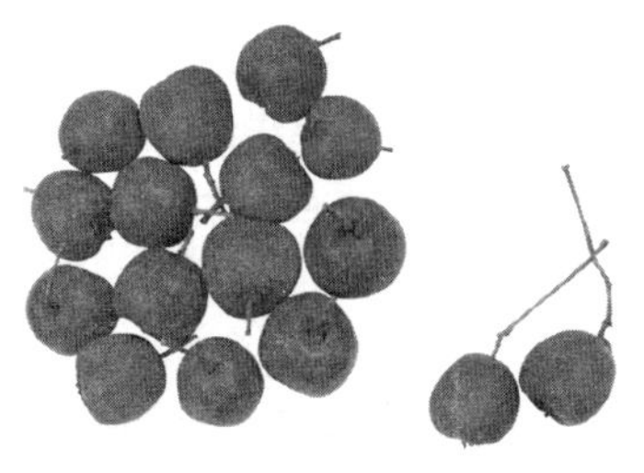

山楂

钙的恒定，预防动脉粥样硬化，使人延年益寿，故山楂又被人们视为“长寿食品”。

【营养价值】

山楂富含维生素C、碳水化合物、多种矿物质、胡萝卜素等，其钙、铁的含量属果类中的佼佼者，胡萝卜素的含量在水果中居第二位。

【保健功效】

现代医学研究证实，山楂能防治心血管疾病，具有扩张血管、增加冠脉血流量、改善心脏活力、兴奋中枢神经系统、降低血压和胆固醇、软化血管及利尿、镇静等作用；山楂酸还有强心作用，对老年性心脏病也有益；山楂能开胃消食，特别对消肉食积滞作用更好；山楂还有活血化瘀的功效，有助于解除局部瘀血状态，对跌打损伤有辅助疗效；山楂对子宫有收缩作用，在孕妇临产时有催生之效，并能促进产后子宫复原；能增强机体的免疫力，有防衰老、抗癌的作用。

【饮食宜忌】

宜：一般人都可食用。

忌：山楂不宜吃得太多，过多容易使人饥饿、损坏牙齿等。山楂不能与人参等补药混吃。山楂不适合孕妇吃，因为它会刺激子宫收缩，有可能诱发流产；山楂可帮助消化，促进消化液分泌，并不是通过健脾胃的功能来消化食物的，所以平素脾胃虚弱者不宜食用；儿童正处于牙齿更替时期，长时间食用山楂或山楂制品，对牙齿生长不利；山楂具有降血脂的作用，因此血脂过低的人也不宜多吃，否则会影响健康。

【健康食谱】

山楂粳米粥

原料：山楂30克，粳米100克，清水、白糖适量。

制法：将山楂洗净并拍开置于砂锅中，加入适量清水煎煮30分钟，去渣留汁。将粳米淘洗干净后置于锅中，加入煎煮好的山楂汁熬煮成粥，再加入适量白糖调味即可。

【用法】每日2次，早、晚空腹各食1次。可常服。

功效：本品具有消积滞、去脂减肥之功效。

椰 子

椰子又称奶桃、可可椰子，俗称越王头，古称胥邪，为棕榈科常绿乔木椰子的果实。为壳硬肉硬多汁鲜果。原产东南亚地区，

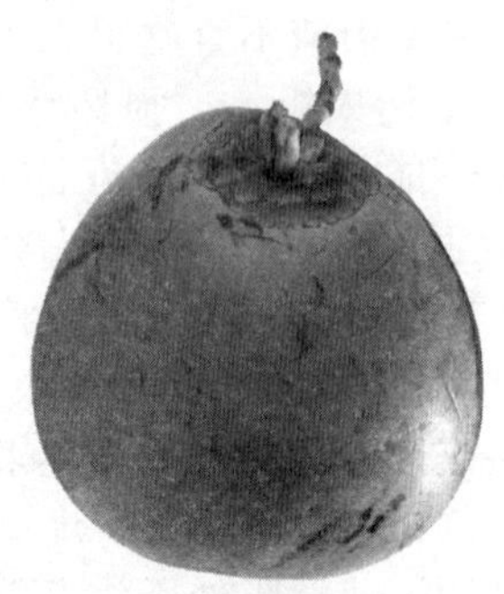

椰子

我国由越南引入，已有2000多年栽培历史。椰子是典型的热带水果，其果汁和果肉都含有丰富的营养成分。

【营养价值】

椰子含有丰富的蛋白质、脂肪、维生素A、维生素C、生物素、叶酸、烟酸、钙、铁、磷、钾、钠、铜、镁、锌、硒等营养成分。

现代医学认为，椰肉含有大量的油类物质，而这些物质的主要成分包括棕榈酸、油酸、月桂酸、脂肪酸、游离脂肪酸等。

【保健功效】

中医认为，椰肉具有补益脾胃、杀虫消疳之功效，椰汁有生津、利水等功能。可暖肠胃、发汗、消积滞、乌发。

椰肉的含油量约为35%，油中的主要成分为癸酸、棕榈酸、油酸、月桂酸、脂肪酸、游离脂肪酸及多种甾醇物质。这些物质具有补充机体营养、美容、防治皮肤病的作用。

在炎热的夏季，椰汁有很好的清凉消暑、生津止渴的功效。

椰汁还有强心、利尿、驱虫、止呕止泻的功效。

【饮食宜忌】

宜：椰肉炖汤补益功效更加显著。

忌：体内热盛的人不宜常吃椰子。心力衰竭的病人食用椰子会加重心脏负担；服用苦味健胃药、祛风健胃药时食用椰子，会直接影响药物的疗效；服用阿司匹林、对乙酰氨基酚、异烟肼、布洛芬时食用椰子，可降低药物的疗效；椰子汁性热，不宜多饮。另外，脾胃虚弱、腹泻、腹痛者不可食椰子。长期睡眠不佳，爱吃煎炸食物，容易发脾气或口干舌燥者，切记不要多吃椰子。

【健康食谱】

椰子糯米蒸鸡饭

原料：椰子肉、糯米、鸡肉各等份。

制法：椰子肉（碎成小块），同糯米、鸡肉放入大盅内隔水蒸烂熟，服食。或单用椰子1个，锯开顶盖，保留椰汁，加入糯米适量，盖好后隔水炖3小时，服食。

功效：温中，益气，祛风，补脑。适用于脾虚倦怠、四肢无力、食欲不振、中气虚弱等患者食用。

金 橘

金橘又称夏橘、金枣、寿星柑等，它皮色金黄、皮薄肉嫩、汁多香甜。洗净后可连皮带肉一起吃下。它含有特殊挥发油、金橘苷等特殊物质，具有令人愉悦的香气，是颇具特色的水果。

【营养价值】

金橘含有多种维生素、蛋白质、矿物质及多种氨基酸、有机酸、丁香酚、金橘甾等。

【保健功效】

金橘性温，味甘、辛。具有化痰止咳、理气解郁、消食醒酒之功效。常食金橘还可增强机体的抗寒能力，防治感冒。

金橘所含金橘苷与维生素C，均具有强化毛细血管与防止血管脆弱和破裂的作用，既可增强人体的抗寒能力，又对高血压、动脉硬化、冠心病等可起到辅助治疗的作用。

金橘的香气令人愉悦，具有行气解郁、生津消食、化痰利咽、醒酒的作用，为脘腹胀满、咳嗽痰多、烦渴、咽喉肿痛者的食疗佳品。

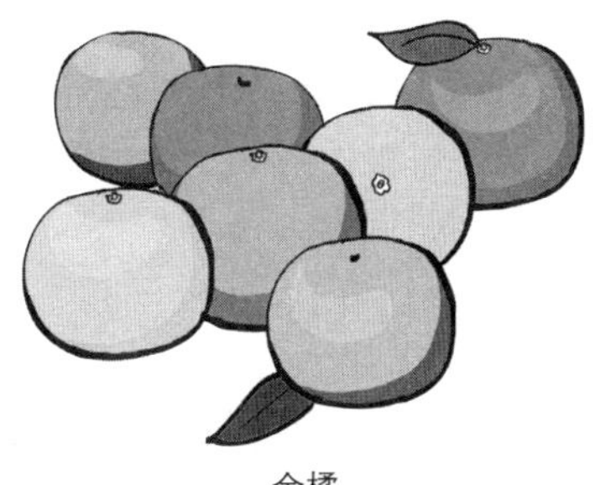

金橘

【饮食宜忌】

宜：一般人都可食用。比较适宜于胸闷郁结、食欲低下、伤食腹胀、醉酒口渴之人食用；也适宜高血压、冠心病、动脉硬化等患者食用。

忌：由于金橘的很多营养成分集中在皮上，故吃金橘时不要去皮。牙龈肿痛、口舌生疮、气虚脾弱及糖尿病等患者少食或忌食。

【健康食谱】

金橘萝卜汁

原料：金橘4个，萝卜50克，苹果50克，蜂蜜适量。

制法：先把金橘洗净后切成两半，萝卜、苹果洗净去皮，苹果去核，分别切成小块。然后将此三味一起放入果汁机中榨汁，最后加适量蜂蜜搅匀即可。

功效：补充维生素C，对治疗咳嗽、感冒尤为适宜。

哈密瓜

哈密瓜，古称甜瓜、甘瓜。哈密瓜有“瓜中之王”的美称，含糖量在15%左右，形态各异，风味独特，有的带奶油味，有的含柠檬香。但都味甘如蜜，奇香袭人，饮誉国内外。在诸多哈密瓜品种中，以“红心脆”“黄金

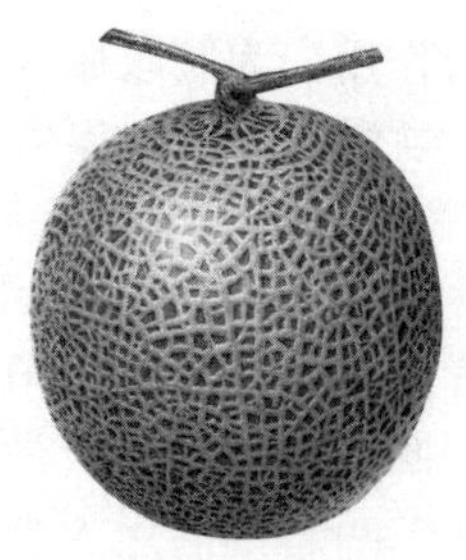
哈密瓜

龙”品质最佳。哈密瓜不但好吃，而且营养丰富，药用价值高。

【营养价值】

哈密瓜含有丰富的营养成分，有维生素 A、维生素 C、维生素 E、胡萝卜素、叶酸、泛酸、烟酸、生物素等营养素，还有钙、铁、磷、钾、钠、铜、镁、锌、硒等矿物质元素。

【保健功效】

中医认为，甜瓜类的果品性质偏寒，具有疗饥、利便、益气、清肺热、止咳的功效，适宜于肾病、胃病、咳嗽痰喘，贫血和便秘患者。现代研究发现，哈密瓜含有丰富的蛋白质、葡萄糖、维生素及铁、磷、钙等微量元素。

食用哈密瓜对人体造血功能有显著的促进作用，可以用来作为贫血的食疗之品。对女性来说也是很好的滋补水果。

哈密瓜还有清凉消暑、除烦热、生津止渴的作用，是夏季的解暑佳品。

【饮食宜忌】

宜：一般人都可食用。

忌：哈密瓜性凉，不宜吃得过多，以免引起腹泻。患有脚气病、黄疸、腹胀、便溏、寒性咳喘以及产后体虚的人不宜食用哈密瓜。哈密瓜含糖较多，糖尿病人也应慎食。

【健康食谱】

哈密瓜汁

配料：哈密瓜半个，柠檬汁少许，蜂蜜少许，碎冰少许。

制法：(1) 将哈密瓜削皮切成块状放入果汁机内。

(2) 加入碎冰打成汁倒入杯中。

(3) 加入柠檬汁、蜂蜜调匀后即可饮用。

功效：消暑解燥、生津止渴、美白防皱、消除水肿、利尿，预防高血压。

菠萝

菠萝又称凤梨，为凤梨科草本植物菠萝的成熟果实，原产于巴西，16 世纪时传入我国。它果形美观，汁多味甜，有特殊的香味，是深受人们喜爱的水果。

【营养价值】

菠萝含有糖类、蛋白质、脂肪、膳食纤维、钙、磷、铁、胡萝卜素、维生素 C、维生素 B_1、维生素 B_2、烟酸及有机酸等。

【保健功效】

菠萝味甘、微酸，性平，有补益脾胃、生津止渴、润肠通便、利尿消肿等功效，可缓解中暑烦渴、肾炎、高血压、大便秘结、支气管炎、血肿、水肿等症，并对预防血管硬化及冠状动脉性心脏病有一定的作用。

菠萝有溶解阻塞于组织中的纤维蛋白质和血凝块的作用，能改善局部的血液循环，消除炎症和水肿。

菠萝中所含的糖、盐类和酶有利尿作用，适当食用对肾炎、高血压病患者有益。

菠萝丰富的果汁能有效地酸解脂肪，所以也有很好的减肥作用；菠萝中含的菠萝蛋白酶可以舒缓嗓子疼和咳嗽的症状，对防治感冒有很好的效果。

【饮食宜忌】

宜：菠萝适宜暑热烦渴、肾炎、高血压、心脏病、大便秘结及消化不良者食用。吃菠萝应先把菠萝去皮切成片，放在淡盐水里浸泡30分钟，再用凉开水浸洗后食用。这样做可去掉菠萝的涩味，使菠萝吃起来味道更甜，更重要的是盐水可破坏菠萝朊酶对人体的致敏性，预防“菠萝病”的发生。

忌：胃溃疡、血凝机制不健全者忌食；发热及患有湿疹疥疮的人不宜多吃。

【健康食谱】

菠萝咕噜肉

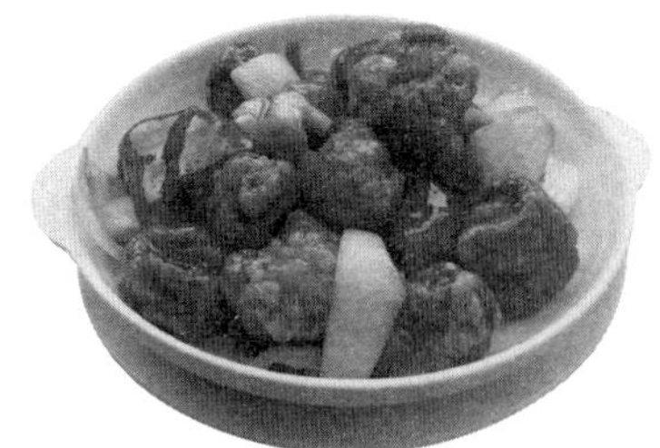

菠萝咕噜肉

原料：猪瘦肉300克，菠萝300克，青红鲜椒20克，红干椒0.5克，青干辣椒2克，白醋10毫升，番茄酱20克，生粉14克，白糖35克，精盐4克，味精2克，料酒6毫升，胡椒粉0.2克，鸡蛋25克，山楂片4克，食油100克，葱段4克，蒜茸4克。

制法：（1）将猪瘦肉切成厚约0.7厘米的厚片，放入盐、味精、鸡蛋、生粉、料酒拌匀腌制入味，将青椒、菠萝切成三角块。

（2）猪肉片挂鸡蛋，拍干淀粉。

（3）将白醋、番茄酱、白糖、精盐、山楂片、胡椒粉调成味汁。

（4）猪肉片入热油锅内炸熟。

（5）锅中放油，将葱段、蒜茸、青红干椒爆香，再放入新鲜青、红椒与菠萝炒熟，放入调好的汁勾芡，再放入炸好的猪肉翻炒即成。

功效：酸甜、微辣、可口，有利尿的作用。

甘蔗

甘蔗，又名薯蔗、竿蔗、糖梗、菅蔗、竹蔗、接肠草等，属禾本

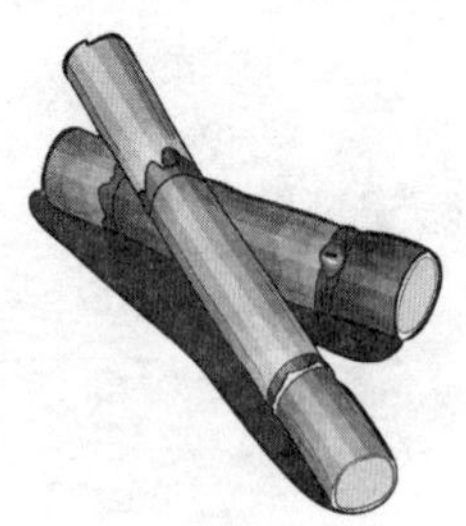

甘蔗

科蜀黍族甘蔗属，是热带、亚热带生势旺盛、植株高大的高秆单子叶一年生或多年生草本植物。它是制造蔗糖的原料。甘蔗汁多味甜，营养丰富，被称作果中佳品，有人称："秋日甘蔗赛过参。"

【营养价值】

甘蔗的营养价值很高，它含有水分比较多，占甘蔗的84%。甘蔗含糖量最为丰富，其中的蔗糖、葡萄糖及果糖含量达12%。此外，甘蔗还含有人体所需的其他物质，如每百克甘蔗含量蛋白质0.2克、脂肪0.5克、钙8毫克、磷4毫克、铁1.3毫克。另外，甘蔗还含有天门冬氨酸、谷氨酸、丝氨酸、丙氨酸等多种有利于人体的氨基酸，以及维生素 B_1、维生素 B_2、维生素 B_6 和维生素C，等等。

【保健功效】

甘蔗味甘、性寒，甘可滋补养血，寒可清热生津，故有滋养润燥之功，适用于低血糖，心脏衰弱、津液不足、咽喉肿痛、大便干结、虚热咳嗽等病症。

甘蔗含纤维多，在反复咀嚼时就像用牙刷一样，把残留在口腔牙缝中的垢物一扫而净，从而能提高牙齿的自洁，不仅能美白牙齿，还有抗龋的能力。

【饮食宜忌】

宜：一般人都可食用。

忌：甘蔗性寒，脾胃虚寒、糖尿病、胃腹寒疼者不宜食用。

【健康食谱】

甘蔗鸡汤

原料：甘蔗小半根，老母鸡1只，葱姜、黄酒适量（不用加盐，更不用加香料）。

制法：（1）母鸡切块，洗净后汆烫洗去浮沫。

（2）甘蔗去皮后洗一洗，再切成小块。

（3）鸡块放入砂锅里，添加足量的清水以及葱姜和黄酒，大火煮开后转小火煲2小时左右。

（4）鸡肉软烂后再放入甘蔗，再煮1小时即可。煮的时间越久，甘蔗的香甜味越浓。

功效：适用于贫血、低血糖、低血压的人群。

柚 子

柚子，又名文旦、象皮果、泡果，属芸香料植物，果大皮厚肉多，肉可生食。它是产于福建、广东等南方地区的水果，以广东沙田柚为上品。它味道酸甜，略带苦味，含有丰富的维生素C及大量其他营养素，是医学界公认的极具食疗效果的水果。

【营养价值】

柚子含有丰富的B族维生素、维生素C、水分、蛋白质及铁、钙、磷等营养成分。另外还含有有机酸、黄酮类、固醇类、香豆精类、挥发油、果胶等。

【保健功效】

柚子味甘酸、性寒，具有理气化痰、润肺清肠、补血健脾等功效，能治食少、口淡、消化不良等症，能帮助消化、除痰止渴、理气散结。

柚子还具有健胃、润肺、补血、清肠、利便等功效，可促进伤口愈合，对败血病等有良好的辅助疗效。

由于柚子含有生理活性物质皮苷，所以可降低血液的黏滞度，减少血栓的形成，故对脑血管疾病，如脑血栓、中风等也有较好的预防作用。鲜柚肉由于含有类似胰岛素的成分，也是糖尿病患者的理想食品。

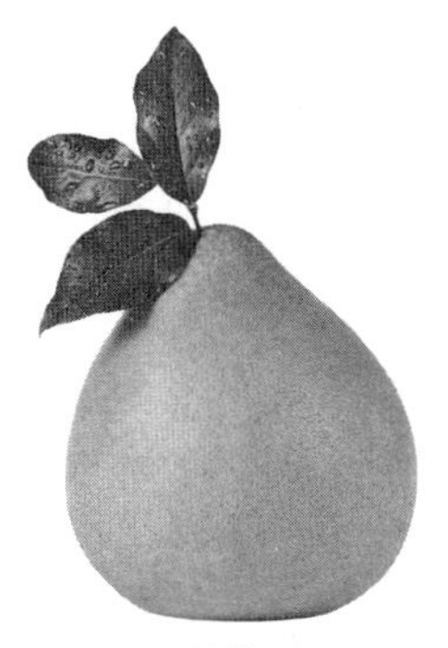
柚子

【饮食宜忌】

宜：一般人都可食用，比较适宜消化不良、慢性支气管炎、咳嗽、痰多、气喘之人食用；适宜饮酒者食用，糖尿病患者可适当食用。柚子含有一种破坏维生素A的醛类物质，故长期食用柚子的人不妨食用一些鱼肝油，以防体内维生素A缺失。

忌：柚子性寒，凡脾胃虚寒泄泻者不宜食用。高血压患者不宜吃，特别是葡萄柚。太苦的柚子不宜吃。

【健康食谱】

葡萄柚紫苏果汁

原料：葡萄柚2个，紫苏叶少许，蜂蜜适量。

制法：将葡萄柚去皮并切为几块，紫苏叶洗净，然后将两味一起放入果汁机中榨汁，最后放入蜂蜜搅匀即可。

功效：补益气血，可为月经失血的妇女和孕妇补充大量的维生素和铁。

梨

梨，又称块果、果宗、玉乳、蜜文。它原产于西亚，在西亚和欧洲有很长的种植历史，有数百个不同的品种，其形状、大小、颜色、香味、成熟时间及保存质

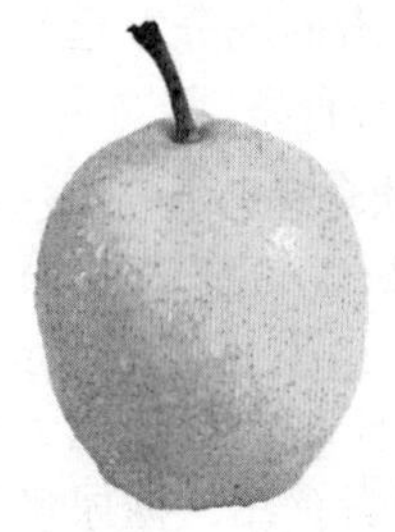

梨

量均因品种而异。它因肉脆多汁，甘甜清香，风味独特，营养丰富，因而有“百果之宗”的美誉。

【营养价值】

梨含有蛋白质、脂肪、糖类（葡萄糖、果糖、蔗糖）、膳食纤维、灰分、钙、磷、铁、钾、胡萝卜素、维生素 A、维生素 B_1、维生素 B_2、维生素 C、苹果酸、柠檬酸等成分。

【保健功效】

梨性寒凉，含水分非常多，同时含糖量也非常高，吃到嘴里清爽可口，既有营养，又解热证，可为夏秋热病之清凉果品。

梨还有降低血压、养阴清热、镇静的作用。因梨中含有较多的甙类和鞣酸成分以及多种维生素，故在高血压、心肺病病人出现头昏耳鸣等症状时，吃一点梨十分有好处。

【饮食宜忌】

宜：梨适宜病后伤津烦渴、肺热咳嗽、咽喉痒痛、音哑、支气管炎、肺结核等患者食用；适宜高血压、心脏病、肝炎、肝硬化及各种癌症患者食用；适宜肠燥便秘及醉酒者食用。

忌：梨性寒凉，一次不要吃得过多。凡脾胃虚寒及便溏、腹泻者忌食；糖尿病患者当少食或不食。脾胃寒者、发热的人不宜吃生梨，可把梨切块后水煮食用。

【健康食谱】

梨子川贝

原料：梨 1 个，川贝粉 8 克，冰糖适重。

制法：梨去皮，用刀从上端削盖状，再去掉核籽，将梨中间掏空。然后加入川贝粉、冰糖，将梨盖嵌上，放入碗中，加入适量的水。把碗放入锅中隔水煨煮即可。

功效：化痰止咳，对呼吸道感染有很好的防治作用。

枇 杷

枇杷，又称腊兄、金丸、卢橘等，为蔷薇科木本植物枇杷的成熟果实。枇杷清香鲜甜，略带酸味，产自我国淮河以南地区，以安徽“三潭”最为著名。在徽州民间有“天上王母蟠桃，地上三潭枇杷”之说，与樱桃、梅子并称为“三友”。

【营养价值】

枇杷含有丰富的 B 族维生素、维生素 C、糖类、脂肪、蛋白质以及铁、磷、钾、钠等矿物质及微量元素。

【保健功效】

枇杷性凉，味甘、酸。具有润肺止咳、生津止渴、和胃降逆之功效。可治疗肺热咳嗽、虚热肺痨、肺燥咯血、胃热口渴、呕逆少食及吐血等症。

枇杷中含有苦杏仁苷，能够润肺止咳、祛痰，治疗各种咳嗽。

枇杷中所含的有机酸，能刺激消化腺分泌，对增进食欲、帮助消化吸收、止渴解暑有相当的作用。

枇杷果实及叶有抑制流感病毒作用，常吃可以预防四季感冒。

枇杷叶可晾干制成茶叶，有泄热下气、和胃降逆之功效，为止呕之良品。可治疗各种呕吐呃逆。

【饮食宜忌】

宜：一般人都可以食用，比较适宜肺痨咳嗽、胸闷多痰、劳伤吐血及维生素C缺乏病等患者食用。

忌：未成熟的枇杷不可食用。多食枇杷易助湿止痰，继发痰热，所以不可食用过量。枇杷仁中含有氢氰酸，有毒，不可食用。脾虚泄泻者忌食；由于枇杷含糖量高，因此糖尿病患者也要忌食。

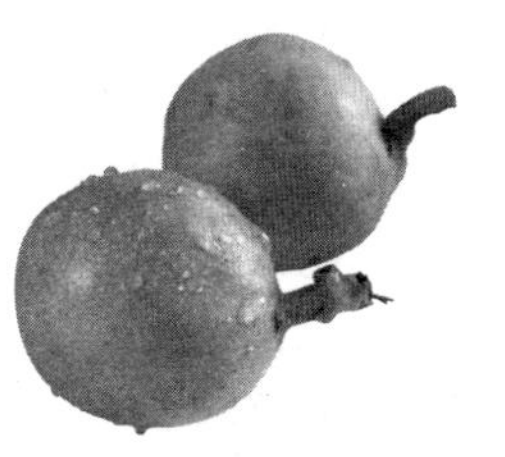

枇杷

【健康食谱】

百合枇杷汤

原料：百合10克，枇杷150克，清水400克，冰糖20克。

制法：(1)百合、枇杷去核洗净待用。

(2)取净锅上火，放入冰糖，微沸时转小火，下入百合、枇杷炖5分钟即成。

功效：润肺燥，清肺热而止咳，同时对心悸失眠有一定的食疗作用。糖尿病患者不宜食用。

葡萄

葡萄又名蒲桃，为葡萄科植物，原产于西亚，传说是汉朝张骞出使西域时经丝绸之路带回我国的。它颗颗晶莹、玲珑可爱，令人垂涎欲滴。世界名酒大都出自葡萄之造。葡萄鲜果美味可口，别有风味；果汁清凉宜人；果酱调食最佳。

【营养价值】

葡萄含有蛋白质、脂肪、碳水化合物、葡萄糖、果糖、蔗糖及铁、钙、磷、钾、硼、胡萝卜素、维生素B_1、维生素B_2、烟酸、维生素C、酒石酸、草酸、柠檬酸、苹果酸等营养成分，营养异常丰富。

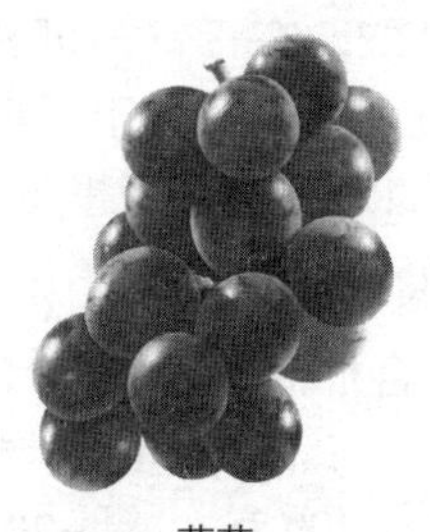

葡萄

【保健功效】

中医认为，葡萄性平味甘酸，能滋肝肾、生津液、强筋骨、有补益气血、通利小便的作用，可用于脾虚气弱、气短乏力、水肿、小便不利等病症的辅助治疗。

葡萄果实中因葡萄糖、有机酸、氨基酸、维生素的含量很丰富，因此，可以补益和兴奋大脑神经，对治疗神经衰弱和消除过度疲劳有一定效果。

法国科学家研究发现，葡萄能比阿司匹林更好地阻止血栓形成，并且能降低人体血清胆固醇水平，降低血小板的凝聚力。对预防心脑血管病有一定作用。

葡萄中含的类黄酮是一种强力抗氧化剂，可抗衰老，并可清除体内自由基。

葡萄能健脾胃，对人体裨益甚大，它是消化能力较弱者的理想果品。葡萄皮中含有一种有益的抗癌物质，可以防止健康细胞癌变，并能防止癌细胞扩散，而且葡萄汁可以帮助器官移植手术患者减少排异反应，促进早日康复。

【饮食宜忌】

宜：吃葡萄应尽量连皮一起吃，因为葡萄的很多营养成分都存在于皮中，葡萄汁的功能和葡萄皮比起来,可谓逊之千里。贫血、高血压、水肿、神经衰弱、疲劳的人应适量多吃。葡萄干含糖、铁较多，更适合儿童、妇女、体弱贫血者作为补品食用。

忌：吃葡萄后不能立刻喝水，否则很容易发生腹泻。葡萄不宜与水产品同时食用，间隔至少两小时以后再食为宜，以免葡萄中的鞣酸与水产品中的钙质形成难以吸收的物质，影响健康。因葡萄含糖分高，故糖尿病患者应少食或不食，肥胖者亦应少食。

【健康食谱】

桑葡薏粳粥

原料：桑葚、白糖各30克，葡萄干10克，薏薏米20克，粳米50克。

制法：将桑葚、薏薏米分别洗净，用冷水浸泡数小时。将粳米淘洗干净后，与桑葚、薏薏米连同浸泡水一同置于铁锅中，加入葡萄干，先用旺火煮沸，再改用小火熬煮成粥，至粥成时加入白糖拌匀即可。

【用法】每日1剂,早晚各1次。

功效：本品具有滋阴补肾、健脾利湿、丰肌泽肤之功效，适于身体虚弱、体瘦而皮肤皱纹多、不光洁者食用。

橘 子

橘子，它常与柑子一起被统称为柑橘，颜色鲜艳，酸甜可口，是日常生活中最常见的水果之一，它还曾被美国营养学家评为10种最佳食物之一。

【营养价值】

橘子含有蛋白质、脂肪、糖类、膳食纤维、钙、磷、铁、胡萝卜素、维生素 B_1、维生素 B_2、烟酸、维生素C，还含有苹果酸、枸橼酸、琥珀酸、橙皮苷等物质。与梨相比，其蛋白质含量是梨的9倍，钙的含量是梨的5倍，磷的含量是梨的5.5倍，维生素 B_1 的含量是梨的8倍，维生素 B_2 的含量是梨的3倍，烟酸的含量是梨的1.5倍，维生素C的含量是梨的10倍，可谓营养丰富。

【保健功效】

现代医学研究发现，橘子可治疗高血压。常吃橘子对调节人体新陈代谢等生理功能十分有益。

橘子皮，又称陈皮，是重要药物之一。《本草纲目》说陈皮是"同补药则补；同泻药则泻；同升药则升；同降药则降"。

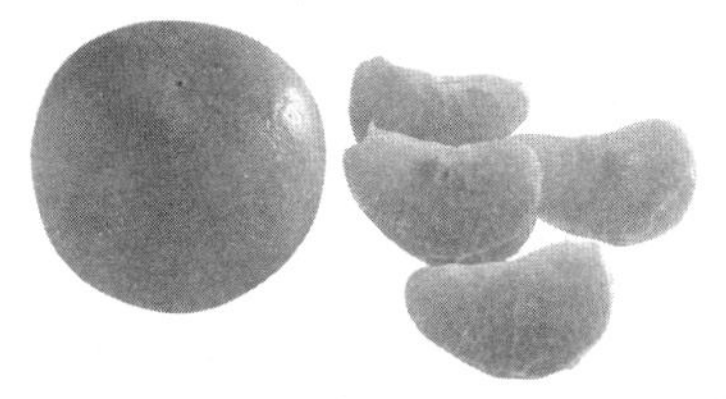

橘子

刮去白色内层的橘皮表皮称为橘红，具有理肺气、祛痰、止咳的作用；橘瓤上的筋膜称为橘络，具有通经络、消痰积的作用，可治疗胸闷肋痛、肋间神经痛等症。

橘子核可治疗腰痛、疝气痛等症。

橘叶具有疏肝作用，可治肋痛及乳腺炎初起等症。

橘肉具有开胃理气、止咳润肺的作用，常吃橘子对治疗急慢性支气管炎、老年气喘、津液不足、消化不良、伤酒烦渴、慢性胃病等有一定的效果。

【饮食宜忌】

宜：橘子适宜肺热咳嗽、支气管炎、消化不良、热病伤津口渴等患者食用；适宜高血压、冠心病、脑血管病、低血钾等患者食用；适宜中老年人及饮酒者食用。

忌：空腹之时不宜吃橘子，其中的有机酸会刺激胃壁，对胃不利。吃橘子时不要吃螃蟹，否则可能引起软瘫。风寒咳嗽及有痰饮者不宜食橘子；口舌生疮及食欲不振者不要吃橘子，吃了反而会加重病情。

【健康食谱】

橘子草莓果汁

原料：橘子1个，草莓25克，蜂蜜、白葡萄各适量。

制法：橘子切成两半榨汁，

取汁液备用。草莓洗净后去蒂，然后与橘子汁一起放入果汁机中榨汁，最后放入蜂蜜、白葡萄搅匀即可。

功效：可增强抵抗力，提神养颜。

橙子

橙子，又名甜橙、广柑、黄橙、金球、黄果等，为芸香科乔木植物香橙的成熟果实。橙子颜色鲜艳，酸甜可口，外观整齐漂亮，是深受人们喜爱的水果，也是走亲访友、探望病人的礼品水果之一。

【营养价值】

橙子含有多种维生素、蛋白质及矿物质等成分，还含有柚皮酊、柠檬酸、柠檬苦素、苹果酸等。果皮中含有70多种活性物质、挥发油等成分。

【保健功效】

中医认为，橙子味甘、酸，性微凉，可生津止渴、开胃宽胸、止呕，用于食欲不振、胸腹胀满作痛、解酒、解鱼蟹毒。

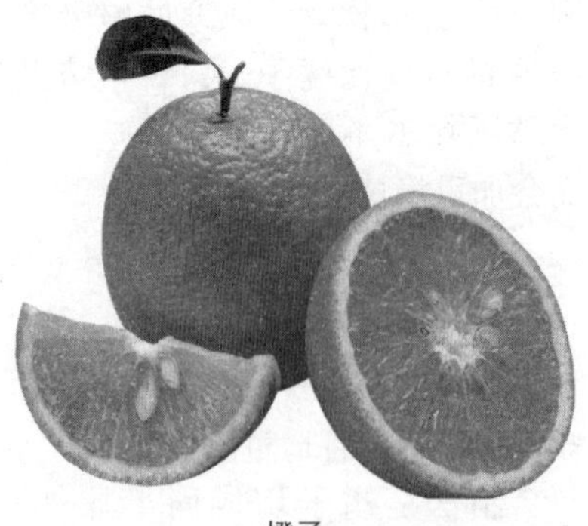
橙子

现代医学认为，橙子含丰富维生素C，具防止皮肤老化及皮肤敏感的功效。而略带油光、容易受外界物质刺激的敏感肌肤，尤其适合选用含香橙精华成分的护肤品。它有再生、滋润、抗老化及调和自由基的作用，更能有效补充眼部水分。

香橙的果肉中含丰富维生素C，有预防雀斑的功效，用来泡浴可促进血液循环，防止肌肤水分流失，发挥长时间滋润效果。橙皮能磨去死皮，其香气更有舒缓疲劳及振奋作用。

每天喝3杯橙汁可以增加体内高密度脂蛋白（HDL）的含量，从而降低患心脏病的可能；橙子发出的气味有利于缓解人们的心理压力，但仅有助于女性克服紧张情绪，对男性的作用却不大；服药期间吃一些橙子或饮橙汁，可使机体对药物的吸收量增加，从而使药效更明显。

【饮食宜忌】

宜：一般人都可以食用，尤其适合胆结石患者食用。

忌：过多食用橙子等柑橘类水果会引起中毒，出现手足乃至全身皮肤变黄，严重者还会出现恶心、呕吐、烦躁、精神不振等症状，也就是老百姓常说的“橘子病”，医学上称为“胡萝卜素血症”。脾胃虚寒腹泻者及糖尿病患者忌食，贫血病人不宜多吃。

【健康食谱】

甜瓜芦荟橙子汁

原料：甜瓜半个，芦荟6厘米，橙子1个，饮用水200毫升。

制法：(1) 将甜瓜洗净去皮去瓤，切成块状；

(2) 将芦荟洗净，切成块状；

(3) 将橘子去皮，分开；

(4) 将准备好的甜瓜、芦荟、橙子和饮用水一起放入榨汁机榨汁。

功效：增强肝脏的解毒功能。

柠 檬

柠檬是柠檬酸的仓库，它的果肉汁多肉脆，有浓郁的芳香气味，别名黎檬子、宜母子、里木子、药果、梦子、柠果等，为芸香科植物黎或洋柠檬科果实。

【营养价值】

柠檬含有蛋白质、脂肪、碳水化合物、膳食纤维、维生素 B_1、维生素 B_2、烟酸、维生素C、维生素E、钙、磷、钾、钠、镁、铁、锌、铜等营养成分；也含有柠檬酸、苹果酸、奎宁酸、橙皮苷、柚皮苷、圣草次苷、香豆精类、甾醇、挥发油等；果皮中含橙皮苷、β－谷甾醇和 γ－谷甾醇；叶中含叶绿素、叶黄素、蝴蝶酶黄素等。

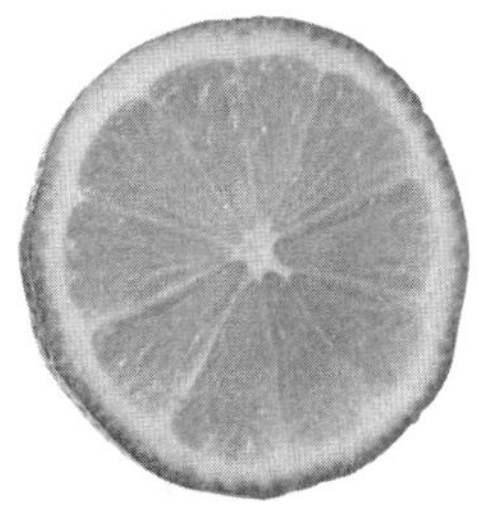

柠檬

【保健功效】

中医认为，柠檬有清热、杀菌、健脾、开胃的功效，吃柠檬果或喝柠檬汁，可以化食、解酒、减肥；女性食用柠檬，还有润肤、养颜、消除异味的作用。

现代医学认为，鲜柠檬维生素含量极为丰富，是美容的天然佳品，能防止和消除皮肤色素沉着，具有美白作用。此外，柠檬生食还具有良好的安胎止呕作用。因此，柠檬是十分适合女性的水果。

柠檬能促进胃中蛋白分解酶的分泌，增加胃肠蠕动；柠檬汁中含有大量柠檬酸盐，能够抑制钙盐结晶，从而阻止肾结石形成，甚至已形成的结石也可被分解掉；吃柠檬还可以防治心血管疾病，能缓解钙离子促使血液凝固的作用。

【饮食宜忌】

宜：柠檬汁适宜暑热口渴、热病伤津、高血压、心脏病、糖尿病、动脉硬化症、大便秘结、肾结石等患者及醉酒之人饮用。

忌：柠檬太酸而不适合鲜食，可以用来配菜、榨汁。切莫将柠檬原汁直接涂面部，一定要稀释后或按比例配用其他天然美容品才能敷面。凡脾胃虚寒、胃酸过多、胃溃疡及便溏、腹泻者忌食柠檬。

【健康食谱】

西瓜小黄瓜汁

原料：西瓜2片，小黄瓜1根，柠檬2片，饮用水200毫升。

制法：（1）将西瓜去子去皮，切成块状；

（2）将小黄瓜、柠檬洗净切成块状；

（3）将切好的西瓜、小黄瓜、柠檬和饮用水一起放入榨汁机榨汁。

功效：改善肾虚症状。

香 蕉

香蕉是人们喜爱的水果之一，起源于马来西亚，传说佛祖释迦牟尼因为吃了香蕉而获得智慧，所以香蕉被称为“智慧之果”。现盛产于热带、亚热带地区，欧洲人因它能解除忧郁而称其为“快乐水果”。

【营养价值】

香蕉含有蛋白质、脂肪、糖类、膳食纤维、钙、磷、铁、钾、镁、胡萝卜素、维生素 B_1、维生素 B_2、烟酸、维生素C、维生素E以及少量的去甲肾上腺素与5-羟色胺和二羟基苯乙胺等。

【保健功效】

香蕉皮中含有抑制真菌和细菌生长繁殖的蕉皮素。脚癣、手癣、体癣等引起的皮肤瘙痒症患者，用香蕉皮贴敷患处，能使瘙痒消除，促使疾病早愈。

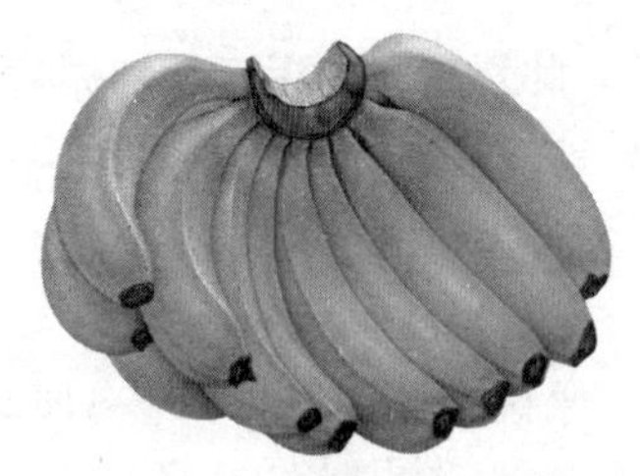
香蕉

常食香蕉还能有效防治血管硬化，降低血中的胆固醇，预防高血压。

有关专家研究发现，香蕉中含有一种化学物质，能刺激胃黏膜的抵抗能力，增强对胃壁的保护，从而起到防治胃溃疡的作用。香蕉含有一种能帮助人脑产生5-羟色胺的物质。

患有忧郁症的人脑里缺少5-羟色胺，适当吃些香蕉，可以驱散悲观、烦躁的情绪，增加平静、愉快感。

【饮食宜忌】

宜：香蕉适宜发热口渴、咽喉干苦、疼痛、大便燥结、痔疮、便血、肛门裂、高血压、冠心病、动脉硬化、肺结核、癌症等患者食用；适宜经常饮酒者食用。

忌：香蕉不宜多吃，以每天1~2根为宜。吃香蕉时，不要狼吞虎咽，以免被噎着。香蕉性寒，凡脾胃虚寒、腹泻、肾炎、支气管哮喘、关节炎、妇女痛经等患者忌食。因香蕉含糖量较高，故糖尿病患者忌食（如果要食用，应当相应地减少主食分量）。

【健康食谱】

香蕉粥

原料：香蕉3个，糯米100克，冰糖适量。

制法：（1）糯米淘洗干净；香蕉剥去皮，切成小丁备用。

（2）糯米入锅，加适量清水熬煮成粥，米粒熟烂时，加入香蕉丁，和少许冰糖调味，搅拌均匀即可。

功效：此粥有润内顺气的功效，可防止呃逆。

杧果

杧果又名檬果，是一种热带常青树产的果实。其形状很有趣：有的为鸡蛋形，也有的为圆形、肾形和心形。果皮有多种颜色，浅绿色、黄色、深红色；果肉为黄色，有纤维。味道酸甜不一，有香气，汁水多而果核大。杧果集热带水果精华于一身，被誉为"热带水果之王"。

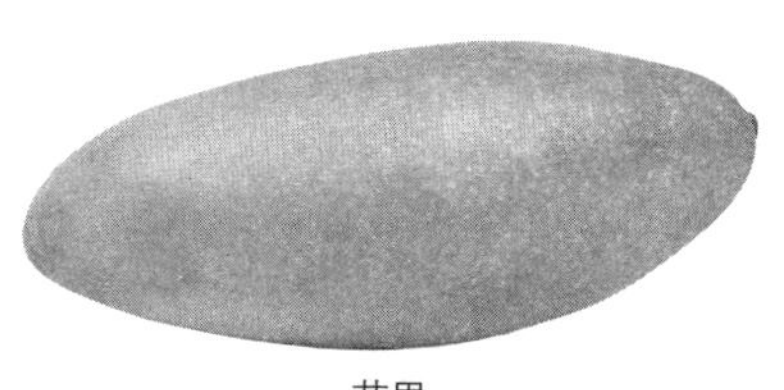

芒果

【营养价值】

生杧果的含水量较高（约为82%），每100克含有66千卡热量，未成熟的果子含有淀粉，成熟时转为糖。

成熟的杧果果肉含糖14%~16%，可溶性固形物15%~24%，另含有丰富的维生素A、B族维生素、维生素C及多种人体需要的矿物质和氨基酸。

【保健功效】

杧果味甘、酸，性凉，其含有的三萜皂苷类对癌症及心脏病有明显的疗效，并且含有大量的维生素A，因此具有防癌、抗癌的作用。

食用杧果具有清肠胃的功效，对于晕车、晕船有一定的缓解作用。

由于杧果中含有大量的维生素，因此经常食用杧果，可以起到滋润肌肤的作用。

杧果含有营养素及维生素C、矿物质等，除了具有防癌的功效外，同时也具有防止动脉硬化及高血压的食疗作用。

杧果中含有大量的纤维，可以促进排便，对于防治便秘具有一定的好处。

杧果叶的提取物和未成熟芒果汁能抑制化脓球菌、大肠杆菌、绿脓杆菌，同时还具有抑制流感病毒的作用。

杧果中的黄酮类物质含有类

似动物雌性激素的成分，对女性更年期症状的缓解有一定作用。

【饮食宜忌】

宜：适宜眩晕症、晕车船者、恶心呕吐、妊娠呕吐、高血压、心脏病及癌症患者食用；男士性功能减退及女性月经不调者，亦宜食之。

忌：杧果种子含有氢氰酸，误食可引起中毒。杧果不宜大量食用，饱饭后也不宜食用，忌与大蒜等辛辣食品共食。由于杧果含糖量较高，故糖尿病者应忌食；杧果性质带湿毒，若本身患有皮肤病或肿瘤，应谨记避免进食。

【健康食谱】

杧果芹菜汁

原料：杧果1个，芹菜1根，饮用水200毫升，蜂蜜适量。

制法：(1)将杧果洗净去皮去核，切成块状；

(2)将芹菜洗净，切成块状；

(3)将准备好的杧果、芹菜和饮用水一起放入榨汁机榨汁；

(4)在榨好的果汁内加入适量蜂蜜搅拌均匀即可。

功效：强化维生素吸收，抗氧化。

火龙果

火龙果为仙人掌科、星天尺属和蛇鞭柱属植物，又名红龙果，因其果实外表具软质鳞片如龙状外卷，故称为火龙果，营养十分丰富。它集“水果”“花卉”“蔬菜”“保健”“医药”为一体，堪称无价之宝。

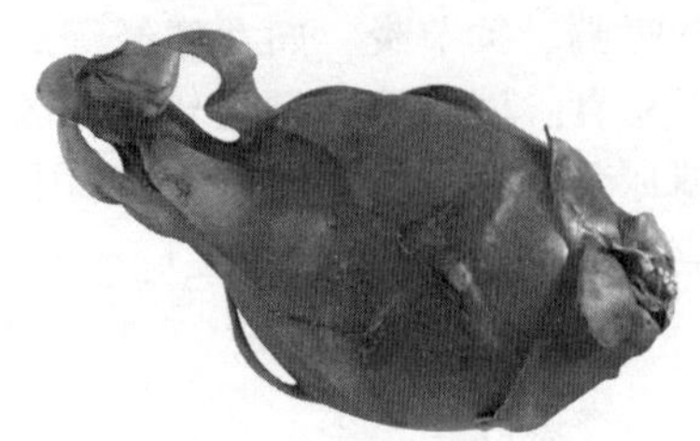

火龙果

【营养价值】

火龙果果实中的花青素含量很高，花青素具有抗氧化、抗自由基、抗衰老的作用，还可以提高对脑细胞变性的预防，抑制痴呆症的发生。

火龙果肉质中的黑芝麻种子，含有丰富的不饱和脂肪酸及抗氧化物质，对软化血管，防止血管内固醇类物质的积累有重要的作用。

火龙果含有丰富的维生素C，具有美白的功效，因为维生素C可消除氧自由基，使人的肌肤光亮净白。

火龙果含有丰富的膳食纤维，用在减肥、降低胆固醇、润肠等方面，效果都不错。

火龙果的含铁量很丰富，女性朋友多吃，可及时补充每月流失的部分铁质。

【保健功效】

火龙果除了有预防便秘、促

进眼睛保健、增加骨质密度、帮助细胞膜形成、预防贫血、抗神经炎、口角炎、降低胆固醇、皮肤美白防黑斑的功效外，还具有解除重金属中毒、抗自由基、防老年病变、瘦身、防大肠癌等功效。

新的研究结果显示，火龙果和枝的汁对肿瘤的生长，病毒及免疫反映抑止等病症上表现出了积极作用。治疗燥热咳嗽、咯血、颈淋巴结核。火龙果的茎还可以治疗腮腺炎，疝气，痈疮肿毒。

【饮食宜忌】

宜：火龙果一般人都可以食用，每次约 1/2 个，约 60 克，非常适合痴呆症患者、肥胖者食用。

忌：火龙果是热带水果，最好现买现吃。如要保存，则应放在阴凉通风处，而不要放在冰箱中，否则可能会因冻伤而变质。

【健康食谱】

火龙果大虾沙拉

原料：鲜虾 5 只，西芹 50 克，火龙果 1 个，无热量沙拉酱 2 汤匙。

制法：(1) 西芹洗净，撕去幼根，切细粒。

(2) 火龙果切开，挖出肉，切粒。保留壳。

(3) 鲜虾以盐水洗，焯熟后沥干水去壳。

(4) 将上述步骤中的食材放在一起，加入沙拉酱拌，倒入火龙果壳即成。

功效：火龙果营养丰富，它含有丰富的维生素和水溶性膳食纤维，具有美白皮肤、养颜、减肥等功效。西芹含有多种维生素、游离氨基酸等物质，经常吃有促进食欲，降低血压的功效。

猕猴桃

猕猴桃又名奇异果、毛桃、藤梨，因猕猴喜欢吃，故名猕猴桃。猕猴桃维生素 C 含量在水果中名列前茅，一个猕猴桃能提供一个人一日维生素 C 需求量的 2 倍多，故被誉为“维生素 C 之王”。猕猴桃还含有丰富的可溶性膳食纤维。

【营养价值】

猕猴桃含有蛋白质、脂肪、糖类、果酸、膳食纤维、钙、磷、铁、钾、镁、类胡萝卜素、维生素 C、维生素 B_1 等。其所含维生素 C 比柑橘类高 5~8 倍，比苹果高 19~83 倍，比梨高 32~130 倍。

【保健功效】

猕猴桃具有解热、止渴、通淋功效，对治疗烦热、消化不良、食欲不振、呕吐、泌尿道结石、便秘、痔疮等有帮助。

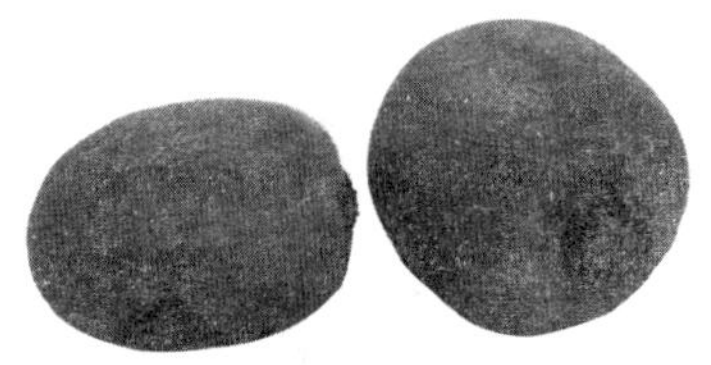

猕猴桃

研究证实，新鲜的猕猴桃果实能明显提升人体淋巴细胞中脱氧核糖核酸的修复力，增强人体免疫力，降低血液中低密度脂蛋白胆固醇，从而减少心血管疾患和癌肿的发生概率，猕猴桃中的纤维素、寡糖与蛋白质分解酵素，能防治便秘，使肠道内不至于长时间滞留有害物质。

除此之外，猕猴桃中含有的血清促进素具有稳定情绪、镇静心情的作用，另外它所含的天然肌醇，有助于脑部活动，因此能帮助忧郁之人走出情绪低谷。

【饮食宜忌】

宜：一般人都可食用，尤其适合经常便秘者，也适宜各种癌症患者食用；适宜高血压、冠心病、黄疸型肝炎、尿路结石、食欲低下、消化不良、老弱多病等患者食用；适宜高空、高原、航海、井下等各类人员食用。情绪低落、常吃烧烤的人应多吃。

忌：猕猴桃性寒，凡脾胃虚寒与便溏、腹泻之人忌食。不能空腹吃猕猴桃，最好在饭前饭后1~3个小时之内吃，而且食用猕猴桃后一定不要马上喝牛奶或吃其他乳制品。

【健康食谱】

猕猴桃蔬菜汁

原料：猕猴桃1个，生菜2片，白菜2片，饮用水200毫升。

制法：(1)将猕猴桃去皮，切成块状；

(2)将白菜、生菜洗净后切碎；

(3)将切好的猕猴桃、生菜、白菜和饮用水一起放入榨汁机榨汁。

功效：改善身体亚健康，健康减肥。

阳 桃

阳桃，又名“杨桃”“羊桃”，学名“五敛子”，又因横切面如五角星，故国外又称为“星梨”。它味甜而肉脆滑，含有充足的水分，糖分也十分丰富，是久负盛名的“岭南佳果”之一。

【营养价值】

每100克阳桃中含水分91.5克，碳水化合物5.8克，蛋白质0.6克，脂肪0.3克，纤维素1.4克，灰分0.4克，钙5毫克，磷15毫克，铁0.7毫克，胡萝卜素0.03毫克，硫胺素0.01毫克，核黄素0.02毫克，烟酸0.4毫克，抗坏血酸18毫克，并含多种有机酸和糖类。

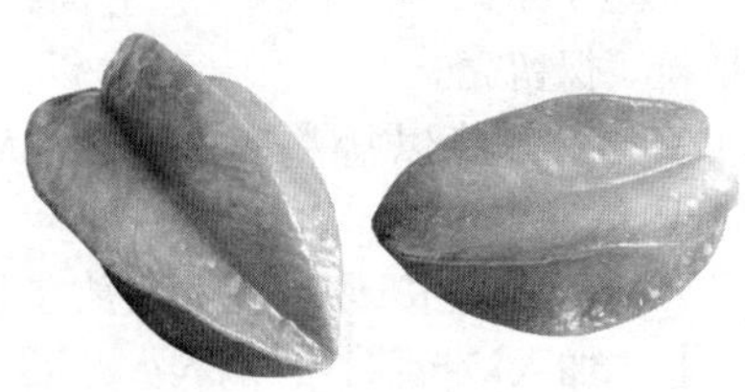

阳桃

【保健功效】

中医认为，阳桃性酸、甘、涩、平，无毒，可止渴生津、下气和中、开胃消食，叶捣烂外敷有消肿止痛之效，主治咽痛口干、痔疮出血等病症。

现代医学认为，阳桃能减少机体对脂肪的吸收，有降低血脂、胆固醇的作用，对动脉硬化、高血压等心血管疾病有预防作用；同时还可保护肝脏。

阳桃中糖类、维生素C及有机酸含量丰富，且果汁充沛，能迅速补充人体的水分，生津止渴，并使人体内的热或毒随小便排出体外，消除疲劳感。

含有大量的挥发性成分、胡萝卜素类化合物、糖类、有机酸及维生素C、B族维生素等，可消除咽喉炎症及口腔溃疡，防治风火牙痛。

【饮食宜忌】

宜：一般人都可食用，尤其适宜于血管病患者和肥胖者，也适宜风热咳嗽、口舌生疮、泌尿系统结石等患者食用。

忌：阳桃性寒，凡脾胃虚寒或有腹泻的人宜少食，糖尿病患者当少食或不食。

【健康食谱】

阳桃猪肉汤

原料：甜菜头2个，阳桃1个，胡萝卜1个，猪肉500克，姜2片，盐少许。

制法：(1)甜菜头去皮，洗干净后切块。

(2)阳桃洗干净后切块。

(3)胡萝卜去皮，洗干净后切块。

(4)洗干净猪肉，飞水后再冲干净。

(5)烧滚适量水，下姜片、甜菜头、阳桃、胡萝卜和猪肉，水滚后改慢火煲两小时，下盐调味即成。

功效：生津止渴，消除疲劳感。

橄榄

橄榄又名青果、忠果、谏果等，为橄榄科乔木植物。它是一种硬质肉果，初尝橄榄味道酸涩，久嚼后方觉得满口清香，回味无穷。土耳其人将橄榄、石榴和无花果并称为“天堂之果”。

【营养价值】

橄榄是含钙质最多的果品。它含有丰富的维生素、蛋白质、碳水化合物、脂肪、钙、磷、铁

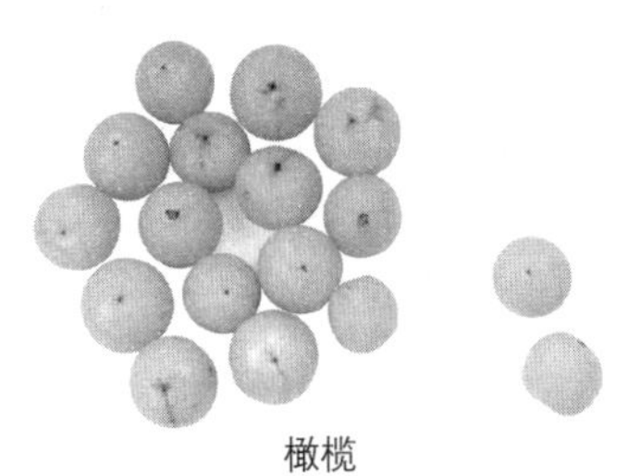

橄榄

以及胡萝卜素、烟酸、核黄素等。

【保健功效】

《本草经疏》中曰："橄榄，味酸甘，今尝之先涩而后甘。肺胃家之果也。能生津液，酒后嚼之不渴，故主消酒；甘煮饮并解酒毒，解鲐鱼毒。人误食此鱼肝迷者，可煮汁服之，必解。"

橄榄性味甘涩酸平，有清热解毒、生津止渴、清肺利咽之功效。沿海渔民，至今食河豚时，还常放几枚橄榄与之同煮，而《本草衍义》中记载："嚼汁咽之治鱼鲠。"

橄榄与肉类炖汤食用，还有舒筋活络的功效。

【饮食宜忌】

宜：橄榄适宜肺热咳嗽、咯血、咽喉肿痛、烦热口渴、流感、痢疾、维生素 C 缺乏病、高脂血症、动脉硬化症等患者食用；适宜食河豚、鱼蟹、野蕈等发生中毒者食用；适宜醉酒者食用。妇女怀孕或哺乳期常食橄榄能促进胎儿或婴儿的大脑发育，并能使之提高智力。

忌：市售色泽特别青绿的橄榄果如果没有一点黄色，说明已经用矾水浸泡过，最好不要食用，吃时务必要漂洗干净。不新鲜色泽变黄且有黑点的橄榄，食用前要用水洗净。

【健康食谱】

白萝卜雪梨橄榄汁

原料：白萝卜 4 片（1 厘米厚），雪梨 1 个，橄榄 2 个，饮用水 100 毫升。

制法：（1）将白萝卜去皮，洗净后切成块状；

（2）将雪梨去皮去核，切成丁；

（3）将橄榄去核，取出果肉；

（4）将准备好的白萝卜、雪梨、橄榄和饮用水一起放入榨汁机榨汁。

功效：利咽生津，适用于急性咽炎。

杨 梅

杨梅又名龙睛、朱红，因其形似水杨子，味道似梅子，因而取名杨梅，属杨梅科植物。杨梅是我国特产水果之一，素有"初疑一颗值千金"之美誉。在吴越一带，又有"杨梅赛荔枝"之说。杨梅果实色泽鲜艳，汁液多，甜酸适口，营养价值高。

【营养价值】

杨梅含有丰富的 B 族维生素、维生素 C、蛋白质、脂肪及铁、钙、磷等矿物质、纤维素、葡萄糖、

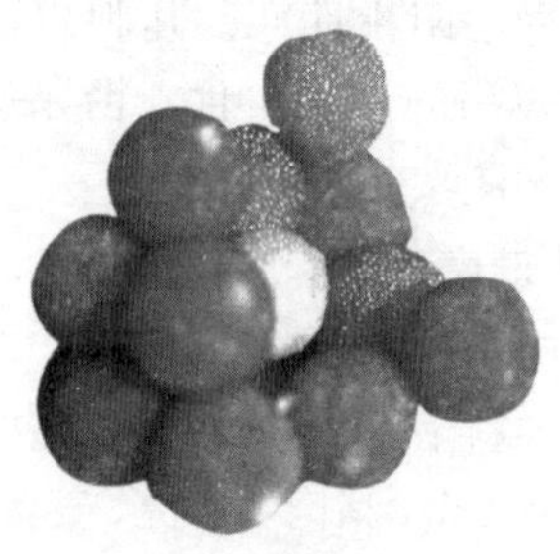

杨梅

果糖、柠檬酸等。

【保健功效】

杨梅性平，味甘、酸，无毒。具有生津止渴、和胃止呕、涩肠止泻之功效。本品含果酸较多，既能开胃生津、消食解暑，又可阻止糖转化为脂肪，有助于减肥。

杨梅含有多种有机酸，维生素C的含量也十分丰富，不仅可直接参与体内糖的代谢和氧化还原过程，增强毛细血管的通透性，而且还有降血脂、阻止癌细胞在体内生成的功效。

杨梅对大肠杆菌、痢疾杆菌等细菌有抑制作用，能治痢疾腹痛，对下痢不止者有良效。

【饮食宜忌】

宜：杨梅适宜急性胃肠炎、烦渴、咽喉炎、大便秘结、肥胖症及癌症等患者食用。吃杨梅时可用冲淡的灰锰氧水浸泡，或者用盐水浸泡，可消毒和除酸味。

忌：杨梅不宜多吃，多吃对牙齿、筋骨都不宜，并且容易上火。凡阴虚火旺、牙齿疼痛及糖尿病等患者忌食；胃酸过多的人不宜吃。

【健康食谱】

酒浸杨梅

原料：新鲜杨梅500克，绵白糖100克，朗姆酒2汤匙（30毫升），盐1茶匙（5克）。

制法：（1）先将杨梅用清水冲洗2遍，撒入盐，再倒入清水没过杨梅表面，搅拌一下，用淡盐水将杨梅浸泡10分钟，再用清水反复冲洗3次后沥干。

（2）将沥干的杨梅倒入碗中，放入绵白糖和朗姆酒搅拌均匀。盖上一层保鲜膜，放入冰箱冷藏24小时后即可食用。

功效：生津止渴、和胃止呕、涩肠止泻。

桑葚

桑葚又名桑果，为桑科落叶乔木桑树的成熟果实。早在2000多年前，桑葚已是中国皇帝御用的补品。因桑树特殊的生长环境，使桑葚具有天然生长、无任何污染的特点，所以桑葚又被称为“民间圣果”。其营养价值是苹果的5~6倍，是葡萄的4倍，具有多种功效，被医学界誉为“21世纪的最佳保健果品”。

【营养价值】

桑葚富含B族维生素、维生素C、钙、磷、铁等矿物质以及葡萄酸、果糖、烟酸、苹果酸、柠檬酸、

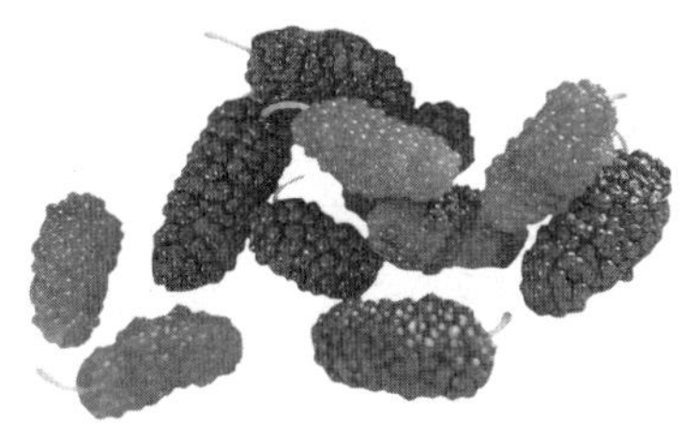

桑葚

草酸等营养成分。

【保健功效】

桑葚性寒，味甘，具有滋阴补血、补肝益肾、生津止渴之功效。可以治疗久病体虚、肝肾阴亏、腰膝酸软、目眩耳鸣、须发早白、关节不利、肠燥便秘、津亏血少、潮热遗精与烦渴不止等病症。

桑葚有改善皮肤（包括头皮）血液供应，营养肌肤，使皮肤白嫩及乌发等作用，并能延缓衰老。是中老年人健体美颜、抗衰老的佳果与良药。

常食桑葚可以明目，缓解眼睛疲劳干涩。

桑葚可以促进血红细胞的生长，防止白细胞减少，并对治疗糖尿病、贫血、高血压、高血脂、冠心病、神经衰弱等病症具有辅助功效。

桑葚具有免疫促进作用；对脾脏有增重作用；可防止人体动脉硬化、骨骼关节硬化，促进新陈代谢。

【饮食宜忌】

宜：一般成年人都适合食用，尤其适宜于腰酸腿疼、头晕耳鸣、神经衰弱、少年白发、肠燥便秘患者食用。

忌：桑葚性寒，凡脾胃虚寒、便溏、腹泻者忌食；它含糖量高，糖尿病人应忌食。少儿不宜多吃，孕妇也应忌食。桑葚不可过量食用，因它含有溶血性过敏物质及透明质酸，过量食用后容易发生溶血性肠炎。未成熟的桑葚含有氢氰酸（此酸有剧毒），不可食。熬桑葚膏时忌用铁器。

【健康食谱】

芹菜桑葚大枣汁

原料：芹菜半根，桑葚 10 颗，大枣 8 颗，饮用水 200 毫升。

制法：（1）将芹菜洗净切成块状；

（2）将桑葚去蒂洗净；

（3）将买来的无核枣切成块状；

（4）将准备好的芹菜、桑葚、大枣和饮用水一起放入榨汁机榨汁。

功效：益气补虚，平补阴阳。

荔 枝

荔枝，又称丹荔、离枝，为无患子科乔木植物荔枝的成熟果实。荔枝是果中佳品，含有丰富的营养，是有益人体健康的水果。荔枝味道鲜美甘甜，口感软韧，

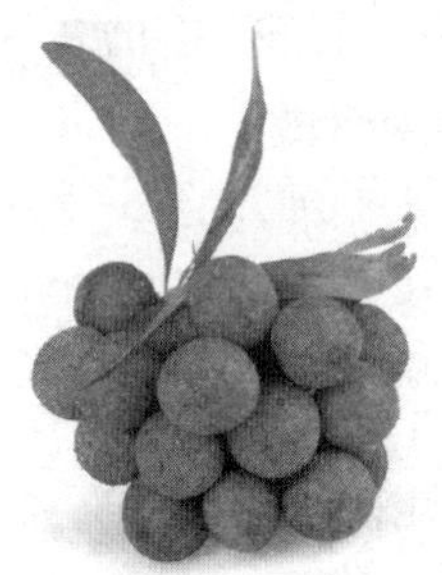

荔枝

是人们心目中的高级果品。

【营养价值】

荔枝含有丰富的维生素A、B族维生素、维生素C、蛋白质、脂肪以及柠檬酸、苹果酸、精氨酸和色氨酸等。特别是葡萄糖的含量相当高。

【保健功效】

中医认为，荔枝性平，味甘、微酸，具有生津止渴、补脾养血、理气止痛之功效。

常食荔枝能补脑健身，开胃健脾，滋补元气，可治疗贫血、心悸、失眠、口渴气喘等症，并有美容抗衰老的作用。

荔枝拥有丰富的维生素，可促进微细血管的血液循环，防止雀斑的发生，令皮肤更加光滑。

【饮食宜忌】

宜：荔枝适宜体虚贫血、脾虚或肾虚泄泻、妇女崩漏、产后出血、胃寒疼痛、老年人五更泄等患者食用。

忌：一次不宜食用过多或连续多食，尤其是老人、小孩和糖尿病人。大量食用鲜荔枝，会导致人体血糖下降、口渴、出汗、头晕、腹泻，甚至出现昏迷和循环衰竭等症，医学上称为“荔枝病”，即低血糖症。上火的人不要吃荔枝，以免加重上火症状。除此之外，阴虚火旺、肠燥便秘、热血病、妊娠及出血病患者忌食荔枝。因其含糖分较高，糖尿病患者应少吃。

【健康食谱】

荔枝干炖莲子

原料：荔枝干20粒，莲子100克。

制法：将荔枝干去壳和核，莲子去心，洗净后放在陶瓷罐内加水500克左右，上蒸笼用中火蒸熟服用。

【用法】一日两次，连服数天，效果好。

功效：荔枝干营养丰富，能补血滋脾；莲子的作用主要是补脾固涩，两者合用，配伍恰当，因此常用来治疗脾虚型月经过多。

李 子

李子又叫李实、嘉应子，为蔷薇科落叶乔木植物李树的成熟果实。它饱满圆润，玲珑剔透，形态美艳，口味甘甜，是人们喜食的传统果品之一。它既可鲜食，又可以制作成罐头、果脯，是夏季的主要水果之一。

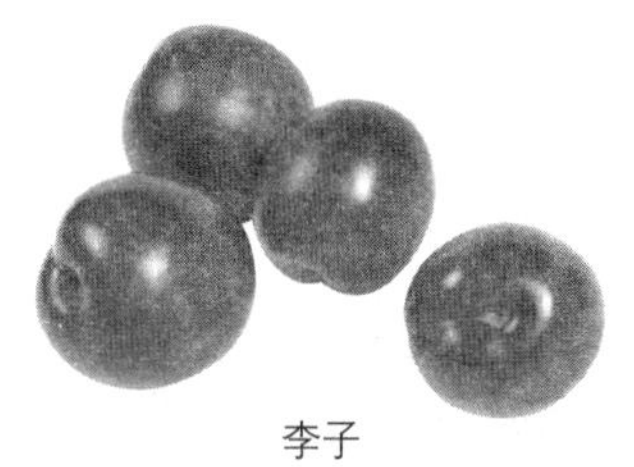

李子

【营养价值】

李子含有蛋白质、碳水化合物、多种氨基酸、钙、磷、铁、胡萝卜素、维生素 B_1、维生素 C、枸橼酸、苹果酸、番茄烃等。

李子果肉含天门冬素、白除虫菊苷、矢车菊苷、鼠李糖基、葡萄糖苷、蜀葵氢酸和谷酰胺、丝胺酸、甘氨酸、脯氨酸、苏氨酸、丙氨酸等氨基酸。

【保健功效】

中医认为，李子性平，味甘、酸。具有生津利水、清肝涤热之功效。能治疗阴虚发热、骨节间劳热、牙痛、消渴、痢疾、白带、心烦、小儿丹毒、疮疡、跌打损伤、瘀血骨痛、大便燥结、妇女小腹肿胀以及水肿等病症，还可用于除雀斑和解蝎毒。

李子的悦面养容之功十分奇特，经常食用鲜李子，能使颜面光洁如玉，实为美容养颜不可多得的天然精华。李子酒就有“驻色酒”之称。

李子中的维生素 B_{12}，非常适合贫血患者食用。

【饮食宜忌】

宜：李子适宜骨蒸发热、口渴引饮、肝病腹水、肺热咳嗽、牙痛、咽喉痛等患者食用；糖尿病患者也可适量食用。

忌：未熟透的李子不要吃。发苦涩味的李子有毒不能吃。李子不宜与鸡蛋同食。食青鱼后不宜多食李子。李子与雀肉不宜同食。李子不宜与蜂蜜同食。李子不宜多吃，因为它含大量的果酸，过量食用易引起胃痛。李子不可与鸡肉同食，李子不宜与碘胺类药物同食。除此之外，溃疡病及急慢性胃肠炎、肾虚遗精者及孕妇忌食；胃酸过多的溃疡者也不宜吃李子。脾胃湿弱者、小儿不宜多食李子。体虚、久虚者不宜多食李子。

【健康食谱】

李子蛋蜜奶

原料：李子 4 颗，蛋黄 1 个，鲜奶 200 毫升，冰糖适量。

制法：(1) 将李子洗净去核，切成块状；

(2) 将准备好的李子、蛋黄、鲜奶一起放入榨汁机榨汁；

(3) 在榨好的果汁内放入适量冰糖即可。

功效：缓解水肿，加速消化。

山 竹

山竹，原名莽吉柿。原产于东南亚，一般种植 10 年才开始结果，对环境要求非常严格，因此是名副其实的绿色水果，非常名贵。其味幽香气爽，滑润而不腻滞，与榴梿齐名，号称“果中皇后”。

【营养价值】

山竹含有丰富的碳水化合物、维生素 A、维生素 C、维生素 E、生物素、叶酸、泛酸、烟酸、钙、铁、

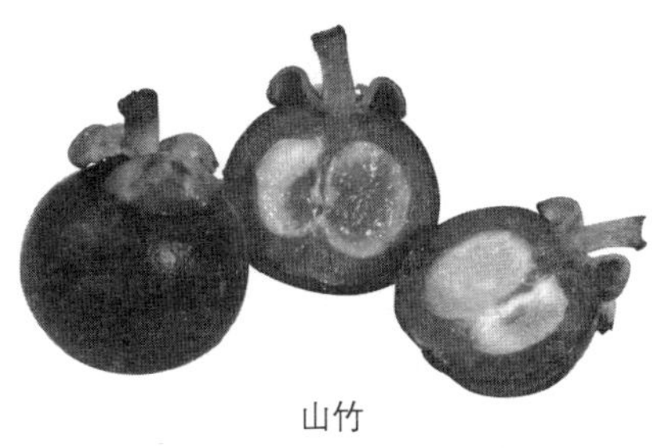

山竹

磷、钾、钠、铜、镁、锌、硒等营养成分。

【保健功效】

山竹解热功效显著，在东南亚非常受欢迎，对燥火重、皮肤不太好的年轻人有很好的食疗效果，能化解脂肪、醒胃、润肤并降燥火。

山竹对机体有很好的补养作用，对体弱、营养不良、病后也有很好的调养作用。

山竹也能克榴梿之燥热。在泰国，人们将榴梿、山竹视为“夫妻果”。如果吃了过多的榴梿上了火，吃上几个山竹就能缓解。

【饮食宜忌】

宜：一般人都可食用。体弱、病后的人更适合。

忌：山竹富含纤维素，但它在肠胃中会吸水膨胀，过多食用反而会引起便秘，因此一次不宜食用过量。山竹不能和西瓜、豆浆、啤酒、白菜、盖菜、苦瓜等寒性食物同吃，若不慎进食过量，可用红糖煮姜茶解之。山竹含钾量较高，肾病及心脏病人应少吃；它含糖分较高，肥胖者宜少吃，糖尿病者应忌食。

【健康食谱】

山竹哈密瓜汁

原料：山竹2个，哈密瓜300克。

制法：山竹去皮去子，哈密瓜去皮去子切小块。两种材料放入果汁机中，加冷开水200毫升，拌匀即可。

功效：益智醒脑、改善健忘。

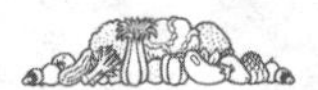

畜禽肉蛋类

猪 肝

猪肝是猪科动物猪的肝脏，它是储存养分和解毒的重要器官，含有丰富的营养物质，具有显著的保健功效，也是理想的补血佳品。

【营养价值】

猪肝蛋白质含量较高，而含脂量则甚少。肝淀粉含量较瘦肉高，且容易水解为葡萄糖，其含铁量为猪肉的18倍，还含有丰富的矿物质、微量元素及维生素A、维生素B_1、维生素B_2、烟酸、维生素B_{12}、维生素C等。

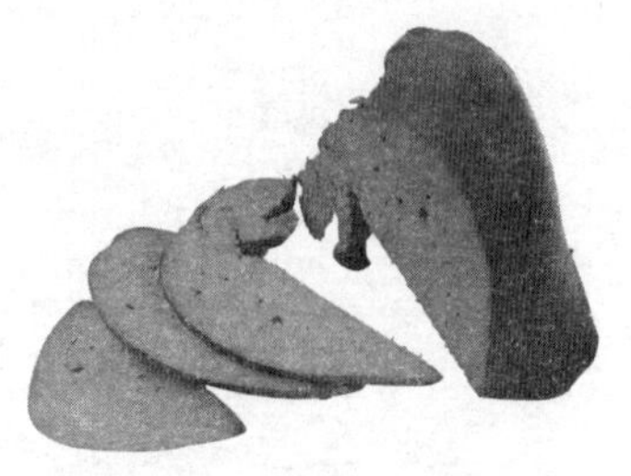

猪肝

【保健功效】

猪肝性温，味甘、苦。具有补肝明目、补益血气、通络下乳之功效。

现代营养学认为，猪肝可以调节和改善贫血病人造血系统的生理功能；其维生素A的含量远远超过奶、蛋、肉、鱼等食物，具有维持正常生长和生殖功能的作用，能保护眼睛维持正常视力，防止眼睛发涩、疲劳；能使肌肤保持健康的颜色；能补充维生素B_2，这对补充机体重要的辅酶，完成机体对一些有毒成分的去毒有重要作用；其所含的维生素C和微量元素硒能增强人体的免疫反应，能抗氧化、防衰老，并且能抑制肿瘤细胞的产生。

【饮食宜忌】

宜：一般人都可食用，尤其适合贫血患者和经常在电脑前工作的人食用。也比较适宜视物不清、视力降低、眼睛发涩、夜盲症、面色发黄及气血虚弱等患者食用。

忌：猪肝含胆固醇较多，不宜一次吃很多猪肝，而且高胆固醇血症、肝病、高血压、冠心病、动脉粥样硬化等患者要忌食。猪肝中也含有一定毒素，不宜经常食用。

【健康食谱】

家常猪肝

原料：猪肝150克，黄瓜150克，辣椒、大蒜各少许，米酒、酱油、盐、白糖各适量。

制法：（1）猪肝洗净，切成小片；黄瓜洗净，略拍一下，切成段；辣椒和大蒜都切成小片。

（2）锅内加少量油烧热，把黄瓜段下入煸炒一下，捞出备用。

（3）锅内另加油烧热，下辣椒片和大蒜片爆香，加入米酒、酱油，再把猪肝入锅炒至变色，加盐、白糖调味，快熟时倒入黄瓜段，翻炒均匀即可。

功效：此菜有补血明目的功效。

乌 鸡

乌鸡又称泰和鸡或武山鸡，具有几大特征，如紫冠、缨头、绿耳、胡须、毛脚、乌爪、白丝毛等，特别是乌皮、乌肉、乌骨，并以骨骼、皮肉乌黑而得名。它原产于中国江西省泰和县，一向被视为“妇科圣药”。

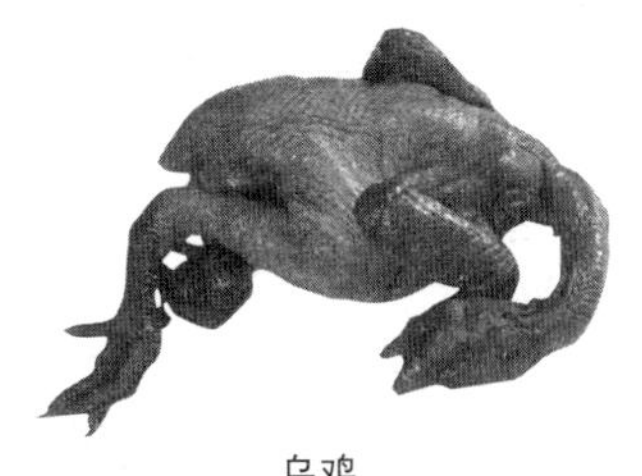

乌鸡

【营养价值】

现代医学研究，乌鸡含有丰富的黑色素、蛋白质、B族维生素及18种氨基酸和18种微量元素。乌鸡的血清总蛋白和γ-球蛋白质含量均明显高于普通鸡。每100克乌鸡肉中含氨基酸的量高于普通鸡25倍，铁元素比普通鸡高45倍。

【保健功效】

中医认为乌鸡性平、味甘，具有滋阴清热、补肝益肾、健脾止泻等作用。李时珍在《本草纲目》中说：“乌骨鸡，性味甘平无毒，主治补虚劳亏损，治消渴，中恶心腹痛，益产妇，治妇人崩中下带，一切虚损诸病。”

又说：“肝肾血分之病宜用之，男用雌，女用雄，妇人方科有乌鸡丸，治妇人百病。煮鸡至烂和药，或并骨研用之。”它主治一切虚损之症，如腰酸腿痛、消渴久痢、头晕目眩、贫血萎黄、结核盗汗、失血过多、月经不调、白带过多、不孕症等病。

【饮食宜忌】

宜：一般人都可以食用，尤其适合一切体虚血亏、肝肾不足、脾胃不健的人食用。用酒混合萝卜汁冲洗鸡块，或用冷水冲洗后，再用柠檬片擦拭表面，可去乌鸡肉的腥味。

忌：体肥、患严重皮肤疾病者宜少食或忌食，患严重外感疾患时也不宜食用。炖煮时乌鸡不宜用高压锅，宜用砂锅文火慢炖。

【健康食谱】

莲子银杏炖乌鸡

原料：乌鸡1只，莲子、银杏各10克，姜片、盐、味精各少许。

制法：（1）乌鸡治净；银杏洗净；莲子去心；生姜切片。

（2）锅内加清水烧开，放入乌鸡、姜片氽一下，除去血水，捞出。

（3）把乌鸡、莲子、银杏一起入炖盅，加适量清水炖约2个小时，加盐、味精调味即可。

功效：莲子富含钙、铁、钾，配上营养丰富的乌鸡，具有安神养心的功效。

凤 爪

中国人对食物的命名十分有想象力，所谓凤爪就是被美化了的鸡爪。誉鸡为凤，出自宫廷祭礼，《明宫史》有记。鸡脚皮厚、骨粗、肉少，以往多用作熬汤或炖品的辅料，有的甚至作下脚料处理。但现在已经派上大用场，不仅被制成各种美味，并且成为餐桌上极受欢迎的主打菜。凤爪富含丰胸和滋养肌肤的营养成分，日益受到很多女性的青睐。

【营养价值】

凤爪富含蛋白质、脂肪、维生素、矿物质等多种营养，加上抗氧化元素硒含量高，因此，凤爪的营养甚高。

【保健功效】

凤爪作为现在人们日常的食品，适当多食，有助于女性的丰胸，而且对维护胸部皮肤的正常功能、防止干裂、粗糙有很好的作用。另外，凤爪的抗氧化成分还有利于人们抵抗衰老、增强抵抗力，对防止乳房衰老也有一定益处。

【饮食宜忌】

宜：一般人都可适用，尤其适合需要丰胸者。

忌：鳞片层次较多，而且粗糙无光泽，多为老鸡的凤爪，食用当引起注意。

【健康食谱】

黄豆凤爪汤

原料：黄豆250克，凤爪250克，盐适量。

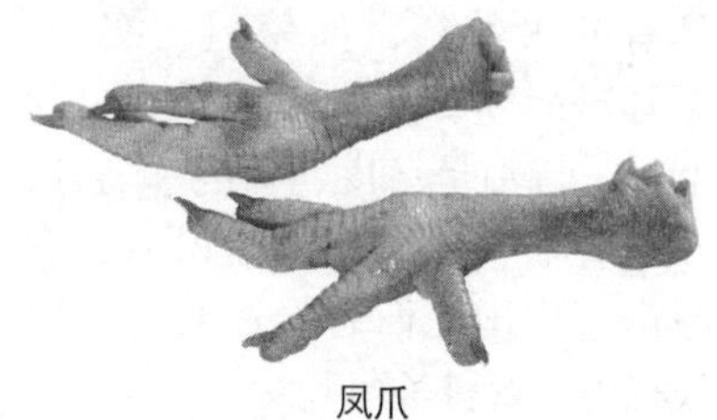

凤爪

制法：（1）黄豆用水浸泡约3小时，凤爪洗净备用。

（2）将用料一齐放入清水锅中，大火煲滚后，改文火煲2小时，加入适量盐调味即可。

功效：有利于丰胸护胸，有祛风理湿以及通络等功效。

鹅 肉

鹅，又名舒雁、家雁，因为营养价值颇高而深受人们的喜爱，其蛋白质含量比鸭肉、鸡肉、猪肉、牛肉、羊肉都要高，而脂肪的含量又较低。除此之外，它还有很高的药用价值，是一种绿色健康食品。

【营养价值】

鹅肉含有蛋白质、脂肪、糖类、钙、磷、铁、铜、锰、维生素A、维生素B_1、维生素B_2、维生素C等成分，营养价值很高。

【保健功效】

据《本草纲目》载："鹅肉利五脏，解五脏热，止消渴。"常喝鹅汤，食鹅肉，可以补益五脏，止咳化痰。所以古人云："喝鹅汤，吃鹅肉，一年四季不咳嗽。"《随息居饮食谱》说："鹅肉补虚益气，暖胃生津。"因此鹅肉特别适宜于老年糖尿病患者及气津不足之人，凡经常口渴、乏力、气短、食欲不振者，可常吃鹅肉，这样既可补充老年糖尿病患者的营养，又可控制病情发展，还可预防和治疗咳嗽病症，尤其对治疗感冒和急慢性气管炎有良效。

现代研究表明，鹅血中含有浓度较高的免疫球蛋白，常吃鹅血对防治癌症有较明显的作用。

【饮食宜忌】

宜：一般人都可食用，比较适宜身体虚弱、气血不足、营养不良、止渴生津及糖尿病患者食用。由于鹅肉煮熟黄透后，病毒传播的可能性比较小，因此在烹制鹅肉时，一定要煮熟、煮透。

忌：脾胃阴虚、皮肤疾病、淋巴结核、痈肿疔疮等患者忌食。

【健康食谱】

沙参鹅肉汤

原料：鹅肉、瘦猪肉各250克，淮山药30克，北沙参、玉竹各5克，精盐、黄酒、胡椒粉、姜片、鸡清汤、鸡油各适量。

制法：将鹅肉、猪肉分别洗净，放入沸水锅中汆透，捞出，沥干水，切成丝，待用；把淮山药、北沙参、玉竹分别去杂，清水洗净，装入纱布袋中扎口，待用；将煮锅刷洗干净，置于火上，注入鸡汤，放入鹅肉丝、猪肉丝、药袋、精盐、黄酒、胡椒粉、生姜片，锅加盖，共同炖至肉熟烂，淋上鸡油调味即成。

【用法】佐餐食用，可以常服。

功效：益气补虚，养阴润肺，生津止渴。

兔 肉

兔分为野兔、家兔两种。味美香浓，久食不腻，食后极易被消化吸收，其吸收率可达85%，这是其他肉类所不及的。

兔肉属于高蛋白、低脂肪、少胆固醇的肉类，其所含的蛋白质高达70%，比一般肉类都高，但脂肪和胆固醇含量却低于所有的肉类，故它有“荤中之素”的说法。

【营养价值】

兔肉含有蛋白质、脂肪、水分、维生素A、维生素B_1、维生素B_2以及烟酸、钙、磷、铁、锌等，它还含有防止血栓形成的卵磷脂等。

【保健功效】

常吃兔肉，可强身健体，但不会增肥，是肥胖患者理想的肉食，女人食之，可保持身材苗条。

兔肉还具有抑制血小板黏聚的作用，能保护血管壁，阻止血栓形成，防止动脉粥样硬化，因此，有人将兔肉称为“保健肉”。

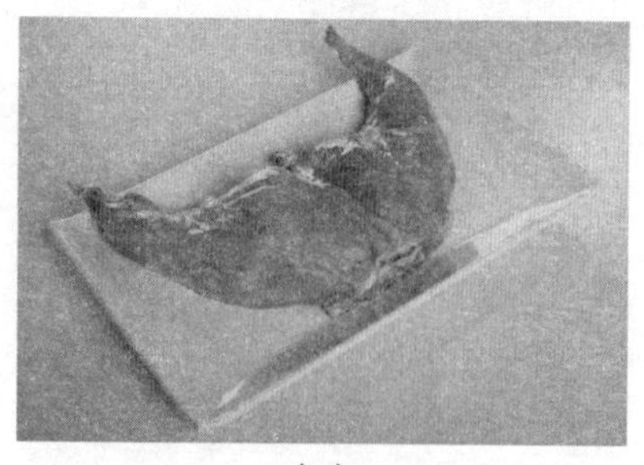

兔肉

常食兔肉还可增加细胞营养，防止有害物质沉积，促进儿童健康成长和老人延年益寿。兔肉、兔肝、兔脑、兔骨、兔血皆可药用。

兔肉有补中益气、凉血解毒的作用，可治热气湿痹，能止渴健脾，凉血，解热毒，利大肠。兔肝可泻肝热，能明目；兔脑可涂冻疮，催生滑胎；兔骨主治热中、消渴。兔血可凉血活血，解胎中热毒，催生易产。

【饮食宜忌】

宜：兔肉适宜贫血、糖尿病、营养不良症、高血压、冠心病、动脉硬化及肥胖症等患者食用。

忌：兔肉忌与橘子、芥末、鸡蛋、姜、小白菜等同食。脾胃虚寒及便溏、腹泻者忌食兔肉，有四肢冷等明显阳虚症状的女子，也忌食。

【健康食谱】

炸兔肉

原料：兔肉200克，鸡蛋2个，面包渣少许，酱油、味精、黄酒、姜丝、植物油、椒盐各适量。

制法：

（1）将兔肉洗净，切成薄片；将鸡蛋打散。

（2）将肉片放入大碗内，加入酱油、味精、黄酒、姜丝腌15分钟。

（3）把腌过的兔肉挂上鸡蛋糊，将挂糊的兔肉片裹上面包渣。

（4）炒锅置火上，加植物油烧至八成热，将兔肉下锅炸至金黄色，捞出，沥油后切成条，装盘，撒上椒盐即成。

功效：此菜可提高机体的免疫力。

猪 肉

猪肉是目前人们餐桌上重要的动物性食品之一。猪肉纤维较为细软，结缔组织较少，脂肪含量比较多。为了迎合消费者的需求，现在培育出了肥肉较少、精肉较多的品种，这种新型猪肉的脂肪含量比牛肉的还少，与除去皮后的鸡肉相差无几。

【营养价值】

猪肉的肥瘦不同，所含营养成分亦有差别。肥肉脂肪高达90.8%，瘦肉为28.8%；肥肉含蛋白质2.2%，瘦肉为16.7%；所含糖类和钙、磷、铁等亦有差别。猪肉还含有多种微量元素，如铬、钴、铜、锌、锰、硒、硅、氟等。猪肉所含维生素多为脂溶性维生素，如维生素A、维生素D、维生素E、维生素K等，基本上不含水溶性维生素，但含有少量的维生素B_6和维生素B_{12}。

【保健功效】

猪肉性平，味甘、咸。具有健脾、补肝、补虚、养血，滋阴、润燥之功效。

猪肉是阴虚干咳、口渴、便秘、风湿疼痛及久咳不止者良好的食疗佳品。

将猪肉，特别是猪瘦肉与其他药物炖煮食之，可以治疗营养不良性水肿，体弱无力，阴虚肺燥咳嗽，体虚自汗或盗汗以及肝肾阴虚引起的头晕眼花、腰膝酸软、耳鸣耳聋等症。

【饮食宜忌】

宜：猪肉适宜阴虚气短、营养不良、头晕、贫血、老人燥咳无痰、大便干结等患者食用；儿童和青少年食之能促进生长发育。南瓜有降血糖的作用，而猪肉有丰富的营养和滋补作用，它们搭配对保健和预防糖尿病有较好的作用。

忌：猪肉含脂肪较高，特别是胆固醇含量较高，动脉硬化、冠心病、高血压和肝、胃病患者及老年人应少食；猪肉多食可生痰，体胖多痰者慎用，患风寒及大病初愈者忌食。

【健康食谱】

南瓜肉末汤

原料：南瓜150克，猪肉60克，精盐、味精各少许。

制法：（1）南瓜去皮、去瓤，洗净后切成小片；猪肉洗净剁成末。

（2）锅内加适量油烧热，下南瓜片煸炒，炒至香味出来后，加入猪肉末同炒，八成熟时，加适量清水，加精盐、味精调味，煮开后再煮至南瓜熟烂即可。

功效：此汤有助于消化，尤其适用于腹泻、消化不良。

驴 肉

俗语说得好“天上龙肉，地下驴肉”，这句话在中国几乎无人不知，无人不晓。由于驴肉比牛肉更细嫩，味道更鲜美，历来为我国北方居民所喜爱。又因为它丰富的营养和鲜美的味道，现在也被越来越多的食客所喜爱。

【营养价值】

驴肉营养价值相当高，蛋白质含量比牛肉、猪肉都高，而脂肪含量比牛肉、猪肉低，是典型的高蛋白质低脂肪食物。驴肉还含有碳水化合物、钙、磷、铁及人体所需的多种氨基酸，能为体弱、病后调养的人提供良好的营养素。

【保健功效】

中医认为驴肉的功效一是补气养血，用于气血不足者的补益；二是养心安神，用于心虚所致心神不宁的调养。功效非凡的阿胶制品，就是用驴皮熬制而成的，具有很好的补血、护肤、养颜功效。

【饮食宜忌】

宜：一般人均可食用，心血管疾病患者、体弱劳损、气血不足者、老年人和女性更适宜食用。

忌：吃驴肉后不宜立即饮茶。驴肉也不可和金针菇一起吃，否则会引起心痛，严重时可能致命。驴肉不能和荆芥、猪肉同食，否则容易导致腹泻。平素脾胃虚寒、有慢性肠炎、腹泻者忌食驴肉。

【健康食谱】

砂锅炖驴肉

原料：生驴脯肉 1250 克，鲜冬笋 100 克，葱 10 克，姜 8 克，大茴香 1 克，花椒 0.5 克，白果 100 克，胡椒粉 0.5 克，精盐 5 克，白糖 10 克，绍酒 25 克，酱油 50 克，味精 1 克，鸡清汤 1000 克，芝麻油 3 克，花生油 100 克。

制法：（1）生驴脯肉用清水洗净，切成一寸见方的块，用铁钎在肉上扎些洞，下开水锅煮透，捞出放凉水内泡一小时，使其出尽血沫。

（2）冬笋切片；花椒、大茴香洗净后用布包好；白果下锅煮熟，去壳去心，葱切成段。

（3）砂锅上火，加入花生油烧热后入葱姜，放驴肉块及各种调料、鸡清汤，大火烧开，移小火炖约两小时，待肉酥烂，汤色棕黄时取出布包，撒胡椒粉，上桌。

功效：养心安神，补气血。

鸡 肉

鸡肉为雉科动物家鸡的肉。鸡又名烛夜，在《本经》中列为上品，它的种类很多，古代分为丹、黄、乌、白四种，入药又有公鸡、母鸡、药鸡和仔鸡之分，入药效能大同小异，均有温中益气、补虚、添髓之功。清代袁枚说："鸡功最巨，诸菜融之。"一般宰杀，去杂，洗净鲜用。

【营养价值】

鸡肉含有丰富的蛋白质、水分、脂肪、碳水化合物以及磷、铁、钙、矿物质等，还含维生素 A、B 族维生素、维生素 D、维生素 E 和烟酸等。脂肪含量很低，仅占 1.25%。

【保健功效】

中医认为，鸡肉有温中益气、补虚填精、健脾胃、活血脉、强筋骨的功效。是补血益气、滋补身体的佳品。

鸡肉含有对人体生长发育有重要作用的磷脂类，是中国人膳食结构中脂肪和磷脂的重要来源之一。

鸡肉对营养不良、畏寒怕冷、乏力疲劳、月经不调、贫血、虚弱等症有很好的食疗作用。

鸡胸脯肉中含有较多的 B 族维生素，具有消除疲劳、保护皮肤的作用；鸡腿肉中含有较多铁质，可改善人体缺铁性贫血；翅膀肉中含有丰富的骨胶原蛋白，具有强化血管、肌肉、肌腱的功能。

【饮食宜忌】

宜：一般人都可以食用，尤其适宜虚损羸弱、营养不良、气

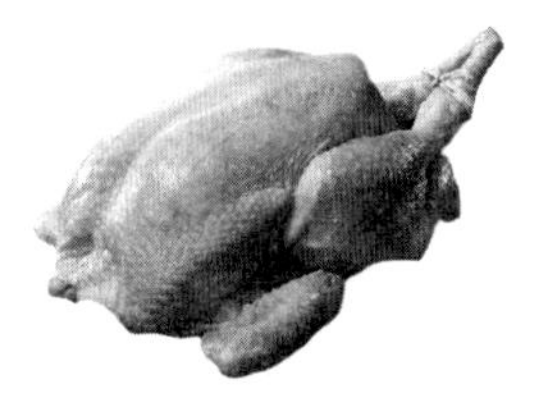

鸡肉

血不足、肺结核、肝硬化腹水、久病体虚、妇女产后体虚或乳汁不通、水肿、月经不调等患者和老年人食用。

忌：凡患外感病发热、火郁痰湿、热毒疖肿、高脂血症等患者忌食鸡肉；鸡汤中含脂肪和胆固醇颇高，凡高血压、动脉硬化、胆囊炎、胆石症等患者亦不宜食用。鸡肉的营养高于鸡汤，所以不要只喝鸡汤而不吃鸡肉。鸡屁股是淋巴最集中的地方，也是储存细菌、病毒和致癌物的仓库，应弃掉不要。

【健康食谱】

三杯鸡

原料：鸡 800 克，姜、葱、香菇、冬笋各适量，酱油、酒、油各 1 杯，糖少许。

制法：鸡去杂洗净，并将其斩成块。香菇、冬笋先煮熟，姜、葱煸香。炒锅开火，放一杯油烧热，然后将鸡块放入油锅中爆炒，随即又加入一杯酒和一杯酱油炒，再放入香菇、冬笋、姜葱，并加适量水烧，约一刻钟便离火，再焖一会儿即可食用。

功效：补血益气、滋补身体。

鸭 肉

鸭肉为鸭科动物家鸭或野鸭身上的肉。人们常言“鸡鸭鱼肉”四大荤，可见鸭肉在人们生活中的地位不低，以鸭肉为原料制成的北京烤鸭、南京板鸭、江南香酥鸭等，均为国宴中不可缺少的名菜。

【营养价值】

鸭肉营养丰富，富含高蛋白质、维生素E、脂肪、碳水化合物、磷、钙、铁、烟酸、B族维生素等营养成分。它所含胆固醇比一般鱼肉还低。

【保健功效】

鸭肉中含有丰富的蛋白质，而且很容易被人体消化吸收。

中医称鸭为药和滋补上品。鸭肉味甘、性寒，有大补虚劳、清肺解热、滋阴补血、定惊解毒、消水肿的功效。可辅助治疗阴虚水肿、羸弱乏力、大便秘结、贫血、慢性肾炎等疾病。

鸭肉中含有丰富的烟酸，烟酸作为构成人体内两种重要辅酶的成分之一，在细胞呼吸中起作用，对心肌梗死等心脏病病人有保护作用。

【饮食宜忌】

宜：鸭肉清润，适宜营养不良、体虚水肿、内火低热、大便干燥、遗精、盗汗、妇女月经少、咽干口渴、糖尿病、肝硬化腹水、肺结核、肾火及癌症等患者食用。

忌：鸭肉不宜与木耳、核桃同食。鸭肉也不宜与鳖肉同食，同食令人阴盛阳虚、水肿泄泻。鸭肉性凉，凡素体虚寒、胃部冷痛、便溏、腹泻、腰部疼痛及寒性痛经之人忌食。

【健康食谱】

虫草炖老鸭

原料：老公鸭1只（约1千克），冬虫夏草12根，盐适量，葱2根，姜片，料酒4大匙。

制法：（1）将老鸭洗净，放沸水中氽烫后捞出，夹净细毛。

（2）冬虫夏草洗净，与鸭子、葱、姜、料酒一起放入陶锅或砂锅中。

（3）加入浸没鸭子的清水，上笼蒸或直接用小火煨，至鸭肉酥透。

（4）加盐、调料调味即可。

【用法】空腹温热食用。

功效：冬虫夏草与鸭肉共炖，称为“合蒸大补”清补结合，既可食用、又可疗疾，为病后调理、体弱虚损之保健食疗。

鹌鹑蛋

鹌鹑蛋为雉科动物鹌鹑所产的卵。它体积小，但营养价值却与鸡蛋一样高，有着“卵中佳品”之称。此外它也有着很高的药用价值，古代为帝王将相食用，故又有“宫廷珍贵食品”之名。

【营养价值】

鹌鹑蛋含有丰富的蛋白质、卵磷脂、维生素A、维生素B_1、维生素B_2、钙、磷、铁等，其营养价值比其他禽蛋都要高。与鸡蛋相比，鹌鹑蛋的蛋白质含量高30%，维生素B_1高20%，维生素B_2高83%，铁高46.1%，卵磷脂的含量更是相当于鸡蛋的16倍。

【保健功效】

中医药学认为，鹌鹑蛋味甘，性平，有补益气血、强身健脑、丰肌泽肤等功效。由于其含有维生素P等成分，常食鹌鹑蛋有防治高血压及动脉硬化之功效。鹌鹑蛋对贫血、营养不良、神经衰弱、月经不调、支气管炎、血管硬化等病人具有调补作用。

鹌鹑蛋对有贫血、月经不调的女性，其调补、养颜、美肤功用也比较显著。

【饮食宜忌】

宜：一般人都可食用，尤其适宜于神经衰弱、血管硬化、高血压、冠心病、支气管哮喘等患者食用。

忌：鹌鹑蛋含胆固醇很高，因此，不可吃得太多，每天3~5个比较适宜。外感未清、痰热、痰多者不宜进食；老年人不宜多吃。

【健康食谱】

豆腐皮鹌鹑蛋汤

原料：豆腐皮2张，鹌鹑蛋9个，火腿肉50克，葱花、姜末、料酒、精盐、味精、猪油各适量。

制法：（1）将豆腐皮切成条，然后再打成结，洒上少许温水湿润；鹌鹑蛋打入碗内，加盐少许，搅拌均匀；火腿肉切成丁。

（2）锅置火上，放入猪油烧热，下葱花、姜末爆香，倒入鹌鹑蛋翻炒至凝结。加入清水适量，烧沸。加入豆腐皮、火腿丁、料酒、精盐、味精，煮5分钟即可。

功效：此汤具有清肺养胃、止咳消痰的作用。

鸽 肉

鸽肉具有丰富的营养，对人的身体很有益处。在清代，它作为珍贵食品、美味佳肴进了宫廷；达官贵族的筵席，素有“无鸽不成宴，一鸽胜九鸡”之说。

【营养价值】

鸽肉含有水分、蛋白质、脂肪、碳水化合物、钙、磷、铁、维生素、烟酸以及卵磷脂、脑磷脂等营养成分，其蛋白质的含量很高，还富含氨基酸，是一种脂肪含量少的肉类。

【保健功效】

鸽肉可强壮身体、开胃益气、解毒滋阴，常被视为壮阳食品。

鸽肉补力十分平和，易于肠胃吸收，特别适合大病初愈的人。鸽肉作为一种滋补佳品，深受少年儿童、体弱老者、产后妇女、手术后患者们的喜爱。鸽肉对老年人阳气虚弱、老年性功能衰弱、儿童发育不良、气血不足等症状的治疗作用亦十分明显。鸽肉还有解疮毒之功效，患小儿麻疹、水痘、天花等患者，鸽肉疗效显著。由于鸽肉含脂肪量少，通常也受到高血脂、高血压、冠心病患者的青睐。

【饮食宜忌】

宜：一般人均可食用，对老年人、体弱病虚者、孕妇及儿童有恢复体力、愈合伤口、增强脑力和视力的功用。因此，这类人尤其适用。

忌：鸽肉营养丰富，若用油炸方法食用，会降低营养成分。长期食用还会引起机体癌变。凡是病死、毒死的鸽肉都不要吃，小孩为避免消化不良，一次食用不宜过多。性欲旺盛者及肾衰竭者应尽量少吃或不吃。

【健康食谱】

淮山炖乳鸽

原料：嫩鸽肉200克，淮山50克，精盐、料酒、大葱、姜、味精、清汤各少许。

制法：（1）将鸽子开膛去内脏，洗净，入沸水锅中焯至断生，再用水洗去血沫；淮山洗净备用。

（2）炖盅内放入乳鸽、淮山、料酒、葱、姜、清汤，移至锅内隔水炖酥，取出。

（3）除去葱、姜，加入精盐、味精，入味即好。

功效：淮山和乳鸽搭配，对防治小儿惊风有帮助。

羊　肉

羊肉是我国人民食用的主要肉类之一，其肉质细嫩，脂肪及胆固醇的含量都比猪肉和牛肉低，并且具有丰富的营养价值，因此，它历来被人们当作冬季进补的佳品。

【营养价值】

羊肉含有丰富的蛋白质、脂肪、碳水化合物、钙、磷、铁、胡萝卜素及维生素 B_1、维生素 B_2、烟酸等成分。羊肉所含蛋白质高于猪肉，所含钙和铁也高于牛肉和猪肉，而胆固醇含量却在肉类中最低。

【保健功效】

羊肉性温，味甘，具有补虚祛寒、温补气血、益肾补衰、开胃健脾、补益产妇、通乳治带、助元益精之功效。主治肾虚腰疼、阳痿精衰、病后虚寒、产后火虚或腹痛、产后出血、产后无乳等症。

寒冬常食羊肉可益气补虚、祛寒暖身，增强血液循环，增加御寒能力。

妇女产后无乳，可用羊肉和猪蹄一起炖吃，通乳效果很好。

体弱者、小孩、遗尿者食羊肉颇有益。

羊肉又可增加消化酶，保护胃壁，帮助消化，体虚胃寒者尤宜食用。

羊肉含钙、铁较多，对防治肺结核、气管炎、哮喘、贫血等病症很有帮助。

羊肉还有安心止惊和抗衰老作用。

【饮食宜忌】

宜：羊肉适宜劳损虚冷、气管炎咳喘、胃寒反胃呕吐、形体消瘦、妇女产后贫血或无乳、小孩遗尿、常人体虚自汗、盗汗及畏寒怕冷等患者食用。

忌：夏秋季节气候热燥，不宜多吃羊肉。羊肉性温偏热，凡外感发热、牙痛、心肺火盛者不宜食用。有些人吃羊肉时喜欢配食醋作为调味品，觉得吃起来更加爽口，其实这种吃法不科学。羊肉与食醋搭配会削弱两者的食疗作用，并可产生对人体有害的物质。明火熏烤的羊肉串味道虽佳，但切忌多食，这种羊肉易产生致癌物。

【健康食谱】

萝卜羊肉汤

原料：熟羊肉300克，萝卜200克，生姜、香菜各少许，精盐、胡椒粉各适量。

制法：（1）熟羊肉洗净，切成2厘米见方的小块。萝卜洗净，切成3厘米见方的小块。香菜洗净，切成段。

（2）将羊肉、生姜、精盐放入锅内，加适量水，旺火烧开，再改用小火煮至羊肉熟烂。

（3）放入萝卜块煮熟，加入香菜段、胡椒粉拌匀即成。

功效：此汤温阳散寒，补气生血，可强身健体。

鸭 蛋

鸭蛋又名鸭子，它为家禽母鸭所产的卵。据科学分析，它具有丰富的营养价值，完全可以和鸡蛋媲美。鸭蛋除碳水化合物含量较低外，其他营养素均高于鸡蛋。

【营养价值】

每100克鸭蛋含蛋白质13克，脂肪14.7克，糖类1克，维生素A 0.261毫克，维生素B_1 0.15毫克，维生素B_2 0.37毫克，烟酸0.1毫克，灰分1.8克，钙71毫克，磷210毫克，铁3.2毫克，钾60毫克，钠82毫克，氯6毫克。鸭蛋所含脂肪和维生素A比鸡蛋少，而所含微量元素的种类比鸡蛋多。

【保健功效】

中医认为，鸭蛋有大补虚劳、

滋阴养血、润肺美肤的功效。松花蛋的无机盐含量较鸭蛋明显增加，脂肪含量有所降低，总热量也稍有下降。松花蛋有独特风味，能刺激消化器官，增进食欲，使营养易于消化吸收，并有中和胃酸、清凉、降压的作用。

【饮食宜忌】

宜：鸭蛋适宜肺热咳嗽、咽喉痛及肠炎、泻痢之人以及阴虚火旺者食用。

忌：鸭蛋不可多吃，因为过多摄入胆固醇、蛋白质会升高血脂，加重肝脏和肾脏的负担。鸭蛋性寒，凡脾胃虚弱、寒湿下痢、食后气滞痞闷者忌食。

【健康食谱】

豆浆冰糖鸭蛋

原料：鸭蛋1个，豆浆250毫升，冰糖适量。

制法：冰糖压碎备用。鸭蛋打入碗中,加冰糖搅匀。豆浆煮开，迅速倒入鸭蛋碗中，盖上碗盖闷几分钟即可。

功效：利咽润喉、止咳化痰。

牛　肉

牛肉是中国的第二大肉类食品，仅次于猪肉。牛肉蛋白质含量高，而脂肪含量低，所以味道鲜美,受人喜爱,享有“肉中骄子”的美称。

【营养价值】

牛肉富含蛋白质、脂肪、碳水化合物、钙、磷、铁、维生素B_1、维生素B_2、烟酸等营养成分。牛肉蛋白质所含人体必需氨基酸很多，营养价值高。牛肉所含蛋白质比猪肉多3.3%，比羊肉多10%；而含脂肪比猪肉少19%，比羊肉少18.6%，是高蛋白低脂肪、营养成分易被人体消化吸收的食物。

【保健功效】

中医认为牛肉性平，味甘。具有益筋骨、增体力，暖中补气，补肾壮阳，健脾补胃，滋养御寒之功效。主治筋骨不健、脾胃虚弱、水肿胀满、腰膝乏力等症。

食用牛肉后可增强免疫力，促进蛋白质的新陈代谢和合成，从而有助于紧张训练后身体的恢复。牛肉中脂肪含量很低，但却富含结合亚油酸，这些潜在的抗氧化剂可以有效对抗运动中造成的组织损伤。

牛肉含锌、镁。锌是另外一种有助于合成蛋白质、促进肌肉生长的抗氧化剂，与谷氨酸盐和维生素B_6共同作用，能增强免疫系统。镁则支持蛋白质的合成、增强肌肉力量，更重要的是可提高胰岛素合成代谢的效率。

寒冬食牛肉有温中暖胃作用，实为冬季补益食疗佳品。

【饮食宜忌】

宜：牛肉适宜营养不良、身体衰弱、久病体虚、畏寒怕冷、面色萎黄及头昏目眩之人食用；体力劳动者和运动员等体力消耗过大者，尤其适宜食用牛肉。牛肉与芋头搭配食用，可以防治食欲不振及便秘，还可防止皮肤老化。牛肉与枸杞搭配食用，有补养气血之妙、和胃益肝之功。适用于体弱多病、劳伤诸症。

忌：牛肉中恶臭乙醛的含量较高，过多摄入易诱发结肠癌，所以建议一周吃一次即可，不可食之过多。除此之外，皮肤病患者不宜食牛肉；肝炎、肾炎等患者亦应慎食；外感时邪或内有积热、痈疽患者忌食牛肉。

【健康食谱】

水晶牛肉

原料：牛肉350克，肉鸡爪10个，盐、八角、料酒、甜面酱、酱油、白糖、香油各适量。

制法：(1)将牛肉洗净，入沸水锅中汆一下，除去血水；锅内换上清水，加上盐、八角、料酒，把牛肉放进去煮至熟烂；捞出后凉凉，切成小丁。

(2)鸡爪放入清水锅中煮烂，约需50分钟，把汤汁倒出待用。

(3)牛肉汤和鸡汤等分盛盆内，待其冷却后，加入牛肉丁拌匀，重新上锅煮开，然后倒入盆内，冷却凝固后切成片，摆入盘中。

(4)把甜面酱、酱油、白糖、香油放入小碗中，加少许水拌匀，随菜上桌，吃时蘸取。

功效：本汤含丰富蛋白质和维生素、钙、磷、铁等，有补气健身的功效。

鹌鹑肉

鹌鹑，古代称“鹑鸟”“宛鹑”“奔鹑”，是一种头小、尾巴短、不善飞的赤褐色小鸟。鹌鹑肉是典型的高蛋白、低脂肪、低胆固醇食物，特别适合中老年人以及高血压、肥胖症患者食用。鹌鹑可与补药之王人参相媲美，誉为“动物人参”。

【营养价值】

鹌鹑肉含有蛋白质、水分、脂肪、碳水化合物、磷、铁、钙以及维生素、烟酸等，其蛋白质含量高，脂肪含量低。

鹌鹑肉的蛋白质的含量远远高于其他肉类；而胆固醇的含量很少，多种维生素的含量比鸡肉高1~3倍，而且易于消化吸收，很适合老、弱、病、产妇食用，故被人们誉为“动物人参”。

【保健功效】

中医认为，鹌鹑肉可“补五脏，益精血，温肾助阳”。男子经常食用鹌鹑可增强性功能，并增气力、壮筋骨。

鹌鹑肉中含有卵磷脂，可生

成溶血磷脂，具有抑制血小板凝聚的作用，可防止血栓形成，保护血管壁，防止动脉硬化。

【饮食宜忌】

宜：一般人都可以食用，更是老幼病弱者的上佳补品。

忌：皮起皱、嘴坚硬为老鹌鹑，品质较差，忌食；鹌鹑不宜与蘑菇同食，否则易引起痔疮发作。

【健康食谱】

鹌鹑山药粥

原料：鹌鹑 2 只，山药 50 克，粳米 100 克，姜、葱、盐各适量。

制法：活杀鹌鹑，去毛及内脏，洗净去骨，剔出鹌鹑肉，切成小碎块；将山药快速冲洗干净，粳米淘洗干净。将粳米、山药、鹌鹑肉同时放入锅内，先用旺火烧开，改用文火慢煮，至粥成，加姜、葱、盐少许即可。

【用法】隔日 1 次服食。

功效：益气养血，健脾和胃，适用于体虚乏力之人。

鸡 蛋

鸡蛋是一种全球性普及的食品，用途广泛，它含有高质量的蛋白质，常被用作衡量其他蛋白质的标准。

鸡蛋几乎含有人体所需要的所有营养物质，故被人们称为“理想的营养库”，营养学家称之为“完全蛋白质模式”，是不少长寿者的延年食物之一。

【营养价值】

鸡蛋含有蛋白质、脂肪、维生素、钙、磷、铁、镁、锌、铜、碘以及烟酸、叶酸等营养成分，尤其含有丰富的氨基酸、铁，含维生素的种类也非常多。蛋黄中还含有卵黄素等。

【保健功效】

鸡蛋可避免老年人的智力衰退，并可改善各个年龄段的记忆力，保护肝脏。鸡蛋中的蛋白质对肝脏组织损伤有修复作用。蛋黄中的卵磷脂可促进肝细胞的再生，还可提高人体血浆蛋白量，增强机体的代谢功能和免疫功能，防治动脉硬化。鸡蛋中含有较多的维生素 B_2，可以分解和氧化人体内的致癌物质。鸡蛋中所含的硒、锌等也都具有防癌作用。

【饮食宜忌】

宜：一般人都可以食用，尤其适宜体质虚弱、营养不良、贫血、妇女产后体虚等患者及小儿、老人食用。

忌：每日食鸡蛋不宜过多，一般来说，孩子和老人每天一个，青少年及成人每天两个比较适宜。茶叶蛋应少吃。毛蛋、臭蛋不能吃。凡高热、腹泻、肝炎、肾炎、胆囊炎及胆石症等患者当少食或不食鸡蛋。吃蛋必须煮熟，不要生吃，打蛋时也须提防沾染到蛋壳上的杂菌。

【健康食谱】

红枣鸡蛋汤

原料：腐竹皮1块,红枣5颗，鸡蛋1个，冰糖适量。

制法：腐竹皮洗净，泡水至软，鸡蛋去壳，搅匀待用，红枣去核，用4碗水煮滚后，放入腐竹皮、红枣与冰糖，用小火煮30分钟，再加入鸡蛋搅匀，即可食用。

功效：养颜美肤，同时还保护视力，使食欲、消化正常，维持心脏与神经系统的运作，并可治疗失眠及晕眩。

猪 蹄

猪蹄又叫猪脚、猪手、猪四肢、猪四足。它营养丰富，味道可口。不仅是常用菜肴，而且还是滋补佳品。

【营养价值】

猪蹄含有较多的蛋白质、脂肪和碳水化合物，并含有钙、镁、磷、铁及维生素A、维生素B_1、维生素B_2、维生素C、维生素D、维生素E、维生素K等成分。

据分析，每100克猪蹄含蛋白质15.8克,脂肪26.3克,糖类1.7克，营养颇丰富。

【保健功效】

猪蹄中的胶原蛋白被人体吸收后，能促进皮肤细胞吸收和贮存水分，防止皮肤干涩起皱，使面部皮肤显得丰满光泽。胶原蛋白还可促进毛发、指甲生长，保持皮肤柔软、细腻，指甲有光泽。

经常食用猪蹄，还可以有效防止进行性营养障碍，对消化道出血、失血性休克有一定疗效，并可以改善全身的微循环，从而能预防或减轻冠心病和缺血性脑病。对于手术及重病恢复期的老人，有利于组织细胞正常生理功能的恢复，加速新陈代谢，延缓机体衰老。猪蹄汤还具有催乳作用，对于哺乳期妇女能起到催乳和美容的双重作用。

【饮食宜忌】

宜：一般人都可以吃，尤其适合老人、妇女产后乳汁不足、手术后需要调养者和失血者以及痈疽、疮疡与皮肤干燥症等患者食用。

忌：猪蹄不可与甘草同吃，否则会引起中毒，但可以用绿豆治疗。晚餐吃得太晚或临睡前不宜吃猪蹄，以免增加血黏度。有胆结石者当少食或不食猪蹄；猪蹄油脂较多，动脉硬化、高血压等患者少食为宜。

【健康食谱】

猪皮蹄筋大枣汤

原料：猪皮100克，猪蹄筋15克，大枣15枚。

制法：将猪皮去毛、洗净、切块，大枣去核，猪蹄筋用清水泡软，切段，加清水适量，文火炖至皮、筋烂熟后调味服食。

功效：除皱养肤。

牡蛎猪蹄汤

原料：牡蛎壳 10 克，猪蹄 1 只，料酒 10 克，姜 3 克，葱 6 克，盐 3 克，味精 2 克，胡椒粉 2 克。

制法：牡蛎壳煅后，研成细粉；猪蹄去毛，洗净，剁成 4 块；姜切片，葱切段。将猪蹄、牡蛎粉、料酒、姜、葱同放炖锅内，加水 1800 毫升，置武火上烧沸，再用文火炖煮 50 分钟，加入盐、味精、胡椒粉即成。

功效：补气、健脾、润泽肌肤。

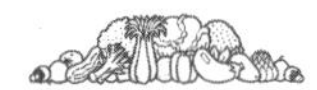

鱼及其他水产类

鲤 鱼

鲤鱼别名赤鲤鱼、黄鲤、乌鲤、鲤拐子、鲤子等，为鲤科动物。鲤鱼因鳞有十字纹理，故得鲤名，素有“家鱼之首”的美称。它是世界上最早养殖的鱼类，远在公元前12世纪的殷商时代，人们便开始池塘养殖鲤鱼。据《诗经》记载，周文王曾用池养鲤。

【营养价值】

鲤鱼含有极为丰富的蛋白质，而且容易被人体吸收，利用率高达98%，可供给人体必需的氨基酸。

鲤鱼含有的脂肪主要由多不饱和脂肪酸如EPA和DHA组成，是人体必需脂肪酸，具有重要的生理作用。

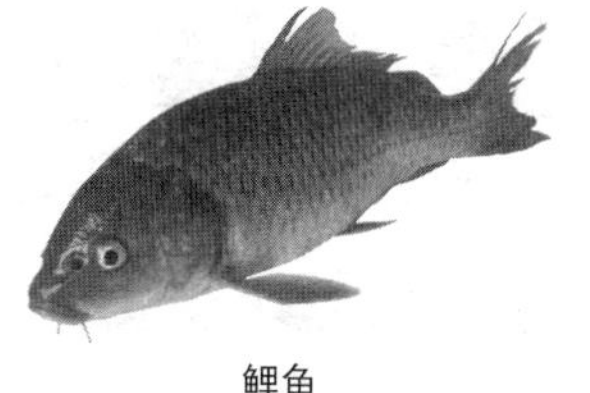

鲤鱼

鲤鱼体内钙、磷、钾等含量也较高。

【保健功效】

鲤鱼具有平肝补血、和脾养肺之作用，常食鲤鱼对肝、眼、肾、脾等病有一定疗效，它还是孕妇的高级保健食品，营养价值很高。鲤鱼除食用外，还可以入药治疗疾病，有健脾开胃、利小便、消水肿、止咳镇喘及发乳之功效；其肉可治疗门静脉肝硬化、慢性肾炎、咳嗽、哮喘、产妇缺奶、妇女月经不调或血崩等症；其血可治口眼歪斜；胆汁能治赤眼痛肿和化脓性中耳炎。

鲤鱼头中含有十分丰富的卵磷脂，是人脑中神经递质乙酰胆碱的重要来源。多吃鲤鱼头，可增强人的记忆、思维和分析能力，并能阻止脑细胞的退化，延缓衰老。

【饮食宜忌】

宜：适宜孕妇、老人和儿童食用。适宜神经衰弱、慢性肾炎、黄疸、贫血、冠心病、糖尿病、高脂血症及各种水肿病等患者食用；适宜营养不良、妇女胎动不安、产后乳汁缺少及久咳不愈等患者食用。

忌：鲤鱼必须吃熟的，因为没熟的鲤鱼，其中的寄生虫没有被杀死，若食用容易感染寄生虫病，对身体不利。鲤鱼与甘草同食，容易发生毒性反应。鲤鱼胆汁有毒，虽有药用价值，但是切记不可滥用。凡红斑狼疮、淋巴结核、恶性肿瘤、小儿痄腮、血栓闭塞性脉管炎、荨麻疹及皮肤病等患者忌食。

【健康食谱】

薏薏米蒸鲤鱼

原料：鲤鱼 1 条，薏薏米 100 克，陈皮、草果各少许，姜、盐、味精、高汤各适量。

制法：(1) 陈皮用温水洗净，切成丝；草果去壳；薏薏米用水浸泡 2 小时。

(2) 鲤鱼治净，把草果、陈皮、薏薏米塞入鱼腹内。

(3) 把鲤鱼放入盘中，加上姜、盐、味精、高汤，入笼蒸约一个半小时，取出后去掉姜、草果、陈皮，装盘即成。

功效：鲤鱼有家鱼之首的称号，和薏薏米相配有清热解毒的作用。

鱿 鱼

鱿鱼又称柔鱼、枪乌贼。它的头和躯干都很狭长，尤其是躯干部，末端很尖，形状很像标枪的枪头，而且它在海里的行动十分迅速，所以又叫枪乌贼。它营养价值很高，是名贵的海产品。

【营养价值】

鱿鱼含有丰富的蛋白质及人体所需的氨基酸、牛磺酸。它还含有少量的脂肪和碳水化合物、大量的胆固醇。鱿鱼中的微量元素以钙、磷、硒、钾、钠的含量较高。

【保健功效】

中医认为，鱿鱼有滋阴养胃、补虚润肤的功能。鱿鱼对骨骼发育和造血十分有益，可预防贫血。

鱿鱼除了富含蛋白质及人体所需的氨基酸外，还是含有大量牛磺酸的一种低热量食品，可抑制血中的胆固醇含量，预防成人病，缓解疲劳，恢复视力，改善肝脏功能。鱿鱼含的多肽和硒等

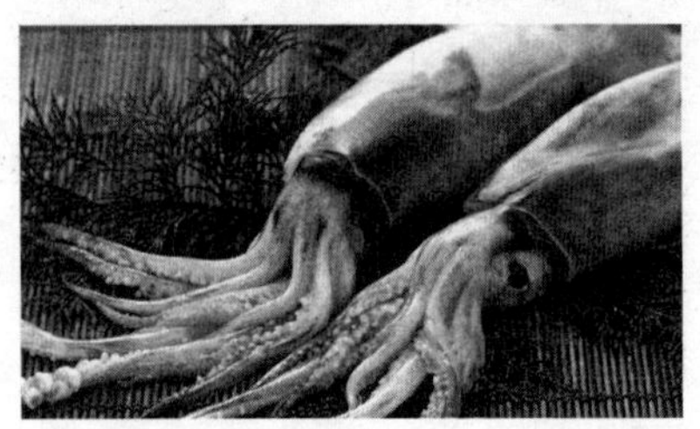

鱿鱼

微量元素有抗病毒、抗射线作用。

【饮食宜忌】

宜：一般人都可食用。

忌：鱿鱼性质寒凉，脾胃虚寒的人应少吃；鱿鱼含胆固醇较多，故高血脂、高胆固醇血症、动脉硬化等心血管病及肝病患者应慎食；鱿鱼也是发物，患有湿疹、荨麻疹等疾病的人忌食。鱿鱼中含有导致痛风产生的布丁体，所以不要过多食用。如果鱿鱼起红斑、发黑，则不要食用。

【健康食谱】

泡菜烩鱿鱼

原料：水发鱿鱼600克，泡菜150克，鸡油、麻油、鲜汤各适量，盐、胡椒粉、芡粉各适量。

制法：洗净鱿鱼并切成条。将鲜汤放入锅中烧开，然后把鱿鱼放入汤中煨煮。洗净泡菜切小片，然后放到开水中烫一下。炒锅开火，放鸡油烧熟，先将泡菜放入油中炒，然后加鲜汤煮汤汁，出香味后倒入鱿鱼条，并放入适量的盐、胡椒粉。待汤汁烧开时放入芡粉勾芡，起锅前加少量味精、麻油调味即可。

功效：清热开胃。

鲫 鱼

鲫鱼又名鲋鱼，为鲤科动物，全国各地均产。《吕氏春秋》载："鱼火之美者，有洞庭之鲋。"可知鲫鱼自古为人崇尚。鲫鱼的营养全面，糖分多，脂肪少，吃起来既鲜嫩又不肥腻，还有点甜丝丝的感觉。鲫鱼还含有多种丰胸成分，是使女性胸部健康的理想食品。

【营养价值】

鲫鱼含有蛋白质、脂肪、碳水化合物、钾、钠、钙、铁以及硫胺素、烟酸及维生素等。其蛋白质含量相当丰富，多为水溶性蛋白质和蛋白酶，易于被人体吸收，鱼肉中的氨基酸非常多，可满足人体所需。鲫鱼的油也有很大的保健作用，所富含的维生素A和不饱和脂肪酸，对防治心血管疾病十分有益。

【保健功效】

鲫鱼除了作为日常家居食品外，更有丰富的药效，特别是在女性丰胸方面。中医认为，鲫鱼甘平而温，入脾、胃二经，因此它的多种丰胸成分，非常利于身体的吸收并发挥作用。女性应该多多利用鲫鱼的这一特别之处，为自己的丰胸、健胸服务。

近年来，随着国内外专家的进一步研究，发现鲫鱼自身含有的多种营养成分，对女性胸部具有丰满和保健的特殊效果。另据资料显示，女性长期食用鲫鱼，还可增强机体免疫力，预防多种疾病。

【饮食宜忌】

宜：一般人都可食用，尤其

适宜于水肿、产后乳汁不通、脾胃虚弱、食欲不佳、痔疮出血、慢性痢疾等患者食用。

忌：鲫鱼不可同鸡、羊、狗、鹿肉同食，食之易生热；阳盛之体和素有内热者食之则更不宜，易生热而致疮疡。另外，鲫鱼还不宜与麦冬、沙参同用，也不宜与盖菜同食。感冒发热期间不可多食。

【健康食谱】

黄芪鲫鱼汤

原料：鲫鱼300克，黄芪30克，炒枳壳15克。

制法：(1) 鲫鱼、黄芪、炒枳壳分别用清水洗净，同放入砂煲内。

(2) 煲内加清水适量，武火煮沸后，改用文火煲至鱼熟烂，起锅即可。

功效：此汤有健脾补中、升阳益气的功效。

鳝　鱼

鳝鱼，也叫黄鳝、海蛇、长鱼等，是我国的一种特有海产品。它所含营养非常丰富，是一种高蛋白质低脂肪的营养保健食品。鳝鱼味鲜肉美，刺少肉厚，十分细嫩，风味独特。民间以小暑前后一个月的鳝鱼最为滋补味美，因此又有“小暑黄鳝赛人参”的说法。

【营养价值】

鳝鱼含有蛋白质、脂肪、维生素A以及硫胺素、维生素B_2、烟酸、维生素E等，它还含有钙、磷、铁等多种矿物质和微量元素。其氨基酸和特有的黄鳝素含量丰富。

【保健功效】

鳝鱼性温，味甘。具有补气益血、健脾益肾、益气固脾、除瘀祛湿之功效。可治劳伤气血、产后虚损、恶露淋漓、腰腿酸软、久泻脱肛、子宫脱垂、腹冷肠鸣、内痔出血、中耳炎、口疮等。

鳝鱼血可祛风、活血、壮阳，用于口眼歪斜、目痛、鼻出血、疮癣等。

鳝鱼头可止痢，治疗消化不良。

鳝鱼皮可治疗妇女乳核肿痛。

【饮食宜忌】

宜：鳝鱼适宜身体虚弱、营养不良、脱肛、子宫脱垂、内痔出血、风湿痹痛、高脂血症、冠心病、动脉硬化等患者食用，还尤其适合有眼疾者和糖尿病患者食用。

忌：吃鳝鱼时最好现杀现烹，死鳝鱼不宜食用。也不可过量食用鳝鱼，否则不仅不易消化，而且有可能引发痼疾。鳝鱼与猪肉、狗肉同吃可能会中毒，严重者甚至会致命。凡体质过敏、瘙痒性皮肤者忌食鳝鱼。

【健康食谱】

清炖鳝鱼

原料：鳝鱼肉300克，芹菜

100克,蒜、油、辣酱、葱姜蒜丝、盐、味精、香油、料酒、花椒粉、酱油、醋各适量。

制法:(1)鳝鱼切成丝,芹菜和蒜切成小段。

(2)锅内加油烧热,下鳝鱼丝炒5分钟,烹入料酒略焖,加辣酱、葱姜蒜丝,再放盐、酱油烧开,小火烧2分钟,改旺火投入芹菜段,加醋、香油,下蒜、味精调味,最后撒上少许花椒粉即可。

功效:本汤有补气健脾、滋身强骨的作用。

草 鱼

草鱼又称皖鱼,与青鱼、鳙鱼、鲢鱼并称为我国四大淡水鱼。它肉质细嫩,骨刺少,营养丰富,并且很适合切花刀制作菊花鱼等造型菜,深受人们喜爱。

【营养价值】

草鱼是淡水鱼中的上品,营养很丰富,含有丰富的蛋白质、脂肪钙、磷、铁、维生素B_1、维生素B_2等。

【保健功效】

中医认为,草鱼性味甘温,有暖胃补气的功效。现代营养学认为,草鱼含有丰富的不饱和脂肪酸,对血液循环有利,是心血管病人的良好食物。对于身体瘦弱、食欲不振的人来说,草鱼肉嫩而不腻,可以开胃、滋补。草鱼含有丰富的硒元素,经常食用有抗衰老、养颜的功效,而且对肿瘤也有一定的防治作用。

【饮食宜忌】

宜:一般人都可食用,比较适宜脾胃虚弱及营养不良者食用。

忌:草鱼肉不宜吃得太多,否则有可能诱发各种疥疮。凡患疔肿疮疡者忌食。

【健康食谱】

核桃草鱼火锅

原料:草鱼1条(约重1500克),核桃仁150克,制首乌15克,天麻片6克,水发冬笋100克,豌豆苗150克,金针菇50克,黄豆芽100克,生姜15克,葱20克,盐6克,胡椒粉3克,味精2克,料酒15毫升,猪油100克,高汤2500毫升。

制法:(1)核桃仁用开水泡胀,剥去皮,洗净;葱、生姜、首乌、天麻洗净,用纱布包好,放入砂罐中煎汁,过滤待用;鱼宰杀,去鳞、鳃及内脏,洗净切块;水发冬笋洗净切条;豌豆苗、金针菇、黄豆芽择洗干净,装盘。以上各料除鱼块外,均装盘围于火锅四周。

(2)净锅置火上,下猪油烧热,加入生姜、葱炒香,倒入汤及药液、鱼块、核桃仁,用大火烧开,加入调料,撇去浮沫,倒入火锅中,用小火保持微开,即可烫食各种原料及喝汤。

功效：补肾平肝，祛风补气。可治肝肾虚损引起的腰痛、头晕、足膝酸软等症。一般人食用，可强身健体、益智利脑。

胖头鱼

胖头鱼又名花鲢、鳙鱼，俗称包头鱼。因为它头大，所以民间称它为胖头鱼。它的味道鲜美纯正，肉质细嫩，个大体肥而不腻，深受人们的喜爱。

【营养价值】

胖头鱼属高蛋白、低脂肪、低胆固醇鱼类，胖头鱼的肉体中（特别是鱼头中）含有丰富的高不饱和脂肪酸。磷脂及可改善记忆力的垂体后叶素，特别是其头部的脑髓含量很高。

【保健功效】

中医学认为，胖头鱼能暖胃、祛头眩、益脑髓、助记忆、延缓衰老。经常吃些胖头鱼还能起到润泽皮肤的美容作用。除此之外，胖头鱼肉还有疏肝解郁、健脾利肺、补虚弱、祛风寒、益筋骨的作用，咳嗽、水肿、肝炎、眩晕、肾炎、小便不利和身体虚弱者都可用它来进行食疗。

现代营养学认为，胖头鱼可健脑益智、增强记忆力。老年人常食胖头鱼可降低血脂、减少老年痴呆病的发生，对心血管系统有保护作用。

【饮食宜忌】

宜：一般人都可以食用，尤其适合脾胃虚寒、痰多、咳嗽等患者食用。

忌：胖头鱼食用过多容易引发疥疮，故每次100克即可。多食胖头鱼助风热，皮肤痛痒者不宜多食。血症患者及孕妇忌食胖头鱼。

【健康食谱】

茯苓烧胖头鱼

原料：胖头鱼1条，茯苓粉20克，粟粉5克，盐、葱茸、姜末、黄酒各适量，笋片少许。

制法：将胖头鱼剁成肉茸，鱼头开边备用。将鱼肉茸放入碗中，加入茯苓制成鱼丸。将鱼头略煎后，放在砂锅中。加冷水浸过鱼头，再把鱼丸放入砂锅中，加热。至鱼丸定型后，再调入盐和笋片；待鱼头煨熟透即可。

功效：胖头鱼肉和鱼头益气补虚、健脑填髓，茯苓健脾安神，竹笋清利祛痰。三种材料配伍，共起健脑增智之功效。体虚气短、倦怠、乏力、失眠、多梦者，常佐餐食用本品尤为适宜。

带 鱼

带鱼又称为刀鱼、裙带鱼、白带鱼，因其身体扁长似带子而得名。它分布于我国南北沿海，为我国四大经济鱼类之一。它肉肥刺少，味道鲜美，营养丰富，鲜食、腌制、冷冻均可，因此深受人们的欢迎。

【营养价值】

带鱼含有蛋白质、脂肪、水分、钙、磷、铁、锌、碳水化合物以及维生素A、维生素B_1、维生素B_2、烟酸等。

【保健功效】

带鱼对辅助治疗白血病、胃癌、淋巴肿瘤等有益。经常食用带鱼，具有补益五脏的功效，对心血管有很好的保护作用，有助于预防高血压、心肌梗死等心血管疾病。

《随息居饮食谱》说带鱼“暖胃、补虚、泽肤”。常吃带鱼还可治疗毛发脱落等症。

女性常吃带鱼能使长发乌黑，还能促进肌肤光滑润泽，面容更加靓丽。

带鱼富含卵磷脂，能补益人的大脑，提高思维能力和记忆力。

带鱼富含维生素A，不但可以提高视力，而且有防癌、抗癌作用。

【饮食宜忌】

宜：比较适宜久病体虚、用脑过度、血虚头晕、气短乏力、营养不良、皮肤干燥以及癌症等患者食用。带鱼鳞中含有6-硫代鸟嘌呤（6-TG），对急性白血病有较好的疗效，有效率为70%，将它同其他抗病药物相配合，可以治疗胃癌、淋巴癌、绒毛膜上皮癌。由此可知，吃带鱼时最好不要将鱼鳞除掉。

忌：带鱼为发物，凡皮肤病及疖肿疮疡等患者忌食；哮喘、中风病人不宜多食。

【健康食谱】

清蒸带鱼

原料：带鱼1条，葱丝、姜丝、红辣椒丝、熟香菇片各适量，葱段、姜片、花椒、八角、盐、味精、香油各少许。

制法：（1）将带鱼刮腹洗净，用刀在鱼身两侧斜剞十字花刀，再切成5厘米长的段，放入盘内，用盐、味精腌制，摆上花椒、八角、葱段和姜片。

（2）把盘子放入蒸笼，置旺火上蒸10分钟左右取出，拣去花椒、八角、葱段和姜片，将盘内的原汁倒入锅内烧沸，加入盐和味精，再淋到鱼上，最后再撒上葱丝、姜丝、红辣椒丝、熟香菇片，淋上香油即可。

功效：舒气养血，润泽肌肤。

鳗 鱼

鳗鱼又称鳗鲡，分为河鳗和海鳗。它肉质鲜美、细嫩，纤维质很少，营养价值高，属于高蛋白食用鱼类。有“水中人参”“鱼类软黄金”之誉。是我国的出口创汇产品之一，畅销国内外市场。

【营养价值】

鳗鱼含肉率达84%，含胆固醇比较少，富含蛋白质、钙。蛋白质含量大大高于鸡肉、猪肉。它还含有丰富的人体需要的氨基酸、维生素A、维生素E、维生素C、维生素B_1、维生素B_2。其中维生素A的含量是一般鱼类的60倍，维生素E的含量是一般鱼类的9倍。

【保健功效】

鳗鱼具有补虚养血、祛湿、抗结核等功效，是久病患者的良好营养品。

鳗体内含有一种很稀有的西河洛克蛋白，具有良好的强精壮肾的功效，是年轻夫妇、中老年人的保健食品。

鳗鱼也是富含钙质的水产品，可使血钙值增加，强壮身体。

鳗鱼的肝脏含有丰富的维生素A,适用于患有夜盲症的人食用。

【饮食宜忌】

宜：一般成年人均可食用。特别适合于年老、体弱者及年轻夫妇食用。

忌：患有慢性疾病和有水产品过敏史的人应忌食。鳗鱼与牛肝同食易产生不利于人体的生化反应。

【健康食谱】

酱烧鳗鱼

原料：鳗鱼、盐、葱姜蒜。

制法：（1）将鳗鱼块洗净，控干水分，洒少许盐略腌制一会儿；

（2）利用腌鱼的时间将葱、姜、蒜切末放到碗里，加入生抽、老抽、甜面酱、少许五香粉、白砂糖、料酒、醋、将这些调料用温开水调均匀成一碗酱汁备用；（调料的多少请按自家口味调整，爱吃辣的可加入辣椒酱）

（3）炒锅下比平时炒菜多一点的油，油约七成热时，入鱼小火煎炸一会儿，煎至鱼肉变白；

（4）将调好的酱料浇在鱼肉上，开大火烧开，转小火慢炖；

（5）等汤汁基本收尽时，加少许葱丝，起锅至可。

功效：滋阴润肺，补虚祛风。

鲈 鱼

鲈鱼，又称花鲈、寨花、鲈板等，俗称鲈鲛，与长江鲥鱼、太湖银鱼并称为“四大名鱼”之一。鲈鱼分布于太平洋西部、中国沿海及通海的淡水水体中均产之，黄海、渤海较多，其肉质白嫩、清香，没有腥味，肉为蒜瓣形，最宜清蒸、红烧或炖汤。鲈鱼为常见的经济鱼类之一，也是发展海水养殖的品种。

【营养价值】

鲈鱼富含蛋白质、维生素A、B族维生素、钙、镁、锌、硒等营养元素；具有补肝肾、益脾胃、化痰止咳之效，对肝肾不足的人有很好的补益作用。

鲈鱼还可治胎动不安、产后少乳等症，准妈妈和产后妇女吃鲈鱼是一种既补身、又不会造成营养过剩而导致肥胖的营养食物，是健身补血、健脾益气和益体安康的佳品

鲈鱼血中还有较多的铜元素，铜能维持神经系统的正常的功能并参与数种物质代谢的关键酶的功能发挥，铜元素缺乏的人可食用鲈鱼来补充。

【保健功效】

鲈鱼味甘，性平，归肝经、脾经、肾经，具有益脾胃、补肝肾的功效。鲈鱼主治脾虚泻痢、消化不良、疳积、百日咳、水肿、筋骨萎弱、胎动不安、疮疡久不愈。

《食经》：主风痹、面疱。补中，安五脏。

《食疗本草》：安胎、补中。

《嘉祐本草》：补五脏，益筋骨，和肠胃，治水气。

【饮食宜忌】

宜：鲈鱼一般人群均可食用，尤其适宜贫血头晕，妇女妊娠水肿，胎动不安之人食用。

忌：患有皮肤病疮肿者忌食鲈鱼。鲈鱼忌与牛羊油、奶酪和中药荆芥同食。

【健康食谱】

清蒸鲈鱼

原料：鲜鲈鱼（约500克）1条，姜、葱、香菜各10克，盐、酱油适量，食用油50克。

制法：将鱼打鳞去鳃肠后洗净，在背腹上划两三道痕。生姜切丝，葱切长段后剖开，香菜洗净切成适当长段。将姜、盐放入鱼肚及背腹划痕中，淋上酱油。放在火上一刻钟左右，放上葱、香菜。将锅烧热倒入油热透，淋在鱼上即成。

【用法】佐餐服用，但外感及热证未愈者慎用。

功效：适用于脾胃虚弱，食少体倦或气血不足者，伤口久不愈合者；脾虚水肿、肝肾不足、筋骨不健者；胎动不安者。鲈鱼味甘性平，可益脾胃，补肝肾。

墨鱼

墨鱼俗名乌贼，又名“冬鸡”，是贝的一种，而不是鱼类。它的味道鲜美，是海洋奉献给人类的美食和良药。食用宜炒、蒸、煮、炖，还可制成圆溜、雪白、鲜味的墨鱼丸，是鱼丸中的上品、烹汤的佳料。

【营养价值】

墨鱼含较多蛋白质和多肽类物质，还有一定量的碳水化合物、低脂肪、无机盐、维生素B_1、维生素B_2、烟酸、钙、磷、铁等成分。

【保健功效】

墨鱼具有壮阳健身、益血补

肾、健胃理气之功用，主治阳痿、贫血、劳损腰痛、神经衰弱等症。

墨鱼壳，即“乌贼板”，学名叫“乌贼骨”，也是中医常用的药材，称“海螵蛸”，是一味制酸、止血、收敛之常用中药。

墨鱼尤其是产妇坐月子时的理想补品。它也是治血虚经闭的食疗佳品。

墨鱼干和绿豆煨汤食用可以起到明目、降火等保健作用。

【饮食宜忌】

宜：选择墨鱼干不要选有墨斑的，要选体形完整、色泽鲜明、肥大、爪粗壮、体色为柿红色者。墨鱼肉适宜阴虚体亏、贫血、营养不良、妇女血虚经闭、带下、崩漏等患者食用。

忌：墨鱼其性收敛，故盆腔炎、尿道炎者忌之。痛风病患者食墨鱼，可使病情加重。墨鱼含胆固醇较高，凡胆固醇高者当少食。墨鱼干制品发黑则不能食用。

【健康食谱】

雪菜炒墨鱼花

原料：墨鱼300克，雪里蕻300克，辣椒丝、生姜丝各适量，精制植物油、鲜汤适量，盐、白糖各适量。

制法：洗净墨鱼割刀纹，切条，雪里蕻洗净切段。锅上火加入适量的水烧开，将墨鱼倒入锅中烫透并取出备用。雪里蕻在水中烫一下捞出，炒锅开火放油烧热，先将生姜丝放入煸炒，随即放墨鱼条、雪里蕻合炒，加适量的鲜汤、盐、白糖炒匀，待菜熟撒上辣椒丝即可。

功效：滋阴益气、补肾补血。

扇 贝

扇贝是扇贝属的双壳类软体动物的代称，约有400余种。该科的60余种是世界各地重要的海洋渔业资源之一，壳、肉、珍珠层具有极高的利用价值。扇贝的贝壳色彩多样，肋纹整齐美观，是制作贝雕工艺品的良好材料。到海边工作、旅行或休养的人们，都很喜欢搜集一些扇贝的贝壳作为送给朋友的纪念品。扇贝味道鲜美，营养丰富，与海参、鲍齐名，并列为海味中的三大珍品。扇贝的闭壳肌很发达，是用来制作干贝的主要原料。

【营养价值】

据有关营养分析，每100克扇贝中含有能量60千卡、蛋白质11.1克，脂肪0.6克，碳水化合物2.6克，胆固醇140毫克，核黄素0.1毫克，烟酸0.2毫克，维生素E 11.85毫克，钙142毫克，磷132毫克，钾122毫克，钠339毫克，镁39毫克，铁7.2毫克，锌11.69毫克，硒20.22微克，铜0.48毫克，锰0.7毫克。

【保健功效】

扇贝中含一种具有降低血清胆固醇作用的代尔太 7- 胆固醇和 24- 亚甲基胆固醇，它们兼有抑制胆固醇在肝脏合成和加速排泄胆固醇的独特作用，从而使体内胆固醇下降。它们的功效比常用的降胆固醇药物谷固醇更强。人们在食用贝类食物后，常有一种清爽宜人的感觉，这对解除一些烦恼症状无疑十分有益。

【饮食宜忌】

宜：一般人群均可食用扇贝，尤其适宜高胆固醇、高血脂体质的人以及患有甲状腺肿大、支气管炎、胃病等疾病的人。

忌：许多贝类是发物，有宿疾者应慎食；贝类性多寒凉，故脾胃虚寒者不宜多吃。

【健康食谱】

椰城火扇贝

原料：扇贝、红圆椒、黄圆椒、青葱、洋葱、九层塔、蒜泥、柠檬汁、牛油、盐、胡椒。

制法：（1）扇贝用柠檬汁、蒜泥、盐和胡椒腌渍待用。

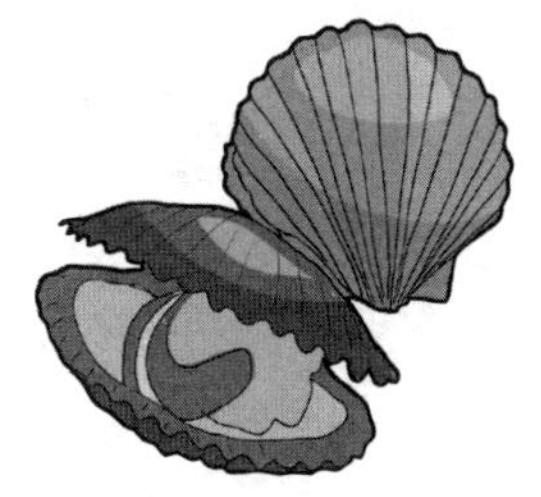

扇贝

（2）先将红圆椒、黄圆椒、洋葱、九层塔、青葱切末，均匀撒在扇贝上，再放上牛油。

（3）将扇贝放进烤箱烤熟，取出装盘即可。

功效：扇贝中铁的含量高，吸收好。适宜肤色没有光华，失去红润、手脚冰冷的人群。

牡 蛎

牡蛎俗称虫毛，别名蛎黄、海蛎子。从冬至到次年清明是它最肥美、好吃的时候，它有浓郁的香味，是上等调味品。在西方，它被称为“神赐魔食”，日本人则称它为“根之源”，还有“天上地下牡蛎独尊”的赞美诗句。

【营养价值】

牡蛎是一种高蛋白、低脂肪、营养丰富的食品。每 100 克牡蛎含蛋白质 11.3 克，脂肪 2.3 克，碳水化合物 4.3 克，灰分 1.6 克，钙 118 毫克，磷 178 毫克，铁 3.5 毫克，维生素 A 0.02 毫克，维生素 B_1 0.11 毫克。维生素 B_2 0.19 毫克，烟酸 1.6 毫克，并含牛磺酸、8 种必需氨基酸、无机盐，含谷胱甘肽、亚麻酸、亚油酸、碘及类磷脂类物质。它的甲壳主要含碳酸钙、磷酸钙及硫酸钙，并含少量镁、钼、硅等物质。

【保健功效】

现代营养认为，牡蛎含有丰

富的核酸，这可以减轻人面部细微的皱纹，使粗糙的皮肤变得光滑细嫩。牡蛎肉还具有降血压和滋阴养血等功能。

牡蛎中含量丰富的肝糖原，在缓解体力不足和改善疲劳的同时，还可以提高肝脏的功能。牡蛎中与细胞的生成和防止老化关系密切的锌的含量也是食物中最高的。如果锌摄入不足，容易导致味觉障碍、生长障碍、前列腺肥大、皮肤病和因精子减少造成的不孕等疾病，所以食用牡蛎有改善这些病症的作用。

牡蛎中蛋白质和铁的含量较高，对贫血患者有一定的食疗作用。

【饮食宜忌】

宜：一般人都可以食用。

忌：泥蚶牡蛎不宜生吃。牡蛎不宜与糖同食。关节炎和痛风患者不宜吃，吃海鲜过敏者忌吃。

【健康食谱】

清蒸海蛎子

原料：牡蛎适量。

制法：（1）在高压锅中加少量水，不要超过1厘米，然后加锅圈；

（2）把洗净的牡蛎一个个依次摆放在锅圈上；

（3）盖上锅盖开始蒸；

（4）排气阀一往外冲气，马上关火；

（5）紧接着用手轻轻往上一点点提排气阀往外排气；

（6）锅内气体全部排尽，开锅装盘即可。

功效：适用于前列腺肥大。

螃蟹

螃蟹是甲壳类动物，它们的身体被硬壳保护着。绝大多数种类的螃蟹生活在海里或靠近海洋的地方，也有一些的螃蟹栖于淡水或住在陆地。它们靠母蟹来生小螃蟹，每次母蟹都会产很多的卵，数量可达数百万粒以上。

在我国，螃蟹根据产地可分为河蟹、江蟹、湖蟹三种。河蟹以河北、天津产的最为著名，江蟹以南京产的最好，湖蟹以湖北武汉梁子湖、江苏苏州的阳澄湖、山东微山湖、南京高淳固城湖产的品质较好。螃蟹盛产在8~9月，

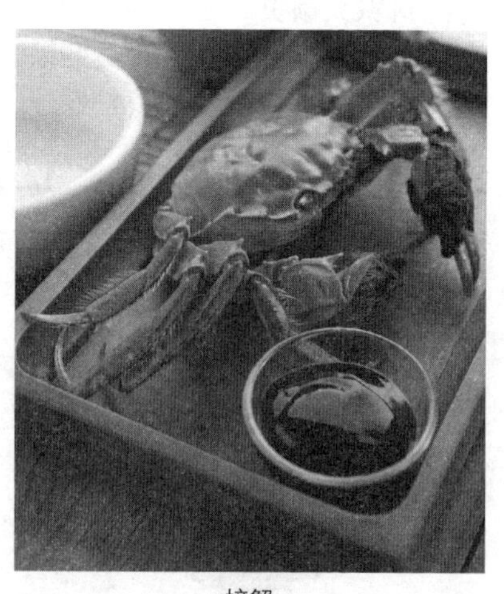

螃蟹

高粱红时是吃蟹的最好时节，有“七尖八圆”之说。螃蟹的头胸甲呈圆形，褐绿色，螯足长大且密生绒毛，频足侧扁而长，顶端尖锐，螃蟹肉白嫩，味鲜美。

【营养价值】

螃蟹含有丰富的蛋白质及微量元素，对身体有很好的滋补作用。每100克螃蟹中，含有能量103千卡，蛋白质17.5克，脂肪2.6克，碳水化合物2.3克，胆固醇267毫克，维生素A 389微克，硫胺素0.06毫克，核黄素0.28毫克，烟酸1.7毫克，维生素E 6.09毫克，钙126毫克，磷182毫克，钾181毫克，钠193.5毫克，镁23毫克，铁2.9毫克，锌3.68毫克，硒56.72微克，铜2.97毫克，锰0.42毫克。

【保健功效】

螃蟹性寒、味咸，归肝、胃经；有清热解毒、补骨添髓、养筋接骨、活血祛痰、利湿退黄、利肢节、滋肝阴、充胃液之功效；对于瘀血、黄疸、腰腿酸痛和风湿性关节炎等有一定的食疗效果。全蟹可治胸中邪气，郁结瘀血，筋骨伤折，斜面肿；煮酒食之治产后肚腹痛，恶露不下；蟹壳治漆疮。

【饮食宜忌】

宜：跌打损伤、筋断骨碎、瘀血肿痛、产妇胎盘残留、孕妇临产阵缩无力、胎儿迟迟不下者宜食螃蟹，尤以蟹爪好。

忌：螃蟹不可与红薯、南瓜、蜂蜜、橙子、梨、石榴、西红柿、香瓜、花生、蜗牛、芹菜、柿子、兔肉、荆芥同食，会导致食物中毒；吃螃蟹不可饮用冷饮，会导致腹泻。平素脾胃虚寒、大便溏薄、腹痛隐隐、风寒感冒未愈、宿患风疾、顽固性皮肤瘙痒疾患之人忌食螃蟹；月经过多、痛经、怀孕妇女忌食螃蟹，尤忌食蟹爪。

【健康食谱】

宫廷秘制蟹

原料：膏蟹（河蟹）500克。肥肉100克，香菜、蟹黄、面粉适量，姜末、葱花、盐、胡椒粉各少许，花生油500克。

制法：把蟹剥开去鳃，洗净切成件，蟹壳留用。把肉洗净，一半切成骨牌形，一半切成肉粒。把肉粒、香菜、蟹黄，加姜末、葱花、盐、胡椒粉，再加面粉、少量水调成汁，放入蟹块沾上一层调料。炒锅烧热，加适量油，先把肥肉排在锅内，再把蟹件逐个放入锅中。用小火煎片刻，即可装盘。盘上用黄瓜片垫底，蟹件放其上即可。

功效：此法可用于治疗跌打损伤、体质虚弱、食欲不振等疾病。

海 带

海带，又称海草、昆布。海带纤维少、肉质厚、味道鲜美，营养特别丰富，是一种保健长寿的食品，素有“长寿菜”“海上之蔬”“含碘之王”的美誉。

【营养价值】

海带有独特的化学成分和营养价值。每100克干品中含蛋白质8.2克，脂肪0.1克，纤维素9.8克，甘露醇17克，褐藻氨酸24克，钾4.36在，铁0.15克，碘0.34克，铜0.25毫克，锌210毫克，还含有微量的硒、钴、铬，并含有维生素A、维生素C、维生素E及B族维生素等营养成分。

【保健功效】

海带是长寿食品，有资料统计，经常食用海带的老人，其患病率可降低5%~8%，而其寿命平均可增加4~8岁。

海带性寒，味咸，具有化痰软坚、滞热利尿之功效，可治疗甲状腺肿、淋巴结肿大、饮食不下、水肿、高血压等症。

海带中所含丰富的碘是甲状腺素的主要成分，故可防治地方性甲状腺肿大。

从海带中提取的褐藻氨酸有降血压的作用，并可使血液中的胆固醇含量显著降低，因而对高血压、动脉硬化及脂肪过多症有一定的预防和辅助治疗作用。

海带还有抑制癌症的作用，特别有利于乳腺癌的预防。

海带含热量低，对预防肥胖症颇有益。

【饮食宜忌】

宜：海带适宜于肥胖症、高血压、高脂血症、冠心病、糖尿病、动脉硬化、淋巴结肿大、癌症等患者食用；适宜于佝偻病、骨质疏松症、贫血、头发稀少症等患者食用；适宜妇女，特别是孕妇及老人与小孩食用。

忌：吃海带后不应立即喝茶，也不宜马上吃葡萄、山楂等酸味水果，以免影响对矿物质的吸收。海带性寒，凡脾胃虚寒者忌食；患有甲亢的病人不要吃海带。

【健康食谱】

绿豆海带粥

原料：糯米100克，海带、绿豆各50克，鸡精少许。

制法：（1）海带泡发洗净，切成末，绿豆泡开后煮熟。

（2）糯米淘洗干净，下锅加水煮开，待米粒煮开花后，下入海带、绿豆，拌匀同煮约10分钟，加少许鸡精调味即可。

功效：此粥润肠通便，有利于排出毒素，减少脂肪堆积。

紫 菜

紫菜又称紫英、子菜，是生长在浅海岩礁上的一种红藻类植物，颜色有红、绿紫及黑紫，但干燥后均呈紫色。紫菜的种类颇多，福建、浙南沿海多养殖坛紫菜，北方则以养殖条斑紫菜为主。

【营养价值】

紫菜含有蛋白质、脂肪、糖分、胡萝卜素、维生素 B_1、维生素 B_2、烟酸、维生素 C、钙、铁、磷、碘等成分,还含有维生素 B_{12}、叶绿素、红藻素、粗纤维、胆碱、多种氨基酸和胶质、甘露醇等营养成分。紫菜的营养特别丰富，紫菜中所含蛋白质，与大豆所含的蛋白质差不多，所含碳水化合物居各种蔬菜之冠，其中维生素 A 可与动物肝脏相比，维生素 B_2 比香菇多 9 倍。它还含有半乳糖酶、糖原酶等营养素。

【保健功效】

紫菜性寒，味甘、咸，具有化痰、软坚、清热、利尿的功效。

紫菜所含的二十碳五烯酸，可降低血浆胆固醇含量；所含红藻素等活性成分可防止血栓形成。

多吃些紫菜，不仅可降低血压，还能预防心、脑、肾动脉血管硬化。

孕妇由于脾胃吸收功能退化减弱，不宜过多食用肉类，而紫菜的蛋白质含量是一般植物的几倍，且富含易于被人体吸收的碘，有利于胎儿大脑发育，又易于消化，因而孕产妇、老年人吃紫菜大有益处。

紫菜还可以抗衰老，它含有大量可以降低有害胆固醇的牛磺酸，有利于保护肝脏。

紫菜中 1/3 是食物纤维，可以保持肠道健康，将致癌物质排出体外，特别有利于预防大肠癌。

【饮食宜忌】

宜：一般人都可食用，尤其适宜高血压、动脉硬化、肥胖症、高脂血症、冠心病、糖尿病及癌症等患者食用；也很适宜妇女、小儿及老年人食用。

忌：脾胃虚寒、腹泻者和腹痛便溏者忌食。

【健康食谱】

紫菜蛋花汤

原料：紫菜 2 张，鸡蛋 3 个，葱、盐、香油各适量。

制法：(1）紫菜用剪刀剪成条状；葱洗净，切末；鸡蛋打入碗中，打匀备用。

(2）锅中倒入 5 杯高汤煮开，放入蛋汁、紫菜以及葱末煮滚，加入调味料调匀即成。

功效：此汤有很好的镇静作用，可用于缓解考试前紧张烦躁不安的情绪。

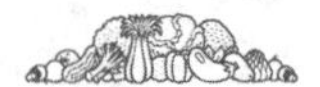

奶及乳制品类

牛 奶

牛奶是人们日常生活中喜爱的食物之一。它营养丰富、容易消化吸收，物美价廉，食用方便，是“接近完美的食品”，人称“白色血液”，是最理想的天然食品。

此外，自古以来国外国内都有用牛奶及奶制品美容的记载，如古罗马人每日用在牛奶里浸泡过的面包擦脸，认为这样会使皮肤光滑白嫩，显得年轻美貌，并可抑制胡须的生长，所以现在很多的化妆品中都含有牛奶或奶制品的成分。

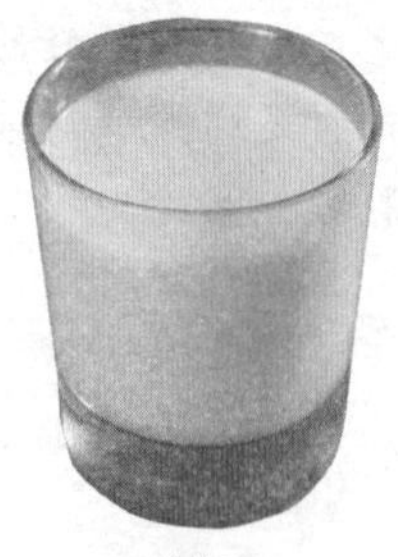

牛奶

【营养价值】

牛奶是完全蛋白质食品，其中 40% 为乳酪蛋白，其次为乳清蛋白。后者的含硫量比例相当于鸡蛋清。乳糖含量为 5%。奶油中含维生素 A、维生素 D 较多，此外还含有维生素 B_1、维生素 B_2、维生素 B_6、维生素 C、维生素 P、泛酸等。在人体所需的氨基酸中，它所含的蛋氨酸和赖氨酸尤为丰富，这些都是植物蛋白所缺乏的，它每 100 克含水分 87 克，蛋白质 3.3 克，脂肪 4 克，碳水化合物 5 克，钙 120 毫克，磷 93 毫克，铁 0.2 毫克，维生素 A0.011 毫克，维生素 B_1 0.04 毫克，维生素 B_2 0.13 毫克，维生素 C 1 毫克，热量 69 千卡。

【保健功效】

中医认为，牛奶味甘、性微寒，具有生津止渴、滋润肠道、清热通便、补虚健脾等功效。牛奶能滋润肌肤，保护表皮、防裂、防皱，使皮肤光滑柔软、白嫩，使头发乌黑，减少脱落，起到护肤美容作用；牛奶中所含的铁、铜和维生素 A，有美容养颜作用，可使皮肤保持光滑滋润，对胃癌和结肠癌还有一定的预防作用。

牛奶还能为皮肤提供封闭性油脂，形成薄膜以防皮肤水分蒸发，还能暂时提供水分。

【饮食宜忌】

宜：一般人都可以食，但用量应控制在每天 500 毫升以内，最适宜的饮奶量为 200~400 毫升，即每日两小杯。老年人、血压偏高者适宜饮用低脂奶；缺钙者、少儿、老年人，易怒、失眠者适合饮用高钙奶。

忌：缺铁性贫血患者、腹部手术病人、溃疡病人忌喝牛奶。肾结石病人不宜在睡前喝牛奶。另外，患有高血压、冠心病而服用复方丹参片者不宜喝牛奶。牛奶煮熟后，营养会有所损失，而且煮的时间越长，损失越大。

【健康食谱】

1. 牛奶枣粥

原料：牛奶 300 克，红枣 15 枚，粳米 80 克，红糖适量。

制法：淘净粳米，将其放入锅中加入适量的水煮，水开后约 20 分钟待粳米粥变稠，倒入牛奶和红枣一起煮。约 10 分钟后加入红糖搅匀煮开即可。

功效：活血补气、健脾养颜，常食用可使人面色红润，精神焕发。

2. 木瓜炖牛奶

原料：牛奶 200 毫升，木瓜 200 克，冰糖少许。

制法：木瓜去皮，切块，洗净。锅中下入牛奶、木瓜煲 20 分钟，再下入冰糖调味即可食用。

功效：牛奶炖木瓜是以牛奶和木瓜为主要食材的美容菜谱，口味香甜，具有抗衰美容、丰胸养颜、平肝和胃、舒筋活络的功效，是女性美容丰胸的圣品。

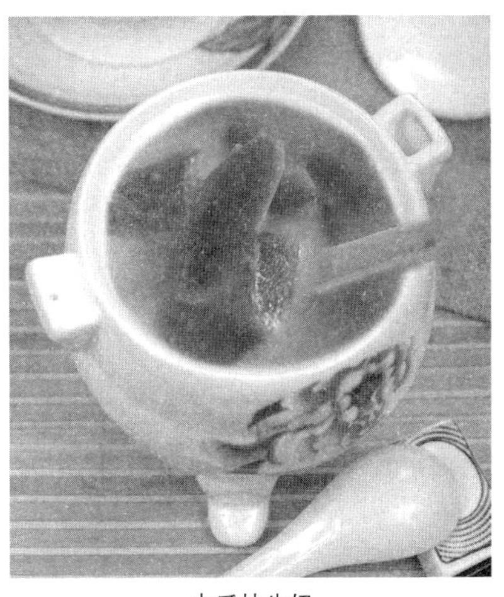

木瓜炖牛奶

奶 酪

奶酪又名干酪、芝士或起司，是牛奶经浓缩、发酵而成的奶制品。它基本上去掉了牛奶中大量的水分，保留了其中营养极高的精华部分，被誉为乳品中的“黄金”。

【营养价值】

奶酪的主要成分是蛋白质，还含有钙、磷等矿物质及丰富的

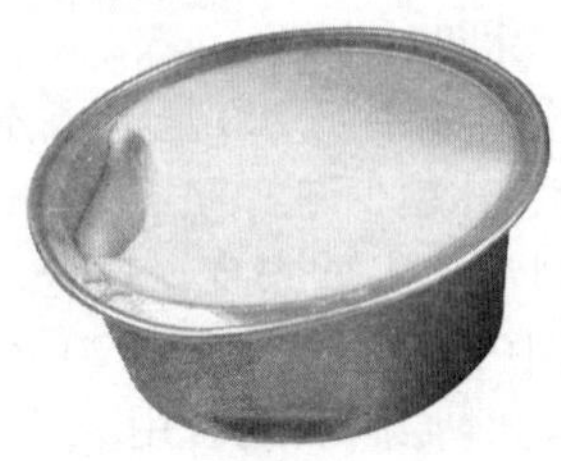

奶酪

维生素。由于制作过程中各种对人体有益菌类的存在和作用，奶酪具有特殊的香味，且其中的营养成分特别容易被人体消化和吸收，其中蛋白质的消化率达到96%~98%。奶制品是食物补钙的最佳选择，奶酪正是含钙最多的奶制品，而且这些钙很容易被人体吸收，就钙的含量而言是牛奶的6.25倍、酸奶的5倍。

【保健功效】

英国牙科医生认为，人们在吃饭时吃一些奶酪，有助于防止龋齿。吃含有奶酪的食物能大大增加牙齿表层的含钙量，从而起到抑制龋齿发生的作用。

奶酪能增进人体抵抗疾病的能力，促进代谢，增强活力，保护眼睛健康并保持肌肤健美。

奶酪中的乳酸菌及其代谢产物对人体有一定的保健作用，有利于维持人体肠道内正常菌群的稳定和平衡，可防治便秘和腹泻。

奶酪中的脂肪和热能都比较多，但是其胆固醇含量却比较低，对心血管健康也有有利的一面。

【饮食宜忌】

宜：一般人群均可食用奶酪。对于孕妇、中老年人及生长发育旺盛的青少年来说，奶酪是最好的补钙食品之一。

忌：奶酪热量较高，多吃容易发胖。奶酪不宜与果酸等物质一起食用，以免影响钙的吸收。吃奶酪前后1小时左右不要吃水果。服用单胺氧化酶抑制剂的人应避免吃奶酪。

【健康食谱】

奶香土豆泥

原料：土豆、奶酪、黄油、牛奶、胡萝卜、盐、葱花各适量。

制法：奶酪切丁待用；土豆煮熟后去皮，然后用勺子碾碎；加入黄油和切碎的胡萝卜；加入牛奶和盐，调匀；最后加入奶酪丁，搅拌均匀。

功效：防治便秘和腹泻。

酸奶

酸奶是以新鲜牛奶为原料，经过巴氏杀菌后再向牛奶中添加有益菌（发酵剂），发酵后再冷却制成的一种牛奶制品。它不但保留了牛奶的所有优点，而且在某些方面经过加工后还扬长避短，成为更加适合人类的营养保健品。

【营养价值】

酸奶除保留了鲜牛奶的全部营养成分外，在发酵过程中，乳酸菌还可产生人体营养所必需的多种维生素，如维生素 B_1、维生素 B_2、维生素 B_6、维生素 B_{12} 等。鲜奶中钙含量丰富，经发酵后，钙等矿物质都不会发生变化，但发酵后产生的乳酸可有效提高钙、磷在人体中的利用率，所以它所含的钙、磷更容易被人体吸收，而且在酸奶制作过程中，某些乳酸菌能合成维生素 C，使维生素 C 的含量增加。

【保健功效】

据营养专家说，经常饮用酸奶可以防止贫血，并能治疗牛皮癣和缓解儿童营养不良。

根据专家对酸奶的研究结果证明：它含有一种生长活性因子，能增强机体免疫功能，抗病、抗衰老，有利于身体健康。

酸奶能将牛奶中的乳糖和蛋白质分解，有促进胃液分泌、提高食欲、增加消化和吸收的作用。

酸奶所含的乳酸菌能减少某些致癌物质的产生，因而有防癌作用；同时也能抑制肠道内腐败菌的繁殖，并减弱腐败菌在肠道内产生的毒素，维持肠道内的正常菌群平衡，调节肠道有益菌群达到正常水平。

酸奶有降低胆固醇的作用，有实验证明，甚至在不用任何药物的情况下，每餐饮用约 240 克酸奶，一周后可见胆固醇降低。

【饮食宜忌】

宜：一般人都可以食用，动脉硬化和高血压病患者、肿瘤病患者、骨质疏松患者尤其适合食用。酸奶中的某些菌种及所含的酸性物质对牙齿有一定的危害，容易出现龋齿，所以饮后要及时用白开水漱口。

忌：早产儿和患肠炎的婴儿不宜饮用，对牛奶过敏者也不宜饮用。空腹不宜喝酸奶，在饭后 2 小时饮用，效果最佳。饮用酸奶不能加热，夏季饮用宜现买现喝。不要用酸奶代替水服药，特别是不能用酸奶送服氯霉素、红霉素、磺胺等抗生素及治疗腹泻的一些药物。

【健康食谱】

木瓜蜜奶汁

原料：木瓜 1 个，鸡蛋 2 个，酸奶 200 毫升，柠檬半个，蜂蜜 2 匙。

制法：(1) 木瓜去皮、去子后切成块，柠檬榨成汁。

(2) 把所有的原料放到果汁机中搅打均匀后即可饮用。

功效：这种汁含有丰富的维生素 C，能使肌肤更加细腻，并能促进消化。

奶 粉

奶粉是将牛奶除去水分后制成的粉末，它适宜保存。根据马可·波罗在游记中的记述，中国元朝的蒙古骑兵曾携带过一种奶粉食品，是蒙古大将慧元对它进行了巧妙的干燥处理，做成了便于携带的粉末状奶粉，作为军需物质。

【营养价值】

奶粉是鲜奶经过浓缩、喷雾干燥后制成的，其蛋白质、无机盐、脂肪等主要营养成分损失不大。所不同的是，鲜奶加工成奶粉后，氨基酸的利用率有不同程度的降低，B 族维生素、维生素 C 和烟酸遭到破坏，尤其是维生素 C 破坏严重。从营养成分和人体吸收两个方面比较，鲜奶比普通奶粉好，特别适宜婴幼儿和肠胃功能不好的人食用。然而，奶粉也有许多优点，随着食品工业技术的飞跃发展，奶粉可在加工过程中进行强化调制，使奶中乳蛋白适度变性，从而易于人体消化吸收，并能补充一定种类和数量的微量元素和其他营养素，使其营养成分比鲜奶更全面、更合理、适应不同人群的需要。例如，100 克牛奶含蛋白质 3.3 克，而 100 克全脂奶粉含 30.6 克；钙、磷、铁、维生素 A、维生素 B_1、维生素 B_2、维生素 PP 等含量均增高。我国生产的全脂奶粉，大多是加糖的，有的加蔗糖，有的加乳糖，所加的量低于 20%，一般全脂奶粉的碳水化合物含量为 35.5%。

【保健功效】

免疫奶粉：由生物科技研制而成的功能性奶粉，由含有活性生理因子、非凡抗体及奶类营养成分所组成。医学研究指出，免疫奶粉具有增强身体免疫力的功效。

成长奶粉：为六个月以上的较大宝宝所设计，营养含量较婴儿配方奶粉为高，蛋白质含量亦高。

高蛋白奶粉：适合手术以后的恢复期患者使用，因身体内组织的恢复需要多的蛋白质来构成新的细胞及结构；某些肾脏病因长期蛋白质会由小便中流失，所以也需要用额外的蛋白质来补充。

高铁奶粉：铁质有助于制造血红素、改善贫血，早产儿、手术后及贫血的患者可根据需要使用。

另外，还有低脂肪奶粉、高钙奶粉、酸化奶粉、孕妇奶粉等等，各有其非凡的成分及使用适应证，给宝宝喝奶粉均须经儿科医生的评估认可后，方能给宝宝搭配使用。

【饮食宜忌】

宜：适宜一般人食用。

忌：给宝宝喂奶粉，不要换太勤。防止腹泻奶粉不宜长期食用。高蛋白奶粉不适用于严重肝病的患者，因其易造成病情恶化。

【健康食谱】

奶香小饼

原料：低筋面粉 200 克，黄

油100克，糖30克，鸡蛋1个，奶粉20克。

制法：（1）黄油室温软化；

（2）将软化的黄油用打蛋器打到发白，加入糖，搅拌均匀；

（3）再加入鸡蛋液，搅拌均匀；

（4）将奶粉和低筋面粉过筛加入，轻轻搅拌至面粉全部湿润即可，不要过度搅拌；

（5）取一小块面糊，捏成圆形，再轻轻压扁；

（6）把所有饼干捏好后，在表面刷一层蛋黄液，即可放入预热好的烤箱烤焙，180度，约20分钟。

功效：奶味十足、香酥可口，适于胃口不好的人调节口味。

羊 奶

据营养学专家介绍，羊奶在国际营养学界被称为“奶中之王”，羊奶的脂肪颗粒体积为牛奶的1/3，更利于人体吸收，并且长期饮用羊奶不会引起发胖。羊奶中的维生素及微量元素明显高于牛奶，美国、欧洲的部分国家均把羊奶视为营养佳品。专家建议患有过敏症、胃肠疾病、支气管炎症或身体虚弱的人群以及婴儿更适宜饮用。

【营养价值】

羊奶干物质含量与牛奶基本相近或稍高一些。

羊奶中含有200多种营养物质和生物活性因子，其中蛋白质、矿物质及各种维生素的总含量均高于牛奶。

羊奶中乳固体含量、脂肪含量、蛋白质含量分别比牛奶高5%~10%。

羊奶中的12种维生素的含量比牛奶要高，特别是B族维生素和烟酸要高1倍。

每100克羊奶的天然含钙量是牛奶的两倍。

每百克羊奶的铁含量是牛奶的25倍。

【保健功效】

中医认为，羊奶属温性食品，有暖胃作用。《本草纲目》对羊奶的认为是：喝羊奶，可益五脏、补劳损、养心肺、利皮肤、润毛发、明目、使人润泽。

现代营养学研究发现，羊奶中的蛋白质、矿物质，尤其是钙、磷的含量都比牛奶略高；维生素A、B族维生素含量也高于牛奶，对保护视力、恢复体能有好处。和牛奶相比，羊奶更容易消化，婴儿对羊奶的消化率可达94%以上。

对于妇女来说，羊奶中维生素E含量较高，可以阻止体内细胞中不饱和脂肪酸的氧化、分解，延缓皮肤衰老，增加皮肤的弹性和光泽。而且，羊奶中的上皮细胞生长因子对皮肤细胞有修复作用。对于老年人来说，羊奶性温，具有较好的滋补作用。

对于脑力劳动者来说，睡前半小时饮用一杯羊奶，具有一定的镇静安神作用。由于羊奶极易消化，晚间饮用不会成为消化系统的负担，也不会造成脂肪堆积。

【饮食宜忌】

宜：羊奶是一种可以替代牛奶的食物，对于牛奶过敏的人群来说，它尤其有现实的意义。

忌：羊奶中的铁质，多价不饱和脂肪酸和维生素 C 含量较低，尤其是叶酸较少。如果长期食用有可能发生贫血。由于不少细菌在羊奶中同样可以生长，因此，新鲜羊奶也切莫生食，要经过消毒（煮沸）才能饮用。

【健康食谱】

羊奶山药羹

原料：山药 25 克，羊奶 300 毫升，白砂糖适量。

制法：（1）山药洗净、去皮，用磨泥板磨出半碗山药泥，放入蒸笼中蒸熟。

（2）羊奶煮滚后，连同山药泥一起调匀即可。

功效：可润燥补虚，适用于妊娠咳嗽，改善孕妇的气管功能和容易感冒体质。

2. 生姜羊奶

原料：生姜 10 克，鲜羊奶 200 毫升，白糖 20 克。

制法：（1）生姜洗净，切丝。

（2）将鲜牛奶、生姜丝混合在一起放锅里。

（3）以大火煮沸，边煮边搅拌，起泡后即可关火，加入白糖调匀，稍凉后即可饮用。

功效：生姜可增进血行，驱散寒邪，温中止呕，是止呕良药，配与牛奶服用具有调理肠胃功能、镇吐止呕、增进食欲的功效，主要治疗脾胃虚寒型妊娠反应。

马 奶

马奶，又称马乳。《随息居饮食谱》指出，马奶“功同牛乳而性凉不腻”。常人多食，能强身健体、延缓衰老。马奶的营养价值在各类乳品中最高，它含有丰富的维生素和矿物质，容易被人体消化吸收。

由于马的产奶量远远不如牛大，平均一天只产 3 升奶，这让很多人对马奶可望而不可即，也是它的价格居高不下的原因之一。

【营养价值】

马奶中含有蛋白质、脂肪、糖类、磷、钙、钾、钠、维生素 A、维生素 B_1、维生素 B_2、维生素 C、烟酸、肌醇等多种成分。

马奶中有许多抗体可以帮助人体对抗细菌和病毒。而且，在营养结构上，马奶是与人奶最接近的奶。所以，有少数民族经常建议让早产儿喝马奶，以增强其免疫力。

同时，马奶含有的营养素能迅速溶解在水中，呈均匀的乳胶状，容易被人体消化吸收。这对婴幼儿和患消化道疾病的患者尤为适合。马奶中所含的蛋白质有300多种，其中有一些能预防奶蛋白过敏。

【保健功效】

马奶性味甘凉，具有补虚强身、润燥美肤、清热止渴的作用，能疗咽喉口齿诸疾。

马奶分又为生熟两种，生马奶即鲜马奶，熟马奶即酸马奶。酸马奶由马奶发酵制成，含有丰富的维生素、微量元素和多种氨基酸，具有强身、治疗各种疾病的功效。而酸马奶对高血压、冠心病、肺结核、慢性胃炎、肠炎、糖尿病等疾病的预防和治疗作用非常明显，尤其对伤后休克、胸闷、心前区疼痛疗效显著。

此外，由马奶发酵酿成的马奶酒，不但清凉可口，富含营养，还能起到滋脾养胃、除湿、利便、消肿等作用，对治疗肺病效果更佳。因此，欧洲把马奶酒饮疗法作为临床疗法之一。

【饮食宜忌】

宜：马奶适合体质羸弱、气血不足、营养不良者食用；适合血虚烦热，虚劳骨蒸，口干消渴（包括糖尿病）者食用；适合患有维生素C缺乏病、脚气病人食用。

忌：马奶不宜同鱼类配伍食用。

【健康食谱】

马奶滋虾仁

原料：虾仁，马奶滋酱，黄瓜，胡萝卜，白兰地酒，白糖，面粉，淀粉，胡椒粉，鸡精。

制法：（1）虾仁洗净，加盐、胡椒粉、鸡精入味；

（2）将水、面粉、淀粉、食用油调成糊；

（3）将虾仁倒入调好的糊中搅匀，放入油锅炸熟捞出；

（4）再将调好的马奶滋酱、黄瓜、胡萝卜、炸好的虾仁，放在一起搅匀即可。

功效：香甜适口，口感新奇，适于滋补，老少皆宜。

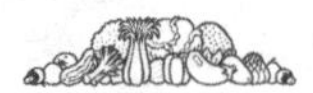

油脂类

花生油

花生油淡黄透明，色泽清亮，气味芬芳，滋味可口，是一种比较容易消化的食用油。国内营养专家预言，随着国内人民生活水平的不断提高，食用花生油的群体日益壮大，不久的将来，花生油将成为“东方第一油”，与早已风靡世界，被誉为“西方第一油”的橄榄油形成“东西抗衡”的局面。

【营养价值】

花生油的脂肪酸构成比较好，易于人体消化吸收。花生油含不饱和脂肪酸 80% 以上（其中含油酸 41.2%，亚油酸 37.6%），另外还含有软脂酸、硬脂酸和花生酸等饱和脂肪酸 19.9%。

中国预防医学科学院研究证实，花生油含锌量是色拉油的 37 倍，粟米油的 32.6 倍，菜籽油的 16 倍，豆油的 7 倍。虽然补锌的途径很多，但油脂是人们日常必需的补充物，所以食用花生油特别适宜于大众补锌。

【保健功效】

营养专家在花生油中发现 3 种有益于心脑血管的保健成分：白藜芦醇、丰富的单不饱和脂肪酸和 β – 谷固醇。实验证明，这几种物质是肿瘤类疾病的化学预防剂，也是降低血小板聚集、防治动脉硬化及心脑血管疾病的化学预防剂，是中老年人理想的食用油脂之一。优质花生油中含多种抗衰老成分，有延缓脑功能衰老的功效。

【饮食宜忌】

宜：花生油适合所有人特别是中老年人食用。花生油耐高温，除炒菜外适合于煎炸食物。

忌：花生油热量很高，并含有大量脂肪，食用过多对心脑血管还是会有一定影响，而且容易发胖。

【健康食谱】

苦瓜炒肉丝

原料：苦瓜300克，猪瘦肉80克，青椒1个，红椒1个，花生油、味精、精盐、酱油、醋、姜丝、湿淀粉各适量。

制法：(1)将猪瘦肉洗净，切成肉丝。将切成丝的猪瘦肉用湿淀粉、精盐拌匀。

(2)苦瓜去瓤后洗净切成丝；将青椒、红椒洗净切成丝。

(3)锅内放入花生油，烧至八成热，放入肉丝，快炒1分钟后盛出。

(4)锅内再放入少许花生油，然后放入切好的辣椒丝、苦瓜丝煸炒约5分钟，加入精盐，将肉丝倒入锅内翻炒，再加入姜丝、醋、酱油和味精调味即成。

功效：清火排毒。

大豆油

大豆油取自大豆种子，是世界上产量最多的油脂。

大豆毛油有腥味，精炼后可去除，但储藏过程中有回味倾向。豆腥味由于含亚麻酸、异亚油酸所引起，用选择氢化的方法将亚麻酸含量降至最小，同时避免异亚油酸的生成，则可基本消除大豆油的“回味”现象。

精练过的大豆油在长期储藏时，其颜色会由浅变深，这种现象叫作“颜色复原”。大豆油的颜色复原现象比其他油脂都显著，而油脂自动氧化所引起的复杂变化可能是其基本原因。采取降低原料水分含量的方法可以防止这种现象的发生，此法正广为采用，基本上解决了大豆油色泽。

【营养价值】

豆油除含有脂肪外，在加工过程中还带进一些非油物质，在未精炼的毛油中含有1%~3%的磷脂，0.7%~0.8%的甾醇类物质以及少量蛋白质和麦胚酚等物质。

大豆油的脂肪酸所占比重分别为棕榈酸6%~8%，油酸25%~36%，硬脂酸3%~5%，亚油酸52%~65%，花生酸0.4%~1%，亚麻酸2.0%~3.0%。

【保健功效】

豆油味甘辛，性热，微毒；具有驱虫、润肠的作用；可治肠道梗阻、大便秘结不通，还有化解多种疮疥毒瘀的作用。

【饮食宜忌】

宜：一般人皆可食用。

忌：豆油如未经水化除去杂质，不宜长期贮藏，否则易引起酸败。另外，精制豆油在长期储存中，油色会由浅逐渐变深，原因可能与油脂的自动氧化有关，因此，豆油颜色变深时，便不宜再作长期储存。

【健康食谱】

青椒炒鸡蛋

原料：青椒150克，鸡蛋3个，豆油20克，精盐、味精、香醋、葱花各适量。

制法：(1)把青椒用清水洗净，去子切成细丝；将鸡蛋打在碗里，用筷子搅散。

(2)锅内放油烧热，将蛋液倒入，炒好倒出。

(3)往锅内倒入余油，烧热，放入葱花炝锅，随后放入青椒丝，加精盐炒几下，见青椒丝呈翠绿色时，放入炒好的鸡蛋，加味精调味，翻炒均匀，用香醋烹一下，即可出锅。

功效：此菜能增强人的体力，还可缓解压力。

玉米油

玉米油又叫粟米油、玉米胚芽油，是以玉米胚芽为原料，经过脱酸、脱胶、脱臭、脱色、脱蜡等工艺后制成玉米胚芽油。

玉米油色泽金黄透明，清香扑鼻，特别适合快速烹炒和煎炸食品。在高温煎炸时，具有相当的稳定性。油炸的食品香脆可口，烹制的菜肴既能保持菜品原有的色香味，又不损失营养价值。用玉米油调拌凉菜香味宜人。烹调中油烟少、无油腻。玉米油的凝固点为-10℃，油中含有少量的维生素E，具有较强的抗氧化作用。

【营养价值】

玉米胚芽脂肪含量在17%~45%之间，大约占玉米脂肪总含量的80%以上。玉米油中的脂肪酸特点是不饱和脂肪酸含量高达80%~85%。

玉米油富含维生素A、维生素D、维生素E，儿童易消化吸收。如果能给孩子同时补充维生素B_2和维生素E，那么耐受寒冷的能力更强。

【保健功效】

玉米油本身不含有胆固醇，它对于血液中胆固醇的积累具有溶解作用，故能减少对血管产生硬化影响。对老年性疾病如动脉硬化、糖尿病等具有积极的防治作用。由于天然复合维生素E的功能，对心脏疾病、血栓性静脉炎、生殖功能类障碍、肌萎缩症、营养性脑软化症均有明显的疗效和预防作用。有的老人每天空腹食用一匙玉米油，以此作为一种补品。

【饮食宜忌】

宜：一般人群皆可食用。

忌：烹调时不可加热至冒烟，因开始发烟即开始劣化。玉米油勿重复使用，一冷一热容易变质。玉米油使用过后千万不要再倒入原油品中，因为用过的油经氧化后分子会聚合变大，油呈黏稠状，容易劣化变质。

【健康食谱】

葱油酥饼

原料：玉米油 30 克，中筋面粉 260 克，葱花适量，五香粉适量，盐，糖少许，滚水 100 克，冷水 40 克。

制法：(1) 面粉及盐，糖放盆中，滚水冲入，用筷子搅拌使之散热，再加入冷水搅拌成团，和成光滑柔软的面团，盖湿布发半小时；

(2) 把油烧热倒入油酥材料中拌匀成油酥备用；

(3)醒发好的面团分成 8 等分；

(4) 取其中一份擀薄，在表面涂上油酥。

功效：抗氧化，延缓衰老。

橄榄油

橄榄油是由新鲜的油橄榄果实直接冷榨而成，不经加热和化学处理，保留了天然营养成分。颜色呈黄绿色，气味清香，是地中海沿岸各国人民的传统食用油。由于橄榄油营养成分丰富、医疗保健功能突出，而被公认为绿色保健食用油，素有“液体黄金”的美誉。

【营养价值】

橄榄油是从橄榄果中榨取出来的一种淡黄绿色透明液体，曾被称为“液体黄金”，富含维生素 A、维生素 D、维生素 E、维生素 K、维生素 F，这些都是易于被皮肤吸收的脂溶性维生素。尤其是维生素 E 的含量，每 100 毫升橄榄油中含 8 毫克，是所有植物中含量最高的。

【保健功效】

橄榄油富含维生素 E 和抗氧化成分，因此，它能够保护皮肤，尤其能防止皮肤损伤和衰老，使皮肤具有光泽。它能够降低胆固醇，防止心血管疾病的发生。对由于胆固醇浓度过高引起的动脉硬化以及动脉硬化并发症、高血压、心脏病、心力衰竭、肾衰竭、脑出血等疾病均有非常明显的防治功效。

橄榄油能够改善消化系统功能，有助于减少胃酸，防止发生胃炎、十二指肠溃疡等病，提高胃、脾、肠、肝和胆管的功能。橄榄油具有温和轻泄剂的作用，早晨空腹服用两汤匙，对缓解慢性便秘具有意想不到的功效。

橄榄油能够防止大脑衰老，预防早老性痴呆。有助于增强人体对矿物质，如磷、锌、钙等的吸收，减少类风湿关节炎的发生。

橄榄油对一些类型的恶性肿瘤如前列腺癌、乳腺癌、肠癌、鳞状细胞和食道癌有抑制作用。

对于肥胖者来说，经常食用橄榄油比少吃脂肪更能控制体重。

【饮食宜忌】

宜：所有的人都可以食用。橄榄油的食用方法很多，可直接饮用，也可烹调食用。

忌：无。

【健康食谱】

橄榄油黑木耳沙拉

原料：黑木耳20克，樱桃番茄7颗，蒜1瓣，干辣椒1个，橄榄油、生抽、苹果醋、香椿酱、盐适量。

制法：（1）黑木耳用温水泡发，清洗干净。

（2）将木耳用加了油和盐的水煮熟，用冰水冷却后沥干。

（3）番茄清洗干净后对半切。

（4）平底锅加橄榄油，用小火将蒜片和辣椒爆香，滤出油冷却。

（5）黑木耳与番茄放在碗内，加生抽、苹果醋以及蒜片和冷却的橄榄油拌匀。

（6）伴香椿酱蘸食。

功效：滋肾养阴，开胃消食。

香 油

香油又称做麻油，是将成熟的芝麻压榨之后所得到的液态调味品。它色泽金黄，香味诱人，是一种生熟皆可食用的油料，也是各种食用油中的佼佼者。同时，它还有很多鲜为人知的特殊功效。

【营养价值】

香油含有丰富的脂肪，但不含胆固醇。

香油的脂肪酸中，饱和脂肪酸约占16%，单不饱和脂肪酸约占54%，多不饱和脂肪酸约占30%。它还含有丰富的维生素E。

【保健功效】

润肠通便：习惯性便秘患者，早晚空腹喝一口香油，能润肠通便。

延缓衰老：香油中含丰富的维生素E，具有促进细胞分裂和延缓衰老的功能。

保护血管：香油中含有40%左右的亚油酸、棕榈酸等不饱和脂肪酸，容易被人体分解吸收和利用，以促进胆固醇的代谢，并有助于消除动脉血管壁上的沉积物。

减轻咳嗽：睡前喝一口香油，第二天起床后再喝一口，咳嗽能明显减轻，坚持数天可治愈咳嗽。

治疗鼻炎：慢性鼻炎患者，用消毒棉球蘸取香油涂于鼻腔患处，一次见效，两次症状全除。

减轻烟酒毒害：有抽烟习惯和嗜酒的人经常喝点香油，可以减轻烟对牙齿、牙龈、口腔黏膜的直接刺激和损伤，以及肺部烟斑的形成，同时对尼古丁的吸收也有相对的抑制作用。

【饮食宜忌】

宜：香油适合所有人食用。食用香油可与动物脂肪搭配，按1∶2的比例较为适宜。芝麻油可以直接与任何菜适量调配可以食用，但芝麻油在高温下会损失香味。

忌：香油不可以多吃，标准以每人每天 20~30 克为好，否则容易引起腹痛，多吃了拉肚子。

【健康食谱】

香油拌菠菜

原料：菠菜 250 克，食盐、香油适量。

制法：将新鲜菠菜洗净，放入煮沸的水内 2 分钟后捞出，控干水后，放入凉开水中浸 2 分钟，捞出后，挤去水，切段，加入食盐、香油，拌匀即可食用。

功效：防治妇女面部蝴蝶斑。注意每次食入不宜过多，脾胃虚弱者不宜吃，因菠菜性寒，可能导致腹痛和腹泻。

奶 油

很多人喜欢吃奶油，因为它吃起来特别香；很多人拒绝吃奶油，因为它很容易让人发胖。然而，无论爱还是恨，似乎都缺乏根据，因为人们对奶油知之甚少，而且误解颇多。

奶油在类型上分为动物奶油和植脂奶油。动物奶油是由牛奶中的脂肪分离获得的，而植脂奶油是以大豆等植物油和水、盐、奶粉等加工而成的。从口感上说，动物奶油口味更棒一些。植脂奶油就是平常我们能在蛋糕店买到的那种，热量比一般动物性奶油少一半以上，且饱和脂肪酸较少，不含胆固醇。

【营养价值】

奶油的脂肪含量比牛奶增加了 20~25 倍，是一种高热能的食品，维生素 A 和维生素 D 的含量也相应多，但奶油含的蛋白质、乳糖和矿物质和钙、磷等则相应的较少。

【保健功效】

天然奶油因含有大量的饱和脂肪酸、会增加人体内胆固醇的含量而成为不健康的食品。而人造奶油由于以植物性油脂为原料，所以不含胆固醇，较符合现代的饮食健康标准。但是，植物油脂在氢化过程中产生的脂肪酸为反式脂肪酸（天然脂肪酸为正式脂肪酸），也有其不健康之处。并且无论哪种奶油，所含的热量都很高，日常食用还是应该有所节制，不宜过量。

【饮食宜忌】

宜：奶油一般人均可食用，更为适合缺乏维生素 A 的人和儿童食用。

忌：很多奶油制品含有大量的糖，所以也不宜吃得太多，糖尿病患者也应注意。另外，冠心病、高血压、动脉硬化患者也要忌食奶油；孕妇和肥胖者尽量少食或不食。

【健康食谱】

西红柿菠菜汤

原料：西红柿 50 克，菠菜

250克，鲜柠檬2个，奶油、酱油、精盐、高汤各适量。

制法：(1) 将菠菜洗净，切成段，放入高汤中煮5分钟后捞出。

(2) 西红柿切成块，柠檬取汁。

(3) 将高汤倒入净锅中，加入奶油、酱油、精盐、鲜柠檬汁、西红柿、菠菜，煮开即可。

功效：此汤维生素C含量很丰富，能促进婴幼儿的智力发育。

黄 油

黄油是将牛奶中的稀奶油和脱脂乳分离后，稀奶油经搅拌而成的。黄油从制作工艺来分，可以分为生黄油（从生牛奶直接制作），超细黄油（只能采用巴氏菌消毒过的未经冷藏牛奶或奶油），细质黄油（采用部分冷冻过的牛奶）。在口味上，还可以分为原味，半盐和加盐的黄油。

【营养价值】

黄油的主要成分是脂肪，其含量在90%左右，剩下的主要是水分、胆固醇，基本不含蛋白质。每100克黄油含能量888千卡，蛋白质1.4克，脂肪98克，胆固醇296毫克，核黄素0.02毫克，钙35毫克，磷8毫克，钾39毫克，钠40.3毫克，镁7毫克，铁0.8毫克，锌0.11毫克，硒1.6微克，铜0.01毫克，锰0.05毫克。

【保健功效】

黄油具有增添热力、延年益寿之功能。传说中古代寒冬季节人畜受寒冻僵时，常用罐饮黄油茶、黄油酒来解救。时至八月，人们把黄油装进羊小肚子将其保存起来，待食用时开启，由于不与空气接触，所以一尘不染，依然是新鲜滋润、绵甜可口。

有研究称：适量食用天然黄油可改善因食用不饱和脂肪酸或人造黄油而导致的贫血症状。

【饮食宜忌】

宜：一般人群均可食用黄油。

忌：孕妇，肥胖者忌食；糖尿病患者不要食用黄油。

【健康食谱】

黄油玉米棒

原料：黄油、玉米。

制法：(1) 玉米放入锅中煮熟。

(2) 把玉米切成小块，在每块玉米上放黄油一小块。入微波炉30秒钟即可。

功效：迅速增加热量。

色拉油

色拉油俗称凉拌油，是将毛油经过精炼加工而成的精制食品油，可用于生吃，因特别适用于西餐“色拉”凉拌菜而得名。

色拉油呈淡黄色，澄清、透明、无气味、口感好，用于烹调时不起沫、烟少。在零度条件下冷藏 5.5 小时仍能保持澄清、透明（花生色拉油除外），除做烹调煎炸用油外主要用于冷餐凉拌油，还可以作为人造奶油、起酥油、蛋黄酱及各种调味油的原料油。

【营养价值】

每 100 克色拉油所含营养素为：热量 898 千卡，脂肪 99.8 克，维生素 E 24.01 毫克，钙 18 毫克，磷 1 毫克，钠 5.1 毫克，镁 1 毫克，铁 1.7 毫克，锌 0.23 毫克，铜 0.05 毫克，锰 0.01 毫克，钾 3 毫克，胆固醇 64 毫克。

【保健功效】

色拉油和调和油中均不含致癌物质黄曲霉素和胆固醇，对机体有保护作用。

色拉油中含有丰富的亚油酸等不饱和脂肪酸，具有降低血脂和血胆固醇的作用，在一定程度上可以预防心血管疾病。

色拉油含有一定的豆类磷脂，有益于神经、血管、大脑的发育生长。

【饮食宜忌】

宜：一般人皆可食用。色拉油可以直接用于凉拌，但最好还是加热后再用。

忌：油脂有一定的保质期，放置时间太久的油不要食用。应避免经高温加热后的油反复使用。色拉油食用过多对心脑血管还是会有一定不利影响，而且容易发胖。

【健康食谱】

清炒油菜

原料：油菜 300 克，色拉油、蒜末、盐、味精、白糖各少许。

制法：(1) 将油菜洗净，切成小段。

(2) 油锅旺火烧热，加入蒜末煸出味，下油菜快速翻炒，加盐、味精和少许白糖，翻炒几下，起锅即可。

功效：降低胆固醇，增强抵抗力。

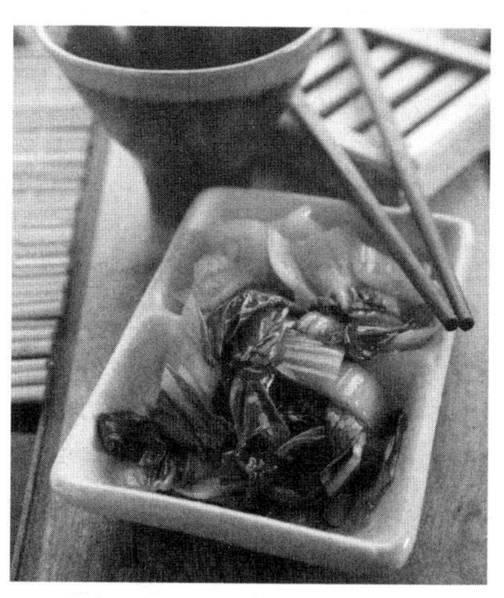

清炒油菜

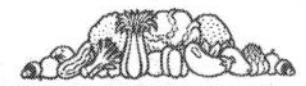

调味品及其他

葱

葱，又叫菜伯，有大葱和小葱之分。它能补充人体所需的多种元素，因而人们称它为“特殊补品”。俗话说“常吃葱,人轻松”，可见吃葱有利于健康。

【营养价值】

葱的营养丰富，含有较多的蛋白质、脂肪、糖类、胡萝卜素、维生素 B_1、核黄素、钙、铁、镁等，尤其含维生素 C 比柑橘高两倍。

【保健功效】

葱性温,味辛。具有发汗解表、通阳散寒、驱虫杀毒之功效。

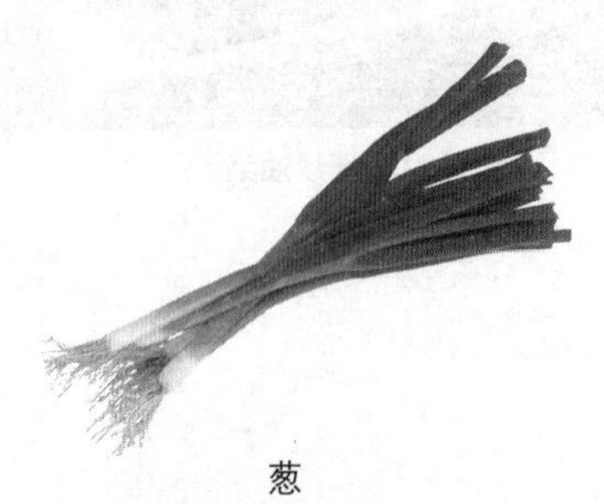

葱

据研究，在葱所含挥发油中的主要成分是葱辣素，它具有较强的杀菌灭毒功效，又可发汗解表祛痰，可防治伤风感冒。

葱有消散血管内瘀血、降低血中胆固醇和防止动脉硬化的作用。

葱内所含苹果酸和磷酸糖等，能兴奋神经系统，因而可以提高食欲。

【饮食宜忌】

宜：凡伤风感冒无汗、胃寒腹痛、腹泻、食欲不振、头皮多屑而痒等患者及孕妇均宜食葱。

忌：不宜过食葱，否则会损伤视力。葱不可久煮，否则其挥发油等丧失殆尽，最好用开水烫洗后再吃（生吃）。体虚多汗者不宜食葱；记忆力衰减者忌久食葱；慢性皮肤病和慢性胃炎患者忌久食、多食。

【健康食谱】

葱白大蒜汤

原料：葱白 500 克，大蒜

250克。

制法：（1）葱白洗净，切成小段；大蒜去皮，切碎。

（2）锅内加适量清水，烧开后把葱白、大蒜一起放进去煎煮成汤即成。

功效：此汤能解毒杀菌、透表通阳，可预防流行性感冒。

生 姜

生姜是一种极为重要的调味品，同时也可作为蔬菜单独食用，而且还是一味重要的中药材。生姜可将自身的辛辣味和特殊芳香渗透到菜肴中，使之鲜美可口，味道清香。

【营养价值】

姜中含有淀粉、氨基酸、钙、铁、磷等矿物质以及挥发性油脂、软性树脂等营养成分，另外还含有姜酮、姜烯酮、姜油酮、姜酚等。

【保健功效】

姜性温、味辛。具有发汗解表、温中散寒、降逆止呕、祛痰、杀菌解毒之功效。可治疗伤风感冒、肺热咳嗽、胀满腹泻、胃痛、眩晕、急慢性痢疾、慢性气管炎、蛔虫性肠梗阻、呕吐及妊娠呕吐等症。

姜能阻止血小板凝集，可对抗血栓形成。

姜所含姜黄素是一种强效抗癌物质，具有预防癌症的作用。

姜可缓解食物中毒，能解鱼、蟹、禽、兽肉类之毒，亦可解野菜之毒。

姜能温经散寒、消炎止痛，故可治疗风湿性关节炎及类风湿性关节炎。

姜所含姜辣素和挥发油是良好的抗氧化剂，可抑制过氧化脂质的产生，具有抗衰老的作用。

姜所含姜油酚和姜辣素能抑制前列腺素的合成，减少胆汁中黏蛋白的含量，可预防胆结石的形成，对胆囊炎和胆石症有一定的防治作用。

【饮食宜忌】

宜：比较适宜伤风感冒、胃痛呕吐、咳嗽吐白痰等患者食用；也适宜孕妇呕吐及晕车、晕船者食用；更适宜于老年人食用。

忌：生姜不宜食用过多，否则，会生热损阴，可致口干、咳痛、便秘等症。霉烂的生姜中含有毒性很强的黄樟素，对人体非常有害。大便燥结、阴虚内热、咽喉病、眼病、痔疮等患者忌食生姜。

【健康食谱】

姜葱粥

原料：大米100克，嫩姜、葱白各适量，米醋少许。

制法：（1）大米淘洗干净，入清水中浸泡1小时左右；嫩姜切片，葱白切成小段。

（2）大米放入锅里，加清水，放入姜片煮开，再放葱段，一同熬煮成粥。

（3）起锅时淋入少许米醋即成。

功效：此粥可祛风散寒，对由寒气引起的呃逆有很好的疗效。

大 蒜

大蒜是人们烹饪中不可缺少的调味品，是由汉朝张骞出使西域时引进的。它既可调味，又能防病健身，因此常被人们誉为“天然抗生素”。

【营养价值】

大蒜含有丰富的营养，除含有维生素、蛋白质、碳水化合物、钙、磷、铁外，还含有烟酸、大蒜素、锗、硒、锌、镁、铜等。此外，它还含有挥发油，其主要成分为大蒜素和大蒜辣素，具有极高的保健价值。

【保健功效】

大蒜性温，味辛、甘。具有温中健胃、解毒杀虫之功效。

大蒜含有10多种抗癌物质，实属防癌佳品，如所含槲黄素、硒、维生素C、大蒜素、烯丙基硫醚化合物等，均能有效地防癌，对胃癌、肺癌、食管癌、结肠癌、直肠癌及脑癌等均有较好的防治作用。

大蒜所含大蒜素被称为植物抗生素，对志贺菌、大肠埃希菌、金黄色葡萄球菌等有较强的抑制作用；对流行性感冒、流行性脑膜炎、流行性乙型脑炎、大叶性肺炎、肺结核、伤寒及胃肠道细菌性传染病等均有较好的防治作用。

大蒜所含前列腺素A和前列腺素E能舒张血管，防止血小板凝集，因而能有效地防治高血压、高血脂、冠心病、糖尿病及动脉硬化等症。

大蒜能补脑，大蒜可与维生素B_1相结合产生一种叫“蒜胺”的物质，蒜胺能帮助体内分解出葡萄糖，而葡萄糖是营养大脑的主要物质，故可起到补脑作用。

大蒜还可起到降脂减肥和降低血糖的作用。

【饮食宜忌】

宜：比较适宜癌症、高血压、高血脂、糖尿病、动脉硬化、肠炎、流感等患者及胃寒腹泻者。

忌：大蒜吃得过多容易引起贫血，因此一次不宜吃得太多。体虚火旺，胃及十二指肠溃疡，眼病等患者不宜食用。

【健康食谱】

蒜泥蚕豆

原料：水发蚕豆250克，大蒜25克，辣椒油50克，酱油、盐、醋、味精各少许。

制法：（1）取一个碗，放入酱油、盐、味精、醋和捣烂的蒜泥，搅拌成调味汁。

（2）将水发蚕豆洗净，剥壳，

放入冷水锅内，旺火烧开，改用中、小火煮烧至酥而不碎，捞出控水，放入盘内。加盐少量，搅匀后腌，使之入味，然后浇上调味汁，搅匀即可食用。

功效：此菜能抑制口腔中的细菌繁殖。

辣 椒

辣椒俗称番椒、尖椒、大椒、辣子、唐辛，为茄科双子叶植物。辣椒营养价值很高，堪称“蔬菜之冠”。印度人称辣椒为“红色牛排”；墨西哥人将辣椒视为国食。在我国，辣椒在许多地区都是非常重要的调味品。

【营养价值】

鲜辣椒每100克含水分85.5克，蛋白质1.9克，脂肪0.3克，碳水化合物11.6克，钙20毫克，磷40毫克，铁1.2毫克，胡萝卜素1.43毫克，维生素C 171毫克。此外，还含有硫胺素、核黄素、烟酸、苹果酸、柠檬酸和辣椒红素等。辣椒中含维生素比茄子多35倍，比西红柿多9倍，比大白菜多3倍，比白萝卜多2倍。

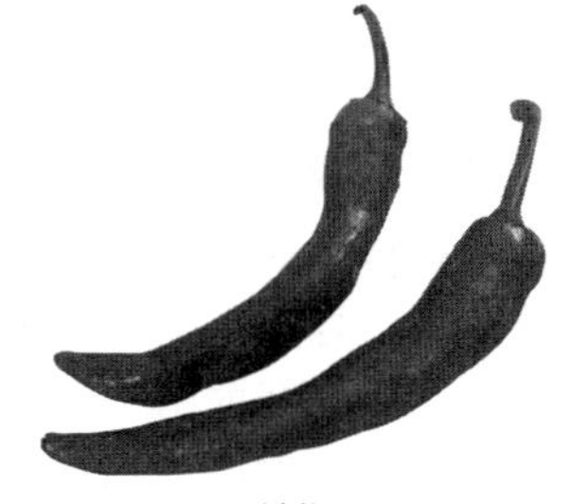

辣椒

【保健功效】

辣椒富含的辣椒素，能有效预防心肌梗死。

辣椒具有解热镇痛之功效。辣椒辛温，能够通过发汗而降低体温，并缓解肌肉疼痛。辣椒具有促进血液循环的作用，可以改善怕冷、冻伤、血管性头痛等症状。辣椒的有效成分辣椒素是一种抗氧化物质，能降低癌症的发生率。辣椒含有丰富的维生素C，可以控制心脏病及冠状动脉硬化，降低胆固醇。辣椒素能够促进脂肪的新陈代谢，防止体内脂肪积存，有利于降脂减肥。辣椒具有帮助消化的功能。

【饮食宜忌】

宜：一般人都可以食用，但应适量，以鲜辣椒每次100克、干辣椒每次10克为宜。

忌：食用辣椒过量会引起胃痛、腹泻并使肛门烧灼刺痛，诱发胃肠疾病，促使痔疮出血。患有火热病或阴虚火旺、高血压、肺结核、咽喉炎、食管炎、胃肠炎、胃溃疡以及痔疮者均应少吃或忌吃。

【健康食谱】

辣椒沙拉

原料：辣椒25克，莴苣叶10克，胡萝卜25克，圆白菜25克，沙拉酱适量。

制法：先将辣椒、莴苣叶、胡萝卜、洋白菜分别洗净，把辣椒去蒂和籽，胡萝卜去皮，然后将其与莴苣叶、洋白菜分别切成丝，依次放入盘中排好，最后放沙拉酱即可。

功效：活血开胃、提神美容，对食欲不振、维生素C缺乏病、疲劳等有益。

胡 椒

胡椒，又名白川、浮椒及王椒，是胡椒科植物胡椒的果实。根据采摘时期和加工方法的不同，它可分黑胡椒和白胡椒。它是深受我国人民喜爱的调味及药用品。

【营养价值】

胡椒含有维生素A、维生素B_2、维生素C、胡椒碱、挥发油、淀粉、铜、铁、锌、酮、醇、酶等。

【保健功效】

胡椒性热，味辛。具有温中散寒、下气止痛、醒脾开胃之功效。可以治疗胃寒、脘腹疼痛、呕吐泄泻。

医学实践证明，胡椒还有治疗痛经的作用。

胡椒又是一种芳香性的调味品，服之有增加食欲的作用。

【饮食宜忌】

宜：比较适于胃寒腹痛、泄泻冷痢、食欲不振、呕吐、慢性胃炎等患者食用。

忌：由于胡椒的热性高，吃了很容易让人体内阳气生发，所以每次最好别多吃，在0.3~1克比较适宜。消化道溃疡、咳嗽咯血、痔疮、咽喉炎症、眼疾患者慎食胡椒。

【健康食谱】

猪蹄粥

原料：猪蹄250克，大米100克，荸荠50克，姜汁、盐、鸡精、胡椒粉各适量。

制法：（1）猪蹄刮洗干净，剁成小块，入沸水锅中焯去血水；荸荠去皮洗净，切成小丁。

（2）猪蹄入锅加适量清水，加入盐、姜汁、胡椒粉煮开，再用文火煮至七成熟，放入淘洗干净的大米、荸荠丁同煮至熟烂，最后加鸡精调味即可。

功效：此粥对儿童骨骼生长非常有利。

酱 油

酱油，俗称豉油，是中国的传统调味品，主要由大豆、淀粉、小麦、食盐经过制油、发酵等程序酿制而成的。酱油的成分比较复杂，除食盐成分外，还有多种氨基酸、糖类、有机酸、色素及香料等成分。以咸味为主，亦有鲜味、香味等。它能增加和改善菜肴的口味，还能增添或改变菜肴的色泽。我国人民在数千年前就已经掌握酿制工艺了。酱油一般有老抽和生抽两种：老抽较咸，用于提色；生抽用于提鲜。

【营养价值】

酱油的含盐量高达18%~20%，即5毫升酱油里大约有1克盐，这些盐除了调味以外，主要是为了防止酱油腐败变质而添加的。除食盐的成分外，酱油中还有多种氨基酸、糖类、有机酸、色素及香料成分。

【保健功效】

酱油的主要原料是大豆，大豆中含有丰富的卵磷脂，卵磷脂具有提高人体代谢能力和免疫能力等作用，对于防治癌症，尤其是对防治乳腺癌有一定作用。另外，酱油中所含的异黄酮可降低人体10%的胆固醇，减少患心血管疾病的危险，还可以减缓甚至阻止肿瘤的生长。

另外，酱油中能产生一种天然的抗氧化成分，有助于减少自由基对人体的损害，其功能比常见的维生素C和E等抗氧化剂大十几倍。自由基是导致细胞变异的代谢产物。根据研究结果显示，酱油所达到的抑制自由基的效果，与一杯红葡萄酒相当。尤其令人惊讶的是，酱油能不断地消灭自由基，不像维生素C和维生素E在消灭一定分量的自由基后就停止了。

【饮食宜忌】

宜：酱油应在出锅前加入，酱油不宜在锅内高温烧煮，高温会使其失去鲜味和香味，同时，酱油中的糖分在高温下会焦化变苦，食后对身体有害，所以放酱油应在出锅之前。

忌：酱油不能多吃，否则很容易对健康造成危害。患有高血压、肾病、妊娠水肿、肝硬化腹水、心功能衰竭等疾病的人，平时更应该小心食用，否则会导致病情恶化。

【健康食谱】

酱油焖笋

原料：春笋500克，料酒、酱油、白糖、鸡精、盐、香油各少许。

制法：(1)春笋去皮洗净，切成小滚刀块。

(2)炒锅热油，将笋块放入煸炒1分钟，倒入料酒适量，调入酱油一大勺、白糖一大勺和100毫升清水，大火烧开后转小火，加盖焖5分钟左右。

(3)5分钟后，改大火将汤汁收浓，加少许鸡精、盐调味，最后淋入香油拌匀即可装盘。

功效：此菜含很高的热量，可满足人体对热量和脂肪的需要，但脂肪含量较多，不可多吃。

食醋

食醋为米、麦、高粱或酒等酿成的含有醋酸的液体，为居家必备之品。烹调时，在某些菜中适加醋，既可使其味道更加鲜美，香脆可口，使人食欲大增，用之烧煮鱼虾，还可避腥解毒，又可使菜中的维生素 C 受到保护。

【营养价值】

醋中含有丰富的氨基酸，其中含有人体不能自身合成，必须由食物供给的 8 种必需氨基酸。醋中的糖类物质也很多，如葡萄糖、果糖、麦芽糖等。醋中的有机酸含量较多，它主要含有醋酸，其次含有乳酸、丙酮酸、甲酸、苹果酸、柠檬酸等。

【保健功效】

中医认为，醋性温，味苦、酸。具有活血化瘀、消食化积、解毒之功效。

营养学家认为醋有四大好处：一是防止和消除疲劳；二是降低血压和血清胆固醇，防止动脉硬化；三是具有杀灭或抑制多种细菌及病毒的作用，更可预防肠道传染病和感冒的发生；四是有助于食物中钙、磷、铁等物质的吸收。

食醋可以消除疲劳，促进睡眠，并能减轻晕车、晕船的不适症状。

食醋对皮肤、头发能起到很好的保护作用。中国古代医学就有用醋入药的记载，认为它有生发、美容、降压、减肥的功效。

【饮食宜忌】

宜：一般人都可食用，凡胃酸缺乏、慢性萎缩性胃炎、泌尿系统结石、癌症、高血压、动脉硬化、蛔虫病腹痛、肝炎、吃鱼虾过敏等患者，均比较适宜食用一些醋。喝醋可促进胃肠道消化，对萎缩性胃炎、胃癌等胃酸缺乏者，有一定益处，但必须把酸度降低，少量、间隔食用。另外，长期喝醋会腐蚀牙齿使之脱钙，应用水稀释后，用吸管吸，喝后用水漱口。

忌：凡患胃溃疡及胃酸过多者均忌食醋，否则会导致胃病加重。服用磺胺类药、碱性药、抗生素、解表发汗的中药的人不宜食用。

【健康食谱】

老醋花生

原料：花生米 500 克，香菜少许，白糖、香醋、盐各适量。

制法：(1) 锅内加油烧热，油热后调成小火放入花生粒米炸熟，捞出沥油，装盘。

(2) 将香菜洗净，切碎拌进花生里。

(3) 白糖、香醋、盐调匀成汁，浇在花生上即可。

功效：消除疲劳，防止动脉硬化。

食 盐

食盐是咸味的载体，是调味品中用得最多的，人们几乎餐餐都少不了它。以食盐为基本味，可以调制出许多种味型，所以食盐号称“百味之祖”。

【营养价值】

食盐的主要成分是氯化钠，没有精制的粗盐还带有少量的碘、镁、钙、钾等，海盐含碘较多。精盐则是比较纯的氯化钠。

【保健功效】

食盐能美白牙齿，治疗牙疾。常用淡盐水漱口，不仅对喉咙痒痛、牙齿肿痛等疾病有治疗和预防作用，还能预防感冒。

人每天都必须摄入一定量的盐来保持新陈代谢，调整体液和细胞之间的酸碱平衡，促进人体生长发育。

食盐调味能解腻提鲜，去除腥气，使食物保持原味。

盐水具有杀菌、保鲜、防腐的作用，用来清洗创伤可防止感染；撒在食物上可短期保鲜，用来腌制食物还能防变质。

用盐调水能清除皮肤的角质和污垢，还可促进全身皮肤的新陈代谢，防治某些皮肤病。

【饮食宜忌】

宜：一般人都可以。

忌：长期过量摄入盐易导致高血压、动脉硬化、心肌梗死、中风、肾脏病和白内障的发生，故食盐的摄入应适量，推荐量为每人每日 3~5 克食盐。

【健康食谱】

盐水鸡胗

原料：鸡胗 300 克，花生油、盐、味精、料酒、花椒、葱、姜、高汤各适量。

制法：（1）鸡胗洗净，入沸水锅中焯一下，捞出过凉。

（2）锅内加油烧热，下入葱、姜爆香，烹入料酒，加高汤、盐、味精、花椒烧开后转成文火，制成卤水。

（3）下入鸡胗，煮至断生取出，冷却后切片装盘，浇上卤水即成。

功效：消食导滞，帮助消化。

红　糖

红糖，又名赤砂糖、紫砂糖，是由甘蔗茎叶加工提炼制成，但比白糖的加工要粗糙一些，它虽含杂质较多，但营养成分保留得较好。

【营养价值】

红糖中的热量与精制的糖相近。红糖中的微量元素含量较精制的糖高，其中红糖的含钙量约是白糖的 10 倍，含铁量约是白糖的 3.6 倍。此外，它含有胡萝卜素、维生素 B_2 及烟酸等。

【保健功效】

中医认为，红糖具有益气、缓中（指缓和胃肠的不适）、助脾化食、补血化瘀和散寒止痛的作用。

红糖还是妇女的良药。产后的妇女每天食用适量的红糖，不仅可以增加身体需要的多种营养，而且还有补血、益气之功效。妇女因受寒体虚所致的痛经等症或是产后喝些红糖水往往效果显著。

红糖对体弱年老，特别是大病初愈的人，有极好的进补的作用。

红糖对血管硬化能起一定治疗作用，且不易诱发龋齿等牙科疾病。

红糖中的棕黑色物质成分能阻止血清中脂肪及胰岛素含量上升，阻碍肠道对葡萄糖的过多吸收，所以，吃红糖也有一定的防止肥胖功效。

【饮食宜忌】

宜：一般人都可以食用，比较适宜于风寒感冒、贫血、妇女月经不调、痛经、低血糖等患者及产妇食用。如遇到红糖结块时，可以将苹果切成几块，放进盛红糖的容器中盖好，过两三天糖块就可自动松开，那时再把苹果取出。

忌：糖尿病、痰湿偏盛等患者忌食。

【健康食谱】

雪梨红糖水

原料：雪梨 2 个，红糖少许。

制法：（1）雪梨洗净，去皮、去核，切成小块。

（2）雪梨入锅内加适量水烧开，转为小火，加入红糖慢慢熬，至汤汁黏稠时起锅。

（3）把雪梨渣捞出，取其汁即成。

功效：雪梨与红糖搭配，寒热适宜，对治疗小儿呃逆很有帮助。

白 糖

白糖，别名白砂糖，古称石蜜、糖霜，它直接由甜菜或甘蔗提炼而成。由白糖再经熬炼可制成冰糖，其所含营养成分亦相近。

【营养价值】

白糖含糖类 99% 以上，以葡萄糖和果糖为主，此外还含有碳水化合物、蛋白质、烟酸、胡萝卜素、维生素 B_1、维生素 B_2、钙、铁、磷、核黄素等营养成分。

据预测，每 500 克白糖中含蛋白质 3 克，含蔗糖高达 444.5 克，钙 45 毫克，磷 35 毫克，铁 5.5 毫克。

【保健功效】

糖是供给人体热量的重要来源，吃糖 3~5 分钟后，血糖就会增高，身体感到温暖，有利于活血强筋和促进血液循环。

中医认为，白糖性平，味甘。具有润肺生津、补中益气之功效，并可解酒。

适当食用白糖有助于提高机体对钙的吸收；但过多就会妨碍钙的吸收。

现代医学还认为，有白糖具有护肤的良好功效。

【饮食宜忌】

宜：白糖适宜肺虚咳嗽、醉酒及低血糖者食用。吃糖后应及时漱口或刷牙，以防龋齿的产生。

忌：凡糖尿病、肥胖症及痰湿偏盛等患者以及服用阿司匹林、对乙酰氨基酚、异烟肼、布洛芬时均忌食白糖；孕妇和儿童不宜大量食用白糖；老人、高血压、冠心病、高脂血症、胆囊炎、胰腺炎、龋齿、发热患者也不可多食。

【健康食谱】

芝麻白糖糊

原料：芝麻500克，白糖适量。

制法：将芝麻拣净，放入铁锅内用文火炒香后凉凉，捣碎后，装入瓦罐内备用。

【用法】食用时，每次2汤匙，放入碗中，再加白糖适量，用开水冲服。

功效：补阴血，养肝肾，乌须发，长肌肉，填精髓。适用于平时调补，以抗早衰；可治疗肺燥咳嗽、皮肤干燥；肝肾阴虚造成的头发早白及老人便秘等症。

蜂 蜜

蜂蜜是一种天然食品，味道甜美，所含的草糖不需经消化就可以被人体吸收，对妇、幼特别是老人更具有良好的保健作用，因而被称为“老人的牛奶”。此外，它还有很高的美容价值，是护肤的上好佳品。

【营养价值】

蜂蜜中含葡萄糖35%，果糖40%，这两种糖均可不经消化而被人体直接吸收利用；此外尚含有多种维生素与多种矿物质和微量元素，如维生素B_1、维生素B_2、维生素D、维生素E、烟酸、泛酸以及钙、铁、铜、锰、磷、钾等。蜂蜜中还含有氧化酶、还原酶、过氧化酶、淀粉酶、脂酶、转化酶等。

【保健功效】

蜂蜜性平，味甘，具有补虚润燥、润肺通肠、解毒止痛之功效。对咳嗽、支气管炎疗效显著，可预防和治疗便秘。

现代医学研究，蜂蜜对于护肤具有很好的作用，它能够滋润皮肤、祛皱美白。

【饮食宜忌】

宜：蜂蜜适宜肺燥咳嗽、肠燥便秘、十二指肠溃疡、高血压、冠心病、肝脏病、肥胖症、神经衰弱及失眠症等患者食用，适宜老人、妇女及儿童食用。

忌：凡便溏、腹泻、腹胀、呕吐及糖尿病等患者忌食蜂蜜。孕妇不要吃生蜜（即未经炼的蜂蜜），普通蜂蜜也不宜多吃。

【健康食谱】

人参莲子汤

原料：人参15克，莲子20克，大枣几枚，蜂蜜适量。

制法：(1)把人参、莲子、大枣都洗净；人参可切成小段。

(2)把洗好的材料都放入锅中，加水煮沸，改用文火煮2小时，出锅后加适量蜂蜜，食果饮汤。

功效：此汤补元调中、生津宁神、养心固精，可提供青少年发育所需的部分营养元素。

茶 叶

茶叶为山茶科植物茶的芽叶，在我国南部普遍栽种。采摘后，经过特殊加工方法将其制成绿茶、红茶或红花茶等。

自古以来，我国人民即有饮茶的习惯，尤其是在夏日炎炎、酷热难当之时，清茶一杯，可使人暑热顿消；食余饭后，喝口清茶，立时心怡神爽。

【营养价值】

茶叶营养丰富，含有多酚类、糖类、咖啡因、氨基酸、生物碱、矿物质、蛋白质、维生素、芳香物质等。

【保健功效】

茶叶性凉，味甘、苦。具有清热解毒、生津止渴、消食解腻、利尿排毒、清心明目、提神醒脑之功效。

茶水中大多数维生素和微量元素具有保护血管，防治动脉硬化和高血压等作用。

茶中所含氟有防龋能力，并可助牙质脱敏，故用茶水漱口有保护牙齿的作用。

绿茶中所含茶多酚、儿茶素、黄酮类物质、叶酸和硒等具有防癌和抗癌作用。

【饮食宜忌】

宜：一般人都可饮用，尤其适宜动脉硬化、高血压、肥胖症、肝炎、癌症、糖尿病、冠心病等患者饮用，也适宜嗜烟酒者饮用。

忌：发热、肾功能不良、习惯性便秘、消化道溃疡、神经衰弱及失眠的人忌饮，孕妇、哺乳期妇女和儿童忌饮。空腹喝太多茶会伤胃。茶叶中含咖啡因会影响睡眠，造成失眠。由于药中成分可能会和茶叶中的物质彼此干扰吸收，所以吃药时还是以白开水配药较为适宜。

【健康食谱】

茶叶蛋

原料：鸡蛋8个，茶叶少许，酱油、盐、八角、花椒、干姜各少许。

制法：(1)鸡蛋放入锅中，加水煮熟（约7分钟），捞出后放入凉水中浸泡。

(2)把鸡蛋壳敲碎，放入砂锅中，加水漫过鸡蛋，再放入茶叶和酱油、盐、八角、花椒和干姜，中火煮开后，改用小火煮大约40分钟。熄火后，让鸡蛋继续浸泡2小时，捞出即可食用了。

功效：益气补元，养心安神，用于体虚乏力，精神不振，健忘失眠等症。

第十八章
一周健康营养食谱

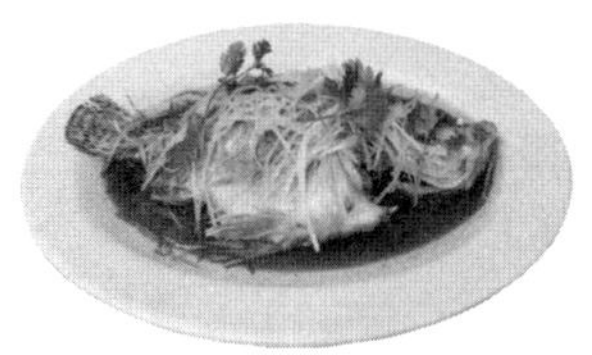

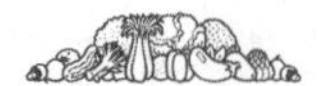

营养食谱使用指南

如何找到适合自己的“健康营养食谱”

我们先要确定“二要素”。这里所说的“二要素”是指个人的体重和平时的活动强度。通常，要根据“二要素”的情况来确定每日每千克理想体重所需的热量（见下文表中）。

成人每日的热能供给量（千卡/千克标准体重）

体重\生活状态	消瘦	正常	肥胖
卧床	20~25	15~20	15
轻体力劳动	35	30	20~25
中体力劳动	40	35	30
重体力劳动	40~45	40	35

然后，根据上面表格来计算不同人每日所需要的总热量。以一个健康的成年人为例，身高170厘米，体重68千克，多从事轻体力活动。

接着，通过五步来计算出他每日的热量。

第一步：计算标准体重。170–105=65（千克），他的实际体重为68千克，未超过标准体重的10%，可被认为是正常体重。

第一步：计算理想体重

这个理想体重也叫标准体重，需要通过身高进行计算，不是指每个人目前的体重。要想达到标准体重，通过控制总热量的摄入是可以逐渐实现的。

常用的标准体重计算方法有以下几种：通常用体重指数来表示，体重指数（BMI）=体重（千克）/身高（米）的平方，单位是kg/m^2。但是为了简便计算也可以用身高（厘米）–105来计算标准体重（千克）。如果要精细计算，那么用下面公式：

标准体重（千克）=［身高（厘米）–100］×0.9（男性）

标准体重（千克）=［身高（厘米）-100］×0.85（女性）

第二步：判断自己的体重类型

根据简便计算法与精细计算法，判断自己的体重类型：

正常：实际体重在标准体重的正负10%范围内；

偏瘦：实际体重低于标准体重10%；

超重：实际体重高于标准体重10%；

消瘦：实际体重低于标准体重20%，

肥胖：实际体重高于标准体重20%。

从一定程度上说偏瘦和消瘦是营养摄入不充分，超重和肥胖说明营养摄入过多，会导致机体某些组织因营养过剩而出现病变。

第三步：计算每日所需总热量

人们每日所需总热量根据活动量不同也是不一样的。不同活动时体力消耗的程度不同，需要的热量补充也不相同。

根据自己的体重类型和具体某一日所进行的活动强度类型后，可以对照下表来查找一下该天每千克体重需要多少热量。

第四步：计算营养素的摄取量

这里所指的营养素仅指的三大营养素，即蛋白质、脂肪和糖类。

蛋白质摄取量可占总热量的12%左右（容许范围为10%~14%）；脂肪摄取量可占总热量的25%左右（容许范围为20%~30%）；糖类摄取量可占总热量的63%左右（容许范围为60%~65%）。

而各种营养素的单位热量如下：1克脂肪产生9千卡热量；1克糖类产生4千卡热量；1克蛋白质产生4千卡热量。

根据热量比例与每克营养素所产生的热量，计算出各类营养素摄取量。

每日每千克体重所需热量表（千卡/千克标准体重）

体型	卧床	轻体力	中等体力	重体力
超重或肥胖	15	20~25	30	35
	（62.76）	（83.68~104.6）	（125.52）	（146.44）
正常	15~20	30	35	40
	（62.76~83.68）	（125.52）	（146.44）	（167.36）
消瘦	20~25	35	40	45~50
	（83.68~104.6）	（146.44）	（167.36）	（188.28~209.2）

第五步：安排一天的饮食

为了让大家更清楚地了解自身的热量需求和营养素摄取量，下面举个例子。

比如一位男士，身高165厘米，体重65千克，那他的标准体重是165–105=60（千克），实际体重超过标准体重不到10%，属于正常体重类型。当他从事轻体力劳动，他一天需要摄入热量对照上表：正常体重下从事轻体力活动，每日每千克体重需要30千卡（125.52千焦）热量。他所需要的一日总热量=30千卡（125.52千焦）×65（千克）=1950千卡（8157.5千焦）。

其中蛋白质提供热量=1950千卡（8157.5千焦）×12%=234千卡（978.9千焦），应进食量为234/4=58.5克；

其中脂肪提供热量=1950千卡（8157.5千焦）×25%=478.5千卡（2039.375千焦），应进食量为478.5/9=53.2克；

糖类提供热量=1950千卡（8157.5千焦）×63%=1228.5千卡（5139.225千焦），应进食量为1228.5/4=307.125克；

最后，根据进餐习惯合理安排进餐，将各种营养物质按一定比例分配即可。

900~1000千卡——每日三餐

1. 星期一

早餐：

豆浆300毫升。

油条50克。

酱萝卜10克。

午餐：

莴笋木耳肉片：莴笋、木耳各100克，肉片25克，油5克，清炒。

西红柿炒鸡蛋：西红柿100克和鸡蛋两个120克，清炒，油5克。

白米饭50克。

900~1000千卡系列 能量及营养素含量分析表

食物	重量（克）	蛋白质（克）	脂肪（克）	碳水化合物（克）	热量（千卡）
谷类	150	12	—	120	500
肉类	50	9	6	—	90
油脂	15	—	15	—	135
蔬菜类	400	4	—	14	80
蛋类	50	9	6	—	75
奶类	200	6	7	8	95
总计	965	40	34	142	975

晚餐：

油焖扁豆：扁豆100，肉片25克，油5克，油焖。

白菜豆腐汤：白菜50克，豆腐50克，水300毫升，煮汤。

花卷30克。

小米粥（生小米20克）。

2. 星期二

早餐：

牛奶200毫升。

面包40克。

煮鸡蛋一个（带壳，60克）。

午餐：

红烧豆腐：北豆腐100克，油5克，红烧。

菌菇肉丝汤：平菇100克，肉丝15克，水400毫升，煮汤。

西红柿炒菜花：西红柿100克，菜花100克，油5克，清炒。

白米饭30克。

晚餐：

芹菜炒肉：芹菜100克，瘦肉丝20克，油5克，清炒。

拌黄瓜100克。

馒头一个（30克）。

玉米粥（生玉米糁20克）。

3. 星期三

早餐：

豆浆300毫升。

火烧一个（30克）。

腌黄瓜30克。

午餐：

黄瓜炒蛋：黄瓜100克，鸡蛋一个50克，油5克，清炒。

虾米冬瓜汤：虾米（干）50克，冬瓜200克，水300毫升，煮汤。

拌萝卜皮80克。

白米饭50克。

晚餐：

木耳炒白菜：干木耳10克，用凉水泡发，白菜100克，肉片50克，油5克，清炒。

牛肉炖萝卜：牛肉25克，白萝卜100克，水400毫升，炖至肉酥烂。

拌黄瓜：黄瓜80克。

馒头一个（30克）。

小米粥（小米20克）。

4. 星期四

早餐：

牛奶200毫升。

鸡蛋羹：鸡蛋一个（60克），加水蒸。

花卷30克。

炝土豆丝100克。

午餐：

韭菜香干炒肉丝：韭菜80克，香干80克，瘦肉丝25克，油5克，清炒。

五香鸡腿一个（200克）。

炒小白菜：小白菜100克，油5克，清炒。

玉米面发糕两块（50克）。

晚餐：

香椿豆腐：香椿50克，豆腐100克，香油2克，香椿在沸水中焯一下，再凉拌。

紫菜蛋汤：干紫菜20克，鸡

蛋一个，水300毫升，煮汤。

鲜蘑肉片：鲜蘑120克，肉片20克，胡萝卜30克，油5克，清炒。

白米饭50克。

5. 星期五

早餐：

燕麦粥100克。

炸馒头片50克。

酱菜10克。

午餐：

红烧茄子：茄子100克，蒜三瓣5克，肉10克，油5克。

炝菠菜：菠菜100克。

拌豆芽：豆芽100克，黄瓜50克。

白米饭50克。

晚餐：

红烧鸡翅：鸡翅25克(肉重)。

蒜蓉莜麦菜：莜麦菜100克，蒜10克，清炒。

酸辣汤：萝卜丝80克。

二米饭(大米+小米,各20克)。

6. 星期六

早餐：

豆腐脑150克。

茶鸡蛋一个（50克）。

素包子一个（35克）。

午餐：

素炒茼蒿：茼蒿150克，油5克，清炒。

青椒炒肉：青椒60克，肉20克，清炒。

拌菜心：菜心100克。

馒头一个（30克）。

晚餐：

葱爆羊肉：羊肉50克，大葱50克，油5克，爆炒。

香菇油菜：干香菇5克，油菜120克，清炒。

豆腐汤：豆腐50克,青菜50克。

白米饭30克。

7. 星期日

早餐：

牛奶200毫升。

麻酱咸花卷一个（30克）。

煎荷包蛋一个（50克,去壳），油5克。

午餐：

醋熘白菜：白菜100克,油5克。

韭菜炒鸡蛋：韭菜80克，鸡蛋两个（80克），油5克。

炝黄瓜：黄瓜100克。

玉米发糕两块（50克）。

红豆粥。

晚餐：

豆角炖排骨：豆角80克，排骨（带骨）200克。

清炒生菜：生菜150克,油5克。

熬白菜：白菜80克，干香菇5克，虾皮5克，加水炖。

白米饭30克。

900~1000千卡——每日四餐

1. 星期一

早餐：

牛奶麦片粥：牛奶200毫升，

燕麦片 20 克。

面包片 30 克。

小咸菜 5 克。

午餐：

瘦肉熬冬瓜：瘦白肉 20 克，冬瓜 80 克，水 200 毫升。

醋烹豆芽：豆芽 80 克，油 3 克。

蒜拌海带丝：蒜三瓣，海带丝 150 克，香油 2 克，凉拌。

白米饭 30 克。

下午加餐：小黄瓜一根，苏打饼干 2 块。

晚餐：

酸辣土豆丝：土豆切成丝 100 克，油 3 克。

筒子骨烧萝卜：筒子骨 200 克，白萝卜 100 克。

青椒炒肉：青椒 80 克，瘦肉片 20 克，油 5 克。

家常饼 50 克。

2. 星期二

早餐：

豆浆 200 毫升。

烤馒头片 50 克。

酱菜 5 克。

午餐：

芹菜香干：芹菜 80 克，香干 40 克，油 5 克。

葱花炒蛋：葱花 20 克，鸡蛋一个（约 50 克）。

黄瓜鸡丁：黄瓜丁 40 克，鸡丁 20 克，油 3 克。

白米饭 50 克。

下午加餐：

小蛋糕 15 克。

苹果一个（约 150 克）。

晚餐：

蒸茄盒：茄子 100 克，肉末 20 克。

老虎菜：黄瓜、尖椒各 50 克，香菜 10 克，葱丝 5 克，香油 2 克，凉拌。

白菜炒木耳：白菜 80 克，干木耳 10 克，油 5 克。

馒头 30 克。

小米粥（米 20 克）。

3. 星期三

早餐：

牛奶 200 毫升。

蒸千层饼 50 克。

茶鸡蛋一个（约 50 克）。

午餐：

油焖豆角：豆角 120 克，瘦肉 20 克，油 5 克。

清炒花菜：花菜 100 克，油 3 克。

白菜豆腐粉丝汤：白菜 50 克，豆腐 50 克，粉丝 10 克。

白米饭 30 克。

下午加餐：

魔芋精粉 2 克，加水冲。

草莓 150 克。

晚餐：

油焖大虾：大虾 80 克，油 5 克。

香菇菠菜：干香菇 5 克，菠菜 50 克，油 3 克。

胡萝卜炖牛肉：胡萝卜 30 克，牛肉 70 克，油 5 克。

馒头一个（约30克）。

4. 星期四

早餐：

豆浆200毫升。

烧饼一个35克。

腌小黄瓜20克。

午餐：

芹菜炒肉丝：芹菜80克，瘦肉丝40克，油5克。

凉拌莴苣丝：莴苣丝60克，胡萝卜丝30克，香油2克。

蒜烧小萝卜：小萝卜80克，青蒜三瓣，油7克。

花卷一个（约30克）。

下午加餐：

曲奇饼干两块。

苹果一个。

晚餐：

冬瓜虾皮汤：冬瓜60克，干虾皮5克，水400毫升。

蒸茄子：茄子一整个（约60克）

清炒豌豆苗：豌豆苗50克，油3克，清炒。

白米饭30克。

5. 星期五

早餐：

牛奶200毫升。

全麦面包片两片（20克）。

火腿煎蛋：一根火腿，一个鸡蛋50克，油2克。

午餐：

紫菜豆腐汤：干紫菜3克，豆腐50克，水400毫升。

香菇菜心：干香菇5克，菜心50克，油4克。

拌萝卜丝：萝卜丝50克。

麻酱花卷一个（约30克）。

下午加餐：

芝麻饼干两块。

无糖酸奶一杯110毫升。

晚餐：

熘肝尖：生猪肝100克,油5克。

菌菇肉丝汤：平菇100克，肉丝15克，水400毫升，煮汤。

西红柿炒菜花：西红柿100克，菜花100克，油5克，清炒。

白米饭30克

6. 星期六

早餐：

红豆粥30克。

咸花卷一个（约30克）。

茶鸡蛋一个（约50克）。

午餐：

肉丝炒莴苣：莴苣80克，瘦肉丝40克，油3克。

蒜蓉西蓝花：西蓝花80克，大蒜五瓣，油3克。

清炖鲫鱼：鲫鱼150克,清炖。

小米粥30克。

馒头一个（约30克）。

晚餐：

油焖扁豆：扁豆100，肉片25克，油5克，油焖。

白菜豆腐汤：白菜50克，豆腐50克，水300毫升，煮汤。

拌萝卜皮80克。

白米饭30克。

睡前加餐：

大枣6个。

香蕉一根。

7. 星期日

早餐：

大米粥30克。

馒头一个（约30克）。

拌海带白菜丝：海带丝50克（湿）。

咸鸭蛋一个。

午餐：

红烧豆腐：北豆腐100克，油5克，红烧。

菌菇肉丝汤：平菇100克，肉丝15克，水400毫升，煮汤。

炝土豆丝：土豆丝70克，炝拌。

白米饭30克。

晚餐：

五香鸡腿一个（200克）。

鲜蘑肉片：鲜蘑120克，肉片20克，胡萝卜30克，油5克，清炒。

香菇菜心：干香菇5克，菜心50克，油4克。

发糕一个（约20克）。

睡前加餐：

哈密瓜150克，无糖酸奶110克。

900~1000千卡——每日五餐

1. 星期一

早餐：

小馄饨10个。

火烧一个（约20克）。

拌芹菜：芹菜20克。

午餐：

西葫芦炒鸡蛋：西葫芦80克，鸡蛋一个（约50克），油5克。

红烧茄子：茄子100克，油5克。

拌黄瓜：黄瓜80克。

馒头一个（约30克）。

小米粥30克。

下午加餐：

牛奶100毫升。

曲奇饼干两块。

晚餐：

香椿豆腐：香椿50克，豆腐100克，香油2克，香椿在沸水中焯一下，再凉拌。

素炒茼蒿：茼蒿150克，油5克，清炒。

葱爆羊肉：羊肉50克，大葱50克，油5克，爆炒。

白米饭30克。

睡前加餐：

无糖酸奶100克，草莓100克。

2. 星期二

早餐：

牛奶200毫升。

豆沙包一个（约30克）。

煎荷包蛋一个（约40克）。

小咸菜8克。

午餐：

牛肉炖萝卜：牛肉25克，白萝卜100克，水400毫升，炖至肉酥烂。

酸辣土豆丝：土豆切成丝100

克，油 3 克。

白米饭 30 克。

下午加餐：

苏打饼干两块。

晚餐：

蒜蓉西蓝花：西蓝花 80 克，大蒜五瓣，油 3 克。

油焖扁豆：扁豆 100，肉片 25 克，油 5 克，油焖。

拌萝卜皮 80 克。

发糕一块（约 20 克）。

睡前加餐：

香蕉一根。

3. 星期三

早餐：

青菜粥一碗（30 克）。

肉馅小笼包两个（约 40 克）。

小咸菜少许。

午餐：

西红柿炒菜花：西红柿 100 克，菜花 100 克，油 5 克，清炒。

黄瓜炒蛋：黄瓜 100 克，鸡蛋两个 120 克，油 5 克，清炒。

发糕两块（约 40 克）。

下午加餐：

小蛋糕一块，银耳莲子羹（干货重 10 克）。

晚餐：

红烧鸡翅：鸡翅 25 克(肉重)。

香菇油菜：干香菇 5 克，油菜 120 克，清炒。

白米饭 30 克。

睡前加餐：

无糖酸奶 100 克，草莓 100 克。

4. 星期四

早餐：

豆浆 300 毫升。

油条 40 克。

酱菜 10 克。

午餐：

紫菜蛋汤：干紫菜 20 克，鸡蛋一个，水 300 毫升，煮汤。

韭菜香干炒肉丝：韭菜 80 克，香干 80 克，瘦肉丝 25 克，油 5 克，清炒。

麻酱花卷两个（约 50 克）。

下午加餐：

无糖酸奶 100 克，生西红柿 50 克。

晚餐：

芹菜炒肉：芹菜 100 克，瘦肉丝 20 克，油 5 克，清炒。

木耳炒白菜：干木耳 10 克，用凉水泡发，白菜 100 克，肉片 50 克，油 5 克，清炒。

蒸千层饼 30 克。

睡前加餐：

绿豆粥 30 克。

5. 星期五

早餐：

牛奶 200 毫升。

火烧一个（20 克）。

腌黄瓜 30 克。

午餐：

清炒花菜：花菜 100 克,油 3 克。

油焖大虾：大虾 80 克,油 5 克。

白米饭 30 克。

下午加餐：

煮玉米一个（带棒芯重200克）。

晚餐：

冻豆腐炖酸菜：冻豆腐80克，酸菜120克，五花肉30克，油3克。

芥末木耳：干木耳10克，芥末5克，香油2克。

馒头一个（30克）。

睡前加餐：

煮鸡蛋一个（50克）。

6. 星期六

早餐：

玉米面粥30克。

葱油饼20克。

腌黄瓜10克。

午餐：

醋熘白菜：白菜120克，肉片30克，油5克。

西红柿炒鸡蛋：西红柿100克和鸡蛋一个（50克），油5克，清炒。

白米饭30克。

下午加餐：

芝麻饼干两块，魔芋精粉（2克精粉加水熬煮）。

晚餐：

红烧茄子：茄子100克，蒜三瓣5克，油5克。

炝菠菜：菠菜100克。

玉米面窝头两个（约30克）。

睡前加餐：

无糖酸奶100克，苹果一个。

7. 星期日

早餐：

燕麦粥100克。

炸馒头片40克。

酱菜10克。

午餐：

香菇油菜：干香菇5克，油菜120克，清炒。

豆腐汤：豆腐50克，青菜50克。

白菜肉包子两个（带馅重60克）。

下午加餐：

橘子100克。

晚餐：

芹菜香干：芹菜80克，香干40克，油5克。

黄瓜鸡丁：黄瓜丁40克，鸡丁20克，油3克。

白米饭30克。

睡前加餐：

橙子150克。

1100~1200千卡——每日三餐

1. 星期一

早餐：

豆浆300毫升。

蛋糕两块（其中鸡蛋一个即50克，面粉20克）。

拌豆芽粉丝：豆芽100克，粉丝10克。

午餐：

芹菜香干：芹菜100克，香干40克，油5克。

豆腐汤：豆腐50克，青菜50克。

红烧茄子：茄子100克，肉

1100~1200千卡系列

食物	重量（克）	蛋白质（克）	脂肪（克）	碳水化合物（克）	热量（千卡）
谷类	150	11	—	120	600
肉类	45	7	4.5	—	75
油脂	18	—	18	—	165
蔬菜类	400	4	—	14	80
蛋类	50	9	6	—	75
奶类	200	6	7	8	95
豆类	50	5	2	2	40
总计	913	42	37.5	144	1130

25克，蒜三瓣5克，油5克。

白米饭40克。

晚餐：

白菜炖五花肉：大白菜100克，五花肉20克，油4克。

香菇油菜：干香菇5克，油菜100克，油4克，清炒。

油饼70克。

小米粥（生小米20克）。

2. 星期二

早餐：

牛奶200毫升。

全麦面包50克。

煎荷包蛋：鸡蛋一个(50克)，油5克。

小咸菜10克。

午餐：

莴笋木耳肉片：莴笋、木耳各100克，肉片25克，油5克，清炒。

白菜豆腐汤：白菜100克，豆腐50克，水300毫升，煮汤。

白米饭50克。

晚餐：

酸辣土豆丝：土豆切成丝100克，油3克。

青椒炒肉：青椒100克，瘦肉片25克，油5克。

家常饼50克。

3. 星期三

早餐：

牛奶200毫升。

包子两个（肉馅10克，面粉50克）。

小咸菜少许。

午餐：

红烧豆腐：北豆腐50克，油5克，红烧。

西红柿炒鸡蛋：西红柿100克和鸡蛋一个（50克），清炒，油5克。

菌菇肉丝汤：平菇100克，肉丝20克，水400毫升，煮汤。

荞麦面条40克,煮青菜30克。

晚餐：

瘦肉熬冬瓜：瘦白肉15克，

冬瓜 100 克，水 200 毫升。

醋烹豆芽：豆芽 100 克，油 3 克。

蒜拌海带丝：蒜三瓣，海带丝 150 克，凉拌。

馒头两个（60 克）。

4. 星期四

早餐：

豆腐脑 100 克。

烧饼一个（约重 30 克）。

鹌鹑蛋三个（约 30 克）。

午餐：

紫菜蛋汤：干紫菜 50 克，鸡蛋 20 克，香油 2 克。

素炒茼蒿：茼蒿 150 克，油 5 克，清炒。

红烧鲫鱼：鲫鱼 40 克，油 3 克。

白米饭 50 克。

晚餐：

榨菜炒肉丝：榨菜 10 克，瘦肉丝 10 克，白菜丝 100 克，油 5 克。

素炒什锦丁：黄瓜丁 50 克，胡萝卜丁 15 克，笋丁 15 克，芹菜丁 20 克，油 3 克。

发糕两块（约 30 克）。

紫米粥（紫米 20 克，大米 20 克）。

5. 星期五

早餐：

牛奶 200 毫升。

素包子两个（鸡蛋一个即 50 克，韭菜 50 克，油 2 克）。

腌黄瓜 10 克。

午餐：

牛肉炖萝卜：牛肉 25 克，白萝卜 100 克，水 400 毫升，炖至肉酥烂。

爆炒圆白菜：圆白菜 100 克，油 6 克。

松花豆腐：松花蛋（带壳约 60 克），豆腐 50 克，香油 2 克。

白米饭 50 克。

晚餐：

红烧鸡翅：鸡翅（去骨后 25 克）油 6 克。

虾米冬瓜汤：虾米(干)10 克，冬瓜 100 克，水 300 毫升，煮汤。

拌萝卜皮 100 克，香油 2 克。

馒头一个（40 克）。

6. 星期六

早餐：

豆浆 300 毫升。

玉米面发糕 50 克。

酱萝卜 10 克。

午餐：

清蒸鲤鱼：鲤鱼(带骨 50 克)。

黄瓜炒蛋：黄瓜 100 克，鸡蛋一个 50 克，油 5 克，清炒。

海米炒芹菜：干海米 5 克，芹菜 100 克，油 5 克。

芝麻烧饼 70 克。

晚餐：

鸡丝炒茭白：鸡肉 25 克，茭白 100 克，油 6 克。

西红柿炒豇豆：豇豆 100 克，西红柿 50 克，油 5 克。

拌黄瓜：黄瓜 50 克。

白米饭 30 克。

7. 星期日

早餐：

无糖酸奶 110 毫升。

咸面包 70 克。

煎荷包蛋：鸡蛋一个 50 克，油 3 克。

小咸菜 5 克。

午餐：

西葫芦炒肉：西葫芦 100 克，肉 15 克，油 5 克。

红烧茄子：茄子 100 克,油 5 克。

拌黄瓜：黄瓜 50 克。

蒸千层饼 50 克。

晚餐：

盐水虾：青虾（带壳 50 克）。

木耳炒白菜：干木耳 10 克，用凉水泡发，白菜 100 克，油 5 克，清炒。

老虎菜：黄瓜、尖椒各 50 克，香菜 10 克，葱丝 5 克，香油 2 克，凉拌。

白米饭 30 克。

1100~1200 千卡——每日四餐

1. 星期一

早餐：

牛奶 200 毫升。

鸡蛋羹：鸡蛋一个（60 克），加水蒸。

麻酱花卷 30 克。

小咸菜少许。

午餐：

葱爆羊肉：羊肉 50 克，大葱 50 克，油 5 克，爆炒。

酸辣土豆丝：土豆切成丝 100 克，油 3 克。

白米饭 30 克。

下午加餐：

小蛋糕一块，银耳莲子羹（干货重 10 克）。

晚餐：

筒子骨烧萝卜：筒子骨 200 克，白萝卜 100 克。

青椒炒肉：青椒 80 克，瘦肉片 20 克，油 5 克。

馒头 30 克。

小米粥（米 20 克）。

2. 星期二

早餐：

牛奶 200 毫升。

烧饼一个（约 30 克）。

鹌鹑蛋三个（约 30 克）。

午餐：

西红柿炒豇豆：豇豆 100 克，西红柿 50 克，油 5 克。

拌黄瓜：黄瓜 50 克。

白米饭 30 克。

下午加餐：

苏打饼干两块。

晚餐：

香菇菠菜：干香菇 5 克，菠菜 50 克，油 3 克。

西葫芦炒肉：西葫芦 100 克，肉 15 克，油 5 克。

红烧茄子：茄子 100 克，油 5 克

蒸千层饼50克。

3. 星期三

早餐：

豆浆300毫升。

烧饼一个（约重30克）。

酱萝卜10克。

午餐：

酸豆角炒肉：酸豆角30克，肉丝15克，油5克。

炝菠菜：菠菜100克。

黄瓜鸡丁：黄瓜丁40克，鸡丁20克，油3克。

白菜肉包子两个（带馅重60克）。

下午加餐：

芝麻饼干两块，魔芋精粉（2克精粉加水熬煮）。

晚餐：

木耳炒鸡蛋：干木耳10克，鸡蛋一个（50克），油5克。

豆芽拌海带：豆芽100克，海带（湿重50克），香油2克。

猪肉生菜汤：生菜50克，猪肉15克，葱10克，油3克。

白米饭50克。

4. 星期四

早餐：

豆浆200毫升。

咸火烧一个（30克）。

腌黄瓜30克。

午餐：

莴笋木耳肉片：莴笋、木耳各100克，肉片25克，油5克，清炒。

白菜豆腐汤：白菜50克，豆腐50克，水300毫升，煮汤。

蒸千层饼50克。

红豆粥（红豆10克，大米20克）。

下午加餐：

苹果半个（40克），无糖酸奶100克。

晚餐：

蒸茄盒：茄子100克，肉末20克。

香菇油菜：干香菇5克，油菜120克，清炒。

白米饭50克。

5. 星期五

早餐：

无糖酸奶100克。

茶鸡蛋一个（50克）。

发面饼一个（50克）。

酱菜10克。

午餐：

红烧豆腐：北豆腐100克，油5克，红烧。

凉拌莴苣丝：莴苣丝60克，胡萝卜丝30克，香油2克。

油焖豆角：豆角100克，瘦肉20克，油5克。

白米饭30克。

下午加餐：

苏打饼干两块。

晚餐：

菜花炒肉：菜花100克，肉片15克，油3克。

冬瓜虾皮汤：冬瓜80克，干

虾皮5克，做汤。

蒜末苋菜：苋菜60克，蒜3瓣，油3克。

玉米面发糕70克。

6. 星期六

早餐：

豆浆300毫升。

油条50克。

酱黄瓜10克。

午餐：

蒜薹炒肉：蒜薹100克，肉丝15克，油5克。

葱花炒蛋：葱花20克，鸡蛋一个（约50克），油3克。

白菜炒木耳：白菜80克，干木耳10克，油3克。

白米饭30克。

下午加餐：

小黄瓜一根（约30克）。

小蛋糕一个（约30克）。

晚餐：

醋烹豆芽：豆芽100克，油3克。

油焖大虾：大虾80克，油5克。

菌菇肉丝汤：平菇100克，肉丝15克，煮汤。

小花卷两个，约50克。

7. 星期日

早餐：

牛奶燕麦粥：牛奶120毫升，燕麦片20克。

面包片30克。

小咸菜5克。

午餐：

红烧茄子：茄子100克，肉20克，蒜三瓣5克，油5克。

蒜拌海带丝：蒜三瓣，海带丝80克，香油2克，凉拌。

发糕两块（约50克）。

紫米粥（紫米15克，大米15克）。

晚餐：

豇豆炒西红柿：豇豆100克，西红柿30克，肉丝15克，油3克。

干丝拌菠菜：菠菜70克，干丝20克，香油3克。

白菜豆腐汤：白菜50克，豆腐50克，煮汤。

白米饭30克。

睡前加餐：

无糖酸奶100克。

1100~1200千卡——每日五餐

1. 星期一

早餐：

红豆粥30克。

茶鸡蛋一个（约50克）。

馒头一个（约30克）。

午餐：

素炒茼蒿：茼蒿150克，油5克，清炒。

牛肉炖萝卜：牛肉25克，白萝卜100克，水400毫升，炖至肉酥烂。

白米饭30克。

下午加餐：

曲奇饼干两块。

橙子一个（100 克）。

晚餐：

蒜蓉西蓝花：西蓝花 80 克，大蒜五瓣，油 3 克。

黄瓜炒蛋：黄瓜 100 克，鸡蛋两个 120 克，油 5 克，清炒。

麻酱花卷两个（约 50 克）。

睡前加餐：

无糖酸奶 150 毫升。

2. 星期二

早餐：

小馄饨 15 个（肉馅 5 克，油 2 克）。

小咸菜 5 克。

午餐：

西葫芦炒鸡蛋：西葫芦 80 克，鸡蛋一个（约 50 克），油 5 克。

香椿豆腐：香椿 50 克，豆腐 100 克，香油 2 克，香椿在沸水中焯一下，再凉拌。

白米饭 30 克。

下午加餐：

苏打饼干两块。

晚餐：

酱鸡翅：鸡肉重 45 克，油 5 克

炝拌芹菜腐竹：芹菜 80 克，干腐竹 15 克，油 2 克。

烙饼 60 克。

睡前加餐：

西瓜 200 克。

3. 星期三

早餐：

牛奶 200 毫升。

鸡蛋羹：鸡蛋一个（50 克），加水蒸，香油 2 克。

花卷 30 克。

腌萝卜丝 10 克。

午餐：

香菇油菜：干香菇 5 克，油菜 120 克，油 5 克，清炒。

冻豆腐炖酸菜：冻豆腐 80 克，酸菜 120 克，五花肉 30 克，油 3 克。

白米饭 30 克。

下午加餐：

雪梨 200 克。

晚餐：

拌麻酱面（生面条 60 克，麻酱 10 克，黄瓜丝 10 克）。

炒鸡蛋：鸡蛋一个（50 克），油 3 克。

茄汁豆腐：西红柿 100 克，豆腐 50 克，油 5 克。

睡前加餐：

苏打饼干两块。

4. 星期四

早餐：

豆沙包一个（约 30 克）。

玉米面粥 30 克。

酱菜 10 克。

午餐：

韭菜香干炒肉丝：韭菜 100 克，香干 60 克，瘦肉丝 10 克，油 5 克，清炒。

炝菠菜：菠菜 100 克，香油

3克。

白菜肉包子两个（带馅重60克）。

下午加餐：

牛奶100毫升。

曲奇饼干两块。

晚餐：

榨菜炒肉丝：榨菜50克，肉丝10克，油5克。

葱爆羊肉：羊肉15克，大葱100克，油5克，爆炒。

白米饭30克。

睡前加餐：

酸奶150毫升。

5. 星期五

早餐：

青菜粥一碗（青菜30克）。

小花卷一个（20克）。

煎荷包蛋一个（约40克）。

酱菜10克。

午餐：

小白菜氽鸡肉丸：小白菜100克，鸡肉丸20克。

素炒茼蒿：茼蒿150克，油5克，清炒。

白米饭30克。

下午加餐：

苏打饼干两块，小西红柿100克。

晚餐：

干炸带鱼：带鱼（肉重25克），油8克。

拌萝卜皮100克。

发糕一块（约20克）。

绿豆粥30克。

睡前加餐：

草莓200克。

6. 星期六

早餐：

燕麦粥100克。

炸馒头片50克。

酱菜10克。

午餐：

紫菜蛋汤：干紫菜20克，鸡蛋一个，水300毫升，煮汤。

鲜蘑肉片：鲜蘑120克，肉片20克，胡萝卜30克，油5克，清炒。

家常饼50克。

下午加餐：

水冲魔芋精粉（魔芋精粉2克，水200毫升）。

饼干两块。

晚餐：

醋烹豆芽：豆芽80克，油3克。

清炖鲫鱼：鲫鱼150克，清炖。

白米饭30克。

睡前加餐：

小米粥30克。

7. 星期日

早餐：

豆浆300毫升。

葱油饼20克。

酱菜10克。

午餐：

酸辣山药片：山药100克，油5克。

酱肉炒青蒜：青蒜80克，酱肉15克，油5克。

白米饭30克。

下午加餐：

草莓300克。

晚餐：

瘦肉熬冬瓜：瘦白肉20克，冬瓜80克，水200毫升。

芹菜香干：芹菜80克，香干40克，油5克。

馒头30克。

小米粥（米20克）。

睡前加餐：

酸奶150毫升。

1300~1400千卡——每日三餐

1. 星期一

早餐：

豆浆300毫升。

火烧一个（30克）。

腌黄瓜30克。

午餐：

什锦炒饭：米饭50克，火腿10克，胡萝卜10克，黄瓜20克，洋葱10克，虾仁5克，油5克。

酱油茄子：茄子150克，香菜少许，油2克。

拌心里美萝卜80克，香油2克

家常饼70克。

紫米粥25克。

晚餐：

五香鸡腿一个200克（带骨）。

紫菜蛋汤：干紫菜20克，鸡蛋一个（50克），水300毫升，煮汤。

蒜蓉莜麦菜：莜麦菜100克，蒜10克，清炒。

米饭（大米+小米，各20克）。

2. 星期二

早餐：

豆腐脑100克。

葱油饼50克。

茶鸡蛋一个（约50克）。

小咸菜5克。

午餐：

素炒什锦丁：黄瓜丁50克，胡萝卜丁15克，笋丁15克，芹

1300~1400千卡系列

食物	重量（克）	蛋白质（克）	脂肪（克）	碳水化合物（克）	热量（千卡）
谷类	175	14	—	145	700
肉类	80	16	10.5	—	160
油脂	18	—	18	—	165
蔬菜类	400	4	—	14	80
豆类	50	5	2	2	40
蛋类	50	9	6	—	75
奶类	200	6	7	8	95
总计	973	55	43	169	1315

菜丁 20 克，油 5 克。

红烧鸡翅：鸡翅（去骨后 30 克）油 6 克。

炒扁豆丝：扁豆 100 克,油 5 克。

白米饭 50 克。

晚餐：

清蒸鲤鱼：鲤鱼(去骨 50 克)。

豆腐汤：豆腐 50 克，青菜 50 克。

蒜拌海带丝：蒜三瓣，海带丝 150 克，香油 2 克，凉拌。

馒头两个（70 克）。

3. 星期三

早餐：

牛奶 200 毫升。

烤面包片 50 克。

火腿片 15 克。

午餐：

盐水虾：大虾 100 克（带皮）。

炝拌芹菜腐竹：芹菜 80 克，干腐竹 15 克，油 2 克。

茄汁豆腐：西红柿 100 克，豆腐 50 克，油 5 克。

白米饭 50 克。

晚餐：

木耳炒白菜：干木耳 10 克，用凉水泡发，白菜 100 克，肉片 50 克，油 5 克，清炒。

鲜蘑肉片：鲜蘑 120 克，肉片 20 克，胡萝卜 30 克，油 5 克，清炒。

酸辣汤：萝卜丝 80 克。

蒸千层饼 75 克。

4. 星期四

早餐：

白米粥（大米 20 克）。

芝麻火烧 60 克。

小咸菜少许。

午餐：

茭白炒肉：茭白 100 克，肉丝 20 克，油 3 克。

红烧茄子：茄子 100 克,油 5 克。

煮龙须面：面条 45 克，青菜叶 50 克。

晚餐：

洋葱炒猪肝：猪肝 30 克，洋葱 50 克，油 5 克。

醋烹豆芽：豆芽 70 克,油 3 克。

黄瓜鸡丁：黄瓜丁 30 克，鸡丁 20 克，油 3 克。

白米饭 50 克。

5. 星期五

早餐：

牛奶 200 毫升。

发面饼一个（50 克）。

鹌鹑蛋三个（约 30 克）。

酱萝卜 10 克。

午餐：

酸辣土豆丝：土豆切成丝 50 克，油 3 克。

筒子骨烧萝卜：筒子骨 200 克，白萝卜 70 克。

葱花炒蛋：葱花 20 克，鸡蛋一个（约 50 克）。

家常饼 50 克。

玉米糁粥（玉米糁 25 克）。

晚餐：

青椒炒肉：青椒80克，瘦肉片20克，油5克。

西红柿炒豇豆：豇豆80克，西红柿50克，油5克。

黄瓜丝拌豆腐：黄瓜丝50克，豆腐20克。

白米饭50克。

6. 星期六

早餐：

牛奶麦片粥：牛奶200毫升，燕麦片20克。

烤馒头片50克。

小咸菜少许。

午餐：

清炖鲫鱼：鲫鱼150克（带骨），清炖。

老虎菜：黄瓜、尖椒各50克，香菜10克，葱丝10克，香油2克，凉拌。

香菇菜心：干香10克，菜心100克，油4克。

麻酱花卷一个（约30克）。

小米粥30克。

晚餐：

瘦肉熬冬瓜：瘦白肉20克，冬瓜80克，水200毫升。

芹菜香干：芹菜100克，香干40克，油5克。

白米饭50克。

7. 星期日

早餐：

小馄饨20个。

煎荷包蛋一个（约40克）。

酱菜10克。

午餐：

炝拌芹菜腐竹：芹菜100克，干腐竹15克，油2克。

冻豆腐炖酸菜：冻豆腐80克，酸菜120克，五花肉30克，油3克。

白米饭50克。

晚餐：

红烧鸡翅：鸡翅25克（肉重）。

拌菜心：菜心100克。

熬白菜：白100克，干香10克，虾皮5克，加水炖。

小花卷两个（70克）。

1300~1400千卡——每日四餐

1. 星期一

早餐：

牛奶200毫升。

咸面包70克。

茶鸡蛋一个（约50克）。

腌黄瓜20克。

午餐：

砂锅豆腐：豆腐80克，瘦白肉20克，干香菇10克，干虾米5克。

蚝油香菇菠菜：干香菇10克，菠菜100克，油3克。

凉拌苦瓜：苦瓜80克，香油2克。

白米饭50克。

下午加餐：

水蜜桃200克。

晚餐：

柿椒炒鸡丁：柿子椒100克，

鸡丁 20 克，油 5 克。

芦笋炒牛柳：芦笋 100 克，牛肉 30 克，油 5 克。

拌萝卜皮：萝卜皮 80 克。

玉米面发糕 75 克。

2. 星期二

早餐：

豆浆 300 毫升。

油条 50 克。

蒜茄子 15 克。

午餐：

雪菜炒肉：雪菜 100 克，肉丝 20 克，油 5 克。

蒜蒸白菜：白菜 100 克，蒜 10 克。

豆腐汤：豆腐50克,青菜50克。

白米饭 50 克。

下午加餐：

苹果 200 克(可换主食 25 克)。

晚餐：

胡萝卜炒菠菜：胡萝卜 50 克，菠菜 100 克，油 3 克。

孜然肉片：肉片 50 克,油 6 克。

紫菜蛋汤：干紫菜 10 克，鸡蛋一个（50 克），香油 2 克。

玉米面窝头两个（60 克）。

3. 星期三

早餐：

牛奶麦片粥：牛奶 200 毫升，燕麦片 20 克。

蒸千层饼 50 克。

火腿煎蛋：火腿 20 克，鸡蛋一个（50 克），油 2 克。

午餐：

荷兰豆炒腊肉：荷兰豆 100 克，瘦腊肉 30 克，油 5 克。

蒜烧小萝卜：小萝卜 80 克，青蒜三瓣，油 3 克。

清炒豌豆苗：豌豆苗 70 克，油 3 克，清炒。

白米饭 50 克。

晚餐：

辣白菜炒五花肉：辣白菜 100 克，五花肉 30 克，油 5 克。

豆芽拌海带：豆芽 100 克，海带（湿重 50 克），香油 2 克。

冬瓜虾皮汤：冬瓜 80 克，干虾皮 5 克，做汤。

玉米面发糕一块（30 克）。

睡前加餐：

酸奶 150 毫升。

4. 星期四

早餐：

青菜粥一碗（30 克）。

葱油饼 50 克。

腌黄瓜 20 克。

午餐：

蒜蓉生菜：生菜 150 克，蒜末 10 克，油 3 克。

烤鸭：100 克（带骨）。

口蘑烧冬瓜：口蘑 20 克，冬瓜 100 克，油 3 克。

面条（生重 60 克）。

下午加餐：

草莓 200 克。

晚餐：

芹菜香干：芹菜 100 克，香

干40克，油5克。

素炒茼蒿：茼蒿150克，油5克，清炒。

五香鸡腿一个(200克,带骨)。

白米饭35克。

5. 星期五

早餐：

红豆粥（赤小豆10克，大米20克）。

素包子两个。

腌萝卜条15克。

午餐：

海带炖肉：海带(干重20克)，瘦肉20克，油3克。

香菇油菜：干香菇5克，油菜100克，油4克，清炒。

油饼75克。

小米粥（生小米20克）。

下午加餐：

柚子200克。

晚餐：

醋烹豆芽：豆芽100克,油3克。

红烧茄子：茄子100克，肉25克，蒜三瓣5克，油5克。

白米饭50克。

6. 星期六

早餐：

牛奶麦片粥：牛奶200毫升，燕麦片20克。

煎馒头片50克，油3克。

拌萝卜丝50克。

午餐：

芹菜香干：芹菜80克，香干40克，油5克。

蒸茄盒：茄子100克，肉末20克。

馒头30克。

小米粥（米20克）。

下午加餐：

苏打饼干两块。

晚餐：

西芹腰果虾仁：西芹80克，腰果10克，虾仁50克，油5克。

葱爆羊肉：羊肉50克，大葱50克，油5克，爆炒。

白米饭50克。

7. 星期日：

早餐：

牛奶200毫升。

茶鸡蛋一个（约50克）。

火烧一个（30克）。

小咸菜少许。

午餐：

清炒花菜：花菜100克,油3克。

鲜蘑肉片：鲜蘑120克，肉片20克，胡萝卜30克，油5克，清炒。

麻酱花卷一个（约30克）。

玉米糁粥（玉米糁20克）。

晚餐：

清蒸平鱼：平鱼(带骨100克)。

凉拌莴苣丝：莴苣丝60克，胡萝卜丝30克，香油2克。

白米饭50克。

睡前加餐：

橙子200克。

1300~1400千卡——每日五餐

1. 星期一

早餐：

豆浆300毫升。

炸馒头片50克。

酱菜10克。

午餐：

黄瓜炒蛋：黄瓜100克，鸡蛋两个（120克），油5克，清炒。

冻豆腐炖酸菜：冻豆腐80克，酸菜120克，五花肉30克，油3克。

白米饭50克。

下午加餐：

苏打饼干四块。

晚餐：

素炒藕条：藕100克，油3克。

酱鸡翅：鸡肉重45克，油5克。

玉米面窝头一个（30克）。

紫米粥（紫米20克）。

睡前加餐：

无糖酸奶150毫升。

2. 星期二

早餐：

牛奶200毫升。

肉馅小笼包三个（约60克）。

酱菜10克。

午餐：

葱爆肉：大葱100克，肉片30克，油5克，爆炒。

酸辣土豆丝：土豆切成丝100克，油5克。

白米饭40克。

下午加餐：

魔芋精粉2克，加水冲。

草莓150克。

晚餐：

干煸豆角：豆角80克，肉馅10克，油5克。

白灼西蓝花：西蓝花100克，油3克。

荞麦面条：生面条50克，青菜叶20克。

睡前加餐：

煮玉米棒（去棒25克）。

3. 星期三

早餐：

豆腐脑150毫升。

花卷一个（30克）。

酱小黄瓜10克。

午餐：

豆豉鲮鱼莜麦菜：豆豉鲮鱼30克，莜麦菜100克，油3克。

小炒圆白菜：圆白菜100克，肉片10克，油5克。

白米饭40克。

下午加餐：

西瓜（带皮500克）。

晚餐：

炝拌芹菜腐竹：芹菜80克，干腐竹15克，油2克。

小白菜汆鸡肉丸：小白菜100克，鸡肉丸20克。

发糕一块（约20克）。

绿豆粥30克。

睡前加餐：

无糖酸奶150毫升。

4. 星期四

早餐：

白米粥 30 克。

油条 50 克。

蒜茄子 15 克。

鹌鹑蛋三个（约 30 克）。

午餐：

西红柿炒豇豆：豇豆 100 克，西红柿 50 克，油 5 克。

西葫芦炒肉：西葫芦 100 克，肉 15 克，油 5 克。

蒸千层饼 50 克。

下午加餐：

苹果 200 克。

晚餐：

猪肉生菜汤：生菜 50 克，猪肉 15 克，葱 10 克，油 3 克。

莴笋木耳肉片：莴笋、木耳各 100 克，肉片 25 克，油 5 克，清炒。

白米饭 50 克。

睡前加餐：

小蛋糕一块（35 克）。

草莓 100 克。

5. 星期五

早餐：

红豆粥 30 克。

花卷 30 克。

腌萝卜丝 10 克。

午餐：

油焖扁豆：扁豆 100，肉片 25 克，油 5 克，油焖。

西红柿炒鸡蛋：西红柿 100 克和鸡蛋一个（50 克），油 5 克，清炒。

白米饭 40 克。

下午加餐：

芝麻饼干两块。

无糖酸奶一杯（150 毫升）。

晚餐：

水饺：面粉 50 克，肉馅 20 克，白菜 50 克，油 1 克。

生拌蒿子秆：蒿子秆 80 克，香油 2 克。

尖椒豆腐皮：尖叫 50 克，干豆腐皮 50 克，油 5 克。

睡前加餐：

柚子 200 克。

6. 星期六

早餐：

豆浆 300 毫升。

肉包两个（肉馅约 30 克）。

酱菜 10 克。

午餐：

木耳炒鸡蛋：干木耳 15 克，黄瓜片 50 克，鸡蛋一个（50 克），油 5 克。

蒜蓉西蓝花：西蓝花 100 克，大蒜五瓣，油 3 克。

麻酱花卷两个（约 50 克）。

下午加餐：

煮玉米（去棒芯 25 克）。

晚餐：

炝拌芹菜腐竹：芹菜 100 克，干腐竹 15 克，油 2 克。

小白菜氽鸡肉丸：小白菜 100 克，鸡肉丸 50 克。

白米饭 30 克。

睡前加餐：

黑米粥30克。

7. 星期日

早餐：

豆沙包一个（约30克）。

玉米面粥20克。

腌黄瓜20克。

午餐：

木耳炒白菜：干木耳15克，大白菜100克，胡萝卜10克，油5克。

油焖大虾：大虾100克（带壳），油5克。

紫菜蛋汤：干紫菜20克，鸡蛋一个，水300毫升，煮汤。

白米饭30克。

下午加餐：

无糖酸奶100毫升。

小蛋糕30克。

晚餐：

清炖鲫鱼：鲫鱼150克，油3克，清炖。

拌萝卜丝：萝卜丝100克，香油2克。

馒头30克。

小米粥（米20克）。

睡前加餐：

油茶汤：油茶粉15克。

1500~1600千卡——每日三餐

1. 星期一

早餐：

牛奶200毫升。

蛋糕两块（其中鸡蛋一个即50克，面粉50克）。

腌黄瓜30克。

午餐：

芹菜香干：芹菜100克，香干40克，油5克。

拌豆芽粉丝：豆芽100克，粉丝10克。

香菇油菜：干香菇5克，油菜100克，油4克，清炒。

1500~1600千卡系列

食物	重量（克）	蛋白质（克）	脂肪（克）	碳水化合物（克）	热量（千卡）
谷类	240	17	—	165	885
肉类	90	17	11	—	165
油脂	18	—	18	—	165
豆类	50	5	2	2	40
蔬菜类	400	4	—	14	80
蛋类	50	9	6	—	75
奶类	200	6	7	8	95
总计	1048	58	43	189	1505

白米饭70克。

晚餐：

白菜炖五花肉：大白菜100克，五花肉20克，油4克。

豆腐汤：豆腐50克,青菜50克。

红烧茄子：茄子100克，肉25克，蒜三瓣5克，油5克。

家常饼100克。

小米粥（小米20克）。

2. 星期二

早餐：

牛奶200毫升。

全麦面包50克。

煎荷包蛋：鸡蛋一个(50克)，油5克。

小咸菜10克。

午餐：

莴笋木耳肉片：莴笋、木耳各100克，肉片25克，油5克，清炒。

白菜豆腐汤：白菜100克，豆腐50克，水300毫升，煮汤。

白米饭50克。

晚餐：

酸辣土豆丝：土豆切成丝100克，油3克。

青椒炒肉：青椒100克，瘦肉片25克，油5克。

油饼100克。

绿豆粥(绿豆、大米各20克)。

3. 星期三

早餐：

豆浆300毫升。

包子两个（肉馅10克，面粉60克）。

橄榄菜20克。

午餐：

红烧豆腐：北豆腐50克，油5克，红烧。

素炒茼蒿：茼蒿150克，油5克，清炒。

菌菇肉丝汤：平菇100克，肉丝20克，水400毫升，煮汤。

荞麦面条70克,青菜叶30克。

晚餐：

瘦肉熬冬瓜：瘦白肉15克，冬瓜100克，水200毫升。

西红柿炒鸡蛋：西红柿100克和鸡蛋一个（50克),清炒,油5克。

蒜拌海带丝：蒜三瓣，海带丝100克，凉拌。

馒头两个80克。

玉米糁粥（生玉米糁30克）。

4. 星期四

早餐：

豆腐脑100克。

烧饼两个（约重50克）。

鹌鹑蛋三个（约30克）。

酱萝卜10克。

午餐：

紫菜蛋汤：干紫菜50克，鸡蛋20克，香油2克。

醋烹豆芽：豆芽100克,油3克。

红烧鲫鱼：鲫鱼40克，油3克。

白米饭50克。

晚餐：

榨菜炒肉丝：榨菜10克，瘦

肉丝10克，白菜丝100克，油5克。

素炒什锦丁：黄瓜丁50克，胡萝卜丁15克，笋丁15克，芹菜丁20克，油3克。

发糕两块（约60克）。

紫米粥（紫米15克，大米15克）。

5. 星期五

早餐：

白米粥50克。

素包子两个（鸡蛋一个即50克，韭菜50克，面粉50克，油2克）。

拌萝卜丝100克。

午餐：

牛肉炖萝卜：牛肉25克，白萝卜100克，水400毫升，炖至肉酥烂。

爆炒圆白菜：圆白菜100克，油6克。

松花豆腐：松花蛋（带壳约60克），豆腐50克，香油2克。

白米饭50克。

晚餐：

红烧鸡翅：鸡翅（去骨后25克）油6克。

西红柿炒豇豆：豇豆100克，西红柿50克，油5克。

虾米冬瓜汤：虾米（干）10克，冬瓜100克，水300毫升，煮汤。

蒸千层饼90克。

6. 星期六

早餐：

豆浆300毫升。

玉米面发糕70克。

酱萝卜10克。

午餐：

清蒸鲤鱼：鲤鱼（带骨50克）。

拌萝卜皮100克，香油2克。

黄瓜炒蛋：黄瓜100克，鸡蛋一个（50克），油5克，清炒。

白米饭50克。

晚餐：

鸡丝炒茭白：鸡肉25克，茭白100克，油6克。

海米炒芹菜：干海米5克，芹菜100克，油5克。

芝麻烧饼两个（80克）。

紫米粥（紫米20克，大米20克）。

7. 星期日

早餐：

牛奶200毫升。

烤馒头片50克。

小咸菜少许。

午餐：

西葫芦炒肉：西葫芦100克，肉15克，油4克。

木耳炒白菜：干木耳15克，用凉水泡发，白菜100克，油5克，清炒。

紫菜蛋汤：干紫菜10克，鸡蛋一个（50克），香油2克。

蒸千层饼50克。

晚餐：

盐水虾：青虾（带壳50克），水煮。

红烧茄子：茄子100克，肉10克，油5克。

老虎菜：黄瓜 50 克，香菜 10 克，葱丝 5 克，香油 2 克，凉拌。

白米饭 50 克。

1500~1600 千卡——每日四餐

1. 星期一

早餐：

牛奶 200 毫升。

全麦面包片 80 克。

煮鸡蛋一个（约 50 克）。

小咸菜少许。

午餐：

砂锅豆腐：豆腐 80 克，瘦白肉 20 克，干香菇 10 克，干虾米 5 克。

柿椒炒鸡丁：柿子椒 100 克，鸡丁 20 克，油 5 克。

拌心里美萝卜：萝卜 80 克。

白米饭 50 克。

下午加餐：

水蜜桃 200 克。

晚餐：

芦笋炒牛柳：芦笋 100 克，牛肉 30 克，油 5 克。

蚝油香菇菠菜：干香菇 10 克，菠菜 100 克，油 3 克。

凉拌苦瓜：苦瓜 80 克，香油 2 克。

玉米面发糕 75 克。

黑米粥（黑米 20 克，大米 15 克）。

2. 星期二

早餐：

豆浆 200 毫升。

烤馒头片 50 克。

酱菜 10 克。

午餐：

蒸茄盒：茄子 100 克，肉末 20 克。

芹菜香干：芹菜 80 克，香干 40 克，油 5 克。

葱花炒蛋：葱花 30 克，鸡蛋一个（约 50 克）。

白米饭 50 克。

下午加餐：

无水蛋糕 20 克。

橙子一个（约 150 克）。

晚餐：

老虎菜：黄瓜、尖椒 50 克，香菜 10 克，葱丝 5 克，香油 2 克，凉拌。

黄瓜鸡丁：黄瓜丁 50 克，鸡丁 20 克，油 3 克。

白菜炒木耳：白菜 80 克，干木耳 10 克，油 5 克。

花卷 30 克。

小米粥（小米 20 克）。

3. 星期三

早餐：

牛奶 200 毫升。

蒸千层饼 70 克。

煮鸡蛋一个（约 50 克）。

小咸菜 5 克。

午餐：

胡萝卜炖牛肉：胡萝卜 30 克，牛肉 70 克，有 5 克。

油焖豆角：豆角 120 克，瘦肉 20 克，油 5 克。

清炒花菜：花菜100克，油3克

白米饭50克。

晚餐：

油焖大虾：大虾80克（带壳），油5克。

白菜豆腐粉丝汤：白菜50克，豆腐50克，粉丝10克。

香菇菠菜：干香菇5克，菠菜50克，油3克。

馒头两个（约70克）。

红豆粥（赤小豆20克，大米20克）。

睡前加餐：

魔芋精粉2克，加水冲。

哈密瓜150克。

4. 星期四

早餐：

豆浆300毫升。

油条60克。

泡菜20克。

午餐：

芹菜炒肉丝：芹菜100克，瘦肉丝40克，油5克。

清炒豌豆苗：豌豆苗50克，油3克，清炒。

蒜烧小萝卜：小萝卜50克，青蒜三瓣，油7克。

花卷两个（约60克）。

小米粥（生小米30克）。

下午加餐：

芝麻饼干两块。

小西红柿100克。

晚餐：

冬瓜虾皮汤：冬瓜50克，干虾皮3克。

蒸茄子：茄子一个（约60克）。

凉拌莴苣丝：莴苣丝60克，胡萝卜丝20克，香油2克。

白米饭50克。

5. 星期五

早餐：

牛奶200毫升。

全麦面包片60克。

火腿煎蛋：火腿20克，一个鸡蛋（50克），油2克。

午餐：

菌菇肉丝汤：平菇100克，肉丝15克，水400毫升，煮汤。

西红柿炒菜花：西红柿100克，菜花100克，油5克，清炒。

拌萝卜丝：萝卜丝50克，香油2克。

麻酱花卷两个（约60克）。

小米粥（生小米30克）。

晚餐：

紫菜豆腐汤：干紫菜5克，北豆腐50克，煮汤。

熘肝尖：生猪肝100克，油5克。

香菇菜心：干香菇10克，菜心50克，油5克。

白米饭50克。

睡前加餐：

苏打饼干四块。

酸奶150毫升。

6. 星期六

早餐：

红豆粥40克。

麻酱花卷两个（60克）。

煮鸡蛋一个（约50克）。

午餐：

肉丝炒莴苣：莴苣100克，瘦肉丝40克，油3克。

蒜蓉西蓝花：西蓝花100克，大蒜五瓣，油3克。

清炖鲫鱼：鲫鱼150克，清炖。

小米粥30克。

馒头两个（约60克）。

晚餐：

油焖扁豆：扁豆100，肉片25克，油5克，油焖。

白菜豆腐汤：白菜50克，豆腐50克，水300毫升，煮汤。

拌萝卜皮50克。

白米饭50克。

睡前加餐：

草莓150克，无糖酸奶110克。

7. 星期日

早餐：

大米粥30克。

馒头一个（约30克）。

拌海带白菜丝：海带丝50克（湿）。

咸鸭蛋一个。

午餐：

红烧豆腐：北豆腐100克，油5克，红烧。

菌菇肉丝汤：平菇100克，肉丝20克，煮汤。

炝土豆丝：土豆丝50克，炝拌。

白米饭50克。

晚餐：

卤鸡腿一个（200克，带骨）。

鲜蘑肉片：鲜蘑100克，肉片15克，胡萝卜30克，油5克，清炒。

香菇菜心：干香菇10克，菜心100克，油4克。

发糕两块（约60克）。

睡前加餐：

蜜枣十个，橘子两个。

1500~1600千卡——每日五餐

1. 星期一

早餐：

豆腐脑150毫升。

糖火烧两个60克。

酱小黄瓜10克。

午餐：

豆豉鲮鱼莜麦菜：豆豉鲮鱼40克，莜麦菜100克，油3克。

炝拌芹菜腐竹：芹菜100克，干腐竹15克，油2克。

白米饭50克。

下午加餐：

无糖酸奶150毫升。

晚餐：

小白菜氽丸：小白菜100克，肉丸25克。

肉炒圆白菜：圆白菜100克，肉片15克，油5克。

玉米面发糕两块（约70克）。

绿豆粥（绿豆20克，大米20克）。

睡前加餐：

西瓜（带皮500克）。

2. 星期二

早餐：

小馄饨二十个（面粉40克，肉馅10克）。

火烧一个（约30克）。

橄榄菜10克。

午餐：

西葫芦炒鸡蛋：西葫芦80克，鸡蛋一个（约50克），油3克。

红烧茄子：茄子100克,油5克。

素炒茼蒿：茼蒿100克，油3克，清炒。

馒头两个（约60克）。

小米粥（生小米30克）。

下午加餐：

苏打饼干五块。

牛奶200毫升。

晚餐：

香椿豆腐：香椿50克，豆腐100克，香油2克，香椿在沸水中焯一下，再凉拌。

凉拌黄瓜：黄瓜50克，胡萝卜丝50克。

葱爆羊肉：羊肉50克，大葱50克，油5克，爆炒。

白米饭50克。

睡前加餐：

草莓200克。

3. 星期三

早餐：

红豆粥（赤小豆20克，大米20克）。

咸花卷两个约50克。

茶鸡蛋一个（约50克）。

腌黄瓜20克。

午餐：

蒜炒西蓝花：西蓝花150克，青蒜15克，油3克，清炒。

牛肉炖萝卜：牛肉50克，白萝卜100克，水400毫升，炖至肉酥烂。

白米饭50克。

下午加餐：

芝麻饼干三块。

雪梨200克。

晚餐：

芹菜香干：芹菜100克，香干40克，肉25克，油5克。

黄瓜炒蛋：黄瓜100克，鸡蛋一个（50克），油5克，清炒。

发糕两个（约60克）。

小米粥（生小米20克）。

睡前加餐：

无糖酸奶150毫升。

4. 星期四

早餐：

豆浆300毫升。

炸馒头片80克。

酱菜10克。

午餐：

黄瓜炒蛋：黄瓜100克，鸡蛋一个（50克），油5克，清炒。

冻豆腐炖酸菜：冻豆腐80克，酸菜100克，五花肉30克，油3克。

白米饭50克。

下午加餐：

清蛋糕25克。

苹果200克。

晚餐：

红烧鸡翅：鸡肉重50克，油5克。

炒藕片：藕100克，胡萝卜50克，油3克。

炝土豆丝：土豆丝50克，油2克。

玉米面窝头两个（60克）。

紫米粥（紫米20克，大米20克）。

睡前加餐：

煮银耳（干重15克）。

5. 星期五

早餐：

牛奶200毫升。

豆沙包两个（60克）。

煎荷包蛋一个（约40克）。

小咸菜10克。

午餐：

牛肉炖萝卜：牛肉50克，白萝卜100克。

蒜蓉西蓝花：西蓝花80克，大蒜五瓣，油3克。

白米饭50克。

下午加餐：

小西红柿100克。

小蛋糕30克。

晚餐：

酸辣土豆丝：土豆丝100克，油3克。

油焖扁豆：扁豆100，肉片25克，油5克，油焖。

烙饼（面粉50克）。

绿豆粥（绿豆20克，大米20克）。

睡前加餐：

哈密瓜150克。

6. 星期六

早餐：

豆腐脑150毫升。

花卷一个30克。

酱小黄瓜10克。

午餐：

豆豉鲮鱼莜麦菜：豆豉鲮鱼30克，莜麦菜100克，油3克。

小炒圆白菜：圆白菜100克，肉片10克，油5克。

白米饭40克。

下午加餐：

无糖酸奶150毫升。

晚餐：

炝拌芹菜腐竹：芹菜80克，干腐竹15克，油2克。

小白菜氽鸡肉丸：小白菜100克，鸡肉丸20克。

馒头两个（约60克）。

玉米糁粥（生玉米糁30克）。

睡前加餐：

苹果200克。

7. 星期日

早餐：

牛奶200毫升。

鸡蛋羹：鸡蛋一个（50克）。

素包子两个（60克）。

小咸菜少许。

午餐：

葱爆羊肉：羊肉50克，大葱100克，油5克，爆炒。

酸辣土豆丝：土豆丝100克，油3克。

白米饭50克。

下午加餐：

小蛋糕一块（20克），银耳莲子羹（干货重10克）。

晚餐：

筒子骨烧萝卜：筒子骨200克，白萝卜100克。

青椒炒肉：青椒100克，瘦肉片15克，油5克。

家常饼70克。

小米粥（小米30克）。

睡前加餐：

油茶：油茶面15克。

1700~1800千卡——每日三餐

1. 星期一

早餐：

豆浆300毫升。

牛肉饼（肉馅25克，面粉70克）。

腌黄瓜30克。

午餐：

黄瓜炒蛋：黄瓜100克，鸡蛋一个（50克），油5克，清炒。

冬瓜丸子汤：干虾米5克，冬瓜100克，丸子50克，煮汤。

拌萝卜皮80克。

白米饭70克。

晚餐：

醋熘白菜：白菜100克，胡萝卜20克，肉片20克，油5克。清炒。

牛肉炖萝卜：牛肉35克，白萝卜100克，水400毫升，炖至肉酥烂。

拌黄瓜：黄瓜80克。

烙饼100克。

大米粥（大米40克）。

2. 星期二

早餐：

燕麦粥（燕麦50克）。

炸馒头片70克。

酱菜10克。

午餐：

红烧茄子：茄子100克，蒜10克，肉10克，油5克。

老醋菠菜：菠菜50克，花生15克。

拌豆芽：豆芽50克,黄瓜50克。

发面饼100克。

晚餐：

红烧鸡翅：鸡翅(肉重25克)。

蒜蓉莜麦菜：莜麦菜100克，蒜10克，清炒。

酸辣汤：萝卜丝50克,油2克。

米饭(大米+小米,各30克)。

3. 星期三

早餐：

牛奶220毫升。

烤面包片80克。

煮鸡蛋一个（约50克）。

腌黄瓜20克。

午餐：

砂锅豆腐：豆腐80克，瘦白肉20克，干香菇10克，干虾米5克。

拌萝卜皮：萝卜皮50克，香油2克。

蚝油香菇菠菜：干香菇10克，菠菜100克，油4克。

玉米面发糕100克。

红豆粥（赤小豆20克，大米20克）。

晚餐：

芦笋炒牛柳：芦笋100克，牛肉30克，油5克。

柿椒炒鸡丁：柿子椒100克，鸡丁20克，油5克。

凉拌苦瓜：苦瓜50克，香油2克。

白米饭60克。

4. 星期四

早餐：

豆腐脑100克。

葱油饼70克。

卤鸡蛋一个（约50克）。

小咸菜10克。

午餐：

素炒什锦丁：黄瓜丁50克，胡萝卜丁25克，笋丁25克，芹菜丁30克，油5克。

红烧鸡翅：鸡翅（去骨后30克）油6克。

炒扁豆丝：扁豆100克，肉15克，油5克。

白米饭60克。

晚餐：

清蒸鲤鱼：鲤鱼(去骨50克)。

豆腐汤：豆腐50克，青菜70克。

蒜拌海带丝：蒜三瓣，海带丝100克，香油2克，凉拌。

馒头两个（100克）。

玉米糁粥（生玉米糁40克）。

5. 星期五

早餐：

豆浆300毫升。

包子两个（肉馅10克，面粉60克）。

橄榄菜20克。

午餐：

芹菜香干：芹菜100克，香干40克，油5克。

拌豆芽粉丝：豆芽100克，粉丝10克。

香菇油菜：干香菇5克，油菜100克，油5克，清炒。

白米饭70克。

晚餐：

家常土豆丝：土豆丝100克，油3克。

青椒炒肉：青椒100克，瘦肉片25克，油5克。

家常油饼100克。

红豆粥（绿豆、大米各25克）。

6. 星期六

早餐：

牛奶220毫升。

全麦面包80克。

煎荷包蛋：鸡蛋一个(50克)，油3克。

小咸菜10克。

午餐：

红烧豆腐：北豆腐50克，油5克，红烧。

素炒茼蒿：茼蒿100克，油3克，清炒。

菌菇肉丝汤：平菇100克，肉丝20克，煮汤。

荞麦面条80克,青菜叶30克。

晚餐：

榨菜炒肉丝：榨菜20克，瘦肉丝10克,白菜丝100克,油4克。

素炒什锦丁：黄瓜丁30克，胡萝卜丁20克，笋丁20克，芹菜丁20克，油3克。

发糕两块（约80克)。

紫米粥（紫米20克，大米20克)。

7. 星期日

早餐：

豆浆300毫升。

玉米面发糕70克。

拌萝卜条50克，香油2克。

午餐：

牛肉炖萝卜：牛肉25克，白萝卜100克，油3克。

爆炒圆白菜：圆白菜100克，油5克。

松花豆腐：松花蛋（带壳约60克)，豆腐50克，香油2克。

白米饭60克。

晚餐：

鸡丝炒茭白：鸡肉25克，茭白100克，油3克。

海米炒芹菜：干海米5克，芹菜100克，油3克。

芝麻烧饼两个（80克)。

紫米粥（紫米20克，大米20克)。

1700~1800千卡——每日四餐

1. 星期一

早餐：

牛奶麦片粥：牛奶220毫升，燕麦片30克。

面包片50克。

酱瓜10克。

午餐：

瘦肉熬冬瓜：瘦白肉20克，冬瓜100克，油5克。

蒜蓉莜麦菜：莜麦菜100克，油3克。

拌绿豆芽：绿豆芽80克，橄榄油2克。

白米饭70克。

下午加餐：

桃子100克。

饼干两块。

晚餐：

筒子骨烧萝卜：筒子骨200克（带骨)，白萝卜100克。

蒜拌海带丝：海带丝150克，香油2克，凉拌。

青椒炒肉：青椒100克，瘦

肉片20克，油5克。

家常饼100克。

小米粥（生小米30克）。

2. 星期二

早餐：

牛奶200毫升。

蛋糕两块（其中鸡蛋一个即50克，面粉50克）。

腌黄瓜30克。

午餐：

芹菜香干：芹菜100克，香干40克，肉丝15克，油5克。

豆腐汤：豆腐50克，青菜50克。

香菇油菜：干香菇5克，油菜100克，油4克，清炒。

白米饭70克。

晚餐：

白菜炖五花肉：大白菜100克，五花肉20克，油4克。

拌豆芽粉丝：豆芽100克，粉丝10克。

红烧茄子：茄子100克，肉25克，蒜三瓣5克，油5克。

家常饼100克。

小米粥（小米20克）。

睡前加餐：

西瓜（带皮400克）。

3. 星期三

早餐：

红豆粥（赤小豆20克，大米20克）。

咸花卷两个（约60克）。

煮鸡蛋一个（约50克）。

腌黄瓜20克。

午餐：

西葫芦炒鸡蛋：西葫芦80克，鸡蛋一个（约50克），油3克。

炒藕片：藕100克，胡萝卜50克，油3克。

素炒茼蒿：茼蒿100克，油3克，清炒。

白米饭60克。

下午加餐：

桃子200克。

晚餐：

红烧鸡翅：鸡肉重50克，油5克。

清炒冬瓜：冬瓜100克，油3克。

炝土豆丝：土豆丝50克，油2克。

玉米面窝窝头三个（80克）。

紫米粥（紫米20克，大米20克）。

4. 星期四

早餐：

豆浆300毫升。

油条80克。

腌黄瓜15克。

午餐：

雪菜炒肉：雪菜100克，肉丝15克，油5克。

蒜蒸白菜：白菜100克，蒜10克。

豆腐汤：豆腐50克，青菜50克。

白米饭70克。

下午加餐：

苹果200克(可换主食250克)。

晚餐：

胡萝卜炒菠菜：胡萝卜50克，菠菜100克，油3克。

孜然肉片：肉片50克,油5克。

手撕包菜：包菜100克，肉片15克，油5克。

玉米面窝头三个（80克）。

大米粥（大米40克）。

5. 星期五

早餐：

红豆粥40克。

麻酱花卷两个（60克）。

煮鸡蛋一个（约50克）。

午餐：

菌菇肉丝汤：平菇100克，肉丝20克，煮汤。

西红柿炒菜花：西红柿100克，菜花100克，肉片20克，油5克，清炒。

拌心里美萝卜：心里美萝卜50克。

麻酱花卷两个（约60克）。

小米粥（生小米30克）。

晚餐：

冬瓜虾皮汤：冬瓜50克，干虾皮3克。

红烧茄子：茄子约60克，肉40克，油5克。

凉拌莴苣丝：莴苣丝60克，胡萝卜丝20克，香油2克。

白米饭60克。

睡前加餐：

无水蛋糕30克。

橙子100克。

6. 星期六

早餐：

大米粥30克。

馒头一个（约30克）。

咸鸭蛋一个。

午餐：

蒸茄盒：茄子100克，肉末20克。

香菇菜心：干香菇10克，菜心100克，油4克。

葱花炒蛋：葱花30克，鸡蛋一个（约50克）。

白米饭60克。

下午加餐：

柚子200克。

晚餐：

五香鸡腿一个(200克,带骨)。

芹菜香干：芹菜80克，香干40克，油5克。

拌海带白菜丝：海带丝50克（湿）。

鲜蘑肉片：鲜蘑100克，肉片15克，胡萝卜30克，油5克，清炒。

发糕两块（约60克）。

星期日

早餐：

无糖酸奶100克。

茶鸡蛋一个（50克）。

发面饼一个（70克）。

火腿片20克。

午餐：

木耳炒鸡蛋：干木耳 10 克，鸡蛋一个（50 克），油 5 克。

猪肉生菜汤：生菜 50 克，猪肉 30 克，葱 10 克，油 3 克。

豆芽拌海带：豆芽 100 克，海带（湿重 50 克），香油 2 克。

烙饼 100 克。

小米粥（生小米 30 克）。

晚餐：

油焖豆角：豆角 100 克，瘦肉 30 克，油 5 克。

红烧豆腐：北豆腐 100 克，油 5 克，红烧。

凉拌莴苣丝：莴苣丝 60 克，胡萝卜丝 30 克，香油 2 克。

白米饭 60 克。

睡前加餐：

芝麻饼干五块（约 20 克）。

1700~1800 千卡——每日五餐

1. 星期一

早餐：

红豆粥（赤小豆 20 克，大米 20 克）。

茶鸡蛋一个（约 50 克）。

馒头三个（约 80 克）。

午餐：

蒜蓉西蓝花：西蓝花 50 克，大蒜五瓣，油 3 克。

牛肉炖土豆：牛肉 40 克，土豆 100 克，油 5 克。

白米饭 60 克。

下午加餐：

苏打饼干五块。

苹果 100 克。

晚餐：

素炒茼蒿：茼蒿 100 克，油 3 克，清炒。

黄瓜炒蛋：黄瓜 100 克，鸡蛋两个 120 克，油 5 克，清炒。

猪肉生菜汤：生菜 50 克，猪肉 30 克，葱 10 克，油 2 克。

麻酱花卷三个（约 80 克）。

睡前加餐：

无糖酸奶 150 毫升。

2. 星期二

早餐：

豆沙包两个（约 60 克）。

玉米面粥（生玉米面 30 克）。

酱菜 10 克。

午餐：

韭菜香干炒肉丝：韭菜 100 克，香干 60 克，瘦肉丝 20 克，油 5 克，清炒。

老醋菠菜：菠菜 100 克，花生米 20 克，香油 2 克。

紫菜蛋汤：干紫菜 3 克，鸡蛋一个（50 克）。

白菜肉包子三个（带馅重 90 克）。

下午加餐：

曲奇饼干五块。

橘子两个 100 克。

晚餐：

榨菜炒肉丝：榨菜 50 克，肉丝 20 克，油 5 克。

葱爆肉：肉 40 克，大葱 100 克，油 5 克，爆炒。

白米饭 50 克。

睡前加餐：

水冲魔芋精粉：魔芋精粉3克。

小蛋糕 30 克。

3. 星期三

早餐：

牛奶 220 毫升。

鸡蛋羹：鸡蛋一个（50 克），加水蒸，香油 2 克。

花卷三个（80 克）。

腌萝卜丝 10 克。

午餐：

酸辣山药片：山药 100 克，油 5 克。

炒鸡蛋：鸡蛋一个（50 克），油 3 克。

白米饭 60 克。

下午加餐：

草莓 300 克。

晚餐：

拌麻酱面（生面条 80 克，麻酱 10 克，黄瓜丝 20 克）。

茄汁豆腐：西红柿 100 克，豆腐 50 克，油 5 克。

酱肉炒青蒜：青蒜 80 克，酱肉 15 克，油 5 克。

睡前加餐：

小笼包（面粉 40 克，肉馅 20 克）。

4. 星期四

早餐：

红豆粥 40 克。

麻酱花卷两个（60 克）。

煮鸡蛋一个（约 50 克）。

午餐：

砂锅豆腐：豆腐 80 克，瘦白肉 20 克，干香菇 10 克，干虾米 5 克，油 3 克。

平菇炒肉：平菇 100 克，肉片 20 克，油 5 克。

蒜蓉西蓝花：西蓝花 100 克，大蒜五瓣，油 4 克。

白米饭 50 克。

下午加餐：

苏打饼干五块。

晚餐：

肉丝炒莴苣：莴苣 100 克，瘦肉丝 20 克，油 4 克。

清炖鲫鱼：鲫鱼 150 克，清炖。

拌黄瓜：黄瓜 100 克，香油 2 克。

发糕两个（约 60 克）。

小米粥（生小米 30 克）。

睡前加餐：

草莓 300 克。

5. 星期五

早餐：

豆浆 300 毫升。

葱油饼 80 克。

酱菜 10 克。

午餐：

酸辣山药片：山药 100 克，油 5 克。

酱肉炒青蒜：青蒜 100 克，酱肉 25 克，油 5 克。

白米饭60克。

下午加餐：

苏打饼干五块。

晚餐：

柿椒炒鸡丁：柿子椒100克，鸡丁20克，油3克。

芹菜香干：芹菜100克，香干40克，肉15克，油5克。

馒头两个（60克）。

小米粥（小米30克）。

睡前加餐：

酸奶150毫升。

6. 星期六

早餐：

豆腐脑150毫升。

花卷两个（60克）。

酱小黄瓜10克。

午餐：

豆豉鲮鱼莜麦菜：豆豉鲮鱼40克，莜麦菜100克，油3克。

炝拌芹菜腐竹：芹菜100克，干腐竹15克，油2克。

白米饭60克。

下午加餐：

芝麻饼干五块。

晚餐：

小炒圆白菜：圆白菜100克，肉片10克，油5克。

小白菜汆鸡肉丸：小白菜100克，鸡肉丸30克。

发糕两块（约60克）。

绿豆粥（绿豆20克，大米20克）。

睡前加餐：

无糖酸奶150毫升。

7. 星期日

早餐：

豆浆300毫升。

炸馒头片80克。

酱菜10克。

午餐：

西葫芦炒鸡蛋：西葫芦80克，鸡蛋一个（约50克），油3克。

香菇菜心：干香菇10克，菜

1900~2000千卡系列

食物	重量（克）	蛋白质（克）	脂肪（克）	碳水化合物（克）	热量（千卡）
谷类	335	26.3	—	265	1220
肉类	110	21	13.5	—	210
油脂	18	—	18	—	165
蔬菜类	500	4.5	—	15	85
豆类	80	7	3	3	80
蛋类	50	9	6	—	75
奶类	240	7.2	7.2	8	125
总计	1333	75.5	47.7	291	1960

心 100 克，油 4 克。

馒头两个（约 60 克）。

小米粥（生小米 30 克）。

下午加餐：

酸奶 100 毫升。

橙子 100 克。

晚餐：

卤鸡腿一个（200 克，带骨）。

素炒茼蒿：茼蒿 100 克，油 3 克，清炒。

发糕两块（约 60 克）。

玉米面粥（生玉米面 30 克）。

睡前加餐：

蜜枣十个,煮银耳(干重 10 克)。

1900~2000 千卡——每日三餐

1. 星期一

早餐：

牛奶 240 毫升。

全麦面包 100 克。

煎荷包蛋：鸡蛋一个 50 克，油 3 克。

小咸菜 10 克。

午餐：

清蒸鲤鱼：鲤鱼(去骨 80 克)。

豆腐汤：豆腐 100 克，青菜 150 克。

蒜拌海带丝：海带丝 100 克，香油 2 克，凉拌。

馒头 100 克。

玉米糁粥（生玉米糁 40 克）。

晚餐：

鸡丝炒茭白：鸡肉 30 克，茭白 100 克，油 3 克。

海米炒芹菜：干海米 20 克，芹菜 150 克，油 3 克。

芝麻烧饼两个 80 克。

紫米粥（紫米 20 克，大米 20 克）。

2. 星期二

早餐：

豆浆 300 毫升。

玉米面发糕 100 克。

腌萝卜条 20 克。

午餐：

榨菜炒肉丝：榨菜 20 克，瘦肉 20 克，白菜丝 80 克，油 5 克。

素炒什锦丁：黄瓜丁 50 克，胡萝卜丁 15 克，笋丁 15 克，芹菜丁 20 克，油 3 克。

发糕 100 克。

紫米粥（紫米 15 克，大米 20 克）。

晚餐：

蒸茄盒：茄子 100 克，肉末 30 克。

芹菜香干：芹菜 100 克，香干 50 克，油 5 克。

葱花炒蛋：葱花 100 克，鸡蛋一个（约 50 克），油 5 克。

白米饭 100 克。

3. 星期三

早餐：

牛奶 240 毫升。

蛋糕(其中鸡蛋一个即 50 克，面粉 100 克)。

拌豆芽粉丝：豆芽100克，粉丝10克。

午餐：

盐水虾：青虾80克（带壳）。

莴笋木耳肉片：莴笋、木耳各80克，肉片30克，油5克，清炒。

白菜豆腐汤：白菜100克，豆腐100克，煮汤。

白米饭100克。

晚餐：

瘦肉熬冬瓜：瘦白肉25克，冬瓜100克，水200毫升。

豆芽炒肉：豆芽70克，肉20克，油5克。

蒜拌海带丝：蒜三瓣，海带丝70克，凉拌。

馒头90克。

小米粥（生小米40克）。

4. 星期四

早餐：

豆浆300毫升。

火烧三个（90克）。

腌黄瓜30克。

午餐：

什锦炒饭：米饭100克，火腿20克，虾仁20克，胡萝20克，黄瓜20克，洋葱10克，油5克。

酱油茄子：茄子150克，香菜少许，油2克。

拌心里美萝卜100克，香油2克。

紫米粥（生紫米35克）。

晚餐：

五香鸡腿一个（200克，带骨）。

紫菜蛋汤：干紫菜20克，鸡蛋一个（50克）。

西红柿炒豇豆：豇豆100克，西红柿50克，油5克。

家常饼110克。

5. 星期五

早餐：

燕麦粥（生燕麦50克）。

炸馒头片100克。

蒜茄子20克。

午餐：

红烧土豆：土豆100克，蒜三瓣5克，肉40克，油5克。

炝菠菜：菠菜50克。

蒜蓉莜麦菜：莜麦菜100克，蒜10克，清炒。

米饭（大米+小米，各50克）。

晚餐：

红烧鸡翅：鸡翅50克（肉重）。

拌豆芽：豆芽100克，黄瓜50克。

酸辣汤：萝卜丝100克，肉末20克。

荞麦面条100克（生重）。

6. 星期六

早餐：

牛奶200毫升。

咸面包70克。

茶鸡蛋一个（约50克）。

腌黄瓜20克。

午餐：

砂锅豆腐：豆腐80克，瘦白肉20克，干香菇10克，干虾米5克。

柿椒炒鸡丁：柿子椒100克，鸡丁20克，油5克。

凉拌苦瓜：苦瓜80克，香油2克。

白米饭50克。

晚餐：

芦笋炒牛柳：芦笋100克，牛肉30克，油5克。

蚝油香菇菠菜：干香菇10克，菠菜100克，油3克。

拌藕片：藕片80克。

玉米面发糕100克。

7. 星期日

早餐：

豆浆300毫升。

牛肉饼（肉馅30克，面粉100克，油3克）。

腌黄瓜30克。

午餐：

黄瓜炒蛋：黄瓜100克，鸡蛋一个（50克），油5克，清炒。

冬瓜丸子汤：干虾米10克，冬瓜100克，丸子50克，煮汤。

白米饭100克。

晚餐：

醋熘白菜：白菜100克，胡萝卜20克，肉片20克，油5克，清炒。

土豆炖排骨：排骨50克（去骨），土豆100克，油5克。

拌黄瓜：黄瓜50克。

烙饼100克。

大米粥（大米30克）。

1900~2000千卡——每日四餐

1. 星期一

早餐：

牛奶240毫升。

全麦面包片100克。

火腿煎蛋：火腿20克，鸡蛋一个（50克），油2克。

午餐：

胡萝卜炖牛肉：牛肉50克，胡萝卜30克，有5克。

香菇菜心：干香菇10克，菜心100克，油3克。

油焖豆角：豆角120克，瘦肉20克，油3克。

白米饭100克。

晚餐：

紫菜豆腐汤：北豆腐50克，干紫菜10克，煮汤。

熘肝尖：生猪肝100克,油3克。

清炒花菜：花菜100克,油3克。

家常发面饼100克。

睡前加餐：

苏打饼干四块。

酸奶150毫升。

2. 星期二

早餐：

青菜粥一碗（青菜30克，大米15克）。

肉馅小笼包（肉馅30克，面粉80克，油2克）。

小咸菜10克。

午餐：

西葫芦炒鸡蛋：西葫芦 100 克，鸡蛋一个（约 50 克），油 5 克。

红烧茄子：茄子 100 克，肉末 30 克，油 5 克。

拍黄瓜：黄瓜 100 克。

白米饭 100 克。

下午加餐：

牛奶 100 毫升。

曲奇饼干两块。

晚餐：

冻豆腐炖酸菜：冻豆腐 100 克，酸菜 100 克，五花肉 30 克，油 4 克。

芥末木耳：干木耳 20 克，芥末 5 克，香油 2 克。

馒头 100 克。

红薯粥（红薯 30 克，大米 20 克）。

3. 星期三

早餐：

牛奶麦片粥：牛奶 240 毫升，燕麦片 20 克。

面包片 80 克。

橄榄菜 20 克。

午餐：

油焖大虾：大虾 80 克（带壳），油 3 克。

蒜蓉西蓝花：西蓝花 100 克，大蒜五瓣，油 3 克。

胡萝卜炒肉：胡萝卜 100 克，肉 50 克，有 5 克。

麻酱面条：生面条 100 克，麻酱 20 克，黄瓜丝 20 克，绿豆芽 20 克。

下午加餐：

雪梨 200 克。

晚餐：

清炖鲫鱼：鲫鱼 150 克，清炖。

香菇菠菜：干香菇 15 克，菠 100 克，油 3 克。

肉丝炒莴苣：莴苣 150 克，瘦肉丝 40 克，油 3 克。

小米粥（生小米 30 克）。

烙饼 100 克。

4. 星期四

早餐：

牛奶 240 毫升。

咸花卷两个（约 60 克）。

卤蛋一个（约 50 克）。

腌黄瓜 20 克。

午餐：

红烧鸡翅：鸡肉重 80 克，油 5 克。

蒜蓉莜麦菜：莜麦菜 100 克，油 3 克。

炝土豆丝：土豆丝 100 克，油 2 克。

白米饭 100 克。

晚餐：

清炒茼蒿：茼蒿 100 克，油 3 克。

瘦肉熬冬瓜：瘦白肉 20 克，冬瓜 100 克，油 5 克。

拌绿豆芽：绿豆芽 100 克，橄榄油 2 克。

玉米面窝头 100 克。

二米粥（小米 20 克，大米 20 克）。

睡前加餐：

无水蛋糕 30 克。

苹果 100 克。

5. 星期五

早餐：

红豆粥（赤小豆 25 克，大米 25 克）。

素包子（馅 40 克，面粉 80 克）。

腌萝卜条 30 克。

午餐：

孜然肉片：肉片 80 克，油 5 克。

紫菜蛋汤：干紫菜 20 克，鸡蛋一个（50 克），香油 2 克。

清炒豌豆苗：豌豆苗 120 克，油 3 克，清炒。

蒸千层饼 105 克。

晚餐：

荷兰豆炒腊肉：荷兰豆 100 克，瘦腊肉 30 克，油 5 克。

蒜烧小萝卜：小萝卜 100 克，青蒜三瓣，油 3 克。

果仁菠菜：花生米 20 克，菠菜 100 克。

白米饭 100 克。

睡前加餐：

柚子 200 克。

6. 星期六

早餐：

牛奶 240 毫升。

鸡蛋羹：鸡蛋一个（50 克），加水蒸。

咸花卷 80 克。

腌萝卜条 10 克。

午餐：

菜花炒肉：菜花 100 克，肉片 30 克，油 3 克。

冬瓜虾皮汤：冬瓜 100 克，干虾皮 10 克。

酸辣山药片：山药 100 克，油 3 克。

玉米面发糕 115 克。

下午加餐：

小黄瓜一根（约 30 克）。

小蛋糕一个（约 40 克）。

晚餐：

酱肉炒青蒜：青蒜 100 克，酱肉 40 克，油 5 克。

蒜末苋菜：苋菜 100 克，蒜 10 克，油 3 克。

油焖大虾：虾 100 克（带壳），油 4 克。

白米饭 100 克。

7. 星期日

早餐：

豆浆 300 毫升。

油条 100 克。

蒜茄子 30 克。

午餐：

砂锅豆腐：豆腐 100 克，瘦肉 30 克，干香菇 15 克，干虾米 10 克。

柿椒炒鸡丁：柿子椒 100 克，鸡丁 30 克，油 5 克。

豆芽拌海带：豆芽 100 克，海带（湿重 50 克），香油 2 克。

白米饭 100 克。

下午加餐：

煮鸡蛋一个（50 克）。

晚餐：

辣白菜炒五花肉：辣白菜 100 克，五花肉 40 克，油 5 克。

冬瓜丸子汤：冬瓜 100 克，丸子 25 克，做汤。

凉拌苦菊：苦菊 100 克，香油 2 克。

玉米面发糕 100 克。

1900~2000 千卡——每日五餐

1. 星期一

早餐：

牛奶 240 毫升。

肉馅小笼包十个（面粉 80 克，肉馅 30 克）。

榨菜 10 克。

午餐：

葱爆肉：大葱 100 克，肉片 30 克，油 5 克，爆炒。

白灼西蓝花：西蓝花 100 克，油 3 克。

蒜蒸白菜：白菜 80 克，蒜 10 克。

白米饭 100 克。

下午加餐：

煮玉米棒（去棒 40 克）。

晚餐：

油煎带鱼：带鱼 100 克（带骨），油 5 克。

干煸豆角：豆角 100 克，肉丝 10 克，油 5 克。

拌萝卜皮：萝卜皮 80 克。

荞麦面条：生面条 100 克，青菜叶 30 克。

睡前加餐：

猕猴桃 200 克。

苏打饼干四块。

2. 星期二

早餐：

小馄饨二十五个（肉馅 10 克，油 2 克，面粉 40 克）。

糖火烧两个（约 60 克）。

小咸菜 10 克。

午餐：

西葫芦炒鸡蛋：西葫芦 100 克，鸡蛋一个（约 50 克），油 4 克。

炝拌芹菜腐竹：芹菜 100 克，干腐竹 15 克，油 2 克。

西红柿炖牛腩：西红柿 100 克，牛腩 60 克，油 5 克。

白米饭 120 克。

下午加餐：

草莓 300 克。

晚餐：

香椿豆腐：香椿 100 克，豆腐 100 克，香油 2 克，香椿在沸水中焯一下，再凉拌。

红烧鸡翅：鸡肉重 50 克，油 5 克。

拌莴苣丝：莴苣丝 60 克。

烙饼 100 克。

小米粥（生小米 15 克）。

睡前加餐：

西瓜 200 克。

3. 星期三

早餐：

豆浆300毫升。

鸡蛋羹：鸡蛋一个（50克），加水蒸，香油2克。

花卷两个（60克）。

腌萝卜丝20克。

午餐：

酱肉60克。

香菇油菜：干香菇10克，油菜100克，油5克，清炒。

茄汁豆腐：西红柿100克，豆腐100克,胡萝卜20克,油5克。

白米饭150克。

下午加餐：

桃子200克。

晚餐：

拌麻酱面（生面条120克，麻酱10克，黄瓜丝20克）。

白菜炒肉：白菜80克，瘦肉50克，油5克。

酸辣汤：萝卜丝50克，圆白菜50克。

睡前加餐：

酸奶120毫升。

芝麻饼干两块。

4. 星期四

早餐：

绿豆粥(绿豆20克,大米20克)。

卤蛋一个（约50克）。

馒头三个（约80克）。

榨菜30克。

午餐：

蒜蓉西蓝花：西蓝花80克，大蒜五瓣，油3克。

牛肉炖土豆：牛肉50克，土豆100克，油5克。

白米饭100克。

下午加餐：

苏打饼干五块。

苹果100克。

晚餐：

香肠炒菠菜：香肠30克，菠菜100克，油5克。

素炒茼蒿：茼蒿100克，油3克，清炒。

猪肉生菜汤：生菜100克，猪肉30克，葱10克，油2克。

麻酱花卷三个（约80克）。

睡前加餐：

无糖酸奶150毫升。

5. 星期五

早餐：

青菜粥一碗（青菜30克，大米30克）。

火烧两个（50克）。

煎荷包蛋一个（约40克）。

橄榄菜20克。

午餐：

小白菜氽鸡肉丸：小白菜100克，鸡肉丸35克。

素炒茼蒿：茼蒿100克，油5克，清炒。

白米饭100克。

下午加餐：

小蛋糕30克。

牛奶200毫升。

晚餐：

冻豆腐炖酸菜：冻豆腐 100 克，酸菜 100 克，五花肉 50 克，油 3 克。

西葫芦炒肉：西葫芦 100 克，肉 25 克，油 5 克。

蒜拌海带丝：海带丝 60 克，蒜 10 克，香油 2 克。

发糕三块（约 90 克）。

绿豆粥（绿豆、大米共重 30 克）。

睡前加餐：

草莓 200 克。

6. 星期六

早餐：

燕麦粥（燕麦 30 克）。

炸馒头片 100 克。

酱菜 10 克。

午餐：

瘦酱肉 50 克。

紫菜蛋汤：干紫菜 20 克，鸡蛋一个，水 300 毫升，煮汤。

鲜蘑肉片：鲜蘑 120 克，肉片 30 克，胡萝卜 30 克，油 5 克，清炒。

家常饼 80 克。

下午加餐：

酸奶 120 毫升。

饼干四块。

晚餐：

泡菜土豆片：泡菜 100 克，土豆片 100 克，五花肉 30 克，油 5 克。

蒜蓉莜麦菜：莜麦菜 100 克，蒜蓉 10 克，油 3 克。

白米饭 80 克。

睡前加餐：

小米粥（生小米 30 克）。

7. 星期日

早餐：

牛奶 240 毫升。

烧饼三个（约重 80 克）。

鹌鹑蛋五个（约 50 克）。

腌黄瓜 30 克。

午餐：

豆豉鲮鱼莜麦菜：豆豉鲮鱼 40 克，莜麦菜 100 克，油 5 克。

炝拌芹菜腐竹：芹菜 150 克，干腐竹 30 克，油 2 克。

木耳炒白菜：白菜 100 克，干木耳 20 克，油 5 克。

白米饭 100 克。

下午加餐：

苏打饼干四块，小西红柿 100 克。

晚餐：

清炖鲫鱼：鲫鱼 150 克（带骨），油 3 克。

醋烹豆芽：豆芽 100 克,油 3 克。

家常饼 100 克。

红豆粥（赤小豆 20 克，大米 30 克）。

睡前加餐：

柚子 200 克。

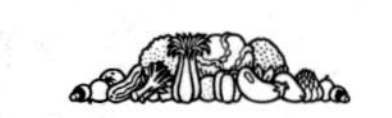